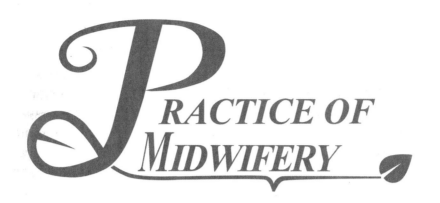

实用助产学

- 主　编　丁　焱　李笑天
- 副主编　李儒芝　罗太珍　徐鑫芬　熊　钰

U0319361

人民卫生出版社

图书在版编目（CIP）数据

实用助产学/丁焱，李笑天主编. —北京：
人民卫生出版社，2018
　　ISBN 978-7-117-26313-9

　　Ⅰ.①实…　Ⅱ.①丁…②李…　Ⅲ.①助产学
Ⅳ.①R717

中国版本图书馆 CIP 数据核字（2018）第 057790 号

| 人卫智网 | www.ipmph.com | 医学教育、学术、考试、健康，购书智慧智能综合服务平台 |
| 人卫官网 | www.pmph.com | 人卫官方资讯发布平台 |

ISBN 978-7-117-26313-9

实用助产学

主　　编：丁　焱　李笑天
出版发行：人民卫生出版社（中继线 010-59780011）
地　　址：北京市朝阳区潘家园南里 19 号
邮　　编：100021
E - mail：pmph @ pmph.com
购书热线：010-59787592　010-59787584　010-65264830
印　　刷：北京盛通印刷股份有限公司
经　　销：新华书店
开　　本：889×1194　1/16　　印张：28
字　　数：1053 千字
版　　次：2018 年 4 月第 1 版　2018 年 4 月第 1 版第 1 次印刷
标准书号：ISBN 978-7-117-26313-9/R・26314
定　　价：198.00 元

打击盗版举报电话：010-59787491　E-mail：WQ @ pmph.com
（凡属印装质量问题请与本社市场营销中心联系退换）

编者名单

- **主　编** 丁　焱　李笑天
- **副主编** 李儒芝　罗太珍　徐鑫芬　熊　钰
- **编　者**（以姓氏笔画为序）

丁　焱	复旦大学附属妇产科医院
王　娜	复旦大学附属妇产科医院
王　靖	复旦大学附属妇产科医院
王　静	山东省立医院
王龙琼	重庆医科大学附属第一医院
王素珍	复旦大学附属妇产科医院
孙晓溪	复旦大学附属妇产科医院
许　华	复旦大学附属中山医院
羊　芸	复旦大学附属妇产科医院
朱春香	复旦大学附属妇产科医院
朱新丽	复旦大学附属妇产科医院
陈敦金	广州医科大学附属第三医院
杜美蓉	复旦大学附属妇产科医院
闵　辉	复旦大学附属妇产科医院
李桂英	复旦大学附属妇产科医院
李　丽	复旦大学附属妇产科医院
李　磊	山东省立医院
李玲玲	上海长征医院
李秋芳	浙江大学医学院附属妇产科医院
李儒芝	复旦大学附属妇产科医院
李笑天	复旦大学附属妇产科医院
肖喜荣	复旦大学附属妇产科医院
张　斌	复旦大学附属妇产科医院
张俊平	复旦大学附属妇产科医院
张月萍	复旦大学附属妇产科医院
张　铮	复旦大学附属妇产科医院

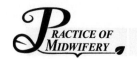

罗太珍　广州医科大学附属第三医院

周菲菲　复旦大学附属妇产科医院

周英凤　复旦大学护理学院

赵　缨　复旦大学护理学院

胡　蓉　复旦大学附属妇产科医院

党建红　上海长征医院

顾春怡　复旦大学附属妇产科医院

郭　方　复旦大学附属妇产科医院

郭　琳　复旦大学附属妇产科医院

钱来娣　复旦大学附属妇产科医院

徐　焕　复旦大学附属妇产科医院

徐萌艳　浙江大学医学院附属妇产科医院

徐鑫芬　浙江大学医学院附属妇产科医院

黄邵强　复旦大学附属妇产科医院

梁　嬛　复旦大学附属妇产科医院

盛　佳　复旦大学附属妇产科医院

彭　婷　复旦大学附属妇产科医院

温　弘　浙江大学医学院附属妇产科医院

熊　钰　复旦大学附属妇产科医院

■ **秘 书** 郭　琳　梁　爽

序 一

在复旦大学上海医学院(原上海医科大学)创建90周年之际,复旦大学"实用"医学丛书的《实用助产学》问世了。

助产学在复旦大学附属妇产科医院（上海市红房子医院）具有悠久的历史。自1884年红房子医院的创始人伊丽莎白·罗夫施耐德女士在黄浦江边创建"西门妇孺医院",与她同伴的伊丽莎白·麦基奇尼女士作为来华的第一位护士,与罗夫施耐德一起在西门妇孺医院工作。麦基奇尼和她的同事们将严格有序的护理和助产理念带进了医院,并培养了一批又一批的中国助产士和护士。她是第一位将助产和护理的理念及技术带进国门的人。据1910年《西门妇孺医院25周年纪念册》记载:"盖婴儿出院以后,其情形果何如耶? 彼未完全成熟之婴儿,曾经悉心看护,并以药剂哺之,出院以后其情形又如何耶? 斯皆医师与护士所时刻在心,念念不忘者……"这应该是我国最早关于早产儿救治的文字记载了,开创了我国最早的围产儿保健、随访的先河,最早的孕产妇保健。1920年,红房子医院创办了协和高级护士学校,为国内最早的培养助产士和护士的专科学校,开启了我国助产和护理专业的现代人才培养体系。

助产专业范畴从分娩时助产操作扩展到围产期、围孕期甚至整个生殖期保健领域,是一个多学科领域的融合交叉点。国内专业人士也正在转变对助产专业的认识。随着国家生育政策的调整,高龄、高危孕产妇增加,生育需求出现井喷现象,助产服务面临着新的压力和挑战,为了满足社会需求,保障母婴安全,党和政府非常重视加强助产专业队伍的临床服务能力。红房子医院为了适应新的形势和科技发展,把新的理念和思想贯穿到临床实践中,强化将证据到临床的实践转化,近年来,又开展了助产士咨询门诊、营养咨询门诊、伤口处理专科、心理咨询和干预专科……把助产学的工作从原来的正常妊娠助产扩展为全孕期的保健、临床和预防并重、医疗和管理结合的全新的助产学体系。

《实用助产学》的编写人员绝大多数是来自国内顶尖助产机构的临床一线人员,她们具有坚实的理论基础和丰富的临床经验。全书在"循证"的基础上突出"实用性",希望成为助产专业人员在实践过程中的"良师益友"。希望这本书可以帮助助产一线人员提高知识技能水平,以应对现在和未来妇产科所面对的诸多风险和挑战。

本书的出版对复旦大学助产专业的发展也具有积极作用。2014年国家卫计委妇幼司启动了助产专业本科教育的试点工作,作为八所助产本科招生试点单位之一,复旦大学希望抓住机遇,迎接挑战,高起点、高标准探索助产人员的培养模式。2016年复旦大学上海医学院又启动了助产专业本科-硕士-博士培养的联动方案,探索助产人才培养的复旦模式。复旦大学作为助产专业建设的拓荒者,希望把人才培养建立在扎实的临床实践的基础上。本书的面世也从一个层面反映了复旦人在助产专业建设方面的努力和收获,我们希望这本书可以为助产学生从理论走向实践搭建一个桥梁,帮助"新助产人"更好、更快地成为合格的助产一线人员,服务于国家的妇幼事业。

桂永浩

复旦大学常务副校长

复旦大学上海医学院院长

2018年4月

序 二

　　卫生保健服务必须顺应社会需求的改变和科学技术的进步而不断调整和改革，助产服务也不例外。近年来，国家生育政策调整，两孩政策落地，高龄、高危孕产妇明显增多，如何降低孕产妇和新生儿死亡率更成为值得关注的重大社会问题。同时，随着社会进步、文明发展、技术革新，加上"健康中国"理念的提出、全球互联网格局的形成，如何面向全体服务对象提供高质量的预防保健和健康管理、如何建立有利于防治结合的妇幼保健机构运行新机制业已成为助产人面临的新的挑战。

　　《实用助产学》就是在这样一个社会背景下出版的，其社会意义不言自明。

　　助产的服务对象具有独特性，大部分服务对象是健康人群，我们不仅要关注产妇和新生儿的生存和安全，同时还要保证整个孕期和分娩过程的自然、顺利，维持孕产妇及其家庭对整个过程的正向体验，让自然和技术完美结合和有效平衡，从而体现人文关怀、体现"以孕产妇为中心"的思想。助产学作为产科学、护理学、儿科学等多学科的交叉点和融合点，其范畴日趋扩大，内涵不断深入，在实践过程中如何落实多学科之间的高效合作也极具挑战性。

　　《实用助产学》就是在这样一连串的思考中逐步成形的，其实用价值也显而易见。

　　此书汇聚了多个学科的专家学者们，历时两年时间，在新的理念的指导下，依据最新证据，综合宝贵的临床经验撰写而成。助产质量是母婴保健的核心内容，助产质量的提高对保障母婴健康意义重大。希望这本参考书可以帮助助产医务人员提高助产服务水平，满足日益增长的社会需求。

　　以此为起点，热忱期望助产学这一亚专科顺时应势，健康发展！

　　是以为序。

徐丛剑

复旦大学附属妇产科医院院长

2018 年 4 月

前　言

两孩政策实施以来，累计生育需求集中释放，出生人口数量明显增加，高龄孕产妇比例增高，妇幼健康服务的数量、质量和服务资源面临新的挑战。2016 年原国家卫生计生委与国家发展改革委、教育部、财政部和人力资源社会保障部联合印发了《关于加强生育全程基本医疗保健服务的若干意见》，明确提出："推进防治结合服务模式。以保健为中心，保健与临床相结合，面向妇女儿童提供防治结合的健康管理服务。建立有利于防治结合的妇幼保健机构运行新机制，为妇女儿童提供预防保健服务和常见病诊疗服务。"《实用助产学》就是在这样的背景下，经过两年时间酝酿而成的。

《实用助产学》所针对的主要读者群是助产士、产科医师和妇幼保健人员。是她们进行助产实践活动的参考书。全书共分为八大篇：总论篇；孕前保健篇；孕期保健篇；正常分娩篇；异常分娩篇；产后保健篇；新生儿照护篇；助产急救篇。

总论篇包括助产学导论和助产学基础两部分。助产学导论主要包括：助产学的发展和助产现状；中国助产服务体系；健康促进和健康教育；以及助产的循证实践等内容。助产学基础主要包括女性生殖系统解剖和生理；临床遗传学基础；胎儿、胚胎发育和胎儿各系统生理特点（包括胎头的详细解剖）；胎儿附属物及其功能；以及妊娠期母体变化。

孕前保健篇主要对孕前保健（尤其是孕前保健在中国的开展情况）和辅助生殖技术进行了介绍。

孕期保健篇分为正常妊娠和异常妊娠，同时还包括遗传咨询、产前筛查和产前诊断部分。正常妊娠部分包括妊娠诊断；妊娠期保健和管理；胎儿健康评估；以及妊娠期常见症状管理。异常妊娠部分首先对高危妊娠管理进行了介绍；然后分述产科常见异常情况。

正常分娩篇是本书的重点之一，共分为十章，包括：产房管理和分娩服务模式；分娩动因及影响因素；枕先露的分娩机制；先兆临产、临产与产程；产时母儿监护；分娩镇痛管理；第一产程的管理；第二产程的管理；第三产程的管理；以及剖宫产术后分娩方式的选择和管理。

异常分娩篇共三章，包括：异常分娩管理；异常分娩的早期识别与监测；异常分娩的预防和早期处理；以及异常分娩常用处理技术。

产后保健篇包括：正常产褥管理；异常产褥管理以及孕产妇心理保健三部分内容。

新生儿照护篇以正常新生儿为重点，内容主要包括正常新生儿照护和部分异常新生儿的照护，以及新生儿产时护理与转运等内容。

助产急救篇是本书的特色之一，内容包括：产科急救管理和助产急救各论。各论包括：即刻剖宫产；羊水栓塞；脐带脱垂；胎盘滞留；肩难产；子宫破裂；产后出血；子痫；肺栓塞；以及产科休克。体现多学科合作，强调急救规范和流程。

本书强调实践过程中人文精神和医学知识的统一，充分反映生理-心理-社会的健康新概念，重视政策、文化、心理社会因素对整个生育过程的影响。同时本书反映助产新理念，强调分娩的自然性，体现"以家庭为中心"的服务思想，突出生育家庭的主导地位，助产团队的实践必须围绕生育家庭的需要，重视生育家庭的真实体验。

本书还着重体现"多学科合作"的助产实践发展趋势和工作模式，聚焦助产实践和技术，适当减少和产科学交叉的内容，充分整合国内外助产专业发展的最新信息和最佳实证，渗透服务和管理等元

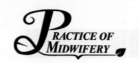

素，以突出该书在临床助产实践领域的适用性和先进性。为了加强本书的"实用"特点，"快速实践指导(practice sheet)"贯穿部分章节，方便读者直接使用。重点内容后以方框形式出现"临床思考(reflective activity)"，促进读者消化吸收所学内容，和实践相结合，融会贯通。最后以"本章关键点"结尾，帮助读者总结提炼。同时整本书将尽量体现助产专业的最新、最佳证据，每章后附主要参考文献，供有兴趣的读者进一步学习。

本书的编者以工作在助产临床和教学第一线的助产士、产科医师为主体，在编写过程中兢兢业业，诚惶诚恐，但水平有限，不免会有不足或错误之处，希望读者能不吝指出并赐教，共同进步。

生命的起源是如此神奇，充满着喜悦、艰辛和风险。让我们一路相随……

丁　焱　李笑天

2018 年 4 月

《实用助产学》配套增值内容步骤说明

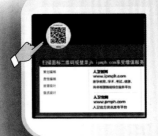

1. 打开激活网址

扫描封底圆形二维码或打开
激活平台 (jh.ipmph.com)

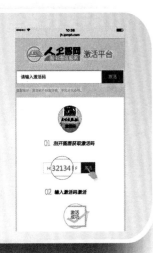

2. 激活增值服务

刮开封底激活码
激活图书增值服务

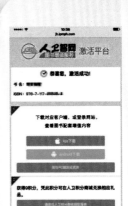

3. 下载客户端或登录网站

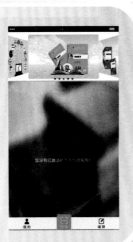

4. 扫码浏览资源

登录客户端
扫描书内二维码浏览资源

目 录

视频资源二维码目录

第一篇 总 论 篇

第一章 导 论

第一节 助产学的发展和助产现状

助产（midwifery）是一门涉及女性生命周期中妊娠、分娩、产后康复、新生儿照护以及性生殖保健等方面的健康相关学科，助产实践的内容非常广泛。由 Renfrew 领导的国际助产专家团队基于现有各国证据定义当今的世界助产实践为：从孕前到产后，给予生育年龄妇女、新生儿及其家庭的，基于技术、知识和人文关怀的所有照护。要提供高质量的助产服务，需要多学科团队的有效合作和共同努力，包括：家庭医师，产科医师，助产士，产科护士，新生儿科医师、护士，社区健康工作者等等；其中，助产士（midwife）是提供助产服务的重要力量。世界卫生组织（World Health Organization，WHO）明确提出：助产士是正常妊娠分娩妇女的主要健康照顾者。国际助产士联盟（The International Confederation of Midwives，ICM）将助产士定义为：接受其所在国认可的正规的助产士教育，并且完成规定的助产学科的学习课程，获得必需的资格[如注册和（或）具有法律效力的证书]从事助产士工作；助产士是负有责任的专业人员，在孕期、产时和产后与妇女进行合作，提供必需的支持、保健和建议，根据助产士的职责帮助分娩，为新生儿和婴儿提供保健；其职责范围应该将产前教育和父母角色准备纳入，并且延伸到妇女健康、性健康或生殖健康以及儿童保健；助产士的工作场所包括家庭、社区、医院、诊所、学校和其他卫生单位。

一、助产学的发展历史

助产专业具有悠久的历史；世界各国，尤其是发达国家和欠发达国家或地区之间的生育文化观念和助产专业实践特征迥异，历经多重变迁。

（一）助产专业的发展历程

据公元前 1900～1550 年间在古埃及的亚伯斯古医籍记载，助产是一项属于女性的职业，当时的五卷纸草文稿记载了妇产科学，尤其侧重产程处理和初生新生儿的预后诊断等。公元前 1700 年，威斯特卡纸草文献记载了计算预产期的方法和不同分娩凳的形态，皇家分娩室内的浮雕作品亦证实了古代助产文化的存在。古希腊和罗马时代的助产工作由不同的职业女性担任，包括来自各村落拥有民间传统医术技能的老妇，接受过多渠道相关知识培训的助产士或是训练有素的女医师。

中世纪的助产对保障女性生命健康意义重大，其发展先于医学的专业化。那一时期大多数助产士来自底层社会或是文盲，她们从其他女性或自身生育经历过程中收获助产技能。瑞典在 16、17 世纪就提出了"帮助妇女分娩"的说法。18 世纪初期，"帮助分娩"开始专业化，而且瑞典政府逐步参与管理并引入了助产专业正规教育和助产规章。19 世纪，助产士工作领域得到了扩展，涉及正常产程、分娩的观察处理、新生儿照护以及难产护理。20 世纪末，由于产前护理的开展，助产士职责扩大至产前和产后护理、计划生育、新父母教育及妇女保健。与美国等国家相比，欧洲国家（尤其瑞典、荷兰等国）的助产士在孕产妇的照护过程中扮演了更为重要的角色，并强调"妊娠和分娩是正常生理过程"的助产模式。如今，上述欧洲国家的助产士工作范畴已涉及整个生命周期的疾病预防和生殖保健，尤其是提供母婴健康安全保障。

（二）助产专业教育

英国的助产专业教育可追溯到 1881 年由政府组织成立的助产士训练班，1947 年改为皇家助产学院。英国于

1

1902年通过英格兰助产师法，并且成立中央助产委员会(Central Midwives Board)以协助专业助产师培育、执业及考试；1949年实施全民健康保险(National Health Service)，之后英国的非高危孕产妇皆由国家认可助产师(state certified midwife,SCM)负责。

1996年芬兰有85%的分娩由助产士接生，婴儿死亡率约5‰。其助产士本科教育是在护理普通学科制3.5年半之上再加1年完成，芬兰的助产士大多具有大学或硕士学历，并具有专门的资格认证。

瑞典的助产学教育是由瑞典大学或大学学院提供的一项高等专科教育，学生需完成3年护理本科教育并成为注册护士，之后再申请并完成1.5年的助产专业教育。助产课程涉及性、生殖和围产保健，侧重人类生殖和生命起源，包括社会学、行为科学、医学以及助产学的基本价值观；学生还需学习有关伦理、道德操守、对个体的尊重等知识。学习过程注重理论结合临床，其中临床实习占据约1/2教学时间。完成学业后，学生将被授予助产士学位文凭。继续教育方面，助产士有资格申请攻读硕士、博士学位，其研究领域涵盖妊娠、分娩、产后护理、母乳喂养、妇科保健、性健康和避孕等方面。

然而，总体而言，全球各国在助产基础设施、资源和助产教育体制等方面仍存在广泛差异。目前高质量的助产教育面临的挑战主要包括：缺少师资力量、教学设备质量差、缺少实践培训机会以及缺少办学场地等。同时，各国对于助产士毕业前监督下接生的数量规定不同，难以满足从业后对助产士胜任力的要求。很多国家仍缺少立法认定助产士为正规的职业，尚未清晰描述助产士能力、教育标准以及有效的监管程序。

二、世界助产状况

(一) 孕产妇死亡原因及潜在因素

在发展中国家，孕产妇死亡是仅次于艾滋病死亡的第二大常见死因。全球孕产妇死亡的五大产科因素包括出血、感染、不安全的人工流产、妊娠高血压疾病以及梗阻性分娩。孕产妇死亡受多种因素影响，涉及与女性地位、生殖健康及就医行为相关的社会、文化和政治因素，或是由于不完善的卫生服务系统和转运设施所致。全球每天有1500名孕产妇和10 000名新生儿死于妊娠或分娩相关事件；据估计，产时专业照护和并发症的及时处理能够避免88%～98%的孕产妇和新生儿死亡。

在发达国家，99%的新生儿是由具有娴熟技能的专业人员所接生；然而，在经济欠发达或不发达国家，这一比例分别仅为59%和34%。在卫生服务不可及或资源缺乏的国家，高危孕产妇的存活情况岌岌可危；即使在西方国家，妊娠或分娩的风险因素仍未完全消除。因而，孕产妇的分娩安全问题依然面临严峻挑战。

(二) 提供专业照护是降低孕产妇死亡率的重要因素

1987年在肯尼亚首都内罗毕召开的《孕母安全倡导》国际会议，首次以专题形式关注妇女健康问题。该活动是一项旨在降低孕产妇死亡率和发病率的全球战略性举措，其具体目标是到2000年将孕产妇死亡率至少降低50%。1997年，在《孕母安全倡导》发起10周年之际，母亲安全合作伙伴国提议了10项行为信息，包括：①尊重人权，促进母亲安全；②赋予女性权利，知情选择；③将孕母安全视为重要的社会和经济投资；④晚婚晚育；⑤承认每位怀孕女性都面临妊娠风险；⑥确保女性分娩过程享有专业助产服务；⑦提高优质孕产保健服务的可及性；⑧防止意外妊娠和不安全人工流产；⑨衡量进展；⑩利用伙伴关系的力量。

在《孕母安全倡导》发起的第20个年头，国际关注焦点转向强调并推广分娩专业照护的概念。专业照护者是一个经过专门培训后具备管理正常分娩、对孕产妇并发症进行识别诊断和及时转介等娴熟能力的助产人员，包括医师、助产士或护士等，但传统接生员除外；它是生殖健康的衡量指标之一，其定义后拓展为在孕期、产时和产后为孕产妇提供专业护理的卫生服务提供者。提供专业照护是降低孕产妇死亡率的重要因素；此外，社会经济因素和人口学因素如女性识字率、总和生育率和城市人口等指标均与安全分娩结局息息相关。由于多数卫生资源集中在城市地区，加上运输和通讯困难等因素，使得农村女性获取专业照护的可及性很低。此外，若缺乏必要的配备设施和转诊功能链则会减弱专业人员对孕产妇的救护能力；因而，世界卫生组织(WHO)提倡创建一个有利分娩的支持性环境(enabling environment)。

(三) 助产士是分娩专业照护的主要提供者

改善女性和儿童健康水平是联合国千年发展目标(The Millennium Development Goals,MDGs)中的两项重要内容。受过教育并被系统管理的助产士能够为妇女和新生儿提供其所需87%的核心照料，让她们为每一名产妇及新生儿提供专业助产服务也是降低孕产妇和新生儿患病率或死亡率最有效的干预措施。助产士为广大妇女所提供的高质量照护行为受助产法律、法规及资质认证的保障认可；同时，高质量助产照护有助于促成更健康的家庭及更具成效的社区氛围。助产士是初级卫生保健领域的"最佳投资"，即投资助产教育及社区卫生服务可以收到高达16倍的回报，具体体现在：挽救生命的数量以及剖宫产率降低带来的成本减少；使医师、护士及其他卫生人员专注自身领域，关注其他健康需求，从而达到共同的目标——终止可预防的母婴及新生儿死亡。

根据世界卫生组织的统计数字：全球每年有超过50万妇女在怀孕和分娩时死亡，另有800万人产生并发症，

1

而助产士在减少孕产妇死亡和患病方面起着至关重要的作用。因此,WHO妇女发展基金和国际助产联盟曾发表联合声明表示,全球范围内需要新增70万名助产士,才能满足需要。2010年6月,在美国华盛顿举行有关妇女分娩问题的国际会议(Women Deliver 2010)上,与会者向各国政府发出呼吁并得到联合国人口基金会(UNFPA)、联合国儿童基金会(UNICEF)、世界卫生组织(WHO)、国际妇产科联合会(FIGO)、国际助产士联盟(ICM)等国际组织的支持。呼吁包括以下内容:加强助产士教育和培训提高基本服务能力;完善法律、法规确保助产士有临床实践的标准,并以此加强他们的能力建设;稳定和发展助产士人才队伍,使贫困和被忽视的妇女得到助产服务;加强国家助产协会的建设以促进专业发展,完善服务规范,参与政策的制定以及建立与其他专业组织合作的关系。同时也呼吁国际社会,特别是G8和G20国家为发展中国家的助产士队伍发展提供一个长期的支持以保证妇女和新生儿健康。

基于联合国千年发展目标的大背景,国际助产士联盟(ICM)大会在2011年提出了助产实践的五大主题:全球化、倾听孕产妇及其同伴的感受、连续性助产照护、加强助产实践以及文化、社会和传统价值观,并呼吁世界各国采取必要措施,促进助产专业和实践的发展,以降低孕产妇及围产儿死亡率。同时,WHO"患者安全项目"(Patient Safety Program)将母婴健康定为全球低收入国家或经济转型国家的20大首要研究项目之一,而保障母婴安全的重要前提则是提高助产专业照护服务的可及性。

2013年5月在吉隆坡举办的第二届全球助产研讨会议重申创建一支熟练的、积极的、有技术支持的助产队伍是收益巨大的,并且承诺提高全世界各地区助产服务水平,强调了需要改进助产相关的数据收集和证据支持工作,明确行动以消除各国间助产服务的特定文化障碍。

联合国人口基金会发布的《2014年世界助产状况报告——通用途径:妇女的健康权》将助产士定义为:支持和照顾妇女和新生儿,包括性和生殖保健,尤其是妊娠期、分娩期和产后期护理所需要的卫生服务和卫生保健人员。其角色职能包含了全套的性和生殖保健服务,包括:预防HIV母婴传播,预防和治疗性传播疾病,避孕,处理不安全流产引起的后果以及在法律许可范围内提供安全流产。这一概念强调了助产不仅包括分娩过程中对产妇的照顾,更是通过支持性和预防性的照护模式普及妇女为中心的照护和女性健康。该报告通过助产学的角度展示了世界的不公平现状:有73个中低收入国家占据了全球96%的孕产妇死亡数、91%的全球死产数、93%的全球新生儿死亡数;然而,这些国家的母婴所能接触到的助产士、护士和医师总数仅占全球资源的42%。自1990年以来,73个国家中有72个国家的孕产妇死亡率平均每年降低3%。取得上述进

展的一个重要原因在于很大低收入国家提高了获得助产服务的途径。

三、中国助产专业的发展现状

我国至今已建立了相对完善的妇幼保健体系,助产这一特定职业已有相当长的历史,目前中国的助产服务以产科医师为主导,但助产专业从属于护理学。我国产科母婴服务体系随社会文化的进步而历经革新;然而,我国产科服务体系却未能传递"个人选择、服务质量、专业特色"等价值理念。因此,国内亟需开拓基于循证的助产实践和研究以支持中国助产专业的发展。

(一) 我国助产教育的变迁与发展

我国的助产教育始于20世纪初,1908年7月金雅梅医师创办北洋女医学堂附属于北洋女医院。1929年杨崇瑞医师在北平创办了国立第一助产学校和产院并亲任校长,"牺牲精神,造福人群"是国立第一助产学校的校训,这是我国助产教育最高级别的学府。1930年,杨崇瑞拟订《助产士管理法》,呼吁新旧助产士一律需登记注册。1947年,我国公、私立助产学校计86所,全国持助产士证者计5268名。在1950年的第一次全国妇幼卫生工作座谈会上,确定将对妇女儿童威胁最大的接生问题列为妇幼保健的首要任务,提出"改造旧产婆,推行新法接生"的工作方针,并严格规定必须选择在群众中有威信又有接生经验的、热心为公众服务的人进行培训。新中国成立以来,助产专业按中等卫生教育层次设置,助产士取得的学历为中专学历。然而,在十年动乱期间,全国的助产专业学校均停办,助产士队伍的发展受到极大影响。动乱结束后,立即恢复的卫生行政机构抓的第一件大事就是普及新法接生,各地中级卫生学校也相继开办助产士班和医士助产班,为我国妇幼保健队伍提供中级技术人员。由于高等院校毕业人数有限,助产士成了基层妇幼保健的主要力量,另一方面大城市医院助产士人员不足,大量护士加入到助产士队伍中,致使助产专业的学科属性模糊,从某种意义上限制了助产专业的发展。

20世纪末,助产专业教育从中专上升到高职层次,本科层次教育极少。目前我国助产士的组成中以大专和中专毕业生为主,少数拥有本科学历。这些本科学历拥有者有两种来源,一种是在校接受护理专业本科教育到分娩室工作后接受临床培训而成为助产士;另一种是在分娩室工作多年后通过成人教育获得本科学历。

全国助产人力资源调查结果显示,我国助产士学历、职称较低,助产士和护士的学历构成以大专为主(43.4%),其次是中专(41.9%)。长期以来,无论是课程教育体系还是护理工作方式,我国的助产教育已远远落后于护理科学和医学教育的发展水平。中国的助产高等

1

教育及助产人员专业培训十分欠缺,相当部分助产士是从护士改行。

2006 年,北京大学与新西兰怀卡托理工学院护理学院联合主办的"本科助产教育",为我国助产专业体系的发展建立了崭新起点。目前,国内助产专业继续教育总体上尚未形成统一、规范模式,助产士只能参加护理的继续教育学习,内容与助产领域相关性不高,缺乏技术操作培训与专科特色。助产作为一门专业,肩负着母婴两代人健康安全的使命。而今,越来越多的专业人士已意识到助产专业建设的重要性和迫切性。在我国《医药卫生中长期人才发展规划(2011—2020 年)》和《贯彻 2011—2020 年中国妇女儿童发展纲要实施方案》中也特别提出要强化助产教育,探索加强助产士队伍建设的有效途径。2014 年,在原国家卫生和计划生育委员会的推动下,全国 8 所高等院校计划招收和培养本科层次的助产士,这对于建立我国规范的助产士培训体系、完善助产士专业考核和认证制度具有积极意义。

(二)我国助产士人力资源和管理现状

在世界范围内,每年有超过 100 万的妇女死于妊娠和分娩并发症。2000 年联合国关于女性健康权利的"千年发展目标"(Millennium Development Goals,MDGS)中提出要降低孕产妇的死亡率和发病率。我国继 2014 年"单独两孩"政策之后,2015 年提出"全面两孩",并于 2016 年 1 月 1 日开始实施,这对助产士队伍建设和人力需求提出了新的要求和挑战,也提示我国社会需要加快培育助产人力资源。目前我国助产士总人数的缺口大约在 80 万;与发达国家助产士与生育妇女 1∶1000 的比例相比,中国仅为这一比值的 1/4(即 1∶4000)。国内各地区助产士人力资源配置结构不合理,包括但不仅限于助产士在不同等级、不同类型医院之间的分配不均衡;助产士地理分布不公平,中、西部欠发达地区拥有较少助产士人力资源。由于缺乏足够的助产专业人员,部分在岗助产士只能从缺乏专业背景和规范技术培训的护士中选拔并到产房承担助产工作,构成产时不必要干预手段的过度或错误应用,以及造成母婴不良结局和高剖宫产率恶性循环的风险因素。

根据《2016 年我国卫生和计划生育事业发展统计公报》实施全面两孩政策后 2016 年全国新出生婴儿数为 1846 万人,比 2013 年增加 200 万以上,总和生育率提升至 1.7 以上。预计至 2030 年,我国人口估计会达到 14.533 亿人,每年助产士必须服务 2480 万的孕产妇,才能使人们普遍获得性、生殖及母婴护理。因而,对卫生服务系统而言,需要在此期间更合理地设置助产士人力资源,以应对大量的产前检查、出生量以及产后随访工作。

同时,我国目前助产士管理缺乏相对专业化的管理机构或管理层次,现行的专业技术人员职称评定体系中尚未设置专门的助产士职称系列,即缺乏相应的考核、注册、晋升制度。这一系列政策的缺失导致了我国助产士数量不足、质量不高、教育不完善等诸多问题。目前国内相关的助产法规大多附属于医疗及护理政策中,助产专业附属于护理学,这与国际助产士联盟倡导的各国助产专业应独立立法的建议及北欧等国独立管理助产专业的体系有很大的差距。

2015 年 5 月,中国妇幼保健协会助产士分会在浙江杭州宣布成立。作为全国助产士的行业组织,助产士分会担负着光荣而艰巨的使命,如加强助产队伍建设、构建助产学科体系、推进助产士立法、设立助产士职称系列、开展助产士规范化培训、形成良好的助产文化、增进与国际助产学界的合作与交流、早日加入国际助产联盟等。助产士分会的成立,成为我国助产专业发展的重要里程碑,标志着助产专业学科建设迈上了一个新台阶,并对我国助产专业的发展起到有力的推动和引领作用。

【本节关键点】

1. 助产专业具有悠久的历史;世界各国,尤其是发达国家和欠发达国家或地区的生育文化观念和助产专业实践特征迥异,历经多重变迁。

2. 让受过教育并被系统管理的助产士为每一名产妇及新生儿提供专业助产服务是降低孕产妇和新生儿患病率或死亡率最有效的干预措施。

3. 我国助产高等教育及助产人员专业培训十分欠缺,迫切需要加快此方面的建设。

(丁焱 顾春怡)

第二节 中国助产服务体系

国际助产专业的服务理念在于崇尚自然分娩,倡导"助产士主导模式",强调妊娠是一个正常的生理过程,助产士是低危孕产妇的专业护理者。一系列研究表明,在助产士主导的连续性照护模式下,孕产妇有更好的妊娠及分娩结局,并指出所有孕妇都应享受此服务。我国的产科医疗技术在产前诊断、高危妊娠处理、出生缺陷诊断以及异常分娩干预等方面发展迅速,而助产专业服务的现状与发达国家及地区相比则差距甚远,助产服务体系以产科医师为主导,助产士的服务范围大多只限于产妇的分娩阶段,对妊娠期及产后阶段的相关支持仍然不足,工作场所常限于医院的产房。鉴于助产士所发挥的作用与母婴安全的保障及产科质量的高低息息相关,我们需要充分借鉴国外先进的助产服务理念和成功的服务模式,从助产士的教育培训、人才队伍建设、角色职能拓展、工作实践范围、专业准则、职业操守的规范建立、循证的助产科研实践等多角度出发,探索适合我国国情的助产服务新体系。

一、我国的助产服务模式

(一) 我国港台地区的助产服务模式

我国香港地区的产科服务从 20 世纪 80 年代后期开始转变,以"产妇和家庭为中心,注重母婴健康和安全,助产士介入连续性照护"为理念的产科服务,为母婴健康和安全提供了基本保障,适应了现代形势下不断变化的趋势。我国香港助产士的工作方向包括以下内容:全力提倡母乳喂养、多元化健康教育、心理辅导服务以及出院后跟进;成立精英队伍负责连续助产服务,尝试挑选 6～10 名资深助产士组成小组,负责一系列照顾正常怀孕妇女的工作,如门诊产前检查、待产照顾、接生和产后看护等;遇到问题亦可转介产科医师。这一过程使医护人员和产妇关系融洽,配合默契,从而使孕妇对安全生产和康复更有信心。我国台湾省也在政府层面规定了医院应提供助产士主导的服务。

(二) 我国内地的助产服务模式

随着先进医疗技术在我国内地的引入。分娩服务日益趋于医疗化,比如采用各种干预措施以加速产程,使用硬膜外分娩镇痛或各种仪器监护产程中母婴情况,以及惊人上升的剖宫产率。自 1999 年《中华人民共和国执业医师法》的颁布,要求助产士在医院所做的一些工作必须在医师指导下才能担任(产房除外),这导致助产士的独立工作范畴相对缩减许多,其独立工作的能力也在下降。

自 2000 年原卫生部基层卫生与妇幼保健司与 WHO 的合作项目——产科服务新模式,即以"保护、支持、促进自然分娩"为主题正式启动以来,我国已有一系列相关的研究指出,产科服务模式的转变可改善孕产妇分娩结局,对提高产科质量和产妇及家属的满意度发挥了明显作用。然而,新的产科服务模式大多侧重于孕妇分娩期,包括家属陪伴分娩、导乐陪伴分娩、全程助产责任制以及助产士主导管理的正常分娩等。目前内地助产士的执业范围在一定程度上也仅限于产妇的分娩阶段,对妊娠期及产后阶段的相关支持仍然不足,其注册和职称晋升完全按照护士职业的标准进行。

国内许多医院开展了导乐助产士陪伴分娩或家庭化产房服务,使分娩过程更加人性化,但这项工作在国内尚未完全普及。部分医疗机构从助产士在孕期以健康教育者的角色渗入门诊或孕妇学校,少数医院开设了助产士产前门诊,为孕妇及其家庭提供孕期的咨询评估、技术指导和制订分娩计划服务,这在很大程度上延伸了助产士的服务范畴,有效帮助孕产妇建立对阴道分娩的信心,达到保护、支持、促进自然分娩的目的,值得进一步推广应用。然而,目前助产士主导的各类实践活动大多针对孕中晚期的孕妇,尚缺乏对孕妇整个孕期以及产时、产后系统化、个体化、全程化的追踪管理。

二、我国的助产质量现状

我国年出生人口居世界第二,仅次于印度。每年约有 1600 多万名新生儿出生。随着我国计划生育政策的调整实施,出生人口有进一步增长的趋势。世界范围内的统计数据显示:母亲的死亡多集中在围分娩期,新生儿死亡率居高不下影响了 5 岁以下儿童死亡率的下降。2012 年我国的孕产妇死亡率为 2.45/万,新生儿死亡率为 69/万。另据 WHO 报道:我国的母婴死亡率虽然在逐步下降,但依然维持在一个较高的水平,新生儿死亡率的下降和我国的社会经济水平的发展不相匹配。同时,据估计 2008～2010 年城市剖宫产率高达 54%～64%;2010 年 WHO 报告中国的不必要剖宫产量接近 200 万,居世界第一。这些均反映了助产服务的过度医疗化趋势,而大量证据显示:这种趋势导致了围产期母婴并发症的发病率和死亡率的增加,也增加了不必要的医疗费用,提供医疗服务的不公平性也随之凸显。

助产质量是母婴保健的核心内容,助产质量的提高对保障母婴健康意义重大,在当今中国助产士被边缘化、母婴服务过度医疗化的特殊历史时期,正确评价并有效提高助产质量尤为重要。随着医学技术的不断发展,助产服务理念已发生巨大的变化。助产作为产科学、护理学、儿科学的交叉学科,不仅关注产妇和新生儿的生存率,还需要保障整个孕期和分娩过程的自然、顺利,提高并维系孕产妇及其家庭对整个过程的正向体验。相比其他医疗质量指标,助产专业因大部分服务对象是健康人群而具有其独特性,需反映助产服务对象的整体利益诉求,突出助产不同于产科,尤其是病理产科的专业理念。

为持续改进助产服务质量,国外的管理者和研究者对助产质量评价指标进行了一系列研究,旨在筛选出"以孕产妇及新生儿为中心"、最能体现助产工作实质并具有临床适用性的质量评价指标。相比之下,国内的助产质量评价尚处于萌芽阶段,现行零散的助产质量评价指标侧重"病理产科"的医疗结局,难以反映现代循证的助产专业理念,容易导致助产服务的过度医疗化,迫切需要新的完善的质量评价体系来改变这种趋势,引导助产专业的正确发展方向,提高助产服务的质量内涵。国外 Renfrew 领衔的国际专家团队于 2014 年发表在《柳叶刀》(Lancet)杂志上的最新循证助产质量理论框架(图 1-2-1)对我国助产质量的正确评价和持续提高具有借鉴意义。它以孕产妇需求为中心,反映了孕产妇、家庭和新生儿的需求,围绕"服务对象需要何种助产服务、如何更好地提供助产服务、由谁提供助产服务"三个方面构建"循证助产质量理论框架",强调了助产服务在"促进妊娠和分娩自然过程"和"加强孕产妇及其家庭自我照护能力"两方面的重要性,从"关注少数服务对象的急症医疗干预"转变为"面向全体服务对象的高质量照护"。此理论框架对纠正国内过度医疗化的助产现状具有很好的引领作用。

1

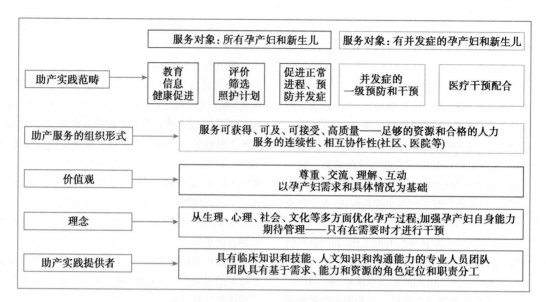

图 1-2-1　Renfrew 循证助产质量理论框架

【本节关键点】

1. 目前我国内地助产士的执业范围在一定程度上仅限于产妇的分娩阶段，对妊娠期及产后阶段的相关支持仍然不足，其注册和职称的晋升也完全按照护士职业的标准进行。

2. 相比其他医疗质量指标，助产作为产科学、护理学、儿科学的交叉学科，因大部分服务对象是健康人群而具有其独特性。

3. 目前国内的助产质量评价尚处于萌芽阶段，评价指标侧重"病理产科"的医疗结局，难以反映现代循证的助产专业理念，容易导致助产服务的过度医疗化，迫切需要新的完善的质量评价体系来改变这种趋势。

（丁焱　顾春怡）

第三节　助产门诊服务

孕产妇及围产儿的健康保健问题向来是各国在公共卫生领域的应对挑战。世界卫生组织"患者安全项目"将母婴健康定为全球低收入国家或经济转型国家的 20 大首要研究项目之一。而保障母婴安全的重要前提是提高助产照护的可及性，由此可见，产科服务模式直接关系到母婴安全。

为满足孕产妇与其家庭的需要，国内外产科照护模式正在逐渐发生转变。国际上比较倡导的是"助产士主导模式"，助产士不仅仅提供产时服务，而且向孕产妇提供产前、产时及产后连续性、个性化的助产护理，是孕产妇的主要照顾者。助产门诊又称助产咨询门诊，便是顺应这种发展趋势而产生的，它是一种提供个性化服务的新型产科照护模

式，也是助产士产前服务的重要内容。

一、助产门诊的发展历史

随着对专科护理工作的重视，助产士门诊作为国内助产士为孕产妇提供服务的新型模式越来越受到人们的关注。ICM 将助产士定义为接受正规助产学教育，掌握助产实践能力并获得所在国家合法从事助产工作资质认证或注册的专业人员，其工作场所可包括家庭、社区、医院和诊所。

作为孕产妇的主要照护者，助产士为其提供高水平、连续性的医疗护理服务，而传统医疗模式下助产士工作局限于产房，未能充分发挥其作用。近年来，随着助产门诊的开展，助产士的工作已延伸到产前、产时和产后，有的甚至已经延伸到孕前保健和青春期少女的性健康教育等。

助产士门诊最先在澳大利亚开展，为孕产妇提供健康指导、分娩计划及产后照护，疏导孕期不良情绪，改善分娩结局。澳大利亚助产士产前门诊服务多从孕 12～14 周开展，即在孕早期便对孕妇的饮食、运动、睡眠、社会支持、居住环境安全、孕期生理以及角色状态进行评估与计划。20 世纪 70 年代美国助产士首次通过美国妇产科医师学会的官方认证，开始正式进行 11 个领域的助产实践，其中大部分在助产门诊实施。据了解，美国 92%～95% 的助产士会为女性提供家庭计划与健康指导，包括避孕指导；其他如计划生育指导、女性健康行为（比如戒烟、戒酒、口腔卫生）指导、疾病监测（如 HIV、疱疹病毒）、产后母乳喂养、产后新生儿保健等。

在我国，助产士门诊相继在中国香港和内地开展并取得良好效果，主要为正常或低危孕妇提供产前门诊服务。2006 年以来，多家医院对助产士门诊模式进行探索，如今我国广东、江苏、浙江、湖北、上海、北京等多地均已开展助

产门诊服务。此外,助产士门诊不仅在妇幼保健医院开展,部分地区综合医院及军区综合医院也设置了助产士门诊,并取得较好成效。

二、助产门诊的工作简介

(一)助产士门诊的岗位职责

目前,国内助产门诊中助产士的岗位职责主要体现在以下几方面:①负责坐诊和管理助产门诊,为所有孕产妇进行初诊评估及登记;②能有效为孕产妇进行产前评估,并根据孕妇健康情况转诊至相应的产科高危门诊;③能有效为低危孕产妇提供围产期助产连续性服务,建立孕期关系,为孕产妇提供相应的健康咨询,满足孕产妇生理、心理、安全、自尊等需要,促进自然分娩。

(二)助产门诊出诊人员资质

国内不同医院对于助产门诊出诊人员的资质有着不同的要求,但大部分建议出诊助产士需达到本科及本科以上学历,主管护师及以上职称;有较强的沟通能力;有 8 年及以上助产经验或有专科护士培训经历;熟练掌握母婴理论知识及助产技能,最好有孕妇学校授课经历。此外还要求助产士具备良好的职业情操,有爱心、耐心、细心和高度责任感等。

为了保证出诊助产士的工作质量,一般需要对新出诊的助产士进行岗前培训,介绍助产门诊的运行模式、职责制度、工作流程;助产组长定期组织助产专科及相关新知识、新技术、新理念培训,以确保孕妇及家庭能够得到专业化、个性化的助产服务。

(三)助产门诊服务对象

分娩是一个自然的生理过程,助产士是自然分娩孕产妇的主要照护者。与传统产科医疗模式相比,助产士门诊主要针对正常及低危孕产妇,为无并发症的孕妇提供产前照护服务;若在助产士门诊服务过程中出现相关产科合并症,助产士需根据情况将这类孕产妇转诊给产科医师。同时,助产门诊也可以为孕妇的配偶及家人提供相关围产期健康教育,使孕妇配偶及家属有能力配合助产人员为孕妇提供孕期照护。

三、助产门诊的工作形式

国内助产门诊的开设方式主要包括责任制和团队制两种。责任制是指 1 名孕产妇主要接受 1 位助产士或其后备助产士提供的一对一连续性照护;团队制是指 1 名孕产妇能够接受来自助产团队中数名助产士的照护且团队大小不定。目前助产士根据服务的形式和时间点,可分为个性化产前门诊、孕期情景模拟和连续性照护模式三大类。

(一)个性化产前门诊

个性化产前门诊是指由高年资助产士,采取一对一个性化的门诊咨询形式为孕妇提供孕期健康指导。在个性化产前门诊中,助产士不仅为孕妇提供母婴监测指导、与孕妇家庭共同制订分娩计划、给予分娩及喂养方式等指导,并针对性地解答孕妇疑惑。其中,分娩计划(表 1-3-1)包括产前、产时和产后的各方面分娩需求的提前告知与选择,是促进孕产妇与照护者双向沟通的有效手段,孕妇表达对产时不必要干预的期望和需求的工具,孕产妇规划自身分娩经历的重要途径,是促进孕妇寻求围产期适宜照护服务的有效干预策略。

助产士会根据孕妇自身情况设立体质量管理目标,给予孕期膳食营养、运动方式及身体质量指数(body mass index,BMI)自我监测的指导,制订《身体质量管理健康教育手册》,使孕妇保持合格的体重增长。对于孕晚期孕妇,助产士将根据孕妇的生理条件、自身需求及家属意见做出合适的分娩方式建议,针对孕妇及家属的疑虑,给予相应的解答,并针对不同产妇对分娩的不同需求,制订个性化的分娩计划。

(二)孕期情景模拟

孕期情景模拟是指通过角色扮演、实物演示等方式模拟孕产期可能出现的情景,帮助孕产妇进行孕期管理,提高围产期应对能力。很多孕妇(尤其是初产妇)对分娩充满恐惧,因此助产士会根据初产妇的需求,制订妊娠期并发症及处理、临产征兆及处理、自然分娩过程、剖宫产前 24 小时情景、剖宫产术前术中术后、分娩后亲子角色建立等可能需要的多个模拟情景。

在临产期,通过图片、模型和案例等方式对孕妇进行分娩健康教育,讲解孕期体重管理、胎儿生长发育、分娩等相关知识。可在模拟分娩室内,采用分娩模型等示范整个分娩住院流程,讲解相关注意事项,同时让孕妇通过亲临和观摩"分娩现场",由助产士介绍不同的分娩方式及特点,增强其对分娩的信心,提高孕妇应对分娩的能力。

(三)连续性照护模式

连续性助产照护模式是指助产士在孕期、产时和产后为孕产妇及新生儿提供连续性的全程服务。先进的助产理念要求助产士为孕妇提供连续化照护,连续性助产照护模式是国际助产联盟积极倡导的满足孕产妇和婴儿需求的最佳助产模式。

目前部分医院将助产士门诊工作范畴从产前延伸至整个围产期。对于孕早期和孕中期的孕妇,要求助产士门诊给予孕妇各阶段饮食、运动、心理、孕期胎儿监测等指导;对于临产孕妇,助产士与准父母共同制订分娩计划,介绍分娩技巧(表 1-3-1)。除产前咨询外,孕产妇产时由资深助产士进行导乐陪伴分娩,产后由助产士进行育婴常识、母乳喂养等产后指导,对产妇及新生儿进行产后跟踪管理、康复指导、心理指导、喂养指导等,帮助产妇及其配偶顺利适应准父母角色。

然而现阶段连续性助产服务模式及内容尚未有明确规范,部分研究的连续性照护模式是从孕早期至孕妇围产期,维持整个孕期甚至延伸至产后 42 天。但也有研究显示,部分地区助产士仅在产后 1～2 天随访,且未对产妇后期的恢复、新生儿情况等进行追踪,可见我国的助产士连续性照护模式有待继续发展。

表 1-3-1 分娩计划书

【一般情况】

姓名: 年龄: 联系电话:

怀孕次数: 分娩次数: 预产期:

【产前】

1. 孕前检查:□ 在本医院进行 □ 在其他医院进行

2. "孕妇学校"学习:□ 我自己参加 □ 和家人一起参加 □ 没时间参加

3. 分娩意愿:□ 自然分娩 □ 如有异常情况我愿听从医师建议 □ 剖宫产

4. 陪同:□ 丈夫 □ 母亲 □ 婆婆 □ 朋友 □ 有分娩经验的人 □ 助产士

【分娩时】

1. 住院期间饮食:□ 由医院提供 □ 由家人提供

2. 待产愿望:□ 自由体位待产 □ 躺在床上待产
  □ 保持主动和采取自我感觉舒适的体位和姿势

3. 对待产室环境要求:□ 安静 □ 希望在产时能听些音乐
  □ 希望在产时能听些自己带来的喜欢的音乐

4. 临产时希望助产士:
  □ 用其经验引导、支持和鼓励我和给我提建议帮助我度过我的产程
  □ 只要陪伴我,观察胎儿和我的健康。如果我不请求的话,她用不着干预
  □ 我相信我能自己生,但是为了防止万一,我还是要助产士陪同,以给我提供安全感

5. 分娩过程中的肛检与阴检:
  □ 如果可能的话,我想尽量减少肛检及阴道指检次数
  □ 假如可能的话,我想尽量避免阴道检查(如果需要请向我解释原因)

6. 分娩过程中假如产程进展缓慢:
  □ 希望助产士能提醒我促进产程的方法如:更换体位或建议我多走动
  □ 希望助产士能报告医师给予处理

7. 分娩过程中的产痛:□ 希望助产士主动指导我减痛技巧
  □ 希望助产士在我需要时指导我减痛技巧

8. 分娩过程中我希望:□ 不使用催产药物
  □ 尽量避免使用催产药物,如需使用药物,请向我说明

9. 分娩过程中我希望:□ 间歇式胎心音监护 □ 连续式胎心音监护 □ 根据产程需要

【婴儿护理】

1. 宝宝娩出时:□ 希望能及早看到婴儿 □ 希望立即肌肤接触及早吸吮

2. 宝宝娩出后:□ 希望给婴儿拍照,由家人负责
  □ 希望给婴儿拍照,由助产士负责
  □ 希望给婴儿拍照,但还是遵守医院的规定

3. 婴儿喂养:□ 我希望母乳喂养
  □ 如母乳不够我希望给我的婴儿喂葡萄糖水或代乳品
  □ 假如我母乳喂养有困难,我非常希望能得到助产士的全力支持

【产后出院】

□ 分娩后,如果我和孩子都健康也不需要治疗的话,我想尽早出院回家

□ 根据产后恢复情况出院

□ 转月子医院康复

签名:

年 月 日

期,其中最主要的工作内容为孕期咨询与指导(表1-3-2)。

四、助产门诊的工作内容

助产门诊工作的范畴涵盖了孕前、孕期和产后三个时

(一)孕前咨询与指导

对有妊娠意愿的家庭,提供孕前保健相关知识与咨询,提倡优生优育观念。指导妇女及其家庭在充分完善孕前准

表1-3-2 孕期助产门诊工作内容

孕周	产检次数	检查内容	助产士宣教内容	孕期特点
初诊	1	血检(血常规、凝血、肝肾功能、两对半、甲功、HIV等)、B超、心电图、妇科检查(TCT),了解并收集病史	初诊建卡流程、孕妇学校课程、产科特色门诊介绍、复诊流程、产科常规检查的重要性、体重控制的重要性、下次产检项目(中孕唐氏筛查)	1. 孕早期心理特点:惊喜、紧张。 2. 孕早期营养:注意叶酸补充、碘摄入及体重增长、妊娠反应
14～18周	2	中孕唐氏筛查:29mm≤BPD≤47mm,孕15～18周最佳	盆底肌功能锻炼	1. 孕中晚期心理特点警惕产前抑郁。 2. 孕中晚期营养: (1)孕中期开始,每天增加奶200g,使奶的总摄入量达到500g/d; (2)孕中期每天增加鱼、禽、蛋、瘦肉共计50g,孕晚期再增加75g左右; (3)每周最好食用2～3次深海鱼类; (4)孕期铁摄入; (5)孕期钙摄入。 3. 孕期运动:健康孕妇每天应进行不少于30分钟的中等强度身体活动;中等强度运动:快走、游泳、孕妇瑜伽、各种家务劳动等;有运动禁忌证者除外
18～24周	3	B型超声:大畸形筛查,初诊时注明孕周,B超室预约 询问病史、胎动、体重增加情况	盆底肌锻炼情况、下次OGTT流程与注意事项	
24～28周	4	OGTT、乙肝携带者查HBV-DNA;如早、中孕甲功异常或双胎者复查甲功 询问病史、胎动、体重增加情况	孕期常见问题沟通、产科急诊流程	
30周	5	脐血流S/D 询问病史、胎动、体重增加、水肿情况	胎动计数方法	
32～34周	6	血常规、心电图 B型超声:了解胎儿生长情况;中孕低置胎盘者测量胎盘下缘到宫颈内口距离,瘢痕子宫了解胎盘与子宫肌层关系 询问病史、胎动、体重增加、水肿情况	分娩方式选择与顺产的优势、母乳喂养的好处	
34～35周	7	实验室检查:凝血、肝肾功能等,如早、中孕甲功异常或双胎者复查甲功,乙肝携带查HBV-DNA B族链球菌-DNA筛查:青霉素阳性者查一般细菌培养 询问病史、胎动、体重增加、水肿情况	会阴体按摩指导、会阴切开指征	
36周	8	无应激试验 询问病史、胎动、体重增加、水肿情况	会阴按摩效果、临产先兆	
37周	9	无应激试验 询问病史、胎动、体重增加、水肿情况	分娩环境、分娩体位、分娩物品准备	
38周	10	无应激试验;B型超声:了解胎儿生长情况 询问病史、胎动、体重增加、水肿情况	分娩评估、制订分娩计划	
39周	11	无应激试验 询问病史、胎动、体重增加、水肿情况	产程介绍、产时配合	
40周	12	无应激试验;视情况复查超声 询问病史、胎动、体重增加、水肿情况	母乳喂养、产褥期自我照护、新生儿护理	
≥40周	每3天一次产检,无应激试验,根据情况转诊至医师处,最晚41周入院			

备后,再有计划地怀孕,包括:控制孕前体重、改变不良生活习惯、避免有害物质、适当补充叶酸等;对有相关慢性或传染性疾病的妇女,应转诊至相关医师处,进行疾病的控制;对于可能存在遗传缺陷的家庭,应转诊至专业医师处进行遗传咨询。

（二）孕期咨询与指导

1. **初诊**　初诊目的主要有建立孕期保健卡;确定孕周;收集妊娠期信息;评估自身身体状况及胎儿健康状况,评估风险因素;进行孕早期健康宣教等。初诊时除了常规的检查项目,如:询问病史、实验室检查、产科检查、B超、心电图、妇科检查等;还应向孕产妇介绍孕妇学校课程,帮助孕妇及家属获得孕期健康知识;同时介绍产科特色门诊,帮助孕妇了解获得孕期咨询的渠道。

孕妇初诊时可根据孕产妇高危妊娠管理相关标准进行看诊分类,无并发症孕妇贴绿色标签,可由助产士进行持续产前照护;其他孕妇根据风险情况贴上相应标签,转诊至产科高危门诊由医师进行产前照护及复诊。（详见“高危妊娠管理”相关内容）

2. **复诊**　复诊目的是为了评估自身身体状况及胎儿健康状况;收集妊娠期信息;评估胎儿大小与孕周是否相符;进行相应孕周健康教育。

孕期除了提供常规的产前检查、孕期健康教育外,还要指导孕妇进行自我监护,同时提供各种咨询服务,解答各种检查问题等。例如,提供体重管理服务,孕中期通过孕期营养评估,制定孕期体重增长目标并进行个性化指导,均衡饮食,控制母婴体重,从而降低巨大儿的发生率。

（三）产后咨询与指导

提供产后电话随访、产后母体康复指导、母乳喂养指导、育婴知识咨询、育婴技能指导及产后情绪评估和心理辅导等服务。

五、助产门诊服务的重要性

（一）改善孕产妇分娩方式和结局

随着国家“两孩政策”的逐步放开,越来越多的家庭选择生育二胎,产妇的分娩方式受到社会各界越来越多的关注。过去几十年里,我国的剖宫产问题形势严峻,曾一度达到50%甚至更高,降低剖宫产率已成为亟需关注的公共问题。助产士在助产门诊通过宣传自然分娩的优点,讲解剖宫产是一种非自然的分娩方法,仅作为一种解决难产的途径,让产妇能充分了解剖宫产对母婴健康的影响,使产妇能够理性地选择分娩方式,从而使无指征剖宫产率降低。

助产士通过对孕产妇进行围产期、围孕期一体化照护,使得孕产妇提前了解各产程,提前熟悉分娩环境,减少对分娩的恐惧。在助产士与孕妇进行一对一指导的过程中,可

以教会产妇如何应用拉马泽呼吸减痛法、自由体位待产以及分娩的方法等,使孕产妇进入产程后,更易于调整呼吸,减轻疼痛,缓解了分娩时的紧张焦虑心理,增强孕妇自然分娩的安全感和信心,减少体力消耗,从而改善分娩结局。

通过开展以助产士为主导的照护模式,将局限在产房工作的助产士发展到围孕期、围产期保健和整体护理领域,使孕妇可以从孕期开始学习分娩知识,让产妇可以提前认识、接触助产士,使孕妇与助产士建立良好的信任关系,以便在分娩过程中更好地与医务人员相互配合,使分娩更加顺利,降低无指征剖宫产率,促进自然分娩。

（二）控制孕产妇体重、减轻妊娠期并发症

孕妇超重或孕期体重增加过多会导致巨大儿、产道损伤及难产等不良分娩结局,因而近年来越来越受到人们重视。我国开展的助产士门诊主要目的之一是进行孕期体重管理。助产士可以通过助产门诊使孕妇获得一对一的、详细全面的孕期膳食及运动管理,并动态监测孕期身体质量,从而使孕妇孕期身体质量增长趋于平稳正常,有效科学地管理了孕妇BMI。研究发现,通过助产士门诊对孕中晚期孕妇进行BMI监测,制订身体质量管理目标,给予膳食、运动、BMI自我监测的指导可较好地控制孕期的体重增长;同时相较常规产前检查的孕产妇而言,通过助产士门诊综合管理、干预的产妇,其孕期体重增长、巨大儿和低体重儿的发生率明显降低。

（三）提高母乳喂养率

母乳是婴儿最好的天然食品,具有营养均衡、全面、卫生、恒温、易于消化吸收、有利于婴儿生长发育等优点。如果孕妇缺乏母乳喂养相关知识,没有端正母乳喂养态度,在喂养中遇到困难时得不到科学的、个性化的服务指导,从而放弃了母乳喂养,对新生儿的生长发育及产妇的产后恢复都将产生不利影响。要解决这些问题,最重要的是在孕期就做好母乳喂养相关知识个性化的宣教及指导。

助产门诊中,助产士会在门诊早期就开始做母乳喂养的健康宣教工作,向孕妇介绍纯母乳喂养的好处,使孕妇意识到母乳喂养的重要性,让她们从思想上对母乳喂养有充分的精神准备,有足够信心决定母乳喂养;指导孕妇纠正或改善乳头异常及按摩乳房为母乳喂养做好准备;通过运用模型、讲解指导、宣传画册等多种形式,讲解皮肤接触,早吸吮,24小时母婴同室的重要性,讲解按需求哺乳,保持足够乳汁的方法,喂哺的正确姿势,挤奶的正确手法,乳腺炎的预防知识与技巧等,同时传授给产妇及家人,发放母乳喂养宣传资料,发现不利母乳喂养的因素,给予相应的心理护理及重点指导。

（四）减轻负性情绪、提高孕妇围产期满意度

分娩的四大决定因素是产力、产道、胎儿及精神心理因素。围产期女性受内分泌、遗传、环境、社会等因素的影响,情绪波动较大,常常出现情绪低落、焦虑、恐惧、抑郁等不良

情绪;而分娩时的不良情绪会引起孕产妇全身肌肉痉挛、自主神经紊乱、对疼痛敏感性增加,出现烦躁、哭闹、体力消耗,甚至子宫收缩乏力,不协调宫缩,产程进展缓慢或停滞等情况,导致发生情绪性难产。

助产士门诊作为一种新兴的有个性化指导的门诊方式,可以充分了解孕妇孕期的心理状态,了解她们孕期遇到的问题和困惑,能够给予她们充足的时间提出问题,并予以解答,这是医师主导的产前门诊所难以做到的。助产士门诊还可以提高孕产妇对孕期以及围产期知识的掌握度,缓解其压力,使其能有效应对分娩。有效的心理照护还能降低产后抑郁的发生率。

(五)减轻产科门诊医师负担、增强助产士职业认同感

助产士门诊的开展不仅能加强孕妇与助产士的沟通,还能通过高危、低危孕妇的分级管理,减轻产科门诊医师负担。英国学者 Sutcliffe 等的一项系统评价显示连续性助产服务模式较医师主导的服务模式更能改善低危孕产妇的妊娠结局、简化繁琐的医疗程序、降低医疗成本、提高孕妇满意度,为连续化助产士主导的照护模式在低危孕产妇中广泛实施提供了一定依据。

助产士门诊不仅能够衔接产前、产时及产后一体化照护,通过为孕产妇制订个体化护理计划,保障分娩过程安全,提高孕妇满意度、顺产率和安全性,且还能帮助孕妇培养良好的心理,减少医患纠纷的发生。同时,助产士通过门诊为孕妇提供疾病知识、健康教育资讯及人文关怀,发挥了助产士的自身优势,增强了助产士自身的职业认同感与工作参与度。

【本节关键点】

1. 连续性助产照护模式是国际助产联盟积极倡导的满足孕产妇和婴儿需求的最佳助产模式。

2. 助产门诊工作内容可同时包含孕前、孕期和产后的咨询与指导,在改善分娩方式和结局、控制孕产妇体重、提高母乳喂养率、促进孕产妇心理健康、减轻产科门诊负担、增强助产士职业认同方面均具有重要意义。

3. 我国助产门诊开展与服务尚处于初级阶段,有关部门应注重助产士的培养,鼓励助产士门诊的开展,完善助产士服务体系,扩展助产门诊的工作范围,加快我国助产门诊的发展。

(罗太珍)

第四节 健康促进和健康教育

在健康中国的大背景下,助产士在保障和提高生殖健康方面可发挥重要作用。本节旨在传播健康促进和健康教育的概念,探讨助产士在健康促进和健康教育方面如何充分发挥作用,为更好地开展助产工作奠定基础。

一、健康的概念

健康是大多数人向往的一种状态。1946 年,世界卫生组织这样定义"健康(well-being)":健康不仅是指免于疾病和虚弱,也包括生理的、心理的和社会适应的完好状态。这也是人类有史以来首次从生理、心理和社会整体层面提出健康的定义。这使得人们不再单纯从生理学单一角度考虑一个人是否健康,而是从生物、生理、心理、行为、社会等多角度来看待健康。

解决公众健康问题不能仅仅依靠传统的生物医学手段,也要运用社会的、文化的、教育的综合措施,特别是要通过健康促进和健康教育帮助公众掌握医学知识和自我保健技能。行为和生活方式是人类健康和疾病的主要决定因素之一,健康教育与健康促进是实现医学核心价值的根本策略,是培育健康素养和健康文化的重要措施,是疾病治疗和康复的重要组成部分,是公共健康的基础与核心。

二、健康模式

模式又称概念框架,可以为特定的问题组织和整合有用的信息,提供因果关系。助产实践过程中,健康模式是助产士进行健康促进和健康教育的指南,可帮助理解、分析孕产妇行为变化的过程,同时也是评估孕产妇健康需求、实施教育计划、评价教育结果的理论框架。目前,国内外比较常用的健康模式包括健康信念模式、健康促进模式和保健教育过程模式。

(一)健康信念模式

健康信念模式(health belief model,HBM)是第一个可以专门用来解释和预测健康行为的理论,由 Hochbaum、Rosenstock 和 Kegels 三位社会心理学家在 1952 年提出。健康信念模式是用社会心理学方法解释健康相关行为的重要理论模式,它以心理学为基础,由刺激理论和认知理论综合而成。健康信念模式指出,健康信念是个人接受教育、采取保健行为的关键,而健康信念的形成受到动机、对预防危害重要性的认知以及对建议信任程度等因素的影响。

健康信念模式遵照认知理论原则,首先强调个体的主观心理过程,即:期望、思维、推理、信念等对行为的主导作用。因此,健康信念是人们接受劝导、改变不良行为、采纳健康促进行为的关键。健康信念模式在产生促进健康行为、摒弃危害行为的实践中遵循以下步骤:首先,让个体充分认识到目前的不良行为方式的严重后果并感到害怕(知觉到威胁及其严重性);其次,让个体坚信一旦改变不良行

1

为会得到非常有价值的后果(知觉到效益),同时清醒地认识到行为改变中可能出现的困难(知觉到障碍);最后,使个体感到有信心、有能力通过长期努力改变不良行为(自我效能)。

(二) 健康促进模式

20世纪80年代,美国护理学家NolaPender提出了健康促进模式(health promotion model,HPM),此模式主要用于指导个体或家庭健康促进行为预测及其相关研究,强调认知因素在调节健康行为中的作用。

HPM主要包括三个核心概念:个人的特征和经验、特定行为的认知和影响、行为结果。个人的特征和经验主要是指影响个人健康促进行为的个人特征及相关经验,前者是指与此相同或类似的健康行为在过去发生的频率,后者则是指影响健康行为的生物、心理和社会文化因素。特定行为的认知及影响指的是可能影响个人行为动机相关因素的认知及影响,它包括7个方面:①对行为益处的感知;②对行为障碍的感知;③自我效能的感知;④人际间影响,即会影响个人健康促进行为的"他人因素";⑤情境影响,即任何可以增进或降低健康促进行为的生活态度、环境情况等;⑥对行动计划的承诺,即执行健康行为计划的意向;⑦健康相关情感,指由于行为本身的刺激所导致的主观积极或消极感受。行为结果,即健康促进行为是否发生,整个健康促进模式的最终目标是使个体形成健康促进行为,并整合为健康促进生活方式。

以上类别中可以感受到健康促进行为受到多方面因素的影响,人们是否执行健康促进行为绝非仅靠是否有意愿,而是与个人的认知、经验、环境、健康需求有关。

Pender的健康促进模式对指导个人及群体的健康促进非常有价值,可以协助健康促进者在规划健康促进目标人群的需求时,多方面地了解影响健康促进行为执行的相关因素,更好地制订干预计划。

(三) 保健教育过程模式

保健教育过程模式(PRECEDE-PROCEED model)是由美国著名健康教育学家Lawrence W. Green主创,又称格林模式,主要用于指导卫生保健人员鉴别影响人们决策和行为的因素,帮助制订适宜的规划、计划和行为干预措施。

PRECEDE(predisposing, reinforcing and enabling in educational/environmental diagnosis and evaluation)又称需求评估,指在教育、环境诊断和评价中应用倾向因素、促进因素及强化因素。PROCEED(policy, regulatory and organizational constructs in educational and environmental development)指在实施教育和环境干预中运用政策、法规和组织手段。

保健教育过程模式的特点是从结果入手,因此在制订计划或规划前,要明确为什么要制订该计划,并对影响健康的因素作出诊断,从而帮助确立干预手段和目标。

三、健 康 促 进

(一) 健康促进的概念

WHO将健康促进(health promotion)定义为"健康促进是促使人们维护和提高自身健康的过程,是协调人类与环境的战略,它规定个人与社会对健康各自所负的责任"。其实,健康促进一词最早出现在20世纪20年代的公共卫生文件中。1986年,世界卫生组织在加拿大首都渥太华召开了第一届国际健康促进大会,发布了《渥太华宪章》(Ottawa Charter),提出了健康促进的定义、内涵、工作领域和基本策略。《渥太华宪章》指出:"健康促进是提高人们改善自身和他人健康能力的过程。"由此可见,健康促进是一个为了保护和促进人们健康而开展的社会倡导、跨部门合作和人人参与的社会活动,通过健康政策的出台和健康环境的改善,促使人们能够为了保护和改善自身和他人的健康而自觉提高健康素养、掌握健康技能,改善自身行为和生活方式,并获得公平、可及的健康服务资源。

健康促进的核心是赋能(empowerment),即是使权力和能力提升的过程。WHO前总干事布伦特兰曾说:"健康促进就是要尽一切可能使人们保持精神和身体的最优状态,宗旨是使人们知道如何保持健康,在健康的生活方式下生活,并有能力作出健康的选择。"当今时代,健康不再仅仅由个人负责,还应该由社会负责。为此,健康促进在行为学策略上应扩展其范围,通过制定健康的公共政策、创造支持性环境、强化社区行动、发展个人技能、调整卫生服务方向等措施,以强有力的方式来促进个人与社会的健康。

在助产实践范畴中赋能的例子如:助产人员运用教育策略,使得孕产妇和家属能清楚了解自己妊娠、分娩的全过程,提升她们在孕产期缓解不适的技能,增进其分娩控制感。助产士健康促进的范围非常广泛,不仅包括孕产期咨询及指导,还包括新生儿护理、准父母教育等诸多方面的内容,且助产工作具有持续性及整体性,不仅在产前孕妇课程上发挥职能,而且还可以在分娩期和产褥期的决策、赋能、评估和健康教育上发挥重要作用。

(二) 健康促进的方法

健康促进方法是实现健康促进宏大目标的基础。在助产实践过程中,根据孕产妇的不同教育水平和认知能力,健康促进可以有不同的方法。英国学者Ewles和Simnett认为常用的健康促进方法有以下五种,分别是医学方法、行为改变方法、健康教育、以孕产妇为中心的方法及社会层面改变。

1. 医学方法　通过医学干预来预防或治愈疾病。例如:助产士可以在产前为没有进行风疹免疫的孕妇提供免疫预防,同时也可以向她们提供产后3个月的避孕建议,这一过程应注意多和孕产妇进行互动和讨论,避免说教式教学。

1

2. **行为改变方法** 此方法的要点是鼓励孕产妇改变她们的行为。例如：可以通过教育、赋权和决策，帮助孕产妇调整饮食如增加水果、蔬菜，以孕产妇为中心的方式可以成为这一方法的一部分，以确保行为改变成功。

3. **健康教育** 提供健康教育信息，为孕产妇量身定制健康教育内容，以满足孕产妇个性化的需求。此种方法可以是其他方法的前奏，可以用小组讨论、以解决问题为中心的方式来加强此方法的效果。

4. **以孕产妇为中心的方法** 将孕产妇放在医患关系的中心，赋能是这一方法的核心要义，鼓励孕产妇用个人的力量获得健康收益。例如：助产士解说孕期不良行为对母胎的影响，让孕产妇自己做出行为改变，如停止吸烟等。

5. **社会层面改变** 健康促进可以运用行政或组织的手段，广泛协调社会各相关部门以及社区、家庭和个人，使其履行各自对健康的责任，共同维护和促进健康。例如：一些政策规划和政治行动的开展，禁止在封闭的公共空间、工作场所吸烟等。

（三）健康促进-社区行动

社区是孕产妇及家人生活的基本环境，是社区妇女保健的基本范围，是助产士健康促进的良好基地，因此，社区健康促进活动有着非常重要的作用。

健康促进有可能影响当前和几代人的健康状况，社区妇女保健的主要内容是针对妇女围婚期、围产期和围绝经期的生理、心理的特点及需求，提供相应的预防保健服务。现今孕中晚期及产时保健大多由医院完成，孕前、孕早期及产后健康促进活动一般向社区倾斜。

孕前期，如何在社区搭建育龄妇女孕前保健平台，进行孕妇社区常态化管理以降低出生缺陷，产生良性妊娠结局，提高出生人口素质，是多年来妇幼和社区卫生工作者关心的问题。20世纪90年代初，英国、美国、匈牙利等国家就已经将孕前保健或围孕期保健作为社区优先考虑的领域。孕前保健由孕产咨询、健康教育及前期准备三部分组成，在社区搭建孕龄妇女孕前保健平台能从多层面、多渠道、各方位解决妇女各种生活上和心理上的困难问题，从而能在降低出生缺陷和提高人口素质上建立起长效、常态、多元化管理模式，为妇女保健工作走上更高平台探索出一条新路径。

备孕期，社区健康促进的内容可以包括宣传优生优育知识，避免接触不良因素，如孕妇吸烟或被动吸烟、饮酒及咖啡类饮料、猫狗等宠物、放射线、农药、有毒有害物质等；服用药品需咨询医护人员；孕前进行备孕健康教育，为备孕夫妇提供相关咨询。

孕早期，孕妇需至社区登记，建立孕妇联系卡。助产士为孕妇建卡时，需向孕妇详细解释孕妇联系卡的内容和使用说明，建议孕妇按照孕妇联系卡的要求，定期到指定医院进行产前检查，如实向孕期保健人员反映既往生育史、不良孕产史等，以便保健人员及时作出产前诊断。孕早期若在

家出现异常情况，可参阅孕妇联系卡建议，拨打热线电话或及时到医院就诊。

产后期，社区家庭访视服务是孕产妇保健系统管理工作的重要内容之一，可以将住院分娩服务延续至社区，有利于产妇康复和新生儿健康成长。通过社区家庭访视，助产士可与产妇及家属面对面交流，对存在的健康问题进行有针对性的照护干预，可使产妇掌握自我保健与新生儿保健相关知识，主动参与到日常健康活动中来。随着我国社区卫生服务的不断发展，社区产后家庭访视服务日益受到人们的重视，但目前我国社区产后家庭访视服务现状并不十分乐观，各地区访视率仍有待提高，访视人员的业务能力水平有待加强，完善社区访视需进一步努力。

我国部分社区还开展了高危孕妇的监护与管理工作。具体内容如建立高危孕妇专案登记本；社区卫生中心与产科医院保持联系，了解本地段高危孕妇检查及治疗情况；中心工作人员主动与高危孕妇联系，了解其就诊、治疗情况及效果；如果孕妇出现紧急情况，则初步处理后陪同转诊，争取一步转诊到位，保证孕妇安全。

其他社区健康促进活动如了解本地孕情，提高早孕建卡率；助产士入街道开展孕产期保健知识宣传；对死亡孕产妇做社区调查等。

四、健 康 教 育

健康教育是助产实践领域的重要组成部分，是妇女保健工作的基础和先导。国内外大量实践证明，健康教育在提高孕产妇的健康素养方面，在促进孕产妇养成有益于健康的行为习惯和生活方式方面，以及在改善围产期疾病防治效果和促进卫生服务利用方面均发挥着重要作用。自20世纪70年代以来，健康教育在国际上得到了长足发展，并被广泛应用到公共卫生、疾病预防、治疗和康复、妇幼保健等众多领域。

（一）健康教育的概念

健康教育（health education）是指帮助目标人群或个体改善健康相关行为（health-related behaviors）的系统的社会活动。健康教育是在调查研究的基础上，采用健康信息传播等干预措施，促使人群或个体自觉采纳有利于健康的行为和生活方式，从而避免或减少暴露于危险因素，帮助实现疾病预防控制、治疗康复、提高健康水平的目的。

从医学的角度看，健康教育是对人们进行健康知识、技能和行为教育，从而解决健康问题，保护和促进健康的过程。从教育的角度看，健康教育是人类教育的一部分，其实质是把人类有关医学或健康科学的知识和技术转化为人们的健康素养和有益于健康行为的过程，也是医学和健康科学通过教育活动进行社会化的过程。从狭义上看，健康教育的主要手段包括讲授、培训、训练、咨询、指导等，从广义

1

上看,一切有目的、有计划的健康知识传播、健康技能传授或健康相关行为干预活动都属于健康教育的范畴。另外,健康教育的核心是有益于健康的行为的养成,所以为了保护和促进健康,有计划、有组织、有目的地对人们的行为施加影响的活动都属于健康教育的工作领域。

(二)助产健康教育的方法

1. **人际交流** 健康教育的基本策略是人际交流,在进行个人与个人或个人与群体之间的知识传播时,助产人员应针对受教育者的具体情况,通过传播健康知识并传授有关的健康技巧,说服其改变不健康的态度和行为。在此过程中,教育者和被教育者往往构成说服与被说服的关系,前者可根据反馈信息及时调整自己的传播内容、方式和速度,使双方能更好地相互了解和相互影响,从而有效地改变对方的知、信、行,达到健康教育的目的。如助产士门诊一对一咨询的过程中,助产士可以将信息及知识直接灌输给孕妇,帮助她们改变不健康的生活习惯,树立正确的妊娠思想。

2. **讲座** 举行学术报告会、专题讲座、孕妇学校课程以及针对公共场所公众的宣讲,是让公众了解健康知识的较为便捷的方式。一次讲课可以针对的人群较多,但也正因为如此,其也很难保证每一个个体的健康教育的效果;倘若讲座过程中,助产人员能掌握演讲技巧,充分调动听课者的积极性,则会收到事半功倍的效果。

3. **教育资料的设计与制作** 健康教育效果的巩固与教育材料的运用密切相关,教育材料就是指配合助产人员健康教育所使用的印刷材料(如报刊、手册、传单、墙报、图片、宣传画等)、声像制品(如幻灯片、录像带、录音带、电影片、光盘影碟等)、实物模具(如人体模型、器官标本等)。教育材料是健康教育必不可少的工具,科学、合理地使用教育材料将有助于提高健康教育的效果。

4. **培训** 培训方法包括讲授、小组讨论、案例分析、角色扮演等。讲授即是通过讲解、板书将预先准备的教学内容有条理地讲述出来,它的特点是系统性强,利于助产人员控制时间和速度;缺点是不能充分交流,针对性不强。

小组讨论的形式是基于孕产妇的经验和知识,可使孕产妇之间取长补短,相互交流意见和经验,可以更好地发现和解决问题,利于孕产妇提高认知能力;缺点是助产人员需要较高的引导和控制讨论的能力,而且相对费时。

案例分析法主要用于孕产妇学习决策技巧。案例分析可以个人独立完成,但最好还是分成小组进行,这样孕产妇之间可以取长补短。角色扮演是一种模拟或演示的方法,通常由2～3个志愿者再现一个现实生活中的真实场面,通过生动的方式加深理解和记忆。

5. **其他** 除了上述几种方法,助产士还可以通过非特定环境下的个别指导和行为示范,来进行健康教育。此外,随着社会的发展,应用大众传播媒介进行健康知识的传播,也越来越受到大众的认同与关注。

临床思考 1-4-1

1. 在你的工作场所,目前应用较多的是哪种助产健康教育的方法?

2. 除了上述方法,在你的工作场所,还采用过其他方法进行助产健康教育吗?效果如何?

3. 在阅读以下内容之前,你认为助产领域中的健康促进包括哪些方面的内容?你认为还有哪些内容是下面的介绍没有包括的?

五、助产领域中的健康促进

(一)心理健康促进

心理健康受损,将会对情绪和身体健康产生负面影响,会降低孕产妇对日常生活的应对能力,妊娠、分娩对孕产妇来说都属于重大的应激事件,极有可能影响其心理健康状况。

妊娠期,孕妇身体外形变化,雌、孕激素分泌导致情绪不稳;产后产妇需要从妊娠和分娩的不适、疼痛、焦虑中恢复,需要接纳家庭新成员及新家庭。围产期孕产妇的心理处于脆弱和不稳定的状态,产妇不仅要经历较大的生理变化,还将面对初为人母的喜悦,照料新生儿的紧张及分娩后不适等相互交织的复杂身心体验与精神压力,因此,对围产期妇女进行心理调适的重要性毋庸置疑。

助产士应该重视孕产妇的心理状态,在整个围产期内运用心理学知识对情绪不稳的孕产妇实施心理照护,进行分娩前科普宣教,提高孕产妇对分娩这一自然生物学过程的认知水平,使她们能正确对待分娩过程及由此而产生的生理、心理问题,临产前做好心理护理,消除紧张、恐惧、焦虑情绪。

(二)性健康促进

性和身体健康、环境、自我形象和自尊有关,它会影响个体的性行为健康和性取向。解决性健康问题有助于提升妇女及其家庭的幸福感,助产士在此公共卫生领域可以发挥作用。

妊娠、分娩和母性角色转变这些过程本身会影响性观念,同时妊娠期间的生理和心理变化,例如,妊娠的生理变化,包括雌、孕激素增加导致的盆腔充血;身体形象的变化,如外阴静脉曲张和痔疮,都可能会改变女性的性观念。

妊娠期间,性健康是女性健康的一个重要方面,但是由于文化、宗教等多方面因素,这个问题总不能得到恰当的解决。一些妇女会觉得谈论这个话题比较尴尬,助产士也觉得可能会侵犯到孕妇隐私从而避而不谈这个话题。但是,大部分夫妇对妊娠期间的性生活都存在困惑和焦虑,因此助产士应考虑怎样通过坦率的讨论来解决这个问题。

（三）膳食和营养

助产士可以为孕妇提供有效的膳食和营养方面的健康教育，如保持平衡的饮食结构，少食多餐，控制妊娠期体重在正常范围内等，这些健康教育将会对她们产生即时和长远的影响。孕产妇与助产士之间接触所建立的亲密关系，致使孕产妇往往希望来助产士处寻求建议，加上助产士常常掌握最新的膳食营养相关知识，更能帮助孕产妇获取到她们所期望的信息。例如，最新的孕期咖啡因的摄入量推荐，从原来不超过300mg到现在不超过200mg，因为证据表明孕妇孕期摄入咖啡因超过200mg时，可能增加胎儿生长受限和流产的风险。

（四）孕期锻炼

现今，大多数人都意识到锻炼和运动的好处，许多妊娠妇女都有孕期锻炼的需求，若助产士能充分知晓孕期锻炼的相关知识，将会更好地帮助和支持孕妇进行孕期锻炼。

首先，助产士应告知孕妇孕期锻炼的诸多好处，如：孕期坚持规律的、适当的锻炼可促进孕妇的血液循环，增进食欲和睡眠；可强化身体肌肉，改善耐力，为分娩作准备；孕期锻炼也可促进心血管功能，控制体重，保护心脏免受冠状动脉粥样硬化的侵扰，同时可预防骨质疏松症和高血压；另外，孕期运动是预防妊娠期糖尿病发生发展的一个积极因素，有助于孕妇控制血糖。然后，应该让孕妇明确，孕期某些运动会造成潜在危险，如高冲击运动、激烈的球拍运动等，可能会给孕妇造成腹部损伤、跌倒或过度的关节压力，造成胎儿出生缺陷或胎儿窒迫，应避免。最后，应该让孕妇了解安全的孕期运动方式，以及何时应该停止运动。

（五）孕期吸烟

吸烟会缩短妇女的预期寿命，引起冠状动脉粥样硬化性心脏病、脑卒中，还有常见的慢性支气管炎、肺癌和其他癌症，降低妇女的生育能力，使女性更年期提前到来，是最大的可预防的死亡原因。在怀孕期间，吸烟可能会引起自然流产、前置胎盘、胎盘早剥、胎儿生长受限、早产等情况出现，甚至有报告显示，孕妇孕期吸烟和儿童哮喘之间存在关联。

吸烟有害健康，自2011年1月起，中国内地颁布禁烟令，在所有室内公共场所、公共交通工具及其他可能的室外工作场所完全禁止吸烟，这是国家政策层面健康促进的重要举措。

对于助产士而言，在第一次产前检查时，助产士就应当了解孕妇及其家人的吸烟情况。助产士应对吸烟孕妇，包括其家人进行健康教育，提供戒烟咨询，就吸烟相关问题和孕妇及其家属进行讨论。助产士必须了解尼古丁成瘾的复杂性，逐渐进行戒断过程。极度嗜烟的孕妇可能一边不愿放弃吸烟，一边心存愧疚，此时助产士必须鼓励和支持孕妇，随时准备为孕妇提供帮助。

（六）孕期饮酒

孕妇饮酒容易使胎儿患酒精中毒综合征，这种中毒胎儿的典型特征为：低体重、心脏及四肢畸形、中枢神经系统发育异常、智力低下。曾有人认为孕妇适量饮酒对胎儿影响不大，只有严重酗酒的孕妇才会引起胎儿酒精中毒，但是最新的研究结果显示，孕妇饮酒可增加早产和流产的风险，平均每周喝4～5杯葡萄酒即会损害胎儿的脑神经，导致儿童期多动症和智力低下。

孕期必须重视酒精摄入的问题。第一次产前检查时，助产士就应该询问孕妇是否有饮酒习惯，采取适当的措施进行健康教育，强调饮酒对胎儿的致畸作用。对于酗酒的孕妇，助产士需要向专业机构申请协助，帮助孕妇戒酒。

（七）孕期服药

妊娠期、分娩期或哺乳期妇女用药后，可能会影响母体和（或）胎儿，然而药物又是治疗或预防疾病的一种重要措施。因此，助产士必须充分了解药物对孕产妇和胎儿的影响，同时使孕产妇明确，围产期用药必须在专业人士的指导下进行，慎重合理地选择用药，以减少药物危害，达到安全用药的目的。

（八）家庭暴力

传统意义上的家庭暴力指的是行为人以殴打、捆绑、残害、强制限制人身自由或其他手段，给其家庭成员的身体、精神等方面造成一定伤害后果的行为。但从严格意义来讲，家庭暴力应该包括身体暴力、性暴力、精神暴力和经济暴力等多方面。在经济水平发达地区，"冷暴力"也是家庭暴力一种常见的形式，例如：一些夫妻可能因为新生儿的性别、产后对产妇照顾不满意、家庭经济问题等几天甚至几个月互不理睬。

家庭暴力发生的原因包括社会精神因素和生物学因素。怀孕带来的生物-心理-社会性压力可能使夫妻之间的关系紧张，一旦超出了两个人的应对能力，则感情上的挫折可能随时引发暴力。同时，某些男性可能会嫉妒，甚至憎恨胎儿入侵原有的两性关系，带来女性注意力的转移；其他原因如对胎儿性别不满、夫妻关系不和、家庭关系紧张等也会引起家庭暴力。

当助产士怀疑有家庭暴力存在时，用来确认家暴存在的最好方式是直接提问，包括：①有人伤害过你吗？②是不是有人造成了这些伤痕？③你对你的伴侣、家人感到恐惧吗？④你被你的伴侣打过、踢过或打伤过吗？

孕产妇家庭暴力是卫生领域和社会科学关注的重要问题，它不仅对女性，而且对儿童也会有严重影响，因此助产士必须充分认识到女性在家庭暴力中的危险，并提供信息及情感支持，必要时提供法律途径解决家庭暴力。

（九）少女妊娠

少女妊娠指妊娠发生在女性青春期10～19岁年龄段，是一个世界性的公共卫生难题。此年龄段的少女器官功能尚未成熟，难以应对怀孕和生育过程，过早妊娠会导致严重的健康问题。

对于少女妊娠，助产工作干预可按三级措施进行。第

1

一步是未孕先防,加强青春期性教育,通过青春期教育使少女了解生殖器官生理解剖知识、青春期发育过程、性生理与性知识、性传播疾病及预防、如何避孕等知识,以尽量减少少女妊娠的发生,从思想层面进行一级预防;第二步是已孕防病,提供专业心理咨询及医疗支持;第三步是既病防变,做好心理治疗及社会关怀,保障其未来受教育、就业和婚育的权力。

(十)孕期工作

对大多数女性而言,妊娠期间工作不会对她们或胎儿的健康造成威胁,但对一些工作量大的孕妇来说,可能需要适当减轻工作负荷,以促进孕妇安全和舒适。

孕期应避免重举工作;避免工作中的烟雾环境和被动吸烟的风险;避免接触有毒有害物质(如铅、杀虫剂、麻醉气体和电离辐射);因孕妇腰椎前凸增加,久坐者应使用靠垫支撑背部。必要时,孕妇可以在工作场所穿着防护服,并遵循安全参数和工作规范,减少暴露于致畸危险因素下的机会。助产士应教会孕产妇如何识别工作场所潜在的危险,并为其提供进一步咨询的途径。

(十一)孕期旅行

助产士有责任提高孕妇对旅行和健康关系的认识。对于没有并发症、母胎均健康的女性,一般可以耐受飞行带来的影响。但是飞行过程中高海拔以及机舱缺氧环境可能带来心率加快、血压升高、氧分压下降等影响,同时还应考虑到飞行过程中治疗获得性的缺乏;此外,孕妇长时间乘坐飞机等交通工具会增加静脉血栓发生的风险,所以在妊娠中晚期,孕妇应避免或减少长途旅行,不可避免的旅行则要注意乘坐期间适当做提高小腿肌张力的活动,适当走动,按摩小腿,穿弹力袜可减少静脉血栓发生风险。大多数航空公司规定:不搭乘孕 36 周及以后的孕妇;孕 32～36 周的孕妇乘坐飞机前需到产检医院开具诊断证明书,身体状况良好者方可搭乘等等。但每个航空公司的政策可能有所不同。

虽然有母亲和胎儿因使用安全带受伤的病例,但是当发生碰撞时,安全带所带来的益处明显多于其风险,因此,驾驶或乘坐汽车时,应正确使用安全带。为避免对胎儿造成损害,安全带的一条应绕过髋部,置于子宫下方;另一条应经两乳之间经过,系到子宫侧上方,并要松紧适度。

(十二)准父母教育

准父母教育(parental education)又称"亲职教育"、"双亲教育",其含义为对家长进行的如何成为一个合格称职好家长的专门化教育。随着社会的发展和科学的进步,人类的各种活动越来越趋于理性化、科学化。在社会角色的扮演上则表现为任何个人在扮演一定的社会角色之前,都必须或多或少、或长或短地接受相应的教育培训,学习相关的知识、技能与规范,以保证其胜任所扮演的角色。但迄今为止,父母角色的扮演却仍然处于一种自发的、盲目的非理性状态。大多数人都在缺乏父母角色理论教育、角色技能教育、角色规范教育的情况下,凭借本能在摸索中扮演了父或

母的角色。

1. **准父母教育的内容** 准父母教育应被视为教育历程的重要部分,它是促进良好妊娠结局的早期干预措施,能帮助准父母了解自己及婴儿的社会、情感和心理需求。一项研究调查了产后父母的需求,发现相比于接受妊娠分娩和育儿的实际技巧,他们更希望为他们自己、他们和伴侣之间的角色转变做好准备。家长在准父母教育中的需求主要包括以下几个方面:①对自我和婴儿的心理、社会、情感的转变;②婴儿的融入及其夫妻关系的转变;③自我学习和解决问题的能力;④母婴关系的建立和应对婴儿的能力;⑤婴儿照护的具体问题;⑥其他产后问题。

现代教育理念认为,准父母教育的实质或核心在于培养准父母作为家长应该具有的素质,其教育内容需包括三点:①父母角色转变、角色责任及行为规范的教育:父亲、母亲并不只是一个简单的称呼,它包含着丰富的社会责任,每一个打算做父亲或母亲的人都必须经历角色转变的过程,明确父亲或母亲所应当承担的法律责任和道德义务;②婴幼儿教育学、心理学方面的教育:在巴西,青年男女在婚前都要进入专门的学校学习子女抚养、教育等相关知识,并且要求严格,考试合格才准予结婚;③婴幼儿生理学、营养学方面的教育:准父母必须掌握抚育婴幼儿的技巧。

同时,准父母教育的重点内容也应根据子女不同成长阶段的不同需求展开,不同成长阶段的侧重点各有不同。婴幼儿时期,准父母教育的重点围绕在身体养护、建立情感依恋的知识和技能、建立亲子关系、玩具制作和开发等内容指导;学龄期,重点集中在不良行为矫正、家校合作、有效亲子沟通等内容;青少年时期,重点围绕生涯指导、性教育等内容;成年初期,协助父母帮助孩子形成独立、自主的品格等。

2. **准父母教育的途径及方式** 为了使夫妇双方能顺利度过转变期,助产士有必要提供一个舒适及有效的教育途径,常用的有准父母教育培训班、孕妇学校课程、研讨会(或小组讨论)及其他方式。

(1)准父母教育培训班:妊娠早期,准父母培训班将会培训初为人父人母的基础知识,包括怎样应对妊娠、怎样进行角色转变、怎样重新开始工作等问题。一些培训班还教一些做父母的基本技巧,如怎样给孩子洗澡、换尿布、怎样对付婴儿啼哭、怎样为哺乳做好准备等。

(2)孕妇学校课程:妊娠晚期,准父母准备着胎儿的出生,此时他们的注意力集中在即将来临的婴儿身上,为婴儿制订各种计划,听从医护人员的建议为将要出生的婴儿挑选名字,购置新生儿的全套用具,有的还需要为新生儿准备好房间。

(3)研讨会(或小组讨论):基于小组讨论的准父母教育方案注重学习互动,是提供父母支持的有效方法。准父母会和其他新父母们互动,让他们了解现有的体验是正常的,有效的小组学习会提供强有力的支持,并且可以增强准

父母对于自身角色和能力的信心。

（4）其他方式：如助产士发放书面材料、提供视听教材、开设电话咨询指导、举办宣传栏、黑板报、门诊走廊张贴图片、现身说法等。内容要求形象生动，图文并茂，易于理解接受。每周组织新建卡夫妇观看录像，根据准父母的不同文化层次、不同的地区、掌握知识能力的不同、对知识的需求量的不同等差异，健康教育的方法也要设计得符合个体需求，在整个教育过程中穿插多种方法，以提高健康教育的效果。

【本节关键点】

1. 健康模式可以指导助产士进行健康促进和健康教育活动，常用的健康模式有健康信念模式、健康促进模式和保健教育过程模式。

2. 健康促进是促使人们维护和提高自身健康的过程，个人及社会均须承担相应的责任。

3. 健康教育是指帮助对象人群或个体改善健康相关行为的系统的社会活动，在助产工作中占有重要地位。

4. 助产领域中的健康促进活动包含多种类别，助产士可以在孕产妇的心理及性健康、膳食营养、活动锻炼等各方面发挥重要作用。

（郭　琳）

第五节　助产的循证实践

循证医学（evidence-based medicine）最早开始于产科领域，英国流行病学家 Archie Cochrane 在 1987 年对妊娠及分娩后随访的大样本随机对照试验进行系统评价，结果表明先兆早产孕妇使用皮质激素可以降低早产儿死于并发症的危险，使早产儿死亡率下降 30%～50%。这一结论在临床推广后，不但显著降低了早产儿的死亡率，而且减少了不必要的卫生资源消耗。随着循证医学的发展，循证实践已经成为 21 世纪医疗卫生保健决策的核心指导思想，对全球医疗卫生保健决策的科学性、有效性和规范性发挥着重要的推动作用，也对护理学科的发展产生了深远影响。2012 年国际护士会明确指出，通过循证护理实践，缩短证据和实践的差距，提升护理决策的科学性和有效性。尤其在当今强调转化医学的时代，循证护理实践可使护理从传统的经验式实践转变为科学化决策和专业化实践，对护理学科发展而言是革命性的转型。

一、循　证　护　理

循证护理（evidence-based nursing）强调护理人员在计划其护理活动的过程中，审慎地、明确地、明智地将科研结论与其临床经验及患者意愿相结合，获取证据，作为临床护理决策依据的过程。从上述定义可以看出，循证护理作为一种决策和思维方式，强调在护理人员临床实践的基础上，以具体的问题作为出发点，根据研究的结论，结合实践经验和专业判断，充分考虑患者需求，促进直接经验和间接经验在实践中的综合应用，提升护理质量，改善患者健康。因此，循证护理包含四大要素：证据、护理人员的专业判断、患者需求及具体的临床情景。证据是可获得的事实，不但设计严谨、具有临床意义的研究结论可以作为证据，实践者的经验及专业共识均可以作为证据的来源，证据具有等级性、多元性、动态性及情景相关性。专业判断是护理人员针对临床护理活动做出专业决策的过程，良好的专业判断取决于护理人员对临床问题的敏感性、系统的专业知识、丰富的临床经验、娴熟的临床技能及缜密的思维。而患者由于其病情不同、个人经历及价值观的差异、疾病相关知识、家庭背景及经济状况的差异，可能会表现出不同的需求和偏好。此外，由于不同情境资源分布、技术水平、文化习俗、社会规范等均不相同，因此，证据应用时需考虑具体的临床情境，充分评估证据应用的可行性、适宜性。

二、助产中的循证问题

随着学科的发展，助产人员开始重新思考某些传统的护理技术和护理方式的合理性、科学性和有效性。如既往专家一直建议婴儿，特别出生后 4 个月内的婴儿采取俯卧位，以提高呼吸的顺应性，避免呕吐发生误吸；然而 Cochrane 的系统评价指出，俯卧位睡眠与突发性婴儿死亡综合征有关，仰卧位是更安全的睡眠姿势；因此，建议婴儿睡眠体位改为仰卧位。在助产领域，有更多传统的实践都需要反思其科学性和有效性，例如：低危孕妇孕晚期常规电子胎心监护能改善其妊娠结局吗？妇女在妊娠期需要常规补充维生素吗？分娩期妇女采取传统的仰卧位是否有利于产程进展？新生儿出生后应立即断脐还是延迟断脐？常规会阴切开术能降低产后尿失禁的风险吗？有剖宫产史的妇女再次妊娠能够进行阴道分娩吗？面临这些思考，循证护理可以帮助助产人员获取信息，解决临床实践中的问题，做出科学合理的决策。

临床思考 1-5-1

1. 在你的工作中，有没有碰到临床上的疑惑和困难？

2. 这些疑惑和困难是如何解决的？

3. 有哪些问题是通过循证的方式解决的？

1

三、助产的循证实践现状

随着循证医学和循证护理的蓬勃发展,助产领域的循证实践也飞速发展,包括系统评价、临床实践指南的制定及促进证据向临床的转化等。在系统评价方面,成立于1993年的Cochrane协作网是生殖保健领域最佳证据的重要来源,在Cochrane协作网49个系统评价小组中,与助产相关的包括生育调节组及低生育力组,围产医学领域内系统评价的活跃研究为该领域循证实践的开展提供了大量最佳证据。致力于证据综合和传播的澳大利亚JBI循证卫生保健中心(Joanna Briggs Institutions,JBI)也在其临床证据在线网络中,专门针对助产领域的问题,开展系统评价、证据总结、最佳实践等,为助产人员提供证据支持。基于系统评价的临床实践指南的发展极大地推动了证据在临床实践人员中的传播和利用,如英国国家临床优化研究所(National Institute for Health and Clinical Excellence,NICE)推出的低危孕妇产前保健指南、妊娠期糖尿病孕期管理指南,加拿大安大略注册护士协会(Registered Nurses Association of Ontario,RNAO)及国际哺乳协会推出的母乳喂养管理、无痛分娩管理指南等,为助产人员开展循证实践提供了证据。

随着循证资源的发展,以促进知识转化和证据的临床应用为核心的研究日益重视,1998年Logan等人提出的渥太华研究应用模式、1998年Kitson等人提出的PARIHS研究应用框架、2006年Graham等提出的KTA知识转化模式、2015年复旦循证护理中心推出的循证护理实践路径图等,均为促进证据向临床实践的转化提供了思路、框架和方法学指导。而澳大利亚JBI循证卫生保健中心为了缩短证据和实践的差距,促进证据应用于实践,促进临床质量持续改进,专门开发了PACES系统,即practical application of clinical evidence system临床证据实践应用系统。在JBI的PACES系统涵盖的18个健康领域中,就包含了助产这一领域,为助产人员开展证据转化和临床质量改进提供了证据和工具支持。

四、推动助产中循证实践的开展

循证实践是一个系统的过程,涉及系统层面和个体层面,尽管不同的循证实践模式从不同角度阐述了循证实践的过程,但循证护理实践的本质是一个发现问题、寻找证据、解决问题的持续质量改进过程(图1-5-1)。

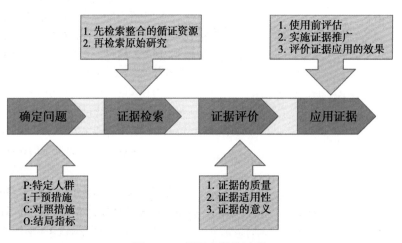

图 1-5-1 循证实践的过程

（一）确定问题

循证护理实践开始于确定临床问题,可通过临床情景分析,根据临床现状及需求确定需要解决的临床问题。一个理想的循证问题应包括以下5个要素:研究对象、干预措施或暴露因素,对照、评价的结局指标以及研究的设计类型。因此在构建循证的问题时,可采用国际上常用的PICO格式。P(population)为特定的人群,I(intervention/exposure)为干预措施或暴露因素,C(control/comparator)为对照措施或另一种可用于比较的干预措施,O(outcome)为结局指标。例如,临床护理人员想了解新生儿出生后应立即断脐还是延迟断脐,该循证问题可以界定为:P为健康

足月新生儿,I为出生后延迟断脐,C为出生后立即断脐,O为贫血、黄疸。对临床问题结构化的界定,有助于明确临床问题的主要核心变量,便于有效地开展证据检索。

 临床思考 1-5-2

1. 助产士想了解有剖宫产史的妇女再次妊娠是否能够进行阴道分娩,应该如何构建循证护理问题?

2. 助产士想了解妇女在妊娠期是否需要常规补充维生素,应该如何构建循证护理问题?

（二）检索证据

寻找对临床工作有用的信息资料。所以，确定临床问题后，应开始系统、规范的文献检索。证据检索可分两步走：首先检索经过整合的循证资源，如计算机决策支持系统、循证知识库、循证临床实践指南、证据总结及系统评价等。这些资源大多经过研究者对原始研究的评价和整合，但部分资源仍然存在更新缓慢及质量层次不齐的问题。在循证资源缺乏或不足的情况下，再检索原始研究。检索原始研究时，需要制定规范的检索策略，确保检索的全面和效率。原始研究的特点是信息量大、质量参差不齐且未经梳理。

（三）评价证据

助产士需要评估该证据应用到实践后可能产生的变化，主要包括评鉴证据的学术价值和应用前景，通常包括以下三方面主要内容：

1. **证据的质量** 对检索到的资源，需要采取恰当的文献评价工具评价其质量，Cochrane 协作网、JBI 循证卫生保健中心等均提供了针对不同文献进行质量评价的工具。

2. **证据是否适用于当地的情景** 护理人员需要评估证据是否可以应用于当地的实践环境，包括研究对象是否具有相似的特征？能引用文献介绍的干预措施吗？实施这些干预措施的成本如何？患者能否接受这些干预措施？

3. **证据对研究对象是否有意义** 护理人员需要评估证据对于实践人员和患者的意义，运用多种方法测量研究结果的临床意义，判断证据的有效性。

（四）应用证据

对上述经过质量评价证实安全有效的证据，可将其应用到临床实践中。将证据应用到临床实践的过程是一个特别具有挑战性的变革过程，需要利益相关人群的合作与互动，分析临床情景，选择裁剪最佳证据，采取综合策略，将证据系统化、流程化、工具化地引入临床实践中。

1. **变革前的评估** 所有变革模式都显示环境和文化是影响循证实践的重要因素。可以通过 PESTLE 来评估可能影响变革的环境和文化因素，即政治（political factors，P）、经济（economic，E）、社会（social，S）、技术（technological，T）、法律（legal，L）和伦理（ethical，E）。变革前要充分考虑环境、文化、经济、技术等因素对证据应用的影响，明确变革的障碍和促进因素，以制定有效的策略，推动证据应用到临床实践中。

2. **实施变革** 通过以上变革前评估，充分考虑人、财、物、时间、空间、信息等各方面的资源，包括合理的人力资源配置、必要的经费支持、合理的资源配备、充足的信息支持、多学科团队的合作等。建立良好的伙伴关系，充分利用变革的推动者，促进信息分享和传播，开展教育和培训，构建促进证据向实践转化的策略和方案，促进标准化实践的开展。

3. **效果评价** 证据应用后应进行效果评价，以了解证据引入对组织及利益相关群体的影响。因此，应制定护理

敏感性指标，从结构、过程及结果层面全面评价证据应用对系统、实践者及患者的影响。可采用 SMART 法则制定结局指标的测量，SMART 是指具体的（specific）、可测量的（measurable）、适当的（appropriate）、相关的（relevant）及时间限定的（time bound）。

五、助产中循证实践面临的挑战

循证护理实践可使护理从传统的经验式实践转变为科学化决策和专业化实践，对护理学科发展而言是革命性的转型。美国医学会（American Medical Association，AMA）在 2010 年发布的"未来的护理：领导变革，提升健康"报告中也强调，在护理领域开展循证实践是未来护理发展的核心内容。尽管在助产领域内已经有大量的循证资源，但循证护理实践在我国助产领域尚处于发展阶段，存在很多挑战，包括国外丰富的循证资源由于语言障碍、检索条件限制、社会及文化不同等原因，在国内引入较少；特别是助产领域社会习俗和文化的差异，国外循证资源尚需要本土化；国内助产领域内的原始研究质量尚需要提高，本土化的临床实践指南、系统评价等整合性的证据资源还不够丰富；目前我国多数循证实践是以原始研究结果作为证据引入实践中的，方法上存在较大误区等。因此，开展循证护理培训，促进助产人员正确认识循证护理，遵循规范的循证护理方法、充分利用全球循证资源，构建本土化证据资源，是未来助产中循证实践的发展趋势。

【本节关键点】

1. 循证护理包含四大要素证据、护理人员的专业判断、患者需求及具体的临床情景。

2. 循证护理可以帮助助产人员获取信息，解决临床实践中的问题，做出科学合理的决策。

3. 理想的循证问题建立应包括研究对象、干预措施或暴露因素，对照、评价的结局指标以及研究的设计类型五个要素，国际上通常采用 PICO 格式。

（周英凤）

参考文献

［1］Organization WH. State of the World's Midwifery：a universal pathway. A woman's right to health. 2014.

［2］Sandall J，Soltani H，Gates S，et al. Midwife-led continuity models versus other models of care for childbearing women. Cochrane Database Syst Rev，2013，8：D4667.

［3］Macdonald S，Magill-Cuerden J. Mayes' Midwifery. Baillie？re-Tindale/Elsevier，2011.

[4] Emons JK,Luiten MIJ. Midwifery in Europe:An inventory in fifteen EU-member states. 1980.

[5] 顾春怡,武晓丹,张铮,等.助产服务模式的实践研究现状.中华护理杂志,2011,46(4):413-415.

[6] Kuo SC,Wu CJ,Mu PF. Taiwanese women's experiences of hospital midwifery care:a phenomenological study. Midwifery,2010,26(4):450-456.

[7] Horton R,Astudillo O. The power of midwifery. Lancet,2014,384(9948):1075-1076.

[8] Organization WH. Strengthening Midwifery Toolkit. 2011.

[9] Renfrew MJ,Mcfadden A,Bastos MH,et al. Midwifery and quality care:findings from a new evidence-informed framework for maternal and newborn care. Lancet,2014,384(9948):1129-1145.

[10] 王席伟,夏海鸥,李玉兰.助产学.北京:人民卫生出版社,2011.

[11] Mayes' midwifery:a textbook for midwives. Bailliere Tindall Limited,2011.

[12] 刘蕊.孕产妇健康教育核心内容研究.复旦大学,2009:13-14.

[13] 涂自良,袁静,李文娟.护理学导论.武汉:华中科技大学出版社,2015:82-85.

[14] 王红红.护理学导论.长沙:中南大学出版社,2014:121-125.

[15] 中国营养学会膳食指南修订专家委员会妇幼人群膳食指南修订专家工作组.孕期妇女膳食指南.临床儿科杂志,2016,34(11):877.

[16] National Institute for Health and Care Excellence. Antenatal care for uncomplicated pregnancies. NICE clinical guidelines. Updated edition. London,2008.

[17] 王席伟,夏海鸥,李玉兰.助产学.北京:人民卫生出版社,2011:54-55.

[18] 苟文丽,吴连方.分娩学.北京:人民卫生出版社,2003:457-458.

[19] Mayes' midwifery:a textbook for midwives. Bailliere Tindall Limited,2011.

[20] 姜庆五,郑频频,史慧静.健康促进理论与实践.第2版.上海:复旦大学出版社,2011:11-14.

[21] 胡雁.循证护理学.北京:人民卫生出版社,2012.

[22] 李幼平.循证医学.北京:人民卫生出版社,2014.

[23] 周英凤,胡雁,顾艳荭,等.知识转化模式在循证实践中的应用.护理学杂志,2016,31(2):84-87.

[24] Sudsawad P. Knowledge translation:introduction to models, strategies, and measures. Austin:Southwest Educational Development Laboratory,National Center for the Dissemination of Disability Research,2007.

[25] International Council of Nurses. Closing the Gap:From Evidence to Action. 2015.

[26] Jordan Z,Lockwood C,Aromataris E,et al. The updated JBI model for evidence-based healthcare. The Joanna Briggs Institute,2016.

[27] Graham ID,Logan J,Harrison MB,et al. Lost in knowledge translation:time for a map. J Contin Educ Health Prof,2006,26(1):13-24.

[28] 胡雁,周英凤,朱政,等.通过循证护理实践促进护理知识转化.护士进修杂志,2015,30(11):961-963.

[29] The Joanna Briggs Institute. Evidence-based clinical fellowships program. Promoting and supporting best practice. The Joanna Briggs Institute,Adelaide,South Australia,Australia,2006.

第二章 助产学基础

第一节 女性生殖器官解剖

女性生殖系统由外生殖器和内生殖器组成,外生殖器包括阴阜、大阴唇、小阴唇、阴蒂和阴道前庭等,内生殖器包括阴道、子宫、输卵管和卵巢。骨盆及盆底组织虽然不属于生殖器官,但它们与阴道分娩密切相关,因此每个助产人员都必须掌握有关知识。

一、外生殖器

女性外生殖器是指生殖器官外露的部分,又称外阴,位

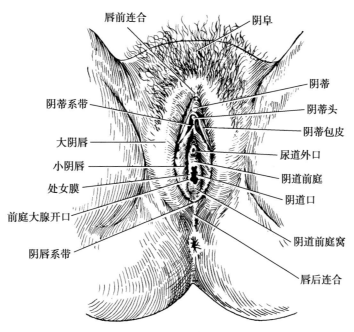

图 2-1-1 女性外生殖器

于两股内侧间,前为耻骨联合,后为会阴(图 2-1-1)。

（一）阴阜

阴阜(mons pubis)是耻骨联合前方以脂肪组织为主的皮肤隆起,青春期启动后该部位的皮肤被阴毛覆盖,多呈"倒三角"分布,底部两侧阴毛向下延伸至大阴唇外侧面,为第二性征之一。

（二）大阴唇

大阴唇(labium majus)是一对纵行隆起的皮肤皱襞,前方起始于阴阜,后方终止于会阴。大阴唇前端有子宫圆韧带附着,两侧大阴唇后端在会阴处会合形成后联合。大阴唇外侧的皮肤在青春期启动后长有阴毛,内侧没有阴毛。大阴唇皮下为富含血管的疏松结缔组织和脂肪组织,绝经后大阴唇多呈萎缩状。

（三）小阴唇

小阴唇(labium minus)是位于大阴唇内侧较薄的皮肤皱襞,其表面湿润,没有阴毛。两侧小阴唇前端融合并形成阴蒂包皮和阴蒂系带,后端会合形成阴唇系带。其大小和形状可因人而异,初产妇的小阴唇往往被大阴唇所遮盖,而经产妇的小阴唇可伸展到大阴唇之外。小阴唇内富含神经末梢,非常敏感。

（四）阴蒂

阴蒂(clitoris)小而长,位于两侧小阴唇顶端下方,由海绵体构成。阴蒂由阴蒂头、阴蒂体和两侧的阴蒂脚组成,阴蒂头显露于阴蒂包皮和阴蒂系带之间,神经末梢丰富,极为敏感。阴蒂与阴茎起源相同,具有勃起功能。

（五）前庭及其范围内的结构

前庭(vestibula)是指左、右小阴唇包围形成的菱形区域,前端为阴蒂,后端为阴唇系带,两侧为小阴唇。在前庭内有前庭球、尿道口、阴道口和前庭大腺。

1. 前庭球(bulbus vestibuli) 又称为球海绵体,是位于前庭两侧黏膜下的一对具有勃起性的静脉丛,前端与阴蒂相连,后端与前庭大腺相邻。分娩时,前庭球往往被推倒耻骨弓之下,但因它们尾部部分环绕着阴道,因此易受到损伤。

2. 前庭大腺(major vestibular gland) 即巴氏腺(Bartholin's glands)位于大阴唇的后半部,如黄豆大小,表面为球海绵体肌所覆盖,开口于前庭后方小阴唇与处女膜之间。性兴奋时,腺体分泌黏液起润滑作用。正常情况下不能触及前庭大腺,若腺管口闭塞,可形成前庭大腺囊肿或脓肿。

3. 尿道口 位于前庭的中央,阴蒂后下方,稍高于阴道口的水平。尿道下 2/3 与阴道前壁紧密相连,引导下 1/3 的环状肌肉围绕尿道的上端和下端。

4. 阴道口(vaginal orifice) 位于前庭的后半部,其周缘有一层较薄的黏膜皱襞,称为处女膜(hymen)。阴道口的形状和大小因人而异,处女的阴道口往往被小阴唇所覆盖,若推开小阴唇,可能看到阴道口几乎被处女膜所封闭。

（六）会阴

广义的会阴(perineum)是指盆膈以下封闭骨盆出口的全部软组织结构,有承载盆腔及腹腔脏器的作用;狭义的会阴,是指阴道口与肛门之间的软组织结构,厚 3~4cm,又被称为会阴体。会阴体由表及里依次为皮肤、皮下组织、会阴中心腱及部分肛提肌,会阴中心腱由部分肛提肌及其筋膜和会阴浅横肌、会阴深横肌、球海绵体肌和肛门外括约肌的肌腱共同交织而成。会阴体的伸展性好,妊娠后期会阴组织变软,这有利于分娩,但容易发生裂伤。

1

二、内生殖器

女性内生殖器的发生较复杂,阴道下 2/3 由尿生殖窦分化而来,阴道上 1/3 起源于米勒管下段,由于两者起源不同,因此在它们交界处容易形成横膈。米勒管中段分化成子宫,上段分化成输卵管,卵巢由原始性腺分化而来(图 2-1-2)。

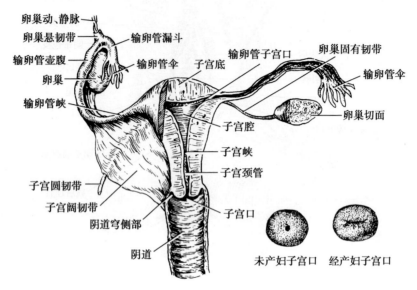

图 2-1-2　女性内生殖器(前面)

(一) 阴道

阴道(vagina)上宽下窄,前壁短而后壁长。阴道上端与宫颈阴道部相连,下端开口于前庭,前壁与膀胱和尿道相邻,后壁与直肠相邻(图 2-1-3)。宫颈与阴道间形成的空间称为阴道穹隆,按照位置阴道穹隆分为前、后、左、右四部分。其中后穹隆最深。

阴道壁由黏膜和肌层组成,阴道黏膜由复层上皮细胞组成,不含腺体,阴道上皮细胞的生长与脱落受雌、孕激素

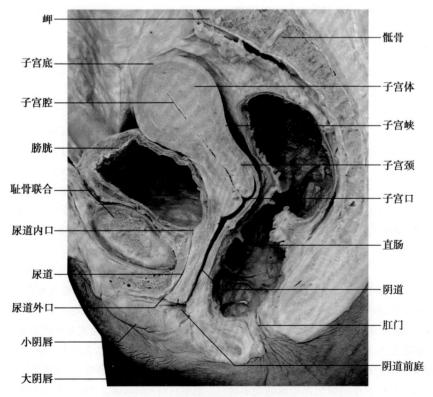

图 2-1-3　女性盆腔正中矢状切面图

的影响。阴道肌层分为内外两层,内环外纵。阴道的伸展性很大,阴道分娩时可以被扩张到使正常足月胎儿顺利娩出,而在产褥期它又能恢复到未孕状态。

阴道可认为是子宫的排泄管道,经过阴道经血排出,阴道亦是女性性交的器官,以及分娩时软产道的一部分。阴道壁富含静脉丛,损伤时易形成血肿。

（二）子宫

1. **形态**　子宫(uterus)位于盆腔内的,有腔壁厚的肌性器官(图 2-1-4)。成人非孕期子宫像一个倒置的梨,长 7～8cm,宽 4～5cm,厚 2～3cm,重约 50g,容量约 5ml。子宫上部较宽称为子宫体(corpus uteri),宫体顶部称为子宫底(fundus uteri),宫底两侧为子宫角(cornua uteri),子宫体腔呈三角形。子宫下部较窄呈圆柱状,称为子宫颈(cervix uteri),以阴道附着处为界分为两部分,上部称为宫颈阴道上部,下部称为宫颈阴道部。宫体与宫颈的比例因年龄和卵巢功能而不同,儿童为 1：2,育龄期妇女为 2：1,绝经期妇女为 1：1。

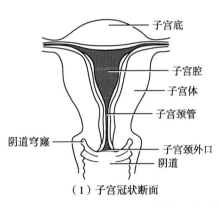

（1）子宫冠状断面　　　　　　（2）子宫矢状断面

图 2-1-4　子宫大体解剖

宫体与宫颈之间形成的最窄部分称为子宫峡部(isthmus uteri),子宫峡部上端最窄,称为解剖学内口;下端为子宫内膜和宫颈黏膜交界处,称为组织学内口。子宫峡部在非孕期长约 1cm,孕期子宫峡部逐渐延长形成子宫下段,妊娠晚期子宫下段可长达 10cm。宫颈内腔呈梭形称为宫颈管(cervical canal),成人非孕期宫颈管长 2.5～3cm。

2. **宫体组织结构**　宫体由内膜、肌层和浆膜三层组织组成。

（1）子宫内膜:分为两部分,即功能层和基底层。功能层位于表面,对卵巢分泌的激素有反应,随卵巢周期变化而变化,可分为致密层和海绵层两部分。致密层靠近腔面,由紧邻腔上皮的基质形成;海绵层以腺体为主,间质较少,该层组织疏松,血供丰富。基底层位于海绵层和肌层之间,含有子宫腺底部和支持血管,对卵巢分泌的激素不敏感,因此周期变化不明显。在月经期只有功能层脱落,基底层不脱落。

（2）子宫肌层:较厚,非孕期子宫肌层厚约 0.8cm,由大量的平滑肌组织、少量弹力纤维和胶原纤维组成。子宫肌层可分为内、中、外三层,内层肌纤维环形排列,痉挛性收缩时可形成子宫缩复环;中层肌纤维交叉排列,收缩时可压迫止血;外层肌纤维纵行排列,较薄,是子宫收缩的起点。

（3）子宫浆膜层:为覆盖宫底和前后壁的腹膜脏层。子宫浆膜层在子宫前壁近子宫峡部向前反折覆盖膀胱,形成膀胱子宫陷凹;在子宫后壁下段,腹膜沿子宫壁向下,至子宫颈后方及阴道后穹隆再反折向直肠,形成直肠子宫陷凹(rectouterine pouch)。

3. **宫颈组织结构**　主要由结缔组织所组成,平滑肌纤维含量很少。宫颈管黏膜是由单层高柱状上皮组成,黏膜内腺体能分泌黏液,形成黏液栓。子宫颈黏液(cervical mucous,CM)主要由子宫颈内膜腺体的分泌物组成,还包括少量来自子宫内膜和输卵管的液体以及子宫腔和子宫颈的碎屑和白细胞。子宫颈黏液的分泌受性激素的调节,随月经周期发生规律变化。子宫颈黏膜柱状上皮在子宫颈阴道部转化为复层鳞状上皮,宫颈外口柱状上皮与鳞状上皮的交界处是宫颈癌的好发部位。

4. **子宫的韧带**　子宫有四对韧带,即圆韧带、阔韧带、子宫骶韧带和主韧带(图 2-1-5)。

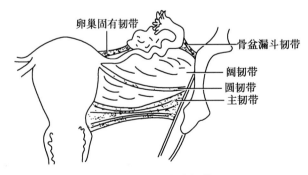

图 2-1-5　子宫的韧带

（1）圆韧带(round ligament):呈条索状,起自宫角前下方,经腹股沟管终止于大阴唇前端,有维持子宫前倾位置的作用。

（2）阔韧带(broad ligament):起自子宫宫角前下方,

经腹股沟管止于大阴唇前端,它使子宫保持前倾位。阔韧带由子宫前后壁浆膜层向两侧盆壁延伸形成,因此阔韧带有前后两叶,两叶之间有血管、神经、淋巴管和疏松结缔组织,称为宫旁组织。阔韧带上缘游离,内侧2/3包裹输卵管,外侧1/3从输卵管的伞端伸至骨盆壁,形成骨盆漏斗韧带(infundibulopelvic ligament),又称卵巢悬韧带(suspensory ligament of ovary),卵巢动脉经此穿过。卵巢与宫角之间的阔韧带增厚形成卵巢固有韧带。

(3) 主韧带(cardinal ligament):位于阔韧带下方,连接宫颈两侧和骨盆侧壁。主韧带主要成分是平滑肌和结缔组织纤维束,质地坚韧,是固定宫颈、防止子宫脱垂的主要结构。

(4) 宫骶韧带(uterosacral ligament):宫骶韧带起自宫体宫颈交界处的后方,向两侧绕过直肠到达2、3骶椎前面的筋膜,由结缔组织和肌肉组成。子宫骶韧带的作用是向后向上牵引宫颈,维持子宫的前倾位置。

(三) 输卵管

输卵管(oviduct,fallopian tube)是一对细长的肌性管道,长约8~14cm。内侧与宫角相连,外侧游离。

1. 形态 输卵管分为4部分,即间质部、峡部、壶腹部和伞部(图2-1-6)。

(1) 间质部(interstitial portion):位于宫角的肌层内,长约1cm,管腔最窄,直径为0.5~1.0mm。

(2) 峡部(isthmic portion):位于间质部外侧,管腔较细,长度为2~3cm。

(3) 壶腹部(ampulla portion):位于峡部外侧,直径5~8mm,长为5~8cm,壶腹部是最常发生受精的部位,也是最常见的异位妊娠发生部位。

(4) 伞部(fimbrial portion):输卵管远端部分,长1~1.5cm,开口于腹腔,管口处有许多指状突起,有拾卵作用。

2. 组织学 输卵管由浆膜层、肌层和黏膜层组成。

(1) 浆膜层:输卵管的外层,为腹膜的一部分。

(2) 平滑肌层:位于输卵管中层的肌层的收缩对拾卵和运输受精卵具有重要意义,并能够在一定程度上阻止经血逆流和宫腔内感染向腹腔扩散。

(3) 黏膜层:由单层高柱状上皮组成,含有纤毛细胞、无纤毛细胞、楔状细胞和未分化细胞等4种细胞,这4种细胞具有不同的生理功能。纤毛细胞的纤毛摆动对运输卵子有一定的意义,无纤毛细胞具有分泌功能,楔状细胞可能是无纤毛细胞的前体,未分化细胞为上皮的储备细胞。输卵管黏膜也随月经周期发生周期性变化,但不如子宫内膜周期性变化明显。

(四) 卵巢

卵巢(ovary)为一对扁圆形的性腺器官,主要功能是产生卵子和分泌性类固醇激素。卵巢固有韧带和骨盆漏斗韧带使卵巢悬在子宫和盆壁之间,卵巢系膜把卵巢前缘固定在阔韧带上。卵巢前缘中部为卵巢门,神经血管由此进入卵巢,卵巢后缘游离。

卵巢表面无腹膜覆盖,表层为单层立方上皮,称为生发上皮。生发上皮下为一层纤维组织,称为白膜。白膜下为卵巢实质,卵巢实质分为皮质和髓质,皮质内含有大量卵泡,髓质主要由疏松结缔组织和神经血管等构成。卵巢大小、形态与女性年龄和卵巢功能有关。青春期女性卵巢表面光滑,开始排卵后,表面逐渐凹凸不平;育龄女性的卵巢较大,体积为4cm×3cm×1cm,绝经后卵巢逐渐缩小变硬(图2-1-7)。

三、生殖器官的血管、淋巴和神经

(一) 血管

内外生殖器官的血液供应主要来自卵巢动脉、子宫动脉、阴道动脉及阴部内动脉(图2-1-8)。盆腔静脉与同名动脉伴行,但数目比其动脉多,易在相应器官及其周围形成静脉丛,并相互吻合,使盆腔静脉感染容易蔓延。

1. 卵巢动脉 自腹主动脉发出(左侧可来自左肾动脉)。在腹膜后沿腰大肌前下行至骨盆腔,跨过输尿管与髂总动脉下段,经骨盆漏斗韧带向内横行,再经卵巢系膜进入卵巢门。卵巢动脉有分支走行于输卵管系膜内供应输卵管,其末梢在宫角附近与子宫动脉的卵巢支相吻合。卵巢

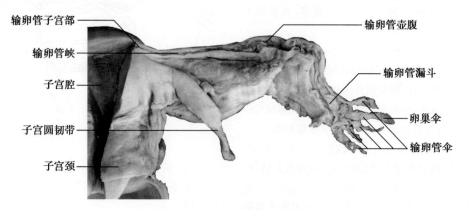

输卵管子宫部　　　　　　　　　　　　　　　　输卵管壶腹
输卵管峡　　　　　　　　　　　　　　　　　　输卵管漏斗
子宫腔
子宫圆韧带　　　　　　　　　　　　　　　　　卵巢伞
子宫颈　　　　　　　　　　　　　　　　　　　输卵管伞

图2-1-6 输卵管解剖示意图

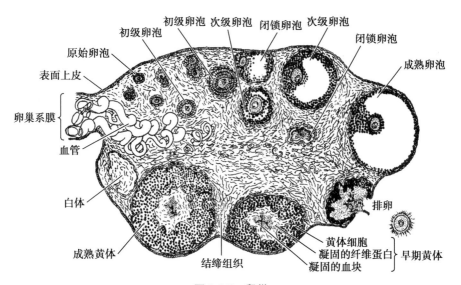

图 2-1-7　卵巢

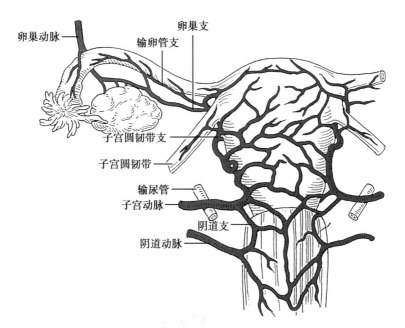

图 2-1-8　女性内生殖器的动脉

静脉出卵巢门后形成静脉丛,与同名动脉伴行,右侧汇入下腔静脉,左侧汇入左肾静脉,故左侧盆腔静脉曲张较多见。

2. **子宫动脉**　为髂内动脉前干分支。在腹膜后沿骨盆侧壁向下前行,经过阔韧带基底部、宫旁组织到达子宫外侧,距子宫颈内口 2cm 处横跨输尿管至子宫侧缘,此后分为上下两支:上支较粗称为宫体支,宫体支至宫角处又分为宫底支(分布于子宫底部)、输卵管支(分布于输卵管)及卵巢支(与卵巢动脉末梢吻合);下支较细称为宫颈-阴道支(分布于宫颈及阴道上段)。

3. **阴道动脉**　为髂内动脉前干分支。分布于阴道中下段前后壁、膀胱顶及膀胱颈。阴道动脉与子宫动脉阴道支和阴部内动脉分支相吻合。阴道中段由阴道动脉供应,阴道下段主要由阴部内动脉和痔中动脉供应。

4. **阴部内动脉**　为髂内动脉前干终支。经坐骨大孔的梨状肌下孔穿出骨盆,绕过坐骨棘背面,再经坐骨小孔到达会阴及肛门,并分出痔下动脉(分布于直肠下段及肛门部)、会阴动脉(分布于会阴浅部)、阴唇动脉(分布于大、小阴唇)、阴蒂动脉(分布于阴蒂及前庭球)4 支。

(二) 淋巴

女性生殖器官和盆腔有丰富的淋巴系统,淋巴结沿相应血管排列,成群或成串分布。当内、外生殖器官发生感染或癌瘤时,往往沿各部回流的淋巴管扩散,引起相应淋巴结肿大。主要分为外生殖器淋巴与盆腔淋巴 2 组(图 2-1-9)。

1. **外生殖器淋巴**　汇入腹股沟浅淋巴结和腹股沟深淋巴结。

(1) 腹股沟浅淋巴结:分上下两组。上组沿腹股沟韧自第Ⅱ、Ⅲ、Ⅳ骶神经的副交感神经纤维，并含有向心传导的感觉神经纤维。子宫平滑肌有自主节律活动，完全切除其神经后仍能有节律性收缩，并能完成分娩活动。

四、邻 近 器 官

女性生殖器官与输尿管、膀胱、尿道、阑尾和直肠在解剖上相邻，了解这些邻近器官的解剖对减少产科操作时的意外损失具有重要意义。

（一）尿道

尿道（urethra）位于阴道上方，与阴道前壁相贴。尿道始于膀胱三角尖端，穿过泌尿生殖膈终于阴道前庭部的尿道外口，尿道外口位于阴蒂下方2.5cm处。女性尿道长4～5cm，直径0.6cm。尿道壁由肌层、勃起组织层和黏膜层三层构成，尿道括约肌分为内括约肌和外括约肌，尿道内括约肌为不随意肌，尿道外括约肌为随意肌。尿道括约肌可持久收缩保证尿道长时间闭合，但尿道快速闭合需借助肛提肌收缩力。肛提肌及盆筋膜对尿道有支持作用，在腹压增加时提供抵抗使尿道闭合，若发生损伤，则可能出现张力性尿失禁。由于女性尿道短、直，又邻近阴道，因此容易发生泌尿系统感染。

（二）膀胱

膀胱（bladder）位于子宫颈和阴道上端的前面。女性膀胱的后面与子宫和阴道上部相邻，其间仅含少量疏松结缔组织，正常情况下该结缔组织容易分离。膀胱子宫陷凹腹膜前面覆盖在膀胱上，后面与子宫浆膜层相连，因此膀胱充盈情况影响子宫体的位置。

（三）输尿管

输尿管（ureter）是一对细长的圆索状肌性管道，上接肾盂，下连膀胱。输尿管长约25～30cm，管腔最细处3～4mm，最粗处7～8mm；管壁厚1mm，分黏膜层、肌层和筋膜组织层。输尿管在腹膜后沿腰大肌前面偏中线侧下行，在骶髂关节处跨过髂外动脉起点的前方进入骨盆腔。在盆腔侧壁腹膜外结缔组织内下行，到达阔韧带底部后向前内方行走，并从宫颈外侧2cm处的子宫动脉下方通过。穿过子宫主韧带浅部后，从阴道穹隆部外侧进入膀胱。

支配肾、卵巢、子宫、膀胱的血管发出输尿管周围分支并相互吻合，形成丰富的血管网营养输尿管。在盆腔手术时，应注意保护输尿管血供，避免因缺血造成的输尿管瘘。

（四）直肠

直肠（rectum）位于盆腔后部，上接乙状结肠，下接肛管，前面为子宫和阴道，后面为骶骨，全长15～20cm。直肠上部有腹膜覆盖，到中部腹膜转向前方覆盖子宫后壁，形成直肠子宫陷凹，因此，直肠下段无腹膜覆盖。直肠下段前壁与阴道后壁相连，盆底肌肉、筋膜受损时，直肠可以随阴道壁一起脱出。肛管上接直肠，下至肛门，长为2～3cm，借会阴体与阴道下段分开。

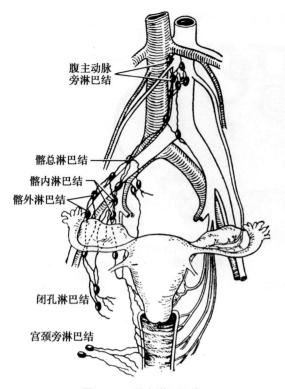

图 2-1-9 子宫淋巴回流
引自：华克勤，丰有吉. 实用妇产科学. 第3版. 北京：人民卫生出版社. 2013.

腹主动脉旁淋巴结

髂总淋巴结
髂内淋巴结
髂外淋巴结

闭孔淋巴结

宫颈旁淋巴结

带排列，收纳外生殖器、阴道下段、会阴及肛门部的淋巴；下组位于大隐静脉末端周围，收纳会阴及下肢的淋巴。其输出管大部分汇入腹股沟深淋巴结，少部分汇入髂外淋巴结。

（2）腹股沟深淋巴结：位于股静脉内侧，收纳阴蒂、腹股沟浅淋巴，汇入髂外及闭孔等淋巴结。

2. **盆腔淋巴** 分为髂淋巴组（由闭孔、髂内、髂外及髂总淋巴结组成）、骶前淋巴组（位于骶骨前面）和腰淋巴组（位于腹主动脉旁）3组。

3. **其他淋巴** 阴道下段淋巴主要汇入腹股沟浅淋巴结。阴道上段淋巴与宫颈淋巴回流相同，大部汇入髂内及闭孔淋巴结，小部汇入髂外淋巴结，并经髂总淋巴结汇入骶前淋巴结。宫体、宫底、输卵管、卵巢淋巴大部分汇入腰淋巴结，小部汇入髂内、外淋巴结。宫体两侧淋巴沿圆韧带汇入腹股沟浅淋巴结。

（三）内、外生殖器官神经支配

女性内、外生殖器官由躯体神经和自主神经共同支配。

1. **外生殖器的神经支配** 主要由阴部神经支配。阴部神经走行路径与阴部内动脉相同，最后分成会阴神经、阴蒂背神经及肛门神经（又称痔下神经）3支，分布于会阴、阴唇及肛门周围。

2. **内生殖器的神经支配** 主要由交感神经和副交感神经支配。交感神经纤维自腹主动脉前神经丛分出，下行入盆腔后分为卵巢神经丛（分布于卵巢和输卵管）和骶前神经丛（分布于宫体、宫颈、膀胱上部等）。骨盆神经丛中有来

（五）阑尾

阑尾（vermiform appendix）为连于盲肠内侧壁的盲端细管，形似蚯蚓。正常非孕期位于右髂窝内，因此，患阑尾炎时有时可能累及右侧附件及子宫。妊娠期随着子宫的增大，阑尾的位置不断向上向外移动，一旦并发阑尾炎，容易延误诊断。

五、骨盆及盆底结构

女性骨盆（pelvis）是躯干和下肢之间的骨性连接，是支持躯干、保护盆腔脏器的重要器官，也是女性分娩的骨产道，其大小、形状可直接影响分娩过程（图 2-1-10）。

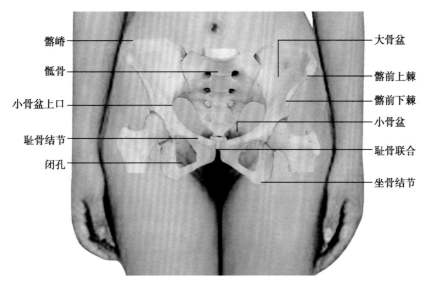

图 2-1-10　女性骨盆（前面观）

（一）骨盆的组成

1. **骨盆的骨骼**　骨盆由骶骨（os sacrum）、尾骨（os coccyx）和左、右两块髋骨（os coxae）所组成。髋骨又由髂骨（os ilium）、坐骨（os ischium）和耻骨（os pubis）融合而成，3 骨会合于髋臼（图 2-1-11），16 岁左右完全融合。骶骨由 5～6 块骶椎融合而成，呈楔（三角）形，其上缘明显向前突出，称为骶岬（promontory），是妇科腹腔镜手术的重要标志之一及产科骨盆内测量对角径的重要据点。尾骨由 4～5 块尾椎合成。

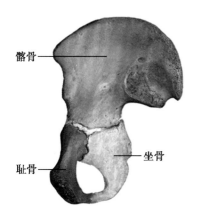

图 2-1-11　幼儿髋骨的组成

2. **骨盆的关节**　骨盆重要的关节有骶髂关节（sacroiliac joint）、骶尾关节（sacrococcygeal joint）和耻骨联合（pubic symphysis）。骶骨和髂骨之间通过骶髂关节相连，骶骨和尾骨之间通过骶尾关节相连，左右两块髋骨之间通过耻骨联合接合在一起。骶尾关节有一定的活动性，分娩时尾骨后移可增加骨盆出口的前后径。耻骨联合为纤维软骨组织，妊娠期受女性性激素影响耻骨联合会松动，分娩期可出现轻度耻骨分离，这对胎儿娩出有利。

3. **骨盆的韧带**　骨盆有两对重要的韧带，包括骶骨、尾骨与坐骨棘之间的骶棘韧带（sacrospinous ligament）和骶骨、尾骨与坐骨结节之间的骶结节韧带（sacrotuberous ligament）（图 2-1-12）。骶棘韧带宽度就是平时所说的坐骨切迹宽度，是判断中骨盆是否狭窄的重要指标。

骶棘韧带与坐骨大切迹围成坐骨大孔，坐骨大孔内的主要结构有梨状肌、梨状肌上孔、梨状肌下孔及其内部通过的神经、血管。骶棘韧带、骶结节韧带与坐骨小切迹围成坐骨小孔，坐骨小孔内的结构有阴部内动脉、阴部内静脉和阴部神经。

（二）坐骨及其骨性标志

坐骨位于髋骨的后下部，可分为坐骨体及坐骨支两部分。坐骨体构成髋臼的后下部和小骨盆的侧壁。坐骨体与坐骨支会合处是增大的粗糙的坐骨结节，坐骨体后缘中部有一向后伸出的突起，称为坐骨棘。坐骨棘上方骨缘呈弧形凹陷，称为坐骨大切迹，坐骨棘下方的骨缘小缺口称为坐骨小切迹（图 2-1-13）。

坐骨棘是产科重要的骨性标志。临床上以坐骨棘为标准，胎先露达到坐骨棘水平时标为"0"，胎先露在坐骨棘水

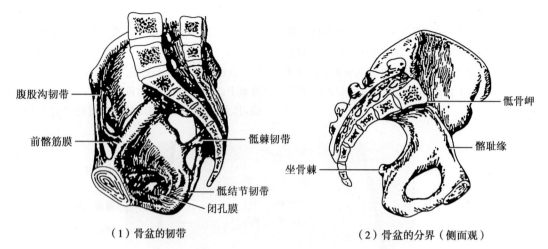

腹股沟韧带
前髂筋膜
骶棘韧带
骶结节韧带
闭孔膜

（1）骨盆的韧带

骶骨岬
髂耻缘
坐骨棘

（2）骨盆的分界（侧面观）

图 2-1-12　骨盆的韧带及其分界

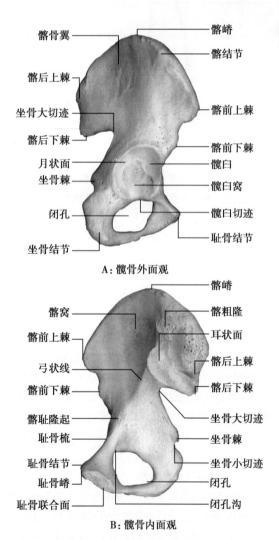

髂骨翼
髂嵴
髂结节
髂后上棘
坐骨大切迹
髂前上棘
髂后下棘
月状面
髂前下棘
坐骨棘
髋臼
闭孔
髋臼窝
坐骨结节
髋臼切迹
耻骨结节

A：髋骨外面观

髂嵴
髂窝
髂粗隆
髂前上棘
耳状面
弓状线
髂后上棘
髂前下棘
髂后下棘
髂耻隆起
坐骨大切迹
耻骨梳
坐骨棘
耻骨结节
坐骨小切迹
耻骨嵴
闭孔
耻骨联合面
闭孔沟

B：髋骨内面观

图 2-1-13　髋骨内、外面观

平以上时标为负值,胎先露到达坐骨棘水平以下时标为正值。从坐骨棘到阴道出口分为 5 等份,分别标为"＋1cm～＋5cm"。坐骨结节是骨盆出口平面重要的标志,是坐位时体重的承受点。

（三）骨盆的分界

以耻骨联合上缘、髂耻线和骶岬上缘的连线为界,把骨盆分为真、假骨盆两部分。

1. **假骨盆**(false pelvis)　又称大骨盆,位于分界线的上方,为腹腔的一部分,其前方为腹壁下部,两侧为髂骨翼,后方为第 5 腰椎。假骨盆与产道无直接联系,但假骨盆的某些径线可作为了解真骨盆大小的参考。

2. **真骨盆**(true pelvis)　又称小骨盆,位于分界线的下方,是胎儿娩出的骨产道(bony birth canal)。真骨盆有上、下两口,上口为骨盆入口(pelvic inlet),下口为骨盆出口(pelvic outlet),两口之间为骨盆腔(pelvic cavity)。骨盆腔后壁为骶骨和尾骨,前壁为耻骨联合和耻骨支,两侧为坐骨、坐骨棘和骶棘韧带。耻骨两降支的前部相连构成耻骨弓。骨盆腔前浅后深,其中轴为骨盆轴,分娩时胎儿沿此轴娩出。

（四）骨盆平面及径线

真骨盆即是胎儿娩出的骨产道,在分娩过程中几乎无变化,但是其原有大小、形状与分娩关系密切。骨产道异常可能导致足月胎儿分娩受阻、嵌顿在骨盆内;产程延长、子宫破裂、胎死宫内或产后出血等情况。真骨盆可分为 3 个重要平面,即骨盆入口平面、出口平面和中骨盆平面,每个平面都有数条径线(图 2-1-14)。

1. **骨盆入口平面**　为骨盆入口,呈椭圆形。其前方为耻骨联合上缘,后方为骶岬上缘,两侧为髂耻线。骨盆入口平面有四条径线:前后径(anteroposterior diameter)、横径(transverse diameter)和两条斜径(oblique diameter)(图 2-1-15)。

（1）入口前后径:又称为真结合径(true conjugate diameter),为耻骨联合上缘中点至骶岬上缘中点的距离,正常值平均 11cm,其长短与胎先露的衔接相关。

（2）入口横径:为左右髂耻线间最大的径线,正常值平均 13cm。

（3）入口斜径:左右各一,左斜径为左骶髂关节至右髂

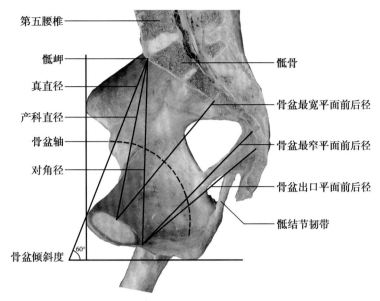

第五腰椎

骶岬
真直径
产科直径
骨盆轴
对角径

骶骨
骨盆最宽平面前后径
骨盆最窄平面前后径
骨盆出口平面前后径
骶结节韧带

骨盆倾斜度 60°

图 2-1-14 骨盆轴、平面、倾斜度和径线

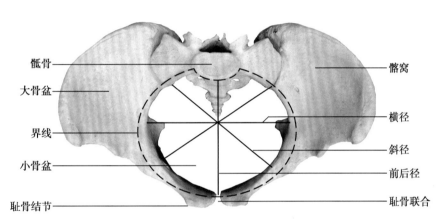

骶骨
大骨盆
界线
小骨盆
耻骨结节

髂窝
横径
斜径
前后径
耻骨联合

图 2-1-15 骨盆入口平面

耻隆起间的连线,右斜径为右骶髂关节至左髂耻隆起间的连线,斜径正常平均值为 12.75cm。

2. **中骨盆平面** 是骨盆最小平面,其前方为耻骨联合下缘,两侧为坐骨棘,后方为该平面与骶骨下段的相交处。中骨盆有两条径线:前后径和横径(图 2-1-16)。

(1)中骨盆前后径:为耻骨联合下缘中点和骶骨下端

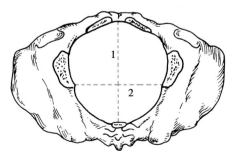

1. 前后径 11.5cm; 2. 横径 10cm

图 2-1-16 中骨盆平面各径线

间的连线,正常平均值为 11.5cm。

(2)中骨盆横径:又称坐骨棘间径,指两坐骨棘间的距离,正常平均值为 10cm。其长短与胎先露内旋转关系密切。

3. **骨盆出口平面** 由两个不在同一平面的三角形组成,前三角的顶点为耻骨联合下缘,两侧为左、右耻骨降支。后三角顶点为骶尾关节,两侧为左、右骶结节韧带。骨盆出口平面有 4 条径线:出口前后径、出口横径、出口前矢状径和出口后矢状径(图 2-1-17)。

(1)出口前后径:为耻骨联合下缘与骶尾关节间的连线,正常平均值为 11.5cm。

(2)出口横径:又称坐骨结节间径,指两侧坐骨结节末端内缘的距离,正常平均值为 9cm。

(3)出口前矢状径:为耻骨联合下缘与坐骨结节间径中点之间的连线,正常平均值为 6cm。

(4)出口后矢状径:为坐骨结节间径中点与骶尾关节之间的连线,正常平均值为 8.5cm。若出口横径较短,但出

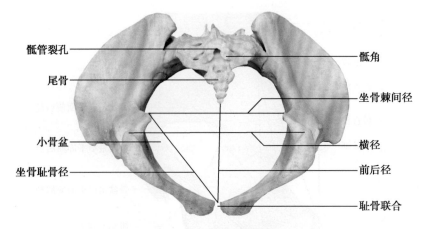

图 2-1-17 骨盆出口平面

口横径与出口后矢状径之和≥15cm 时,正常大小的胎头可以通过后三角区经阴道娩出。

4. 骨盆轴 骨盆轴为连接骨盆各平面中点的连线,此轴上端向下向后,中段向下,下段向下向前。分娩时,胎儿沿此轴完成分娩机制。

5. 骨盆倾斜度 指妇女站立时骨盆入口平面与地平面形成的角度,一般为60°。骨盆倾斜度过大会影响胎头的衔接和分娩。

6. 骨盆类型 根据形状,骨盆可以分为女性型、男性型、类人猿型和扁平骨盆4种类型(图2-1-18)。

(1)女性型骨盆:骨盆入口呈横椭圆形,髂骨翼宽而浅,入口横径较前后径稍长。骨盆侧壁直,坐骨棘不突,耻

骨弓较宽,坐骨棘间径≥10cm。女性骨盆为女性正常骨盆,最适宜分娩。在我国妇女中,此类型骨盆占52%～58.9%。

(2)男性型骨盆:骨盆入口略呈三角形,两侧壁内聚,坐骨棘突出,耻骨弓较窄,坐骨切迹呈高弓形,骶骨较直且前倾,致骨盆出口后矢状径较短。男型骨盆呈漏斗形,往往造成难产。

(3)类人猿型骨盆:骨盆入口呈长椭圆形,骨盆入口平面、中骨盆平面和出口平面的横径均缩短,前后径稍长。坐骨切迹宽,两侧壁稍内聚,坐骨棘较突起出,耻骨弓较窄,骶骨向后倾斜,因此骨盆前部较窄而后部较宽。骶骨往往有六节而且是直的,因此类人猿型骨盆较其他

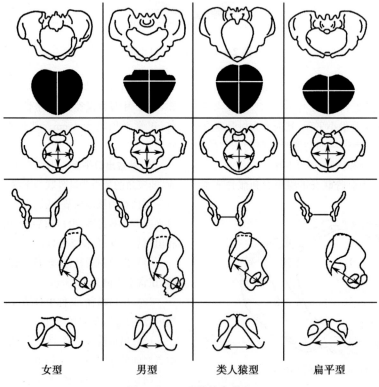

| 女型 | 男型 | 类人猿型 | 扁平型 |

图 2-1-18 四种基本骨盆

类型的骨盆深。

（4）扁平骨盆:骨盆入口呈扁椭圆形,前后径短而横径长,耻骨弓宽,骶骨失去正常弯度,变直向后翘或呈深弧形,故骶骨短而盆腔浅。

上述4种骨盆类型只是理论上归类,事实上临产上见到的多数是混合型骨盆。

（五）骨盆底

骨盆底(pelvic floor)由多层肌肉和筋膜构成,封闭骨盆出口,承托并保持盆腔脏器于正常位置。如骨盆底结构或功能出现异常,可能引起分娩障碍,妊娠和分娩会不同程度地对骨盆底造成损害。

骨盆底前方为耻骨联合和耻骨弓,后方为尾骨尖,两侧为耻骨降支、坐骨升支和坐骨结节。两侧坐骨结节连线把骨盆底分成前后两个三角区,前三角区为尿生殖区,有尿道和阴道通过;后三角区为肛门三角,有肛管通过。骨盆底由外向内分为3层(图2-1-19)。

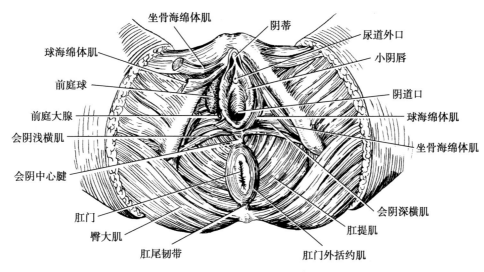

图 2-1-19　骨盆底肌群

1. **外层**　位于外生殖器及会阴皮肤和皮下组织下面,由会阴浅筋膜及其深面的3对肌肉(球海绵体肌、坐骨海绵体肌、会阴浅横肌)及一括约肌(肛门外括约肌)组成。此层肌肉的肌腱汇合于阴道外口和肛门之间,形成中心腱。

（1）球海绵体肌:覆盖在前庭球和前庭大腺上方,前方起于阴蒂海绵体根部,后方止于肛门外括约肌处。球海绵体肌收缩时能紧缩阴道,因此又被称为阴道括约肌。

（2）坐骨海绵体肌:始于坐骨结节内侧,沿坐骨升支及耻骨降支行走,止于阴蒂海绵体。

（3）会阴浅横肌:从两侧坐骨结节内侧向会阴中心腱处汇合。

（4）肛门外括约肌:为环绕肛门的肌肉,前方汇合于中心腱。

2. **中层**　为泌尿生殖膈,由上下两层筋膜及其间的会阴深横肌及尿道括约肌组成,覆盖于骨盆底前部的尿生殖三角区,其中有尿道和阴道穿过。

（1）会阴深横肌:自坐骨结节内侧伸展至会阴中心腱处。

（2）尿道括约肌:环绕尿道,控制排尿。

3. **内层**　为盆隔,是骨盆底最坚韧的一层,由肛提肌及其内、外面各覆一层筋膜组成。自前向后依次有尿道、阴道和直肠穿过。

（1）肛提肌:是位于骨盆底的成对的扁阔肌,是构成骨盆底的主要部分,向下、向内会合成漏斗形。每侧肛提肌自前内向后外由耻尾肌、髂尾肌和坐尾肌3部分组成。在骨盆底所有的肌肉中,肛提肌对骨盆底起最重要的支持作用。因为肛提肌的肌纤维在阴道和直肠周围交织,因此有加强肛门和阴道括约肌的作用。

（2）骨盆腔:可分为前、中、后三部分,当骨盆底组织支持作用减弱时,容易发生相应部位的器官松弛、脱垂或功能缺陷。在前骨盆腔,可发生膀胱和阴道前壁脱垂;在中骨盆腔,可发生子宫和阴道穹窿脱垂;在后骨盆腔,可发生直肠和阴道后壁脱垂。

【本节关键点】

1. 子宫体与子宫颈之间最狭窄的部位称子宫峡部,妊娠期逐渐拉伸变长,于妊娠末期形成子宫下段,成为软产道的一部分。

2. 子宫内膜功能层受卵巢影响发生周期性变化而脱落;子宫颈黏膜柱状上皮在子宫颈阴道部转化为复层鳞状上皮。

3. 输卵管是一对细长的肌性管道,分为间质部、峡部、壶腹部和伞部,其中壶腹部是最常发生受精的部位。

4. 卵巢为一对扁圆形的性腺器官,主要功能是产生卵子和分泌性类固醇激素。

5. 盆腔静脉易在相应器官及其周围形成静脉丛，并相互吻合，使盆腔静脉感染容易蔓延。

6. 女性生殖器官与输尿管、膀胱、尿道、阑尾和直肠等器官在解剖上相邻，这些邻近器官的病理变化可能影响到女性生殖器官，女性生殖器官手术时，应避免损伤邻近器官。

7. 真骨盆即是胎儿娩出的骨产道，在分娩过程中几乎无变化，其大小、形状与分娩关系密切。

8. 骨盆底的功能是维持盆腔脏器的正常位置，在骨盆底肌肉中，肛提肌起到了最重要的支持作用，妊娠和分娩会不同程度地损伤盆底功能。

（李儒芝）

第二节　女性生殖系统生理

女性一生各阶段具有不同的生理特征，其中以生殖系统的变化最为显著。女性生殖系统的变化与其他系统的功能息息相关，且相互影响。此节主要介绍女性生殖系统的生理功能与生殖内分泌调节相关知识。

一、女性各阶段的生理特点

女性从胎儿形成到衰老是一个渐进的生理过程，也是下丘脑-垂体-卵巢轴功能发育、成熟和衰退的过程。一般来说，正常女性一生之中可以分为 7 个阶段，分别是：胎儿期（fetal period）、新生儿期（neonatal period）、儿童期（childhood）、青春期（adolescence or puberty）、性成熟期（sexual maturity）、绝经过渡期（menopausal transition period）和绝经后期（postmenopausal period）。

（一）胎儿期

受精卵是由父系和母系来源的 23 对染色体组成的新个体，其中性染色体 X 与 Y 决定了胎儿的性别，XX 合子发育成女性，XY 合子发育成男性。胚胎 6 周后原始性腺开始分化，若不含 Y 染色体，至胚胎 8～10 周时性腺组织出现卵巢结构。11～12 周卵原细胞开始进入第一次减数分裂，转变成初级卵母细胞。18～20 周卵巢髓质血管呈指状，逐渐分裂伸展突入卵巢皮质，随血管进入的血管周围细胞包绕卵母细胞形成基始卵泡。卵巢形成后，因无雄激素，无副中肾管抑制因子，所以中肾管退化，两条副中肾管发育成女性生殖道。

（二）新生儿期

出生后 4 周内为新生儿期。出生时卵巢直径 1cm，重约 250～350g，皮质内几乎所有的卵母细胞均包含在基始卵泡内。女性胎儿在母体内受到雌激素影响，出生时新生儿外阴较丰满，乳房略隆起或少许泌乳；出生后脱离母体环境，雌激素水平迅速下降，可能出现少量阴道流血，短期内可自然消退。

（三）儿童期

出生 4 周～12 岁左右为儿童期。儿童早期（8 岁之前）的特点是，血浆垂体促性腺激素水平低下，下丘脑功能活动处于抑制状态，垂体对促性腺激素释放激素（gonadotropin-releasing hormone，GnRH）不反应。此时子宫、输卵管及卵巢均位于腹腔内；卵泡虽能自主生长，但发育到窦前期即萎缩、退化。

在儿童后期（8 岁之后）开始青春期发动（onset of puberty），GnRH 抑制状态解除，卵巢内的卵泡受垂体促性腺激素的影响，开始发育并分泌性激素，但仍达不到成熟阶段。子宫、输卵管及卵巢逐渐向盆腔下降，乳房开始发育，开始显现女性特征。青春期发动的时间主要由遗传决定，但与地理、体质、营养、心理状态均有一定关系。

（四）青春期

WHO 规定的青春期为 10～19 岁，此时期是儿童到成人的转变期，是生殖器官、内分泌、体型逐渐发育至成熟的阶段。青春期第一性征发育变化为，在促性腺激素作用下，卵巢增大，卵泡开始发育和分泌雌激素，生殖器从幼稚型变为成人型。阴阜隆起，大、小阴唇增厚伴色素沉着；阴道长度及宽度增加，黏膜变厚，并出现皱襞；子宫增大，宫体与宫颈比例逐渐变为 2∶1；输卵管变粗，弯曲的减小，出现皱襞与纤毛；卵巢增大，皮质内有发育不同阶段的卵泡。此阶段已初具生育能力，但整个生殖系统尚未发育完善。除生殖系统变化外，其他的女性特有第二性征（secondary sexual characteristics）也逐渐开始出现，包括音调变高、乳房发育、阴毛及腋毛分布、胸和肩皮下脂肪增多等。

青春期可经历以下几个阶段，各个阶段有重叠：

1. **乳房萌发（thelarche）**　是女性第二性征的最初特征，一般于 10 岁左右开始发育，经过约 3.5 年发育成熟。

2. **肾上腺功能初现（adrenarche）**　即青春期肾上腺雄激素分泌增加，引起阴毛和腋毛的生长。阴毛首先发育，约 2 年后腋毛出现。肾上腺功能初现提示下丘脑-垂体-卵巢轴功能近趋完善。

3. **生长突增（growth spurt）**　11～12 岁青春期少女体格生长呈直线加速，平均每年生长 5～7cm，最快可达 11cm，月经初潮后生长减缓。这与卵巢分泌雌激素以及生长激素、胰岛素样因子的协同作用有关。

4. **月经初潮（menarche）**　女性第一次月经来潮称为月经初潮，是青春期的重要标志，这代表卵巢具有产生足够雌激素的能力。但是，由于此时中枢系统对雌激素的正反馈机制尚未成熟，婴儿卵泡即使发育成熟也能排卵。因此，初潮后月经一般无一定规律，甚至可反复发生无排卵性功能失调性出血。

（五）性成熟期

是卵巢生殖功能与内分泌功能最旺盛的时期，又称生育期。一般自 18 岁开始，历经 30 年左右。生殖器官各部位及乳房在卵巢分泌的性激素作用下发生周期性改变。

（六）围绝经期

指从卵巢功能开始衰退直至绝经后1年内的时期,可始于40岁,用时短至1~2年,长至10~20年。此期卵巢功能逐渐衰退,卵泡数量明显减少,且易发生卵泡发育不全,因而月经不规律,常为无排卵性月经。若长时间无排卵,子宫内膜长期暴露在雌激素作用下,而无孕激素保护,导致围绝经期女性为子宫内膜癌的高发人群。围绝经期由于雌激素水平降低,可出现血管舒张障碍和神经精神症状,可表现为潮热、出汗、情绪波动、不安、抑郁、烦躁、失眠等,称为绝经综合征(menopause syndrome)。至卵巢功能衰竭,月经永久性停止,称为绝经(menopause)。中国女性平均绝经年龄约为50岁。

（七）绝经后期

指绝经1年后的生命时期。在早期,虽然卵巢停止分泌雌激素,但是卵巢间质仍能分泌少量雄激素,经外周转化为雌酮,称为循环中的主要雌激素。由于雌酮升高以及其对子宫内膜的持续刺激作用,此期的妇女仍有可能发生子宫内膜癌。一般在60岁以后,女性机体逐渐老化,进入老年期(senility)。此期卵巢功能已完全衰竭,雌激素水平不足以维持女性的第二性征,生殖器官进一步萎缩老化。

二、女性生殖功能的神经内分泌调节

神经系统是通过神经递质对人体的各种生理活动进行调节,内分泌系统是通过激素对靶组织的生理功能进行调节。神经系统和内分泌系统之间存在相互调节和信息交流,它们密不可分,共同组成了神经内分泌调节,下丘脑和垂体是神经内分泌调节的中心。

（一）下丘脑-垂体-卵巢轴

月经周期的调节是一个非常复杂的过程,主要涉及下丘脑、垂体和卵巢。下丘脑分泌下丘脑促性腺激素释放激素,通过调节垂体促性腺激素的分泌,调控卵巢功能;卵巢分泌的性激素对下丘脑-垂体又有反馈调节作用。下丘脑、垂体和卵巢之间相互调节、互相影响,形成一个完整而协调的神经内分泌系统,称为下丘脑-垂体-卵巢轴(hypothalamic-pituitary-ovarian axis,HPO)(图2-2-1)。HPO的神经内分泌活动也受到大脑高级中枢的影响。除了下丘脑、垂体和卵巢之间的相互调节之外,抑制素-激活素-卵泡抑制素系统也参与对月经的调节。

下丘脑是HPO的启动中心,下丘脑促性腺激素释放激素的分泌受垂体促性腺激素和卵巢性激素的反馈调节,包括起促进作用的正反馈调节和起抑制作用的负反馈调节。反馈调节又分长反馈、短反馈和超短反馈三种,其中长反馈是指卵巢分泌到循环中的性激素对下丘脑的反馈作用;短反馈是指垂体激素对下丘脑促性腺激素释放激素分

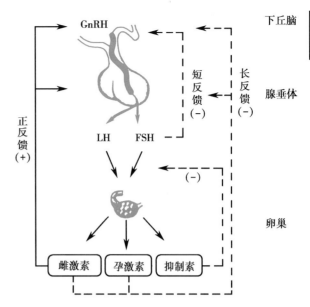

图2-2-1　下丘脑-垂体-卵巢轴之间的相互关系

泌的负反馈调节;超短反馈是指下丘脑促性腺激素释放激素对其本身合成的负反馈调节。

（二）下丘脑

位于丘脑的腹侧,构成第三脑室的侧壁。习惯上把下丘脑从内向外分为3个部分:室旁区、内侧带和外侧带;从前向后分为3个区:视前区、结节区和乳头区。

1. 下丘脑神经内分泌神经元　根据有无内分泌功能,将下丘脑神经元分为2种,即神经内分泌神经元和非神经内分泌神经元。根据形态,神经内分泌神经元又可分为神经内分泌大神经元和神经内分泌小神经元。

神经内分泌大神经元主要分布在视上核和室旁核上,视上核主要分泌血管加压素(又被称为抗利尿激素,antidiuretic hormone,ADH),室旁核主要分泌催产素(oxytocin)。抗利尿激素和催产素在神经垂体被释放进入血液循环,因此它们也被统称为垂体后叶素。

神经内分泌小神经元主要分布在下丘脑内侧基底部,能分泌各种促垂体激素或抑制垂体激素。神经内分泌小神经元的神经纤维散在分布,末梢终止于正中隆起。正中隆起位于下丘脑的基底部,与垂体柄相连。调控垂体的激素从正中隆起进入到垂体门静脉系统,通过垂体门静脉系统到达腺垂体,从而调节垂体激素的分泌。

2. 下丘脑分泌的调节腺垂体功能的激素　下丘脑神经内分泌小细胞分泌的激素有促甲状腺素释放激素(thyrotropin-releasing hormone,TRH)、促肾上腺皮质激素释放激素(corticotropin-releasing hormone,CRH)、促性腺激素释放激素(gonadotropin-releasing hormone,GnRH)、生长激素释放激素(growth hormone-releasing hormone,GHRH)和生长激素抑素(somatostatin)等激素。

促甲状腺素释放激素是3肽激素,主要功能是促进促甲状腺素的合成与分泌,同时也促进泌乳素的释放。促肾

1

上腺皮质激素释放激素是由 41 个氨基酸残基组成的多肽激素,其主要生理功能是促使促肾上腺皮质激素的合成与分泌。生长激素释放激素和生长抑素调节垂体生长激素的分泌,GHRH 促进生长激素的分泌,生长抑素抑制生长激素的分泌。

（三）下丘脑促性腺激素释放激素

1. GnRH 的分泌 GnRH 由 GnRH 神经元的细胞体内合成,而后被转运至正中隆起的神经末梢,在正中隆起 GnRH 被释放入血。GnRH 细胞的分泌活动有同步性,临床上表现为 GnRH 的脉冲分泌,在卵泡期 GnRH 脉冲频率约 60 分钟一次,黄体期由于孕激素的作用,GnRH 脉冲频率变慢,约 90～120 分钟一次。近年通过对 GnRH 神经元的体外研究发现,GnRH 神经元有节律性电冲动,因此目前认为 GnRH 脉冲分泌是 GnRH 神经元的固有特性。

2. GnRH 的分泌调节 GnRH 脉冲频率和幅度受许多因素影响,这其中包括 GnRH 本身。GnRH 神经元上有 GnRH 受体,激活该受体可使胞质内的钙离子浓度增加,这提示 GnRH 可通过自分泌途径来调节其自身的分泌。此外,一般认为去甲肾上腺素、谷氨酸促进 GnRH 的分泌,而多巴胺则既可以促进 GnRH 的分泌,也可以抑制 GnRH 的分泌。β 内啡肽抑制 GnRH 神经元的活动,其受体拮抗剂纳洛酮能增加黄体生成素(luteinizing hormone,LH)的分泌。促肾上腺皮质激素释放激素(CRH)抑制 GnRH 的分泌。γ-氨基丁酸(GABA)也能抑制 GnRH 神经元的分泌活动。

GnRH 神经元内有雌激素受体和孕激素受体,它们与雌、孕激素的反馈调节有关。GnRH 神经元上有胰岛素受体、胰岛素样生长因子-1 受体、表皮生长因子受体和碱性纤维细胞生长因子受体等酪氨酸激酶受体,它们与 GnRH 神经元的增殖有关,也参与 GnRH 分泌的调节。目前的研究表明,调节体重的食欲抑制因子瘦素(leptin)和食欲刺激因子神经肽 Y(neuropeptide Y,NPY)也参与 GnRH 分泌的调节。

3. GnRH 的生理作用 GnRH 最主要的生理作用是促进促性腺激素细胞合成和分泌卵泡刺激素(follicle stimulating hormone,FSH)和 LH。脉冲注射 GnRH 可刺激 FSH 和 LH 的分泌,持续注射 GnRH 反而抑制 FSH 和 LH 的分泌,这种情况我们称为降调作用。

FSH 和 LH 对 GnRH 的反应不同,一次快速注射 GnRH 能使 LH 水平显著升高,而 FSH 水平升高却不明显。这可能是因为类固醇激素的反馈调节改变了促性腺激素细胞的反应性,或者是因为卵巢分泌的抑制素使 FSH 分泌减少。

（四）垂体

垂体位于蝶骨的垂体窝内,体积为 15mm×10mm×6mm,重量为 500～900mg,妊娠期可增大 1 倍。垂体两侧是海绵窦,海绵窦内有动眼神经、滑车神经、三叉神经和展

神经通过,当存在垂体肿瘤时,增大的垂体可压迫上述神经。

1. 组织结构 根据起源和功能,垂体可分为腺垂体和神经垂体两部分。腺垂体由垂体远侧部和中间部组成,垂体远侧部也被称为垂体前叶,是腺垂体的主要组成部分。中间部只占垂体总体积的 2% 左右,是一个退化的部分。神经垂体由神经部和漏斗柄组成,神经部是神经垂体的主要部分,也是通常所说的垂体后叶的主要组成部分。垂体的漏斗柄与下丘脑的正中隆起直接相连。

此外,现在可以根据免疫细胞化学和电子显微镜技术鉴别垂体细胞的特异分泌产物,根据特异分泌产物腺垂体细胞可分为生长激素分泌细胞、泌乳素分泌细胞、促甲状腺素分泌细胞和促性腺激素分泌细胞以及无内分泌功能细胞。

2. 腺垂体分泌的激素 腺垂体分泌的激素有促甲状腺素(thyroid stimulating hormone,TSH)、FSH、LH、促肾上腺皮质激素(adrenocorticotrophic hormone,ACTH)、生长激素(growth hormone,GH)和泌乳素(prolactin,PRL)。

TSH 为糖蛋白激素,作用是促进甲状腺激素的合成与分泌。ACTH 属于多肽类激素,其生理作用是促进肾上腺糖皮质激素的分泌,还能促进肾上腺雄激素的分泌及肾上腺皮质的增生。

3. 垂体门静脉系统 垂体血供丰富,腺垂体主要由来自颈内动脉分支的垂体上动脉供血。垂体上动脉首先在下丘脑的正中隆起形成第一级毛细血管网(又称为初级毛细血管网),第一级毛细血管网在垂体柄汇集成垂体门静脉,垂体门静脉到达垂体前叶,并在垂体前叶再次分支形成第二级毛细血管网(又称为次级毛细血管网)。第一级毛细血管网、垂体门静脉和第二级毛细血管网共同形成垂体门静脉系统(图 2-2-2)。

下丘脑合成的促垂体激素或抑制垂体激素沿轴突运至正中隆起后,被释放进入初级毛细血管网,这些调节垂体功能的激素沿垂体门静脉系统进入垂体前叶,从而实现对垂体前叶功能的调节。通过垂体门静脉系统,下丘脑和腺垂体之间建立了联系。神经垂体主要由垂体下动脉供血。

（五）腺垂体生殖激素

1. 促性腺激素 包括卵泡刺激素和黄体生成素。

(1) 促性腺激素的分泌和代谢:FSH 和 LH 是由垂体前叶促性腺激素细胞合成与分泌的,经血液循环到达卵巢发挥作用。孕 12 周时胎儿的垂体就开始分泌,以后逐步增加,孕中期达到最高水平,孕晚期分泌逐渐减少。儿童期维持较低水平,青春期启动时分泌增加,性成熟期呈周期性变化,绝经后维持在较高水平。FSH 和 LH 主要经肝脏和肾脏代谢,少量未经代谢的随尿液排出。

(2) 促性腺激素的生理作用:FSH 是卵泡发育的必需激素,其主要生理作用包括:①直接促进窦前卵泡及窦卵泡

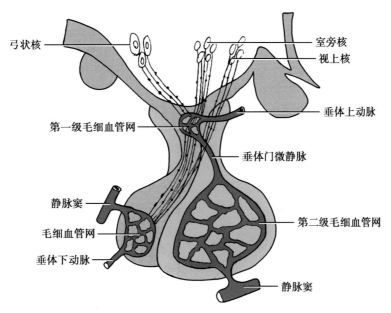

图 2-2-2 垂体门脉系统

颗粒细胞增殖与分化,分泌卵泡液,使卵泡生长发育;②激活颗粒细胞芳香化酶,合成与分泌雌二醇;③在前一周期的黄体晚期及卵泡早期,促使卵泡内窦卵泡群的募集;④促使颗粒细胞合成分泌 IGF 及其受体、抑制素、激活素等物质,并与这些物质协同作用,调节优势卵泡的选择与非优势卵泡的闭锁退化;⑤在卵泡期晚期与雌激素协同,诱导颗粒细胞生成 LH 受体,为排卵及黄素化作准备。

LH 的生理作用包括:①在卵泡期刺激卵泡膜细胞合成雄激素,主要是雄烯二醇,为雌二醇的合成提供底物;②排卵前促使卵母细胞最终成熟及排卵;③在黄体期维持黄体功能,促进孕激素、雌二醇和抑制素 A 的合成与分泌。

(3)促性腺激素分泌的调节:促性腺激素的分泌主要受 GnRH 的调节。脉冲分泌的 GnRH 刺激 FSH 和 LH 的分泌,持续的 GnRH 反而抑制 FSH 和 LH 的分泌。雌激素能在下丘脑水平调节促性腺激素的合成,能直接抑制 FSH 和 LH 的分泌;同时,雌激素对促性腺激素的分泌还有正反馈调节,排卵前的 FSH 峰和 LH 峰就是雌激素正反馈调节的结果。孕激素对 FSH 和 LH 的分泌有负反馈抑制作用,这主要是通过降低 GnRH 脉冲频率来实现的。此外,抑制素能选择性地抑制 FSH 的基因表达,使 FSH 的分泌减少。卵泡抑制素与抑制素作用相似,但活性不如抑制素强,约为抑制素的 1/3。激活素与抑制素是同类物质,它能刺激 FSH β 亚基的基因表达,促进 FSH 的分泌。

2. 泌乳素　泌乳素肽链包含 198 个氨基酸,人泌乳素的分子结构与生长激素的分子结构非常相似,它们的分子中都含有 3 个二硫键,三级结构呈球形。

(1)泌乳素的分泌和代谢:泌乳素主要由垂体前叶泌乳素细胞合成分泌,泌乳素细胞占垂体细胞总数的 1/3～

1/2。另外,子宫内膜的蜕膜细胞或蜕膜样间质细胞也可分泌少量的泌乳素。在妊娠第 5 周,胎儿的垂体前叶就开始分泌泌乳素。在妊娠中、晚期,胎儿泌乳素的分泌呈进行性增加,足月时胎儿血泌乳素水平可高达 $100\mu g/L$。羊水中的泌乳素水平比胎儿血和母血中的泌乳素水平都高,它主要来自于蜕膜细胞的分泌。分娩后,新生儿体内的泌乳素水平急剧下降。在儿童期,体内的泌乳素水平较低。青春期启动后,女性体内的泌乳素水平有所升高。正常未孕妇女体内的泌乳素水平随月经周期发生波动,但变化范围不大,一般不超过 $20\mu g/L$。妊娠期垂体体积增大,泌乳素分泌也增加。在妊娠晚期,孕妇血泌乳素水平可达 $200\mu g/L$ 以上。绝经后,泌乳素水平降低。

泌乳素主要由肾脏排泄,因此慢性肾衰竭的患者可以出现高泌乳素血症。肝脏也可排泄少部分的泌乳素。

(2)泌乳素的分泌调节:垂体泌乳素的分泌主要受下丘脑分泌的激素或因子调控。下丘脑分泌的泌乳素释放因子包括促甲状腺素释放激素(TRH)、血管加压素、催产素等。多巴胺是下丘脑分泌的最主要的泌乳素抑制因子,它与泌乳素细胞上的 D_2 受体结合后发挥作用,是目前已知的最强的泌乳素抑制因子。一旦下丘脑多巴胺分泌减少或下丘脑-垂体间多巴胺转运途径受阻,就会出现高泌乳素血症。许多神经递质都参与垂体泌乳素分泌的调节,包括 ν-氨基丁酸、5-羟色胺和组胺等。

泌乳素在月经周期中的波动与雌激素水平的波动相似,提示雌激素参与垂体泌乳素分泌的调节。孕激素可能促进泌乳素的分泌,但泌乳素细胞上尚未发现孕激素受体,因此其具体机制尚不清楚。

许多生理活动都可影响体内的泌乳素水平。睡眠后泌乳素分泌显著增加,直到睡眠结束。醒后分泌减少。一般说来,人体内泌乳素水平在早晨 3:00～5:00 最高,9:00～11:00 最低,下午较上午高。精神状态也影响泌乳素的分泌,激动或紧张时泌乳素分泌显著增加。另外,高蛋白饮食、性交和哺乳等也可使泌乳素分泌增加。

(3) 泌乳素对女性生殖内分泌的影响:泌乳素能影响HPO,正常水平的泌乳素对卵泡的发育非常重要。过高的泌乳素水平会抑制 GnRH、LH 和 FSH 的分泌,抑制卵泡的发育和排卵,导致排卵障碍。因此,高泌乳素血症患者会出现月经稀发和闭经。

(六)下丘脑和腺垂体与其他内分泌腺的相互关系

正常状态下,各类激素的分泌量是相对稳定的。内分泌腺活动的稳定,除了受神经系统的调控外,下丘脑和腺垂体与其他几种内分泌腺之间的相互调节也起到了重要作用。下丘脑的神经内分泌细胞分泌的释放激素和释放抑制激素调节腺垂体相应的腺细胞的分泌活动,腺垂体分泌的各种激素又调节相应靶细胞的分泌和其他功能活动;反之,靶细胞的分泌或血糖、血钙等浓度变化,又可影响腺垂体和下丘脑的分泌活动(图 2-2-3)。

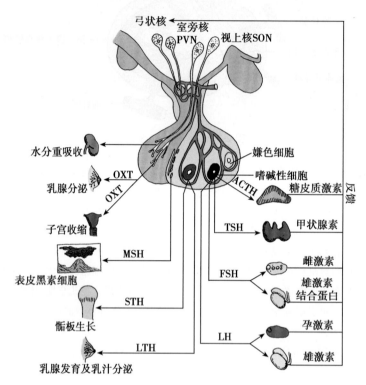

图 2-2-3 下丘脑、垂体激素对靶器官的作用示意图

三、卵巢的生殖内分泌功能

卵巢是女性的性腺,其主要生理作用是产生卵子并排卵和分泌性激素,分别称为卵巢的生殖功能和内分泌功能。

(一)卵泡的发育

卵泡是由卵母细胞及包绕在其周围的大量卵泡细胞组成的,卵母细胞是女性的生殖细胞,卵泡细胞包括颗粒细胞和泡膜细胞,是女性性激素的主要合成部位。卵泡的发育过程也是生殖细胞的成熟过程,最原始的卵泡是始基卵泡,从始基卵泡发育到成熟卵泡是一个漫长和复杂的历程(图2-2-4)。

1. 始基卵泡(primordial follicle) 直径约 $30\mu m$,是女性的基本生殖单位,也是卵细胞储备的唯一形式。新生儿两侧卵巢内共有 100～200 万个始基卵泡,青春期启动时有20 万～40 万个始基卵泡。性成熟期每月有一个卵泡发育

成熟,女性一生中共有 400～500 个始基卵泡最终发育成成熟卵泡。

2. 窦前卵泡(preantral follicle)

(1) 初级卵泡(primary follicle):是由始基卵泡发育而来的,直径大于 $60\mu m$,此期的卵母细胞增大,颗粒细胞也由扁平变为立方形,但仍为单层。初级卵泡的卵母细胞和颗粒细胞之间出现了一层含糖蛋白膜,称为透明带(zona pellucida)。透明带是由卵母细胞和颗粒细胞共同分泌形成的。

(2) 次级卵泡(secondary follicle):由初级卵泡进一步发育而来,次级卵泡的直径小于 $120\mu m$,由卵母细胞和多层颗粒细胞组成。随着次级卵泡的进一步发育,卵泡周围的间质细胞生长分化成卵泡膜,卵泡膜分为内泡膜层和外泡膜层两层。

3. 窦腔卵泡(antral follicle) Gougen 根据卵泡膜内层细胞和颗粒细胞的生长,把有膜卵泡的生长分成 8 个等

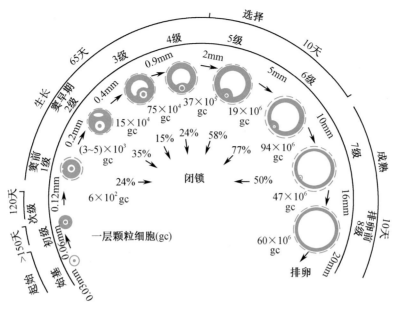

图 2-2-4 成人卵巢内卵泡的生长发育及各级生长卵泡出现的比例

级(图 2-2-5),具体如下:次级卵泡在第一个月经周期的黄体期进入第 1 级,1 级卵泡仍为窦前卵泡。约 25 天后在第 2 个月经周期的卵泡期发育成 2 级卵泡,此时颗粒细胞间积聚的卵泡液增加融合成卵泡腔,因此这种卵泡被称为窦腔卵泡,从此以后的卵泡均为窦腔卵泡。20 天后在黄体期末转入第 3 级,14 天后转入第 4 级,4 级卵泡直径约 2mm。10 天后,在第 3 个月经周期的黄体晚期转入第 5 级。5 级卵泡为卵泡募集的对象,被募集的卵泡从此进入第 6、7、8级,每级之间间隔 5 天。

4. 募集(recruitment) 静止的始基卵泡进入到卵泡生长轨道的过程称为初始募集(initial recruitment),初始募集的具体机制尚不清楚。从次级卵泡到 4 级卵泡的生长过程很缓慢,该阶段卵泡的生长对促性腺激素的依赖性很小,可能更依赖卵巢的局部调节,如胰岛素样生长因子和转化生长因子 β 等,因此 Gougeon 称为营养生长阶段(tonic growth phase)。

4 级卵泡以后的各级卵泡的生长对促性腺激素的依赖很大,如果促性腺激素水平比较低,这些卵泡将发生闭锁。大部分直径 2~5mm 的 5 级卵泡将发生闭锁,只有少部分 5 级卵泡在促性腺激素(主要是 FSH)的作用下,可以继续生长发育并进入到下个月经周期的卵泡期。这种少部分 5 级卵泡被募集到继续生长的轨道的过程,就称为周期募集

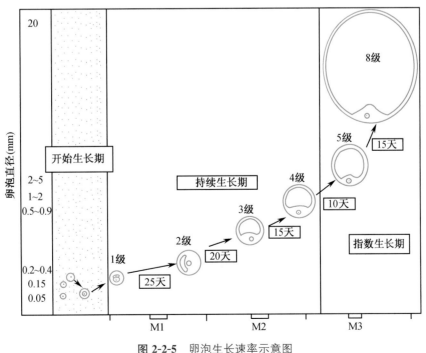

图 2-2-5 卵泡生长速率示意图

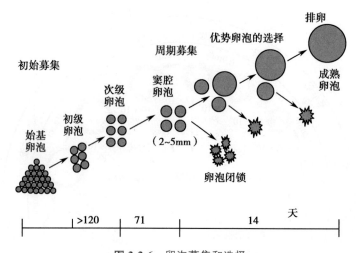

图 2-2-6 卵泡募集和选择

引自:华克勤,丰有吉. 实用妇产科学. 第3版. 北京:人民卫生出版社.2013.

(图 2-2-6)。

在黄体晚期,黄体功能减退,雌孕激素水平下降,促性腺激素水平轻度升高。在升高的促性腺激素的作用下,一部分5级卵泡被募集,从而可以继续生长。由此可见,周期募集的关键因素是促性腺激素。

5. **促性腺激素依赖生长阶段** 周期募集后的卵泡的生长依赖促性腺激素,目前认为5级以后卵泡的生长都需要一个最低水平的FSH,即"阈值"。只有FSH水平达到或超过阈值时,卵泡才能继续生长,否则卵泡将闭锁。因此5级及其以后的卵泡生长阶段被称为促性腺激素依赖生长阶段。雌激素对该阶段卵泡的生长也有促进作用,雌激素可使卵泡生长所需的FSH阈值水平降低。

6. **优势卵泡的选择** 周期募集的卵泡有多个,但是最终只有一个卵泡发育成成熟卵泡并发生排卵。这个将来能排卵的卵泡被称为优势卵泡(dominant follicle),选择优势卵泡的过程称为优势卵泡的选择。

优势卵泡的选择发生在卵泡早期(月经周期的第5~7天)。目前认为优势卵泡的选择与雌激素的负反馈调节有关。卵泡中期,随着卵泡的发育和雌激素分泌的增加,FSH分泌减少。优势卵泡分泌雌激素能力强,对FSH敏感,因此其生长对FSH的依赖较小,可继续发育。其他卵泡,因其卵泡液中的雌激素水平低,对FSH不敏感,生长依赖于高水平的FSH,FSH水平下降时它们将被闭锁。

7. **排卵(ovulation)** 卵泡发育的最后阶段为排卵前卵泡(preovulatory follicle),也被称为格拉夫卵泡(Graafian follicle),直径可达20mm以上。成熟卵泡破裂,卵细胞和他周围的卵丘颗粒细胞一起被排出,这个过程称为排卵。

排卵发生在卵泡晚期,此时雌二醇水平迅速上升并达到峰值,该峰值水平可达350pg/ml以上。高水平的雌二醇对下丘脑-垂体产生正反馈,诱发垂体LH峰性分泌,形成LH峰。LH峰诱发排卵,在LH峰出现36小时后发生排卵。

排卵需要黄体酮和前列腺素。排卵前的LH峰诱导颗粒细胞产生孕激素受体,孕激素受体缺陷者存在排卵障碍,这说明孕激素参与排卵的调节。排卵前的LH峰激活环氧合酶(cyclooxygenase-2,COX-2)的基因表达,COX-2合成增加,前列腺素生成增多。前列腺素缺乏会导致排卵障碍,这说明前列腺素也参与排卵的调节。

8. **黄体形成及退化** 排卵后卵泡壁塌陷,卵泡膜内的血管和结缔组织伸入到颗粒细胞层。在LH的作用下,颗粒细胞继续增大,空泡化,积聚黄色脂质,形成黄色的实体结构,称为黄体(corpus luteum)。颗粒细胞周围的卵泡膜细胞也演化成卵泡膜黄体细胞,成为黄体的一部分。如卵子未受精,黄体在排卵后9~10天开始退化,黄体功能仅维持14天,以后逐渐被结缔组织取代,形成白体(corpus albicans)。黄体衰退后月经来潮,卵巢中又有新的卵泡发育,开始新的周期。若排出卵子受精,黄体则在胚胎滋养细胞分泌的人绒毛膜促性腺激素作用下增大,转变为妊娠黄体。

LH是黄体形成的关键因素,研究表明它对黄体维持也有重要的意义。在黄体期,黄体细胞膜上的LH受体数先进行性增加,以后再减少。但是,即使在黄体晚期,黄体细胞上也含有大量的LH受体。缺少LH时,黄体酮分泌会明显减少。

9. **卵泡闭锁** 在每一个周期中都有许多卵泡生长发育。但是,最终每个月只有一个卵泡发育成成熟卵泡并排卵,其余的绝大多数(99.9%)卵泡都闭锁了。在卵泡发育的各个时期都可能发生卵泡闭锁。卵泡闭锁属于凋亡范畴,一些生长因子和促性腺激素参与其中。

(二)卵巢的内分泌功能

卵巢主要分泌性激素,如雌激素、孕激素和雄激素。另外它还分泌一些蛋白激素,如抗米勒管激素、抑制素和激活素等(表2-2-1)。

表 2-2-1 雌孕激素的生理功能

作用部位	雌 激 素	孕 激 素
子宫肌	促进子宫肌细胞增生和肥大,使肌层增厚 增进血运,促使和维持子宫发育 增加子宫平滑肌对缩宫素的敏感性	降低子宫平滑肌兴奋性及其对缩宫素的敏感性 抑制子宫收缩,有利于胚胎及胎儿宫内生长发育
子宫内膜	使子宫内膜腺体和间质增生、修复	使增生期子宫内膜转化为分泌期内膜,为受精卵着床作好准备
宫颈	使宫颈口松弛、扩张 宫颈黏液分泌增加,性状变稀薄,富有弹性,易拉成丝状	使宫口闭合,黏液减少、变稠
输卵管	促进输卵管肌层发育及上皮的分泌活动 加强输卵管肌节律性收缩的振幅	抑制输卵管肌节律性收缩的振幅
阴道上皮	使阴道上皮细胞增生和角化,黏膜变厚 增加细胞内糖原含量,使阴道维持酸性环境	加快阴道上皮细胞脱落
外生殖器	使阴唇发育、丰满、色素加深	/
乳房	使乳腺管增生,乳头、乳晕着色,促进其他第二性征的发育	促进乳腺腺泡发育
卵巢	协同 FSH 促进卵泡发育	兴奋下丘脑体温调节中枢,可使基础体温在排卵后升高 0.3~0.5℃
下丘脑、垂体	通过对下丘脑和垂体的正负反馈调节,控制促性腺激素的分泌	在月经中期具有增强雌激素对垂体 LH 排卵峰释放的正反馈作用 在黄体期对下丘脑、垂体有负反馈作用,抑制促性腺激素分泌
代谢作用	促进高密度脂蛋白合成,抑制低密度脂蛋白合成,降低循环胆固醇水平 维持和促进骨基质代谢	促进水钠排泄

1. **雌激素的合成** 妇女体内雌激素主要由卵巢分泌。另外,还有少部分来自于肾上腺皮质分泌和周围组织的转化。卵巢分泌的最重要的雌激素是雌二醇,虽然卵巢也分泌少量的雌酮,但是妇女体内的雌酮主要来自于腺外转化。雌三醇是雌二醇和雌酮的代谢产物,尿中雌激素以雌三醇为主。

在青春期前,血雌二醇浓度一般不超过 10pg/ml。青春期启动后,卵巢分泌的雌激素量明显增加。在卵泡早期血雌二醇浓度为 30~50pg/ml,卵泡晚期为 250~300pg/ml,黄体期为 100pg/ml。月经周期中雌酮水平变化范围为 40~170pg/ml,与雌二醇变化一致。绝经后,卵巢不再分泌雌二醇,此时体内的雌激素以雌酮为主,它主要来自于雄激素的腺外转化。

在月经周期中,卵泡开始发育时,雌激素分泌量很少;至月经第七天卵泡分泌雌激素迅速增加,于排卵前达高峰,排卵后由于卵泡液中雌激素释放至腹腔,使得循环中的雌激素水平暂时下降;排卵后 1~2 天,黄体开始分泌雌激素,使雌激素水平又逐渐上升,约在排卵后 7~8 天达又一高峰;此后,黄体萎缩,雌激素水平急剧下降,在月经期达最低水平。

2. **孕激素的合成** 卵巢分泌的孕激素是孕酮(也称为黄体酮),低密度脂蛋白(low-density lipoprotein,LDL)中的胆固醇是合成孕酮的原料,黄体卵泡膜细胞和黄体颗粒细胞是合成孕酮的部位。在卵泡期,颗粒细胞周围没有毛细血管供给 LDL,卵泡液中也几乎不含有 LDL。因此,此时的颗粒细胞几乎不能分泌孕酮。排卵后卵泡转化成黄体,黄体内血管增生,颗粒细胞获得大量 LDL,此时的颗粒细胞能大量合成孕酮。hCG 能增加颗粒细胞上 LDL 受体的数量,所以它能促进孕酮的合成。

在青春期前、绝经期和月经周期的卵泡期,血浆中的孕酮水平很低,放射免疫测定值<3.2nmol/l。排卵后 7~8 天黄体成熟时,血浆中的孕酮水平显著升高,约为 16~64nmol/L,以后逐渐下降,至月经来潮降到卵泡期水平。

孕激素在雌激素作用的基础上,进一步促使女性生殖器官和乳房的发育,为妊娠作准备,这是雌孕激素的协同作用。此外,雌孕激素还存在拮抗作用,雌激素促进子宫内膜增殖及修复,孕激素则限制子宫内膜增生,并使增生的子宫内膜转化为分泌期。其他拮抗作用表现在子宫收缩、输卵管蠕动、宫颈黏液变化、阴道上皮细胞角化和脱落以及水钠潴留与排泄等方面。

3. 雄激素的合成 女性雄激素主要来自肾上腺,但卵巢也能分泌多种雄激素,如雄烯二酮、睾酮、脱氢表雄酮等。它们主要由卵泡膜细胞合成,少部分由间质细胞合成。卵巢分泌的最主要的雄激素是雄烯二酮,大部分雄烯二酮进入到颗粒细胞内,在芳香化酶的作用下转化成雌激素,少部分雄烯二酮进入到周围循环。雄烯二酮也可转化成睾酮,后者在 5α 还原酶的作用下转化成体内活性最高的雄激素——二氢睾酮。排卵前循环中雄激素水平升高,一方面可以促进非优势卵泡闭锁,另一方面可以提高性欲。

4. 抑制素和激活素 抑制素(inhibin)和激活素(activin)均为颗粒细胞分泌的肽类激素。抑制素分为抑制素 A 和抑制素 B,它们的主要作用是抑制垂体分泌 FSH,该作用可以被雌、孕激素强化。抑制素 B 可用于卵巢储备功能的预测。血抑制素 B 水平高提示卵巢的储备功能良好;水平低提示卵巢的储备功能功能减退。随着女性的年龄增加,卵巢储备功能减退,血抑制素 B 水平也降低。

激活素的作用比较广泛,它除了刺激垂体分泌 FSH 以外,还参与骨骼生长、神经生长,胰腺、肾脏和心脏的生长发育的调节。

四、月经周期生理变化

从青春期开始到绝经期前的一段岁月里,女性生殖内分泌最典型的表现是每月一次的月经来潮,也就是通常所说的月经周期。月经周期是卵巢功能周期性变化的结果。卵巢的周期性变化表现为卵泡发育、卵泡成熟、卵子排出、黄体形成和雌、孕激素分泌的周期性变化。雌激素促使子宫内膜增殖,孕激素使增殖的内膜发生分泌反应,雌、孕激素的周期性变化导致了月经周期的出现。随着卵巢的周期性变化,生殖器其他部分也产生相应的周期性变化。其中以子宫内膜的变化最为显著和重要。

(一) 子宫内膜的结构

子宫内膜主要有 3 种组织结构:上皮、间质和血管,上皮包括腔上皮和腺上皮(图 2-2-7)。从整体来说,子宫内膜分为 2 部分,即功能层和基底层。功能层位于表面,可分为致密层和海绵层两部分。致密层靠近腔面,由紧邻腔上皮的基质形成。海绵层以腺体为主,间质较少,该层组织疏松,血供丰富。功能层对卵巢分泌的激素有反应,随卵巢周期变化而变化。

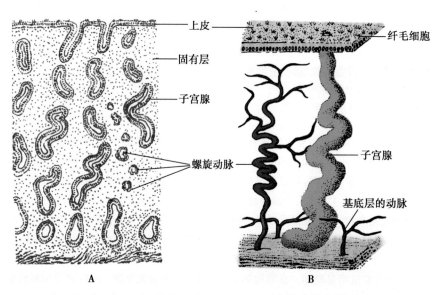

图 2-2-7 子宫内膜的结构

基底层位于海绵层和肌层之间,含有子宫腺底部和支持血管。基底层对卵巢分泌的激素不敏感,因此周期变化不明显。在月经期只有功能层脱落,基底层不脱落。

(二) 子宫内膜的组织学变化

以一个月经周期 28 天为例,根据子宫内膜的组织学变化,可以将月经周期分为增殖期、分泌期和月经期三个阶段。

1. 增殖期(proliferative phase) 在卵泡期,卵巢分泌的雌激素促使子宫内膜增殖,此时的子宫内膜被称为增殖期内膜。子宫内膜增殖期时间不固定,取决于卵泡生长时间,一般为月经周期的第 5~14 天。

(1) 增殖早期:月经周期第 5~7 天。此时子宫内膜较薄,一般为 2mm。腺体稀疏,呈管状;腺上皮呈立方形或低柱状,此期腺上皮和基质细胞的有丝分裂活动很活跃。

(2) 增殖中期:月经周期第 8~10 天。由于腺体和基质的增殖,子宫内膜变厚。腺体变大并弯曲,腺上皮呈柱状,有核分裂象,此期间质水肿最为明显。

(3) 增殖晚期:月经周期第 11~14 天。腺体的弯曲度增加,腺上皮呈假复层排列,间质细胞增大,核分裂象增多。有内膜间质水肿,但不如增殖中期明显。

2. 分泌期(secretory phase) 排卵是分泌期开始的标

图中标注:
上皮
固有层
子宫腺
螺旋动脉
纤毛细胞
子宫腺
基底层的动脉
A
B

志,排卵后,在孕激素和雌激素作用下,增殖的子宫内膜发生分泌变化,此时的子宫内膜被称为分泌期内膜。

(1) 分泌早期:月经周期的第 15~19 天,即排卵后1~5 天。子宫内膜继续增厚,腺体进一步增大、弯曲;腺上皮排列一致,同时出现核下空泡。

(2) 分泌中期:月经周期的第 20~23 天,即排卵后6~10 天。在分泌中期,子宫内膜出现高度分泌活动,腺体的弯曲与扩张达到高峰。在月经周期的第 16~24 天,在一部分分泌期上皮细胞内出现核仁管道系统。在分泌中期子宫内膜局部因子分泌也发生了巨大变化,目前认为这与准备受精卵着床有关。

(3) 分泌晚期:月经周期第 24~28 天。此时内膜厚且松软,子宫内膜的厚度约为 10~12mm,含有丰富的营养物质,有利于受精卵着床发育。在分泌晚期,间质细胞发生一系列的变化,称之为前蜕膜变。

分泌晚期也被称为月经前期,在月经开始前 4~24 小时,内膜螺旋小动脉出现局部痉挛性收缩,痉挛远端的内膜因缺血而坏死。血管壁通透性增加,继而血管扩张,血液从断裂的血管流出。

3. **月经期**　约在月经周期的第 1~4 天,由于孕激素和雌激素的减少,子宫内膜失去了支持,出现坏死和剥落,从而表现为月经来潮,此时的子宫内膜称月经期内膜。主要变化为内膜的出血与脱落。内膜功能层(在基底层以上的部分,厚约 5~6mm)形成的散在小血肿。坏死的内膜剥脱,随血液排出,这意味着月经来潮。在月经期,内膜的基底层就开始增殖,形成新的内膜。故月经期既是上一个周期的结束,也是下一个周期的开始。

(三) 子宫内膜的血管变化

在整个月经周期中,子宫内膜上都有血管生成的发生,在增殖期表现为内膜血管的生长,分泌期最典型的表现是螺旋动脉的生长,月经前表现为血管退化,月经期表现为破裂血管的修复。血管生成受血管内皮生长因子、成纤维生长因子、血管生成素、血管原蛋白等因子的调节。许多研究发现这些生长因子随月经周期发生周期性变化,这与血管生成的周期变化相关。

(四) 子宫内膜周期性变化的激素调节

子宫内膜的周期性变化是受卵巢分泌的激素调节,所以子宫内膜周期性变化与卵巢的周期性变化密切相关(图 2-2-8)。子宫内膜的这种周期性有规律性的变化,一般维持到 45~55 岁左右。此后,进入绝经期,子宫内膜周期性变化停止。绝经期后的子宫内膜,由于失去卵巢激素的作用,呈萎缩状态,上皮细胞矮小,腺体少而小,分泌物减少或缺如。

(五) 其他器官的周期变化

1. **输卵管的周期变化**　输卵管伞部的主要功能是拾卵,这与该部位的纤毛细胞的纤毛向子宫腔方向摆动有关;壶腹部是受精的场所,该部位的纤毛细胞的纤毛也向子宫腔方向摆动。雌激素促进纤毛的生成;孕激素使上皮细胞萎缩,纤毛脱落。输卵管液是配子和早期胚胎运输的介质,输卵管液中的成分随月经周期发生周期性变化。

2. **子宫颈黏液的周期变化**　子宫颈黏液主要由子宫颈内膜腺体的分泌物组成,此外还包括少量来自子宫内膜和输卵管的液体以及子宫腔和子宫颈的碎屑和白细胞。子宫颈黏液的分泌受性激素的调节,随月经周期发生规律变化。

羊齿植物叶状结晶(简称羊齿状结晶)是由蛋白质或多

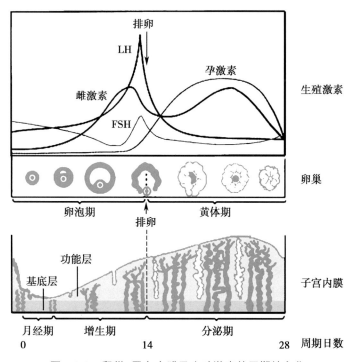

图 2-2-8　卵巢、子宫内膜及生殖激素的周期性变化

糖与电解质结合而成的。羊齿状结晶并不是子宫颈黏液所特有的,它可以出现在含有电解质、蛋白质或胶态溶液中,如鼻黏液、唾液、羊水、脑脊液等。一般在月经周期的第8～10天开始出现羊齿状结晶,排卵前期达到高峰。排卵后,在孕激素的作用下羊齿状结晶消失。

子宫颈腺体的分泌量随月经周期发生变化,同时,子宫颈黏液的性质也发生了变化。排卵期的子宫颈黏液拉丝度好,黏性低,有利于精子的穿透。排卵后子宫颈黏液分泌量急剧减少,黏性增加。妊娠后黏液变得更厚,形成黏液栓堵住子宫颈口,可防止细菌和精子的穿透。

3. 阴道上皮的周期变化　阴道黏膜上皮细胞受雌、孕激素的影响,也发生周期变化。雌激素使黏膜上皮增生,脱落细胞群中的成熟细胞数量相对增加。孕激素使阴道黏膜上皮细胞大量脱落,中层细胞数量增加。因此,我们可以根据阴道脱落细胞来评价女性生殖内分泌状况。

4. 乳房的周期变化　雌激素促进乳腺管增生,而孕激素则促进乳腺小叶及腺泡生长。某些女性在经前有乳房肿胀和疼痛感,可能是由于乳腺管的扩张、充血以及乳房间质水肿所致。月经来潮后,雌、孕激素撤退,上述症状大多可消退。

5. 基础体温　孕激素可以上调体温中枢的体温调定点,因此生育年龄妇女的基础体温随月经周期发生周期性变化。一般说来,排卵前基础体温<36.5℃,排卵后基础体温升高 0.3～0.5℃。因此,临床上可以根据基础体温来判断妇女有无排卵。但临床上根据基础体温确定排卵日比较困难,因为排卵可发生在基础体温上升前后的 2～4 天。目前临床上主要根据超声检查来监测卵泡发育和排卵。

【本节关键点】

1. 女性一生之中分为 7 个不同的生理阶段,其中青春期重要的标志是月经初潮,性成熟期是卵巢功能最旺盛的时期,绝经提示卵巢功能衰竭。

2. 月经周期的调节主要受到下丘脑-垂体-卵巢轴的神经内分泌影响。

3. 始基卵泡是女性基本生殖单位,也是卵细胞储备的唯一形式。每个周期中都有许多卵泡生长发育,但最终每个月只有一个卵泡发育成熟卵泡并排卵。

4. 卵巢主要分泌性激素,如雌激素、孕激素和雄激素。雌激素与孕激素之间既有协同作用,又有拮抗作用。

5. 月经周期是卵巢功能周期性变化的结果。

6. 随着卵巢的周期性变化,生殖器其他部分也产生相应的周期性变化,以子宫内膜的变化最为显著和重要。

(李儒芝)

第三节　临床遗传学基础

遗传性疾病是指遗传物质发生结构或功能改变所导致的疾病,随着分子诊断技术的不断改进,许多疾病的遗传基础得以确认,遗传性疾病也因此越来越受到人们的关注。遗传性疾病主要分为三大类:单基因遗传病、多基因遗传病、染色体病,近年来又将线粒体病、体细胞遗传病也包括在内。体细胞遗传病和线粒体遗传病多发生在成人,目前尚无产前诊断的方法。对高危家庭进行先证者确诊,并开展夫妇携带者筛查,能够明确遗传方式,确定后代的再发风险,从而采取必要的防范措施。对于严重的遗传病,即由于遗传因素导致患者全部或部分丧失自主生活能力和劳动能力,且缺乏有效的医疗手段,后代再发风险高的疾病,若无法进行产前诊断,医学上应建议不宜生育。

一、单基因遗传病

许多遗传病的染色体外观正常,但染色体上的基因发生突变,由单个基因突变引起的疾病称单基因病。这类遗传病或遗传性状与一对基因有关,按孟德尔定律从上代往下代传递。按异常等位基因在常染色体上或在性染色体上以及遗传性状是显性性状或隐性性状,分为四种单基因遗传病:常染色体显性遗传病(autosomal dominant inheritance,AD)、常染色体隐性遗传病(autosomal recessive inheritance,AR)、X 连锁显性遗传病(X-linked dominant inheritance,XLD)、X 连锁隐性遗传病(X-linked recessive inheritance,XLR)。临床常见的单基因遗传病及其发生率见表 2-3-1。

(一) 常染色体显性遗传病特点

常染色体的显性遗传特点一般包括:①致病基因在常染色体上,患者多为杂合子,呈显性性状,即携带单份拷贝的突变等位基因就可以有疾病表现;②男女患病风险相同,均可传递突变;③每次妊娠时子代均有 50% 的可能获得致病基因,但由于外显率及表现度不同,出现症状的几率可能低于 50%;④许多显性疾病有年龄依赖性外显率的特点,例如亨廷顿病(Huntington,HD),患者在出生时无表现,随着年龄增长,症状逐渐明显;⑤无疾病表现者(致病基因不完全外显),仍有可能传递致病基因;⑥不同家族间及同一家族内的不同个体间疾病严重程度有差异;⑦如果疾病由新生突变引起,患者父母再生育子女的再发风险一般与群体发病率相似。不同 AD 疾病间新发突变率差异很大,有些疾病新发突变率随父亲年龄增加而增加,例如 Apert 综合征、软骨发育不全等。对于 AD 疾病,夫妇一方为患者时,都应进行产前诊断;对于生育过一胎患儿,夫妇双方基因检测结果阴性者,由于无法排除夫妇生殖细胞嵌合,下一胎仍应谨慎对待,有条件时应进行产前诊断以避免下一胎风险。

表 2-3-1　部分临床常见的单基因遗传病及其发生率

遗传方式	疾病名称	基因/染色体定位	发生率
AD	常染色体显性	*PKD1*/16p13.3-p13.12	1/1000～1/400
	遗传性多囊肾病	*PKD2*/4q21-q23	
	软骨发育不全	*FGFR3*/4p16.3	1/27 000(新生儿)
	寻常性鱼鳞病	*FLG*/1q21	1/6000～1/2500
	成骨不全	*COL1A1*/17q21.3-q22	1/40 000～1/20 000
		COL1A2/17q21.3-q22	
	马方综合征	*FBN1*/15q21.1	40/100 万～60/100 万
AR	肾上腺皮质增生	*CYP21*/6p21.3	1.1/10 万
	α 地中海贫血	*HBA1*,*HBA2*/16p13.3	1.2/1000～8.1/1000
	苯丙酮尿症	*PAH*/12q22-q24.1	1/12 000
	常染色体隐性	*PKHD1*/6p21.1-p12	1/55 000～1/6000
	遗传性多囊肾病		
	眼皮肤白化病	*TYR*/11q14-q21	1/20 000～1/10 000
		P/15q11.2-q12	
		TRP1/9p23	
	脊肌萎缩症	*SMN1*,*SMN2*/5q12	1/10 000
XLD	抗维生素 D 性佝偻病	*PHEX*/Xp22.1	1/20 000
	Alport 综合征	*COL4A5*,*COL4A6*/Xq22.3	1/5000～1/1000
	Rett 综合征	*MECP2*/Xq28	1/15 000～1/10 000
XLR	杜氏肌营养不良(DMD)和贝氏肌营养不良(BMD)	*DMD*/Xp21.2	1/3500(活产男婴)
	血友病 A	*FⅧ*/Xq28	1/4000(活产男婴)
	血友病 B	*FⅨ*/Xq27.1-q27.2	1/20 000(活产男婴)

（二）常染色体隐性遗传病特点

常染色体隐性遗传病的特点包括：①致病基因在常染色体上,患者为纯合子,或复合杂合子(即特定位点两个等位基因均发生突变),呈隐性性状；②杂合子无表型变化,或仅有与疾病状态相比非常轻微的疾病表现；③男女患病风险相同；④夫妇一般为致病基因携带者；⑤每次生育时子代患病风险均为 25％；⑥该类疾病在近亲婚配中更常见。

对于已经生育过一胎患儿的家庭,如果先证者的突变已经被证实,应对夫妇双方进行致病基因携带者筛查,以便对下一胎进行产前诊断。没有家族史的夫妇,其后代患常染色体隐性遗传病的风险与普通人群相同,对这类个体进行生育前携带者筛查仅适用于少数发病率较高的疾病,例如地中海贫血、脊肌萎缩等,因此,大多数没有家族史的常染色体隐性遗传病疾病,不建议使用生育前携带者筛查。我国南方是地中海贫血的高发区域,重型 α 地贫的发生率为 1.2‰～8.1‰,人群中基因携带者检出率为 1％～23％,重型和中间型 β 地贫的发生率为 0.4‰,携带者检出率为 0.5％～6％,针对地贫开展的携带者筛查工作有效降低了南方地区重型地贫患儿的出生风险。

（三）X 连锁显性遗传病特点

X 连锁显性遗传病的特点包括：①致病基因在 X 染色体上,呈显性性状。②携带致病基因的男性表现严重,常导致男性胎儿的自发流产或新生儿死亡,杂合子女性表现轻微。③杂合子女性每次生育,有 4 种相同几率的可能性,包括：正常女儿；患病女儿；正常儿子；严重患病儿子。④男性患者生育时,女儿均为患者,儿子均正常；⑤家系图中无男性至男性遗传。

（四）X 连锁隐性遗传病特点

X 连锁隐性遗传病的特点包括：①致病基因在 X 染色体上,呈隐性性状。②携带致病基因的男性患病,携带者女性表现正常或有轻微表现。③杂合子女性每次生育,有 4 种相同几率的可能性,包括：正常女儿；携带者女儿；正常儿子;患病儿子,即女儿一般均正常,儿子一半正常,一半为患者。④男性患者生育时,女儿均为致病基因携带者,儿子均正常。⑤家系图中无男性至男性遗传。⑥许多 XLR 疾病有明显的生殖细胞嵌合现象,特别是杜氏肌营养不良(DMD)和贝氏肌营养不良(BMD),对于已经生育过一胎患儿的妇女,即使血液基因组检测未找到同样突变,下一胎仍有患病风险,应进行产前诊断。

二、多基因遗传病

多基因遗传病是指由散布在整个基因组中的多个基因,与环境因素共同作用所导致的疾病。其特点为:①先证者(家族中最先发现具有某一特定性状或疾病的个体)的各级亲属发病率均高于群体发病率;②家族聚集倾向,但不表现出孟德尔遗传规律;③与患者亲缘关系越近,再发风险越高,随着亲缘关系变远,再发风险降低,例如唇裂,一级亲属发病率为 4%,二级亲属为 0.9%,三级亲属为 0.4%;④再发风险与家族中患病人数和已有患者疾病的严重程度有关,家族中发病人数越多,病变越严重,再发风险越高,例如单侧唇裂的再发风险为 2.46%,单侧唇裂加腭裂为 4.21%,双侧唇裂加腭裂为 5.74%;⑤群体发病率有性别差异时,发病率低的性别,其后代发病风险相应增高,相反,发病率高的性别,其后代发病风险则较低。

多基因遗传病的遗传度因病而异,发病阈值也各有差异,再发风险的推算比较复杂,患者一级亲属发病率比单基因病低,一般为 1%~10%,根据群体发病率和遗传度可对患者一级亲属发病率作出适当的估计:当群体发病率为 0.1%~1%,遗传度为 70%~80% 时,患者一级亲属的发病率近似群体发病率的平方根;当遗传度低于 70%~80% 时,患者一级亲属的发病率低于群体发病率的平方根;而当遗传度高于 80% 时,患者一级亲属的发病率也高于群体发病率的平方根(表 2-3-2)。

表 2-3-2　多基因遗传病再发风险估计

群体发病率 (%)	遗传度 (%)	双亲正常			双亲之一有病			双亲均有病		
		子女已发病人数			子女已发病人数			子女已发病人数		
		0	1	2	0	1	2	0	1	2
1	100	0.7	7.3	14.4	11.2	24.0	33.8	63.3	64.9	66.6
	80	0.8	6.5	14.2	8.3	18.5	27.8	40.9	46.6	51.6
	50	0.9	3.9	8.4	4.3	9.3	15.1	14.6	20.6	26.3
0.1	100	0.1	3.8	10.8	4.9	15.6	25.7	62.0	62.9	64.0
	80	0.1	2.5	8.2	4.0	9.8	17.9	31.7	37.4	42.4
	50	0.1	1.0	3.2	1.0	3.4	6.9	6.6	10.9	15.3

注:表内数字为预期发病率之百分比

三、染色体病

由于染色体数目或结构异常所导致的疾病,称为染色体病。发生于 1~22 对常染色体的数目或结构异常者,称为常染色体病;发生于性染色体(X、Y)数目或结构异常者,称为性染色体病。围生儿死亡中约 5%~6% 有染色体病,存活新生儿中染色体异常占 0.5%,低体重儿中染色体异常约占 2%,因此染色体病是出生缺陷或围生儿期死亡胎儿的重要原因。

染色体病可以自发地产生,称为自发突变;也可通过物理、化学和生物诱变作用而产生,称为诱发突变;还可由亲代遗传所致。胎儿及新生儿期常见的染色体病种包括 21-三体、45-X、18-三体、13-三体以及各种结构异常等。

染色体病的再发风险因异常种类不同而异。若双亲之一携带常染色体平衡易位,在评估是否会导致染色体非平衡活产儿出生时,需要综合考虑下列因素:①在减数分裂过程中,同源染色体之间的分离方式受平衡易位所涉及的染色体及特定断裂点影响,由于分离方式的不同,形成正常配子的几率也不同,后代患病风险因携带者而异,需要对不同携带者进行有针对性的风险评估;②非平衡片段越小,形成缺陷活产儿的机会越大,咨询中越需要警惕;③既往流产或死胎次数越多,形成正常后代的机会越小。

若双亲之一携带非同源染色体罗伯逊易位,其生殖细胞在减数分裂过程中可形成 6 种配子,一种正常,一种为罗伯逊易位携带者,其余 4 种为二体(disomic)或缺体(nullisomic),与正常配子受精后产生的后代中,既有核型完全正常者,也有类似于亲代的罗伯逊易位,其余则是单体和三体,在这些不平衡后代中,除 13- 和 21-三体能活至出生外,所有单体以及 14-、15-、22-三体均在妊娠早期死亡。值得注意的是,有时最初的易位型三体可在早期合子后阶段的有丝分裂中丢失掉一条非易位的同源染色体(三体自救),核型虽得以纠正,但却产生了单亲二体胚胎(uniparental disomy,UPD),如果所涉及的染色体上存在印迹基因,则会导致 UPD 综合征。同源染色体罗伯逊易位携带者,其生殖细胞在减数分裂过程中只可能形成 2 种配子:二体或缺体,假如另一方配子正常,受精后只可能形成三体或单体胚胎,这类患者不宜生育。

夫妇核型正常,已生过一个标准型 21-三体儿,患儿出生时孕妇年龄小于 30 岁,则 21-三体的再发风险在活产儿中为 0.7%,在羊水检查中发现者稍高,约 0.8%;下一胎染色体异常(包括 21-三体)总的风险接近 1%;若 21-三体儿出生时孕妇年龄大于 30 岁,则下一胎 21-三体或其他染色体异常的风险等同于各年龄组与孕妇年龄有关的染色体异常儿发生风险,即对于高龄孕妇而言,生过一胎 21-三体并不增加其下一胎 21-三体或其他染色体异常的风险。复发性 21-三体极其罕见,常与生殖腺嵌合有关。

近年来,随着分子生物学技术的飞速发展,经典的核型分析作为细胞遗传学诊断金标准的地位正在发生改变。染色体微阵列分析(chromosomal microarray analysis,CMA)能够在全基因组水平进行扫描,可检测染色体片段拷贝数变异(copy number variant,CNV),该技术对于染色体微缺失、微重复等小片段不平衡性重排具有突出优势,是经典核型分析的有效补充,因此被称为"分子核型分析"。CMA 对非整倍体的检出率与经典核型分析方法相同,对不平衡性染色体结构重排的检出率明显高于核型分析,主要原因是 CMA 的分辨率远高于核型分析。此外,CMA 还能检出核型分析无法识别的基因组 CNV,尤其是对于产前超声检查发现胎儿结构异常者,CMA 是目前最有效的遗传学诊断手段,基于以上优势,CMA 技术在产前诊断领域的应用越来越广泛,并有可能取代经典的核型分析,成为产前遗传学诊断的一线方法。但是,对于 CMA 检测到的 CNV 数据解读是一大挑战,并非所有 CNV 都具有致病性,对于临床意义不明性 CNV(variants of unknown significance,VOUS)的判读和解释尤其困难,往往会导致孕妇及家属焦虑,有时会作出错误的终止妊娠决定,2014 年我国发表了染色体微阵列技术在产前诊断中的应用专家共识,对 CMA 的应用进行了一系列规范,明确了该技术的适应证和禁忌证以及遗传咨询相关问题,随着更多病例的积累,CMA 技术将在临床实践中逐渐得到完善。

四、基因组印迹

基因组印迹是指因致病基因亲源性不同(即父源或母源)而导致不同临床表型的一种遗传学机制。某些基因只有来自父亲时才具有转录活性,来自母亲的基因则处于静止状态;相反,某些基因只有来自母亲时才具有转录活性,来自父亲的基因则不表达,典型的例子是 15q13 缺失,父源性 15q13 缺失导致 Prader-Willi 综合征,而母源性 15q13 缺失导致 Angelman 综合征。基因组印迹的功能紊乱可以引发多种功能异常、死胎和儿童期肿瘤(如肾母细胞瘤、视网膜母细胞瘤、慢性粒细胞白血病等),但其确切的形成机制仍有待深入研究。

五、线粒体 DNA 疾病

人类线粒体 DNA(mitochondrial DNA,mtDNA)为 16.6kb 的双链环状 DNA,编码 13 个蛋白质(呼吸链复合物的所有亚单位)、2 个核糖体 RNA 和 22 个转运 RNA,大多数 mtDNA 为编码序列。人类普通体细胞通常含有 5000~10 000 份 mtDNA 拷贝,占细胞全部 DNA 的 1% 以上,精子含有 100 份 mtDNA 拷贝,而成熟卵母细胞含有超过 100 000 份的 mtDNA 拷贝。

mtDNA 突变可导致线粒体疾病。由于 mtDNA 聚合酶无校读功能,损伤后修复机制非常有限,加之 mtDNA 存在于高超氧环境下,容易受到损伤,因此其突变频率是核 DNA 的 10~20 倍,突变类型包括缺失、重复和点突变,点突变一般是母系遗传,而缺失和重复往往呈散发状态。mtDNA 突变通常累及需要较高能量的组织或器官,如中枢神经系统、骨骼肌、心肌、胰岛、肝脏和肾脏等,常见临床表现包括癫痫、共济失调、反复发作性呕吐、肌阵挛、脑卒中样发作、肌无力、上睑下垂、眼外肌麻痹、视网膜色素变性、感觉神经性耳聋、心肌病、糖尿病、甲状腺和甲状旁腺疾病、卵巢功能低下等。

除极少数特例外,mtDNA 均为母系遗传。受精过程中,父系线粒体进入卵子,随后在胚胎早期被迅速清除,因此父系遗传风险基本为零。线粒体遗传病通常男女都可被累及,男性患者的后代无患病风险。线粒体疾病其临床表现的严重程度与 mtDNA 突变水平之间无明显关联,在同一家族内部其临床表现可呈现出明显的差异性,甚至同一病人在不同发育期临床表现也不同。由于无法用突变量来准确预测表型,因此产前通过绒毛或羊水细胞中 mtDNA 突变比例预测胎儿是否患病相当困难,产前诊断存在很大不确定性。高风险人群应避免使用丙戊酸钠、巴比妥类、庆大霉素、环丙沙星、氯霉素、四环素等抑制能量代谢通路或抑制线粒体 DNA 翻译的药物。

由 mtDNA 突变所导致的线粒体疾病,其再发风险的估计必须考虑到影响 mtDNA 疾病的各种因素,包括:突变的阈值,各组织之间突变 mtDNA 比例不同对临床表现的影响,以及性别之间外显度的差异等。mtDNA 缺失突变通常呈散发,如果母亲不携带突变 mtDNA,则下一代患病几率很低。

六、遗传咨询

1975 年,美国人类遗传协会(American Society of Human Genetics,ASHG)首次对遗传咨询给出了定义。随着近年来基因组医学的迅速发展,美国国家遗传咨询协会(National Society of Genetic Counseling,NSGC)于 2006 年 5 月对遗传咨询进行了重新定义,即遗传咨询是一个帮助人们理解和适应遗传因素对疾病的作用及其对医学、心理和家庭的影响的程序,这一程序包括:①通过对家族史的解释来评估疾病的发生或再发风险率;②进行有关疾病的遗传、实验室检测、治疗处理及预防的教育,并提供与疾病有关的各种可以求助的渠道及研究方向;③辅导促进知情选择和对所患疾病及其再发风险的逐步认知和接受。

遗传咨询应包括下列过程:①获取信息:家族史的获取是遗传咨询过程中的重要部分,通常用标准化的系谱术语绘制出包含3代或3代以上家人、包括夫妇双方在内的所有家庭成员的患病情况、目前生存状态以及相互之间的关系的图谱,绘制家系图应正确使用国际统一符号,资料尽可能完整,家庭成员信息准确、全面;先证者及其他患者的一级、二级家庭成员必须齐全;数目要准确,有流产、死胎、死产和出生后死亡的也要绘出。在获取信息过程中,咨询师与咨询者及家人建立良好的信任关系非常重要,要让咨询者及家人了解咨询师获取资料的目的,从而确保获取资料尽可能准确和详尽。②建立诊断:根据第一步所获得的家系图及其他临床信息,经过初步分析后确立大致检测方向,进行相关的实验室检查,特别是基因检测,从而对疾病作出诊断的过程。建立诊断是遗传咨询的关键步骤,既可以对疾病的预后及治疗提供重要线索,也能为产前诊断及下一胎发病风险提供依据。③风险评估:下一胎风险评估是大多数咨询者最关心的问题。④给出信息及心理咨询:一旦建立诊断并获得相关风险数据,需要将这些信息告知咨询者及家人,让其了解检测结果、得出结论的过程及结果的意义,解释疾病的遗传方式、再发风险、可以采取的对策、疾病治疗和社会支持团体等信息。咨询者及家人在获得上述信息的过程中通常会产生强烈的情绪波动,咨询师应尽可能帮助他们度过心理过度反应期。

【本节关键点】

1. 遗传性疾病包括:单基因遗传病、多基因遗传病、染色体病、线粒体遗传病和体细胞遗传病。

2. 对遗传性疾病高风险人群进行遗传咨询时,应包括获取信息、建立诊断、风险评估、给出信息和心理咨询几个步骤。

(张月萍)

第四节 胚胎、胎儿发育和 胎儿各系统生理特点

妊娠是胚胎(embryo)和胎儿(fetus)在母体内发育成长的过程,受精是妊娠的开始,胎儿胎盘娩出是妊娠的结束。受精后8周前的人胚称为胚胎,从受精后第9周开始称为胎儿,整个妊娠过程是一个复杂而协调的生理过程。

一、受精及受精卵的发育、 转运和着床

受精(fertilization)是指精子穿入卵子形成受精卵的过程。受精一般发生在排卵后12小时内,整个受精过程大约持续24小时。

(一) 受精

1. **卵子的发生** 青春期以后女性平均每月有一个卵泡发育成熟并排卵,排卵前初级卵母细胞完成第一次减数分裂,形成2个子细胞(次级卵母细胞和第一极体)。次级卵母细胞很快进入到减数分裂中期Ⅱ,且停止于该期,直到受精后才会完成第二次减数分裂。

2. **精子的发生** 精子(spermatozoon)是在睾丸的生精小管中由精原细胞发育形成,从精原细胞开始发育到精子形成需要65天。新形成的精子首先进入附睾,在附睾内停留2周以便继续发育成熟并逐渐获得运动能力。

3. **获能** 精液中的精子没有使卵子受精的能力。精子在宫腔和输卵管内游动时,精子顶体表面的糖蛋白被女性生殖道分泌物中的α、β淀粉酶降解,获得使卵子受精的能力,该过程称为获能(capacitation),需7小时左右。

4. **受精** 受精的过程包括精卵识别、精子顶体反应、精子穿过卵丘和透明带、精卵融合等环节,整个过程需要24小时。卵子排出后,被输卵管伞端摄取并停留在输卵管壶腹部,一般认为卵子最佳受精能力持续时间不超过12小时。精子可以在女性生殖道内存活数天,但最佳受精能力持续时间不超过48小时。获能的精子游动到输卵管壶腹部,精子头前部有膜包围的帽状结构,内含各种水解酶。精子与卵子相遇后,顶体释放出水解酶溶蚀放射冠和透明带的过程称为顶体反应(acrosome reaction)。精子进入卵子后,透明带结构发生变化,称为透明带反应(zona reaction)。透明带反应的结果是透明带对顶体蛋白酶的反应减弱,从而阻止其他精子穿越透明带,避免多个精子同时和一个卵子受精。受精后次级卵母细胞迅速完成第二次减数分裂形成卵原核,卵原核和精原核融合形成二倍体受精卵(zygote),完成受精过程。

(二) 受精卵的发育和转运

受精后受精卵借助输卵管蠕动和输卵管内膜上皮纤毛的摆动逐步向宫腔移动,同时受精卵开始进行有丝分裂活动。

受精卵的有丝分裂过程称为卵裂(cleavage),卵裂后的细胞形成卵裂球(blastomere),在卵裂过程中卵裂球内的细胞数量不断增加。受精后3天形成含有16个细胞的卵裂球,形似桑椹,称为桑椹胚(morula)。当桑椹胚的细胞达到一定数量的时候,细胞间会逐渐形成腔隙,腔中充满液

体,此时的胚胎称为胚泡(blastocyst)。在受精后的第4天,早期胚泡到达宫腔(图2-4-1)。

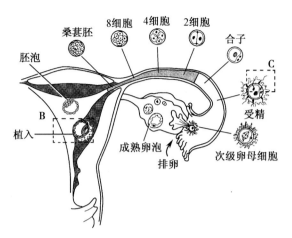

图 2-4-1 受精卵发育及转运示意图

（三）着床

受精后5~6天,随着透明带消失,早期胚泡逐步发展为晚期胚泡,晚期胚泡开始植入子宫内膜,该过程称为着床(implantation)。着床于受精后第10~12天完成,过程非常复杂,包括定位、黏附和穿透三个阶段,必须具备以下4个条件才能顺利完成:①透明带消失;②细胞滋养层细胞分化出合体滋养层细胞;③胚泡和子宫内膜发育同步且协调;④孕妇体内有足够水平的孕酮,且子宫内膜有容许受精卵着床的窗口期。

1. **定位**(apposition) 受精卵到达宫腔后的前1~2天处于游离状态,在黏附之前,它首先在某个位置靠近内膜,这个过程称为定位。定位的具体机制目前尚不清楚,可能与子宫内膜和胚胎上的某些特异分子表达有关。

2. **黏附**(adhesion) 胚泡定位后就开始黏附于子宫内膜,黏附过程主要由胚胎和内膜表面表达的多种黏附分子及其配体结合介导。黏附分子包括整合素-$\alpha v \beta_3$、$\alpha_1 \beta_1$、E-选择素、细胞间黏附分子-1(ICAM-1)、CD44 等,配体包括层粘连蛋白(laminin)、Fn、玻连蛋白、Lex 等。

3. **植入**(implantation) 胚泡附着于子宫内膜表面后,很快就侵入(penetration)子宫内膜、滋养层穿入子宫内膜的过程称植入。胚泡的植入过程涉及滋养细胞与细胞外基质的黏附、基质降解、内膜蜕膜化、细胞滋养细胞移行等变化。

胚泡植入后在孕酮的作用下,子宫内膜腺体增大、弯曲,腺体中含有大量糖原,间质细胞肥大,这一系列变化称为蜕膜化。此时的子宫内膜称为蜕膜。根据蜕膜和胚泡的关系,蜕膜被分成3部分:①底蜕膜:与胚泡接触的靠近子宫肌层的蜕膜;②包蜕膜:覆盖在胚泡表面的蜕膜,随着胚胎的发育,这部分蜕膜逐步凸向宫腔,同时,由于缺乏营养细胞逐渐退化,最后它与真蜕膜融合;③真蜕膜:除底蜕膜和包蜕膜以外覆盖宫腔的其他蜕膜(图2-4-2)。

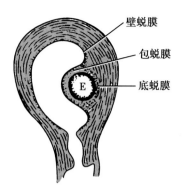

图 2-4-2 胚胎与蜕膜关系示意图

胚泡着床是妊娠的第一步,也是妊娠成功的关键。任何受精卵必须在子宫内膜植入,才能从母体获取营养物质,逐渐发育、分化、生长,并通过胎盘排泄代谢产物,最终成为一个机体。

二、人胚的早期发育

（一）胚泡

在受精后第4天,桑椹胚演化成胚泡。胚泡内有胚泡腔,胚泡内的细胞也有了分化,位于胚泡内的少量细胞形成内细胞团,内细胞团将来分化成胚胎,位于胚泡周围的大量细胞形成滋养层,滋养层将来分化成绒毛膜(图2-4-3)。

（二）两胚层胚盘形成

受精后第6~7天,滋养层分化出合体滋养层,这是胚泡着床的必备条件之一,以后合体滋养层内会出现腔隙。在滋养层分化的同时,内细胞团也分化出包括上胚层(原始外胚层)和下胚层(原始内胚层)的圆盘状两胚层胚盘,上胚层细胞增生,其内出现一个充满液体的腔隙,称为羊膜腔,腔内液体称为羊水(amniotic fluid)。紧贴细胞滋养层的一层上胚层细胞形状扁平,称为羊膜细胞,它们形成最早的羊膜(amnion)。

下胚层周缘细胞向腹侧生长延伸形成另外一个囊——卵黄囊(yolk sac)。此时胚泡腔内出现散在分布的星状细胞和细胞外基质,它们填充于细胞滋养层、羊膜囊和卵黄囊之间,形成胚外中胚层,其中的星状细胞称为胚外中胚层细胞(图2-4-4)。

胚外中胚层细胞逐步填满整个胚泡腔形成胚外中胚层,接着细胞间出现腔隙,腔隙逐渐汇合增大形成胚外体腔。胚外中胚层则分别附着于滋养层内面及卵黄囊和羊膜的外面,羊膜腔顶壁尾侧与滋养层之间的胚外中胚层将两者连接起来,该结构称为体蒂(body stalk)(图2-4-5)。

（三）三胚层的形成

在受精后的第3周初,上胚层细胞增生在胚盘尾端形成一条细胞带,称为原条,原条头端膨大称为原结,原条中线出现浅沟称为原沟,原节中心出现浅凹称为原凹。原沟细胞进入上、下胚层之间,形成一个新的细胞层即中胚层,

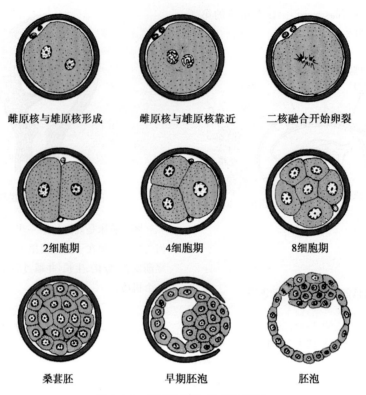

雌原核与雄原核形成　　雌原核与雄原核靠近　　二核融合开始卵裂

2细胞期　　　　　　　4细胞期　　　　　　　8细胞期

桑葚胚　　　　　　　早期胚泡　　　　　　　胚泡

图 2-4-3　卵裂和胚泡形成示意图

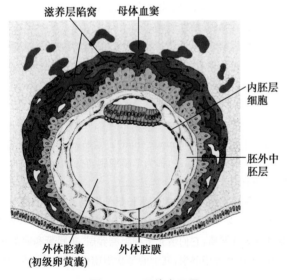

图 2-4-4　胚外中胚层

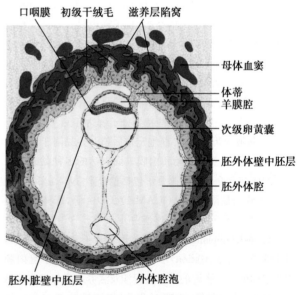

图 2-4-5　胚外体腔和体蒂

中胚层的出现标志三胚层胚盘的形成,此时上胚层称为外胚层,下胚层称为内胚层。胚盘出现原条的一端为尾端,另一端则为头端。原结的细胞向胚盘头端延伸为一条细胞索称为脊索,原条和脊索为胚胎早期的中轴结构,并在诱导神经管与椎体的发生中有重要作用。最后脊索退化为椎间盘中的髓核。在脊索的头端和原条的尾端各有一无中胚层区域,内外胚层相贴,它们分别形成口咽膜和泄殖腔膜。

（四）三胚层的分化和胚体的形成

在第4～8周三胚层胚盘逐渐分化出全身各个器官,到第8周末器官分化基本完成,但除心血管系统外,其他器官基本不具有功能。从第9周开始,各器官进一步发育渐趋成熟。

1. **外胚层的分化**　脊索诱导其背侧中线的外胚层增厚呈板状,称为神经板。构成神经板的外胚层部分称为神经外胚层,其余部分称为表面外胚层。神经板中央形成纵行的凹陷,称为神经沟,沟两侧边缘隆起称为神经褶,两侧神经褶逐渐向神经沟中间靠拢融合形成神经管,神经管头尾两端各有一个开口,分别称为前神经孔和后神经孔(图2-4-6)。胚胎第4周时,神经沟完全闭合。神经管是中枢神经系统的始基,将来分化为脑和脊髓等。如果前后神经孔未闭合,将来会出现无脑儿或脊髓裂。

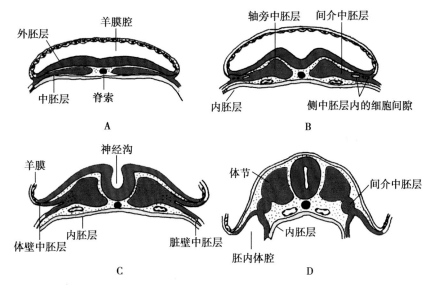

图 2-4-6　神经管形成与中胚层早期分化示意图

表面外胚层将来分化为皮肤及其附属结构、角膜上皮、晶状体、唾液腺、口腔、鼻腔及肛管下段的上皮等。

2. **中胚层的分化**　脊索两旁的中胚层细胞增殖较快,从内向外依次分化为轴旁中胚层、间介中胚层和侧中胚层。中胚层细胞先形成间充质,然后再分化成各种结缔组织、肌组织、血管和骨骼等。轴旁中胚层形成体节,体节将来发育成背侧的皮肤真皮、骨骼肌和脊柱等。间介中胚层将来主要发育成泌尿系器官。侧中胚层是中胚层的最外侧,将来分化为消化系统和呼吸系统的肌组织、血管、结缔组织和间质等。

3. **内胚层的分化**　内胚层被包入胚体内形成原始消化管,将来分化为消化道、消化腺、呼吸道和肺的上皮组织,甲状腺、甲状旁腺、胸腺和膀胱等器官的上皮组织也是起源于内胚层。

4. **胚体的形成**　伴随着三胚层的分化,胚盘边缘向腹侧卷折逐渐形成圆柱形的胚体。圆柱形胚体形成的结果是外胚层包在胚体外面,内胚层位于胚体内部。胚体凸入羊膜腔内;体蒂和卵黄囊于胚体腹侧中心合并,外包羊膜形成脐带。胚体头端由口咽膜封闭,尾端由泄殖腔膜封闭。到第8周末,胚体初具人形。

三、胎儿的生长发育

产科计算孕周从末次月经第1天开始计算,通常比受精时间提前2周,比着床提前3周;整个孕期约为280天,即40周。临床上以4周(一个妊娠月)为一孕龄单位,描述胚胎及胎儿发育的特征。

4周末:胚囊直径约2～3cm,胚胎长约4～5mm,可以辨认胚盘与体蒂。

8周末:初具人形,头大,占整个胎体1/2。能分辨出眼、耳、鼻、口、手指及足趾,四肢已具雏形,心脏已形成。

12周末:胎儿身长约9cm,顶臀长6～7cm。外生殖器已发育,部分可辨出性别。多数胎儿骨内出现骨化中心,指(趾)开始分化,皮肤和指甲出现,胎儿四肢可活动。

16周末:胎儿身长约16cm,顶臀长12cm,重约110g。从外生殖器可确认胎儿性别。头皮已长出毛发,胎儿开始出现呼吸运动。皮肤菲薄呈深红色,无皮下脂肪。部分孕妇有自觉胎动。

20周末:胎儿身长约25cm,重约320g。皮肤暗红,出现胎脂,全身覆盖毳毛,并可见少许头发。开始出现吞咽、排尿功能。胎儿运动明显增加,10%～30%时间胎动活跃。

24周末:胎儿身长约30cm,重约630g。各脏器均已发育,皮下脂肪开始沉积,出现眉毛和睫毛。支气管和细支气管扩大,肺泡导管出现,但是气体交换所需要的终末囊还未形成,出生后可有呼吸,但生存力极差。

28周末:胎儿身长约35cm,重约1100g。皮下脂肪不多,皮肤粉红,可有胎脂。眼睛半张开,有呼吸运动。此胎龄的新生儿存活率达90%。但易患特发性呼吸窘迫综合征。

32周末:胎儿身长约40cm,重约1800g。皮肤深红,面部毳毛已脱落,出现脚趾甲,睾丸下降。此胎龄的新生儿通常可以存活。

36周末:胎儿身长约45cm,重约2500g。皮下脂肪较多,面部皱褶消失,毳毛明显减少。指(趾)甲已达指(趾)端。此胎龄新生儿出生后能啼哭、吸吮,生活力良好,基本能存活。

1

40周末:胎儿身长约50cm,重3400g。胎儿发育成熟,皮肤粉红色,皮下脂肪多,外观体形丰满。足底皮肤有纹理。男性睾丸已降至阴囊内,女性大小阴唇发育良好。出生后哭声响亮,吸吮能力强,能很好存活。

四、胎儿各系统生理特点

(一) 神经系统

胚胎第4周末,神经管头段形成三个膨大,由前向后分别称为前脑泡、中脑泡和菱脑泡。至第5周时,前脑泡的头端形成左右两个端脑,端脑以后发育为大脑两半球,前脑泡的尾端形成间脑。中脑泡将来分化为中脑。菱脑泡分化为头侧的后脑和尾侧的末脑,将来后脑分化为脑桥和小脑,末脑分化为延髓。随着脑泡的形成和演变,神经管的管腔也演变为各部位的脑室。前脑泡的腔演变为左右两个侧脑室和间脑中的第三脑室;中脑泡的腔很小,形成狭窄的中脑导水管。菱脑泡的腔演变为第四脑室。

胎儿大脑随妊娠进展逐渐发育长大,妊娠20周时开始出现脑沟、脑回,以后随着孕周的增加,脑沟、脑回逐渐增多。妊娠第3个月之前脊髓与脊柱等长,其下端可达脊柱的尾骨。妊娠第3个月后,由于脊柱生长速度比脊髓快,脊柱逐渐超越脊髓向尾端延伸,脊髓的位置相对上移。足月时脊髓下端与第3腰椎平齐,仅以终丝与尾骨相连。由于节段分布的脊神经均在胚胎早期形成,并从相应节段的椎间孔穿出,当脊髓位置相对上移后,脊髓颈段以下的脊神经根便越来越斜向尾侧,腰、骶和尾段的脊神经根则在椎管内垂直下行,与终丝共同组成马尾。

(二) 循环系统

胎儿所需的营养物资、氧气供给及其代谢产物的排出,均要经胎盘交换,最后由母体完成。胎儿的循环系统适应了胎儿生长的需要,与新生儿的循环系统有很大不同(图2-4-7)。

1. 解剖学特点 在循环系统的建立中,解剖学的发展特点构成胎儿独特的循环体系,保障胎儿宫内生长需求。循环系统主要包括以下解剖特点:①脐静脉一条,出生后闭锁为肝圆韧带,脐静脉终末支为静脉导管,出生后闭锁为静脉韧带;②脐动脉两条,出生后与相连的腹下动脉一起闭锁为腹下韧带;③动脉导管位于肺动脉和主动脉弓之间,出生后闭锁为动脉韧带;④卵圆孔出生后数分钟就开始功能性关闭,6个月后完全闭锁。

2. 血液循环特点 脐静脉把含氧量高的血带入胎儿体内,脐静脉经脐孔进入胎儿腹壁,到达肝脏后分为2支:静脉导管和门静脉窦。静脉导管是脐静脉的主支,穿过肝脏直接进入下腔静脉,它不为沿途经过的组织供氧;门静脉窦与肝静脉会合后加入下腔静脉。因此,下腔静脉血是混合血,有来自脐静脉含氧量较高的血液,也有来自胎儿身体下半身含氧量较低的血液。

卵圆孔位于左右心房的房间隔上,其开口正对下腔静

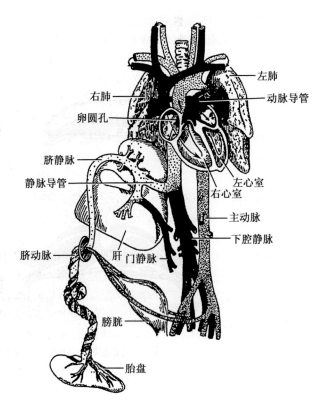

图 2-4-7 胎儿血液循环

脉入口,下腔静脉进入右心房的血液绝大部分经卵圆孔进入左心房,然后再进入左心室。上腔静脉进入右心房的血液流向右心室,随后进入肺动脉。上腔静脉的血是从大脑和上半身返回的含氧量低的血液,而下腔静脉血液里的含氧量相对较高。

由于肺循环阻力较高,动脉导管阻力小,因此肺动脉血液绝大部分经动脉导管流入主动脉,仅约13%的血液进入肺,然后经肺静脉进入左心房。左心房血液进入左心室,继而进入主动脉直至全身后,经腹下动脉再经脐动脉进入胎盘,与母血进行气体及物质交换。

胎儿体内无纯动脉血,而是动静脉混合血。进入肝、心、头部及上肢的血液含氧量较高,营养较丰富。注入肺及身体下半部的血液含氧量及营养相对较少。

(三) 血液系统

1. 红细胞生成 胎儿血液循环在受精后3周末建立,胚胎早期红细胞生成主要来自卵黄囊。妊娠10周时肝是红细胞的主要生成器官,以后骨髓、脾逐渐具有造血功能。妊娠足月时,约90%的红细胞由骨髓产生。胎儿红细胞的生成受胎儿分泌的红细胞生成素调节,妊娠32周后胎儿分泌的红细胞生成素显著增加,因此妊娠32周后出生的新生儿红细胞数也显著增加,约为$6.0×10^{12}$/L。从原红细胞发育到网织红细胞并释放入血约需6~7天的时间,胎儿红细胞的生存时间较成人短,约80天左右。

2. 血红蛋白生成 血红蛋白在原红细胞、幼红细胞和网织红细胞内合成。根据珠蛋白的构成,血红蛋白分为原

始血红蛋白、胎儿血红蛋白和成人血红蛋白。在妊娠前半期，胎儿红细胞内的血红蛋白均为胎儿血红蛋白，妊娠最后4～6周成人血红蛋白所占比例逐渐增加，到临产时胎儿血红蛋白仅占 25%。

3. 白细胞生成　妊娠 8 周以后，胎儿血液循环中开始出现粒细胞。从妊娠 12 周起胸腺、脾产生淋巴细胞，成为体内抗体的主要来源。妊娠足月时白细胞计数可高达 $(15\sim20)\times10^9/L$。

（四）呼吸系统

胎儿期胎盘代替肺脏功能，母儿血液在胎盘进行气体交换，但出生前胎儿已具备呼吸道（包括气管直至肺泡）、肺循环及呼吸肌发育。

1. 肺的发育　胚胎第 4 周出现肺和支气管的原基——肺芽，肺芽迅速生长并形成树状分支，左肺芽分为 2 支，右肺芽分为 3 支，它们分别形成左肺和右肺的肺叶支气管。

妊娠 2 个月末出现肺段支气管，以后支气管不断分化出更细的支气管，在妊娠 16～25 周期间呼吸性细支气管逐渐形成，最后出现终末细支气管和有呼吸功能的呼吸支气管、肺泡管和肺泡。

到妊娠第 7 个月时肺泡 II 型上皮细胞已开始分泌表面活性物质，包括卵磷脂和磷脂酰甘油。肺泡壁表面有密集的毛细血管网，肺内血液循环已完善。表面活性物质能够降低肺泡表面张力，有助于肺的扩张，此时早产的胎儿可进行正常的呼吸。

早期肺内间质较多，妊娠后期肺间质逐渐减少，肺泡逐渐增多。胎儿娩出后，肺仍继续发育，肺泡数量继续增多。

2. 呼吸运动　妊娠 11 周 B 超下可见胎儿胸壁运动，妊娠 16 周时出现能使羊水进出呼吸道的呼吸运动。呼吸运动促进肺的发育和肺泡扩张。胎儿呼吸频率约 30～70 次/分，时快时慢，有时也很平稳。胎儿窘迫时会出现大喘息样呼吸运动。

（五）消化系统

1. 胃肠道　妊娠 11 周时小肠已有蠕动，到妊娠 16 周时胃肠功能基本建立。胎儿能吞咽羊水，吸收水分、氨基酸、葡萄糖及其他可溶性营养物质。

胎粪中包含所吞咽羊水中未被消化的胎脂、脱落的胎儿细胞和毛发，以及来自肺的分泌物，胎粪排出是胎儿正常肠蠕动的结果，目前认为与胎儿宫内窘迫关系不大。

2. 肝脏　胎儿红细胞寿命较成人短，因此产生的胆红素相对较多。与成人肝脏相比，胎儿肝内缺乏许多酶，只有少部分游离胆红素能在肝内转化为结合胆红素，结合胆红素经胆道排入小肠后被氧化成胆绿素，胆绿素的降解产物使胎粪呈墨绿色。胎儿产生的大量游离胆红素通过胎盘转运到母体循环进行代谢。

（六）泌尿系统

妊娠 11～14 周时胎儿肾已有排尿功能，到妊娠 14 周时胎儿膀胱内已有尿液。从妊娠中期开始，胎儿尿液成为羊水的重要来源。妊娠晚期胎儿宫内窘迫时，胎儿体内血液重新分配，胎儿肾小球滤过率下降，产生的尿液减少，因此会出现羊水过少。

（七）内分泌系统

1. 甲状腺　甲状腺素对胎儿各组织器官的正常发育均有作用，尤其是大脑的发育。在妊娠早期，胎儿生长发育所需要的甲状腺素全部由母体提供，于妊娠第 6 周甲状腺开始发育，到妊娠 12 周时已能合成甲状腺激素，对母体的依赖逐渐减少。但是，即使在妊娠晚期胎儿自身合成的甲状腺素也不能完全满足需要，仍有约 1/3 的量需要母体提供。

2. 肾上腺　胎儿肾上腺发育良好，胎儿肾上腺皮质主要由胎脐带组成，约占肾上腺皮质的 85% 以上。胎儿肾上腺皮质产生大量类固醇激素，与胎儿肝、胎盘、母体共同完成雌三醇的合成。

3. 胰腺　在妊娠 12 周时胎儿胰腺开始分泌胰岛素。

（八）生殖系统的分化、发育

生殖系统的发生是一个复杂的过程，它包括三个方面：即性腺的发生、生殖道的发生和外生殖器的发生，其中最重要的是性腺的发生。生殖系统的发生起始于胚胎期，完成于胎儿期。生殖系统发生的结果决定了一个人的生物学性别。男性的性腺是睾丸，女性的性腺是卵巢，它们均起源于原始性腺。性腺发生是一个非常复杂的过程，需要许多基因的参与。

1. 性腺的发生　原始性腺由体腔上皮、间充质和生殖细胞三种不同的部分组成，原始性腺无性别差异，将来既可以分化成卵巢，也可以分化成睾丸，因此我们又称之为未分化性腺。1990 年发现决定性腺分化方向的因子是位于 Yp11.3 的 Y 染色体性别决定区（sex-determining region of the Y，SRY），目前认为 *SRY* 就是睾丸决定因子。在胚胎的第 7 周，在 *SRY* 及其他基因的作用下，初级性腺索向原始性腺的深部生长，分化成生精小管，生精小管末端相互连接形成睾丸网，最终发育成睾丸。在 *SRY* 不存在时，原始性腺自然向卵巢方向分化。

2. 内生殖道的发生　在胚胎期，胎儿体内同时存在向男性和女性内生殖器分化的始基，即中肾管和副中肾管。性腺为睾丸时，睾丸支持细胞分泌抗米勒管激素（anti-Müllerian hormone，AMH），AMH 使米勒管退化，睾丸间质细胞分泌的雄激素促进中肾管发育成男性的内生殖道。性腺为卵巢时，由于缺乏雄激素的作用，中肾管逐渐退化。同时，由于没有 AMH 的抑制作用，米勒管发育。米勒管的上段分化成输卵管，中段发育成子宫，下段发育成阴道的上 1/3，阴道的下 2/3 起源于尿生殖窦。

3. 外生殖器的发生　外生殖器起源于尿生殖窦，决定胎儿外阴分化方向的决定因子是雄激素。胎儿睾丸分泌的睾酮在 5α-还原酶作用下转化成二氢睾酮，二氢睾酮使尿生殖窦向男性外生殖器方向分化。如果尿生殖窦未受雄激素的影响，则向女性外生殖器方向分化。一般情况，睾丸在临产前降至阴囊内。

五、胎 儿 头 颅

由于胎儿颅骨在分娩机制中占有重要地位,因此对助产士来说,了解胎儿颅骨的相关参数及特征是非常必要的。胎儿颅骨的两个关键作用在于,一是在分娩过程中胎头下降进入产道时,保护大脑免受产道的挤压;二是胎儿颅骨的可塑性使得胎儿可以更易通过产道。助产士通过评估胎儿颅骨的特征性标志,如颅骨缝、囟门等,能够判断胎方位及胎儿头部在骨盆的位置,从而确定产程进展以及分娩方式。

颅骨最初来源于神经嵴细胞及中胚层的膜内结构,孕4~8周时,大脑表面的间质层骨化,形成胎儿头颅的骨骼,这个过程称之为膜内成骨(intramembranous ossification),此时可在超声下看到细胞膜的钙化以及枕骨的形成,为颅骨生成最早的标志。在孕12周时,各个骨的轮廓会变得更显著,其成骨过程会持续整个妊娠期。

(一)胎儿头颅的外部结构层

颅骨共有 29 块,其中脑颅 8 块(构成颅腔)、面颅 15 块(构成面部支架)和 3 对听小骨。脑颅包括 2 块颚骨、2 块顶骨、2 块颞骨、1 块枕骨和 1 块蝶骨。颅骨之间的缝隙称为颅缝,缝与缝之间的空隙称为囟门。其外部结构(图 2-4-8)主要包括:

1. **头皮** 覆盖在骨膜上的薄且柔软的组织,由皮肤、毛囊、血管、结缔组织和肌纤维组成。

2. **结缔组织** 包括血管、毛囊,它们可能会在分娩过程中因为水肿造成产瘤。

3. **腱膜** 纤维性的薄膜。

4. **结缔组织** 疏松的结缔组织,以保证头皮的可移动性。

5. **骨膜** 双层结缔组织覆盖,并附着在骨的边缘以滋养头骨。

(二)胎儿颅骨缝

胎儿颅骨缝是用来连接胎儿颅骨骨骼结构的疏松结缔组织。它可以在分娩过程中进行头颅的塑形,也能确保儿童发育期大脑的扩张。具有产科临产意义的颅骨缝有额缝、矢状缝、人字缝和冠状缝(图 2-4-9)。

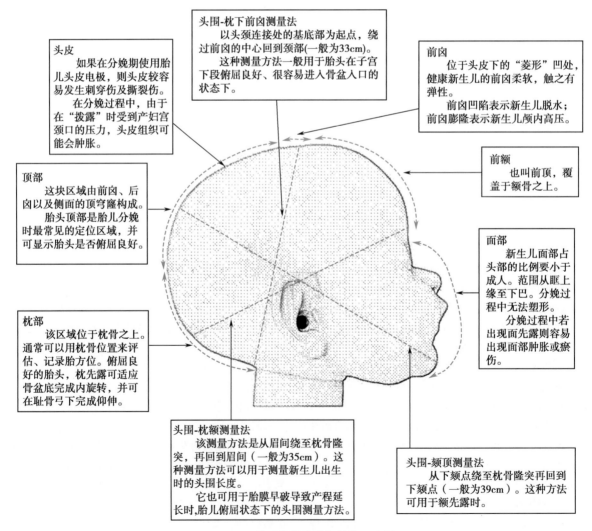

图 2-4-8 胎儿颅骨的外部结构及头围

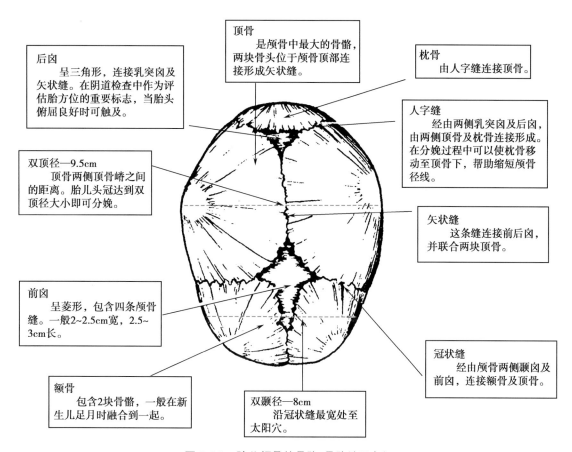

后囟
　　　呈三角形,连接乳突囟及矢状缝。在阴道检查中作为评估胎方位的重要标志,当胎头俯屈良好时可触及。

顶骨
　　　是颅骨中最大的骨骼,两块骨头位于颅骨顶部连接形成矢状缝。

枕骨
　　　由人字缝连接顶骨。

人字缝
　　　经由两侧乳突囟及后囟,由两侧顶骨及枕骨连接形成。在分娩过程中可以使枕骨移动至顶骨下,帮助缩短颅骨径线。

双顶径—9.5cm
　　　顶骨两侧顶骨嵴之间的距离。胎儿头冠达到双顶径大小即可分娩。

矢状缝
　　　这条缝连接前后囟,并联合两块顶骨。

前囟
　　　呈菱形,包含四条颅骨缝。一般2~2.5cm宽,2.5~3cm长。

额骨
　　　包含2块骨骼,一般在新生儿足月时融合到一起。

双颞径—8cm
　　　沿冠状缝最宽处至太阳穴。

冠状缝
　　　经由颅骨两侧颞囟及前囟,连接额骨及顶骨。

图 2-4-9　胎儿颅骨的骨骼、骨骼缝及囟门

1. **矢状缝**(sagittal suture)　位于头顶部中央,两顶骨之间,它前方连着前囟,后面连着后囟,是判断胎方位的重要解剖标志。

2. **冠状缝**(coronal suture)　位于两顶骨与两额骨之间,一端连着前囟,另一端连着颞囟。

3. **额缝**(frontal suture)　位于两额骨之间。

4. **人字缝**(lambdoidal suture)　位于枕骨与顶骨之间。

（三）囟门

囟门(fontanelle)是三条及以上颅骨缝交汇形成的未骨化的膜状区域,囟门有前囟、后囟、颞囟和乳突囟。

1. **前囟**(anterior fontanelle or bregma)　呈菱形,由额缝、冠状缝和矢状缝汇合而成,位于胎头前方,亦称大囟门,足月时长 2.5～3cm,宽 2～2.5cm。临产时可用于确定胎儿枕骨骨盆中的位置。分娩后可持续开放 18 个月才完全骨化,以利于脑的发育。

2. **后囟**(posterior fontanelle)　呈三角形,由矢状缝和人字缝汇合而成,位于胎头后方,亦称小囟门。产后 8～12 周内骨化,一般于出生后 6 个月闭合。

3. **颞囟**(temporal fontanelle)　由额骨、顶骨和颞骨围成,又称前外侧囟(anterolateral fontanelle)。

4. **乳突囟**(mastoid fontanelle)　由颞骨、顶骨和枕骨围成,又称后外侧囟(posterolateral fontanelle)。

（四）胎头径线

助产士可以通过胎头各径线的长短来了解胎头的大小,胎头径线包括双顶径、枕下前囟径、枕额径和枕颏径(图2-4-10)。

1. **双顶径**(biparietal diameter,BPD)　为两顶骨隆突间的距离,是胎头的最大横径,足月时平均约为 9.3cm。

2. **枕额径**(occipito frontal diameter)　鼻根上方至枕骨隆突间的距离,胎头以此径线衔接,足月时平均约为 11.3cm。

3. **枕下前囟径**(suboccipitobregmatic diameter)　又称小斜径,为前囟中央至枕骨隆凸下方的距离,足月时平均为 9.5cm,胎头俯屈后以此径线通过产道。

4. **枕颏径**(occipito mental diameter)　又称大斜径,为下颌骨中点到后囟门顶部间的距离,足月胎儿平均长约 13.3cm。

（五）胎头塑形

胎儿的头颅具有一种特殊的能力,即在分娩过程中为了适应长时间的挤压而发生颅骨的重叠来增加胎儿通过产道的能力,这种适应性的行为即塑形,在这一过程中,由于产道压力,颅骨的各个骨之间会发生交互重叠(图2-4-11)。

胎头塑形过程会使颅骨的径线出现最多 1.5cm 左右

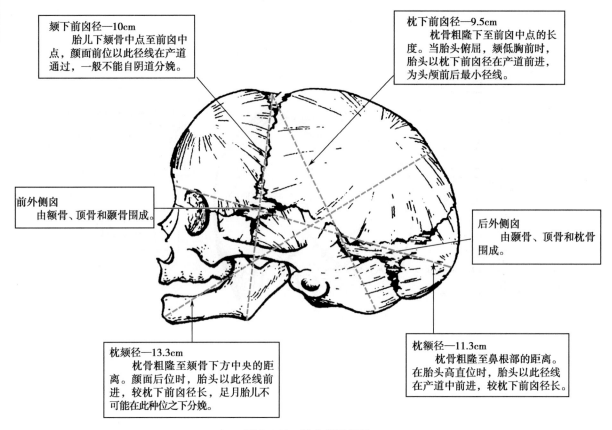

颏下前囟径—10cm
胎儿下颏骨中点至前囟中点，颜面前位以此径线在产道通过，一般不能自阴道分娩。

枕下前囟径—9.5cm
枕骨粗隆下至前囟中点的长度。当胎头俯屈，颏低胸前时，胎头以枕下前囟径在产道前进，为头颅前后最小径线。

前外侧囟
由额骨、顶骨和颞骨围成。

后外侧囟
由颞骨、顶骨和枕骨围成。

枕颏径—13.3cm
枕骨粗隆至颏骨下方中央的距离。颜面后位时，胎头以此径线前进，较枕下前囟径长，足月胎儿不可能在此种位之下分娩。

枕额径—11.3cm
枕骨粗隆至鼻根部的距离。在胎头高直位时，胎头以此径线在产道中前进，较枕下前囟径长。

图 2-4-10 胎儿颅骨径线

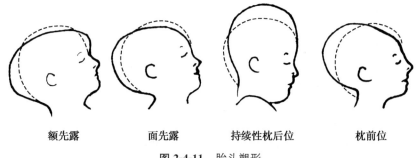

| 额先露 | 面先露 | 持续性枕后位 | 枕前位 |

图 2-4-11 胎头塑形

的长短改变。在正常塑形中，额骨会移动至顶骨前方，枕骨移动至顶骨后部，它使得颅骨改变了形状却没有改变体积，当一根径线缩短时，另一根径线会伸长以维持体积。当出现极端或快速的塑形或胎头出现非正常的收缩时，胎儿可能会出现大脑镰切迹疝或小脑幕切迹疝。因此，助产士必须记录下分娩时的塑形程度，在进行新生儿体检时，助产士需要重新评估塑形程度以确保塑形减轻（表 2-4-1）。

（六）胎儿头颅内部结构

胎儿头颅的内部结构虽然有颅骨保护，但由于颅骨在分娩过程中具有可变性仍然使其受到危险。改变颅骨的形状会过度拉伸颅脑内部结构，造成组织撕裂及血管破裂（图2-4-12）。

表 2-4-1 胎儿颅骨径线在压缩或塑形过程中的变异

表 现	对径线的效果
枕先露并俯屈良好	枕下前囟径减少 双顶径减少 额顶径增加
持续性枕后位	枕额径减少 双顶径减少 额下前囟径增加
面先露	颏下前囟径减少 双顶径减少 枕额径增加
额先露	额顶径减少 双顶径可能减少 枕下前囟径增加

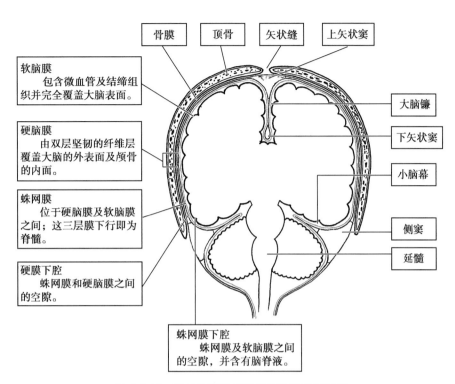

软脑膜
　包含微血管及结缔组织并完全覆盖大脑表面。

硬脑膜
　由双层坚韧的纤维层覆盖大脑的外表面及颅骨的内面。

蛛网膜
　位于硬脑膜及软脑膜之间；这三层膜下行即为脊髓。

硬膜下腔
　蛛网膜和硬脑膜之间的空隙。

骨膜　顶骨　矢状缝　上矢状窦

大脑镰

下矢状窦

小脑幕

侧窦

延髓

蛛网膜下腔
　蛛网膜及软脑膜之间的空隙，并含有脑脊液。

图 2-4-12 胎儿头部冠状缝切面的脑内部结构

（七）胎儿颅骨及周围组织的损伤

1. **产瘤**（caput succedaneum） 是指头皮表层结缔组织水肿（图 2-4-13）。分娩时，胎儿头皮循环受压造成肿胀，多发生在头先露部位，出生时即可发现。

产瘤的大小取决于宫颈扩张的程度，并非所有的新生儿都会出现产瘤，产程持续时间、宫缩强度以及先露部的下降程度都会影响产瘤的发生发展。

产瘤的特征为：①发生在分娩时；②存在颅骨塑形；③肿胀触之柔软；④可能会横跨颅骨缝；⑤分娩后产瘤会自行缩小；⑥无需特殊处理，由于液体的重吸收，产瘤通常在24～48 小时内消失。

2. **头颅血肿**（cephalhematoma） 是指发生在胎儿颅骨与骨膜之间的出血血肿（图 2-4-14）。在分娩时，由于对抗外界作用力或骨盆作用力造成颅骨骨折而引起的出血，通常与胎儿头盆不称、产钳助产或胎头吸引术造成的损伤有关。出血肿胀的范围取决于受影响颅骨的骨膜层面积。头颅血肿可以发生在多个骨中，但最常见的是顶骨骨折引起的头颅血肿。血肿区域最初是柔软的，但随着渗透作用的出现，液体被重吸收，血肿区域将会变硬。

头颅血肿的特点为：①一般出现于分娩后的12～72 小时；②分娩后血肿会逐渐变大；③边界清楚，不可按压；④持续数周，少数可持续数月；⑤可能会导致黄疸。

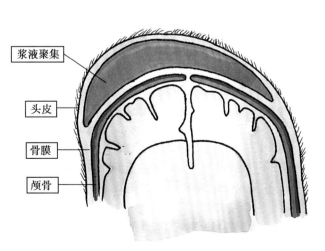

浆液聚集

头皮

骨膜

颅骨

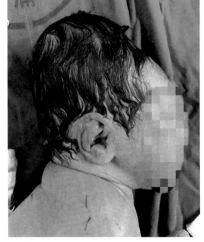

图 2-4-13 产瘤图

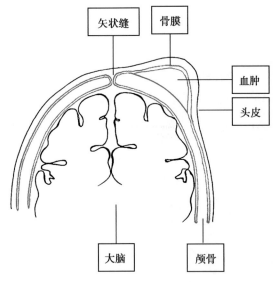

图 2-4-14　头颅血肿

头颅血肿基本无需治疗，大部分会自行消退。新生儿通常都比较安静，偶有轻度烦躁表现时需要安抚。由于失血，新生儿需要监测贫血、黄疸的表现，当出现菌血症时需要注射维生素 K 来提升凝血酶原水平，促进凝血。

3. 裂伤　新生儿头皮或面部撕裂通常是由于胎儿头皮电极、胎儿血流动力学监测或借助器械进行分娩所造成。通常无需治疗并恢复迅速。新生儿护理的重点是预防并监测感染，同时保护伤口。

【本节关键点】

1. 受精是指精子穿入卵子形成受精卵的过程，是妊娠的开始，受精一般发生在排卵后 12 小时内，整个受精过程大约持续 24 小时。

2. 受精后第 4 天桑椹胚演化成胚泡，胚泡内的细胞有了分化，二胚层、三胚层逐渐形成，第 4～8 周三胚层胚盘逐渐分化出全身各个器官，到第 8 周末器官分化基本完成。

3. 胎儿头颅是由 2 块顶骨、2 块额骨、2 块颞骨及 1 块枕骨构成，颅骨之间的缝隙称为颅缝，缝与缝之间的空隙称为囟门；胎儿在分娩过程中为了适应产道挤压，颅骨会发生重叠来增加胎儿通过产道的能力。

(李儒芝)

第五节　胎儿附属物及其功能

胎儿附属物包括胎膜、胎盘、脐带和羊水等，它们对胚胎和胎儿的发育具有重要意义。

一、胎　　盘

(一) 绒毛膜的发育

胎盘(placenta)由胎儿部分的羊膜、叶状绒毛膜和母体部分的底蜕膜构成。绒毛膜由绒毛膜板、各级绒毛干和绒毛组成。滋养层和衬于其内侧的胚外中胚层细胞组成绒毛膜板，在此基础上形成各级绒毛干和绒毛(图 2-5-1)。

1. 胚泡期　胚泡着床时，在合体滋养细胞间出现散在腔隙，以后这些腔隙逐渐融合形成互相沟通的较大的腔隙。由于腔隙的形成，使合体滋养层变成不规则的小梁，这些合体滋养细胞小梁就是初级绒毛的前身。合体滋养层内的腔隙将来演变为绒毛间隙，与子宫内膜的血管相连，其内充满母体的血液。

2. 三级绒毛的形成

(1) 初级绒毛：细胞滋养层局部增殖进入到合体滋养细胞小梁内形成细胞中心索，由合体滋养细胞和细胞滋养细胞中心索构成的绒毛层。

(2) 次级绒毛：第 3 周时胚外中胚层进入到绒毛内，形成间质中心索。

(3) 三级绒毛：次级绒毛内的胚外中胚层间充质分化出结缔组织和血管。

3. 细胞滋养层壳和绒毛外滋养细胞　绒毛末端的细胞滋养层细胞增殖并突破合体滋养层到达蜕膜，将绒毛固定于蜕膜上。另外，穿出的细胞滋养层细胞还沿蜕膜扩散，彼此连接在蜕膜表面形成一层细胞滋养层壳，细胞滋养层壳有固定绒毛的作用。绒毛末端的细胞滋养层细胞和细胞滋养层细胞壳被称为绒毛外滋养细胞(extravilloustrophoblast，EVT)，绒毛外滋养细胞具有一定的侵袭能力，可侵入底蜕膜及子宫壁浅肌层，最终将侵入到底蜕膜段子宫壁浅肌层的螺旋动脉管壁中，对子宫螺旋小动脉进行重铸。

妊娠初期整个绒毛膜囊表面都有绒毛覆盖。以后，随着妊娠的发育，在底蜕膜部分的绒毛由于营养供应好、生长旺盛变为叶状绒毛膜，在包蜕膜部分的绒毛由于营养差而退化为光滑的、几乎无血管的平滑绒毛膜。

(二) 蜕膜的演变

受精卵着床后，子宫内膜致密层蜕膜样细胞继续增大，逐渐变成蜕膜细胞，分泌期子宫内膜演变为蜕膜。按蜕膜与孕卵着床部位的关系可把蜕膜分为底蜕膜、包蜕膜和真蜕膜三部分。底蜕膜位于囊胚与子宫肌层之间的蜕膜，底蜕膜只占胎盘的少部分，将来发展成为胎盘的母体部分；包蜕膜为覆盖在囊胚上面的蜕膜；真蜕膜，又称壁蜕膜，是除底蜕膜、包蜕膜外，覆盖子宫腔内的蜕膜的统称。随着羊膜腔的增大，包蜕膜与真蜕膜逐渐融合，分娩时此两层已无法分离。

底蜕膜所需要的营养是由子宫内膜螺旋动脉分出的毛细血管网供应，血液回流是通过紧贴腺上皮的静脉毛细血管网及小静脉流入基底层的集合静脉。在着床部位周围子

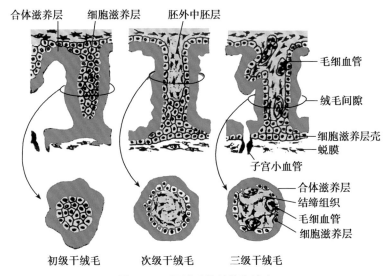

图 2-5-1　干绒毛的结构和演变

宫内膜毛细血管充血、扩大为相互沟通的血窦，血窦与绒毛间隙直接相通。绒毛外滋养细胞侵入到子宫内膜层，甚至子宫浅肌层的子宫螺旋小动脉内，并逐步取代子宫螺旋小动脉的内皮细胞和平滑肌细胞，该过程称为子宫螺旋小动脉的重铸。血管重铸的结果是血管腔扩大、血流阻力降低，这对保证胎盘的血供具有重要意义。

（三）妊娠晚期胎盘的组织解剖

足月胎盘呈盘状，多为圆形或椭圆形，重 450～650g，直径 15～20cm，厚 1～3cm。胎盘边缘部较薄，中央部较厚。胎盘的组织学结构从胎儿面到母体面依次为：羊膜、绒毛膜板、胎盘实质及蜕膜板（图 2-5-2）。

1. 羊膜　附着在胎盘胎儿面的半透明膜，正常厚度为 0.02～0.05mm，可分为上皮细胞层、基膜、致密层、成纤维细胞层和海绵层等五层。电镜可见上皮细胞表面有微绒

毛，使羊水与羊膜间进行交换。在羊膜的各层组织内未发现血管、淋巴系统及神经的存在。

2. 绒毛膜板　指在胎盘胎儿面的绒毛膜，主要为绒毛膜结缔组织，胎儿血管走行其下。绒毛膜板分为细胞层、网状层、假基层和滋养细胞层等四层。

3. 绒毛　胎盘实质主要为绒毛。绒毛膜板发出的 40～60 根初级绒毛干分支形成次级绒毛干，次级绒毛干进一步分支形成一系列三级绒毛干。一个初级绒毛干及其分支组成一个胎儿叶，一个次级绒毛干及其分支组成一个胎儿小叶，每个胎盘通常有 60～80 个胎儿叶、200 个胎儿小叶。由蜕膜板长出的胎盘隔，将若干胎儿叶不完全地分隔成母体叶，每个母体叶包含几个胎儿叶。

4. 蜕膜板　固定绒毛的滋养层细胞与底蜕膜共同形成绒毛间隙的底，称为蜕膜板。蜕膜板在底蜕膜海绵层与

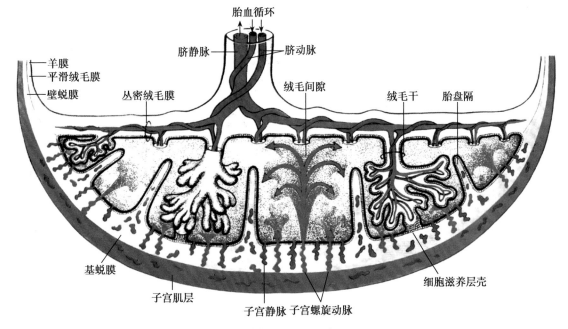

图 2-5-2　胎盘结构与血液循环模式图

母体分离,蜕膜板上有固定绒毛附着。

(四) 胎盘屏障

每个绒毛干中均有脐动脉和脐静脉的分支,随着绒毛一再分支,绒毛内的脐血管越来越细,最终形成含有胎儿毛细血管的绒毛。绒毛中间的腔隙为绒毛间隙(intervillous space),绒毛间隙内充满了母体血液。妊娠晚期,母体子宫螺旋血液以 500ml/min 的流量进入绒毛间隙,胎儿血液以同样的流速流经胎盘;妊娠足月胎盘的绒毛表面积可达 $12\sim14m^2$,母儿之间有一个巨大的交换网络。游离绒毛漂浮于母体血液中,母儿物资交换就在漂浮于母体血液的绒毛处进行。胎儿血和母体血不直接相通,它们之间隔着绒毛毛细血管壁、绒毛间质及绒毛滋养层,绒毛毛细血管壁、绒毛间质及绒毛滋养层构成了母胎界面(maternal-fetal interface),具有胎盘屏障(placental barrier)作用。

二、胎盘的生理功能

胎盘具有十分复杂的生理功能,除了母胎交换功能外,还有内分泌功能和免疫功能等。

(一) 气体交换

1. 氧气交换　母体子宫动脉血液中氧分压(PO$_2$)为 $95\sim100mmHg$,绒毛内血 PO$_2$ 为 $40\sim50mmHg$,胎儿脐动脉内的 PO$_2$ 为 20mmHg。在与绒毛间隙的母血交换后,脐静脉内的血 PO$_2$ 为 30mmHg,血氧饱和度为 $70\%\sim80\%$。由于胎儿血红蛋白与 O$_2$ 的亲和力比成人高,因此一般情况下胎儿可以从母体获得足够的氧。

母体血液中氧分压受母体肺功能、心功能、血红蛋白水平、胎盘可交换面积和胎盘转运功能等因素影响,如果母体中的氧分压降低,单位时间内胎儿得到的氧也会降低。胎盘内进行物质转运的部位称为血管合体膜(vasculo-syncytial membrane,VSM),它由合体滋养细胞无核区、合体滋养基底层、绒毛间质、毛细血管基膜和毛细血管内皮细胞组成,VSM 增厚或转运功能下降时可出现胎儿供氧不足。

2. 二氧化碳交换　脐动脉血液中的二氧化碳分压(PCO$_2$)为 48mmHg,绒毛间隙血液中的 PCO$_2$ 为 $38\sim42mmHg$,母体子宫动脉血液中的 PCO$_2$ 为 32mmHg。由于二氧化碳通过细胞膜的速度较氧快 20 倍,因此胎儿体内的二氧化碳能以较快的速度通过胎盘绒毛间隙进入到母血中。

(二) 营养物质的转运

1. 简单扩散　物质通过细胞质膜从高浓度区扩散至低浓度区,不消耗能量。游离脂肪酸、水、钠、钾、镁以及维生素 A、D、E、K 等均以简单扩散的方式通过胎盘。此外,胎儿与母体间 O$_2$ 与 CO$_2$ 的气体交换,也是以简单扩散的方式进行的。

2. 易化扩散　物质通过细胞质膜从高浓度区向低浓度区扩散,不需消耗能量,但是需要特异性载体转运。葡萄糖是胎儿体内能量的主要提供者,胎儿所需的葡萄糖均由母体以易化扩散的方式通过胎盘所提供。

3. 主动运输　物质通过细胞质膜从低浓度区向高浓度区扩散,需消耗能量及特异性载体转运。胎儿生长所需的氨基酸、水溶性维生素等均由主动转运方式通过胎盘。此外,钙、磷、碘、铁等电解质也是以主动转运的方式通过胎盘。

4. 其他　许多大分子物质不能通过胎盘,如胰岛素和 TSH 等。胎盘内含有许多酶,这些酶可以把结构复杂的物质分解为结构简单的小分子物质,如把蛋白质分解为氨基酸,把脂肪分解为游离脂肪酸等,然后供胎儿吸收利用。

(三) 排出胎儿代谢产物

胎儿代谢产物如尿素、尿酸、肌酐和肌酸等,都是通过胎盘送入母体,然后由母体排出。

(四) 防御功能

胎盘能阻止母血中的一些有害物质进入胎儿体内,但其屏障作用非常有限。许多病毒(如风疹病毒、巨细胞病毒等)和小分子的有害药物可以通过胎盘,对胚胎和胎儿造成伤害。细菌、衣原体、弓形虫、梅毒螺旋体和疟原虫等体积比病毒大,不能通过胎盘屏障,它们只有通过在胎盘局部感染、繁殖形成病灶,破坏绒毛,感染胎儿或破坏胎盘,才可以对胚胎或胎儿造成直接或间接伤害。IgG 能通过胎盘进入胎儿循环系统,以增强胎儿的免疫抗病能力,其他免疫球蛋白(如 IgM 和 IgA)不能通过胎盘。

(五) 胎盘的免疫调节

胎儿中的遗传物质一半来自母亲,一半来自父亲,对母体来说,胎儿是作为半同种异体移植物(semiallogenic graft)植入母体内的。但是正常妊娠的母体不会发生针对胎儿的免疫排斥反应,其具体机制目前尚不明确,可能认为与妊娠后产生的母-胎免疫耐受有关,目前认为胎盘也参与母-胎免疫调节。

(六) 胎盘的分泌功能

胎盘是重要的内分泌器官,能合成多种激素、酶和生长因子等。胎盘合成的激素分为蛋白激素和类固醇激素,蛋白激素包括绒毛膜促性腺激素(human chorionic gonadotropin,hCG)、胎盘泌乳素(human placental lactogen,hPL)、泌乳素(prolactin,PRL)和松弛素(relaxin)等,类固醇激素包括雌激素(estrogen)、孕激素(progesterone)等和皮质醇;酶包括催产素酶(oxytocinase)和耐热性磷酸酶(heat stable alkaline phosphatase,HSAP)等;生长因子包括胰岛素样生长因子、上皮生长因子、转化生长因子、神经生长因子、肿瘤坏死因子和白介素等。

1. 绒毛膜促性腺激素

(1) 结构:是由合体滋养细胞分泌的一种糖蛋白激素。hCG 与卵泡刺激素(FSH)、黄体生成素(LH)、促甲状腺素(TSH)一样,均由 α 和 β 两个亚基组成。这四种激素的 α 亚基几乎相同,相互能发生交叉反应,而 β 亚基不同,故临床利用 β-hCG 的特异抗血清测定母体血清 β-hCG。α 亚基和 β 亚基均为激素活性所必需的,单独的某一亚基不具有生物学活性,只有两者结合形成完整的分子结构才具有活性。hCG-α 亚单位的半期为 $10\sim15$ 分钟,β 亚单位的半衰期为 $35\sim$

45分钟,完整的hCG的半衰期为24~36小时,这提示α亚单位可能具有保护特异性β亚单位不被迅速清除的作用。

(2)分泌:受精后第6天左右滋养细胞开始分泌hCG,但量极少。受精后10天可在母血中检测到hCG,成为诊断早孕最敏感的方法。妊娠早期hCG的分泌量增加很快,平均2天增长一倍。妊娠8~10周时血hCG水平达到高峰,为5万~10万IU/L。持续1~2周后hCG水平迅速下降;妊娠中晚期时,血hCG水平仅为高峰时的10%。不过晚期妊娠时,hCG可有一个短暂的第二次高峰,但不经常出现。如无胎盘残留,产后2周内血中的hCG消失。

(3)功能:hCG的主要生理作用是支持黄体功能,使其继续发育成为妊娠黄体,增加甾体激素以维持妊娠。此外,hCG还有促进雄激素芳香化转化为雌激素,刺激孕酮形成;刺激胎儿睾丸分泌睾酮,促进男胎性分化;与母体甲状腺细胞TSH结合,刺激甲状腺活性等功能。

2. 胎盘泌乳素

(1)结构:由合体滋养细胞分泌的单链多肽激素。hPL由191个氨基酸组成,分子量为22 279D。hPL、PRL和生长激素(GH)三者的分子结构非常相似。

(2)分泌:妊娠5~6周时,母血中可以检测到hPL,以后其分泌量逐渐增加,孕34周时到达高峰并维持至分娩,产后迅速下降,产后7小时即测不出。根据产后hPL从血中消失的速度计算,其半衰期为20分钟左右。

hPL是人体内分泌量最大的激素,妊娠晚期每天分泌量可高达2~3g。因为hPL的产量和胎盘大小有明显关系,而胎盘的大小又与胎儿的发育有关,因此临床上可以用hPL的值来间接反映胎儿发育情况。

(3)生理作用:促进乳腺发育,促进乳腺腺泡生长发育,刺激乳腺上皮细胞合成酪蛋白、乳蛋白及乳珠蛋白,为产后泌乳作准备。

1)促进生长:可增加蛋白质合成,促进胎儿生长,但其作用仅相当垂体生长激素的1/100。

2)脂解作用:促进脂肪分解,提高母血中的游离脂肪酸水平。

3)拮抗胰岛素:hPL有抗胰岛素的作用,因此孕妇容易发生胰岛素抵抗。

4)免疫调节:目前认为hPL参与母-胎免疫耐受的调节,对母体免疫排斥胎儿有抑制作用。

3. 雌激素

(1)母体血水平变化:妊娠早期主要由妊娠黄体产生,妊娠10周后主要由胎盘产生,合体滋养细胞分泌雌激素。妊娠晚期,雌三醇水平为非孕期的1000倍,雌二醇和雌酮为非孕期的100倍。

(2)合成:由于胎盘内缺乏17α-羟化酶/17,20-裂解酶,因此胎盘不能利用胆固醇合成雌激素。胎盘含有大量的类固醇硫酸酯酶,该酶可以把硫酸脱氢表雄酮(DHEAS)转化为脱氢表雄酮(DHEA),DHEA在3β-脱氢酶(3β-HSD)的作用下转化为雄烯二酮,雄烯二酮在芳香化酶作

用下转化成雌酮,雌酮在17β-脱氢酶(17β-HSD)的作用下转化为雌二醇。在胎儿的肝脏中,DHEAS在16α-羟化酶的作用下形成16α-OH-DHAS,16α-OH-DHAS在胎盘内上述酶的作用下转化为雌三醇。

(3)代谢:在母体肝脏中,雌激素与葡萄糖醛酸或磷酸盐结合后,大部分经尿液排出,约25%经胆囊排出。雌三醇占孕妇尿中雌激素量的90%,由此可见孕妇尿中的雌激素,大部分都是由胎儿肝、肾组织产生的16α-OH-DHAS再经胎盘代谢而生成的。因此,测定孕妇血和尿中的雌三醇含量即可了解胎儿-胎盘单位的功能状态。

4. 孕激素　妊娠早期由卵巢妊娠黄体分泌,妊娠10周以后胎盘合体滋养细胞是分泌孕激素的主要来源。妊娠晚期,正常单胎妊娠时胎盘每天分泌的孕酮量可达250mg,这相当于黄体期卵巢分泌量的10倍左右。胎盘产生的孕酮大部分进入母体,在肝脏内孕酮转化为孕二醇,孕二酮经尿排出。孕激素参与妊娠期母体各系统的变化,在雌激素的协同作用下对子宫内膜、子宫肌层、乳腺的变化起着重要作用。目前认为孕酮也参与母胎免疫耐受的形成。

5. 缩宫素酶　缩宫素酶由合体滋养细胞产生,是一种分子量为30万的糖蛋白,主要生理作用是使缩宫素灭活。能使缩宫素在胱氨酸分子上发生裂解,故又名15-胱氨酸肽酶(15-cystine aminopeptidase)。缩宫素酶的分泌量随孕周的增加而增加,到妊娠晚期达到峰值。中期妊娠时,缩宫素和缩宫素酶两者保持平衡。临产前缩宫素逐渐处于优势,这有利于分娩的启动。

6. 耐热性磷酸酶　HSAP由胎盘合体滋养细胞分泌,通常在妊娠16~20周时在血清中可以被检测出。以后,随着孕周的增加,其水平逐渐上升,直至胎盘娩出后其水平才下降,产后3~6天内消失。

三、胎　　膜

胎膜(fetal membranes)由外层的平滑绒毛膜(chorion leave)和内层的羊膜组成。妊娠初期整个绒毛膜表面都有绒毛覆盖,随着妊娠的发育在包蜕膜部分的绒毛退化,变为光滑的、几乎无血管的平滑绒毛膜。以后包蜕膜和平滑绒毛膜逐渐融合,并向宫腔突出。随着羊膜腔的扩大,平滑绒毛膜与真蜕膜相互融合,平滑绒毛膜变为仅有少量细胞滋养细胞的一层膜,真蜕膜的上皮细胞退化、消失。羊膜腔的扩大使位于羊膜和绒毛膜之间的胚外中胚层退化,最后羊膜与绒毛膜紧贴,形成一个绒毛膜-羊膜型的双层胎膜。

羊膜结实、坚韧且柔软,与覆盖胎盘和脐带的羊膜层相连。胎膜的重要作用是维持羊膜腔的完整性,对胎儿起到保护作用。胎膜能转运溶质和水,真蜕膜的母体血管内物质可以通过绒毛膜-羊膜进入到羊水,同样羊水内的物质亦可通过绒毛膜-羊膜进入到真蜕膜的母血循环。胎膜内含有大量花生四烯酸,可以合成前列腺素。

1

四、脐 带

脐带(umbilical cord)是连接胎儿及胎盘的条索状组织,足月妊娠的脐带长 30～100cm,平均 55cm,直径 0.8～2.0cm。脐带是母体与胎儿气体交换、营养物质供应和代谢产物排出的重要通道。脐带受压使血流受阻时,可致胎儿缺氧,甚至危及胎儿生命。

(一) 脐带的发生

在胚胎发育过程中,胚盘背侧的发育速度较腹侧为快,随着神经管的延长,胚胎突出于羊膜腔中,而与胚盘边缘相连的羊膜向胚盘的腹面包裹,将尿囊、尿囊血管、卵黄囊及由胚外中胚层构成的体蒂、胚外体腔等包于其中,形成一个圆柱状结构,即为脐带。随着胚胎的发育,羊膜腔逐渐扩大,胚外体腔逐渐缩小,脐带逐渐变长。

卵黄囊位于原始消化管的腹侧,在被包入脐带后逐渐退化,残存于胎盘表面脐带附着处的附近。尿囊是从卵黄囊尾侧向体蒂内伸出的一个盲管,有两条尿囊动脉和两条尿囊静脉。被包裹入脐带后,尿囊退化为脐尿管,脐尿管闭塞成为脐中韧带。原来的两条尿囊动脉演变为两条脐动脉。原来的两条尿囊静脉演化为一条脐静脉,通常右侧退化,左侧则变为脐静脉。

脐带中的胚外体腔演变为脐腔,以后因腹腔容积增大,原先突入脐腔中的中肠退缩回腹腔,脐腔也随之封闭。

(二) 脐带的解剖结构

正常的脐带附着部位可在胎盘的中央或侧方。脐带表面为羊膜所覆盖,呈白色。脐带内有两条动脉和一条静脉,在血管周围,有半透明的基质,称为华通胶(Wharton's jelly),对血管有保护作用。由于脐血管往往比脐带本身长,因此血管在脐带中弯曲、迂回,常使局部的脐带隆起成为结节状,即脐带假结。活体身上的脐带,因有血液运行,血管较充盈,静脉尤为粗大。

在脐带中偶见尿囊和卵黄囊的残余物。尿囊残余物位于两条脐动脉之间,为一实性的条状或管状物,其上被覆扁平上皮或移行上皮。卵黄囊残余物则常贴近脐带的表面,呈管状,其上被覆立方或柱状上皮,有时含少量黏液。

五、羊水的形成、成分及其功能

(一) 羊水来源

充满于羊膜腔内的液体称为羊水(amniotic fluid)。不同时期,羊水的来源不同。

1. **妊娠早期** 主要是母体血清经胎膜进入羊膜腔的透析液,因此,妊娠早期的羊水成分与母体的血浆和组织间液相似,渗透压也相近。羊膜、脐带华通胶以及胎儿皮肤会渗出液体,但量极少。

2. **妊娠中期** 胎儿尿液成为羊水的主要成分,此时羊水的渗透压比早孕期羊水的渗透压低,羊水中的尿酸和肌酐水平升高。

3. **妊娠晚期** 胎儿肺参与羊水的形成,每天肺泡分泌600～800ml 的液体进入到羊膜腔内。

(二) 羊水吸收

约 50% 的羊水由胎膜吸收。胎儿消化道也是羊水吸收的重要途径,妊娠晚期胎儿每天可以通过吞咽活动吸收羊水500～700ml。脐带每小时能吸收 40～50ml 羊水。此外,妊娠 20 周前,未角化的胎儿皮肤也吸收部分羊水,但量极少。

(三) 母体-胎儿-羊水之间的液体平衡

羊水在羊膜腔内不断进行液体交换,以保持羊水量的平衡。母儿间的液体交换主要通过胎盘进行,每小时约3600ml。母体与羊水的交换主要通过胎膜,每小时约400ml。胎儿与羊水的交换量较少,主要通过消化道、呼吸道、泌尿道和未角化的皮肤。

(四) 羊水量

随着孕周的增加,羊水量不断增加。妊娠 8 周时,羊水量为 5～10ml;妊娠 20 周时达 400ml;至妊娠 34～38 周时,约为 1000ml,此后羊水量又逐渐减少,足月妊娠时平均为800ml 左右。妊娠过期后,羊水量明显减少。

(五) 羊水性状和成分

早期和中期妊娠的羊水清澈。足月妊娠的羊水则略浑浊、不透明,内含肉眼可见的小片混悬物质(胎脂、上皮细胞、毳毛等),比重在 1.007～1.025 之间,pH 约 7.20,水分占 98%～99%,其余的 1%～2% 为无机盐和有机物质。

羊水中的尿酸、肌酐和尿酸水平随孕周增加而增加,羊水中的肌酐水平达到 194.48μmol/L,尿酸浓度达到595μmol/L 时,提示胎儿肾脏发育成熟。羊水中含有大量激素(包括雌三醇、孕酮、皮质醇、hPL 和 hCG 等)和多种酶。

羊水中含有甲胎蛋白(α-fetoprotein,AFP)。妊娠早期AFP 由卵黄囊合成,以后主要在胎儿肝脏内合成,妊娠 6周时合成开始增加,妊娠 14 周左右达到高峰,以后逐渐减少。到晚期妊娠时,胎肝细胞日趋成熟,甲胎蛋白的合成显著下降。羊水中的甲胎蛋白绝大部分来自胎儿,其水平与胎儿血中的值成正比。胎儿有开放性脊柱裂时甲胎蛋白水平升高,故甲胎蛋白在诊断胎儿先天性畸形方面有重要价值。

羊水中常见到两种细胞,一种是来自胎儿皮肤的细胞,另一种细胞来自羊膜的上皮。妊娠中期羊水中的细胞较多,妊娠 32 周后,来自羊膜的细胞减少,近足月时来自胎儿皮肤的细胞明显增加。应用羊水细胞学检查,中期妊娠可检测染色体疾病,晚期妊娠可判断胎儿成熟度。

(六) 羊水的功能

1. **保护胎儿** 羊水可保持羊膜腔内恒温、恒压,避免胎儿受到挤压,防止关节固定、胎体畸形和胎儿肢体粘连。适量羊水可以避免子宫壁和胎儿对脐带造成直接压迫所导致的胎儿缺氧。临产后,羊水能使宫缩的压力均匀分布,避免胎儿局部或脐带受压所致的胎窘。胎儿吞咽或吸入羊水,除了可以保持其液体平衡,还能够促进胎儿消化道和肺的发育,孕期羊水过少,可能引起胎儿肺发育不良。

　　2. **保护母体**　羊水能减少妊娠期因胎动引起的母体不适。临产后在胎先露前形成前羊水囊,有助于扩张软产道,减少因胎体直接压迫母体组织时间过久而引起的宫颈及阴道损伤。破膜后,羊水可以润滑、冲洗阴道,并有抑制细菌的作用。

【本节关键点】

　　1. 胎盘由胎儿部分的羊膜、叶状绒毛膜和母体部分的底蜕膜构成。

　　2. 胎儿-胎盘循环的建立,为母胎之间物质交换的基础。

　　3. 胎膜由平滑绒毛膜和羊膜组成,维持羊膜腔的完整性,对胎儿起到保护作用。

　　4. 脐带内有两条动脉和一条静脉,是母体与胎儿气体交换、营养物质供应和代谢产物排出的重要通道。

　　5. 羊水对母胎均有保护作用,不同时期羊水的来源不同,羊水在羊膜腔内不断进行液体交换,以维持羊水量的相对恒定。

（李儒芝）

第六节　妊娠期母体变化

　　妊娠期间为了满足胚胎、胎儿生长发育的需要,在胎盘产生的激素参与下,在神经内分泌的影响下,母体各系统发生了一系列适应性的生理变化,在分娩及停止哺乳后身体又逐渐恢复至未妊娠状态。

一、生殖系统的变化

（一）子宫

　　子宫是妊娠期及分娩后变化最大的器官,在孕育胚胎、胎儿以及分娩过程中都起到了重要的作用。

　　1. **宫体**

　　（1）体积:由非孕时(7～8)cm×(4～5)cm×(2～3)cm增大至足月妊娠时35cm×25cm×22cm。

　　（2）宫腔容量:由非孕时约5ml增大至足月妊娠时约5000ml,增加1000倍。

　　（3）重量:由非孕时约50g增大至足月妊娠时1000g,增加20倍。

　　（4）子宫壁厚度:非孕时约1cm,孕中期逐渐增厚为2.0～2.5cm,孕末期又变薄为1.0cm左右。

　　（5）形态:随着子宫体积的改变,子宫形状亦有较大的变化,孕早期呈倒置的梨形,孕12周时呈球形,孕晚期呈长椭圆形。

　　（6）位置:随着孕周的增加而改变,孕12周前子宫位于盆腔内,孕12周后子宫增大超出骨盆范围;因盆腔左侧被乙状结肠占据,孕晚期子宫右旋。

　　子宫增大的主要原因是子宫平滑肌细胞肥大、延长,新生的平滑肌细胞很少。妊娠早期的子宫增大与雌孕激素分泌增加有关,妊娠中期以后的子宫增大与宫腔内压力增加有关。子宫各部的增长速度不一样,宫底于妊娠后期增长最快,宫体部肌纤维含量最多,子宫下段次之,宫颈最少。因此临产后子宫收缩力由宫底部向下逐渐减弱,这有助于胎儿的娩出。

　　从妊娠12～14周起,子宫开始出现不规律的无痛性收缩,腹部触诊时可以感觉到,有时孕妇也可感觉到。随着孕周的增加,宫缩的强度与频率也增加,但其强度一般为5～25mmHg,持续时间不足30秒,不伴宫颈管的扩张,这种宫缩称为Braxton Hicks收缩。

　　妊娠期胎盘的灌注主要由子宫动脉及卵巢动脉供应。非孕期子宫动脉屈曲,足月妊娠时血管变直,血流阻力降低,胎盘内绒毛间隙血流量增加。妊娠期间,随着孕周的增加,子宫胎盘血流也增加。妊娠足月时子宫血流量约为450～650ml/min,较非孕时增加4～6倍,其中5%供应给肌层,10%～15%供应给子宫蜕膜层,80%～85%供应给胎盘。宫缩时子宫血流量明显减少。

　　2. **子宫峡部**　子宫颈管解剖内口与组织内口之间的最狭窄部位。非孕时长约1cm,妊娠后变软。孕12周后,子宫峡部逐渐伸展、拉长、变薄,形成子宫下段。临产后可伸展至7～10cm,成为软产道的一部分,在发生梗阻性难产时,易在该处发生破裂。

　　3. **子宫颈**　妊娠早期宫颈黏膜充血、水肿,致使宫颈变软,外观肥大,呈紫蓝色。宫颈管内腺体肥大,宫颈黏液稠厚、分泌增加,在宫颈管内形成黏液栓。黏液栓有保护宫腔免受外来感染侵袭的作用。近临产时,宫颈管变短并出现轻度扩张。

（二）卵巢

　　妊娠后卵巢黄体在hCG的作用下转变为妊娠黄体。妊娠黄体产生孕激素以维持妊娠的继续,妊娠10周后黄体功能被胎盘取代,以后妊娠黄体逐步萎缩。

　　由于妊娠期女性体内雌、孕激素水平非常高,因此腺垂体促性腺激素分泌受到抑制,卵泡发育受到影响,排卵停止。妊娠期有时可见双侧卵巢增大,包膜下有许多囊状水泡,这些囊状水泡为黄素囊肿。黄素囊肿不需要特殊处理,分娩后一段时间可自行消失。

（三）输卵管

　　妊娠期间输卵管伸长,但肌层并不增厚。输卵管黏膜上皮细胞变得扁平,在基质中可见蜕膜细胞,有时黏膜呈蜕膜样改变。

（四）阴道

　　妊娠后阴道黏膜增厚、变软,皱襞增多,伸展性增加,为临产后扩张作准备。妊娠期阴道上皮细胞内糖原增加,糖原经乳酸杆菌作用后变为乳酸,阴道 pH 降低。阴道内的酸性环境可抑制致病菌的生长,防止感染。

(五)会阴

妊娠期外阴部充血,皮肤增厚,大小阴唇色素沉着。大阴唇内血管增加,结缔组织变软,因此其伸展性增大,有利于分娩时胎儿娩出。由于子宫压迫作用,盆腔静脉压增高,有时可在阴道口或外阴部出现静脉曲张,产后多自行消失。

二、乳房的变化

妊娠早期乳房就开始增大、充血。孕妇自觉乳房发胀,或有刺痛感及触痛。随着乳腺的增大,皮下浅静脉变得明显。妊娠 8 周后乳房明显增大,这与乳腺腺管和腺泡增多、脂肪沉积及结缔组织充血有关。乳头增大、色素沉着且易于勃起。乳晕颜色加深,其外围的皮脂腺肥大形成散在的结节状突起,称为蒙氏结节(Montgomery's tubercles)。

乳腺细胞的细胞膜上有垂体催乳素受体,细胞质内有雌激素和孕激素的受体。雌激素刺激乳腺管的发育,孕激素刺激乳腺腺泡的发育,但乳腺发育完善还需垂体催乳素、胎盘生乳素以及胰岛素、皮质醇、甲状腺激素等激素的参与。妊娠期乳腺虽已做好泌乳准备,但却没有乳汁分泌,这与高水平的雌、孕激素抑制泌乳有关。仅在妊娠后期,挤压乳房时可有少许淡黄色、稀薄液体流出,称为初乳(colostrum),但真正的泌乳则在分娩后新生儿吸吮乳头时出现。需要强调的是,妊娠前乳房大小不影响产后乳汁分泌。

三、血液的改变

血容量、血液成分从妊娠初期即发生改变。

(一)血容量

血容量从妊娠 6~8 周开始增加,妊娠 32~34 周达到高峰,增加 40%~45%,平均增加约 1450ml,以后维持此水平直至分娩。血浆增加多于红细胞增加,血浆增加约 1000ml,红细胞增加约 450ml,因此出现生理性血液稀释。

(二)血液成分

1. 红细胞 妊娠期骨髓不断产生红细胞,网织红细胞数轻度增加。由于血液稀释,红细胞数和血红蛋白含量有所下降,红细胞平均计数由非孕期的 $4.2 \times 10^{12}/L$ 下降到孕期的 $3.6 \times 10^{12}/L$ 左右,血红蛋白平均含量由非孕期的 130g/L 下降到孕期的 110g/L,血细胞比容从非孕期的 0.38~0.47 降至孕期的 0.31~0.34。孕妇储备铁相对不足。为适应红细胞增加和胎儿生长及孕妇各器官生理变化的需要,在妊娠中、晚期就应该开始补充铁剂,以防出现贫血。

2. 白细胞 从妊娠 7~8 周开始轻度增加,至妊娠 30 周时达到高峰,为 $(5 \sim 12) \times 10^{9}/L$。增加的主要是中性粒细胞。临产后及产褥期,白细胞计数也显著增加,一般 $(14 \sim 16) \times 10^{9}/L$,有时可达 $25 \times 10^{9}/L$。

3. 凝血因子 妊娠期血液处于高凝状态。凝血因子 Ⅱ、Ⅴ、Ⅶ、Ⅷ、Ⅸ、Ⅹ 等均有增加,凝血因子 Ⅺ 和 Ⅻ 减少,血小板计数无明显变化。血浆纤维蛋白原增加约 40%~50%。

妊娠晚期凝血酶原时间及部分凝血活酶时间均有缩短,凝血时间无变化。红细胞沉降率加快,可高达 100mm/h。妊娠期纤溶酶原显著增加,但优球蛋白溶解时间延长,这表明妊娠期间纤溶活性降低。

4. 血浆蛋白 由于血液稀释,妊娠期血清总蛋白水平比非孕期水平低。血清蛋白水平从妊娠早期开始降低,到妊娠中期时血浆蛋白约为 60~65g/L。减少的主要是白蛋白,白蛋白水平为 35g/L,以后维持此水平直至分娩。

四、循环系统的变化

循环系统在妊娠期的改变包括心脏解剖位置改变、心脏功能性杂音、心输出量增加、血压、静脉压等其他系统的改变。

(一)心脏解剖位置

妊娠期由于子宫增大膈肌抬高,使心脏向上、向前、向外移位,更贴近胸壁。心尖搏动左移 1~2cm,心浊音界稍扩大。

(二)心脏杂音

由于心脏移位大血管发生轻度扭曲、血液黏稠度下降及血容量增加等原因,心脏常出现功能性杂音,多数孕妇可在心尖区听见 Ⅰ~Ⅱ 级柔和吹风样收缩期杂音,产后逐渐消失。

(三)心输出量

自孕 10 周开始增加,孕 32 周时达到高峰,增加 30%~50%。孕 34 周后略有减少,40 孕周时较非孕期仅增加 20%。妊娠晚期孕妇体位改变影响心输出量,仰卧位时,由于下腔静脉受子宫压迫造成静脉回心血量减少,心输出量下降;侧卧位时压迫解除,回心血量增加,心输出量增加。临产后子宫收缩使胎盘循环回心血量增加,心输出量显著增加。心输出量增加为妊娠期循环系统最重要的改变,有基础心脏病的孕妇易在妊娠、分娩期发生心衰。

(四)血压

怀孕后血压下降,妊娠早期及中期的血压较非孕期偏低。孕中期以后血压开始回升,妊娠晚期血压轻度升高。一般说来,因外周血管扩张、血液稀释及胎盘形成动静脉短路导致舒张压下降较收缩压明显,因此妊娠期脉压增大。孕妇体位影响血压,坐位时的血压比仰卧位时高。

(五)静脉压

妊娠时上肢静脉压无改变,但下肢静脉压,无论是仰卧位、坐位还是站立时测定,从妊娠 20 周起都开始增加,原因是增大的子宫影响下肢静脉回流。改善静脉回流,可以降低静脉压。

(六)其他

孕妇长时间保持仰卧位姿势时,会引起回心血量减少,心输出量减少,从非孕期 60~70ml 增加至孕晚期 70~80ml,最终导致血压下降,该现象称为仰卧位低血压综合征(supine hypotensive syndrome,SHS)。由于下肢、外阴及直肠静脉压增高,加之妊娠期静脉壁扩张,孕妇容易发生下肢、外阴静脉曲张和痔。因心脏左移出现电轴轻微左偏,妊娠晚期平均增加 10~15 次/分,余无特殊。

五、呼吸系统的变化

呼吸系统的改变在妊娠期主要表现为胸廓、呼吸方式及肺功能的改变。

(一)胸廓的改变

由于横膈抬高,肋骨向外扩展,胸廓的横径和前后径均增大,因此胸廓的周径也增大。

(二)呼吸方式

妊娠晚期由于子宫增大、腹压增加,膈肌活动度减少,因此胸廓活动相应增加,以胸式呼吸为主。

(三)肺功能的改变

随着孕期耗氧量的增加,肺通气量也相应地增加。到妊娠中期肺通气量增加 40%,有过度通气现象。由于过度通气,母体动脉血 PO_2 增至 92mmHg,PCO_2 降至 32mmHg,这对保证孕妇及胎儿所需要的氧气供给和二氧化碳的排出有利。

妊娠期肺功能的变化包括:①每分钟通气量增加 40%,通气量增加的主要原因是潮气量增加,呼吸频率没有明显改变;②肺活量无明显变化;③残气量减少约 20%;④肺泡换气量增加约 65%;⑤孕妇鼻、咽、气管这类上呼吸道黏膜充血、水肿、局部抵抗力减低,容易发生上呼吸道感染。

六、泌尿系统的变化

解剖学改变、膀胱受压、肾血流的变化、肾功能、葡萄糖及蛋白代谢能力的变化在妊娠期泌尿系统的改变较为明显。

(一)解剖学改变

妊娠期肾脏略增大。妊娠期由于孕激素的作用,泌尿系平滑肌张力下降,肾盂及输尿管自妊娠中期开始轻度扩张。输尿管蠕动减弱,尿流减慢。由于右侧输尿管受到右旋子宫的压迫,因此容易发生右侧肾盂积水和右侧急性肾盂肾炎。

(二)膀胱受压

妊娠早期增大的子宫压迫膀胱,使膀胱容量减少,容易出现尿频现象;孕 12 周以后,子宫长出盆腔,压迫症状可得到缓解;妊娠晚期,胎头入盆后,可再次出现这类压迫症状。在分娩的过程中,下降的胎头压迫膀胱,持续时间过长可以引起膀胱水肿、黏膜出血,甚至尿瘘。

(三)肾血流的变化

由于孕妇及胎儿代谢物增多,肾脏负担过重,肾脏略增大。肾血流量(renal plasma flow,RPF)和肾小球滤过率(glomerular filtration rate,GFR)在妊娠期均增加。RPF 与 GFR 均受体位影响,孕妇仰卧位时尿量增加,因此,夜尿量多于日尿量。

(四)肾功能变化

血清肌酐和尿素氮水平反映了肾小球滤过率。由于肾小球滤过率增加,妊娠期的血清肌酐和尿素氮水平均下降。

(五)葡萄糖和蛋白排泄

虽然 GFR 增加,但肾小管对葡萄糖和蛋白的重吸收能力没有相应地增加,造成尿中排泄的葡萄糖和蛋白有所增加,可能出现生理性糖尿,应注意与糖尿病鉴别。

七、消化系统的变化

妊娠期消化系统的变化集中在牙龈、胃肠道解剖位置改变、胃肠道功能改变以及肝和胆囊的变化。

(一)牙龈

受雌激素的影响,妊娠期牙龈可出现充血、肿胀,有时有疼痛,易出血。少数妇女牙龈出现血管灶性扩张,即妊娠龈瘤,分娩后自然消失。

(二)胃肠道解剖位置改变

随着孕周的增加,子宫增大,胃肠道器官的解剖位置会有一定改变。胃向左上方移动,盲肠和阑尾向外上方向移位。

(三)胃肠道功能改变

妊娠期胃肠道平滑肌张力降低,贲门括约肌松弛,胃内酸性内容物可反流至食管下部产生胃烧灼感。胃酸和胃蛋白酶分泌减少,胃肠道蠕动减少,胃排空时间延长,容易出现上腹部饱胀感。肠蠕动减少,粪便在结肠内停留时间延长,容易出现便秘。子宫对下腔静脉的压迫影响了下肢静脉及盆腔静脉回流,孕妇容易出现痔疮。

(四)肝和胆囊

妊娠期肝脏无明显增大,肝功能也无明显变化。妊娠期胆囊功能有一定变化,胆道平滑肌松弛,胆囊排空时间延长,胆汁黏稠、淤积。因此,妊娠期容易发生胆囊炎和胆石症。

八、内分泌系统的变化

内分泌系统在妊娠期的改变包括垂体、甲状腺、甲状旁腺以及肾上腺。

(一)垂体

1. **解剖学改变** 妊娠期垂体体积可以增大 1 倍左右,主要表现为腺垂体增大。产后垂体恢复正常大小,使垂体窝内留下较大空间。如果鞍隔本身存在缺陷,产后脑脊液会流入垂体窝内,引起空蝶鞍综合征。

垂体 PRL 瘤是最常见的垂体肿瘤。很多人担心怀孕后垂体瘤会随着垂体的增大而增大,事实上垂体 PRL 微腺瘤在怀孕后增大的几率很小(<2%),因此 PRL 微腺瘤患者可以怀孕。约 20% 的垂体 PRL 大腺瘤在怀孕期间会增大,但多巴胺激动剂治疗后,可将这一比例下降至<5%,因此,建议垂体 PRL 大腺瘤患者在准备妊娠之前先接受 6~12 个月的多巴胺激动剂治疗。

2. 腺垂体激素分泌变化　促性腺激素分泌减少，促肾上腺皮质激素（ACTH）和垂体催乳素（PRL）分泌增加。生长激素分泌无明显改变。由于受 hCG 的影响，整个孕期的血 TSH 水平均较非孕期水平低。

（1）促性腺激素（gonadotropin，Gn）：由于孕妇体内高水平的雌激素和孕激素对下丘脑-垂体-卵巢轴产生负反馈抑制作用，垂体分泌的 FSH 和 LH 均明显减少，因此妊娠期间卵巢内没有卵泡发育成熟，也没有排卵。

（2）催乳素（prolactin，PRL）：从妊娠 7 周开始分泌增加，随孕周增加血 PRL 水平逐渐升高，孕晚期血 PRL 水平可比非孕期高 10～20 倍。妊娠期 PRL 能促进乳腺的发育，为产后哺乳作准备。分娩后不哺乳者，血 PRL 于产后 3 周内降至非孕期水平，哺乳者于产后 3 个月左右降至非孕期水平。

（二）甲状腺

妊娠期甲状腺组织增生、血管增生，整个甲状腺体积可以增大 10% 以上。为满足母体和胎儿的需要，孕期母体甲状腺素分泌增加约 50%，母体碘需求量也增加 50% 左右。在高雌激素水平的影响下，肝脏合成的甲状腺素结合球蛋白（thyroxine-binding globulin，TBG）增加 2～3 倍。因此，虽然甲状腺 T_3、T_4 分泌增加，但是游离的 T_3、T_4 没有增加。

hCG 有弱的 TSH 样作用，可以抑制垂体 TSH 的分泌。整个妊娠期血 TSH 水平均较非孕期低。孕中期以后血 hCG 水平降低，血 TSH 水平会相应地有所升高。

（三）甲状旁腺

分泌甲状旁腺激素，甲状旁腺激素具有升高血钙和降低血磷的作用。妊娠早期血甲状旁腺激素水平有所降低，以后随着孕周的增加，孕妇钙需求量增加，血钙水平降低，血甲状旁腺激素水平也逐渐升高。

（四）肾上腺

肾上腺分为皮质和髓质两部分，皮质占整个肾上腺的 80%，主要分泌皮质醇、醛固酮和雄激素等类固醇激素；髓质分泌肾上腺素和去甲肾上腺素。

1. 皮质醇（cortisol）　怀孕后分泌显著增加，可以比非孕期多 3 倍。由于肝脏合成的类固醇激素结合球蛋白（corticosteroid-binding globulin，CBG）也增加，因此游离的皮质醇水平没有增加，孕妇不会出现肾上腺皮质功能亢进的表现。

2. 醛固酮（aldosterone）　孕期醛固酮分泌显著增加，但游离的醛固酮增加不明显，因此正常孕期不会出现严重的水钠潴留。

3. 雄激素（androgen）　孕妇肾上腺皮质网状带雄激素分泌增加，可引起阴毛、腋毛增多增粗。

九、皮肤的变化

妊娠期腺垂体促黑素细胞激素（melanocyte stimulating hormone，MSH）的分泌增加，MSH 促进黑色素的产生和沉积，孕期高水平的雌激素和孕激素也能刺激黑色素细胞分泌黑色素。由于黑色素分泌增加，孕妇的面颊部、乳头、乳晕、腹白线和外阴等处皮肤常有色素沉着。部分孕妇的面颊部出现两边对称的蝴蝶状褐色斑，称为妊娠黄褐斑（chloasma gravidarum）。妊娠黄褐斑在分娩后逐渐褪去，但有时不能完全消失。

糖皮质激素能分解弹力纤维。妊娠期随着子宫的增大和糖皮质激素分泌的增加，孕妇腹壁皮肤张力增大，皮肤的弹力纤维断裂，腹部皮肤出现紫色或淡红色的不规则的平行的条纹，这些条纹称为妊娠纹（striae gravidarum）。妊娠纹见于初产妇的腹壁，产后妊娠纹变为灰白色或银白色的条纹，永不消退。

十、新陈代谢的变化

基础代谢率、体重、碳水化合物代谢、脂类代谢、蛋白质代谢、水代谢、矿物质代谢在妊娠期发生改变。

（一）基础代谢率

基础代谢率（basal metabolic rate，BMR）是指在自然的温度环境中，人在非活动的情况下，维持生命所需消耗的最低能量。妊娠早期的基础代谢率稍有下降，妊娠中期开始逐渐增高，到妊娠晚期可增高 15%～20%。

（二）体重

妊娠 12 周前变化不明显，妊娠剧吐者可能出现体重下降。妊娠 13 周起体重开始增加明显，平均每周增加 350g。到妊娠足月时体重平均增加约 12.5kg，包括胎儿（3400g）、胎盘（650g）、羊水（800g）、子宫（970g）、乳房（400g）、血液（1450g）、组织间液（1480g）和脂肪沉积（3345g）等。

（三）碳水化合物代谢

孕妇空腹血糖水平较非孕期低，但餐后血糖较非孕期高，这与胰岛素拮抗有关。妊娠期胰岛功能旺盛，胰岛素分泌增加，血胰岛素水平升高。由于胎盘泌乳素、雌激素、孕激素和皮质醇等有对抗胰岛素的作用，因此孕期出现胰岛素拮抗现象。到妊娠晚期，约 30%～50% 的胰岛素活性被拮抗掉。

（四）脂类代谢

从妊娠中期，母体开始储存脂肪。在胎盘分泌的激素作用下，尤其是胎盘泌乳素的作用，孕妇体内的血脂（包括甘油三酯、胆固醇和游离脂肪酸）、脂蛋白和载脂蛋白水平都升高。妊娠期肝糖原储备减少，能量消耗过多时，体内动用大量脂肪，导致血酮体水平增加，可能发生酮症酸中毒。孕妇尿中出现酮体多见于妊娠剧吐时，或产程过长、能量过度消耗和饥饿时。与非孕妇女相比，孕妇在饥饿时更易发生酮血症。

（五）蛋白质代谢

妊娠期孕妇对蛋白质的需求增加，体内蛋白合成增加，机体处于正氮平衡状态。

（六）水代谢

妊娠期母体出现水潴留是正常的生理性改变。妊娠期母体内液体量增加 7L，水潴留主要发生在组织间液，在妊娠晚期组织间液可增加 1～2L。

（七）矿物质代谢

胎儿生长发育需要大量的钙、磷和铁。妊娠晚期胎儿体内含钙约 30g，磷 14g，这些钙、磷绝大部分是妊娠最后 2 个月积累的。为满足机体对钙的需求，至少应在妊娠的最后 3 个月补充钙和维生素 D，以提高血钙值。铁是血红蛋白、肌红蛋白、细胞色素等的重要组成部分，正常妇女体内铁含量约为 35mg/kg，其中 65％ 分布在血红蛋白内。整个孕期需要增加铁约 1000mg，其中母体增加需要 500mg，胎儿需要 290mg，胎盘需要 250mg。孕妇往往储存铁量不足，在妊娠中晚期需要补充铁剂，否则易发生缺铁性贫血。

十一、骨骼、关节及韧带变化

正常孕妇骨质一般没有明显改变，但是如果缺钙严重又不注意补充钙和维生素 D，就有可能出现骨质疏松症。

松弛素使骨盆韧带及椎骨间的关节、韧带松弛，孕妇会因此有腰骶部和肢体疼痛不适等症状。耻骨联合分离可以使孕妇行走困难。妊娠晚期孕妇重心前移，为保持身体平衡，孕妇头部和肩部向后仰，腰部向前挺，形成典型的孕妇姿势。

【本节关键点】

1. 妊娠期的生理正常值与疾病的诊断值均不同于非孕期。

2. 子宫是妊娠期变化最大的器官，主要表现为明显增大变软、血流量增加、下段形成等，以利于孕育胎儿并为分娩作准备。

3. 妊娠早期乳房开始增大，胎盘分泌的雌激素刺激乳腺腺管的发育，孕激素刺激乳腺腺泡的发育，乳晕上皮脂腺肥大可形成蒙氏结节。

4. 血容量自妊娠 6 周起开始增加，至妊娠 32～34 周时达到高峰，增加 40％～45％，因血浆增加多于红细胞增加，可能会使血液稀释，导致生理性贫血。

5. 妊娠期肾小球滤过率增加，而肾小管对葡萄糖再吸收能力并不相应增加，导致部分孕妇尿中排泄的葡萄糖和蛋白有所增加，可能出现生理性糖尿。

（李儒芝）

参考文献

［1］染色体微阵列分析技术在产前诊断中的应用协作组. 染色体微阵列分析技术在产前诊断中的应用专家共识. 中华妇产科杂志，2014，49（8）：570-572.

［2］华克勤，丰有吉. 实用妇产科学. 第 3 版. 北京：人民卫生出版社，2013.

［3］苟文丽，谢幸. 妇产科学. 第 8 版. 北京：人民卫生出版社，2013.

［4］Iii J F S. The Synthesis and Metabolism of Steroid Hormones-Yen ＆ Jaffe's Reproductive Endocrinology. 7th Edition. Yen ＆ Jaffes Reproductive Endocrinology，2014.

［5］Skorupskaite K，George JT，Anderson RA. The kisspeptin-GnRH pathway in human reproductive health and disease. Hum Reprod Update，2014，20（4）：485-500.

［6］李和，李继承. 组织学和胚胎学. 北京：人民卫生出版社，2015.

［7］Xie L，Mouillet JF，Chu T，et al. C19MC microRNAs regulate the migration of human trophoblasts. Endocrinology，2014，155（12）：4975-4985.

［8］Stagnaro-Green A，Abalovich M，Alexander E，et al. Guidelines of the American Thyroid Association for the diagnosis and management of thyroid disease during pregnancy and postpartum. Thyroid，2011，21（10）：1081-1125.

［9］Cignini P，Cafa EV，Giorlandino C，et al. Thyroid physiology and common diseases in pregnancy：review of literature. J Prenat Med，2012，6（4）：64-71.

［10］Diagnostic criteria and classification of hyperglycaemia first detected in pregnancy：a World Health Organization Guideline. Diabetes Res Clin Pract，2014，103（3）：341-363.

［11］Honnorat D，Disse E，Millot L，et al. Are third-trimester adipokines associated with higher metabolic risk among women with gestational diabetes? Diabetes Metab，2015，41（5）：393-400.

［12］柏树令. 系统解剖学. 第 2 版. 北京：人民卫生出版社，2011.

［13］王兴海，原林. 人体解剖学图谱. 北京：人民卫生出版社，2009.

［14］Macdonald S，Magill-Cuerden J. Mayes' Midwifery. 14th Edition. UK：BAILLIERE TINDALL，2011.

第二篇　孕前保健篇

2

第三章　孕　前　保　健

第一节　孕前保健的基础概念和中国现状

一、孕前保健概念

孕前保健（preconception care）是 20 世纪 90 年代初，由各国学者提出的一个卫生保健新理念和卫生服务新模式。多年来产前保健水平的不断提高使婴儿死亡率大幅度降低，但出生缺陷、早产和低出生体重的发生率并没有随之降低。因此仅依靠单纯的产前保健来预防不良妊娠结局效果并不理想。胚胎发育期是致畸的敏感期，出生缺陷形成的关键期在孕前和孕早期，为了更好地预防出生缺陷，围产期保健的时间应提前至妊娠的准备阶段。随着国外孕前保健的开展，越来越多的证据表明：孕前保健作为一级预防措施，是提高出生人口素质、改善生殖健康最有效、最经济的方法。孕前保健通过评估育龄男女双方孕前在生理、心理和社会行为等方面存在的、可能会引起不良妊娠结局的各种危险因素，采取相关预防和干预措施，维护和促进男女双方孕前的健康状况，以达到改善妊娠结局、提高出生人口素质的目的。它由危险因素的风险评估、孕前咨询和健康促进、知情选择和干预行动（assessment counseling and intervention，ACI）三部分组成，这三部分相互融合为一个有机的整体，不可分割。危险因素的风险评估是孕前保健的基础，只有通过评估识别出重要的危险因素，才能有针对性地向目标人群提供咨询和有效的干预措施，降低不良妊娠结局的发生风险。孕前风险因素评估主要通过孕前评估和孕前健康检查来完成的。其内容较为广泛，包括了解夫妻双方的个人病史、家族史、生活习惯和生活方式等相关信息，

必要的体格检查和实验室检查，常见传染性疾病的筛查，高危人群还需做常见性传播疾病的筛查；男女生殖功能检查；根据以往病史和免疫接种情况做特殊病原体的检测；有需要者可进行染色体检查等。通过孕前健康检查可以了解男女双方是否患有不适合怀孕或导致母婴传播的疾病，避免不适当的怀孕及由此造成的人工流产和母婴安全问题。

孕前咨询是在孕前风险因素评估的基础上，根据夫妻双方的具体情况，指导备孕夫妇从孕前开始即进行生理、心理、行为、生活方式等方面的调整，避免不良环境因素和生活习惯对精子、卵子和胚胎的影响，对检查出来的可能影响优生优育的疾病进行治疗，选择最佳状态和最佳时机受孕。孕前咨询过程中孕前保健健康教育和健康促进是最基本、最核心的内容，是促进夫妻双方不良生活方式和行为改变的基础，也是促进夫妻双方采取知情干预行动的助推力。

由于孕前检查本身并不能改善出生缺陷，它只能提示可能存在的高危因素，无法直接减少高危因素；而在孕前咨询和健康促进过程中所得到的指导和建议，亦需要付诸行动才能改变现状，因此夫妻双方在评估和咨询后的行为，即知情选择和干预行动才是孕前保健的关键。风险评估和孕前咨询是促进夫妻双方采取知情干预行动的助推力，而有效的干预结果又反过来对健康咨询的方向给予指导，促进孕前保健工作的完善和发展。

二、国内孕前保健开展现状

2011 年，原卫生部发布的《中国妇幼卫生事业发展报告》指出：我国仍然是出生缺陷高发国家。根据《2012 年中国出生缺陷防治报告》，围产期出生缺陷总发生率呈上升趋

势,由 2000 年的 109.79/万上升到 2011 年的 153.23/万,出生缺陷防治的形势严峻。所以,越来越多的卫生官员和医务人员意识到孕前保健的重要性,孕前保健逐渐得到了广泛的重视。

为认真贯彻《中共中央国务院关于全面加强人口和计划生育工作统筹解决人口问题的决定》,降低出生缺陷风险发生,提高出生人口素质,2010 年 4 月 28 日,原国家人口计生委、财政部联合印发《国家免费孕前优生健康检查项目试点工作的通知》,并正式启动第一批国家免费孕前优生健康检查项目试点工作。至今,免费孕前优生健康检查已经普及到了全国各个省市和直辖市,越来越多的夫妻从中得到了益处。

上海市为孕前保健服务的开展和推广做了大量的尝试。2007 年在全国率先探索以免费优生健康检查为抓手的出生缺陷一级预防模式,从社区及区妇幼保健所层面建立了出生缺陷一级预防的宣传、检查和优生咨询的网络体系。同时依托复旦大学附属妇产科医院的技术和人才优势,建立了上海市出生缺陷一级预防指导中心,为上海市人口计生系统开展出生缺陷一级预防相关管理服务提供理论指导和技术支持。2011 年,市人口计生委、市财政局联合印发了《关于本市开展国家免费孕前优生健康检查项目试点工作的指导意见》,2012～2014 年连续三年将"为 2 万符合条件的计划怀孕夫妇提供免费孕前优生健康检查服务"纳入上海市政府实事项目,充分体现了上海市政府对这一重大民生问题的重视。

2014 年,为了解市政府实事项目的实施效果,谢菲等对上海市分娩量最大的六家医疗机构内登记的 12 309 名孕妇和 8997 名孕妇配偶的孕前保健参加情况进行了调研,发现:90% 的被调查女性和 87% 的被调查男性知晓孕前保健概念,女性孕前检查参加率为 40%,男性孕前检查参加率为 35%。孕前健康检查是孕前保健的重要内容之一,单以孕前健康检查的参加率来讲,上海地区孕前保健参与率已接近甚至超过某些发达国家水平。参加孕前优生健康检查的人群中,27% 的女性和 29% 的男性认为孕前健康检查对改变不良生活方式影响较大。无论在饮食调整、补充叶酸/微量元素、规律运动、戒酒、停药、减少被动吸烟、避免接触有毒物质及猫狗等宠物、风疹疫苗接种率等方面,女性孕前检查参加组均优于孕前检查未参加组,而男方除了以上所有方面均优于孕前检查未参与组外,其孕前主动戒烟的比例亦高于未参与组。女方隐匿性疾病检出率为 8%,其中 77% 接受了进一步治疗,男方隐匿性疾病检出率为 1%,85% 接受了进一步治疗。可见,孕前保健作为一项公共卫生项目,由政府主导效果显著,不仅提高了孕前保健概念的知晓率,也带动了育龄夫妇参与孕前优生健康检查的积极性,进一步推动了孕前保健的深入开展。

【本节关键点】

1. 孕前保健通过评估育龄男女双方孕前在生理、心理和社会行为等方面存在的、可能会引起不良妊娠结局的各种危险因素,采取相关预防和干预措施,维护和促进男女双方孕前的健康状况,以达到改善妊娠结局、提高出生人口素质的目的。

2. 孕前保健由危险因素的风险评估、孕前咨询和健康促进、知情选择和干预行动三部分组成,这三部分相互融合为一个有机的整体,不可分割。

3. 我国孕前保健的开展和推广逐渐得到了广泛的重视,并取得了一定成果。

(梁嬛 钱来娣)

第二节 孕前保健的实施

一、免费孕前优生健康检查

在我国,孕前保健还属于起步阶段。2007 年,中国原卫生部颁布了《孕前保健服务工作规范(试行)》,以此规范孕前保健工作,引领孕前保健工作的开展和推广。在此政策的指引下,部分地区进行了一些有益的探索,如一些有条件的社区和医院开设了孕前保健门诊服务等,但在内容、方法和流程上尚未形成规范的模式,仍需不断探索适合中国国情的孕前保健实施模式和具体方案。2010 年国家人口计生委、财政部联合印发的《国家免费孕前优生健康检查项目试点工作的通知》中列出了"国家免费孕前优生健康检查19 项基本服务内容"(表 3-2-1)。

二、孕前检查的目的

孕前保健的第一个目的是筛查出不适合妊娠的人群,不宜妊娠的女性一旦怀孕,可能在孕期发生严重的并发症,甚至造成孕产妇死亡。通过评估、咨询和干预,筛查出不适宜妊娠的孕妇(表 3-2-2),对她们提供咨询和避孕知识的普及,避免意外怀孕或在怀孕早期及早终止妊娠,避免悲剧的发生。

孕前保健的第二个目的提倡计划妊娠,国家免费孕前优生健康检查项目将提高计划怀孕比例列为重要目标之一:即提倡在充分完善孕前准备后,再有计划地怀孕,避免意外妊娠。意外妊娠不仅会增加出生缺陷等不良妊娠结局的发生风险,还会增加孕妇精神负担,甚至导致心理疾病。因此,计划怀孕不仅是开展孕前保健的重要前提,还是保障母婴健康、预防出生缺陷经济有效的措施。未孕夫妇的避孕方式应首选避孕套等屏障避孕方法,避孕套易于获得,使用方便,停止使用时即可怀孕;其次可选用口服短效避孕药,近年来的很多研究表明,口服短效避孕药避孕效果明确,停药的第二个月经周期即可怀孕。

孕前保健的第三个目的是对准备怀孕的夫妇提供检测及咨询等服务,通过对生活方式和环境的改善、叶酸的补充、传染病和慢性病的控制等一系列的干预措施,完善备孕夫妇的生理及心理状况,使未孕夫妇在最佳的状态下孕育新生命。

表 3-2-1　国家免费孕前优生健康检查 19 项基本服务内容

	项　目		女	男	目　的	意　义
1	优生健康教育		√	√	建立健康生活方式,提高风险防范意识和参与自觉性	规避风险因素
2	病史询问(了解孕育史、疾病史、家族史、用药情况、生活习惯、饮食营养、环境危险因素等)		√	√	评估是否存在相关风险	降低不良生育结局风险
3	体格检查	常规检查(包括身高、体重、血压、心率、甲状腺触诊、心肺听诊、肝脏脾脏触诊、四肢脊柱检查等)	√	√	评估健康状况,发现影响优生的相关因素	减少影响受孕及导致不良妊娠结局的发生风险
		女性生殖系统检查	√		检查双方有无生殖系统疾病	
		男性生殖系统检查		√		
4	实验室检查 9 项	阴道分泌物 白带常规检查	√		筛查有无阴道炎症	减少宫内感染
		淋球菌检测	√		筛查有无感染	减少流产、早产、死胎、胎儿生长受限等
		沙眼衣原体检测	√			
5		血液常规检验(血红蛋白、红细胞、白细胞及分类、血小板)	√		筛查贫血、血小板减少等	减少因重症贫血造成的胎儿生长受限;减少因血小板减少造成的新生儿出血性疾病
6		尿液常规检验	√	√	筛查泌尿系统及代谢性疾患	减少生殖道感染、宫内感染、胎儿死亡和胎儿生长受限
7		血型(包括 ABO 血型和 Rh 阳/阴性)	√	√	预防血型不合溶血	减少胎儿溶血导致的流产、死胎死产、新生儿黄疸等
8		血清葡萄糖测定	√		糖尿病筛查	减少流产、早产、胎儿畸形等风险
9		肝功能检测(谷丙转氨酶)	√	√	评估是否感染及肝脏损伤情况	指导生育时机选择,减少母婴传播
10		乙型肝炎血清学五项检测	√	√		
11		肾功能检测(肌酐)	√	√	评价肾脏功能	指导生育时机选择,减少胎儿生长受限
12		甲状腺功能检测(促甲状腺激素)	√		评价甲状腺功能	指导生育时机选择,减少流产、早产、胎儿生长受限、死胎死产、子代内分泌及神经系统发育不全、智力低下等

续表

	项 目		女	男	目 的	意 义
13	病毒筛查 4 项	梅毒螺旋体筛查	√	√	筛查有无梅毒感染	减少流产、死胎死产、母婴传播
14		风疹病毒 IgG 抗体测定		√	发现风疹病毒易感个体	减少子代先天性风疹综合征、先天性心脏病、耳聋、白内障、先天性脑积水等
15		巨细胞病毒 IgM 抗体和 IgG 抗体测定		√	筛查巨细胞病毒感染状况	减少新生儿耳聋、智力低下、视力损害、小头畸形等
16		弓形虫 IgM 和 IgG 抗体测定		√	筛查弓形虫感染状况	减少流产、死胎、胎儿生长受限等
17	影像 1 项	妇科超声常规检查		√	筛查子宫、卵巢异常	减少不孕、流产及早产等不良妊娠结局
18	风险评估和咨询指导		√	√	评估风险因素,指导落实预防措施	减少出生缺陷发生,提高人口出生素质
19	早孕和妊娠结局跟踪随访		√		了解早孕及妊娠结局相关信息,做好相关指导和服务	降低出生缺陷发生风险

表 3-2-2 不宜妊娠的各类疾病

1. 不宜妊娠的心脏疾病
①心脏病变严重,心功能Ⅲ级或Ⅲ级以上者
②有过心力衰竭病史者凡是胸廓畸形严重,心脏明显肥大、肺活量＜1000ml 者,不宜妊娠,应动员及早终止妊娠。如果病情较轻,可以继续妊娠者,为预防心脏及呼吸衰竭,孕 20 周后,应定期随访心肺功能,以了解孕妇的心肺代偿情况。妊娠后期,肺活量＜600ml 者,应及时终止妊娠
③发绀型先心病(右向左分流型)或肺动脉高压,伴咯血者,近期内有细菌性心内膜炎或活动性风湿热者
④联合瓣膜病变,感染性心内膜炎或心肌炎未经治疗
⑤心电图显示严重心率失常、心室肥厚、心房纤颤、重度房室传导阻滞、心动过速难以控制者、心肌损害明显者
⑥心功能检查,射血分数(EF)≤60%,心排血量指数(CI)每分钟≤3.0L/min。未经手术纠治的心脏病患者,或虽手术未能改善心功能者。胸部 X 线片显示心脏明显扩大,心胸比例＞55%,合并肺淤血、肺水肿者

2. 肝硬化失代偿

3. 慢性肾脏疾病伴严重高血压、肾功能不全

4. 糖尿病患者如已经有较严重的心血管病变,严重肾病伴肾功能不全,眼底有增殖性视网膜病变未治疗者或玻璃体积血等

5. 重度再生障碍性贫血病情未缓解,Evans 综合征

6. 精神病急性期

7. 危及生命的恶性肿瘤

8. 其他严重内科疾病

三、孕前干预的内容

(一) 生活方式和环境

日常生活和环境中的一些危险因素,如吸烟、饮酒、不良饮食习惯、射线及有害化学物品的接触等,可不同程度地影响妊娠结局。妊娠前对这些因素进行筛选和控制,可明显改善妊娠结局。

1. **吸烟** 吸烟对胎儿可以造成包括流产、早产、先天性心脏病和低出生体质量等一系列影响,最近还发现,妇女

在妊娠期间吸烟会导致唇裂、腹裂以及颅缝早闭等畸形的发生率显著增加。Anderson 等的一项对 1844 例美国妇女的调查显示，仅部分围妊娠期妇女会减少吸烟等危险行为，很大比例的妇女不会因妊娠而对这一行为做出改变。而孕前咨询可以减少吸烟引起的出生缺陷率。在每次妊娠前咨询时，临床医师都应该应用 5A 戒烟法对可能吸烟的妇女进行戒烟干预。5A 戒烟法包括：询问吸烟情况（Ask）；劝阻吸烟（Advise）；评估戒烟意愿（Assess）；帮助戒烟（Assist）和安排随访（Arrange）。帮助戒烟的措施应包括咨询和提供戒烟药物治疗，但是目前还未确定戒烟药物的妊娠期安全性，因此在妊娠前戒烟是减少吸烟对妊娠影响的很好的选择。

2. 饮酒 饮酒可引起胎儿酒精综合征，母亲饮酒过度的胎儿有 20%～43% 发生酒精综合征，其发生率与母亲妊娠期饮酒量相关。需要在妊娠前咨询中更加强调围妊娠期饮酒的危险性，以减少妊娠早期的酒精摄入。

3. 肥胖 改善妊娠前妇女的饮食结构，有效控制孕前体重，也是孕前期保健的重要方面。大量的研究都表明，孕前体重过重，会导致母体妊娠期糖尿病、围产期并发症以及产后超重的风险增加，同时还影响新生儿的近、远期预后，孕前超重或肥胖，会增加新生儿巨大儿、早产及糖尿病风险。

4. 有害环境 有毒的化学物质亦是重要却容易被忽视的方面，越来越多证据表明，不安全的生活环境会导致生殖功能异常。例如，妊娠前接触杀虫剂，是导致早期流产的直接独立的危险因素，同时还会导致晚期自发流产率升高。因此，妊娠前有意识地远离有害环境，可降低出生缺陷发生率、改善妊娠结局。

（二）补充叶酸

叶酸是一种 B 族维生素，人体不能合成，必须依靠从体外摄取。如果所有的妇女在妊娠前和妊娠头三个月每天摄取 400μg 的叶酸，胎儿神经管缺陷（neural tube defect，NTD）的发病率可减少 50%～70%。富含叶酸的食物有谷物、菠菜、扁豆、芦笋、花椰菜、玉米、柑橘等，但仅靠自然饮食，很难摄取足够的叶酸。为保证围妊娠期妇女叶酸的摄入量，目前普遍采用补充叶酸制剂和食物叶酸强化两种方法。

快速实践指导 3-2-1

加拿大妇产科医师协会推荐叶酸摄入标准（2015）

1. 无高危因素的妇女

- 除日常食用富含叶酸的食物外，每天服用含 0.4mg 叶酸的多种维生素片剂。
- 至少在妊娠前 2～3 个月开始服用，并持续整个妊娠期。
- 产后 4～6 周或母乳喂养结束（Ⅱ-2A）。

2. 中度危险的妇女

- 存在孕前糖尿病、服用抗癫痫药物或叶酸抑制剂、家族或伴侣有 NTD 病史、胃肠道吸收不良、重症肝病、肾透析、饮酒过量、既往妊娠存在叶酸敏感度异常等。
- 除日常食用富含叶酸的食物外，每天服用含 1mg 叶酸的多种维生素片剂，至少从妊娠前 3 个月开始服用，并维持剂量至孕 12 周（Ⅰ-A）。
- 从妊娠 12 周开始，更改剂量为每天服用含 0.4～1mg 叶酸的多种维生素片剂，维持剂量至整个孕期，直至产后 4～6 周或母乳喂养结束（Ⅱ-2A）。

3. 高度危险的妇女

- 既往妊娠发生过 NTD、自身 NTD 以及伴侣的既往生育史中发生过 NTD 的妇女。
- 除日常食用富含叶酸的食物外，每天服用含 4mg 叶酸的片剂，至少从妊娠前 3 个月开始服用，并维持剂量至孕 12 周（Ⅰ-A）。

4. 注意事项

- 为了满足 4mg 的叶酸摄入，高危妇女需摄入包含 1 片含有 1mg 叶酸的多种维生素，以及 3 片包含 1mg 叶酸的单纯叶酸片剂。
- 从妊娠 12 周开始，中、高危的妊娠妇女需从原本服用叶酸的剂量，更改为每天服用含 0.4～1mg 叶酸的多种维生素片剂，维持剂量至整个孕期，直至产后 4～6 周或母乳喂养结束。
- 对于中、高危妇女，在计划妊娠服用叶酸后 6～8 个月，若没有妊娠，更改原有剂量至 0.4mg/d 并维持 6 个月，若仍未妊娠，需寻求专业帮助。

（三）遗传咨询

妊娠前遗传咨询是指通过了解夫妻双方的种族、年龄、家族史、疾病史和妊娠史等情况，选择适当的遗传相关检测方法，对未来的妊娠结局进行风险评估，提出建议和指导。对存在以下情况者，夫妻双方需进行遗传咨询：①不明原因流产或不育，在排除其他原因的情况下；②夫妻一方或家庭成员患有遗传病，或生过遗传病患儿；③生过一胎异常儿，特别怀疑与遗传因素有关的疾病；④其他与婚育有关的遗传或遗传相关因素。遗传咨询不仅是生物医学问题，还涉及伦理道德、社会经济等问题，这就要求遗传咨询要多方面考虑。以遗传性血栓形成倾向为例，除医学方面的专业问题，咨询人员还有其他的一些问题需要考虑：如何对患者及家属做适当的解释，如何做到检测的知情同意，如何进行后续的教育和随访等。

（四）慢性和传染性疾病的控制

慢性或传染性疾病会影响妇女的妊娠结局，妊娠前准确评估并干预可有效降低围妊娠期风险。

1. 糖尿病 2007 年，Leguizamón 和他的研究团队对 3200 余名胰岛素依赖型糖尿病的孕妇进行研究，其中 1618 名孕前未咨询的孕妇，严重的胎儿先天畸形的占

8.3%,而1599名参加孕前咨询的孕妇,严重的胎儿先天畸形占2.7%。2010年,Tripathi和他的研究团队对588名孕前糖尿病的孕妇进行对照研究,孕前和孕早期接受咨询的孕妇能改善血糖的控制水平,孕前叶酸摄入量更高,不良妊娠结局(是指围产儿死亡或严重的胎儿畸形)发生率更低。这表明糖尿病妇女在妊娠早期血糖控制不良,会导致自发流产率和胎儿畸形率的显著升高;而在血糖得到控制后再妊娠可大大降低妊娠风险,改善妊娠结局。除此之外,孕前咨询还能减少糖尿病妇女的医疗费用。2007年,Reece和Homko发现每1美元用于孕前保健项目能节约1.86~5.19美元可避免的医疗费用。因此,建议所有计划妊娠的糖尿病妇女都应在妊娠前将血糖控制在合适的范围内,但是接受孕前保健的糖尿病妇女的人数比例并不理想。2005年,Kim和他的团队发现:在大约300名参加规范照护计划项目的糖尿病妇女中,仅有1/2进行孕前保健,没有保险、贫穷的妇女接受孕前保健的人数更少。

美国妇产科医师学会(American Congress of Obstetricians and Gynecologists,ACOG)表明孕前糖尿病妇女进行孕前咨询是有益且有经济效益的。美国糖尿病协会(American Diabetes Association,ADA)也推荐糖尿病妇女进行孕前咨询。除了确诊糖尿病及其并发症,完善相关临床及实验室检查外,还应评估孕前6周的糖尿病控制情况,在不给孕妇带来低血糖风险的情况下应鼓励控制糖化血红蛋白(HbA_{1c})在最低水平。在对糖尿病妇女进行系统健康评估后,孕前保健医师应该为该妇女提供全面的妊娠前干预,包括妊娠计划的建议、饮食控制、自我管理和评估、必要的胰岛素治疗及密切的随访等。糖尿病引起的冠状动脉心脏病是引起妊娠死亡的特别危险因素,患有该病的妇女应采取严格的避孕措施;患增殖性视网膜病变的妇女应在妊娠前进行激光凝固治疗。

2. 癫痫 妊娠合并癫痫占所有妊娠妇女的0.5%。癫痫发作、癫痫持续状态、抗癫痫药物(antiepileptic drugs,AEDs)的致畸性以及患者遗传易感性均可导致不良妊娠结局。目前常用AEDs有:苯妥英钠、维拉帕米、卡马西平、苯巴比妥等,均为有明确致畸作用的药物。要改善癫痫妇女的妊娠结局,做到计划妊娠,有效的妊娠前咨询和准备十分重要。AEDs可通过影响酶诱导影响避孕药的效果,最好考虑屏障避孕法作为备用手段。在妊娠前撤掉所有的AEDs并不现实,一旦育龄妇女被诊断为癫痫,需要选择最佳的药物治疗方案,以在控制癫痫发作和避免畸形中找到最佳平衡点,因此,至少在妊娠前6个月,做到调整好药物剂量并有效控制癫痫。如果可能,尽量使用最小有效剂量的单一AEDs药物。同时,叶酸的补充剂量也需要调整,以尽可能减少NTD,最大剂量可使用到5mg/d。

3. 乙型病毒性肝炎(HBV) 中国属于HBV感染的高发国家,有报道显示,妊娠前女性HBV感染率为7.2%,因此,在中国应对所有妊娠前女性进行HBV血清学筛查。对于无症状病毒携带者,应告知其妊娠可能的风险和处理措施;对于慢性HBV感染患者,应建议其在积极治疗肝功能恢复正常后再妊娠;对于HBV表面抗原、HBV表面抗体及HBV核心抗体检测都呈阴性的女性,应建议其进行妊娠前HBV疫苗免疫。

4. 感染人免疫缺陷病毒(HIV) 近十年来,有效的抗反转录病毒疗法和急速减少的母婴传播使得感染人免疫缺陷病毒(HIV)的妇女寿命延长,生活质量提高,并更多地开始考虑生育问题。因此,对感染HIV的妇女进行孕前期保健,已逐渐成为一项常规工作。这包括对安全性行为、避孕、妊娠计划的建议和咨询,确定感染风险和相应的干预措施,提供个性化和无歧视性教育,并提供综合服务以满足妇女生理和心理的各种需求。这项工作的目标是改善妇女妊娠前健康,识别影响母儿健康的危险因素,并采取有效干预措施,阻断HIV的母婴传播及性传播。当夫妇双方均为HIV感染者时,妊娠的最佳选择是使用健康捐赠者的精子和卵子进行体外受精-胚胎移植(in vitro fertilization and embryo transfer,IVF-ET)。当仅有一方为HIV感染者时,考虑到夫妻间性传播的风险,应避免自然受孕。当感染者为女方时,应考虑进行人工授精。当感染者为男方时,应考虑在精子洗涤后进行人工授精,使精液中的HIV病毒得以清除。

(五)心理调适

在完善了孕前各项医学检查和准备后,备孕夫妇还应该意识到,怀孕不仅仅是个生理医学过程,还涉及心理和经济等方面,心理和经济的孕前准备同样重要,可以参考孕前准备清单来检查是否做了全面的孕前准备。

快速实践指导3-2-2

孕前家庭自我检查清单

1. 准妈妈和准爸爸都想要个宝宝,我们已经讨论过了怀孕生子的问题。

2. 我们已经调整了职业和教育规划。

3. 我们已经就孩子出生后的教育和抚养方式达成了共识。

4. 准妈妈已经开始每天服用含有叶酸的多种维生素。

5. 我们已经完成了孕前检查和咨询。

6. 我们已经保持了健康体重和饮食。

7. 我们已经停止了吸烟、喝酒等不良嗜好。

8. 我们已经询问了医师关于我们所服用的药物的影响。

9. 我们已经避免接触有害物质和化学品。

10. 我们已经检查并调整了预算安排和保险计划。

11. 我们已经了解了公司的产假政策。

2

【本节关键点】

1. 孕前保健的主要目的是筛查出不适合妊娠的人群、提倡计划妊娠、对准备怀孕的夫妇提供检测及咨询，使未孕夫妇在最佳的状态下孕育新生命。

2. 日常生活和环境中的一些危险因素，如吸烟、饮酒、不良饮食习惯、射线及有害化学物品的接触等，可不同程度地影响妊娠结局；妊娠前对这些因素进行筛选和控制，可明显改善妊娠结局。

3. 妊娠前遗传咨询是指通过了解夫妻双方的种族、年龄、家族史、疾病史和妊娠史等情况，选择适当的遗传相关检测方法，对未来的妊娠结局进行风险评估，提出建议和指导。

4. 慢性或传染性疾病会影响妇女的妊娠结局，妊娠前准确评估并干预可有效降低围妊娠期风险。

（梁嬛　钱来娣）

参考文献

[1] Anderson J E, Ebrahim S, Floyd L, et al. Prevalence of risk factors for adverse pregnancy outcomes during pregnancy and the preconception period-United States, 2002-2004. Maternal and child health journal, 2006, 10(5 Suppl): S101-S106.

[2] Tough S, Tofflemire K, Clarke M, et al. Do women change their drinking behaviors while trying to conceive? An opportunity for preconception counseling. Clinical medicine & research, 2006, 4(2): 97-105.

[3] Viswanathan M, Siega-Riz AM, Moos MK, et al. Outcomes of maternal weight gain. Evidence report/technology assessment, 2008, 168: 1-223.

[4] Gilmore LA, Redman LM. Weight gain in pregnancy and application of the 2009 IOM guidelines: toward a uniform approach. Obesity, 2015, 23(3): 507-511.

[5] Abenhaim HA, Kinch RA, Morin L, et al. Effect of prepregnancy body mass index categories on obstetrical and neonatal outcomes. Archives of gynecology and obstetrics, 2007, 275(1): 39-43.

[6] Beyerlein A, Lack N, Von Kries R. Within-population average ranges compared with Institute of Medicine recommendations for gestational weight gain. Obstetrics and gynecology, 2010, 116(5): 1111-1118.

[7] Yan Ding, Xiao-Tian Li, Fei Xie, et al. Survey on the Implementation of Preconception Care in Shanghai, China. Paediatric and Perinatal Epidemiology, 2015, 29: 492-500.

第四章　辅助生殖技术

1978 年，采用体外受精与胚胎移植技术诞生了世界第一例婴儿（俗称试管婴儿），这是人类生殖医学技术的重大突破。随着人类生殖辅助技术（assisted reproductive technology, ART）的不断深入开展与普及，ART 所带来的技术本身及社会、伦理、道德、法律等诸多方面的问题也日益突出，其应用的安全性值得进一步探讨。

一、宫腔内人工授精

宫腔内人工授精（intrauterine insemination, IUI）是指临床通过排卵监测确定排卵前后，将洗涤处理后的精子送入女方子宫腔内的技术。人工授精按精子来源不同分为夫精子人工授精（artifical insemination with husband's sperm, AIH）或使用供精人工授精（artifical insemination by donor, AID）。宫腔内人工授精必须在腹腔镜或子宫输卵管造影证实至少一侧输卵管通畅的情况下使用。

（一）宫腔内人工授精的适应证

1. 丈夫精子人工授精适应证　①男性因少精、弱精、液化异常、性功能障碍、生殖器畸形等不育；②宫颈因素不育；③生殖道畸形及心理因素导致性交不能等不育；④不明原因或免疫性不孕症。

2. 供精人工授精的适应证　①不可逆的无精子症、严重的少精症、弱精症和畸精症；②输精管复通失败；③射精障碍；④适应证①②③中，除不可逆的无精子症外，其他需行供精人工授精技术的患者。医务人员必须向其交代清楚:通过卵母细胞质内单精子显微注射技术,也可能使其有自己血亲关系的后代,如果患者本人仍坚持放弃通过卵母细胞质内单精子显微注射技术助孕的权益,则必须与其签署知情同意书后,方可采用供精人工授精技术助孕;⑤男方和(或)家族有不宜生育的严重遗传性疾病;⑥母儿血型不合不能得到存活新生儿。

供精人工授精必须严格控制供精的来源,重视供精者的遗传筛查并排除性传播疾病和其他传染性疾病,禁用新鲜精液进行 AID,必须采用由国家批准的规范的精子库提供的精子。

(二)宫腔内人工授精的禁忌证

宫腔内人工授精的禁忌证包括:①女方因输卵管因素造成的精子和卵子结合障碍;②男女一方患有生殖泌尿系统急性感染或性传播性疾病;③一方患有严重的遗传、躯体疾病或精神心理疾患;④一方接触致畸量的射线、毒物、药品并处于作用期;⑤一方有吸毒等严重不良嗜好。

(三)宫腔内人工授精的方法

1. **卵巢刺激** 人工授精可以在自然周期或药物促排卵周期时进行,药物促排卵联合 IUI 可以提高妊娠率。对不明原因生育力低下患者进行的 4 项随机试验发现,刺激排卵联合 IUI 的受孕率高于自然周期 IUI 的受孕率。

2. **卵泡及子宫内膜检测** 在月经第 2 或 3 天需进行血基础内分泌检查,同时进行阴道超声检查以排除卵巢囊肿和内膜病变(如息肉等),促排卵治疗 7~8 天需通过 B 超和有关激素水平等联合监测卵泡的生长发育。

3. **人工授精的时机** 选择应在排卵前后进行,采用超声联合血或尿 LH 值和宫颈黏液指标能够较准确预测排卵时间。在超促排卵治疗中,当卵泡平均直径≥18mm 且宫颈黏液≥8 分时,给予 hCG。如果成熟卵泡超过 4 个或直径12mm 的卵泡超过 8 个,应停止给予 hCG,放弃本周期治疗。

4. **精子的处理** 用于宫腔内人工授精的精子必须经过洗涤分离处理,以去除精液中的精浆成分、白细胞和细菌,目前,精液处理的方法多采用上游法(swim-up)和梯度离心法(density gradient)。通常认为受精的活动精子密度需要达到 $1×10^5$/ml,精子的活率和正常形态率对于妊娠的预后至关重要。国家原卫生部人类辅助生殖技术规范要求处理后其前向运动精子总数不得低于 $10×10^6$。用于供精人工授精的冷冻精液,复苏后前向运动的精子不低于 40%。

5. **IUI 术后护理** 患者受精后可恢复正常活动。术后由于宫颈分泌稀薄水样黏液,患者会感觉阴道湿度增加,但这并不意味着精子标本流出,应向患者说明这一点。术后可能发生阴道少量出血或点滴出血。IUI 术后,若患者有性交意愿,可进行性交。但是,若患者因氯米芬或促性腺激素刺激卵巢增大而致盆腔不适,应避免性交。IUI 术后 2周行尿妊娠试验或血清妊娠试验。若患者接受了 hCG 刺激排卵,须告知患者注射后长达 12 天内尿或血清妊娠试验可能持续阳性。对于有不明原因反复流产史或黄体期短于10 天的患者,建议在黄体期给予阴道内黄体酮支持。

二、体外受精-胚胎移植

20 世纪 80 年代以 Edwards 和 Steptoe 首创的体外受精-胚胎移植技术(in vitro fertilization and embryo transfer,IVF-ET)主要用于解决女性不育问题,1992 年 Palermo 使用卵母细胞质内单精子显微注射技术治疗男性不育。近年来,随着分子生物学技术的发展,在辅助生殖的基础上结合现代分子生物学,发展成为胚胎植入前遗传学诊断技术。

IVF-ET 是将不孕夫妇的精子和卵子取出,在体外完成受精和胚胎的早期发育,然后将早期胚胎放回患者子宫内,使其继续发育、生长直至足月分娩。

(一)IVF-ET 的适应证

①女方各种因素导致的配子运输障碍;②排卵障碍;③子宫内膜异位症;④男方少、弱精子症;⑤不明原因的不育;⑥免疫性不孕;⑦卵巢储备低下或卵巢功能衰竭(这种情况必须采用供卵)。

(二)IVF-ET 成功的影响因素

一些治疗前的因素可能会影响到 IVF-ET 的成功率。

1. **年龄** 决定 IVF 成功与否的主要因素是女性的年龄。尽管 IVF 很大程度上能够解决较年轻女性的不孕,但不能逆转年龄较大的女性存在的年龄相关的生育力下降,特别是 40 岁以上的女性。这主要与卵巢对促性腺激素刺激的反应性下降,导致可供 IVF 可用的卵母细胞减少,以及随着年龄增长卵子质量下降,导致胚胎着床率下降有关。

2. **卵巢储备功能** 随着年龄的增长,卵子的数量和质量逐年下降。目前有多种方法可以用来检测卵巢储备功能,如 AMH,超声评估窦卵泡计数(antral follicle count,AFC),测定月经周期第 3 天的 FSH 和雌二醇水平等。

3. **吸烟** 吸烟不仅可降低获卵数目,从而降低 IVF 成功率;同时吸烟还对妇女健康造成诸多不良影响。

4. **输卵管积水** 目前研究一致表明,存在输卵管积水与 IVF 结局不良相关:输卵管积水女性的活产率是无输卵管积水女性的 1/2。输卵管积水女性在 IVF 之前接受输卵管切除术可以提高妊娠率。

5. **其他因素** 子宫黏膜下肌瘤可能会降低 IVF 的成功率,而浆膜下肌瘤似乎无任何影响。关于 IVF 前是否需要切除无症状的卵巢子宫内膜异位囊肿,目前还有争议;由于 IVF 术前切除子宫内膜异位囊肿,可能会损伤卵巢储备功能,因此需要慎重考虑。

(三)体外受精-胚胎移植术前准备

1. **女方检查**

(1)女性内分泌功能检查:月经周期第 2~3 天采血测

定 FSH、LH、PRL、T、E₂ 了解基础内分泌功能,近年来,也有采用测定基础抑制素 B(inhibin B)和抗米勒管激素(anti-Müllerian hormone,AMH)预测卵巢储备功能。必要时测定甲状腺、肾上腺皮质功能及其他内分泌功能。

(2) B 超检查:了解子宫位置、形态、子宫内膜情况、双卵巢情况(大小和基础卵泡数目)和双输卵管情况(有无积水)。

(3) 宫腔镜检查:B 超或 HSG 发现宫腔内有异常、先天性子宫畸形、有反复宫腔操作史、月经减少、继发性闭经、反复胚胎种植失败者。

(4) 传染病等的检查:各种病毒性肝炎、TORCH、梅毒筛查(RPR)、艾滋病筛查(HIV)、生殖器官的支原体、衣原体等。

(5) 重要器官功能检查:血、尿常规,肝、肾功能检查,乳房检查、子宫颈涂片、胸透等。

(6) 遗传学检查:对既往有不良妊娠史或反复自然流产的患者需进行双方染色体检查、血型和免疫学检查。卵母细胞质内单精子显微注射(ICSI)治疗者需行染色体检查或 Y 染色体缺失的分析。

2. 男方检查

(1) 精液检查:少、弱精者应连续至少检查两次。男性睾丸内分泌功能检查:反复多次精液检查少、弱、畸精患者,可抽血查 FSH、LH、PRL、T、E₂。

(2) 精子功能检查:精子穿透试验、精子顶体反应。

(3) 病原体及重要器官检查:各种病毒性肝炎、乙肝两对半、梅毒筛查(RPR)、艾滋病筛查(HIV)、血常规和肝、肾功能检查等。无精症者患者行附睾或睾丸穿刺活检。

3. 促排卵方案的选择　应根据患者的年龄、血基础 FSH 水平、卵巢的体积和窦卵泡数综合考虑。常用的促排卵方案有:

(1) 长方案:从月经周期的第 2～3 天或黄体中期开始使用促性腺激素释放激素激动剂(GnRH agonist,GnRH-a),14～21 天后垂体达到降调节时(降调节标准为 LH<5IU/L,E₂<50ng/L,内膜<4～5mm,无功能性囊肿),再开始用外源性 Gn 促排卵,并维持 GnRH-a 的使用直至 hCG 注射日。长方案中 GnRH-a 可使用短效制剂或 GnRH-a 长效缓释制剂。长方案可有效地抑制内源性 LH 峰,获得多卵泡同步发育,卵子质量较好,临床成功率高且稳定,是目前促排方案中比较常用的方案。长方案的缺点是垂体降调节后的低雌激素水平导致发生围绝经期改变以及黄体功能不足,OHSS 的发生率增加,Gn 用量、时间和费用均增加,治疗时间长。通常用于卵巢储备功能正常的患者。

(2) 短方案:月经第 2 天给予 GnRH 激动剂(短效)至 hCG 注射日,第 3 天给予 Gn(r-FSH 或 HMG)注射。短方案新鲜胚胎移植的成功率较长方案低,通常用于卵巢储备功能较低的患者。

(3) 超短方案:主要适用于卵巢反应不良、卵泡数量少的患者。月经第 2 天给予 GnRH 激动剂(短效),仅用数天。第 3 天给予 Gn(r-FSH 或 HMG)注射。

(4) 超长方案:主要适用子宫内膜异位症或子宫肌腺症的患者。月经第 2 天注射长效 GnRH-a 全量,28 天后注射第 2 次全量或半量,14 天后根据 FSH、LH 和 E₂ 水平、卵泡直径及数量启动 Gn 促排卵。国内还有改良超长方案,即在黄体中期使用长效 GnRH-a 半量,14 天后再肌内注射长效 GnRH-a 半量,然后再等待 14 天后启动 Gn 促排卵。由于超长方案可能对 LH 抑制较深,需要补充 LH 或用 hMG 启动。其他监测与长方案相同。

(5) GnRH 拮抗剂(GnRH antagonist,GnRH-ant)方案:在卵泡中晚期采用 GnRH-ant 抑制提前出现的内源性 LH 峰的促排卵方案,具有使用方便、促排卵时间短、促排卵用药少且无"flare-up"效应、不会产生囊肿、保留垂体反应性、显著降低 OHSS 发生率等优点。月经第 2～3 天给予 Gn 注射,注射第 5～6 天或卵泡≥14mm 时每天给予 GnRH 拮抗剂 0.25mg 至 hCG 注射日。GnRH-ant 方案适用于各类人群,包括卵巢正常反应、低反应及高反应患者。

(6) 随机启动促排卵方案(random-start controlled ovarian hyperstimulation):多应用于癌症患者紧急取卵用于生育力储备。近年来国内对 IVF 患者采用黄体期促排卵方案,患者排卵后 1～3 天,给予 LE+HMG 或 CC+HMG 促排卵方案。黄体期促排卵方案的好处是避免了卵泡期促排卵因多卵泡发育而发生的提早 LH 峰,缺点是 GN 总剂量较大,且无法新鲜胚胎移植。

(四) IVF 超排卵中的检测

通过阴道 B 超,定期检测卵泡的多少及大小;测定血 LH、E₂、P 水平。

(五) hCG 使用时机

主要参考卵泡直径的大小和外周血中 E₂ 水平、卵泡数目、血 LH 和 P 水平、子宫内膜情况及所用促排卵药物。

(六) 穿刺取卵

B 超引导下经阴道穿刺卵泡,抽取卵泡液并从中获得卵母细胞。

(七) 体外受精

受精一般在取卵后 3～5 小时进行,将获得的卵母细胞与经过上游法或梯度离心法处理的精子按 5000～10 000 精子/卵子的密度进行体外受精。

(八) 受精及卵裂情况的检查

受精后 18～20 小时,检查卵子的受精情况,正常受精卵应有 2 原核,核内清晰核仁,2 个极体,透明带完整、规则,卵浆清晰、均匀。受精后约 48 小时观察受精卵卵裂情况,根据卵裂球的数目、均匀程度及碎片的多少给胚胎评分。

(九) 胚胎移植

受精卵经过体外 48～72 小时培养后(也可体外培养 5

天至囊胚),挑选胚胎评分高、质量好的胚胎1～2个在超声引导下植入子宫腔内。

(十) 黄体支持

目前大量临床研究提示,IVF-ET 术后使用黄体支持的临床妊娠率明显高于未行黄体支持者,黄体支持有助于改善促排卵周期的妊娠结局。研究表明,hCG 注射日、取卵日、移植日开始黄体支持对治疗结局无影响。目前大多数学者推荐黄体支持最早从取卵日开始,最迟不超过取卵后第3天,持续时间不超过妊娠8～10周。常用的孕激素药物包括黄体酮、地屈孕酮、黄体酮凝胶、微粒化黄体酮等。

(十一) 随访

胚胎移植后两周检测血或尿 hCG 以判断妊娠。如超声诊断明确子宫内有妊娠囊或流产、宫外孕并经病理组织学诊断妊娠物为绒毛组织则称临床妊娠。仅血或尿 hCG 阳性,而不能确认临床妊娠者称为生化妊娠。

三、卵母细胞质内单精子显微注射

卵母细胞质内单精子显微注射(intracytoplasmic sperm injection,ICSI)技术是在显微操作系统的帮助下将一个精子通过卵子透明带、卵膜,直接注射到卵子细胞质中使其受精。目前是严重少、弱、畸精症甚至无精症患者的主要治疗手段。

ICSI 的适应证:①严重的少、弱、畸精子症;②不可逆的梗阻性无精子症;③生精功能障碍(排除遗传缺陷疾病所致);④体外受精失败;⑤精子顶体异常;⑥需行植入前胚胎遗传学检查的。

四、赠卵技术

赠卵技术(oocyte donation)是指采用健康的第三方(供者)自愿捐赠的卵子进行的辅助生殖技术。赠卵的适应证:①丧失产生卵子的能力,如卵巢早衰、双侧卵巢切除术后、绝经期的患者;②女方是严重的遗传性疾病携带者或患者(如 Turner 综合征、X 性连锁疾病、半乳糖血症、地中海贫血等);③具有明显的影响卵子数量和质量的因素导致反复 IVF 治疗失败。

五、胚胎植入前遗传学检查

目前有2种类型的胚胎植入前遗传学检查,包括胚胎植入前遗传学诊断(preimplantation genetic diagnosis,PGD)和胚胎植入前遗传学筛查(preimplantation genetic screening,PGS)。

PGD 技术是指从体外受精的胚胎中取1～2个卵裂球、囊胚滋养外胚层细胞或者取卵细胞的第一极体在种植前进行遗传学性状分析,可用以鉴定胚胎性别,分析胚胎染色体,然后移植基因正常的胚胎,从而达到优生优育的目的。PGD 技术主要用于单基因相关遗传病、染色体病、性连锁遗传病及可能生育异常患儿的高风险人群等。

PGS 技术是指在辅助生殖技术中进行胚胎染色体数目的筛查,选择染色体正常的胚胎植入,被应用于自身核型正常但胚胎出现遗传异常风险较高的妇女,以期降低流产率、增加活产率。

由于卵裂球活检可能影响胚胎发育潜能,目前国内外越来越多的生殖中心采取囊胚活检取代卵裂期胚胎活检。

近年来,胚胎植入前遗传学检查技术得到了突飞猛进的进步。从早期的主要采用卵裂期活检结合聚合酶链反应(PCR)或荧光原位杂交(FISH)来对单基因异常或有限的染色体异常进行检测。到微阵列比较基因组杂交技术(array CGH)和单核苷酸多态性微阵列(SNP array)等技术进一步提高了检测分辨率。随着全基因组扩增技术的优化和二代测序技术(NGS)成本的飞速下降,目前 NGS 开始进入 PGD 领域。

六、胚胎冷冻与冷冻胚胎复苏移植技术

IVF-ET 技术中使用超排卵往往会同时取得多个成熟卵子,并可能发育成胚胎,除了移植入子宫的胚胎外,将剩余的胚胎通过胚胎冷冻(cryopreservation of embryos)技术保存起来。胚胎冷冻的目的是为有剩余胚胎的 IVF 治疗患者提供多次移植的机会,提高每次采卵周期的累积妊娠率,提高 IVF 治疗效率,减少患者治疗费用。此外,有发生卵巢过度刺激综合征的可能时,取消新鲜胚胎移植,将胚胎冷冻保存等待患者情况好转后再行冻胚复苏移植,这样可以降低 OHSS 发生率。同时,有助于减少胚胎移植个数,降低多胎移植风险。Meta 分析发现冷冻胚胎与新鲜胚胎移植单胎出生结局比较,小于胎龄儿、早产儿、低体重儿、围产儿死亡、产前出血相对风险较低。但也发现冷冻胚胎移植增加巨大儿的发生风险。目前,胚胎冷冻技术多为玻璃化冷冻法。

七、未成熟卵体外成熟技术

未成熟卵体外成熟技术(in vitro maturation,IVM)是指模拟体内卵母细胞成熟环境,使从卵巢中采集的未成熟卵母细胞在体外经过培养并达成熟。IVM 技术的适应证:①PCOS 患者为了预防卵巢过度刺激综合征的发生或是在超排卵过程中卵巢反应低下或卵泡发育停滞;②不能接受超排卵治疗而有生育要求的患者如乳腺癌、卵巢癌术后。

八、辅助生殖技术并发症

(一)卵巢过度刺激综合征

卵巢过度刺激综合征(ovarian hyperstimulation syndrom,OHSS)是继发于促排卵或超促排卵周期的一种严重的医源性疾病。可导致患者血液浓缩,血浆外渗,出现胸水、腹水、尿量减少、肝肾功能异常,严重者可危及生命。

1. **病理生理** 卵巢对 hCG 或 LH 的高反应导致血管活性物质释放,引起血管通透性升高、液体渗出,从而形成胸腹水、血液浓缩与血容量减少。可能参与 OHSS 病理生理的因子包括血管内皮生长因子(VEGF)、前列腺素、其他细胞因子家族与内皮素以及肾素-血管紧张素系统构成成分,OHSS 患者血浆总肾素水平与 OHSS 严重程度相关。

OHSS 分为两种类型:①早期 OHSS(也称医源性 OHSS),与外源性应用 hCG 有关;②晚期 OHSS(也称自发性 OHSS)源于妊娠分泌的内源性 hCG。

2. **高危因素** 一般包括:①年轻、低体重指数的患者;②多囊卵巢综合征(PCO 或 PCOS)的患者;③以前曾有 OHSS 病史者;④使用 hCG 诱导排卵及黄体支持;⑤当 E_2 >4000pg/ml,卵泡数>20 个。

3. **临床表现及分级** 临床表现包括体重迅速增加,少尿或无尿,血液浓缩,白细胞增多,低血容量,电解质失衡,常表现为低钠和高钾,出现相关并发症如腹水、胸水和心包渗出等,卵巢囊肿扭转或破裂,肝肾功能障碍,血栓形成,多器官功能衰竭,严重者可导致死亡。通常先出现腹胀,继而恶心、呕吐和腹泻,可进展为乏力、气短和尿量减少,提示疾病恶化。根据 Golan 标准,OHSS 分为三度和 5 级,包括临床表现、体征、超声和实验室检查(表 4-0-1)。

表 4-0-1　Golan 等的 OHSS 分类

病变程度	Ⅰ级	Ⅱ级	Ⅲ级	Ⅳ级	Ⅴ级
轻度	仅有腹胀及不适	Ⅰ+恶心、呕吐和腹泻,卵巢增大 5～12cm			
中度			Ⅱ+超声下有腹水		
重度				Ⅲ+临床诊断胸腔积液、腹水、呼吸困难	Ⅳ+低血容量改变,血液浓缩、血液黏度增加、凝血异常、肾血流减少,导致少尿、肾功异常、低血容量休克

4. **OHSS 的预防** 鉴于 OHSS 病因不清,没有根本的治疗方法,预防 OHSS 的发生或减轻 OHSS 的程度是治疗的关键。可通过以下几个水平预防 OHSS 发生:

(1)限制 hCG 的浓度和剂量:通过调整促排卵方案减少对卵巢的刺激,降低促排卵的 hCG 剂量,选择冷冻胚胎替代新鲜胚胎移植,使用孕激素代替 hCG 支持黄体,以及单个囊胚移植,减少多胎等方法减少 OHSS。

(2)在不损害子宫内膜和卵子质量前提下,寻找诱导黄体溶解的方法:包括滑行疗法(Coasting),应用 GnRH-a 替代 hCG 触发排卵,应用白蛋白,早期单侧卵泡穿刺(early unilateral ovarian follicular aspiration,EUFA)。近年来,有研究使用多巴胺激动剂卡麦角林(cabergoline)预防 OHSS 的报道。值得注意的是,上述方法仅能够降低高危患者 OHSS 发生的几率,而不能完全阻止 OHSS。

5. **OHSS 的治疗原则** 轻度的 OHSS 可以在门诊随访治疗:限制每天摄入的液体量不超过 1L,建议摄入矿物质液体;每天监测体重、腹围和液体出入量,如体重一天增加≥1000g 或尿量明显减少,需及时就诊;轻微活动,避免长

时间卧床休息以免发生血栓;对于妊娠合并 OHSS 的患者需加强监控,特别是血清 hCG 浓度迅速上升的患者。

对于出现下述症状和体征的重度 OHSS 患者需住院治疗:①恶心、呕吐、腹痛、不能进食、少尿、无尿、呼吸困难、张力性腹水、低血压;②实验室指标:血液浓缩(血细胞比容>45%),外周血白细胞计数>$15×10^9$/L,血肌酐>1.2mg/dl 肌酐清除率<50ml/min,肝脏酶异常,严重的电解质紊乱(血清钠浓度<135mmol/L、血清钾浓度>5mmol/L)。

6. **OHSS 的治疗措施**

(1)一般治疗:根据患者病情每 2～8 小时测定生命体征,每天测量体重、腹围和液体的出入量。每天测定白细胞计数、血红蛋白浓度、血细胞比容、电解质、尿液比重。超声定期检查腹水和卵巢的大小,呼吸困难者需测定血氧分压,根据病情需要定期检查肝肾功能。

(2)液体处理:重度 OHSS 的患者入院时常处于低血容量状态,可以给予 5%的葡萄糖生理盐水 500～1000ml,以保持患者尿量>20～30ml/h 以及缓解血液浓缩。若上

述治疗效果不佳,可考虑使用白蛋白治疗,20%的白蛋白200ml缓慢静滴4小时,视病情需要可间隔4～12小时重复进行。应慎重使用右旋糖苷,因可能导致成人呼吸窘迫综合征(ARDS),血液浓缩纠正后(血细胞比容<38%)方可使用利尿剂,频繁使用利尿剂容易导致血液浓缩引起血栓形成。通过治疗症状有所改善,患者有排尿,可以进食,可给予少量静脉补液或可停止补液。

(3)腹水处理:当患者出现腹水导致的严重不适或疼痛、肺功能受损(呼吸困难、低氧分压、胸水)、肾功能受损(持续性少尿、无尿血肌酐浓度升高、肌酐清除率下降)时需考虑超声引导下进行胸腔穿刺或腹腔穿刺放液。

(4)重度OHSS处于血液高凝状态:预防性给予肝素5000IU皮下注射每天2次,鼓励患者间歇性翻身、活动、按摩双腿,如发现血栓形成的症状和体征,应及时诊治。

(二)多胎妊娠

ART技术的应用增加了多胎妊娠(multiple pregnancy)的风险。而多胎妊娠增加母儿的妊娠风险。与多胎妊娠相关的母儿并发症包括:早产、小于胎龄儿、脑瘫及其他出生缺陷、围产儿死亡率等均较单胎明显增加;同时妊娠期孕妇并发症包括胎膜早破、子痫前期、妊娠期糖尿病、妊娠期贫血、产后出血,甚至相当少见的妊娠期脂肪肝的发生率均增加。

1. 多胎妊娠与移植胚胎数目及质量有关 为了降低多胎妊娠发生率,美国生殖医学协会(American Society for Reproductive Medicine,ASRM)于2013年制定了相关指南,直接降低了三胎及以上多胎妊娠的发生率。此外,对于特定目标人群,目前欧美等国家通过选择性单胚胎移植(elective single embryo transfer,eSET)方法使多胎出生率降至2%,虽然新鲜胚胎移植周期中eSET较2个胚胎移植的胎儿出生率低,但两种方法的累积胎儿出生率无显著性差异。ASRM推荐eSET使用的目标人群为:年龄<35岁,超过一个优质胚胎可供移植,第1或第2次IVF周期,捐赠卵子胚胎移植。

2. 多胎妊娠减胎术(multifetal pregnancy reduction) 一旦发生多胎妊娠可以通过多胎妊娠减胎术保留1～2个胚胎。现主要经阴道超声引导下穿刺减胎术:通常在妊娠6～8周,阴道超声定位下穿刺目标胚胎,使用机械破坏或心脏区推注氯化钾的方式达到减灭胚胎的目的。手术的主要风险为损伤邻近脏器和出血感染,因此手术定位要准确,操作精准,手术前可酌情使用抗生素、镇静剂或黄体酮。

(三)异位妊娠

约0.7%的辅助生殖周期会发生异位妊娠(ectopic pregnancy)。ART后异位妊娠的风险因治疗类型而异,并和受孕妇女的生育健康特征有关,比如因输卵管原因引起的不孕患者发生异位妊娠的风险更高。ART后宫内外同时妊娠的风险远高于自然妊娠(1/100 比 1/30 000),这种

高风险和多胚胎移植直接相关。

【本章关键点】

1. 宫腔内人工授精和胚胎移植技术适用于其他常规治疗无法妊娠者。

2. 辅助生殖技术常见并发症为诱导排卵引起的卵巢过度刺激综合征和多个胚胎移植导致的多胎妊娠。

(许华 孙晓溪)

参考文献

[1] Veltman-Verhulst SM,Cohlen BJ,Hughes E,et al. Intrauterine insemination for unexplained subfertility. Cochrane Database Syst Rev,2012,9:D1838.

[2] Polyzos NP,Tzioras S,Mauri D,et al. Double versus single intrauterine insemination for unexplained infertility:a meta-analysis of randomized trials. Fertil Steril,2010,94(4):1261-1266.

[3] Hill MJ,Whitcomb BW,Lewis TD,et al. Progesterone luteal support after ovulation induction and intrauterine insemination:a systematic review and meta-analysis. Fertil Steril,2013,100(5):1373-1380.

[4] Roque M,Lattes K,Serra S,et al. Fresh embryo transfer versus frozen embryo transfer in in vitro fertilization cycles:a systematic review and meta-analysis. Fertil Steril,2013,99(1):156-162.

[5] Kupka MS,D'Hooghe T,Ferraretti AP,et al. Assisted reproductive technology in Europe,2011:results generated from European registers by ESHRE. Hum Reprod,2016,31(2):233-248.

[6] Criteria for number of embryos to transfer:a committee opinion. Fertil Steril,2013,99(1):44-46.

[7] Practice Committee Of Society For Assisted Reproductive Technology P C O A. Elective single-embryo transfer. Fertil Steril,2012,97(4):835-842.

[8] Sermon K,Capalbo A,Cohen J,et al. The why,the how and the when of PGS 2.0:current practices and expert opinions of fertility specialists,molecular biologists,and embryologists. Molecular Human Reproduction,2016,22(8):845.

[9] Legro RS,Brzyski RG,Diamond MP,et al. Letrozole versus clomiphene for infertility in the polycystic ovary syndrome. N Engl J Med,2014,371(2):119-129.

[10] 谢平原,胡亮,林戈. 二代测序技术在植入前遗传学诊断中的应用. 中国实用妇科与产科杂志,2016,32(3):247-251.

[11] 刘冬娥. 促排卵周期中的黄体支持. 中国实用妇科与产科杂志,2015,31(1):35-38.

[12] 马彩虹,王洋. 促排卵并发症及其防治. 中国实用妇科与产科杂志,2015(1):39-43.

第五章 正常妊娠

第一节 妊娠诊断

根据不同的妊娠阶段,可将妊娠诊断分为早期妊娠诊断和中、晚期妊娠诊断。早期妊娠诊断的目的是为了确定是否妊娠、妊娠时间,明确妊娠囊发育情况以及排除异位妊娠;而中、晚期的妊娠诊断,则注重的是胎儿的发育状况、畸形筛查等情况。

一、早期妊娠诊断

很多育龄妇女在早期妊娠后会出现包括停经、乳房的改变和胀痛、恶心呕吐、尿频、子宫增大和皮肤改变等一系列改变(表 5-1-1)。但月经不规律、不规则阴道出血、避孕等情况,可能会影响我们对早期妊娠的诊断,因此需要进一步的检查来明确诊断(表 5-1-2)。

表 5-1-1 可能妊娠的表现及鉴别诊断

	临 床 表 现	出现时间	鉴 别 诊 断
可能妊娠	早期乳房改变(尤其初孕妇)	3～4 周+	服用避孕药
	闭经	4 周+	内分泌紊乱、情绪紧张、疾病状态
	晨吐	4～14 周	胃肠失衡、发热性疾病、脑刺激
	膀胱刺激症状	6～12 周	尿路感染、盆腔肿瘤
	胎动	16～20 周	肠蠕动
大概妊娠	血或尿 hCG 阳性	9～14 天	葡萄胎、绒癌
	Chadwick 征	8 周+	其他原因引起的子宫充血
	子宫增大	8 周+	肿瘤
	皮肤色素沉着	8 周+	其他原因引起的皮肤颜色改变
	子宫杂音	12～16 周	巨大子宫肌瘤或卵巢肿瘤
	Braxton Hicks 收缩*	16 周	胃肠道痉挛
	触及类似胎儿物体	16～28 周	巨大子宫前壁肌瘤

* Braxton Hicks 收缩:又称无痛性宫缩。子宫无痛性不规则宫缩,随妊娠周数增加。此种收缩呈稀发、不规则和不对称性。收缩时,子宫内压力不超过 10～15mmHg,一般不引起痛感,也不使宫颈扩张。

表 5-1-2　可确定妊娠的表现

项目	标　志	方法	孕周
超声检查	观察到妊娠囊	经阴道	4^{+2}周
		经腹部	6周
	观察到胚芽及原始心血管搏动	经阴道	5周
胎心	可清晰听到胎心音	多普勒	11～12周
		胎心听筒	20周$^+$
胎体、胎动	触诊能区分胎头、胎背、胎臀和胎儿肢体,偶可触及或观察到胎动	腹部触诊	24周$^+$

3

（一）临床表现

1. **停经**　有性生活的育龄健康妇女,平时月经周期规律,一旦月经过期 10 天以上,应怀疑妊娠;若停经已达 8 周,妊娠可能性更大。虽然停经是妊娠最早的症状,但不是妊娠的特有症状,临床上需与内分泌紊乱、口服避孕药等引起的月经不规则鉴别。对于特殊人群,如哺乳期妇女的月经虽未恢复,但仍可能再次妊娠;围绝经期妇女若出现月经过期,也应该考虑妊娠可能。

2. **早孕反应**　约有半数以上妇女在停经 6 周前后开始出现头晕、疲乏、嗜睡、食欲减退、喜酸或偏食、厌恶油腻、恶心、晨起呕吐等称早孕反应。这些症状存在个体差异,大多数在孕 12 周后逐渐消失,严重者可持续数月。

3. **尿频**　妊娠早期增大的子宫,尤其是前位子宫,在盆腔内压迫膀胱及盆腔充血而出现尿频的症状,但不伴有尿急、尿痛等尿路刺激症状。随着孕周的增大,直到孕 12 周增大的子宫上升到腹腔,不再压迫膀胱,症状逐渐缓解。但到了妊娠晚期,先露入盆后压迫膀胱,尿频症状可能再次出现。

4. **妇科检查**　双合诊可及子宫增大、变软,孕 8 周时子宫增大至未孕时的 2 倍;孕 12 周时增大至 3 倍,宫底超出盆腔,可在耻骨联合上方触及。此外,还会出现一些特殊改变:

（1）Chadwick 征:8～10 周由于子宫充血,阴道黏膜变软,水肿充血呈紫蓝色。

（2）黑加征（Hegar sign）:6～12 周双合诊检查,宫颈峡部极软,双合诊感觉宫颈与宫体似不相连。

5. **乳房变化**　雌孕激素、垂体泌乳素等神经内分泌调解下乳房增大,乳头、乳晕着色变深,乳头增大,乳晕上皮脂腺肥大形成散在结节状小隆起称为蒙氏结节。孕妇在孕 3、4 周时可有自觉不适、偶有触痛或麻刺感和乳房胀满的感觉。

（二）辅助检查

1. **实验室检查**　许多激素可以用于妊娠的诊断,最常用的是人绒毛膜促性腺激素 β 亚单位（β-hCG）。hCG 由卵裂球合体层分泌,受精后第 8～10 天胎种植,与子宫建立血管交通后才能在孕妇血清和尿中检测到 hCG,至妊娠 8～10 周达到峰值。此外,血清孕酮水平的测定对判断异常早期妊娠有一定的帮助;早孕因子（early pregnancy factor,EPF）则是受精后最早能够检测到的标志物,受精后 36～48 小时即可从母体血清中检测出,但目前检测方法还不成熟,临床使用还存在一定限制。

2. **超声检查妊娠囊**　检查早孕和确定胎龄最快速、准确的方法（表 5-1-3）。正常早期妊娠的超声检查首先能观察到的是妊娠囊,经腹超声最早能在末次月经后 6 周观察到妊娠囊,阴道超声可较腹壁超声提早 10 天左右。此外,在多胎妊娠中,早孕期超声检查对发现双胎或胎妊娠,判断单卵双胎和双卵双胎有重要作用。

表 5-1-3　早期超声检查的意义

孕周	测量项目	意　义
4^{+2}周	妊娠囊	双环征为早期妊娠囊重要特征
5周	胚芽	胚芽径线超过 2mm,常能见到原始心血管搏动
5～6周	卵黄囊	卵黄囊为宫内妊娠的标志
6.5周	胚芽、卵黄囊	此时胚芽头臀长约与卵黄囊径线相等
5～8周	妊娠囊径线	根据妊娠囊径线推断孕龄
6～18周	头臀长	根据头臀长推断孕龄
11～14周	胎儿颈部透明带（NT）	NT 厚度是筛查胎儿非整倍体畸形的重要指标

3. 宫颈黏液检查 因早孕妇女宫颈黏液含蛋白量多，而水与钠盐少，故宫颈黏液量少而黏稠，形成宫颈黏液栓。取少量涂在玻璃片上，干燥后光镜下可见排列成形的椭圆体，无羊齿植物叶状结晶，提示早孕妊娠可能。

4. 基础体温测定 基础体温呈双相型，体温升高持续18天不下降，早孕可能性大；如果持续3周仍不下降，应考虑早孕。

5. 黄体酮试验 对可疑早孕妇女，在妊娠试验及超声不明确时，可选用黄体酮20mg肌注或地屈孕酮片10mg口服，每天2次，持续3～5天，停药后2～7天内阴道出血者，提示体内有一定雌激素作用，可排除妊娠；停药后仍无阴道出血者，妊娠可能性大。

6. 超声多普勒检查 最早在孕7周时可通过超声多普勒听到脐带杂音，随着妊娠进展，在增大的子宫区域可听到有节律的单一高调胎心音，频率150～160次/分。

 临床思考 5-1-1

A女士，28岁，结婚3年，目前正积极备孕中。末次月经6月12日，次月20日未见月经来潮，并伴有轻度晨起恶心、呕吐。请思考：

1. 是否可以确定A女士已经妊娠？

2. 若可以，A女士现妊娠几周？下一步需要进行哪些妊娠保健？

3. 若不可以，A女士下一步应怎样明确诊断呢？

二、中、晚期妊娠诊断

妊娠中期以后，子宫随妊娠月份而增大，可感觉胎动，可触及胎体，听到胎心音，易确诊。此时诊断的目的，除了监测胎儿的常规生长情况外，还有通过各项筛查排除胎儿畸形、妊娠并发症等异常情况，早诊断、早治疗，确保母儿安全。

（一）临床表现

1. 子宫增大 随着妊娠的进展，可根据宫底高度初步判断妊娠周数（表5-1-4）；妊娠晚期可根据宫底高度和母亲腹围结合推断胎儿体重（表5-1-5）。

2. 胎动 胎儿在宫内的活动称为胎动（fetal movement，FM），是活胎诊断的依据之一，也是胎儿宫内安危的重要指标。胎动分为转动、翻转、滚动、跳动及高频率活动等。初产妇18～20周可感知，经产妇16～18周自觉胎动，32～34周达高峰，38周逐渐减少。

3. 胎儿心音 孕10周用多普勒听诊，可闻及胎心音，呈双音，正常值110～160次/分。胎心率过高或过低均提

示胎儿宫内异常可能。胎心音需与子宫杂音、腹主动脉音、脐带杂音相鉴别。

表 5-1-4 不同妊娠周期的子宫底高度及子宫长度

妊娠周期	手测子宫底高度	尺测子宫长度（cm）
12周末	耻骨联合上2～3横指	
16周末	脐耻之间	
20周末	脐下1横指	18(15.3～21.4)
24周末	脐上1横指	24(22.0～25.1)
28周末	脐上3横指	26(22.4～29.0)
32周末	脐与剑突之间	29(25.3～32.0)
36周末	剑突下2横指	32(29.8～34.5)
40周末	脐与剑突之间或略高	33(30.0～35.3)

表 5-1-5 胎儿体重与宫高、腹围的关系

项 目	估算方法
胎头衔接	胎儿体重＝宫高(cm)×腹围(cm)＋200(g)
胎头浮动或臀位	胎儿体重＝宫高(cm)×腹围(cm)(g)
胎膜已破，胎头衔接	胎儿体重＝宫高(cm)×腹围(cm)＋300(g)

4. 胎体 孕20周经腹壁可触及胎体，24周可区别胎头、胎背、胎臀、胎儿肢体。胎头圆而硬，有浮球感；胎臀宽而软，形状略不规则；胎背宽而平坦，肢体小且有不规则活动。

（二）辅助检查

1. 超声检查 应用B超可检测出胎儿数目、胎产式、胎先露、胎方位、有无胎心搏动及胎盘等位置分级，同时测量胎儿双顶径、胸围、腹围、顶臀径、股骨长度及羊水池深度等。应用超声多普勒测定脐动脉血流速度，以监护、预测胎儿情况。孕18～24周胎儿畸形筛查，筛查出约95%的胎儿畸形，其中60%～80%的21-三体综合征胎儿在颈项部皮肤出现透明带。对无脑儿、脑积水、脑脊膜膨出、脊柱裂、肾积水、肠道畸形、心脏畸形的诊断也有帮助。应用多普勒超声心动图对监护胎儿生长发育和早期诊断先天性心血管畸形有重要临床价值。

2. 胎儿心电图（fetal electrocardiography，FECG） 通过将电极分别接在孕妇宫底、耻骨联合上方等体表部位，通过间接检测的方式描记出胎儿心电活动的非侵袭性检测方

法。一般于妊娠12周以后即可检测出。

三、胎产式、胎先露及胎方位

由于胎儿在子宫内的位置不同,故有不同的胎产式、胎先露及胎方位。妊娠<28周,胎儿小,羊水较多,胎儿在宫内活动范围大,因此位置不固定。妊娠32周后,胎儿生长发育迅速,羊水相对减少,胎儿姿势和位置相对恒定。

（一）胎产式

胎体纵轴与母体纵轴的关系称胎产式(fetal lie),两纵轴平行者为纵产式(longitudinal lie),占足月分娩总数的99.75%;两纵轴垂直者为横产式(transverselie),占足月分娩总数的0.25%。横产式无法自然阴道分娩,若临产后不

能转为纵产式,需剖宫产终止妊娠,否则会导致子宫破裂、胎死宫内等严重后果(图5-1-1);两纵轴交叉者为斜产式,属暂时的,在分娩过程中多数可转为纵产式,偶尔转为横产式。

（二）胎先露

最先进入骨盆入口的胎儿部分称为胎先露(fetal presentation)。纵产式有头先露(cephalic presentation)和臀先露(breech presentation);横产式有肩先露(shoulder presentation)。

头先露时因胎头屈伸程度不同又分为枕先露(occiput presentationor vertex presentation)、前囟先露(sinciput presentation)、额先露(brow presentation)及面先露(face presentation)(图5-1-2)。

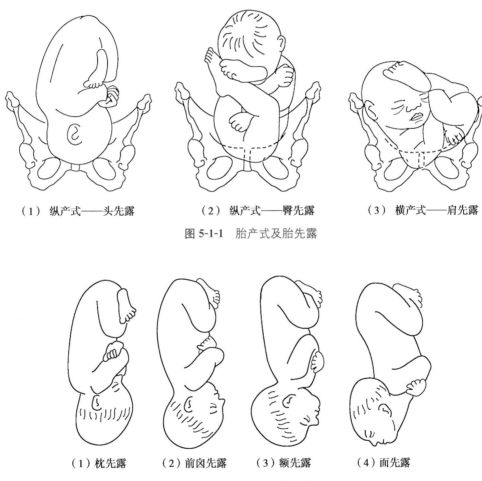

（1）纵产式——头先露　　（2）纵产式——臀先露　　（3）横产式——肩先露

图 5-1-1 胎产式及胎先露

（1）枕先露　　（2）前囟先露　　（3）额先露　　（4）面先露

图 5-1-2 头先露的种类

臀先露因下肢屈伸程度不同分为混合臀先露(complete breech presentation)、单臀先露(frank breech presentation)、足先露(footling presentation)(包括单足先露和双足先露)(图5-1-3)。偶尔头先露或臀先露与胎手或胎足同时入盆,称复合先露(compound presentation)。正常阴道分娩胎儿多为枕先露,其他胎先露方式如不能及时纠正可能造成难产或意外。

（三）胎方位

胎儿先露部的指示点与母体骨盆的关系称胎方位,简称胎位(fetal position)。枕先露以枕骨为指示点,是最常见的胎方位。面先露以颏骨、臀先露以骶骨、肩先露以肩胛骨为指示点。根据指示点与母体骨盆前、后、左、右、横的关系而有不同的胎方位(表5-1-6)。

3

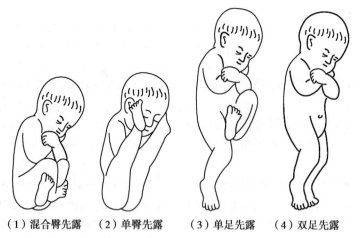

（1）混合臀先露　　（2）单臀先露　　（3）单足先露　　（4）双足先露

图 5-1-3　臀先露的种类

表 5-1-6　胎产式、胎先露和胎方位的关系及种类

纵产式 （99.75%）	头先露 （95.75%～97.75%）	枕先露 （95.55%～97.55%）	枕左前（LOA） 枕右前（ROA）	枕左横（LOT） 枕右横（ROT）	枕左后（LOP） 枕右后（ROP）
		面先露 （0.2%）	颏左前（LMA） 颏右前（RMA）	颏左横（LMT） 颏右横（RMT）	颏左后（LMP） 颏右后（RMP）
	臀先露 （2%～4%）		骶左前（LSA） 骶右前（RSA）	骶左横（LST） 骶右横（RST）	骶左后（LSP） 骶右后（RSP）
横产式 （0.25%）	肩先露		肩左前（LSc-A） 肩右前（RSc-A）	肩左后（LSc-P） 肩右后（RSc-P）	

（摘自：华克勤，丰有吉，主编.实用妇产科学.第3版.第六章正常妊娠.北京：人民卫生出版社，2013：59）

【本节关键点】

1. 停经是妊娠最早的症状，但不是妊娠的特有症状，需要与内分泌失调、口服避孕药等原因引起的月经延迟鉴别。

2. β-hCG 是最常用的、用于妊娠的诊断的激素。超声检查妊娠囊是检查早孕和确定胎龄最快速、准确的方法。

3. 胎动是活胎诊断的依据之一，也是胎儿宫内安危的重要指标。一般初产妇 18～20 周开始可感知胎动，32～34 周达高峰，38 周后逐渐减少。

4. 胎体纵轴与母体纵轴的关系称胎产式。纵产式占足月分娩总数的 99.75%；若为横产式则无法自然阴道分娩；斜产式属暂性胎产式，在分娩过程中多数可转为纵产式，偶尔转为横产式。

5. 最先进入骨盆入口的胎儿部分称为胎先露，正常阴道分娩胎儿多为枕先露，其他胎先露方式，在临产后如不能及时纠正可能造成难产或意外。

6. 胎儿先露部的指示点与母体骨盆的关系称胎方位，枕先露是最常见的胎方位。

（徐焕　朱新丽）

第二节　妊娠期保健

妊娠期保健（prenatal care）是指从确定妊娠之日开始至临产前为孕妇和胎儿提供的一系列保健服务，其目的是保证孕妇以最低风险分娩出健康新生儿。随着社会文明的进步，妊娠期保健的目标和内涵也发生了相应转变。不仅仅局限于保障母婴安全，还需关注出生缺陷的预防、出生人口素质的提高；同时还着力于改善围产期妇女的个人体验，帮助孕产妇家庭顺利度过人生重要转变期。在孕前最大限度地优化备孕夫妇的整体健康水平应被视作孕期保健的良好前奏，要保障母婴安全，改善妊娠结局，提高人口素质，保健工作应从孕前计划妊娠开始，实现和孕期保健的无缝对接。

一、孕妇管理和保健任务

（一）孕产妇的系统管理

为了加强对孕产妇的系统管理，使有限资源发挥最大效益，我国的围产期保健采取三级管理模式，依托三级组织网络，各司其职，上下转诊协作，共同完成孕产妇和婴幼儿的保健工作。

妇女在确诊怀孕后即应尽早在一级保健机构建立孕产妇系统保健手册,标志着开始进入孕期保健阶段。理想情况下,孕妇应在妊娠10周之前完成于二级或三级产科医疗机构的登记注册,开始接受系统的孕前保健服务。妊娠12周内完成初诊登记、开始孕期保健应被视为重要的助产服务质量标准。

为了加强孕产妇的系统管理,我国大部分地区建立了孕产妇系统保健手册制度,保健手册从确诊怀孕开始直至产褥期结束一直跟随孕产妇,它是整个孕产期管理的纽带和轨迹载体。保健手册应记录每次产前检查的情况,在住院分娩时交给医院,由医院负责记录住院分娩的具体情况,并根据要求填写完整后将保健手册再返回到孕产妇的一级保健机构,由一级保健机构进行产后访视和记录,最后保健手册汇总至妇幼保健管理部门进行数据统计和分析。

（二）孕期保健的主要任务

孕期保健的主体是孕妇及其家庭,大部分的孕产过程是正常的,无论孕妇有无高危因素,只有通过和孕妇及其家庭的有效合作,才能完成孕期保健任务。所以,在孕期保健的整个过程中,医务人员应以孕妇及其家庭的需求为导向,整合多种资源,多途径地加强孕产妇及其家庭的自我管理、自我照护能力,从生理、心理、社会、文化等多方面促进妊娠、分娩、哺育新生命这一自然的历程。

为了保障母胎安全,实现孕期保健的多重目标,孕期保健的主要任务包括:健康教育和健康促进;为分娩和父母角色转变作准备;监测高危因素并在必要时进行知情干预。

（三）孕期保健服务团队

孕期保健服务需要包括产科医师和助产士在内的多学科团队共同完成。助产士主要负责正常孕妇的管理,工作的重点在于信息支持、健康教育、健康促进、自然分娩的准备等,偏重于孕期保健中的前两项任务。同时助产士需具有识别高危因素的专业能力,及时识别和转诊高危孕妇。产科医师主要负责高危孕妇的管理,必要时对高危孕妇进行知情干预,偏重于孕期保健三大任务中的最后一个。孕期保健服务团队成员需协同合作,满足孕妇及其家庭不同时期、不同情况下的不同需求。

对于每一个孕妇及其家庭,由相对固定的医务人员或团队提供产前服务,将有利于建立良好的互动关系,增加孕妇及其家庭的依从性,有利于进行系统管理,从而完成孕期保健的三大任务。

（四）孕期保健具体实施途径

1. **产前检查** 孕期保健任务中的"监测高危因素并在必要时进行知情干预"主要是通过产前检查来实现的。通过系统的产前检查,对高危因素进行筛查,对于有高危因素的孕妇进行重点监护、重点管理,这是降低孕产妇死亡率、围产儿死亡率和病残儿出生率的有效手段。

2. **健康教育** "健康教育和健康促进"以及"为分娩和父母角色转变作准备"两大任务更多的是通过和孕妇家庭建立良好的互动关系,以信息支持和健康教育的方式实现的。信息支持和健康教育本身是没有效果的,只有在健康教育之后孕妇及其家庭掌握了必需的知识和技能,自我能力提高,并自主进行自我监测、积极参与医疗行为管理,才能达到孕期保健的目的。

备孕期和妊娠期是准父母们愿意学习、愿意改变的人生阶段。为了提高健康教育和健康促进的效果,使孕妇及其家庭达到知、信、行的高度统一,一般需要多种健康教育的形式,现行较为普遍和成熟的有:助产士门诊、群体性健康教育、小组制同伴支持。随着信息技术和互联网的飞速发展,健康教育也逐渐开始利用多媒体技术,打破物理边界,使得健康教育的形式更加多样化,健康教育的效果也有了显著提高。

（1）助产士门诊:一对一健康教育和助产服务的主要模式。借助门诊平台,发挥助产士专业特长,提供以孕妇及其家庭为中心的个体化的多种服务内容。

每次门诊需营造一种尊重和陪伴的氛围,使准父母感到每一次和助产士的交流互动都是有价值的,能够从中获取所需信息、知识和技能。妊娠对于孕妇及其家庭而言都需要经过生理和心理的长期调整,助产士的作用就是协助孕妇更好地理解孕期自身的变化、胎儿的发育,做好心理、生活方式、社会支持等方面的调适。同时助产士必须了解不同孕期孕妇所接受的主要产前检查及其结果,并能够辨别何时妊娠偏离正常,将孕妇及时转诊至产科医师和相关专业人员。

（2）群体性健康教育:主要的形式是孕期保健服务机构所提供的孕妇学校。如今,许多地区为孕妇开设了孕妇学校。一般以专业人士宣讲的形式提供,为提供孕妇及其家庭所需要的知识和技能的学习机会。性价比高,但难以监测受者的行为改变,难以提供个性化服务。一般以基础知识为主,主要提供:孕期营养和膳食;分娩相关知识和技能;新生儿的照护;孕期自我监护等内容。若辅以助产士门诊的一对一个性化服务,可以达到更好的效果。

（3）小组制健康教育:一般针对特殊人群,如:二胎、多胎妊娠家庭;瘢痕子宫妊娠家庭,采用小组制可以在普适性健康教育的基础上,增加有针对性的内容,同时可促进境况相同的孕妇家庭进行交流、分享体验,更有利于健康教育内容的掌握和落实,增加准父母的自信心。小组成员不宜过多,以免影响效果。

二、妊娠期营养与膳食

营养的好坏反映了一个人的健康状况,特别是生育年龄的妇女,孕期营养和孕前营养状况均可对胎儿及婴儿造成一定的影响。例如:营养不良性贫血可降低生育能力和增加妊娠期并发症的发生;超重和肥胖以及孕期体重增长过多可能增加妊娠期糖尿病和巨大儿的发生几率等。从妊娠到出生后两岁是通过营养干预预防成年慢性病的机遇窗口期,因此,保证孕期合理营养对母体健康和下一代的正常身心发育具有重要意义。

(一) 孕期体重管理

体重已成为反映人体营养和健康状况的一个标志,也是评定营养状况最简单、最直接可靠的指标。妊娠前体重和妊娠期体重增长对新生儿出生体重和妊娠持续时间具有独立的、累积的影响。妊娠期体重增长较小的体重低下的女性生育出低出生体重儿,发生早产和复发性早产的风险似乎更高。肥胖女性生育大于胎龄儿,发生过期产和多种其他妊娠并发症的风险增加,妊娠期体重增加过多还可能会增加子代儿童期肥胖及分娩后母亲体重长期无法恢复的风险。

目前判断体重超重和肥胖的常用方法是世界卫生组织推荐的身体质量指数(body mass index,BMI)。身体质量指数可简称为体质指数或体重指数,其计算方法为:BMI=体重(kg)/[身高(m)]^2。2013 年,美国医学研究所(Institute of medicine,IOM)修订了孕期体重增加的指南(表 5-2-1),提出了根据不同孕前 BMI 分类的理想孕期增重范围,孕早期平均体重增加 0.5~2kg,孕中、晚期体重增长率则根据孕前 BMI 的不同而不同。孕早期体重增长较少,甚至因为早孕反应而导致的体重下降均属正常现象。目前我国还没有统一的孕期体重增长标准,通常也采用此标准。值得注意的是,因种族不同,孕前体重指数不同,饮食结构、饮食习惯、生活方式和体力活动不同,国外的推荐标准不一定适合中国的孕妇。我国需要一个针对本国孕妇的孕期体重增长指南,用以指导中国孕妇进行体重管理。

表 5-2-1　根据不同孕前 BMI 分类的推荐孕期体重增长(kg)(IOM,2013)

分类	身体质量指数 (BMI)	推荐的孕期体重总增长范围 (kg)	妊娠中晚期体重增长范围 (kg/周)
体重不足	<18.5	12.7~18.1	0.5(0.5~0.6)
体重正常	18.5~24.9	11.3~15.9	0.5(0.4~0.5)
超重	25~29.9	6.8~11.3	0.3(0.2~0.3)
肥胖	≥30	5~9	0.2(0.1~0.3)

(二) 孕期营养需要

1. 能量　孕早期基础代谢并无明显改变,到孕中晚期逐渐升高,因此,孕早期的能量摄入与非孕妇女相同,孕中晚期推荐在非孕妇女能量推荐摄入量的基础上每天增加 200kcal。影响能量需要的因素有很多,如孕前体重、体成分、孕期体重增长量、活动程度等。保证适宜能量摄入的最佳方法,是密切监测和控制孕期每周体重的增长。

2. 碳水化合物　碳水化合物作为机体的主要能量来源,包括淀粉和一些简单糖类,凡是含有较多淀粉的食物可以作为主食食用,如谷类、淀粉豆和薯类等。孕妇应注意粗细搭配,经常吃一些粗粮、杂粮和全谷类食物,以得到更多的维生素、矿物质、膳食纤维和抗氧化物质。中国营养学会推荐妊娠期膳食碳水化合物的供能百分比为 50%~65%,其中添加糖<10%。

3. 蛋白质　足月胎儿体内含蛋白质 400~800g,加上胎盘及孕妇自身有关组织增长的需要,共需蛋白质约 900g,这些蛋白质均需孕妇在妊娠期间不断从食物中获得。中国营养学会建议孕妇蛋白质推荐摄入量(recommended nutrient intake,RNI)为在非孕妇女蛋白质摄入量的基础上,孕早、中、晚三期每天分别增加 5g、15g、20g。妊娠期膳食中优质蛋白至少占蛋白总量的 1/3 以上。

4. 脂肪　孕期需 3~4kg 脂肪储存以备产后泌乳,胎儿储存的脂肪可为其体重的 5%~15%。膳食脂肪中的磷脂及长链多不饱和脂肪酸,对人类生命早期脑和视网膜的发育具有重要的作用。亚油酸和 α-亚麻酸是人体必需脂肪酸,两者均不能在人体内合成,必须从食物中摄取。亚油酸几乎存在于所有的植物油中,而 α-亚麻酸仅存在于大豆油、亚麻籽油、低芥酸菜籽油等油中。二十二碳六烯酸(docosahexaenoic acid,DHA)属 n-3 长链多不饱和脂肪酸,可在体内由 α-亚麻酸合成,也可从鱼类、蛋类等食物中摄取,摄入足量的 DHA 对于胎儿大脑和视网膜发育至关重要。中国营养学会推荐妊娠期膳食脂肪的供能百分比为 20%~30%,其中饱和脂肪酸、单不饱和脂肪酸及多不饱和脂肪酸分别为<10%、10% 和 10%。n-6 和 n-3 多不饱和脂肪酸的比值为(4~6):1。

5. 矿物质

(1) 钙:当妊娠期钙摄入量轻度或短暂性不足时,母体血清钙浓度降低,继而甲状旁腺激素的合成和分泌增加,加速母体骨骼和牙齿中钙盐的溶出,以维持正常的血钙浓度,满足胎儿对钙的需要;当缺钙严重或长期缺钙时,血钙浓度下降,母亲可发生小腿抽筋或手足抽搐,严重时导致骨质软化症,胎儿也可发生先天性佝偻病。妊娠期钙的需要量增加,尽管孕妇发生一系列复杂的内分泌和生理变化使钙的吸收增加,但我国居民钙摄入普遍不足。中国营养学会建议妊娠期膳食钙适宜摄入量(adequate intake,AI)为:孕早期800mg/d,孕中期1000mg/d,孕晚期1200mg/d。奶及奶制品、虾皮、豆类及其制品、芝麻、海带及部分绿叶菜是钙的良好来源。

(2)铁:胎儿除制造血液和肌肉组织需一定量的铁外,还必须在肝脏内储存一部分铁,以供胎儿出生之后6个月之内对铁的需要量;妊娠期出现的生理性贫血,增加母体自身造血需要,以及分娩时失血会造成储存铁的损失,因此,妊娠期女性需要储备足够的铁。孕妇应注意补充一定量来自健康动物的肝脏、血、瘦肉等含有生物利用率较高的血红素铁。中国营养学会建议妊娠期膳食铁 AI 为:孕早期15mg/d,孕中期25mg/d,孕晚期35mg/d。

(3)锌:妊娠期妇女摄入足量的锌有利于胎体发育和预防先天性缺陷。血浆锌水平一般在妊娠早期就开始下降,直至妊娠结束,比非妊娠妇女低约35%,故在妊娠期应增加锌的摄入量。中国营养学会建议孕妇膳食锌 RNI:孕早期为 11.5mg/d,孕中、晚期为 16.5mg/d。膳食锌主要来源于一些蛋白质丰富的食物,如贝类、虾蟹、内脏、肉类、鱼类等。谷胚中富含锌,豆类、坚果和粗粮也是锌的来源,但吸收率低。

(4)碘:妊娠期妇女碘缺乏可能导致胎儿甲状腺功能减退,从而引起以生长发育迟缓、认知能力降低为标志的不可逆转的克汀病,可通过在妊娠早期纠正母亲碘缺乏加以预防,妊娠中期基础代谢率开始增高,导致甲状腺素分泌增加及碘的需要量增加。中国营养学会建议孕妇膳食碘 RNI 为200μg/d。过量的碘摄入可导致胎儿甲状腺肿,但尚不清楚妊娠期碘摄入的安全上限。

6. **维生素**

(1)维生素 A:维生素 A 因与细胞分化密切相关,是妊娠期重要的营养素之一。妊娠早期缺乏维生素 A 可导致胎儿肺、泌尿系统和心脏畸形,与胎儿生长受限、低出生体重及早产有关。但妊娠早期过量补充的危险性需要尤为关注,每天摄入大量的维生素 A,如超过 3000 视黄醇当量(μgRE),与出生缺陷有关,包括中枢神经系统畸形、颅面和心血管缺陷以及胸腺畸形等。建议妊娠期间每天摄入总量不超过 2400μg RE。中国营养学会建议妊娠早期和妊娠中晚期孕妇维生素 A 的 RNI 分别为:800μg RE/d 和900μg RE/d。维生素 A 最有效的食物来源是一些动物性食品,如肝脏、肾脏、鱼肝油、全脂奶、奶酪、蛋黄、多脂的海鱼等。

(2)维生素 D:维生素 D 是钙磷代谢的最重要调节因子之一。妊娠期维生素 D 缺乏引起胎儿钙的利用下降,进一步影响骨的形成。妊娠期维生素 D 缺乏和孕妇骨质软化症及新生儿低钙血症和手足抽搐有关。但过量维生

素 D 也导致婴儿发生高钙血症。中国营养学会推荐摄入量为:妊娠早期 5μg/d,中、晚期为 10μg/d。与维生素 A相同,维生素 D 只有鱼肝油、肝脏、肾脏、全脂奶、黄油、蛋黄和多脂鱼等少数来源。另外,维生素 D 是维生素中较独特的一种,可在人体内自然合成,只要有足够的时间接受阳光照射,人体皮下脂肪中含有的 7-脱氢胆固醇在紫外线的照射下可以转变为维生素 D_3,孕妇应经常沐浴阳光。

(3)B 族维生素:妊娠早期孕妇因妊娠反应,食物摄入减少,易造成维生素 B_1 缺乏,从而降低胃肠道功能。孕妇维生素 B_1 严重缺乏,可造成新生儿脚气病。孕期维生素 B_2 缺乏与胎儿生长受限,缺铁性贫血有关。维生素 B_{12} 缺乏会增加早期习惯性流产、神经管畸形和脊柱裂儿的发生风险,缺乏维生素 B_{12} 和叶酸可引起巨幼红细胞贫血。母体和胚胎增长迅速的细胞分裂以及胎儿储存导致叶酸需要量增加。叶酸缺乏不仅与妊娠期贫血、胎儿生长受限以及认知功能相关,也与新生儿神经管畸形的发生有关。为了维持妊娠期间正常叶酸营养状态,育龄妇女孕前 3 个月至孕期前 3 个月应从膳食补充剂或强化食品中摄入叶酸 400μg/d,可有效地预防大多数神经管畸形的发生。中国营养学会建议妊娠期孕妇叶酸的 RNI 为 600μg/d。叶酸的食物来源较为广泛,绿叶蔬菜和豆类是最丰富的来源,其他蔬菜和水果也是较好的叶酸来源(表 5-2-2)。

(三)孕期膳食指导

1. **妊娠早期的膳食指导**

(1)膳食宜清淡、适口:以清淡、少油腻为主,烹调多样化。为减轻恶心和呕吐的程度,可吃一些易消化的食物,如馒头、烤面包干、烧饼、饼干等。对于呕吐严重伴有脱水的孕妇,应多给予水分丰富的蔬菜、水果,以补充水分、B 族维生素、维生素 C 和钙、钾等无机盐,防止酸中毒,减轻妊娠不适感觉。

(2)宜少食多餐:进餐的餐次、数量、种类及时间应根据孕妇的食欲及反应轻重及时进行调整,采用少食多餐的办法保证进食量。

(3)保证摄入足量营养物质:妊娠反应严重而完全不能进食的孕妇,应及时就医,以免因脂肪分解产生酮体对胎儿早期脑发育产生不良影响。保证每天至少摄入 150g 碳水化合物(约谷类 200g)。育龄妇女应从计划妊娠开始尽可能早地多摄入富含叶酸的食物,并及时按照推荐剂量补充叶酸。

(4)戒烟、戒酒:妊娠期间大量饮酒有致畸作用,乙醇可以通过胎盘进入胎儿血液,造成胎儿宫内发育不良,中枢神经系统发育异常、智力低下等。建议妊娠期间戒酒。孕妇应避免吸烟或经常被动吸烟,烟草中的尼古丁和烟雾中的氰化物、一氧化碳等均可能导致胎儿缺氧、营养不良和生长受限。

表 5-2-2　孕期所需主要营养素及其功能、膳食来源和推荐量

营养素		主要功能	孕期缺乏的影响	主要膳食来源	AMDR*/RNI
碳水化合物		提供能量和膳食纤维；抗生酮作用	酮血症；孕期体重增长不足、胎儿生长受限	粮谷类和薯类、根茎类蔬菜、水果	总能量的 50%～65%
蛋白质		构成和修复人体组织，构成体内各种生理活性物质；提供能量	影响胎儿生长发育	动物性食品、豆制品、谷类	孕早期：55g/d 孕中期：70g/d 孕晚期：85g/d
脂肪		能量来源和储存形式；提供必需脂肪酸；促进大脑和视网膜发育	胎儿视觉及神经功能发育受损	各种动植物油；鱼类和蛋类中 DHA 含量丰富	总能量的 20%～30%
矿物质	钙	骨骼和牙齿成分；参与凝血、神经传导	孕妇下肢抽搐、骨质软化症；胎儿先天性佝偻病	奶及奶制品，虾皮、豆类及其制品、芝麻、海带及部分绿叶菜	孕早期：800mg/d 孕中期：1000mg/d 孕晚期：1200mg/d
	铁	血红蛋白和肌红蛋白及一些酶的成分	孕妇缺铁性贫血；早产、低出生体重；婴儿期较早出现缺铁及缺铁性贫血	动物血、肝脏、瘦肉	孕早期：15mg/d 孕中期：25mg/d 孕晚期：35mg/d
	锌	参与酶的组成，促进生长发育和组织再生	胎儿生长受限	贝类、虾蟹、内脏、肉类、鱼类；谷胚，豆类、坚果和粗粮	孕早期：11.5mg/d 孕中、晚期：16.5mg/d
	碘	参与甲状腺素合成	新生儿克汀病	海藻类、碘盐	200μg/d
维生素	维生素 A	参与蛋白质合成和细胞分化、维持正常生长发育和视觉功能	孕早期缺乏可致胎儿肺、泌尿系统和心脏畸形；胎儿生长受限、低出生体重及早产	肝脏、肾脏、鱼肝油、全脂奶、奶酪、蛋黄、多脂鱼	孕早期：800μg RE**/d 孕中、晚期：900μg RE/d
	维生素 D	调节钙磷代谢	孕妇骨质软化症；新生儿低钙血症和手足抽搐	鱼肝油、肝脏、肾脏、全脂奶、黄油、蛋黄和多脂鱼	孕早期：5μg/d 孕中、晚期：10μg/d
	B 族维生素　维生素 B₁	参与能量代谢；维持正常肠道功能	孕妇胃肠道功能下降；新生儿脚气病	全谷物、豆类、瘦肉、酵母	孕早期：1.2mg/d 孕中期：1.4mg/d 孕晚期：1.5mg/d
	维生素 B₂	参与能量代谢	胎儿生长受限，缺铁性贫血	蛋、瘦肉、乳类	孕早期：1.2mg/d 孕中期：1.4mg/d 孕晚期：1.5mg/d
	维生素 B₁₂	参与核酸的合成；维持神经组织正常功能	早期习惯性流产；胎儿神经管畸形和脊柱裂风险增加	蛋、肉类、内脏、鱼、贝壳类	2.9μg/d
	叶酸	参与核酸和蛋白质的合成	妊娠期贫血；胎儿生长受限，神经管畸形	肝、肾、蛋、豆类黄绿叶蔬菜	600μg DFE***/d

注：* AMDR：acceptable macronutrient distribution range，宏量营养素的可接受范围。

　　** RE：retinol equivalent，视黄醇当量。

　　*** DFE：dietary folate equivalent，膳食叶酸当量

2. 妊娠中晚期的膳食指导

（1）适当增加鱼、禽、蛋、瘦肉、海产品的摄入量。

（2）适当增加奶类的摄入：奶或奶制品富含优质蛋白质，是钙的良好来源。建议每天至少摄入牛奶 250ml 或相当量的奶制品，补充钙 300mg，或饮低脂牛奶 400～500ml，以满足钙的需要。

（3）常吃含铁丰富的食物：孕妇是缺铁性贫血的高危人群。建议摄入含铁丰富的食物，如动物血、肝脏、瘦肉等。必要时在医师指导下补充小剂量铁剂。同时注意多摄入富含维生素 C 的蔬菜和水果，或在补充铁剂时补充维生素 C 制剂，以促进铁的吸收和利用。

三、妊娠期运动

孕期缺乏锻炼和体重过度增长已被认为是孕期肥胖和相关并发症（包括妊娠期糖尿病）的独立危险因素。尽管因妊娠后，妇女正常的解剖和生理结构发生了变化，且同时要考虑对胎儿的影响，但是孕期的锻炼对多数孕产妇并没有明显的风险；同时锻炼对孕产妇带来的好处并不仅限于孕期及分娩期，更能够长时间地维持健康。对于母亲而言，运动可以帮助改善身体健康、控制体重、减轻劳累、静脉曲张及四肢肿胀，减少失眠、压力、焦虑和沮丧，降低肥胖妇女患妊娠期糖尿病的风险，有可能会缩短产程时间、减少分娩相关并发症、降低剖宫产和阴道助产的可能，并减少产后恢复的时间；同时，孕期锻炼的孕产妇，其胎儿亦能更好地耐受分娩的压力，也更少发生胎窘的情况。因此，建议妊娠期妇女应该要开始和坚持进行适当的锻炼。

临床思考 5-2-1

1. 是否所有的孕产妇都适合孕期运动？

2. 哪些运动项目是适合于孕产妇来选择的？不同的孕产妇在孕期运动的选择上有何不同？

3. 你是否能够制订一套较完善的孕期运动计划？

（一）孕期运动推荐意见

包括孕期在内的生命各个阶段，规律的体育活动均能促进健康。孕期是保持和开始一种健康生活方式的理想时机，由于解剖和生理的改变及胎儿的需求，需要对锻炼方法进行一些调整，研究显示孕期进行体育活动风险很小，对多数人有益。孕期锻炼的目的是保持或是适当地提高自身的身体健康水平，并不是为了达到健康的峰值；因此，锻炼的强度取决于每一位孕产妇在妊娠之前的身体情况和运动规律。

向孕妇推荐锻炼前，需进行全面的临床评估，以确保孕妇没有医学指征禁止锻炼。鼓励无并发症孕妇，在孕前、孕

期和产后进行有氧和力量调节锻炼。美国妇产科医师学会（*American* College of Obstetricians and Gynecologists, ACOG）提示："卧床休息预防早产无效，不应该常规推荐。"卧床休息或限制体育活动会增加血栓发生身体失调风险。因此，尽管一部分妊娠妇女会被建议卧床休息，但真正有指征需要卧床休息的情况极少，多数情况应考虑准许下床活动。孕期进行规律的体育活动，可以改善或保持身体健康，有助于控制体重，降低肥胖妇女发生妊娠期糖尿病（gestational diabetes mellitus，GDM）的风险，促进自然分娩，缓解腰部疼痛，促进心理健康。

（二）孕期运动方案

尽管锻炼对于妊娠期的妇女具有多种好处，但并不是所有情况下都适合进行孕期锻炼，同时，在运动过程中，孕产妇需要监测自己的运动强度并听从专业人员的建议，确保没有过度运动。没有产科或内科合并证或禁忌证，孕期体育活动是安全可取的，应鼓励孕妇继续或开始安全的体育活动。最终目标是每天或每周的大部分时间每天能进行20～30 分钟中等强度的体育锻炼。有产科或内科合并症的妇女，妇产科专家和其他产科保健人员应制订个体化的锻炼方案。

快速实践指导 5-2-1

助产士须知：需要避免或谨慎进行孕期运动的情况。

绝对禁忌证：

1. 伴有明显血流动力学改变的心脏病
2. 限制性肺部疾病
3. 宫颈功能不全或宫颈环扎术后
4. 有早产风险的多胎妊娠
5. 妊娠 26 周后的前置胎盘
6. 孕中晚期持续出血
7. 早产
8. 胎膜破裂
9. 先兆子痫或妊娠期高血压
10. 重度贫血

相对禁忌证：

1. 贫血
2. 母亲心律失常未经评估
3. 慢性支气管炎
4. 控制不良的 1 型糖尿病
5. 极度病理性肥胖
6. 极度体重过轻（BMI＜12）
7. 既往从不运动，长期久坐
8. 胎儿生长受限
9. 控制不良的高血压
10. 使运动受限的骨科疾病
11. 控制不良的癫痫
12. 控制不良的甲状腺功能亢进
13. 重度吸烟者

具有以上情况的孕产妇，在进行孕期锻炼时，须有专业人员的指导和监测，并需严格控制锻炼的强度。

快速实践指导 5-2-2

孕产妇提问：

1. 我该如何进行孕期锻炼？

（1）对于孕前不锻炼的孕产妇，应按循序渐进的原则逐步增加运动量，可先从每周 3 次，每次 15 分钟的低强度运动开始，逐步增加到每周 4 次或每天一次，每次 20～30 分钟，避免运动强度突然增大。

（2）对于孕前经常锻炼的孕产妇，可选择一些低强度的有氧运动，如散步、游泳、跳舞、瑜伽等，并持之以恒。

（3）肥胖孕产妇应养成健康的生活方式，包括正确的饮食调整和适当的身体运动，从低强度、短周期的锻炼开始，并逐渐提高运动强度和运动时间。

（4）运动过程中应注意水分和能量的补充，避免饱食后立即锻炼，避免长时间平躺仰卧；

（5）高强度锻炼或超过 45 分钟的长时间锻炼可能导致低血糖，因此在锻炼前应摄入充足的热量，并控制每次锻炼的时间。

（6）必须学会控制自己运动的强度，知道什么时候应该停止运动。

（7）大部分的活动在孕期是安全的，但是应该避免可能导致腹部损伤的高风险活动，避免影响平衡或需要快速移动的活动，这可能会增加跌倒的风险。

（8）锻炼期间避免单独一人，如有异常情况，及时寻求帮助。

（9）长时间的锻炼应在常温或环境可控（如空调）条件下进行，并且要注意水分和能量的摄入，避免过热，因为孕早期母体温度过热，可能对胎儿有致畸性。

（10）水中运动能给人失重的感觉，减少对关节的刺激，可以缓解一些疼痛和不适，提升机体的活力，改善睡眠；但在孕期，需佩戴水中呼吸装置的潜水是禁忌的，因为胎肺无法过滤掉潜水形成的泡沫，胎儿可能会受到气体栓塞和压力的伤害。

2. 我该如何确定运动强度是否恰当？

（1）运动期间能够正常地与他人交流，不会因为一边锻炼、一边说话，而感到喘气、呼吸困难。

（2）学会评估自我的身体状态，可以使用下面的 15 级主观尽力程度评分（ratings of perceived exertion，RPE）（表 5-2-3），在 6～20 分的主观尽力程度评分表上，中等强度运动的评分大约在 13～14 分。

可结合下面的例子，来更好地运用主观尽力程度评分表：孕妇 A 在进行步行运动，在运动的一开始，该孕妇完全不费劲，甚至不认为自己是在进行运动，此时评分为 6～7

分；开始行走后，该孕妇保持在一个很舒服的状态和速度，此时评分为 9 分；行走一段时间后，孕妇 A 觉得有点辛苦了，感觉有点累但是仍可以继续坚持，此时评分为 13 分，孕期的运动强度应该以此为极限；之后孕妇 A 觉得脚步变得沉重，此时评分为 15 分；该孕妇仍在坚持运动，但已经觉得非常辛苦，感觉非常疲劳了，此时评分为 17 分；直至孕妇 A 觉得按照目前的运动强度，无法坚持下去了，此时评分为 19 分；倾尽全力时，评分为 20 分。

（3）根据自己的年龄、运动习惯和身体状态确定自己运动期间的最高心率，并知道如何测定自己的脉搏及判断最佳心率。

3. 哪些情况应该停止运动？

（1）头晕目眩、头疼、呼吸急促、气喘。

（2）任何情况下的疼痛，包括腹痛、头痛、胸痛、骨盆带疼痛、关节痛、腓肠肌疼痛或肿胀等。

（3）胎动减少、阴道出血、胎膜破裂、规律宫缩。

（4）尿失禁、下肢肿胀、肌无力。

（5）自我感觉筋疲力尽及其他需要停止运动的情况。

4. 哪些运动是安全的？

（1）行走、散步、慢跑、快跑。

（2）游泳。

（3）健身单车、自行车。

（4）低强度有氧运动。

（5）改良式瑜伽/普拉提。

（6）力量训练。

慢跑、快跑及力量训练，对于孕前即规律参加此类运动的孕产妇而言是安全的，但仍需在专业人士的指导下进行。

5. 哪些运动应该避免？

（1）有身体接触的运动，如拳击、篮球等。

（2）可能摔倒的运动，如滑雪、越野自行车、冲浪等水上运动、骑马、体操等。

（3）戴水中呼吸器的潜水运动。

（4）在高温环境下的运动，如高温瑜伽。

（5）可能导致静脉回流减少或低血压的瑜伽姿势。

（6）影响平衡和需快速移动的运动。

（7）其他可能导致腹部损伤的运动。

表 5-2-3　主观尽力程度评分表

6		14	
7	非常非常轻松	15	难
8		16	
9	非常轻松	17	非常难
10		18	
11	相对轻松	19	非常非常难
12		20	
13	有点难		

临床思考 5-2-2

某孕妇,26 岁,G_1P_0,单胎,身高 160cm,体重 74kg。现孕 13 周来院初次产检,一般情况良好,自诉孕前体重 68kg,无规律运动习惯,怀孕后每天加餐一次,以保证胎儿发育。请思考:

1. 助产士应对该孕妇及其家属做哪些健康宣教?

2. 针对该孕妇的情况,需重点关注和强调的问题是什么?

3. 你能为该孕妇做一份合适的孕期保健计划吗?

【本节关键点】

1. 孕期保健的主要任务包括:健康教育和健康促进;为分娩和父母角色转变作准备;监测高危因素并在必要时进行知情干预。前两项任务主要由助产士负责管理,最后一项任务主要由产科医师负责管理。

2. 妊娠前体重和妊娠期体重增长对新生儿出生体重和妊娠持续时间具有独立的、累积的影响。助产士应该根据产妇的孕前 BMI 提供相应的孕期体重控制方案。

3. 妊娠期妇女对各项营养物质的需求增加,营养物质的缺乏,可能对妇女及其胎儿产生各种近、远期的影响,需要根据需要适量补充。

4. 建议妊娠期妇女应该要开始和坚持进行适当的锻炼,但并不是所有情况下都适合进行孕期锻炼,助产士应根据不同孕妇的情况,为孕妇制订个性化的孕期锻炼方案提供建议。

5. 锻炼的强度取决于每一位孕产妇在妊娠之前的身体情况和运动规律;助产士应告知孕妇如何监测自己的运动强度,并在何时应该停止运动和寻求帮助。

（丁焱 李丽 郭琳）

第三节 妊娠期管理

妊娠对于孕妇及其家庭而言需要经历生理和心理状况的阶段性调整。助产士作为为孕妇提供信息帮助她们适应的最佳人选,应当协助孕妇更好地理解孕期变化,帮助孕妇及其家庭为新生儿的出生以及亲子关系的建立做好准备,为孕妇提供基于最佳实践的信息支持,并根据其个体特性、生活背景,为其制订个体化的孕期保健计划。首次和随后的多次产检都应该建立一种伙伴式关系,营造一种尊重和陪伴的氛围使孕妇从每一次产前检查中获取有效信息,积极应对孕期变化,进行有效的心理调适。

一、产前检查

产前检查的主要目的是保证妊娠女性以最低风险分娩出健康婴儿。为了达到这个目的,包括进行以下几个内容:①为孕妇及其家庭提供建议、安慰、教育和支持;②治疗随妊娠而来的轻微症状;③在临床和实验室检查基础上,提供一个持续进行的筛查计划,以确定此次妊娠持续为低危妊娠;④对潜在的影响母儿健康的问题及因素进行预防、发现和处理。

助产士必须了解适用于不同孕期孕妇的主要检查。首次孕检建卡是了解孕妇生理、心理、教育程度和社会需求的重要途径,并可据此提出相应的计划,孕期对于孕产妇及其家庭都是一个生理、心理和社会的适应过程,在这过程中,助产士可以对双方都起到指导和协助的作用。在给任何重要问题(如妊娠疾病)定性时,都应该仔细评估产妇主要的社会背景、家庭状况、用药史及孕产史,通过了解其孕期为新生儿出生所作的准备,高度重视其个体化需求。

孕期生理变化会导致孕妇的不适或焦虑,助产士的重要职责之一就是评估这些变化,确保孕妇能够理解这些变化发生的原因,并给予支持性意见,增加孕妇舒适度,促进母婴健康。助产士必须了解正常妊娠的生理,并能够辨别何时妊娠偏离正常,将孕妇转给相应医师。

根据我国孕期保健的现状和产前检查项目的需要,中华医学会妇产科学分会产科学组制定了 2011 孕前和孕期保健指南,并推荐了产前检查方案(表 5-3-1)。基本可按照以下方法执行:妊娠≤孕 24 周,每 4 周检查一次;24～28 周,每 3 周检查一次;28～34 周,每 2 周检查一次;≥35 周,每周检查一次;40 周后,每 3 天检查一次;有高危因素者,酌情增加产前检查次数。针对全球发展中国家无合并症的孕妇,世界卫生组织 2016 年孕期保健指南建议至少需要 8 次产前检查,孕周分别为妊娠<12 周、20 周、26 周、30 周、34 周、36 周、38 周和 40 周。

二、初诊检查

（一）采集病史

1. **一般情况** 询问姓名、年龄、籍贯、职业、婚龄。年龄<18 岁者易发生难产,≥35 岁者易发生妊娠高血压疾病、产力异常、产道异常、遗传病儿或先天缺陷儿。接触有毒有害物质和宠物者容易发生贫血、肝功能损害或先天缺陷儿。

2. **本次妊娠情况** 了解妊娠早期有无病毒感染及相应的药物治疗史,胎动开始的时间,有无阴道流血、头晕等症状。

表 5-3-1　产前检查方案

检查次数	常规检查及保健	备查项目	健康教育
第 1 次检查 （6～13^{+6}周）	1. 建立孕期保健手册 2. 确定孕周，推算预产期 3. 评估孕期高危因素 4. 身体检查包括血压、体质量，计算体质量指数 BMI、常规妇科检查（孕前 3 个月未做者）、胎心率测定 5. 血常规、尿常规、血型（ABO 和 Rh）、肝功能、肾功能、空腹血糖、HBsAg、梅毒螺旋体、HIV 筛查	1. 丙型肝炎病毒（HCV）筛查 2. 抗 D 滴度检查（Rh 阴性者） 3. 75gOGTT（高危孕妇或有症状者） 4. 地中海贫血筛查（疾病高发区） 5. 甲状腺功能检测 6. 血清铁蛋白（Hb＜105g/L 者） 7. 结核菌素（PPD）试验（高危孕妇） 8. 宫颈细胞学检查（孕前 12 个月未检查者） 9. 宫颈分泌物检测淋病奈瑟菌和沙眼衣原体 10. BV 的检测（早产史者） 11. 早孕期胎儿染色体非整倍体异常的母体血清学筛查（妊娠 10～13 周） 12. 超声检查在早孕期行超声检查：确定宫内妊娠及孕周，胎儿是否存活，胎儿数目或双胎绒毛膜性质，子宫附件情况。在妊娠 11～14 周超声检查胎儿颈后透明层厚度（NT）；核定孕周 13. 绒毛活检（妊娠 10～12 周，主要针对高危孕妇） 14. 心电图检查	1. 流产的认识和预防 2. 营养和生活方式的指导 3. 继续补充叶酸 0.4～0.8mg/d 至孕 3 个月，有条件者可继续服用含叶酸的复合维生素 4. 避免接触有毒有害物质和宠物 5. 慎用药物 6. 必要时，孕期可接种破伤风或流感疫苗 7. 改变不良的生活习惯；避免高强度工作、高噪音环境和家庭暴力 8. 保持心理健康，解除精神压力，预防孕期及产后心理问题的发生
第 2 次检查 （14～19^{+6}周）	1. 分析首次产前检查的结果 2. 询问阴道出血、饮食、运动情况 3. 身体检查，包括血压、体质量，宫底高度和腹围，胎心率测定 4. 中孕期胎儿染色体非整倍体异常的母体血清学筛查（妊娠 15～20 周，最佳检测孕周为 16～18 周）	羊膜腔穿刺检查胎儿染色体核型（妊娠 16～21 周；针对预产期时孕妇年龄 35 岁及以上或高危人群）	1. 流产的认识与预防 2. 妊娠生理知识 3. 营养和生活方式的指导 4. 中孕期胎儿染色体非整倍体异常筛查的意义 5. Hb＜105g/L，血清铁蛋白＜12μg/L，补充元素铁 60～100mg/d 6. 开始补充钙剂，600mg/d
第 3 次检查 （20～24 周）	1. 询问胎动、阴道出血、饮食、运动情况 2. 身体检查，同第 2 次检查 3. 超声筛查胎儿的严重畸形（妊娠 18～24 周） 4. 血常规、尿常规	宫颈评估（超声测量宫颈长度，早产高危者）	1. 早产的认识与预防 2. 营养和生活方式的指导 3. 胎儿系统超声筛查的意义

续表

检查次数	常规检查及保健	备查项目	健康教育
第4次检查 （24～28周）	1. 询问胎动、阴道出血、宫缩、饮食、运动情况 2. 身体检查，同第2次检查 3. GDM筛查 4. 尿常规	1. 抗D滴度复查(Rh阴性者) 2. 宫颈阴道分泌物检测胎儿纤维连接蛋白(fFN)水平（早产高危者）	1. 早产的认识与预防 2. 妊娠期糖尿病(GDM)筛查的意义
第5次检查 （30～32周）	1. 询问胎动、阴道出血、宫缩、饮食、运动情况 2. 身体检查，同第2次检查 3. 产科超声检查 4. 血常规、尿常规	宫颈评估［超声测量宫颈长度、宫颈阴道分泌物检测胎儿纤维连接蛋白(fFN)水平，早产高危者］	1. 分娩方式指导 2. 开始注意胎动 3. 母乳喂养指导 4. 新生儿护理指导
第6次检查 （32～36周）	1. 询问胎动、阴道出血、宫缩、皮肤瘙痒、饮食、运动、分娩前准备情况 2. 身体检查，同妊娠30～32周检查 3. 尿常规	1. 妊娠35～37周B族链球菌(GBS)筛查 2. 妊娠32～34周肝功能、血清胆汁酸检测 3. 妊娠34周开始NST检查 4. 心电图复查（高危孕妇）	1. 分娩前生活方式的指导 2. 分娩相关知识（临产的症状、分娩方式指导、分娩镇痛） 3. 新生儿疾病筛查 4. 抑郁症的预防
第7～11次检查 （37～41周）	1. 询问胎动、宫缩、见红等 2. 身体检查，同妊娠30～32周检查，行宫颈检查及Bishop评分 3. 尿常规	1. 超声检查评估胎儿大小、羊水量、胎盘成熟度、胎位和脐动脉S/D值*等 2. NST检查（每周一次）	1. 分娩相关知识 2. 新生儿免疫接种指导 3. 产褥期指导 4. 胎儿宫内情况的监护 5. 妊娠≥41周，住院并引产

* S/D值妊娠晚期脐动脉收缩末期峰值(S)与舒张末期峰值(D)的比值，来评价胎盘功能

3. **月经史**　了解初潮年龄、月经周期、末次月经日期；包括初潮年龄、月经周期及经期持续时间、经量、经期伴随症状。如：11岁初潮，月经周期28～30天，持续4天，可简写为$11\dfrac{4}{28-30}$。

4. **既往孕产史**　婚次及每次结婚年龄，是否近亲结婚（直系血亲及三代旁系血亲），男方健康状况，有无性病史及双方性生活情况等。有多个性伴侣者，性传播疾病及子宫颈癌的风险增加，应询问性伴侣情况。生育史包括足月产、早产及流产次数以及现存子女数，以4个阿拉伯数字顺序表示。如足月产1次，无早产，流产1次，现存子女1人，可记录为1-0-1-1，或仅用孕2产1(G_2P_1)表示。记录分娩方式，有无难产史、死胎死产史、分娩方式、新生儿出生情况及有无产后出血或产褥感染史。

5. **既往史及家族史**　有无心脏病、高血压、肺结核、糖尿病、血液病、肝肾疾病等慢性疾病；有无剖宫产或其他手术史。同时了解家族中有无精神病史、遗传病史及丈夫健康状况。

6. **推算预产期**　从末次月经第一天起，月份减3或加9，日期加7。若末次月经不清或月经不规则，应根据早孕反应、hCG测定数值、胎动开始时间、宫底高度及B超测量值估计预产期。推算预产期、核实孕周，需综合考虑上述各

指标，不可单凭一项作出推断。不同方法判断孕龄均存在误差，故推算的孕周与原孕周相差小于一周的，不再重新推算预产期。

临床思考 5-3-1

1. 一位妇女平日月经规则，月经周期30天，停经35天发现妊娠，末次月经2017年7月12日，她的预产期该如何确定？

2. 一位妇女平日月经不规则，月经周期约30～45天，停经60天左右发现妊娠，末次月经2017年7月12日，她的预产期该如何确定？

（二）全身检查

1. **整体情况**　观察孕妇发育、营养、精神状态，注意步态和身高，若身高＜145cm或跛足常伴有骨盆狭窄或畸形。

2. **体重**　第一次产前检查时，助产士须确定妊娠妇女的体重基数，同时需要计算孕妇的BMI。

3. **血压**　每一次产前检查都必须监测血压，验尿蛋白。这些检查都是为了筛查高血压疾病和子痫前期。因为检测结果是临床诊断和治疗护理的重要依据，所以助产士

必须确保结果的准确性。

快速实践指导 5-3-1

正确测量血压的方法：

1. 体位 孕妇坐直身体后背垫靠枕取舒适坐位或卧位。

2. 活动 测血压之前应该平静休息 5 分钟，孕妇在测血压时不要说话或者进食以免血压偏高，袖管过紧的衣物要脱掉。

3. 三点一线 上臂，听诊器以及心脏应处于同一水平。

上臂低于心脏水平：测得的血压会比三点一线测得的血压高 11～12mmHg。

上臂高于心脏，测得的血压值将会比实际值要低。

4. 选择大小合适的袖带，袖带（可充气部分）应覆盖孕妇上臂围的 80%。

5. 测量位置通常测量右上肢血压，袖带下缘应在肘弯上 2.5cm 处。

6. 正常值不应超过 140/90mmHg，或与基础血压相比不超过 30/15mmHg。

·（三）产道检查

1. **骨盆外测量** 骨盆外测量包括髂棘间径（interspinal diameter，IS）（图 5-3-1）、髂嵴间径（intercristal diameter，IC）（图 5-3-2）、骶耻外径（external conjugate，EC）（图 5-3-3）和坐骨结节间径（intertuberal diameter，IT）（图 5-3-4）的测量。中华医学会妇产科学分会产科学组制定的《孕前和孕期保健指南》（2011 年版）指出：已有充分证据表明，骨盆外测量并不能预测产时头盆不称，不建议孕期常规检查骨盆外测量。但是，骨盆外测量的结果对分娩时的临床处理有一定参考作用，因此助产士仍需了解这项产科基本技能以及各径线的测量方法与意义（表 5-3-2）。

2. **软产道检查** 软产道包括子宫下段、宫颈、阴道及盆底软组织。初诊检查，了解有无阴道隔、双阴道等先天畸形，是否有赘生物或囊肿。

（四）辅助检查

1. **实验室检查** 包括血常规、尿常规、凝血功能、肝肾功能、血糖、血脂、电解质、血型、肝炎全套、贫血项目检测、甲状腺功能检测、梅毒血清学试验检测、HIV 抗体等。

2. **心电图检测** 排除明显的心律失常和心肌损害。

3. **B 型超声检测** 了解胎儿大小、胎位、胎心、胎盘及羊水等情况。

4. **高危孕妇筛查** 存在有以下情况的孕妇，均被列为高危孕产妇：≥35 岁的孕妇、有死胎死产史、分娩过畸形胎儿、有遗传疾病、瘢痕子宫再次妊娠等。应在初诊时针对这类孕妇，进行相关宣教，并在产检病历上做出特殊标记，提醒产科医师和孕妇自身引起重视。

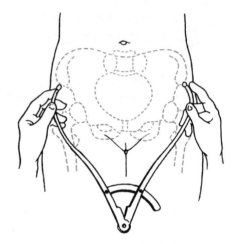

图 5-3-1 测量髂棘间径

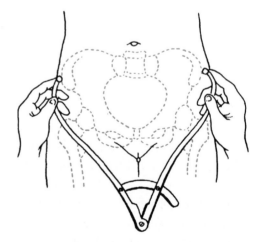

图 5-3-2 测量髂嵴间径

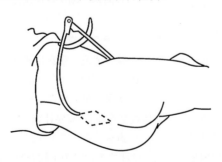

图 5-3-3 测量骶耻外径

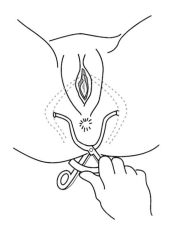

图 5-3-4 测量坐骨结节间径

表 5-3-2 骨盆外测量方法

测量径线	正常值	测量方法
髂棘间径	23~26cm	孕妇取伸腿仰卧位,测量两髂前上棘外缘的距离
髂嵴间径	25~28cm	孕妇取伸腿仰卧位,测量两髂嵴外缘最宽的距离
骶耻外径	18~20cm	孕妇取左侧卧位,右腿伸直,左腿屈曲,测量第5腰椎棘突下至耻骨联合上缘中点的距离
坐骨结节间径	8.5~9.5cm	孕妇取仰卧位,两腿向腹部弯曲,双手抱双膝,测量两坐骨结节内侧缘的距离

三、复诊检查

为了确保孕妇及胎儿的健康,每次复诊都要了解前次产前检查后孕妇及胎儿的情况,以便及时发现异常情况,进行相应的高危管理,同时预约下次复诊的时间。

（一）采集病史

询问前次产前检查之后,有无特殊情况出现,如头晕、眼花、胸闷、水肿、皮肤瘙痒、腹痛、阴道流血、流液、胎动异常等。

（二）全身检查

体重、血压、有无水肿及其他异常体征。测量体重每周增加不超过500g,超过者应怀疑有水肿或隐性水肿。

（三）产科检查

1. **检查准备** 检查者关闭门窗,遮挡屏风,在进行腹部触诊时,助产士必须清洗并保持双手干燥、温暖;孕妇排尿后仰卧于床上,其间可以用一两个枕头帮助孕妇取舒适体位或者孕妇要求稍微弯曲双腿;仅在需要时暴露腹部,双

腿略屈曲稍分开,使腹肌放松。检查过程中,应警惕仰卧位低血压的情况发生,当孕妇出现头晕、面色苍白、心跳加速、出冷汗、呕吐等情况时,应迅速帮助其改变体位。同时,为了预防仰卧位低血压的发生,助产士可以用一个楔子或者枕头垫在孕妇的右侧以改变其重心位置,减少子宫对下腔静脉及腹主动脉的压力。

2. **视诊** 注意腹形及大小,腹部有无妊娠纹、腹壁静脉曲张、手术瘢痕及水肿等。视诊时需观察子宫形状和大小,子宫大小必须与其孕期相符,如果不相符,需与上次触诊的数据进行比较。妊娠子宫通常都是纵向的椭圆形,若腹部两侧向外膨出、宫底位置较低者,肩先露可能性大;腹部向前突出(尖腹)或向下悬垂(悬垂腹),应考虑可能伴有骨盆狭窄。腹部视诊时还可能观察到胎动。通过视诊子宫大小可初步判断产妇孕周,但以下几种情况会导致子宫大小与孕周不符:①大于胎龄儿、多胎妊娠、羊水过多、子宫肌瘤、葡萄胎等可能造成预估子宫大小大于孕周;②小于胎龄儿、孕周推算错误、羊水过少、胎儿死亡等可能造成子宫大小小于孕周。

3. **触诊** 腹部触诊时需保持双手温暖干燥,动作轻柔。因为触诊时要用指尖去感受胎体,因此指甲必须剪短,避免孕妇产生不适。过度的压力和宫缩会使孕妇感到疼痛并缩紧腹部肌肉,导致腹部触诊难以进行。在触诊期间,助产士应选择合适的站位,以便于随时观察孕妇表情判断孕妇有无不适,一般选择在孕妇的右侧进行检查。如果发现孕妇不适,助产士应该确定引起不适的原因,打消孕妇疑虑并改善自己的操作动作。

（1）宫高腹围的测量:宫高可由触诊测出,也可用软尺测量耻骨联合上缘至宫底的弧形距离。如果助产士选用腹部触诊评估宫高,手掌尺侧缘需置于宫底最高的位置,并将宫底高度与孕期平均值相比较。腹围即用软尺沿肚脐绕腹一周的长度,测量腹围时软尺应保持松紧适宜。将宫高与腹围的测量结果记录下来,与孕周标准相对照,如发现增长过快或过缓,则应考虑是否是羊水过多或胎儿生长受限。

（2）胎先露、胎方位判断:主要通过四步触诊(four maneuvers of Leopold)了解胎产式、胎先露、胎方位及胎先露部是否衔接(图 5-3-5)。前3步手法检查者面向孕妇;至第四步手法时,检查者应面向孕妇足端。

第一步:检查者两手置于宫底部,触摸宫底高度,估计胎儿大小与妊娠周数是否相符;两手指腹相对交替轻推,判断宫底部的胎儿部分。

第二步:检查者两手置于腹部左右两侧,一手固定,另一手轻轻深按检查,两手交替,触摸到平坦饱满的地方为胎背,并确定胎背的朝向;凹凸不平的部分是胎儿肢体,有时可感到胎儿肢体的活动。

第三步:检查者右手拇指及其余四指分开,置于耻骨联合上方握住胎先露部,判断先露部是胎头或胎臀,左右推动

以确定是否衔接。若先露部仍浮动,表示尚未衔接入盆;若已衔接,则胎先露部不能被推动。

第四步:检查者左右手分别置于胎先露部的两侧,向骨盆入口方向往下深按;进一步确诊胎先露及胎先露部入盆的程度。

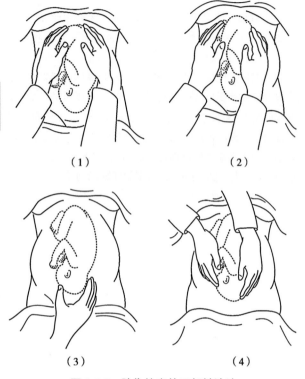

（1）　　　　　　　　（2）

（3）　　　　　　　　（4）

图 5-3-5 胎位检查的四部触诊法

四步触诊法在大部分情况下,能够较为准确地判断胎先露和胎方位,但是对于部分肥胖或腹肌强壮的孕妇,可能难以有效地运用四步触诊法,需要结合阴道检查或 B 型超声检查进行联合诊断。

4. **听诊** 主要是指胎心音的听诊,胎心最明显的地方就是胎肩背侧。当胎儿处于枕先露时,胎心可以从孕妇前方的腹壁上听到,听诊的位置根据胎背的方向偏左或偏右。臀先露时,胎心音在脐左(右)上方;肩先露时,胎心音在靠近脐部下方听得最清楚。在听诊过程中也会听到子宫杂音,这是血流通过子宫动脉时产生的,听起来像是轻柔的吹风样声音,速率也与孕妇脉搏一致,应与胎心音进行鉴别。

5. **骨盆内测量** 骨盆内测量的时间应在妊娠 24～36周进行。操作必须在严格消毒下进行,检查时操作要轻柔。测量时孕妇排空膀胱,取膀胱截石位,外阴常规消毒,检查者戴无菌手套,示、中指涂润滑剂后,轻轻伸入阴道,动作轻柔地测量径线。

(1) 骶耻内径:又称对角径(diagonal conjugate,DC),为耻骨联合下缘至骶岬上缘中点的距离。测量时将伸入阴道的中指尖触到骶岬上缘中点,使示指上缘紧贴耻骨联合下缘,用另一手的示指标记此紧贴点后,抽出阴道内手指,测量中指尖至此标记点的距离,即为骶耻内径(图 5-3-6),骶耻内径减去 1.5～2.0cm 为骨盆入口前后径长度即真结合径(true conjugate diameter),正常值为 11cm。如中指尖触不到骶岬,表示此径线正常。

(2) 坐骨棘间径(interspinous diameter):又称中骨盆横径,指两侧坐骨棘间的距离。以一手示、中指放入阴道,分别触及两侧坐骨棘,估计其间的距离(图 5-3-7)。正常可容 8 指,约为 10cm。

(3) 坐骨切迹宽度:代表中骨盆后矢状径,其宽度为坐骨棘与骶骨下部间的距离(图 5-3-8),即骶棘韧带宽度,正常值 5.5～6cm(或容 3 指)。否则属中骨盆狭窄。

(4) 骶弧:示指由骶尾关节顺骶骨内面向上可触及第五、四、三节骶骨内面,由此 3 节构成的骶骨下半段的弧度(图 5-3-9)。分直型、浅弧形、中弧形、深弧形,浅、中弧形有利于阴道分娩。

6. **骨盆侧壁情况** 直立、内聚或外展。

7. **骶尾关节活动度** 通过肛查来了解。产妇侧卧,两下肢尽量向腹部屈曲,检查者站在产妇背侧,拇指在体外,示指在肛门内捏住尾骨摇动之,可活动者为正常,固定不动者为尾骨骶化。尾骨骶化的节数决定骶骨末端延长的尺度,三节尾骨全骶化者使骶骨末端延长呈明显的钩型。此时应注意检查出口面前后径是否短小。

8. **耻骨弓角度** 反映骨盆出口横径的宽度,正常值为90°,小于 80°为异常。两手拇指指尖斜着对拢放置在耻骨联合下缘,左右两拇指平放在耻骨降支上,两拇指在耻骨联

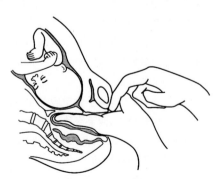
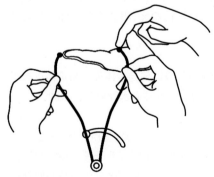

图 5-3-6 测量对角径

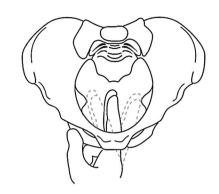

图 5-3-7　测量坐骨棘间径

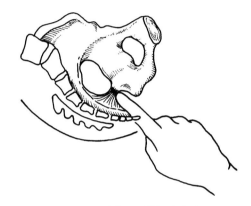

图 5-3-8　测量坐骨切迹宽度

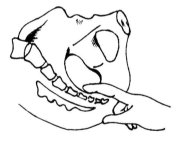

图 5-3-9　骶弧检查

合下缘相交的角度即为耻骨弓角度(angle of pubic arch)
(图 5-3-10)。

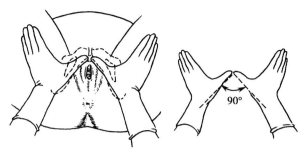

图 5-3-10　测量耻骨弓角度

9. **坐骨结节间径**　或称出口横径(transverse of outlet,TO),指两坐骨结节前端内侧缘的距离。孕妇仰卧,两腿弯曲,双手抱双膝,测量两坐骨结节前端内侧缘的距离,正常值为 8.5～9.5cm。也可用检查者的拳头测量,若其间能容纳成人横置手拳的宽度,即属正常。若此径线小于 8cm,应测量出口后矢状径。

10. **出口后矢状径**　为坐骨结节间径中点至骶骨尖端的长度。检查者戴手套的右手示指伸入孕妇肛门朝骶骨方向,拇指置于孕妇体外骶尾部,两指共同找到骶骨尖端,用尺放于坐骨结节间径上,用骨盆出口测量器一端放在坐骨结节间径的中点,另一端放在骶骨尖端处,即可测量出口后矢状径(posterior sagittal diameter of outlet)(图 5-3-11)。正常值为 8～9cm。出口后矢状径与坐骨结节间径值之和>15cm,表明骨盆出口无明显狭窄(表 5-3-3)。

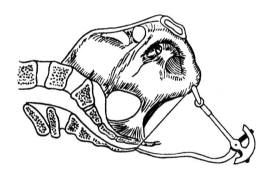

图 5-3-11　测量出口后矢状径

表 5-3-3　骨盆内测量

名　　称	代 表 距 离	正常值	意　　义
骶耻内径	耻骨联合下缘 至骶岬上缘中点	11cm	如中指尖触不到骶岬,表示此径线正常。此值减去 1.5～2cm 为骨盆入口前后径长度
坐骨棘间径	两侧坐骨棘间	10cm	中骨盆最短径线,过小会影响分娩过程中胎头下降
坐骨切迹宽度	坐骨棘至骶骨下部间	5.5～6cm (或容 3 指)	过小属中骨盆狭窄
坐骨结节间径	两坐骨结节前端内侧缘	8.5～9.5cm	即出口横径,若此径线小于 8cm,应测量出口后矢状径
出口后矢状径	坐骨结节间径中点 至骶骨尖端	8～9cm	此径线与坐骨结节间径值之和>15cm,表明骨盆出口无明显狭窄

（四）胎儿检查

准确估计胎儿大小及宫内安危状况，如发现胎儿畸形及遗传性疾病，应做相应的产前诊断，包括羊水穿刺、脐带血及母血提取胎儿细胞查染色体及酶学测定、测母血及羊水中的甲胎蛋白（AFP）。

（五）胎儿监护

通过观察胎动，胎心率及检测胎盘储备功能了解胎儿安危（详见"胎儿健康评估"相关内容）。

（六）特殊时段检查

1. 11～14 周胎儿颈项透明层检查 胎儿颈项透明层（nuchal translucency，NT）是孕 11～14 周时胎儿颈后皮肤下液体生理性聚集的超声定义，是目前用于唐氏综合征筛查的较新的指标。正常情况下，NT 的厚度是随着胎儿头臀长的增加而增加的，而唐氏综合征的胎儿 NT 较同孕周正常胎儿增厚。NT 增厚不仅与唐氏综合征有关，例如 18-三体、13-三体、某些类型的心脏畸形、膈疝、脐疝等疾病也会有 NT 的增厚。然而 NT 的增厚并不一定提示有胎儿畸形，因此，目前美国妇产科学会不建议单独使用 NT 进行唐氏综合征的筛查。

2. 18～24 周 B 超畸形筛查 超声影像学检测是目前诊断胎儿结构异常的主要方法，推荐妇女在妊娠 18～24 周时进行 B 型超声畸形筛查（表 5-3-4）。

表 5-3-4 超声畸形筛查胎儿结构检查项目

部 位	检查项目
头部及脊柱	头颅大小、形态、完整性、骨化程度、透明隔、脑中线、丘脑、侧脑室、小脑、后颅窝、脊柱
面部	眼眶、口及上唇
颈部	颈项软组织层
胸部及心脏	胸部、双肺、心脏搏动、心脏位置、心脏大小、心轴、四腔心、左室流出道、右室流出道、三血管气管平面
腹壁及腹部	脐带腹壁连接、胃泡、肠管、双肾
四肢	四肢长骨、双踝、双腕

3. 24～28 周口服葡萄糖耐量试验 糖尿病孕妇中约有 80% 为妊娠期糖尿病，但妊娠期糖尿病孕妇常无糖尿病典型的"三多一少"症状，有时空腹血糖可能正常，容易漏诊。根据 2011 年美国糖尿病协会的妊娠期糖尿病诊断指南，推荐妊娠 24～28 周的孕妇直接行口服葡萄糖耐量试验（oral glucose tolerance test，OGTT）进行妊娠期糖尿病筛查。OGTT 主要用于了解胰岛 β 细胞功能和机体对血糖的调节能力，是诊断妊娠期糖尿病的确诊试验。

快速实践指导 5-3-2

1. 口服葡萄糖耐量试验检查方法

（1）OGTT 应在无摄入任何热量 8 小时后，清晨空腹进行，检查前一晚 22:00 后禁食。

（2）口服 7 支半葡萄糖（150ml 葡萄糖水）+150ml 温水，5 分钟之内服完。从服糖第一口开始计时，于服糖水前和服糖水后 1 小时，2 小时分别在前臂采血测血糖。

（3）试验过程中，受试者不喝茶及咖啡，不吸烟，不做剧烈运动，但也无须绝对卧床。

（4）试验前 3 天内，每天碳水化合物摄入量不少于 150g。

2. 诊断标准

以下 3 项，有一项异常即诊断为妊娠期糖尿病：

①空腹 >5.1mmol/L；②餐后 1 小时 10.0mmol/L；③餐后 2 小时 >8.5mmol/L。

3. 基本处理

（1）营养门诊就诊：空腹血糖 <5.8mmol/L、随机血糖 <11.1mmol/L、糖化血红蛋白 <6.5%。

（2）收入院治疗：空腹 >7mmol/L 或 1 小时/2 小时 >11.1mmol/L。

4. 28～32 周脐血流检测 S/D 比值是指收缩期末最大血流速度与舒张期末最大血流速度之比。它体现了胎儿胎盘循环胎盘端末梢的阻抗，鉴于脐动脉是胎盘与胎儿间唯一的联系通道，故 S/D 比值间接地反映了胎盘的血液灌注量。正常妊娠脐动脉血流 S/D 值随孕周增大而逐渐降低，S/D 从早孕大于 4，随着孕周增长可以降到小于 3，甚至是 2 以下。这表明胎盘逐渐成熟，胎盘内血管包括母体妊娠子宫血液循环那部分的动脉/静脉逐渐增多、增粗，胎盘外周阻力下降，使脐动脉在舒张期时仍能维持足够的血流满足胎儿的血供。

5. 35～37 周 B 族链球菌筛查 B 族链球菌（group B streptococcus，GBS）是一种常定植于人类生殖道、胃肠道以及婴儿上呼吸道的革兰阳性球菌。在妊娠期及产后女性中，GBS 是无症状菌尿、尿路感染、羊膜腔感染、产后子宫内膜炎等疾病的常见致病菌。据统计约 10%～30% 的孕妇有感染 GBS。GBS 属条件致病菌，一般正常健康人群感染 GBS 并不致病。许多孕妇虽有 GBS 定植，却没有明显症状，但是母体定植是新生儿感染的关键因素。母婴垂直传播主要发生在分娩发动或胎膜破裂后，GBS 由阴道上行感染羊水时。若新生儿被感染，严重者可导致败血症、肺炎及脑膜炎等新生儿 GBS 侵袭性疾病。因此推荐对妊娠女性进行 GBS 的筛查，对于未常规产前检查、产检医院条件限制等分娩前未行 GBS 筛查的孕妇，应按照 GBS 筛查阳性处理。

快速实践指导 5-3-3

1. GBS 筛查对象

(1) 孕 35～37 周孕妇。

(2) 因先兆早产、胎膜早破等高危因素入院,门诊未行 GBS-DNA 检测者,入院后行 GBS-DNA 检测。

(3) 若孕期有上述高危因素 35 周前行 GBS-DNA 检测者,孕 35～37 周仍需于门诊行 GBS-DNA 检测。

2. 取样方法同一根棉签于阴道下 1/3 及肛周取标本送检。

3. GBS-DNA 检测阳性的处理

(1) 阴道试产的孕妇临产后(有规律宫缩)使用抗生素。

(2) 选择性剖宫产的孕妇术前准备同时开始使用抗生素。

4. GBS 感染抗生素治疗方案

(1) 青霉素(首选):首剂 500 万 IU 静脉注射→250 万～300 万 IU 静脉注射 q4h 至分娩。

(2) 氨苄西林:首剂 2g→1g q4h 至分娩。

(3) 头孢唑林(青霉素过敏者):首剂 2g 静脉注射→1g q8h 至分娩。

四、健 康 教 育

孕产期健康教育是母婴保健服务的重要内容,产妇保健知识和护理能力的高低直接影响着婴儿和产妇自身的健康和生命质量。人的健康行为能通过教育学习得到改变和提高,因此,孕产期健康教育是产科医护人员在接诊孕产妇时不可忽视的环节,一定要积极做好孕产各期的健康教育,提高孕产妇对分娩的认识,减轻紧张和恐惧的心理。

(一)初诊

1. **营养**　可视孕妇妊娠反应严重程度指导孕妇饮食,孕早期注意强调叶酸补充。

2. **心理**　孕早期要对孕妇进行心理状态调适。这一阶段孕妇的心理状态一般为惊喜、紧张等,要告知孕妇妊娠是正常的生理过程,要尽早接纳早孕反应带来的身体不适,接纳自己身体上逐渐的变化。

3. **孕妇学校**　要向孕妇及其家属讲解孕妇学校课程的设置及内容。孕妇学校帮助孕妇及家属获得围产期保健知识,是较好的孕期健康教育知识来源之一。

4. **孕期知识获取**　向孕妇及其家属介绍产科特色门诊,如母乳喂养门诊、营养门诊、盆底肌康复门诊、分娩评估门诊、遗传咨询门诊等;同时告知孕妇孕期可参与的课程及时间段,可参与的孕期小组活动等,帮助孕妇及家属了解孕产期获得帮助的渠道。

5. **其他**　避免接触对胚胎有害的致畸因素;孕期注意睡眠与休息;避免孕早期性生活;注意个人卫生、衣着服饰要宽松舒适;识别孕早期异常情况,如有任何腹痛、阴道出血等,及时就诊。

(二)复诊

1. **11～14 周**　一般这一时期产妇将进行首次复诊,此时需着重强调产前检查及体重控制的重要性,因本次产检可能会预约下次产检中的唐氏筛查,所以需要告知孕妇唐氏筛查的目的及意义,此期健康教育的要点为:

(1) 产科常规检查的重要性:为了能及时了解胎儿的发育情况和孕妇的身体状况,孕妇需遵医嘱定期进行产前检查。

(2) 体重控制的重要性:对胎儿而言可降低巨大儿及肩难产发生率,减少新生儿并发症的发生;对孕妇而言会降低妊娠期并发症的发生风险,降低母亲难产率,减少对母亲机体及产道的损伤。

(3) 告知下次产检项目(D 筛查)的目的及意义:D-筛查是关于唐氏综合征的中期筛查,最主要是检测 18-三体、21-三体、OSB 是否存在高危因素。

2. **14～18 周**　妊娠过程中,不断增大的胎儿和母亲不断增长的体重给盆底组织肌肉带来压力;妊娠末期时,为分娩作准备,雌孕激素和松弛素共同作用,骨盆韧带和阴道组织都会变得松弛;自然分娩时,胎儿通过产道,造成盆底肌肉和筋膜轻微损伤。进行孕期盆底肌功能锻炼可有效预防产后尿失禁,增强产后妇女的盆底肌力,增进和维持女性孕期及产后整体生活质量。

孕 14 周后即可评估孕妇孕期盆底功能状态,有无漏尿症状发生。告知孕妇孕期盆底肌功能锻炼的重要性,对每一位孕妇都要进行个性化的评估,评估其是否适合进行盆底肌锻炼,再对适合锻炼的孕妇提供针对性指导。

快速实践指导 5-3-4

盆底功能的锻炼的方法:

第一步:定位——准确找到盆底肌

- 试着收缩阴道和直肠周围的肌肉,并努力抬升这些肌肉。
- 想象着同时憋住不小便和不放屁的感觉。
- 在排尿过程当中突然中止,感觉到运动了收缩了盆底肌。

第二步:收缩——向内、向上收缩盆底肌

- 慢收缩:缓慢收缩 3～10 秒,再缓慢放松 3～10 秒,为 1 个,每组 10 个。
- 快收缩:持续快速收缩和放松,50 个,为 1 组。

第三步：交替——两种节奏交替进行

- 慢收缩1组后，进行1组快收缩。或慢收缩2组后，进行1组快收缩。
- 根据自己的劳累情况调整比例。

第四步：重复——重复练习，保证运动量

- 每天完成慢收缩3组，最多10组。
- 妊娠3个月后即可以开始锻炼，妊娠38周后暂停，产后恢复锻炼。
- 持续锻炼至少坚持3个月。

3. 18~24周 此次产检可询问盆底肌锻炼的情况，并对孕妇盆底肌功能锻炼中遇到的问题予以解答。同时，因本次产检可能会预约下次产检中的OGTT检查，所以需要告知孕妇OGTT试验的目的及意义。

4. 24~28周 明确OGTT检查结果，若产妇被诊断为妊娠期糖尿病，可将产妇转诊至营养门诊，接受专业的妊娠期糖尿病饮食与运动指导。此外，此期应与孕妇沟通孕期常见的问题及应对措施(表5-3-5)，同时可以告知孕妇产科的急诊流程、急诊地点，如出现阴道流液、见红、腹痛、腹胀等异常情况及时来院就诊。

表5-3-5 孕期常见问题及应对措施

常见问题	处理措施
恶心、呕吐	根据女性的偏好和现有的选择，建议使用姜、甘菊、维生素 B_6 和(或)针灸缓解早期的恶心
疲劳、体力不支、气喘	尽量多休息，测血常规排除贫血，夜间垫高枕头
小腿痉挛	临睡前肌肉锻炼预防(快速重复小腿屈伸运动)，足背屈拉伸腓肠肌，适当补充镁、钙
夜间胎动不适	睡前温水淋浴放松
下肢水肿	尽量避免长时间站立及蹲坐，睡眠时适当垫高下肢，采取左侧卧位；转动踝关节和脚部，增加血液循环
阴道分泌物增多	避免使用阴道除臭剂及香料肥皂；使用透气卫生垫；保持会阴清洁；勤换内裤；如感到痒、疼痛或分泌物有颜色、气味前来就诊
耻骨联合功能障碍	骨松弛素所致，可自愈缓解；休息为主；需要时可用支持带
轻中度腰背痛	建议在整个孕期定期锻炼，以预防腰痛和骨盆痛。改变姿势可缓解，左侧卧位为主，纠正子宫右旋，减少子宫对大血管和输尿管的压迫

5. 30周 胎动计数用于产前监护，能及时发现胎儿宫内异常、胎盘功能不良等情况。孕妇一般在妊娠18~20周开始自觉有胎动，28~32周达到高峰，30周起产妇胎动感觉日趋规律，此时胎动计数可作为监护胎儿宫内情况的有效方法，因此应指导孕妇如何进行胎动计数。

快速实践指导 5-3-5

1. 胎动计数的方法

(1) 从28~30周时开始，每天早、中、晚各数1小时胎动，把这3小时胎动加起来乘以4得出12小时胎动数。连续的胎动算一次，如果间隔>3分钟为两次。

(2) 这个数≥30次是正常的；如小于20次或在以往的胎动基础上浮动50%为异常，说明胎儿在宫内可能有异常；如小于10次，表示胎儿明显缺氧。

2. 胎动计数注意事项

(1) 胎动有一定规律，通常是上午8:00~12:00胎动均匀，午后2:00~3:00胎动最少，晚上6:00~10:00胎动最频繁。

(2) 如无条件每天测3次胎动，可每天晚上6~10时内测1小时，胎动数应≥3次。

(3) 如刚开始感到胎动减少，可先进食一些甜食，适当活动以观察有无改善。

(4) 若胎动的规律和强度较平时有明显改变时，需引起重视(要与肠蠕动鉴别开来)。

6. 32~34周 此期可以向孕妇介绍剖宫产及顺产分娩方式，询问其分娩意向，向产妇阐述瘢痕子宫再次妊娠时可能发生的风险，告知阴道分娩优势。对有阴道分娩意向的孕妇讲解体重控制的重要性；评估胎儿生长发育的趋势，做好信息记录。

7. 34~35周 会阴体按摩可增加会阴弹性，增加顺产成功率，降低会阴侧切率，增加会阴完整性。研究显示：进行会阴体按摩的孕妇，生产时会阴完整无撕裂的每100人中将增加10~18人。会阴体按摩可以减少会阴损伤，并减少产后由此带来的疼痛，同时也可减少远期并发症，如母乳喂养率低、性交痛、大小便失禁、会阴持续性疼痛等。孕35周起，可评估产妇参加会阴体按摩的意愿，若孕妇有意愿且无相关禁忌证(如阴道炎)，可对其进行具体的会阴体按摩方法指导。

快速实践指导 5-3-6

会阴体按摩指导：

1. 会阴体按摩的方法

(1) 修剪指甲，用肥皂洗净双手。

（2）手指（1～2 指）戴避孕套伸入阴道内 3～4cm（约 2 节指关节），作持续加压扩张性按摩。

（3）至少向后（会阴体方向）按摩 2 分钟，再分别向阴道两侧后方各按压 2 分钟。

（4）按摩 4～10 分钟/天，以每周按摩 1～2 次，持续 3 周以上，38 周时停止。

2. 注意事项

（1）按摩可从孕 35 周开始，初次按摩时可能会有些许不适，但这种不适程度会随着按摩次数增多逐渐减轻。

（2）按摩可由孕妇自己或亲密伴侣帮助进行。取舒适体位，孕妇自己可用大拇指按摩，孕妇伴侣可使用示指和中指为孕妇按摩。

（3）使用按摩油（如天然无害的茶树油或橄榄油）可增加润滑度，减轻按摩时的不适。

（4）按摩不要用力过大，不要按压尿道口方向以免损伤尿道。

（5）会阴按摩时如有异常情况立即停止，如：阴道流血，阴道流液，剧烈宫缩等。

8. 36 周　此期可评估孕妇会阴按摩的效果，并强调孕晚期自数胎动的重要性。告知孕妇临产先兆的一些症状，如胎儿下降感、假临产和见红；让孕妇能够明确何种情况需要入院，何种情况可以继续在家观察。同时可向孕妇介绍孕晚期胎膜早破。

9. 37 周　此期孕妇腹中胎儿已足月，可以向孕妇介绍分娩环境、分娩体位和分娩物品准备，让孕妇对随之而来的分娩环境和历程不陌生。

（1）分娩环境：以图片或幻灯形式展示产房环境，建议孕妇在产程中可通过选择播放音乐、观看电视、调节室内光线等方式以营造自我放松的氛围，消除对陌生环境的焦虑心理。

（2）分娩体位：第一产程时，和孕妇共同探讨各种体位的方法和作用，并示范相应的体位，如蹲、侧躺、反坐或配合应用分娩球等，鼓励孕妇积极采用自由体位；第二产程时，一般采用仰卧位分娩。

（3）分娩物品准备：以图片的方式介绍分娩所需的物品，包括一次性吸水垫、卫生巾、一次性内裤、纸巾、吸管、水杯、胎心监护带、高能量食物（巧克力、蛋糕等）、运动饮料等。

10. 38 周　此期可以评估孕妇的分娩意愿，根据 38 周的超声结果结合孕妇的宫高腹围值估计胎儿大小，然后根据孕妇的骨盆条件及身高等，为孕妇做出合理的建议。

对有阴道分娩意向者制订分娩计划，采用《分娩计划书》形式，围绕以下母婴分娩需求条目制订一对一分娩计划，并鼓励孕妇配偶或家属共同参与。

11. 39 周　此期大部分产妇已接近临产，可向孕妇简单介绍分娩期相关知识。分娩期包括：各产程代表的意义，一般所需的时间，各产程临床表现、注意事项、可能需要的

操作及如何进行产时配合等。

12. 40 周　此期可结合相关宣传资料，向孕妇宣传母乳喂养的好处，向孕妇简单介绍母乳喂养的方法及注意事项，告知产妇若遇到母乳喂养相关问题，可至母乳喂养专科门诊寻求帮助。同时向产妇简单介绍产褥期自我照护、产后避孕以及新生儿照护方面的相关信息。

13. ＞40 周　告知孕妇超预产期为发动临产亦属正常现象，缓解孕妇的紧张焦虑。但须告知孕妇过期妊娠的危险性，再次强调自数胎动和按时产检的重要性。告知产妇可能入院的时间，必要时转诊至医师处，由医师开入院单收入院待产。

【本节关键点】

1. 孕期生理变化会导致孕妇出现各类不适，助产士需要评估及处理孕妇的不适症状，并适时将孕妇转诊到对症医师。

2. 推算预产期不可单凭末次月经推断，需综合考虑早孕反应、hCG 数值、胎动时间、B 超测量值等指标。

3. 初诊检查时需要详细了解孕妇的相关病史，同时做好各项初诊检查，全面掌握孕妇的基本情况。

4. 为了确保孕妇及胎儿的健康，每次复诊都要了解前次产前检查后孕妇及胎儿的情况，以便及时发现异常情况，进行相应的高危管理。

5. 健康宣教的内容需要根据孕妇各阶段特点进行选择。

（李桂英　朱新丽）

第四节　胎儿健康评估

高危孕妇应于妊娠 32～34 周开始评估胎儿健康状况，严重并发症孕妇应于妊娠 26～28 周开始监测。

一、胎儿宫内状态的监护

（一）妊娠早、中期

妊娠早期应行妇科检查确定子宫大小及是否与孕周相符；B 型超声检查最早在妊娠第 5 周见到妊娠囊。妊娠中期借助手测宫底高度或尺测子宫长度和腹围，判断胎儿大小是否与孕周相符；应用 B 型超声检测胎头发育、结构异常的筛查和诊断；于妊娠 20、24、28 周行产前检查时监测胎心率。

（二）妊娠晚期

除定期产科检查外，还应询问孕妇自觉症状，监测心率、血压变化，下肢水肿及必要的全身检查。

1. **胎动计数**　胎动监测是评价胎儿宫内情况最简便有效的方法之一,胎动正常,是胎儿存活、宫内情况良好的标志。胎动的异常可能提示着胎儿宫内缺氧、脐带受压、胎盘早剥等不良妊娠状态,若不及时纠正,可能导致胎死宫内。因此,一旦发现胎动异常,应及时就医,进一步查找原因,以便及时采取相应措施,改善胎儿预后。

2. **胎动规律**　健康的胎儿有醒睡周期,一般为 20 分钟,也可长达 40 分钟;还有"生物钟"习性,早晨活动少,中午以后逐渐增加,晚上最为活跃。随着孕周增加,弱的胎动被强的胎动替代,至妊娠足月时,胎动因羊水量减少和空间减小而逐渐减弱。

3. **影响胎动的因素**　胎儿缺氧早期表现为胎动过频,缺氧晚期失代偿则胎动减弱及次数减少,进而消失。胎动和胎儿行为状态有关,凡能影响其行为的因素均可影响胎动数,如孕妇饥饿、主动或被动吸烟、应用镇静、麻醉或解痉药以及胎儿神经系统发育异常或功能异常均可使胎动减少。而强光、碰击、推动胎儿、声音刺激等可致胎动增多。胎动是一种主观感觉,胎动计数会受孕妇的敏感程度、工作性质、羊水量、孕妇腹壁厚度、胎盘位置、药物以及孕妇态度等因素影响,个体差异较大。因此,不能单凭胎动减少作为胎儿窘迫的依据。

4. **胎儿影像学监测及血流动力学监测**

(1) 胎儿影像学监测:B 型超声是目前使用最广泛的胎儿影像学监护仪器,可以观察胎儿大小,包括胎头双顶径(biparietal diameter,BPD)、腹围(abdominal circumference,AC)、股骨长(femur length,FL)、胎动及羊水情况;判定胎位及胎盘位置、胎盘成熟度;还可以进行胎儿畸形筛查,发现胎儿神经系统、泌尿系统、消化系统和胎儿体表畸形,对可疑胎儿心脏异常者可应用胎儿超声心动诊断仪对胎儿心脏的结构与功能进行检查。

(2) 血流动力学监测:彩色多普勒超声检查能监测胎儿脐动脉和大脑中动脉血流。脐动脉血流常用指标有 S/D 比值(收缩期/舒张期比值)、PI(搏动指数)、RI(阻力指数),随孕期增加,这些指标值应下降。血管阻力升高时,S/D 比值、RI、PI 将升高。如果血管阻力极高,将出现舒张末期血流缺失甚至反流,提示宫内严重缺氧(表 5-4-1)。

表 5-4-1　各孕周脐动脉血流 S/D 参考值

孕周	S/D 比值	孕周	S/D 比值	孕周	S/D 比值
26	3.4±0.5	32	2.8±0.4	38	2.2±0.2
27	3.1±0.3	33	2.5±0.3	39	2.1±0.2
28	3.3±0.3	34	2.4±0.3	40	2.2±0.3
29	3.2±0.5	35	2.4±0.3	41	2.2±0.3
30	2.7±0.4	36	2.4±0.2	42	2.2±0.4
31	2.7±0.4	37	2.2±0.3		

二、胎儿电子监护

胎儿电子监护(electronic fetal monitoring,EFM)可以连续地观察并记录胎心率动态变化,了解胎心与胎动和宫缩之间的关系,作为一种评估胎儿宫内状态的手段,目前广泛应用于临床,其目的在于及时发现胎儿宫内缺氧,以便及时采取进一步措施。

(一) 胎心率基线

胎心率基线(FHR-baseline,BFHR)是指在无胎动和无子宫收缩影响时,10 分钟以上的胎心率平均值,正常胎心率基线为 110~160 次/分(beat per minute,bpm);FHR>160bpm 或<110bpm,持续 10 分钟,称为胎儿心动过速(tachycardia)或胎儿心动过缓(bradycardia)。当胎心≥180bpm 或<100bpm 时,称为胎儿重度心动过速或重度心动过缓。有宫内监测及腹壁监测两种,前者须将测量导管或电极经宫颈管置入宫腔内,必须在宫口已开并已破膜的情况下进行,有可能引起感染,故现多用腹壁监测。

胎心率基线摆动包括胎心率的摆动幅度和摆动频率。摆动幅度指胎心率上下摆动波的高度,振幅变动范围正常为 10~25bpm。摆动频率是指 1 分钟内波动的次数,正常为≥6 次。基线波动活跃则频率增高,基线平直则频率降低或消失,基线摆动表示胎儿有一定的储备能力,是胎儿健康的表现。FHR 基线变平即变异消失,提示胎儿储备能力丧失(图 5-4-1)。

(二) 胎心率一过性变化

受胎动、宫缩、触诊及声响等刺激,胎心率发生暂时性加快或减慢,随后又能恢复到基线水平,称为胎心率一过性变化,是判断胎儿安危的重要指标。

1. **加速(acceleration)**　指宫缩时胎心率基线暂时增加 15bpm 以上,持续时间>15 秒,是胎儿良好的表现,原因可能是胎儿躯干局部或脐静脉暂时受压。散发、短暂的胎心率加速是无害的。但脐静脉持续受压则发展为减速。

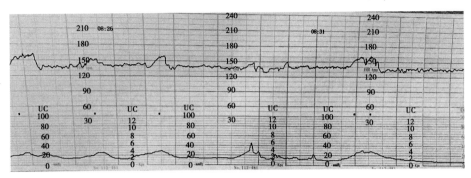

图 5-4-1 胎心率基线

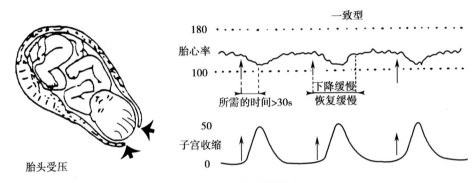

图 5-4-2 胎心率早期减速
引自:刘兴会,漆洪波.难产.北京:人民卫生出版社.2015.

2. **减速**(deceleration) 指随宫缩时出现的暂时性胎心率减慢,分早期减速、变异减速和晚期减速3种。

(1) 早期减速(early deceleration,ED):指伴随宫缩出现的减速,通常是对称地、缓慢地下降到最低点再恢复到基线,开始到最低点的时间≥30秒,减速的开始、最低点、恢复和宫缩的起始、峰值和结束同步(图5-4-2)。早期减速偶发于宫口扩张5~7cm时,一般认为是胎头受压,脑血流量一过性减少的表现,无特别临床意义;早期减速连续出现,逐渐加重,下降幅度大于50~80bpm或降至100bpm以下,或频发于产程早期,均应想到脐带受压胎儿缺氧的可能。

(2) 变异减速(variable deceleration,VD):指突发的、显著的胎心率急速下降,开始到最低点时间<30秒,胎心率下降≥15bpm,持续时间≥15秒,但<2分钟。当变异减速伴随宫缩,减速的起始、深度和持续时间与宫缩之间无规律(图5-4-3)。变异减速可分为轻型和重型两类,轻型胎心率下降持续时间少于60秒,下降最低不小于60bpm,一般与胎儿预后关系不大;重型减速持续时间>60秒,或下降最低<60bpm,大多提示胎儿缺氧。

(3) 晚期减速(late deceleration,LD):伴随宫缩出现的减速,通常是对称地、缓慢地下降到最低点再恢复到基线,开始到最低点的时间≥30秒,减速的开始、最低点和恢复

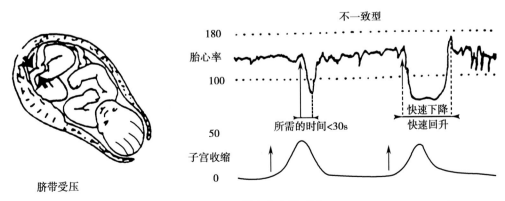

图 5-4-3 胎心率变异减速
引自:刘兴会,漆洪波.难产.北京:人民卫生出版社.2015.

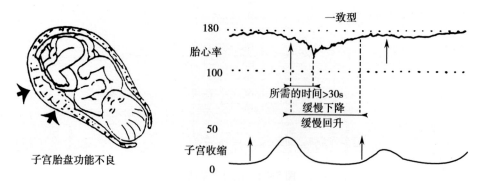

图 5-4-4 胎心率晚期减速
引自：刘兴会,漆洪波.难产.北京：人民卫生出版社.2015.

分别落后于宫缩的起始、峰值及结束(图 5-4-4)。晚期减速一般认为是胎盘功能不良、胎儿缺氧的表现(表 5-4-2)。

表 5-4-2 不同减速的特点

种类	特点
早期减速	发生几乎与宫缩同时开始,子宫收缩后即恢复正常
	胎心率曲线的波谷与宫缩曲线的波峰一致,如波谷落后于波峰,时间差应<15秒
	曲线升降均缓慢,下降幅度多在 20~30bpm,不超过 40bpm
	改变母体体位或吸氧,图形不变
	注射阿托品可使减速消失
变异减速	发生、消失与宫缩无固定关系
	下降幅度和持续时间均不一致,曲线升降迅速
	一般认为宫缩时脐带受压兴奋迷走神经引起,改变体位可能使减速消失
晚期减速	波谷落后于波峰,其时间差多在 30~60秒
	曲线升降均缓慢
	吸氧或改变体位可能使减速消失

(三)预测胎儿宫内储备能力

1. 无应激试验(non-stress test,NST) 指在无宫缩、无外界负荷刺激下,对胎儿进行胎心率与宫缩的观察和记录,以了解胎儿储备能力。本试验根据胎心率基线、胎动时胎心率变化和持续时间等分反应型和无反应型。

(1)反应型:指监护时间内出现 2 次或以上的胎心加速。妊娠 32 周前,加速在基线水平上≥10 次/分、持续时间≥10 秒已证明对胎儿正常宫内状态有足够的预测价值。

在 NST 图形基线正常、变异正常且不存在减速的情况下,NST 监护达到反应型标准即可停止,不需持续监护至满 20 分钟。反应型说明胎儿宫内情况良好。无合并症者每周复查 1 次,高危妊娠每周复查 2 次。

(2)无反应型:指超过 40 分钟没有足够的胎心加速。NST 无反应表示有缺氧的可能,但假阳性率高达50%。NST 无反应型应及时复查,有必要结合缩宫素激惹试验及生物物理评分、胎儿血流动力学等指标综合评价。

2. 缩宫素激惹试验(oxytocin challenge test,OCT) 又称为宫缩应激试验(contraction stress test,CST),其原理为诱发宫缩,并用胎儿监护仪记录胎心率变化,了解胎盘于宫缩时一过性缺氧的负荷变化,测定胎儿的储备能力。当胎儿电子监护反复出现 NST 无反应型,可疑胎儿宫内缺氧状态时,可行缩宫素激惹试验进一步评估胎儿宫内状态。有两种方法可以诱导宫缩产生:静脉内滴注缩宫素;乳头刺激法,透过衣服摩擦乳头 2 分钟直到产生宫缩。

缩宫素激惹试验图形结果的判读主要基于是否出现晚期减速。①阴性:无晚期减速或明显的变异减速;②阳性:50%以上的宫缩后出现晚期减速(即使宫缩频率<3 次/10 分);③可疑阳性:间断出现晚期减速或明显的变异减速;④可疑过度刺激:宫缩过频时(>5 次/10 分)或每次宫缩时间>90 秒时出现胎心减速;⑤不满意的 CST:宫缩频率<3 次/10 分或出现无法解释的图形。

(四)胎儿生物物理监测

1980 年,Manning 利用胎儿电子监护仪和 B 型超声联合检测胎儿宫内缺氧和胎儿酸中毒情况,综合监测比任何单独监测更准确。Manning 评分法(表 5-4-3)满分为 10 分,不同的分值可代表胎儿宫内相应的状态(表 5-4-4):10~8 分无急慢性缺氧;8~6 分可能有急或慢性缺氧;6~4 分有急或慢性缺氧;4~2 分有急性缺氧伴慢性缺氧;0 分有急慢性缺氧。

表 5-4-3　Manning 生物物理指标评分法

项目	2分(正常)	0分(异常)
无应激实验 NST (20 分钟)	≥2 次胎动； 胎心加速≥15bpm,持续≥15 秒	<2 次胎动； 胎心加速<15bpm,持续<15 秒
胎儿呼吸运动 FBM (30 分钟)	≥1 次,持续≥30 秒	无或持续<30 秒
胎动 FM (30 分钟)	≥3 次躯干和肢体活动 (连续出现 1 次)	≤2 次躯干和肢体活动； 无活动或肢体完全伸展
肌张力 FT	≥1 次躯干和肢体伸展复屈,手指摊开 合拢	无活动；肢体完全伸展；伸展缓慢,部分 复屈
羊水量 AFV	最大羊水暗区垂直直径≥2cm	无或最大暗区垂直直径<2cm

表 5-4-4　Manning 评分结果与处理原则

评分	胎儿状况	处理原则
10	无急慢性缺氧	每周复查 1 次,高危妊娠每周复查 2 次
8	急慢性缺氧可能性小	每周复查 1 次,高危妊娠每周复查 2 次,羊水过少可终止妊娠
6	可疑急慢性缺氧	24 小时内复查,仍然≤6 分或羊水过少,可终止妊娠
4	可有急或慢性缺氧	24 小时内复查,仍然≤6 分或羊水过少,可终止妊娠
2	急性缺氧或伴慢性缺氧	胎肺成熟,终止妊娠；胎肺不成熟,糖皮质激素治疗 48 小时内终止妊娠
0	急、慢性缺氧	终止妊娠,若胎肺不成熟,同时激素治疗

临床思考 5-4-1

观察并分析下面这张胎心监护图纸(图 5-4-5),探讨以下问题:
1. 这是一张正常的胎心监护吗?
2. 如果是,它的胎心率基线是多少?
3. 如果不是,它存在哪些异常? 可能是由哪些原因引起的?

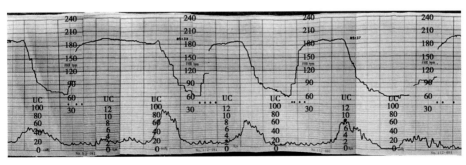

图 5-4-5　胎心监护

三、胎盘功能检查

通过胎盘功能检查也可以间接了解胎儿在宫内的健康状况。有多种检查方法可供选择:

1. **胎动**　与胎盘功能状态关系密切,胎盘功能低下时,胎动较前期有所减少。

2. **胎儿电子监护仪与 B 型超声**　联合行胎儿生物物

理监测,也能提示胎盘功能。

3. 缩宫素激惹试验 NST 无反应型需作 OCT,OCT 阳性提示胎盘功能减退。

4. 测定孕妇尿雌三醇和血清人胎盘生乳素 孕妇尿雌三醇和血清人胎盘生乳素值明显下降提示胎盘功能低下,但临床已基本不用。

四、胎儿成熟度检查

测定胎儿成熟度(fetal maturity)的方法,除计算胎龄、测子宫长度、腹围及 B 型超声测量外,还可通过经腹壁羊膜腔穿刺抽取羊水,进行下列项目检测。

1. 羊水卵磷脂/鞘磷脂(lecithin/sphingomyelin, L/S)比值 该值>2,提示胎儿肺成熟。能测出羊水磷脂酰甘油,提示胎儿肺成熟。此值更可靠。

2. 羊水泡沫试验(foam stability test)或震荡试验 是一种快速而简便测定羊水中表面活性物质的试验。若两管液面均有完整的泡沫环,提示胎肺成熟。

3. 羊水肌酐值 该值≥176.8μmol/L(2mg%),提示胎儿肾成熟。

4. 羊水胆红素类物质 用 $\Delta OD450$ 测该值<0.02,提示胎儿肝成熟。

5. 羊水淀粉酶值碘显色法 该值≥450U/L,提示胎儿唾液腺成熟。

6. 羊水含脂肪细胞 出现率该值达 20%,提示胎儿皮肤成熟。

 【本节关键点】

1. 胎动监测是评价胎儿宫内情况最简便有效的方法之一。

2. 胎心率基线指在无胎动和无子宫收缩影响时,10 分钟以上的胎心率平均值。正常的胎心率基线为 110~160bpm。

3. 减速指随宫缩时出现的暂时性胎心率减慢,分早期减速、变异减速、晚期减速 3 种。

4. 可通过 NST 在无宫缩、无外界负荷刺激下,对胎儿进行胎心率与宫缩的观察和记录,以了解胎儿储备能力。

5. 可通过胎动、胎儿生物物理监测、缩宫素激惹试验等方法了解胎盘功能,以间接了解胎儿在宫内的健康状况。

(李笑天 熊钰)

第五节 妊娠期常见症状管理

随着子宫的逐渐增大,同时在胎盘产生的激素和神经内分泌的共同影响下,妊娠期孕妇体内的各个系统都发生了一系列的变化,以适应胎儿生长发育的需求,并为分娩作准备。而这些生理变化也为孕妇带来了不同程度的影响,如恶心呕吐、腰背痛、尿频、便秘等。本节的目的是帮助助产士获得专业的知识和技巧,以帮助孕妇缓解妊娠期生理变化所带来的不适,并且能够及时识别和转诊异常情况。

一、孕期心理症状

妊娠期作为一个女性转变为母亲的过渡阶段,加上激素水平的变化,可能导致女性产生一些心理问题。每个女性对妊娠的反应不一,部分孕妇可能由于对身份认同的混乱,比如对即将成为母亲的自己不知如何正确定位,哀伤自己失去既往在家"孩子"的身份等,而伴随短暂的焦虑和恐惧;也有一部分孕妇担心由于妊娠对其职业规划造成影响,或担心由于妊娠、分娩、抚育幼儿带来的经济问题等。助产士应告知孕妇这些均为正常现象,并且鼓励她们说出自己的真实感受。一般来说,孕早期心理问题的发生率较高,而孕中晚期心理问题的发生率较低,但一旦孕晚期发生心理疾病,会增加产后抑郁的发生风险。

若以往没有心理疾病病史,大多数妇女孕期心理问题仅仅是一些轻微症状或神经官能症,伴焦虑的抑郁性神经症状最为常见,恐惧焦虑状态和强迫症也时有发生。大多数情况下,这些神经官能症症状在孕中期就会消失,不会增加孕妇在产后罹患产后抑郁的风险;但对于那些刚刚妊娠就出现神经官能症症状的孕妇,这些症状很可能会持续整个孕期,并在孕晚期和产褥期加剧。而对于一些有神经质特质、神经官能症病史、社会问题(如婚姻关系紧张)、不良孕产史、长期不孕不育治疗以及此次妊娠有相关合并症或并发症的妇女,她们在妊娠期产生心理症状的可能性会较正常孕妇增加。

助产士在孕产妇心理保健方面可发挥重要作用,助产士可以通过系统的助产士门诊与孕妇及其家庭建立相互信任的支持陪伴关系,从而更易于发现可能损害心理健康的潜在问题。对于轻微生理不适的持续抱怨和顾虑,很可能是某些孕妇心理问题的唯一一表现形式。助产士可以采用长期观察、沟通、专业量表等方式,对妊娠妇女进行持续评估,以察觉这些不稳定情绪。同时助产士需参与到多学科合作的工作模式中去,对于可能的严重的心理精神疾病,如:广泛性焦虑障碍、惊恐障碍、强迫症、双向情感障碍、重度抑郁等,应及时转诊至精神科医师处。

快速实践指导 5-5-1

简易孕产妇抑郁筛查：

1. 初步筛查

英国国家卫生与临床优化研究所（National Institute for Health and Care Excellence，NICE）问询法

（1）首先提出两个问题：

问题一：在过去的一个月，你经常有情绪低落、沮丧或绝望的感觉吗？

问题二：在过去的一个月，你经常觉得做事提不起兴趣或者没有愉悦感吗？

（2）若两个问题有任意一个回答"是"，需要提出第三个问题：

问题三：有什么事情是你觉得需要或想要得到帮助的？

2. 后续评估

（1）常用筛查工具：爱丁堡产后抑郁量表（Edinburgh Postnatal Screening Scale，EPDS）

焦虑抑郁量表（Hospital Anxiety and Depression Scale，HADS）

（2）注意事项：专业量表的使用需要受过训练的助产士或专业人士方可进行，同时部分量表较为复杂，因此不建议作为常规筛查工具，可选择性对初筛阳性的孕产妇使用。

助产士需要创造一种充满关怀和理解的沟通氛围，并给予孕妇所需要的信息、支持、辅导、安慰和鼓励。了解导致孕妇发生心理问题的原因，并鼓励她们说出自己的想法，这一点很重要，若孕妇心理疾患的症结是社会问题，则需要家庭、社工等相关人员参与进来，共同解决问题。妊娠期的心理问题基本不需要精神药物，帮助孕妇放松和减轻焦虑是非常有益的，所以助产士除了提供支持和咨询服务外，建议提供放松技术的训练方法；同时可让孕妇适当转移注意力，试着改变居住环境，布置宝宝的房间，贴上婴儿的照片，以保持愉悦心情；每天用20～30分钟一个人静下来听听音乐，除了可以让心情平静，保持良好的精神状态外，也是一种良好的胎教方式；在孕中期有胎动后，可让孕妇仔细去感受胎动，唤起其母爱之心，并鼓励她与家人分享这种惊喜与喜悦，这些方法都能够有效帮助孕妇缓解其妊娠期的心理不适症状。

二、胃肠道症状

（一）恶心呕吐

妊娠期间，孕激素使平滑肌张力降低，胃贲门括约肌松弛，胃内酸性内容物逆流至食管下部产生胃烧灼感；胃排空时间延长，易出现上腹部饱满感。在所有的正常妊娠中，约

有90％的孕妇会出现恶心、呕吐，这常被认为是怀孕的最初征兆。

恶心、呕吐的症状不一，轻者无需特殊处理，而极少数严重的妊娠剧吐有可能需要终止妊娠（详见"妊娠剧吐"相关内容）。恶心、呕吐的发生可能与体内 hCG 水平升高以及维生素 B 族的缺乏有关，但目前仍无法明确病因，很可能是生理、心理、社会与文化多种元素相结合的综合结果。

轻度呕吐是一种轻度的、自限性的症状，通常在妊娠第 5 周开始，11～13 周左右最为严重，16～20 周结束。其典型的表现是晨起时恶心，起床后偶发呕吐。呕吐的情况从早到晚逐渐减弱，但恶心却可能会一直存在。孕妇可能会由于某些食物的特殊气味而感到恶心，从而厌恶这些食物。WHO 指南建议可根据妇女的偏好与现有选择，使用姜、甘菊、维生素 B_6 和（或）针灸缓解妊娠早期的恶心。

快速实践指导 5-5-2

孕产妇：如何缓解自身症状？

如果症状不是非常严重，可采用以下方法，缓解恶心、呕吐症状：

1. 在感到饥饿前或饥饿时立即进食，少量多餐，可在睡前喝一杯牛奶。

2. 选择低脂、高蛋白、高能量的食物，如低脂酸奶、面包等，避免重油腻、重气味、辛辣食物。

3. 可以喝少量的碳酸饮料，如柠檬汽水。

4. 按揉腕横纹正中上 3 横指的内关穴，以感到酸胀为度，有行气降逆止呕之功效。

5. 吃一些有姜味的食物，或闻一闻新鲜的柠檬、薄荷和橙子。

6. 饭后不宜即刻躺下，并且立即刷牙或漱口。

7. 把维生素的补充放到和睡前加餐一起，不要放在早上，这样可以避免由于呕吐造成的药物吸收不全。

8. 避免那些导致你不舒服的因素，如闷热的房间、刺激的气味、高温环境以及睡眠不足等。

9. 尝试找到自己的饮食习惯，哪些食物会让你觉得好受些，哪些食物会加重你的恶心、呕吐，这都是因人而异的。

助产士：明确以下几点，并告知孕妇：

1. 轻度的恶心、呕吐是妊娠期常见的症状，一般不需常规用药。

2. 大部分的恶心、呕吐会在16～20周自然缓解。

3. 过度劳累和压力可能会加重不适的症状。

4. 胎儿不太可能因为呕吐或控制呕吐的药物而造成不良妊娠结局。

5. 孕前 3 个月摄取推荐剂量的产前维生素可能降低孕期恶心、呕吐的严重程度（A级证据）。

6. 姜对于减轻妊娠期恶心、呕吐的症状有一定好处，

可作为一种非药物的选择（B级证据）。

7. 专业的照护和建议能够减轻不适症状，因此，当情况恶化或自觉不适时，应及时寻求专业帮助。

临床思考 5-5-1

1. 在你的周围，还有哪些方法可以帮助孕妇缓和妊娠期恶心、呕吐症状？

2. 你是否遇到过妊娠期恶心、呕吐的孕妇，你曾给过她们怎样的建议？

中度呕吐的孕妇每天呕吐的次数会增加，多在饭后，还会伴随有体重减轻和尿酮的症状。中度呕吐一般可通过改善饮食得到缓解，但若孕妇依然持续呕吐，则会逐渐显露出妊娠剧吐的症状。因此须告知孕妇，若发生中度呕吐需及时寻求专业人员帮助，若饮食调整无法改善症状，应立即住院治疗。

快速实践指导 5-5-3

孕产妇：当出现怎样的情况时，需要寻求专业人员帮助？

1. 每天都吐，而且程度日益加重。
2. 在呕吐物中发现有血迹血丝。
3. 体重下降。
4. 腹痛或痉挛。
5. 出现少尿、尿色深黄、站起时头晕等脱水症状。

（二）胃灼热

孕妇会频繁地抱怨烧心（胃灼热），据报道72%的孕妇在妊娠晚期会出现胃灼热的症状，胃灼热被描述成胸骨或咽喉后的烧灼感或不适感，同时也可能伴随酸性胃内容物的反刍，导致味觉的缺失。反刍可能是由于黄体酮使得食管下段括约肌松弛的影响，导致胃食管反流。然而胃灼热与妊娠不良结局没有明确关联。胃灼热导致的疼痛应与子痫前期导致的上腹部疼痛相鉴别，子痫前期可以通过测量血压检测尿蛋白进行排除。

胃灼热的治疗原则在于缓解症状。医务人员应当向孕妇提供关于饮食及生活方式的建议，包括饭后保持直立、睡觉时后背垫支持物都可以缓解胃灼热的症状。此外，少食多餐、减少高脂肪类食物及刺激类食物（如咖啡因及其派生物）的摄入，对于缓解胃灼热症状也是有效的。当改变生活方式调整饮食结构对缓解胃灼热症状无效时，也可以考虑使用抗酸药。

（三）便秘

除了普通人群因素外，孕酮浓度增加可能降低结肠平

滑肌的活动，使排空时间延长，加之增大的子宫和胎先露对肠道下段的压迫，使得腹胀和便秘成为妊娠妇女的常见主诉。为了预防和缓解便秘症状，增加膳食纤维和液体的摄入是极为需要的，可在每天清晨饮一杯水，多吃易消化、富含纤维的蔬菜水果，同时每天进行适当运动，养成按时排便的良好习惯。WHO建议可根据女性的饮食偏好和现有选择，可通过饮食调整来缓解便秘的症状，若饮食调整无效，可使用麦麸或其他纤维补充剂来缓解孕期便秘症状。必要时可口服缓泻剂或开塞露、甘油栓，使粪便润滑易排出；但要避免使用峻泻剂，也不应灌肠，以免引起流产或早产；同时蓖麻油可刺激子宫收缩，过多使用矿物油会干扰脂溶性维生素的吸收，应避免在妊娠期使用。

临床思考 5-5-2

哪些食物或生活习惯可以帮助孕产妇缓解便秘的症状？

三、骨骼肌肉改变及疼痛

（一）腰背痛

腰背痛也是妊娠期妇女的常见问题，特别是在已存在腰痛、既往妊娠中有腰痛以及多产的女性中更为多见。这可能与由胎盘分泌的松弛素（relaxin）使骨盆韧带及椎骨间的关节、韧带松弛；同时为了代偿子宫的增大，而发生的腰部脊柱过于前凸、颈部前屈以及双肩下移有关。

腰痛可发生在妊娠期的任何时候，但在妊娠后期更为常见。大多数孕妇的症状是活动时疼痛加剧，休息时缓解；疼痛发生在腰部，但可能放射到大腿背侧、前部或下腹部；同时疼痛通常在夜间，特别是翻身时加剧，有可能会干扰睡眠。80%～95%孕妇的腰背痛在产后逐渐缓解，也有一部分产妇在分娩后的2～3年里，仍持续存在腰痛；持续的疼痛可能会增加妇女患产后抑郁的可能，应引起重视。

对于原本存在椎间盘突出的妇女，妊娠期间若出现无法忍受的疼痛、进行性神经功能障碍或膀胱、肠道功能障碍，可考虑进行手术。椎间盘突出并不是硬膜外或脊髓麻醉的禁忌证，孕妇可在产前咨询麻醉师，以减轻紧张焦虑的情绪。

快速实践指导 5-5-4

孕产妇：如何缓解自身症状？

1. 建议孕妇采用侧卧位，并保持双膝和髋部弯曲。可

用枕头来支撑子宫的重量，或将枕头放在两膝之间以减轻背部的机械性承重。

2．散步可以减轻慢性椎间盘症状，对缓解腰部疼痛，可能有一定帮助。

穿能够良好支撑足弓的低跟鞋，而不是平跟鞋。

3．在提起物体时，先蹲下屈膝，保持背部挺直，避免弯腰；避免提重物，如需提重物时，应当寻求帮助。

4．避免床太软，最好睡硬板床。

5．坐下时，背部应有良好的支撑，可在背后垫一个小枕头。

6．避免长时间站立或坐立，若必须这样，应不时休息，同时可将一只脚放在矮凳上，以缓解腰部的压力。

7．可在疼痛部位进行热敷、冷敷或按摩。

8．针灸和推拿对缓解腰背痛也有一定疗效，但是这必须由专业人员来操作。

9．如果需要短期镇痛，对乙酰氨基酚在妊娠中具有较好的安全性。

临床思考 5-5-3

1．为什么妊娠期腰背疼痛在妊娠后期更为常见？

2．妊娠期体重的增加对妊娠期腰背疼痛的发展，产生了什么影响？

（二）耻骨联合分离

耻骨联合分离（diastasis of symphysispubis）是指骨盆前方两侧耻骨纤维软骨联合处，因外力而发生微小的错移，表现耻骨联合距离增宽或上下错动而出现局部疼痛和下肢抬举困难等功能障碍的软组织损伤性疾病。在妊娠期、分娩时或产后都有可能发生耻骨联合分离，虽发病率较低，但却给孕产妇带来了一定的痛苦和生活上的不便，其危险因素包括：巨大儿、急产或第二产程过快、宫缩过强、既往骨盆病变或创伤、多产以及器械助产。

在非妊娠的妇女中，正常的耻骨联合间隙为 4～5mm，妊娠妇女的耻骨联合间隙可增加至少 2～3mm，但是当此间隙过度增宽时，便会出现耻骨上疼痛、压痛、肿胀和水肿，髋关节外展、外旋活动受限等耻骨联合分离症状。疼痛可放射至腿部、髋部或背部，并且在承重、行走、上楼梯、翻身等情况下加重；疼痛剧烈者可能造成单侧或双侧下肢难以负重，不能行走；甚至出现坐骨神经痛、膀胱功能障碍及大便失禁。一般情况下，耻骨联合分离的诊断是基于持续存在的症状和影像学检查发现分离超过 10～13mm；但是，对于妊娠期妇女，由于可以根据症状和对治疗的反应作出临床诊断，因此，放射性影像学检查并非必要。

对于妊娠期的耻骨联合分离一般采取保守治疗：以侧卧位卧床休息为主；必要时可使用骨盆腹带支撑固定骨盆，以减轻疼痛；亦可在行走时使用助行器，减轻对骨盆的压力。对于分离≥40mm 并伴有持续疼痛的妇女，可采取切开复位内固定术，但是极少人需要进行该手术。

快速实践指导 5-5-5

如何预防耻骨联合分离的发生或避免其加重？

孕产妇：

1．平时积极参加体育锻炼，以增加肌肉韧带的张力和耐受力。

2．重视孕期产检，如有异常及时与专业人员联系，定期评估病情的发展。

3．若骨盆某关节患有结核、风湿等病症时，应治愈后再妊娠。

4．在妊娠期间可适当进行屈伸大腿练习，但要避免进行腰、臀部大幅度运动和其他剧烈运动。

5．疼痛剧烈时，可在活动时选用骨盆带束缚骨盆，增加骨盆的承重力。

6．孕期营养适中，注意钙的补充，同时要防止胎儿过大，在分娩时加重耻骨联合分离。

7．孕晚期避免过久站立，已有症状者尽量减少活动，卧床休息，左侧卧位为宜。

8．放松心情，解除思想顾虑，必要时寻求专业人员帮助。

助产士：

1．在产检过程中，注意孕妇主诉，及时识别耻骨联合分离的早期症状，并告知孕妇基本的处理方法。

2．耻骨联合分离并不是剖宫产指征，但是对于胎头较大、有一定难度的阴道助产，可适当放宽剖宫产指征，切不可暴力操作。

3．在产程中密切观察产妇的宫缩及产程进展情况，避免宫缩过频、过强以及胎头下降过快。

4．避免在第二产程及接产过程中用力压迫产妇大腿，避免两大腿过分外展。

5．在阴道助产过程中，注意接产的手法，避免不适当的强行牵拉。

6．尽量避免器械助产。

7．告知孕产妇，大多数耻骨联合分离患者预后良好，多数患者疼痛在产后 1 个月内缓解，亦有部分产妇在胎儿娩出后，疼痛便随之消失，以缓解孕产妇的焦虑情绪。

（三）骨盆带疼痛

骨盆带疼痛（pelvic girdle pain，PGP）是一种发生在髂嵴后方和臀沟之间的刺痛，尤其是在骶髂关节附近，其发病率约为 20%。疼痛可能会放射至大腿背部，并可能与耻骨联合分离并发。骨盆带疼痛可能在承重时加重，同时久坐亦可能引发疼痛,其主要危险因素包括:多产、既往腰痛、情绪紧张、肥胖、低龄母亲、初潮过早、从事体力劳动和剖宫产。可通过骨盆疼痛激惹(posterior pelvic pain provocation,P4)试验对后骨盆关节疼痛进行评估:患者呈仰卧位状态,髋部屈曲90°,检查者在患者膝盖上施加沿股骨向髋部的压力,同时将另一只手置于患者对侧髂前上棘以固定骨盆,引出同侧臀部疼痛即为检查阳性。医务人员需要鉴别尿路感染、假宫缩、临产等所带来的疼痛,并向孕产妇解释,同时给出相应的建议。

WHO建议妊娠女性在整个妊娠期间定期锻炼身体,以便预防妊娠期腰痛和骨盆痛。关于妊娠相关PGP的循证指导建议采取孕期锻炼,理疗、按摩,短期的盆底绷带、针灸、适当的镇痛等方式均可以缓解症状。除这些方法,有研究发现针对腹横肌、腰骶部的多裂肌、背阔肌、腹斜肌、竖脊肌等肌群较长期的特殊的稳定性锻炼(specific stabilizing exercises),能有效降低产后PGP患者的疼痛感,降低功能障碍,提高生活质量。

快速实践指导 5-5-6

孕产妇:如何预防和减轻相关症状:

1. 尽量避免导致疼痛加剧的活动,如爬楼梯、跨越动作、单腿站立穿裤子等;尽量选择一些替代的方式,若必须爬楼梯,上楼时选择疼痛较重的一条腿先上,另一条腿随即跟上。

2. 尽量避免导致两侧盆骨位置不对称的活动,如跷二郎腿、拉伸、推拉单侧盆骨、提举起重物或单侧用力等。

3. 腰带或支架可以增加骶髂关节的稳定性,并且改善骨盆、背部、髋部和双腿的承重力,对后骨盆关节疼痛有一定效果。

4. 日常生活中,必要时候要寻求帮助,同家人、朋友一起完成日常的工作。

5. 休息很重要,应适当增加休息的频率,尽量坐着完成一些日常活动,如穿衣服。

6. 采用侧卧位,可在两腿之间夹个枕头,使用腰垫;下床时先将两膝盖并拢,然后侧身起来。

7. 骨盆带疼痛并不是性生活禁忌,但应避免受压,可以尝试侧卧位。

(四) 腕管综合征

腕管综合征(carpal tunnel syndrome,CTS)是指腕管的正中神经受压引起的拇指、示指和中指的感觉异常、感觉减退、疼痛或麻木,是妊娠期常见的并发症。妊娠妇女患病率增加被认为是由妊娠相关的液体潴留导致腕管中的神经受压所致,影响骨骼肌肉系统的妊娠期激素变化也可能起一定作用。腕管综合征可发生于整个妊娠期的任何时间,但大部分发生于妊娠晚期,并可能在后续妊娠中复发。患者常因疼痛从睡眠中醒来,伴有正中神经分布区域的烧灼感、麻木和麻刺感,75%左右的患者为双侧发病。患者常会甩动手部以缓解不适,也可以使用镇痛剂,或在夜间将手腕用夹板固定于中立位或轻度伸展位来缓解症状,症状严重者可全天使用夹板固定手腕,必要时考虑外科手术。大多数病例可在产后数周至数月时间逐渐缓解,因此妊娠期间很少需要采用皮质类固醇注射或手术以松解屈肌支持带,但对于母乳喂养的女性,症状可延长数月。

(五) 小腿痉挛

孕期小腿痉挛的原因并不清楚。一般认为小腿痉挛是由孕期血液循环的改变或者钙、镁离子水平的改变引起,尽管小腿痉挛并不会导致持续性的损害,但是疼痛感非常明显。这种疼痛是由于乳酸和丙酮酸的累积引起的小腿肌群无意识地收缩引起。小腿痉挛通常发生在晚上,因此孕妇会被突然袭来的疼痛惊醒。

当小腿痉挛的时候,下床走动、伸展和按摩痉挛的肌肉可能会对疼痛缓解有帮助。Jewell和Young的研究发现补充钙不能预防孕期小腿痉挛的发生,但是对于补充镁离子的孕妇,孕期发生小腿痉挛的总次数减少,频率也会降低。WHO亦建议使用镁、钙或非药物治疗的方案,来缓解孕期的小腿痉挛症状。

四、睡眠障碍

每个人对睡眠的需求都不一样,有效的睡眠并不非常注重睡眠的时长,而是其质量。在妊娠期,特别是妊娠晚期,由于夜尿增多、夜间胃食管反流、焦虑、腿部疼痛、腰背痛以及身体限制而无法达到舒适体位等多种原因;许多孕妇都会出现睡眠障碍,主要表现为难以入睡,深睡眠减少,夜间易惊醒,晨起后依然觉得疲乏。

快速实践指导 5-5-7

孕产妇:如何改善睡眠障碍?

1. 觉得不再疲惫就起来,不要一直躺在床上。

2. 每天定时睡觉和起床,养成规律的睡眠习惯,减少白天的睡眠时间。

3. 不要强迫自己睡觉,如果睡不着,可以起来活动一下,过一会再尝试入睡。

4. 如要食用咖啡、茶以及其他含有咖啡因的食物,尽量放在上午。

5. 注意营养的均衡,若出现下肢肌肉痉挛,应及时补充钙剂。

6. 避免吸烟、饮酒,尤其是在傍晚以后。

7. 减少睡前几个小时内液体的摄入量,并在卫生间内安装小夜灯,避免起夜时灯光过亮,造成觉醒增加。

8. 选择舒适的睡眠体位,可以使用腰垫、枕头等减少腰部的压力。

9. 保持卧室安静、黑暗、舒适,避免一些能够让你联想到工作或其他让你有压力的事物。

10. 在睡觉前,把该完成的事情完成。

11. 适当运动,但是避免在睡前运动,可在睡前进行一些放松和按摩。

12. 避免在睡前使用手机或电子读物,它们发出的光,可能会影响你入睡。

13. 保持心境舒畅,及时舒缓压力和焦虑,必要时可寻求专业人士和心理专家的帮助,解决导致睡眠障碍的心理问题。

14. 不要轻易使用帮助睡眠的药物,一定要有医师的指导;同时必须明确,长期使用药物可能会产生依赖。

助产士:出现以下情况时,应警惕睡眠障碍。

1. 入睡困难、夜间易惊醒。

2. 白天易疲乏、睡眠时间过长。

3. 记忆力减退。

4. 易怒、焦虑、沮丧。

5. 对事物缺乏精力和兴趣。

6. 比平时容易犯错,或总是出现意外事件。

7. 对自己的睡眠状况感到担心。

以上情况可能会影响到孕产妇的正常生活和工作,同时亦有可能出现在夜间睡眠足够的孕产妇身上。

临床思考 5-5-4

1. 在你平时的工作中,你是否关注过孕产妇的睡眠障碍问题?

2. 你还有什么好的方法来帮助孕产妇,解决她们的睡眠障碍问题呢?

妊娠带来的激素和生理改变,还可能导致或加重孕产妇的阻塞性睡眠呼吸暂停(obstructive sleep apnea,OSA),即睡眠过程中中上气道受阻,导致反复的空气吸入受阻或严重不足,造成血氧浓度下降、交感神经兴奋,反复从睡眠中觉醒。由于孕期的睡眠障碍问题较为常见,因此可能会导致医务人员和患者自身忽视对 OSA 的评估。

子痫前期和糖尿病可能会增加 OSA 的风险,但是目前尚没有专门针对 OSA 的处理指南,亦缺乏短期治疗后对妊娠结局影响的具体数据。总体来说,对 OSA 的主要处理方式包括持续性正压通气(continuous positive airway pressure,CPAP)、口腔矫治器以及生活行为改变。对于妊娠前已存在 OSA 的妇女,妊娠后需要接受专业的睡眠评估。伴有 OSA 的孕产妇,在整个孕期都需要接受专业人员

的监测管理;在分娩期,需进行持续性氧饱和度的监测,并事先做好麻醉评估,若接受阿片类药物,需密切注意呼吸抑制的情况;产后应避免使用全身阿片类药物,以及其他可能导致呼吸抑制的药物进行镇痛。

五、其 他 症 状

(一) 牙周症状

妊娠期很多孕妇都患有牙周疾病,最终导致齿龈和系统相关性以及免疫反应。尽管牙周疾病与不良妊娠结局之间的具体联系目前还不清楚,但牙周疾病与早产、先兆子痫、孕中期流产、小于胎龄儿有关。当食物残渣和钙化型牙斑残留堆积在牙齿和牙龈之间的缝隙中,造成炎性刺激时很容易出现牙周疾病。在进食、刷牙或者进行牙龈探查时都有可能出现牙龈出血,有些孕妇甚至出现牙齿松动的情况。孕妇应该选择软毛牙刷刷牙,并在需要的时候及时寻求牙科医师的帮助。

(二) 皮肤改变

高达 90% 的女性都会发生孕期皮肤黑色素沉着,黑色素沉着于已着色的皮肤区域,比如乳晕、乳头、外阴及肛周区,也有孕妇黑色素沉着于大腿内侧和腋下。对于肤色较黑的孕妇而言,这种现象更加明显。许多女性会出现腹壁黑线,即在腹壁中线处出现色素沉着,然后逐渐从脐部向耻骨联合处延伸形成黑线。部分女性会在两侧颧骨,甚至整个面部出现边界清晰的褐色斑点。色素沉着的原因尚不清楚,目前多认为与血清雌激素、孕酮和促黑素细胞激素水平的上升有关,所幸的是,这些色素沉着大部分都会在妊娠结束后逐渐消退。

大约 90% 的孕妇都会出现妊娠纹,通常也称为"延伸标志"。由于腹部的膨胀,孕妇体重的增加,遗传易感性以及孕期激素水平的改变,孕中、后期会出现妊娠纹。妊娠纹通常出现在拉伸幅度最大的部位,最初表现为腹部、大腿、手臂、乳房及臀部紫红色的裂痕,其周围的皮肤可能会伴随出现瘙痒症状;随着时间的推移,这些红色裂痕会慢慢变为肤色或银白色的条纹,并伴随终生。

(三) 痔疮

痔疮是肛门处或肛门附近曲张的静脉。关于痔疮的病原学因素尚不了解,但它的易感因素包括便秘史、低膳食纤维低流体的饮食、增加腹压的内科疾病或者腹泻。痔疮通常是无症状的,但在妊娠晚期和产后,约有 30%~40% 的孕产妇都会受到痔疮的影响。在妊娠期肠蠕动减弱,粪便在大肠停留的时间延长出现便秘,加之增大的子宫的压迫,使痔静脉回流受阻,直肠静脉压增高,使孕妇易发生痔疮或使原有痔疮加重;分娩期长时间的胎头压迫,亦有可能导致原有痔疮的加重。有些妊娠妇女反映在肛门附近有烧灼感或瘙痒感,甚至会出现肛门间歇性出血,黏液、粪便渗漏以及肛门排气的现象。

在孕期,痔疮的治疗旨在缓解症状,尤其是疼痛的控制,其他矫正治疗通常被推迟到胎儿出生以后。助产士应告知孕妇增加在饮食中加膳食纤维及流体的摄入量,特别是增加饮水量。饮食结构的调整对于有症状的痔疮和出血是有效的治疗方法,必要时可以考虑使用纤维补充物。除多吃水果蔬菜,补充充足的水分和少食辛辣食物之外,还可以通过温水坐浴、服用缓泻剂等来缓解痔疮引起的疼痛和肿胀感;必要时可在专业人士的指导下局部应用抗炎剂、止痒剂等保守治疗。

（四）下肢水肿及静脉曲张

静脉曲张是由于外界或自身因素使得静脉瓣变薄弱导致血液回流受阻,在其他静脉上施加过大的压力并导致血液淤积和循环血量减少,使得静脉在靠近皮肤表面的地方扩张和弯曲。静脉曲张最常见的部位是小腿,然而外阴及肛门处的静脉也经常受影响。在孕期,由于循环血容量的增加以及黄体酮松弛血管基层的作用,静脉处于一个逐渐增加的压力之下。妊娠晚期,妊娠妇女常会出现踝部、小腿下半部轻度水肿,休息后可消退,属于生理现象;约40%的妊娠妇女会出现静脉曲张,并且相比于初产妇而言,经产妇有更大的风险出现静脉曲张。静脉曲张和水肿的症状包括腿部沉重疼痛,孕妇通常自觉形象丑陋,疼痛,夜间痉挛、刺痛或麻木,静脉曲张部位周围的皮肤有瘙痒感,有些孕妇表现为烧灼感或抽痛感。有研究指出对于80%在孕期患有静脉曲张问题的孕妇而言,这些症状在妊娠早期就已经出现过。

静脉曲张的治疗方法包括外科手术、药物疗法(如将液体硬化剂注入受影响的静脉使其萎缩)和非药物疗法,比如弹力绷带、休息、腿部抬高、锻炼、水中浸泡和按摩。在孕期的治疗主要在于缓解症状,外科手术和药物疗法都需要推迟到胎儿出生后才能进行。WHO建议妊娠期的静脉曲张和水肿可采用非药物治疗方案,例如弹力袜、抬高腿部以及在水中浸泡等。抬高腿部和使用弹力袜是妊娠期缓解静脉曲张和水肿症状最常见且有效的方法。因此,在妊娠晚期,应避免长时间站立,睡眠时取左侧卧位、下肢垫高15°以促进下肢血液回流,改善水肿症状;必要时可在下肢使用弹性绷带或弹力袜,以改善静脉曲张的症状。若水肿症状明显,休息后无法消退,应考虑妊娠合并肾脏疾病、低蛋白血症等。若外阴部存在静脉曲张,在分娩时,应注意防止外阴部曲张的静脉破裂,避免常规会阴切开。对于大多数孕妇而言,静脉曲张在胎儿出生后3~4个月会自行好转。

（五）阴道分泌物

孕期白带通常是白色、无刺激性气味的,但如果白带伴随着外阴瘙痒,下腹部酸痛,刺激性气味或者排尿疼痛,就应该及时就诊,明确导致这些变化的原因。助产士在和妊娠妇女讨论和处理这些问题时,注意保护孕妇隐私及自尊。

由于孕期用药有一定的限制,一些常规治疗感染的方法,可能在孕期不适用,因此,助产士应该告知孕妇减缓由感染而引起不适的方法,包括避免盆浴、避免使用香皂和阴道除臭剂,这将会导致对外阴和阴道持续的刺激。穿宽松纯棉的内衣保持会阴部清洁干爽,可在阴阜处冷敷或者隔布冰敷以减轻下腹部酸痛和瘙痒。

快速实践指导 5-5-8

常见的孕期阴道分泌物改变:

1. 细菌性阴道炎

由于阴道内细菌过度繁殖引起的常见症状。

有鱼腥臭味的灰白色阴道分泌物。

通常不会导致下腹部酸痛,阴道或外阴瘙痒。

2. 阴道滴虫病最常见的性传播疾病之一。

黄绿色化脓的阴道分泌物和排尿痛。

分泌物可有臭味或鱼腥味。

3. 阴道念珠菌感染

由白色念珠菌引起,通常称为白色念珠菌感染。

白色的阴道分泌物,闻起来可能会有酵母的味道。

（六）尿路症状

尿频(一天排尿超过7次)和夜尿增多(夜间排尿≥2次)是妊娠期常见的症状。尿频与多种因素有关:孕早期膀胱受到增大子宫的压迫,而出现尿频,待子宫长出盆腔后症状往往缓解;随着孕周的增长,增大的子宫会将膀胱向前上方推移并压扁,从而使膀胱容量减小;孕晚期,胎头入盆后,膀胱、尿道压力增加,部分孕产妇可出现尿频和尿失禁。同时,肾血浆流量(renal plasma flow,RPF)及肾小球滤过率(glomerular filtration rate,GFR)均受体位影响,仰卧位时尿量增加,从而导致孕产妇夜尿增加。这些症状无需特殊处理,但是若出现尿失禁的症状,则需要进行盆底肌肉锻炼,同时警惕产后发生持续性尿失禁。

【本节关键点】

1. 大多数的妊娠期心理症状会随着孕周增加逐渐消退,很少需要精神类药物帮助。助产士应创造一种充满关怀和理解的沟通氛围,鼓励她们说出自己的真实感受,并给予支持和鼓励。

2. 恶心、呕吐是妊娠期常见的症状,但是极少数人群会转变成病理。助产士需要鉴别生理性和病理性的呕吐,并根据症状的严重程度做出相应处理。

3. 对于妊娠期腰痛建议采取非药物性干预,而非手术或药物治疗;如需药物治疗,对乙酰氨基酚是安全且有效的选择。

4.妊娠期耻骨联合分离一般采取保守治疗且预后良好;在分娩过程中,应避免胎头下降过快,避免暴力助产。

5.对于夜间睡眠足够的孕产妇,也有可能存在睡眠障碍;助产士应及时发现孕产妇睡眠障碍的症状,并及时作出指导。

6.便秘和痔疮是妊娠期常见的症状,应增加膳食纤维和液体的摄入,必要时可选择缓泻剂。

7.抬高腿部和使用弹力袜是妊娠期缓解静脉曲张和水肿症状最常见且有效的方法。

（郭　琳）

参考文献

[1]马丁,沈铿.妇产科学.第3版.北京:人民卫生出版社,2015.

[2]严应榴,杨秀雄,沈理.产前超声诊断学.北京:人民卫生出版社,2012.

[3]F. Gary Cunningham K J L S. WILLIAMS OBSTETRICS 24th EDITION. McGraw-Hill Education,2014:1358.

[4]Cole LA. Individual deviations in human chorionic gonadotropin concentrations during pregnancy. Am J ObstetGynecol,2011,204(4):341-349.

[5]Johnson SR,Godbert S,Perry P,et al. Accuracy of a home-based device for giving an early estimate of pregnancy duration compared with reference methods. Fertil Steril,2013,100(6):1635-1641.

[6]Abdallah Y,Daemen A,Kirk E,et al. Limitations of current definitions of miscarriage using mean gestational sac diameter and crown-rump length measurements:a multicenter observational study. Ultrasound ObstetGynecol,2011,38(5):497-502.

[7]Jeve Y,Rana R,Bhide A,et al. Accuracy of first-trimester ultrasound in the diagnosis of early embryonic demise:a systematic review. Ultrasound ObstetGynecol,2011,38(5):489-496.

[8]Bourne T,Bottomley C. When is a pregnancy nonviable and what criteria should be used to define miscarriage?. Fertil Steril,2012,98(5):1091-1096.

[9]Lane BF,Wong-You-Cheong JJ,Javitt MC,et al. ACR appropriateness Criteria(R) first trimester bleeding. Ultrasound Q,2013,29(2):91-96.

[10]ACOG Committee Opinion No. 650:Physical Activity and Exercise During Pregnancy and the Postpartum Period. Obstet-Gynecol,2015,126(6):e135-e142.

[11]中华医学会围产医学分会.电子胎心监护应用专家共识.中华围产医学杂志,2015,7:486-490.

[12]Nguyen PMM. Antenatal:Perineal Massage. JBI Database,2016.

[13]Judith A Smith,Jerrie S Refuerzo,Karin A Fox. Patient education:Nausea and vomiting of pregnancy (Beyond the Basics). UpToDate. 2015-12-07.

[14]Macdonald S,Magill-Cuerden J. Mayes' Midwifery. 15th Edition. UK:BAILLIERE TINDALL,2011:747-751.

[15]Practice Bulletin No. 153:Nausea and Vomiting of Pregnancy. ObstetGynecol,2015,126(3):e12-e24.

[16]Practice Bulletin Summary No. 153:Nausea and Vomiting of Pregnancy. ObstetGynecol,2015,126(3):687-688.

[17]Macdonald SMJ. Physical preparation for childbirth and beyond,and the role of physiotherapy[M]//Mayes' Midwifery. UK:BAILLIERE TINDALL,2011:253-263.

[18]中华医学会妇产科学分会产科学组.孕前和孕期保健指南(第1版).中华妇产科杂志,2011,46(2):150-153.

[19]Connelly KJ,Boston BA,Pearce EN,et al. Congenital hypothyroidism caused by excess prenatal maternal iodine ingestion. J Pediatr,2012,161(4):760-762.

[20]ACOG Committee Opinion No. 495:Vitamin D:Screening and supplementation during pregnancy. ObstetGynecol,2011,118(1):197-198.

[21]李博雅,杨慧霞.产时电子胎心监护规范化临床应用的研究进展.中华妇产科杂志,2014,49(5):385-388.

[22]Vasconcelos RP,Brazil FAJ,Costa CF,et al. Differences in neonatal outcome in fetuses with absent versus reverse end-diastolic flow in umbilical artery Doppler. Fetal Diagn Ther,2010,28(3):160-166.

[23]Simonazzi G,Curti A,Cattani L,et al. Outcome of severe placental insufficiency with abnormal umbilical artery Doppler prior to fetal viability. BJOG,2013,120(6):754-757.

[24]Karen M Puopolo,Lawrence C Madoff,Carol J Baker 著.季晓琼译.妊娠女性的B组链球菌感染. UpToDate. 2017-07-15.

[25]Carol J Baker 著.张爱民译.新生儿B组链球菌病的预防. UpToDate. 2017-07-12.

[26]WHO. WHO recommendations on antenatal care for a positive pregnancy experience. ,2016.

第六章　遗传咨询、产前筛查和产前诊断

3

出生缺陷(birth defects)是指出生前已经存在,在出生前或生后数年内可以发现的结构或功能异常,其产生原因包括遗传、环境以及两者的共同作用。提高人口素质,实行优生优育是我国的一项重要国策,出生缺陷的防治越来越受到重视。遗传咨询、产前筛查与产前诊断是出生缺陷防治过程中的三个重要环节。

出生缺陷可以分成三类:①由于胎儿本身的发育异常导致胎儿结构和功能上的畸形,如肢体挛缩导致的弯曲变形,发育不良。②有如子宫内环境发生改变导致胎儿结构的畸形,如羊水过少导致胎儿肢体畸形;③发育正常的胎儿遭受外界的损害,阻断了正常的发育过程。如妊娠早期的胎膜早破,导致胎儿肢体变形。在很多情况下,胎儿畸形表现为多器官、多系统的畸形或功能异常。

出生缺陷的防治可分三级:一级预防是受孕前干预,防止出生缺陷胎儿的发生;二级预防是产前干预,是在出生缺陷胎儿发生之后,通过各种手段检出严重缺陷的胎儿,阻止出生;三级预防是产后干预,在缺陷胎儿出生之后,及时检测诊断,给予适宜的治疗,防止致残。遗传咨询、产前遗传学筛查和产前诊断是出生缺陷一级和二级防治的主要方法。

第一节　遗传咨询

孕前咨询包括婚前咨询和婚后孕前咨询,其咨询内容主要包括遗传咨询和遗传病以外的健康咨询两大部分。遗传咨询(genetic counselling)是由从事医学遗传的专业人员或咨询医师,对咨询者就其提出的家庭中遗传性疾病的发病原因、遗传方式、诊断、预后、复发风险、防治等问题予以解答,并就咨询者提出的婚育问题提出医学建议。健康咨询即对计划妊娠的夫妇提出健康促进的生活方式,对患疾病的夫妇评估该疾病对婚育可能的影响并提出处理意见等。遗传咨询是预防遗传性疾病中十分重要的环节,亦是本节介绍的重点。

一、遗传咨询的目的和意义

遗传疾病已成为人类常见病、多发病,病情严重者可导致终生残疾,给家庭、国家造成极大的精神和经济负担。通过遗传咨询及时发现遗传性疾病的患者或携带者,再通过包括产前诊断在内的一系列的预防性措施,从而减少遗传病儿的出生,降低遗传性疾病的发生率,提高人群遗传素质和人口质量。

与医学临床和遗传学实验室检查或筛查不同,遗传咨询是一个交流的过程,在某种情况下则是一个心理治疗的过程,让咨询者理解相关疾病的性质及其在家庭里的发生,了解对疾病防治的各种可能性,并最后作出自己的决定。

二、遗传咨询的对象

咨询的对象为遗传病高风险人群,当存在以下情况时,应建议进行遗传咨询:①夫妇双方或家系成员患有某些遗传病或先天畸形者;②不明原因智力低下或先天畸形儿的父母;③曾生育过遗传病患儿或先天畸形的夫妇;④不明原因的反复流产或有死胎、死产等情况的夫妇;⑤孕前长期接受不良环境或孕早期受不良环境影响;⑥患有某些慢性病的夫妇;⑦常规检查或常见遗传病筛查发现异常者;⑧近亲婚配;⑨其他需要咨询者,如婚后多年不育的夫妇,或35岁以上的高龄孕妇。

三、人类疾病的遗传方式

人类遗传性疾病可分为5类:①染色体疾病;②单基因遗传病;③多基因遗传病;④体细胞遗传病;⑤线粒体遗传病。染色体病是导致新生儿出生缺陷最多的一类遗传学疾病,主要包括染色体数目异常和结构异常两类。体细胞遗传病和线粒体遗传病多发生在成人,目前尚无产前诊断的

方法。(详见"临床遗传性基础"相关内容)

四、遗传咨询的步骤

为了准确判断咨询者是否具有遗传性疾病并提供可靠的咨询,建议按照以下步骤:询问病史,结合临床和实验室检查明确诊断;确定遗传方式,评估遗传风险;向咨询者解释遗传信息,给出医学建议,讨论可能的选择,帮助家庭根据自己的情况作出合适的选择。

(一)询问病史,完善检查,明确诊断

应详细询问先证者和咨询者家族中其他患者的发病史情况,如详细的发病过程、治疗情况等。对于家族中有多例发病的病史,要了解每例发病的共性和个性,必要时需亲自询问其他发病者的详细情况。收集家系资料如有关成员的年龄、性别、健康状况,已故成员的病史和死亡原因等,并制成家系图谱进一步分析。系谱中个不仅包括患病个体,也包括全部健康的家族成员。

若咨询者为近亲结婚,对其遗传性疾病的影响应作正确的估计。近亲结婚时至夫妇有共同祖先,有血缘关系,故有共同的特定基因,包括致病基因。近亲结婚增加夫妻双方将相同的有害隐性基因传给下一代的几率。当一方为某种致病基因的携带者,另一方很可能也是携带者,婚后所生的子女中常染色体隐性遗传病发生率将会明显升高。

根据需要进行详细的体格检查,特别注意检查是否存在常见的遗传综合征症状,选择生化、内分泌、染色体核型分析和分子生物学诊断方法进行辅助诊断。如有必要,还需对家系的其他成员进行必要的检查以明确诊断。

在明确诊断的过程中,需注意区分遗传病、先天性疾病和家族性疾病这三个概念之间的差别:①遗传病是指部分或完全由遗传因素决定的疾病,多表现为先天性,但也有可能后天发病,如假肥大型肌营养不良多在儿童期发病;②先天性疾病是指胎儿在出生之前或出生后立即发生的疾病,既可能由于遗传因素导致,亦有可能因母体环境因素引起,如孕期感染风疹病毒导致的胎儿多发性出生缺陷;③家族性疾病是指同一家族中一人以上发病的疾病,常为遗传病,但亦有可能是相同的不良环境造成的,如缺碘引起甲状腺功能不良而导致的呆小症。

(二)确定遗传方式,评估遗传风险

预测遗传性疾病患者子代再发风险率,可以根据遗传性疾病类型和遗传方式作出评估。至于宫内胚胎或胎儿接触致畸因素,则应根据致畸原的毒性、接触方式、剂量、持续时间以及胎龄等因素,综合分析其对胚胎、胎儿的影响作出判断。

(三)提出医学建议

预防遗传病,产前诊断并不是唯一的选择,有些夫妇宁愿领养一个孩子或者选用捐精者的精子进行人工授

精。因此,在进行遗传咨询时,向咨询者解释所得到的遗传信息,并结合咨询者的具体情况进行讨论,必须确信咨询者充分理解提出的各种选择方案,帮助家庭根据自己的情况作出合适的选择。在面临较高风险时,通常有如下选择:

1. **不能结婚** ①直系血亲和三代以内旁系血亲;②男女双方均患有相同的遗传性疾病,或男女双方家系中患相同的遗传性疾病;③严重智力低下者,常有各种畸形,生活不能自理,男女双方均患病无法承担家庭义务及养育子女,其子女智力低下几率也大,故不能结婚。

2. **暂缓结婚** 可以矫正的生殖器畸形,在矫正之前暂缓结婚,畸形矫治后再结婚。

3. **可以结婚但禁止生育** ①男女一方患严重的常染色体显性遗传性疾病,如强直性肌营养不良、先天性成骨发育不全等,目前尚无有效的治疗方法。子女发病率高,且产前不能作出诊断。②男女双方均患严重的相同的常染色体隐性遗传病,如男女均患白化病,若致病基因相同,子女发病率几乎100%。③男女一方患严重的多基因遗传,如精神分裂症、躁狂忧郁性精神病、原发性癫痫等,又属于该病的高发家系,后代再现风险率高,若病情稳定,可以结婚,但不能生育。对于一些高风险的夫妇,领养不失为一个较好的选择。

4. **限制生育** 对于产前能够作出准确诊断或植入前诊断的遗传病可在获确诊报告后对健康胎儿作选择性生育。对产前不能作出诊断的X连锁隐性遗传可在作出性别诊断后,选择性生育。

5. **辅助生殖技术** 夫妇双方都是常染色体隐性遗传病的携带者、男方为常染色体显性遗传病患者、男方为能导致高风险、可存活出生畸胎的染色体平衡易位携带者等,采用健康捐精者的精液人工授精,可以预防遗传病的发生。常染色显性遗传病患者,或可导致高风险可活出生畸形的染色体平衡移位携带者等情况,可选择捐卵者卵子体外受精,子宫内植入。

五、遗传咨询类别和对策

遗传咨询常分为婚前咨询、孕前咨询、产前咨询和一般遗传咨询。

(一)婚前咨询

婚前医学检查指通过询问病史、家系调查、家谱分析,再借助全面的医学检查,确诊遗传缺陷,并根据其传播规律,评估下一代优生的风险度,提出对结婚、生育的具体指导意见,从而减少甚至可以避免遗传病儿的出生。婚前医学检查常常是防治遗传性疾病延续的第一关。婚前咨询涉及的内容是婚前医学检查,发现男女一方或核算各方以及家属中有遗传性疾病,回答能否结婚、能否生育等具体问题。发现影响婚育的先天畸形或遗传性疾病时,按暂缓结

婚、可以结婚但禁止生育、限制生育、不能结婚 4 类情况掌握标准。

（二）孕前咨询

我国新的《婚姻法》取消了强制性婚前检查的要求，很多地区婚前检查的比例急剧下降。孕前咨询为此提供了新的选择，对于婚前检查的项目均可在孕前得到检查，同时，可以检查各种妊娠后新发生的疾病，如性传播性疾病等。对于神经管缺陷高发的地区，如果在孕前开始补充叶酸，将可以降低 70% 的先天性神经管畸形的发生。因此，计划妊娠和孕前咨询是预防神经管畸形的关键。

（三）产前咨询

遗传咨询的主要问题有：①夫妻一方或家属曾有遗传病儿或先天畸形儿，下一代患病儿率有多大，能否预测出来；②已生育或患儿在生育是否仍为患儿；③妊娠期间，尤其在妊娠前 3 个月接触过放射线、化学物质或感染过风疹、弓形虫的病原体，是否会导致畸形。

（四）一般遗传咨询

主要咨询的内容为：①夫妇一方有遗传病家族史，该病能否累及本人及其子女；②生育过畸形儿是否为遗传性疾病，能否影响下一代；③夫妻多年不孕或习惯性流产，希望获得生育指导；④夫妻一方已确诊为遗传病，询问治疗方法及疗效；⑤夫妻一方接受放射线、化学物质或有害生物因素影响，是否会影响下一代。

六、遗传咨询必须遵循的原则

（一）尽可能收集证据原则

要进行遗传咨询，首先要尽可能地获得正确的诊断。确切的诊断不仅对在发病风险的推算是重要的，而且对未来准确的产前诊断也是必要的。为了获得准确的诊断，除了要了解有关的病历资料外，还必须尽可能多地获得其他资料，如死者的照片、尸检报告、医院记录以及以往基因诊断为携带者检测报告等，这些都可能为诊断提供肯定或否定的信息。流产、死胎等不良分娩史也有重要的意义。

（二）非指令性咨询原则

在遗传咨询的选择中，往往没有绝对的正确的方案，也没有绝对错误的方案。因此，非指令性原则一直是医学遗传咨询遵循的原则，同时也被世界卫生组织遗传咨询专家委员会所认可。2003 年我国原卫生部颁布的《产前诊断管理办法》中明确提出医师可以提出医学建议，患者及其家属有选择权。

（三）尊重患者原则

忧虑、有罪感、羞耻感等是咨询者在咨询过程中常见的现象，在对疾病不了解和等待诊断结果期间更是如此。因此，在咨询过程中，必须将咨询者本人的利益放在第一位，针对所暴露出来的疑问，有目的地予以解释，最大限度地减

少咨询者及其家属的忧虑。

（四）知情同意原则

为了不伤害病人的感情及害怕使病人希望破灭，家属往往希望医师不要告知病人真相。随着现代道德标准的变化，告知真相已成为合乎道德的职责。特别是对于产前诊断技术及诊断结果，经治医师应本着科学、负责的态度，向孕妇或家属告知技术的安全性、有效性和风险性，使孕妇或家属理解技术可能存在的风险和结果的不确定性。

（五）守密和信任原则

保守秘密是遗传咨询的一种职业道德。在未经许可的情况下，将遗传检查结果告知除了亲属外的第三者，包括雇主、保险公司和学校等也是对这个原则的破坏。

【本节关键点】

1. 遗传咨询是在临床遗传学、细胞遗传学和分子遗传学的基础上，及时确定遗传性疾病患者和携带者，并对其后代患病风险进行预测，商讨应对策略。咨询对象为遗传性疾病高风险人群。

2. 遗传咨询的步骤包括明确诊断，确定遗传方式和评估遗传风险，以及提出医学建议。

3. 遗传咨询包括婚前咨询、孕前咨询、产前咨询和一般咨询。遗传咨询应遵循尽可能收集证据原则、非指令性原则、尊重患者原则、知情同意原则以及守密和信任原则。

（李笑天）

第二节　产前筛查

遗传筛查（genetic screen）是指通过对群体进行简便、无创的检查，寻找罹患某种疾病风险增加的高危人群的方法，包括对成年人、胎儿及新生儿遗传性疾病三部分；针对胎儿的遗传筛查，又称产前筛查（prenatal screen），为本节主要内容。

一、产前筛查的意义

理论上讲，要防止缺陷胎儿出生，需对每一例孕妇所孕育的胎儿作遗传病或先天性畸形的产前诊断；但这样需要投入大量人力、物力和财力，即使这样，也会使事倍功半。因此，采用经济、简便、无创伤及安全的生化检测对一般孕妇进行产前筛查，发现子代具有患遗传性疾病高风险的可疑人群，再对筛查出的高危人群进行产前诊断，是预防遗传性疾病发生的重要步骤，也是减少缺陷儿出生、提高人口素

质的一个重要方面。目前广泛应用产前筛查的疾病有唐氏综合征和神经管畸形筛查。

但是产前筛查试验不是确诊试验,筛查阳性结果意味着患病的风险升高,并非诊断疾病;阴性结果提示风险无增加,亦不能排除该疾病。因此,筛查需遵循知情同意的原则自愿进行;筛查结果阳性者需告知患者要进一步确诊试验,染色体疾病高风险患者需要行胎儿核型分析;筛查结果阴性者,也应告知孕妇因为筛查试验的特点,仍有假阴性的可能。事实证明,筛查中知情同意告知的贯彻实施,对减少后续不必要的医疗纠纷有重要意义。遗传筛查方案应符合以下标准:①被筛查疾病在被筛查人群中应有较高的发病率并严重影响健康,筛查出后有治疗或预防的方法;②筛查方法应是非创伤性的、容易实施且价格便宜;③筛查方法应统一,易推广,易为被筛查者接受;④被筛查者应自愿参与,做到知情选择,并为被筛查者提供全部有关的医学信息和咨询服务。

二、产前筛查的基本概念

作为出生缺陷二级预防中的主要手段之一,尽管产前筛查的方法简便易行,但是在筛查过程中可能存在假阳性、假阴性等问题,要正确实施产前筛查,并向孕妇合理解释筛查报告的结果,就必须了解与筛查有关的一些概念。关于产前筛查中的一些基本概念,可以结合产前筛查四格表(表6-2-1)进行理解。

表 6-2-1　产前筛查结果四格表

筛查		疾病	
		有	无
筛查	阳性	A	B
	阴性	C	D

1. 阳性率(positive rate)　指在筛查实验中得到的阳性结果占筛查总人数的比例。

$$阳性率=筛查得出阳性结果的人数/$$
$$所有参与筛查的人数\times 100\%$$
$$=(A+B)/(A+B+C+D)$$

2. 假阳性率(false positive rate)　指筛查实验中被错误判断为阳性的健康人数,占所有实际健康人数的比例,反映了筛查系统的特异性,假阳性率越低,其特异性就越高。

$$假阳性率=筛查中被误判为阳性的健康人数/$$
$$所有实际健康人数\times 100\%$$
$$=B/(B+D)$$

3. 特异度(specificity)　指在筛查实验中得到阴性结果的健康人数占实际健康人数的比例。

$$特异度=筛查为阴性的健康人数/$$
$$实际的健康人数\times 100\%$$
$$=D/(B+D)$$
$$=1-假阳性率$$

4. 假阴性率(false negative rate)　指筛查实验中被错误判断为阴性的患病人数,占所有实际患病人数的比例,反映了筛查系统的灵敏度,假阴性率越低,其灵敏度就越高。

$$假阴性率=筛查中被误判为阴性的健康人数/$$
$$实际患病总人数\times 100\%$$
$$=C/(A+C)$$

5. 灵敏度(sensitivity)　指筛查为阳性的患病人数与实际患病人数的比。反映了筛查方法的检出能力,又被称为检出率。

$$灵敏度=筛查为阳性的患病人数/$$
$$实际的患病人数\times 100\%$$
$$=A/(A+C)$$
$$=1-假阴性率$$

6. 阳性预测值(positive predictive value)　指在筛查阳性的人群中,实际的患病者所占的比例。反映了筛查系统的筛查效率。

$$阳性预测值=筛查为阳性的患病人数/$$
$$筛查为阳性的总人数\times 100\%$$
$$=A/(A+B)$$

7. 阴性预测值(negative predictive value)　指在筛查阴性的人群中,实际健康的人所占的比例。

$$阴性预测值=筛查为阴性的健康人数/$$
$$筛查为阴性的总人数\times 100\%$$
$$=D/(C+D)$$

8. 风险切割值(cutoff value)　对于一个筛查系统而言,灵敏度和特异度都是越高越好,而假阳性率是越低越好。风险切割值是在筛查系统中区分阳性和阴性的分界值,风险切割值的定义直接与系统的灵敏度相关,风险切割值的标准越低,就会有越多的人被定义为"阳性",也就有更多的患者被检出,筛查系统呈现越高的灵敏度。但是同时,其检出的特异性却降低了,因为有更多的健康人被误判为阳性,失去了进行筛查的意义,所以风险切割值是特异度和灵敏度的一个平衡点。

三、产前筛查的内容

（一）非整倍体染色体异常筛查

大约有8%的受精卵是非整倍体染色体畸形的胎儿,其中50%在妊娠早期流产,占死胎和新生儿死亡的7%~8%。存活下来但伴有缺陷的染色体畸形占新生儿的0.64%,还有 0.2%新生儿的染色体结构重排,导致生殖功能异常。以唐氏综合征为代表的染色体疾病是产前筛查的重点。

唐氏综合征(Down's syndrome),也称 21-三体综合征,是最常见的一种染色体病,占新生儿染色体病的 90%,出生率约为 1/(600~800)。根据患儿的核型不同,分为游离型、易位型和嵌合型三种,其中游离型最为常见,临床表现也最为明显,是由于在减数分裂时 21 号染色体不分离造成。主要临床表现为生长迟缓、不同程度的智力低下和包括头面部特征在内的一系列的异常体征。患儿的体貌特征包括:小头;眼裂小、眼距宽、外眼角上斜、内眦深;马鞍鼻;舌大外伸;耳廓低;手指粗短、贯通掌纹等。患儿多合并先天性心脏病、消化道畸形、白血病等。虽然许多患儿经过训练后可以掌握一些基本的生活技能,但是大多数患儿都没有自理能力,给家庭带来沉重的精神和经济负担。唐氏综合征的筛查方式很多,根据检查方法可分为孕妇血清学检查和超声检查,根据筛查时间可分为早孕期和中孕期筛查。建立相应的质量控制系统对于保证筛查的质量,提高检出率十分重要。

1. 早孕期筛查 目前认为,筛查胎儿非整倍体最理想的时间是早孕期。早孕期筛查的方法包括孕妇血清学检查、超声检查或两者结合。常用的早孕期血清学检查指标有 β-hCG 和妊娠相关蛋白 A(pregnancy-associated plasma protein A,PAPPA)。超声检查最有效的指标是胎儿颈项透明层的测量,鼻骨缺失、静脉导管反流及三尖瓣反流意义不大,可作为二线筛查手段用于超声专家筛查高危患者。在假阳性率为 5%的情况下,早孕期单独应用 NT 检测,可以筛查出 77%的唐氏综合征;联合应用 NT 和血清学的方法,唐氏综合征的检出率为 85%~90%。但 NT 检测需要经过专门的技术培训,并建立一定的质量控制体系。

2. 中孕期筛查 虽然近年来在早孕期胎儿非整倍体筛查方面取得了很大的进展,但是中孕期的血清学筛查与超声筛查仍是非整倍体筛查的主要支柱。中孕期唐氏综合征的筛查方案包括血清学筛查、胎儿结构畸形超声筛查以及血清学与超声联合筛查。血清学筛查通常采用三联法,即甲胎蛋白(AFP)、绒毛膜促性腺激素(hCG)和游离雌三醇(μE_3);加上抑制素 A,即为四联血清学筛查。唐氏综合征患者 AFP 和 μE_3 水平较正常整倍体降低 25%,而 hCG 和抑制素 A 水平约为正常妊娠的 2 倍。18-三体胎儿的母体血清 AFP、μE_3、hCG 的水平都降低。当风险切割值设定为 35 岁孕妇的风险度(妊娠中期为 1:280)时,阳性率约为 5%,三联血清学筛查能检出 60%~75%的唐氏综合征和部分其他非整倍体染色体畸形,四联血清学筛查的检出率为 81%。

中孕期胎儿结构畸形超声筛查可以发现一些异常的指标,这些指标不被认为是结构畸形,但可能与胎儿非整倍体风险增加相关,被称为超声"软指标"。常见的与非整倍体相关的超声软指标包括:颈项软组织增厚、鼻骨缺失或发育不良、轻度脑室扩张、肠管强回声、肱骨或股骨短小。单发的心脏内强光点、肾盂扩张和脉络膜囊肿对于低危人群而言,无任何临床意义,已不作为超声软指标。

3. 无创产前检查(noninvasive prenatal testing,NIPT) 采用孕妇血浆中胎儿来源游离 DNA(cell free fetal DNA,cfDNA)进行二代测序,通过生物信息学分析,用于产前胎儿非整倍体风险评估,称作无创产前检查。NIPT 目前主要应用于常见非整倍体的产前筛查,包括 21、18、13 和性染色体三体。对于 21 和 18 号染色体三体筛查的敏感性和特异性很高,而 13 号和性染色体非整倍体敏感性相对降低。敏感性依次为 99.3%、97.4%、91.6% 和 91%,但特异性均超过 99%。

(二) 神经管畸形筛查

开放性神经管缺陷系因致畸因素作用于胚胎阶段早期导致神经管关闭缺陷而造成的,最常见的类型是无脑儿和脊柱裂。无脑儿表现为胎儿颅骨和脑组织的缺失,是致死性的畸形,如果孕期没有被发现,可以持续妊娠达足月。脊柱裂则表现为部分椎管未完全闭合,根据类型不同,可以有或无神经症状,严重者表现为下肢截瘫。神经管缺陷是造成胎儿、婴儿死亡和残疾的主要原因之一。各地区的发病率差异较大,我国北方地区高达 6‰~7‰,占胎儿畸形总数的 40%~50%,而南方地区的发病率仅为 1‰左右。

1. 血清学筛查 约有 95%的神经管缺陷(neural tube defects,NTDs)患者没有家族史,但约 90%患者的血清和羊水中的 AFP 水平升高,这是因为当胎儿为开放性神经管畸形(无脑儿、脊柱裂等)时,脑脊液中的 AFP 可直接进入羊水,使羊水中的 AFP 升高达 10 倍以上,母血中的 AFP 也随之升高。因此,AFP 可作为 NTDs 的筛查指标。

筛查应在妊娠 14~22 周进行,以中位数的倍数(multiple of the median,MOM)为单位,如果以 2.0 MOM 为 AFP 正常值的上限,筛查的阳性率为 3%~5%,敏感性至少 90%,阳性预测值为 2%~6%。影响孕妇血清 AFP 水平的因素包括孕龄、孕妇体重、种族、糖尿病、死胎、多胎、胎儿畸形、胎盘异常等。

2. 超声筛查 99%的 NTDs 可以通过妊娠中期的超声获得诊断,因此有人认为孕妇血清 AFP 升高但超声检查正常的患者不必羊水检查 AFP。而且,3%~5%的 NTDs 患者因为非开放性畸形,羊水 AFP 水平在正常范围。

3. 高危人群 神经管畸形无固定的遗传方式,但存在各种神经管畸形高危因素,对于神经管畸形的高危人群,孕期要重点观察,加强产前筛查和诊断。

(1) 神经管畸形家族史:约有 5%的 NTDs 有家族史,如果直系亲属中有一位 NTDs 患者,胎儿发生畸形的风险约为 2%~3%;如果患者数量大于 1 人,风险也相应增加。

(2) 特定环境:只有在妊娠 28 天内暴露在特定的环境下,才可能导致 NTDs。1 型糖尿病患者中的高血糖可能是

NTDs 的高危因素。高热可使 NTDs 的发病风险升高 6 倍。某些药物可致畸形的风险增加,如抗惊厥药卡马西平和丙戊酸使畸形的风险明显增加;氨基蝶呤、异维 A 酸等可能与无脑儿或脑膨出等发病有关。

(3) 与 NTDs 有关的遗传综合征和结构畸形:某些遗传综合征包括有 NTDs 的表现,如 Meckel-Gruber 综合征、Roberts-SC 海豹肢畸形、Jarco-Levin 综合征、脑积水-无脑回-视网膜发育不良-脑膨出综合征(hydrocephalus-agyria-retinal dysplasia-encephalocele syndromes,HARDE)。

(4) NTDs 高发地区:中国的东北、印度等地的发病率约为 1%,在低发地区为 0.2%。饮食中缺乏叶酸-维生素是 NTDs 的高发因素。

(5) 其他:在 NTDs 患者中发现,抗叶酸受体抗体的比例增高。

(三)胎儿结构畸形筛查

在妊娠 18~24 周期间,通过超声对胎儿的各器官进行系统的筛查,目的是发现严重致死性畸形:无脑儿、严重脑膨出、严重开放性脊柱裂、严重胸腹壁缺损并内脏外翻、单腔心、致死性软骨发育不良等疾病。建议所有孕妇在此时期均进行一次系统胎儿超声检查。

胎儿畸形的产前超声检出率约为 50%~70%,漏诊的主要原因为:①超声检查受羊水、胎位、母体腹壁等多种因素的影响,许多器官可能无法显示或显示不清;②一些畸形的检出受孕周影响,例如脑积水、十二指肠闭锁、软骨发育不良和多囊肾等,只有到妊娠晚期,这些畸形的程度才能被超声诊断;③部分胎儿畸形的产前超声检出率极低,如房间隔缺损、室间隔缺损、耳畸形、指/趾异常、肛门闭锁、食管闭锁、外生殖器畸形、闭合性脊柱裂等;④部分胎儿畸形目前还不能为超声所发现,如甲状腺缺如、先天性巨结肠等。

【本节关键点】

1. 产前遗传筛查是通过可行的方法,对一般孕妇进行筛查,发现子代具有患遗传性疾病高风险的可疑人群。

2. 唐氏综合征筛查策略包括妊娠早期筛查和中期筛查,包括超声检查胎儿颈项透明层厚度、孕妇血清学检查和胎儿结构畸形超声筛查。

3. 神经管畸形无固定的遗传方式,要重点注意各种高危因素包括神经管家族史、NTDs 高发地区等,主要的筛查方法包括孕妇血清学检查和超声检查。

4. 妊娠 18~24 周,应常规对胎儿解剖结构进行系统超声筛查,可发现严重致死性畸形。

(李笑天 熊钰)

第三节 产前诊断

产前诊断(prenatal diagnosis)又称宫内诊断(intrauterine diagnosis)或出生前诊断(antenatal diagnosis),是指在胎儿出生之前应用各种先进的检测手段,影像学、生物化学、细胞遗传学及分子生物学等技术,了解胎儿在宫内的发育状况,例如观察胎儿有无畸形,分析胎儿染色体核型,监测胎儿的生化项目和基因等,对先天性和遗传性疾病作出诊断,为胎儿宫内治疗(手术、药物、基因治疗等)及选择性流产创造条件。

一、产前诊断的对象

根据 2003 年原卫生部《产前诊断技术管理办法》,孕妇有下列情形之一者,需要建议其进行产前诊断检查:①羊水过多或者过少;②胎儿发育异常或者胎儿有可疑畸形;③孕早期时接触过可能导致胎儿先天缺陷的物质;④夫妇一方患有先天性疾病或遗传性疾病,或有遗传病家族史;⑤曾经分娩过先天性严重缺陷婴儿;⑥年龄超过 35 周岁。除此之外,在产前筛查中结果属于高危的人群,也应列入产前诊断的对象中来。

二、产前诊断的疾病

1. **染色体异常** 包括染色体数目异常和结构异常两类。染色体数目异常包括整倍体和非整倍体;结构异常包括染色体部分缺失、易位、倒位、环形染色体等。

2. **性连锁遗传病** 以 X 连锁隐性遗传病居多,如红绿色盲、血友病等。致病基因在 X 染色体上,携带致病基因的男性必定发病,携带致病基因的女性为携带者,生育的男孩可能一半是患病,一半为健康者;生育的女孩表型均正常,但可能一半为携带者,故判断为男胎后,应行人工流产终止妊娠。

3. **遗传性代谢缺陷病** 多为常染色体隐性遗传病。因基因突变导致某种酶的缺失,引起代谢抑制、代谢中间产物累积而出现临床表现。除极少数疾病在早期用饮食控制法(如苯丙酮尿症)、药物治疗(如肝豆状核变性)外,至今尚无有效治疗方法。

4. **先天性结构畸形** 特点是有明显的结构改变,如无脑儿、脊柱裂、唇腭裂、先天性心脏病、髋关节脱臼等。

三、产前诊断常用的方法

1. **观察胎儿的结构** 利用超声、X 线检查、胎儿镜、磁共振等观察胎儿的结构是否存在畸形。B 型超声应用最广,利用超声检查能作出某种疾病的产前诊断或排除性诊断;直接观察胎心、胎动;对胎盘定位,选择羊膜腔穿刺部位,引导胎儿镜操作等。

2. **分析染色体核型** 利用羊水、绒毛、胎儿细胞培养,检测胎儿染色体疾病。

3. **检测基因** 利用胎儿 DNA 分子杂交、限制性内切酶、聚合酶链反应技术、原位荧光杂交等技术检测胎儿基因的核苷酸序列,诊断胎儿基因疾病。

4. **检测基因产物** 利用羊水、羊水细胞、绒毛细胞或血液,进行蛋白质、酶和代谢产物检测,诊断胎儿神经管缺陷、先天性代谢疾病等。

四、常见出生缺陷的产前诊断

1. **超声影像学检查** 各种因素导致的出生缺陷表现为子代的结构畸形和功能异常,其中结构异常可以通过影像学获得诊断。妊娠期胎儿超声检查可以发现许多严重的结构畸形以及各种细微的变化,逐渐成为产前诊断重要的手段之一。不同孕周的超声检查各有其临床价值,在正常的妊娠检查中,常规应安排 5 次超声检查(表6-3-1)。

表 6-3-1 常规妊娠期 B 型超声检查

次数	孕周	意义
第一次	初次诊断妊娠后	确定宫内妊娠及孕周
第二次	11～13 周 6 天	颈项透明层检测,严重结构畸形筛查*
第三次	18～24 周	胎儿畸形筛查**
第四次	30～34 周	生长测量及 FGR 的诊断随访
第五次	38 周后	胎儿大小估计和羊水指数估计

注:* 结构畸形筛查:11～13 周 6 天 B 超可诊断的胎儿畸形包括:严重中枢神经系统畸形,心脏未知异常,严重心脏畸形或早期心衰,胸腔占位,腹部缺损,双肾缺如,严重尿路梗阻,致死型骨骼系统畸形(长骨极度短小),胎儿严重水肿等。

** 胎儿畸形筛查:18～24 周 B 超检查标准尚未统一

产前超声诊断受到孕周、胎儿体位、异常种类、操作者经验、仪器设备等多种因素影响,具有很大的局限性和不确定性,因此在检查前,需充分告知超声畸形筛查的局限性。同时,对于羊水过少、孕妇肠道气体过多或过于肥胖者,超声检查显示胎儿解剖结构较差,此时可考虑选择磁共振检查。超声诊断的出生缺陷必须存在以下特点:①出生缺陷必须存在解剖异常:超声诊断是从形态学观察,因此胎儿必须存在解剖上的畸形,且畸形必须明显到足以让超声影像所分辨和显现。②超声诊断与孕龄有关:有些畸形可在妊娠早期获得诊断(如脊柱裂、全前脑、右位心、连体双胎等);有些迟发性异常在妊娠晚期才能诊断(如脑积水、肾盂积水、多囊肾等);还有些异常的影像学改变在妊娠早期出现,以后随访时消失。③胎儿非整倍体畸形往往伴有结构畸形:如果超声发现与染色体疾病有关的结构畸形,应建议行胎儿核型分析。

2. **磁共振(magnetic resonance,MRI)的产前诊断** 在 20 世纪 90 年代初期,回波平面成像等快速 MRI 成像技术得以发展,使胎儿 MRI 成像成为可能。MRI 的优点在于可以通过多平面的重建以及大范围的扫描,使得对复杂畸形的观察更加容易。在胎儿中枢神经系统,MRI 优良的组织分辨能力,能很好地显示脑部的成熟与结构的关系,可以很好地区别和定义中枢神经系统的畸形。在胎儿颈部肿块,MRI 可以帮助评估胎儿气道,以便于在出生时做好合理的预案。在胎儿胸部疾病,MRI 在胸部畸形诊断中最常用的是先天性膈疝的诊断,MRI 则可以直接分辨肝脏疝入的部位和程度。在胎儿盆腹腔畸形中,MRI 下不同的信号强度却有助于区分近端和远端小肠。

但是目前,MRI 不作为筛查的方法,只有在超声检查发现异常,但不能明确诊断的患者,或希望通过 MRI 检查发现是否存在其他异常的患者中应用。可运用 MRI 扫描进行鉴别诊断的主要结构异常有:①中枢神经系统异常:如侧脑室扩张、后颅窝病变、胼胝体发育不全、神经元移行异常、缺血性或出血性脑损伤等;②颈部结构异常:如淋巴管瘤及先天性颈部畸形瘤等;③胸部病变:如先天性膈疝、先天性肺发育不全和先天性囊腺瘤样畸形;④腹部结构异常:如脐部异常、肠管异常及泌尿生殖系统异常等。

3. **染色体病** 染色体病包括染色体数目异常和染色体结构异常引起的疾病,常见的染色体数目异常的疾病有 21-三体综合征、18-三体综合征和 13-三体综合征;染色体结构异常以缺失、重复、倒位、易位较常见。

传统的细胞学遗传方法亦称染色体核型分析(karyotype analysis)是确诊染色体病的主要方法。但这一方法需要大量人力,要 2～3 周才能得到结果,同时对于标志性染色体、微缺失综合征、一些染色体隐蔽性重排等染色体畸变难以发现或确诊。近年来,分子细胞遗传学的进展迅速,如免疫荧光原位杂交技术(FISH)、引物原位 DNA 合成技术、多聚酶链式反应技术等,使染色体核型分析更加准确、快速。

要通过细胞遗传学方法来进行染色体异常的产前诊断,首先必须获得胎儿细胞和染色体。目前获取胎儿细胞和染色体的方法有:胚胎植入前诊断(preplantationgenetic diagnosis)、绒毛穿刺取样(chorionic villus sampling,CVS)、羊水穿刺(amniocentesis)、经皮脐血穿刺技术(percutaneous umbilical cord blood sampling,PUBS)、胎儿组织活检(fetal tissue biopsy)。

【本节关键点】

1. 产前诊断的对象为出生缺陷的高风险人群。可产前诊断的疾病包括染色体异常、性连锁遗传病、遗传性代谢病以及先天性结构畸形。

2. 产前诊断的方法包括胎儿结构观察、染色体核型分析、基因检测以及基因产物的检测。

3. 染色体疾病诊断的方法有胚胎植入前诊断、绒毛穿刺取样、羊水穿刺、经皮脐血穿刺技术和胎儿组织活检。

4. 胎儿结构畸形可以通过影像学获得诊断。胎儿超声检查是产前诊断的主要手段之一；对于超声检查发现异常但不能明确诊断者，可进一步行胎儿 MRI 检查。

（李笑天　熊钰）

参考文献

［1］苟文丽,谢幸.妇产科学.第 8 版.北京:人民卫生出版社,2013.

［2］Committee Opinion Summary No. 640：Cell-Free DNA Screening For Fetal Aneuploidy. Obstet Gynecol, 2015, 126（3）：691-692.

［3］The American College of Obstetricians and Gynecologists, Society for Maternal-Fetal Medicine. Committee Opinion Summary NO. 640：Cell-Free DNA Screening For Fetal Aneuploidy. Obstet Gynecol, 2015, 126（3）；691-692.

［4］华克勤,丰有吉.实用妇产科学.第 3 版.北京:人民卫生出版社,2013.

［5］沈铿,马丁.妇产科学.第 3 版.北京:人民卫生出版社,2015.

3

第七章　异常妊娠

第一节　高危妊娠管理

在妊娠期和分娩期,由于某种致病因素和并发症对孕妇、胎儿、新生儿可能构成危险,使孕产妇和围产儿的发病率、死亡率增加的称为高危妊娠。母婴安全是妇女儿童健康的前提和基础。识别和系统管理高危妊娠,对降低孕产妇和围产儿死亡率,有着重要的作用。

2017 年 7 月 31 日原国家卫生计生委发布了《国家卫生计生委关于加强母婴安全保障工作的通知》,要求从源头严防风险,全面开展妊娠风险筛查与评估。其中规定了首诊医疗机构应当对首次就诊建档的孕产妇进行妊娠风险筛查(孕产妇妊娠风险筛查表见附录 1),开展助产技术服务的二级以上医疗机构要对妊娠风险筛查为阳性的孕产妇进行妊娠风险评估分级(孕产妇妊娠风险评估表见附录 2),按照风险严重程度分别以"绿(低风险)、黄(一般风险)、橙(较高风险)、红(高风险)、紫(传染病)"5 种颜色进行分级标识,加强分类管理。

一、高危妊娠管理制度

（一）高危妊娠筛查制度

社区建孕期联系卡时,初筛高危并进行分类;产科初诊、妊娠 28 周、妊娠 37 周时,分别再次进行评分,对高危妊娠进行筛查。

（二）高危妊娠登记、随访制度

筛查出的每一例高危孕妇均要专册登记,在孕产妇保健手册上做好记录,并在门诊检查卡上做出标记,以加强管理,凡未按约来诊者应采取各种方式进行追踪随访,并作记录。妊娠期高危情况如无变化,不必重复登记,如发现新的高危因素需在原高危情况栏中依次填写高危因素及发现孕周。了解高危妊娠的发生、治疗、转归的全过程。转院者应填写转诊医院,妊娠期结束,登记妊娠结局。

（三）高危专案管理

医疗机构要将妊娠风险分级为"橙色"、"红色"和"紫色"的孕产妇作为重点人群纳入高危孕产妇专案管理,保证专人专案。对妊娠风险分级为"橙色"和"红色"的孕产妇,要及时向辖区妇幼保健机构报送相关信息,并尽快与上级危重孕产妇救治中心共同研究制订个性化管理方案、诊疗方案和应急预案。对于患有可能危及生命的疾病不宜继续妊娠的孕妇,应当由副主任以上任职资格的医师进行评估和确诊,告知本人继续妊娠风险,提出科学严谨的医学建议。

(四)转诊、分级管理制度

1. 二、三级医接产医院应开设高危门诊和病房,接受下一级医疗保健机构的会诊、转诊和治疗。

2. 对妊娠风险分级为"黄色"的孕产妇,应建议其在二级以上医疗机构接受孕产期保健和住院分娩。如有异常,应当尽快转诊到三级医疗机构。

3. 对妊娠风险分级为"橙色"的孕产妇,应建议其在县级以上危重孕妇救治中心接受孕产期保健服务,有条件的原则上应当在三级医疗机构住院分娩。

4. 对妊娠风险分级为"红色"的孕产妇,应建议其尽快到三级医疗机构接受评估,以明确是否适宜继续妊娠。如适宜继续妊娠,应建议其在县级以上危重孕妇救治中心接受孕产期保健服务,原则上应当在三级医疗机构住院分娩。

5. 对妊娠风险分级为"紫色"的孕产妇,应按照传染病防治相关要求进行管理,并落实预防艾滋病、梅毒和乙肝母婴传播综合干预措施。

二、高危妊娠的管理

(一)婚前及孕前咨询

对于>35 岁、畸形胎儿史、遗传病家族史等高危女性,建议在妊娠前进行专业的遗传咨询,由从事医学遗传的专业人员,针对其所提出的问题进行诊断,判断疾病的遗传方式、预后、复发风险等。同时采取一系列的预防性措施,降低出生缺陷的发生率。

(二)妊娠早期保健

指妊娠 1~3 个月时的保健。这个时期是受精卵胚胎层分化发育形成各器官的重要阶段,对来自各方面的影响特别敏感,如不注意保健,可致流产或新生儿畸形。妊娠早期要注意预防遗传病和先天性畸形,异常胎儿应终止妊娠;经过产前筛查、诊断的正常胎儿可继续妊娠。

(三)妊娠中期保健

指妊娠 13~27 周的保健项目,重点为高危妊娠的筛查及管理预防。

1. 系统产前检查

(1) 产检目的:指导孕期生活对此次分娩做出估计,根据骨盆情况、胎位及胎儿发育情况,估计分娩方式和时间,及时发现异常并予处理。

(2) 产检内容:孕妇体重、腹围、宫高、四步触诊、血压、尿蛋白及水肿情况,必要时绘制妊娠图。

(3) 产检频率:一般为早期妊娠初诊后,每 4 周左右产检一次。至孕 5 个月时,应询问胎动开始日期,做 B 超了解胎儿发育情况及有无先天发育异常等。妊娠 28~36 周,每 2 周检查一次,妊娠 36 周至分娩,每周检查一次。产前检查总次数不能少于 10 次。

2. 高危妊娠筛查　通过对孕妇既往妊娠史、本次妊娠史、家庭史及全面体格检查和产科检查,筛查有无对妊娠结局、母婴健康的不利因素,依其严重程度分严重、一般高危,并加以系统管理。

(四)妊娠晚期保健

妊娠晚期高危妊娠需要住院的患者除了一般性的治疗之外,需要针对病因治疗。要注意胎儿生长发育进行安危监护,检测胎儿、胎盘功能和胎儿成熟度综合判断,适时计划分娩。

三、高危因素的处理原则

(一)妊娠早期高危因素的处理原则

1. 年龄　孕产妇年龄<18 岁或>35 岁,除常规产前检查,>35 岁进行绒毛或羊水或脐血染色体检查。

2. 骨盆异常　如漏斗骨盆、身高<1.40m,常规产检。

3. 内科合并症

(1) 贫血:药物治疗,必要时输血,纠正贫血,预防胎儿宫内缺氧、生长受限、感染。

(2) 心脏疾病:妊娠早期心功能 3~4 级等不宜妊娠的终止妊娠,可继续妊娠的加强产前检查,及早发现早期心衰,预防及治疗,在综合医院住院,避免心衰、预防感染。

(3) 肝脏疾病:加强产前检查,转专科医院,避免加重肝损害,保肝。

(4) 急病期:如发热等,转入综合医院。

4. 异常孕产史　加强产前检查。

5. 阴道出血、腹痛　明确诊断,及时上转、治疗。

(二)妊娠中、晚期高危因素的处理原则

1. 血压升高　加强产前检查,降压,转入上级医院近一步诊断、治疗,对妊娠期高血压疾病监测病情变化,解痉、镇静、降压、适时终止妊娠。

2. 胎位不正　择期剖宫产。

3. 前置胎盘　加强监护、抑制宫缩、提前住院、配血、必要时剖宫产,做好抢救 DIC、产后出血的准备。

4. 胎盘早剥　病情急时急诊手术,配血,做好抢救 DIC、产后出血的准备。

5. 子宫过大　加强产检,预防早产、胎膜早破、产后出血,配血,择期剖宫产。

6. 羊水过少、胎儿生长受限　加强监测,促进胎儿生长,适当放宽剖宫产指征。

7. 早产　住院保胎、促胎肺成熟,分娩时做好新生儿抢救准备,早产儿转新生儿科。

8. 过期妊娠 住院引产,加强胎儿监测,及早发现胎儿窘迫,必要时剖宫产。

9. 妊娠合并性传播疾病 妊娠期监测、治疗,避免胎儿新生儿感染。

10. 胎儿窘迫 入院吸氧、监测,必要时剖宫产,做好新生儿抢救准备。

(三)产时、产后高危因素的处理原则

1. 胎膜早破 预防母儿感染、脐带脱垂,适时终止妊娠,对胎肺不成熟的应促肺成熟。

2. 产程延长 寻找病因、对因处理,必要时产钳助产或剖宫产。

3. 产后出血 寻找病因,对因处理,纠正贫血,必要时输血、预防感染。

4. 产褥感染 住院治疗。

四、高危妊娠护理

(一)心理护理

评估孕妇的心理状态,鼓励她诉说心里的不悦,评估孕妇的言语和行为。与孕妇讨论分析产生心理矛盾的直接或间接原因,指导正确的应对方式。采取必要的手段减轻和转移孕妇的焦虑和恐惧。鼓励和指导家人的参与和支持。提供有利于孕妇倾诉和休息的环境,避免不良刺激。各种检查和操作之前向孕妇解释提供指导,告知全过程及注意事项。必要时,注意家属的心理状态,避免家属的情绪影响到孕妇和胎儿。

(二)增加营养

保证母婴的生理需要,与孕妇讨论食谱及烹饪方法,尊重其饮食嗜好,同时提出建议供选择。对妊娠合并糖尿病患者则要进行控制饮食的指导。嘱取左侧卧位休息,注意个人卫生。

(三)病情观察

对高危孕妇做好观察记录。如孕妇的脉搏、血压、活动耐受力,有无阴道流血、高血压、水肿、心力衰竭、腹痛、胎儿缺氧等症状和体征,及时报告医师并记录处理经过。产时严密观察胎心率及羊水的色、量,做好母儿监护。

(四)配合治疗

认真执行医嘱并配合处理。为妊娠合并糖尿病孕妇做好尿糖测定,正确留取血、尿标本;妊娠合并心脏病者则按医嘱正确给予洋地黄类药物,做好用药观察,间歇吸氧,为前置胎盘患者做好输血、输液准备;如需人工破膜、阴道检查、剖宫产术者及时做好用物准备及配合工作;做好新生儿的抢救准备。

(五)健康指导

按孕妇的高危因素给予相应的健康指导,提供相应的信息,嘱按时去医院产前检查,指导孕妇自我监测。

【本节关键点】

1. 首诊医疗机构应当对首次就诊建档的孕产妇进行妊娠风险筛查,开展助产技术服务的二级以上医疗机构要对妊娠风险筛查为阳性的孕产妇进行妊娠风险评估分级。

2. 医疗机构应根据孕产妇妊娠风险分级的不同,做出相应的分级管理。

3. 高危妊娠的管理和处理,应结合不同的妊娠时期及具体情况作出相应的调整。

(李磊 王静)

第二节 妊娠期出血性疾病

一、自然流产

妊娠不足 28 周、胎儿体重不足 1000g 而终止者称流产(abortion)。流产又分为自然流产和人工流产,本节内容仅限于自然流产(spontaneous abortion)。自然流产是最常见的妊娠并发症,约占全部妊娠的 15% 左右。其中发生于妊娠 12 周前者称早期流产或早期妊娠失败(early pregnancy loss),约占全部自然流产的 80%,发生在妊娠 12 周至不足 28 周者称晚期流产。而在早期自然流产中,约 60% 发生在妊娠 5 周内,血中可以检测到 hCG 升高,或者尿妊娠试验阳性,但超声检查看不到孕囊,提示受精卵着床失败,又称为"临床前流产"或"生化妊娠"(chemical pregnancy)。

(一)病因

1. 遗传基因缺陷 染色体异常是最常见的自然流产的原因。流产发生越早,胚胎染色体异常的频率越高,早期妊娠自然流产者,染色体异常的胚胎占 50%～60%,多为染色体数目异常。染色体异常的胚胎多数结局为流产,极少数可能继续发育成胎儿,且出生后可能发生某些功能异常或合并畸形。若已流产,妊娠产物有时仅为一空孕囊或已退化的胚胎。

2. 环境因素 影响生殖功能的外界不良因素很多,可以直接或间接对胚胎或胎儿造成损害。过多接触某些有害的化学物质(如砷、铅、苯、甲醛、氧化乙烯等)和物理因素(如放射线、噪音及高温等),均可引起流产。

3. 母体因素

(1)全身性疾病:妊娠期患急性病,高热可引起子宫收缩而致流产;细菌毒素或病毒(单纯疱疹病毒、巨细胞病毒等)通过胎盘进入胎儿血液循环,使胎儿感染甚至死亡。此外,孕妇患严重贫血或心力衰竭可致胎儿缺氧,也可能引起流产。孕妇患慢性肾炎或高血压,胎盘可能发生梗死而引起流产。

（2）生殖器官疾病：孕妇因子宫畸形（如双子宫、纵隔子宫及子宫发育不良等）、盆腔肿瘤（如子宫肌瘤等），均可影响胎儿的生长发育而导致流产。宫颈内口松弛、宫颈重度裂伤等原因造成的宫颈功能不全，可引起胎膜早破而发生晚期流产。

（3）内分泌失调：黄体功能不足往往影响蜕膜、胎盘发育而发生流产。甲状腺功能减退者，也可能因胚胎发育不良而流产。

（4）创伤：妊娠期特别是妊娠早期外伤或行腹部手术，可刺激子宫收缩而引起流产。

4. 胎盘内分泌功能不足　妊娠早期，除卵巢黄体分泌孕激素外，胎盘滋养细胞亦逐渐产生孕激素。妊娠8周后，胎盘逐渐成为产生孕激素的来源。除孕激素外，胎盘还合成其他激素如β-hCG、胎盘生乳素及雌激素等。妊娠早期，上述激素水平下降，妊娠将难以继续而致流产。

5. 免疫因素　妊娠犹如同种异体移植，胚胎与母体间存在复杂而特殊的免疫学关系，这种关系使胚胎不被排斥。若母儿双方免疫不适应，则可引起母体对胚胎的排斥而致流产。

临床思考 7-2-1

孕妇A，女，29岁，月经规律，现来医院进行产前咨询。既往有3次自然流产史，流产均发生在孕2个月左右。请思考该孕妇流产最可能的原因是什么？

（二）临床表现

流产的主要症状是停经后的阴道流血和腹痛。

1. 停经　多数流产患者主诉有停经史，根据停经时间的长短可将流产分为早期流产和晚期流产（表7-2-1）。

表 7-2-1　早期流产与晚期流产基本过程对比

早期流产	晚期流产
绒毛与蜕膜剥离，导致出血	子宫收缩
↓	↓
剥离的胚胎和血液刺激宫缩	引起阵发性下腹痛
↓	↓
引起阵发性下腹痛	宫口扩张，胎儿娩出后，胎盘娩出
↓	↓
完全排出胚胎及其附属物	少量阴道出血
↓	
子宫收缩，血窦闭合，出血停止	

2. 阴道流血　发生在妊娠12周以内流产者，开始时绒毛与蜕膜分离，血窦开放，即开始出血。当胚胎完全分离排出后，由于子宫收缩，出血停止。早期流产的全过程均伴

有阴道流血，而且出血量往往较多。晚期流产者，胎盘已形成，流产过程与早产相似，胎盘继胎儿分娩后排出，一般出血量不多。

3. 腹痛　早期流产开始阴道流血后宫腔内存有血液，特别是血块，刺激子宫收缩，呈阵发性下腹痛，特点是阴道流血往往出现在腹痛之前。晚期流产则先有阵发性子宫收缩，然后胎儿胎盘排出，特点是往往先有腹痛，然后出现阴道流血。

尽管阴道流血与下腹痛是自然流产的主要临床表现，但临床仍然有许多生化妊娠妇女没有任何症状，仅仅在B超检查时发现胚芽与心管搏动异常，表现为"空孕囊"或"胚胎停止发育"。

（三）临床类型

流产的临床类型，实际上是流产发展的不同阶段（图7-2-1）。

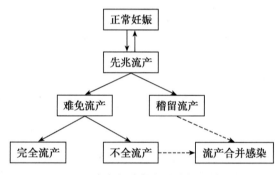

图 7-2-1　流产各阶段发展的相互关系图

1. 先兆流产（threatened abortion）　妊娠28周前，先出现少量阴道流血，继之常出现阵发性下腹痛或腰背痛，妇科检查宫颈口未开，胎膜未破，妊娠产物未排出，子宫大小与停经周数相符，妊娠有希望继续者。经休息及治疗后，若流血停止及下腹痛消失，妊娠可以继续；若阴道血流量增多或下腹痛加剧，可发展为难免流产。

2. 难免流产（inevitable abortion）　由先兆流产发展而来，至此流产已不可避免。此时阴道流血量增多，阵发性下腹痛加重或出现阴道流液（胎膜破裂）。妇科检查宫颈口已扩张，有时可见胚胎组织或胎囊堵塞于宫颈口内，子宫大小与停经周数相符或略小。

3. 不全流产（incomplete abortion）　由难免流产发展而来，此时妊娠产物已部分排出，尚有部分残留于宫腔内。由于宫腔残留，影响子宫收缩，致使子宫出血持续不止，甚至因流血过多而发生失血性休克。妇科检查宫颈口已扩张，不断有血液自宫颈口内流出，有时尚可见妊娠组织堵塞于宫颈口已排出于阴道内，而部分仍留在宫腔内。一般子宫小于停经周数。

4. 完全流产（complete abortion）　妊娠产物已全部排出，阴道流血逐渐停止，腹痛逐渐消失。妇科检查宫颈口已关闭，子宫接近正常大小。

此外,流产有三种特殊情况:

1. **稽留流产**(missed abortion) 又称过期流产,指胚胎或胎儿已死亡滞留在宫腔内尚未自然排出者。胚胎或胎儿死亡后子宫不再增大反而缩小,早孕反应消失。若已至妊娠中期,孕妇腹部不见增大,胎动消失。妇科检查宫颈口未开,子宫较停经周数小,质地不软。未闻及胎心。

2. **复发性流产**(recurrentspontaneous abortion) 指与同一性伴侣连续发生3次或3次以上自然流产。每次流产多发生于同一妊娠月份,多数为早期流产,其临床经过与一般流产相同。但多数专家认为,连续发生2次流产即应重视并予评估,因其再次出现流产的风险与3次者相近。

3. **流产合并感染**(septic abortion) 流产过程中,若阴道流血时间过长、有组织残留于宫腔内或不正规人工流产等,有可能引起宫腔内感染,严重时感染可扩展到盆腔、腹腔乃至全身,并发盆腔炎、腹膜炎、败血症及感染性休克等。

(四)诊断

1. **病史** 应询问孕产妇有无停经史和反复流产的病史,有无早孕反应、阴道流血,应询问阴道流血量及其持续时间,有无腹痛,腹痛的部位、性质及程度,还应了解有无阴道流液,流液的色、量及有无臭味,有无妊娠产物排出等。

2. **查体** 观察孕产妇全身状况,有无贫血,并测量体温、血压、脉搏等。在消毒条件下进行妇科检查,注意宫颈口是否扩张,羊膜囊是否膨出,有无妊娠产物堵塞于宫颈口内;子宫大小与停经周数是否相符,有无压痛等。并应检查双侧附件有无肿块、增厚及压痛。检查时操作应轻柔,尤其对疑为先兆流产者。

3. **辅助检查** 对诊断有困难者,可采用必要的辅助检查。

(1)超声:目前应用较广,对鉴别诊断与确定流产类型有实际价值。对疑为先兆流产者,可根据妊娠囊的形态、有无胎心及胎动,确定胚胎或胎儿是否存活,以指导正确的治疗方法。不全流产及稽留流产等均可借助超声检查加以确定。

(2)妊娠试验:对诊断妊娠有意义。为进一步了解流产的预后,多进行血β-hCG的定量测定。

(3)其他激素测定:其他激素主要有血孕酮的测定,可以协助判断先兆流产的预后。

(五)鉴别诊断

针对流产的不同类型,可参照表7-2-2进行鉴别诊断。此外,早期流产应与异位妊娠及葡萄胎鉴别,还须与功能失调性子宫出血及子宫肌瘤等鉴别。

表 7-2-2　各型流产的鉴别诊断

类型	病史			妇科检查	
	出血量	下腹痛	组织排出	宫颈口	子宫大小
先兆流产	少	无或轻	无	闭	与妊娠周数相符
难免流产	中→多	加剧	无	扩张	相符或略小
不全流产	少→多	减轻	部分排出	扩张或有组织物堵塞	小于妊娠周数
完全流产	少→无	无	全部排出	闭	正常或略大

(六)处理

流产为产科常见病,一旦发生流产症状,应根据流产的不同类型及时进行恰当的处理(图7-2-2)。

1. **先兆流产** 应卧床休息,禁忌性生活。补充黄体酮或hCG:目前对于黄体酮或hCG保胎不建议常规使用,对于有明确黄体功能不足指征者,可用地屈孕酮口服保胎,用法为首次口服地屈孕酮20mg,此后10mg,每天2~3次,或根据孕酮水平确定用量与时间。其次,维生素E及小剂量甲状腺素(适用于甲状腺功能减退者)也可应用。出血时间较长者,可选用无胎毒作用的抗生素预防感染,如青霉素

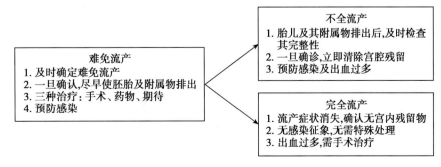

图 7-2-2　三种流产治疗原则

等。此外,对先兆流产孕产妇的心理治疗也很重要,要使其情绪安定,增强信心。经治疗两周,症状不见缓解或反而加重者,提示可能胚胎发育异常,进行超声检查及 β-hCG 测定,决定胚胎状况,给以相应处理,包括终止妊娠。

2. **难免流产** 一旦确诊,应尽早使胚胎及胎盘组织完全排出。早期流产应及时行负压吸宫术,对妊娠产物进行认真检查,并送病理检查。晚期流产,因子宫较大,吸宫或刮宫有困难者,可用缩宫素 10U 加于 5% 葡萄糖液 500ml 内静脉滴注,促使子宫收缩。当胎儿及胎盘排出后需检查是否完全,必要时刮宫以清除宫腔内残留的妊娠产物。

3. **不全流产** 一经确诊,应及时行吸宫术或钳刮术,以清除宫腔内残留组织。流血多者,应同时输血输液,出血时间较长者,应给予抗生素预防感染。

4. **完全流产** 如无感染征象,一般不需特殊处理。

5. **稽留流产** 胚胎坏死组织在宫内时间过长,尤其是孕 16 周以上的稽留流产易并发 DIC,处理时要注意妊娠妇女的凝血功能,并结合不同孕周进行处理,同时注意预防感染。

(1) 早期稽留流产:宜及早清宫,因胚胎组织机化与宫壁粘连,清宫时可能遇到困难,同时子宫肌纤维可能发生变性失去弹性。因此,稽留流产刮宫时必须小心谨慎,避免子宫穿孔,术中注射宫缩剂以促进子宫收缩,减少出血。若一次无法刮干净,可于 5~7 天后再次刮宫。

(2) 晚期稽留流产:此时胎盘已形成,诱发宫缩后宫腔内容物多可自然排出。若孕产妇凝血功能正常,可先用大量雌激素以提高子宫肌层对催产素的敏感性,再静脉滴注缩宫素,促使胎盘胎儿排出。若不成功,再做清宫术。

6. **复发性流产** 患者应在怀孕前进行必要检查,包括卵巢功能检查、夫妇双方染色体检查与血型鉴定及其丈夫的精液检查,女方尚需进行生殖道的详细检查,包括有无子宫肌瘤、宫腔粘连,并作子宫输卵营造影及子宫镜检查,以确定子宫有无畸形与病变等。对于妊娠中晚期发生妊娠丢失的妇女,应着重检查有无宫颈功能不全(cervical insufficiency)。查出原因,若能纠治者,应于怀孕前治疗。

原因不明的复发性流产妇女,当有怀孕征兆时,可按黄体功能不足给以黄体酮治疗,每天 10~20mg 肌注,或 hCG 3000U,隔日肌注一次。确诊妊娠后继续给药直至妊娠 10 周或超过以往发生流产的月份,并嘱其卧床休息,禁忌性生活,补充维生素 E 及给予心理治疗,以缓解其精神紧张,并安定其情绪。

快速实践指导 7-2-1

宫颈功能不全:

1. 宫颈功能不全 又称子宫颈内口闭锁不全、子宫颈

口松弛症等,是指妊娠后,在达到足月妊娠前,无阴道出血、腹痛等症状,宫颈展平、变薄,宫颈管扩张、变宽的临床状态,最终导致中期妊娠流产或早产。

2. **诊断方法** 为临床诊断疾病,但其诊断非常模糊,目前仍缺乏客观和明确的诊断标准。

(1) 病史:早孕晚期无痛性宫颈扩张、中孕期无宫缩、产兆和出血、感染、破膜等明确的病理因素、妊娠物排出的典型病史。

(2) 非孕期:包括子宫输卵管造影、宫颈球囊牵引摄像、黄体期用 7 号宫颈扩张器评估宫颈扩张情况等。但是没有任何一种方法经过严格的科学验证,因此均不能用作诊断宫颈功能不全的标准。

(3) 孕期:基于孕中期宫颈长度和宫颈管缩短等超声标志进行诊断。宫颈缩短常见于 18~22 周,于 14~16 周开始测量宫颈长度,以 25mm 为临界值。

3. 宫颈功能不全的处理

(1) 非手术方法:阴道子宫托,但这一方法的有效性还需进一步证实。

(2) 手术方法:宫颈环扎术,治疗宫颈功能不全的唯一术式和有效方法。①于妊娠 12~16 周行宫颈内口环扎术,术后定期随诊;②提前住院,待分娩发动前拆除缝线;③若环扎术后有流产征象,应及时拆除缝线,以免造成宫颈撕裂。

7. **流产合并感染** 多为不全流产合并感染,治疗原则是积极控制感染以及对症处理。

快速实践指导 7-2-2

流产合并感染的治疗:

原则:控制感染同时尽快清除宫内残留

出血较少:

广谱抗生素 2~3 天,控制感染

↓

感染控制后再行刮宫

大量出血:

若合并休克,积极抗休克

↓

静脉抗生素及输血,同时立即清宫止血

↓

继续抗生素治疗,感染控制后彻底刮宫

注意事项:

- 注意孕产妇整体情况,完善血培养及子宫内膜培养。
- 刮宫时,忌用刮匙全面搔刮宫腔,以免造成感染扩散。
- 感染严重或形成盆腔脓肿,应手术引流,必要时切除子宫。

临床思考 7-2-2

孕妇 A，25 岁，停经 9 周，腰痛，阴道流血多于月经量 1 天，子宫如 9 周妊娠大小，宫口有组织物堵塞，宫颈无举痛。请思考目前最恰当的处理是什么？

（七）先兆流产护理

当孕妇发生先兆流产时，会出现情绪上的焦虑和紧张，尤其是高龄、怀孕困难和有流产史的孕妇。因此，护理人员需要以适当的方法鼓励和照护这些孕妇，以增强她们的安全感和信任感，降低不安情绪，使其配合治疗，以尽量缓解先兆流产症状，继续妊娠。主要可从以下几方面展开照护：

1. 病室内保持安静，空气新鲜，环境舒适。

2. 指导孕妇正确的饮食和生活方式，避免性生活，避免腹胀及便秘，以减少各种刺激。

3. 正确指导病人下床活动和休息，如阴道出血需绝对卧床休息。当阴道出血停止或腹痛消失 3～4 天后可适当下床活动，但活动量不宜过大。

4. 补充黄体酮或 hCG 目前对于黄体酮或 hCG 保胎不建议常规使用，对于有明确黄体功能不足指征者，可用地屈孕酮口服保胎，用法为首次口服地屈孕酮 20mg，此后 10mg，每天 2～3 次，或根据孕酮水平确定用量与时间。

5. 严密观察有无腹痛及腹痛的部位、性质、程度。

6. 保持外阴清洁，每天清洁外阴，及时更换卫生垫，预防感染。如会阴出血量较大时，应保留卫生巾，以便估计会阴出血量。

7. 认真倾听孕妇的诉说，根据孕妇不同的心理状态给予鼓励、安慰和帮助。

8. 向孕妇说明关于早期保胎治疗的目的、意义及药物出现的不良反应和预防措施，使之积极参与治疗和护理当中。

9. 当不能确定病因时，应安慰妇女没有证据表明是因为她的某些行为（如性交、提重物、撞击腹部、压力）而导致流产，这一点十分重要。

（八）健康宣教

此次流产可能会对下一次的妊娠造成影响，因此对于流产后仍希望再次妊娠的妇女，助产士应告知她们以下内容：

1. 助产士应与孕妇及家属共同讨论此次流产的原因，并向他们讲解流产的相关知识，当流产病因明确或可疑时，应告知夫妇复发风险，并提供相关咨询。

2. 至少在胎儿及其附属物完全排出后 2 周内，避免性生活或使用卫生棉条，建议延长 2～3 个月后再行下一次妊娠。

3. 告知孕妇及其家庭计划妊娠的重要性，以及计划妊娠所需的准备，如养成良好的生活习惯，保持心情愉快、避免接触有害物质、补充叶酸等。

4. 对于复发性流产妇女，应告知下次计划妊娠前，应先进行充分孕前评估、检查，包括盆腔器官的评估，尤其是子宫的异常；抗心磷脂抗体（IgG 和 IgM）滴度和狼疮抗凝物质检测；促甲状腺激素（TSH）和甲状腺过氧化物酶（TPO）抗体检测等，必要时行父母核型和流产儿核型分析。

5. 对于流产病因明确者，应告知妇女在准备下一次妊娠前，积极接受病因治疗。如子宫畸形者先行矫正术；宫颈功能不全者先行宫颈内口松弛修补术；合并严重的内外科疾病者，先积极治疗原发病，在病情稳定后再考虑怀孕。

【关键点】

1. 自然流产多为早期流产，其中染色体异常是最常见的早期自然流产的原因。

2. 自然流产种类多样、临床表现不一，如"生化妊娠"、"空孕囊"、"胚胎停止发育"等，有时与宫外孕难以鉴别，需仔细甄别、区别处理。

3. 自然流产，尤其是复发性流产的保胎必须建立在病因基础上的针对性治疗，避免麻木保胎与过度治疗。

（李磊　王静　杜美蓉）

二、前 置 胎 盘

胎盘在正常情况下附着于子宫体部的后壁、前壁或侧壁。妊娠 28 周后若胎盘附着于子宫下段，甚至胎盘下缘达到或覆盖宫颈内口，其位置低于胎先露部，称前置胎盘（placenta previa）。前置胎盘是妊娠晚期出血的主要原因之一，是妊娠期的严重并发症，处理不当能危及母儿生命，国内报道其发生率 0.24%～1.57%。

（一）病因

目前确切病因尚不清楚，既往前置胎盘史、既往剖宫产史、多胎妊娠、多产、高龄孕妇（>35 岁）、不孕治疗、多次流产史、宫腔手术史、母亲吸烟及吸毒均可能增加前置胎盘风险。其病因可能为：

1. **子宫内膜病变**　产褥感染、多产、多次流产及刮宫、引产、剖宫产等，可能引起子宫内膜炎或萎缩性病变，使子宫蜕膜血管缺陷。当受精卵着床后，血液供给不足，为摄取足够营养，胎盘伸展到子宫下段。瘢痕子宫妊娠后前置胎盘的发生率 5 倍于无瘢痕子宫，这可能由于手术瘢痕妨碍胎盘在妊娠晚期向上迁移，从而增加前置胎盘可能。辅助生殖技术、促排卵药物改变了体内性激素水平，使子宫内膜与胚胎发育不同步，可能导致前置胎盘的发生。

2. **胎盘异常**　多胎妊娠胎盘较单胎妊娠胎盘大，而伸展到子宫下段。双胎妊娠的前置胎盘发生率较单胎高一倍。副胎盘亦可到达子宫下段或覆盖宫颈内口；膜状胎盘也可扩展至子宫下段，发生前置胎盘。

3. **受精卵滋养层发育迟缓** 位于宫腔的受精卵尚未发育到能着床的阶段而继续下移至子宫下方，并在该处生长发育形成前置胎盘。

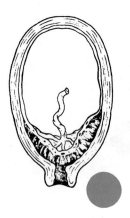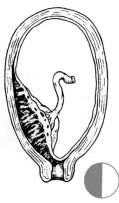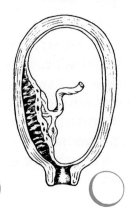

（1）完全性前置胎盘 （2）部分性前置胎盘 （3）边缘性前置胎盘

图 7-2-3 前置胎盘类型

1. **完全性前置胎盘**（complete placenta previa） 又称中央性前置胎盘（central placenta previa），宫颈内口全部被胎盘组织所覆盖。

2. **部分性前置胎盘**（partial placenta previa） 宫颈内口的一部分被胎盘组织所覆盖。

3. **边缘性前置胎盘**（marginal placenta previa） 胎盘边缘附着于子宫下段甚至达宫颈内口但不超越宫颈内口。

4. **低置胎盘**（low lying placenta） 胎盘附着于子宫下段，边缘距宫颈内口<20mm，但未达到宫颈内口。

5. **凶险性前置胎盘**（pernicious placenta previa） 既往有剖宫产史，此次妊娠为前置胎盘，且胎盘附着于原手术瘢痕部位。其胎盘粘连发生率高，发生胎盘植入的风险约为50%，往往引起致命性的大出血。

（三）临床表现

1. **无痛性阴道出血** 无诱因无痛性反复阴道流血是前置胎盘的主要症状。出血可发生于中期妊娠的晚期和晚期妊娠的早期，发生出血较早者，往往由于出血过多而流产。出血是由于妊娠晚期或临产后子宫下段逐渐伸展，位于宫颈内口的胎盘不能相应地伸展，导致前置部分的胎盘自其附着处剥离，使血窦破裂而出血。初次流血量通常不多，剥离处血液凝固后，出血可暂时停止，随着子宫下段的逐渐拉长，可反复出血（表7-2-3）。部分性或边缘性前置胎盘孕妇，破膜后胎先露部若能迅速下降直接压迫胎盘，出血可以减少或停止。

2. **贫血、休克** 孕妇一般状况随出血量而定，大量出血呈现面色苍白、脉搏微弱、血压下降等休克征象。反复出血可致孕妇贫血，其程度与阴道流血量及流血持续时间成正比。

（二）临床分类

根据胎盘边缘与宫颈内口的关系，可将前置胎盘分为4种类型（图7-2-3）；根据疾病的凶险程度，还有凶险性前置胎盘这一特殊类型。值得注意的是，胎盘组织下缘与宫颈内口的关系，随诊断时期不同而有变化，分类也可随之改变，因此，目前均以处理前的最后一次检查来决定其分类。

表 7-2-3 不同类型前置胎盘的出血特点

前置胎盘类型	出血特点
完全性前置胎盘	初次出血时间早，妊娠28周左右 反复出血次数频繁，量较多 可能一次大量出血使孕妇陷入休克状态
边缘性前置胎盘	初次出血发生晚，多在妊娠40周或临产后，出血量也较少
部分性前置胎盘	初次出血时间和出血量介于完全性和边缘性前置胎盘之间

3. **胎位异常** 腹部检查见子宫大小与停经周数相符，因子宫下段有胎盘占据，影响胎先露部入盆，故先露部高浮，约1/3孕妇出现胎位异常，其中以臀位和横位为多见。

4. **其他** 当胎盘位于子宫前壁时，可在耻骨联合上方听到胎盘杂音。此外，前置血管或脐带帆状附着前置血管及脐带帆状附着并不常见，但若出现则往往伴有前置胎盘。

（四）诊断

妊娠20周以上且表现为阴道流血的任何女性均应怀疑前置胎盘的可能，目前诊断主要依靠超声评估。对任何可疑前置胎盘孕妇，在没有备血或输液情况下，不能做肛门或阴道检查，以免引起出血，甚至是致命性出血。

1. **病史** 妊娠晚期或临产时突然发生无诱因无痛性反复阴道流血，应考虑为前置胎盘。但亦有部分前置胎盘孕妇没有明显的产前出血，需通过超声检查才能获得诊断，应询问有无多次刮宫或多次分娩史等高危因素。

2. **体征**　长期多次出血者可呈贫血貌,急性大量出血可致休克。失血过多可使胎儿宫内缺氧,严重者胎死宫内。除胎先露部有时高浮外,腹部检查与正常妊娠相同。有时于耻骨联合上方听到胎盘杂音,当胎盘附着在子宫下段后壁时则听不到。

3. **阴道检查**　一般不做阴道检查,如果反复少量阴道出血,怀疑宫颈阴道疾病,需明确诊断,则在备血、输液、输血或可立即手术的条件下进行阴道窥诊。检查方法:严格消毒外阴后用阴道窥器检查,观察有无阴道壁静脉曲张、宫颈息肉、宫颈癌等病变引起的出血。注意不作阴道指检,以防附着于宫颈内口处的胎盘剥离而发生大出血。

4. **超声检查**　超声显像可清楚看到子宫壁、胎先露部、胎盘和宫颈的位置,并根据胎盘边缘与宫颈内口的关系进一步明确前置胎盘类型。胎盘定位准确率高达95%以上,并可重复检查。

超声诊断前置胎盘时须注意妊娠周数。妊娠晚期子宫下段形成及伸展增加了宫颈内口与胎盘边缘之间的距离,使得原似在子宫下段的胎盘可随宫体上移而改变成正常位置胎盘。因此,妊娠中期超声检查发现胎盘前置者,应称胎盘前置状态,而不宜直接作出前置胎盘的诊断。但在妊娠中期引产者,要注意胎盘位置不正常的问题。

5. **MRI检查**　MRI对软组织的分辨率高,可全面、立体地显示解剖结构,且不依赖操作者技巧,对于胎盘后壁、羊水较少、怀疑合并胎盘粘连、植入的孕妇,超声结合MRI可提高诊断率。怀疑凶险性前置胎盘,磁共振有助于了解胎盘侵入子宫肌层的深度、局部吻合血管分布情况,及是否侵犯膀胱等宫旁组织。但MRI检查价格昂贵,并非常规应用。

6. **产后检查胎盘及胎膜**　对产前出血孕妇,于产后应仔细检查娩出的胎盘有无血管断端,以提示有无副胎盘。若前置部位的胎盘有黑紫色陈旧血块附着,或经阴分娩若胎膜破口距胎盘边缘距离<7cm,则为前置胎盘。若行剖宫产,术中能直接了解胎盘位置。

(五)鉴别诊断

妊娠晚期出血主要应与胎盘早剥相鉴别。其他原因发生的产前出血,有脐带帆状附着的前置血管破裂、胎盘边缘血窦破裂、宫颈息肉、宫颈糜烂、宫颈癌等,结合病史通过阴道检查、超声检查及分娩后胎盘检查可以确诊。

(六)对母儿影响

1. **产时、产后出血**　附着于前壁的胎盘行剖宫产时,当子宫切口无法避免胎盘时,出血明显增多。分娩后由于子宫下段肌组织菲薄收缩力较差,附着于此处的胎盘不易剥离,且剥离后血窦不易缩紧闭合,故常发生产后出血。

2. **植入性胎盘**　前置胎盘偶可合并胎盘植入(placental implantation),由于子宫下段蜕膜发育不良,胎盘绒毛可植入子宫下段肌层,使胎盘剥离不全而发生大出血,有时需切除子宫而挽救产妇生命。

3. **贫血及感染**　前置胎盘的胎盘剥离面接近宫颈外口,细菌易从阴道侵入胎盘剥离面,容易发生感染。此外,长期出血导致的贫血,也降低了孕妇对感染的抵抗力。

4. **围产儿预后不良**　前置胎盘出血多发生于妊娠晚期,有时为控制出血不得不提前终止妊娠,在一定程度上增加了早产及低出生体重儿的发生率。同时,由于产前出血乃至手术、产妇休克而导致胎儿缺氧或宫内窘迫。胎儿严重缺氧可死于宫内,也可因早产儿生活力差而死亡。

(七)妊娠期管理

1. **门诊管理**　妊娠期门诊管理的原则是早期发现前置胎盘,及时制订孕期随访及诊疗方案。推荐所有孕妇在孕20～24周超声检查胎盘距宫颈内口距离。胎盘位置低的孕妇覆盖宫颈内口或距宫颈内口2cm以内的,禁止性生活并进行前置胎盘宣教。无阴道出血,需要32周复评估,如果胎盘边缘距离宫颈内口2cm以上,无需随访,如仍在2cm以内或覆盖宫颈内口,36周超声再次随访。阴道超声准确率较腹部超声更高,并具有安全性(II-2A)。有阴道出血评估胎盘位置根据个体情况而定。32周后如仍为前置胎盘,需制订孕晚期随访方案及分娩计划,进行孕妇宣教,原则上如孕妇满足能在20分钟内返回医院、在家卧床休息、了解门诊随访风险及24小时有人陪护,可以考虑在病情稳定无出血的情况下门诊随访。

2. **住院管理**　处理原则应是抑制宫缩、止血、纠正贫血和预防感染。根据阴道流血量、有无休克、妊娠周数、产次、胎位、胎儿是否存活、是否临产、前置胎盘类型等作出决定。

(1)期待疗法:适用于妊娠<34周、胎儿体重<2000g、胎儿可能存活、阴道流血量不多、一般情况良好的孕妇。期待不同于等待,期待疗法的目的是在保证孕妇安全的前提下尽可能延长孕周。尽管国外有资料证明,住院观察与门诊随访对于前置胎盘孕妇的结局并没有明显差异,但是国内仍较多采取住院观察。

(2)一般处理:绝对卧床休息,采用左侧卧位,改善子宫胎盘血液循环,止血后方可轻微活动。每天间断吸氧3次,每次20～30分钟。禁止性生活,阴道检查,以免牵动宫颈引起再次出血,密切关注阴道流液,若采用阴道B超探查胎盘位置及胎儿情况也应小心轻柔操作。保持孕妇良好情绪,可适当地用地西泮等镇静剂。

(3)纠正贫血:根据贫血的严重程度适当补充铁剂,维持正常的血容量,同时增加母体储备。当血红蛋白低于70g/L时,应输血。

(4)抑制宫缩:前置胎盘出血是由于子宫下段伸长与附着的胎盘发生错位而引起,所以宫缩时加重错位,应用宫缩抑制剂非常必要,常用的有硫酸镁、沙丁胺醇、盐酸利托君等。

值得注意的是,在使用宫缩抑制剂的过程中,仍有阴道大出血的风险,应做好随时剖宫产手术的准备。同时,宫缩抑制剂与肌松剂有协同作用,可加重肌松剂的神经肌肉阻滞作用,增加产后出血的风险。

（5）促胎肺成熟:反复出血,考虑7天内可能终止妊娠孕妇,若妊娠小于34周,应用地塞米松6mg/次,每隔12小时一次,一共4次,急需时可羊膜腔内一次性注射10mg地塞米松,以促胎儿肺成熟。

（6）终止妊娠:严密观察病情,期待治疗一般至36周,各项指标提示胎儿已成熟者,可适时终止妊娠,避免在出现危险时再处理及急诊终止妊娠。对无反复出血者可延长至足月。若孕妇出现反复多量出血致贫血甚至休克,无论胎儿成熟与否,均应为了母亲安全而终止妊娠。

（7）紧急转送的处理:孕妇阴道大量流血而当地无条件处理,先输液输血,在消毒下进行阴道填塞纱布条、腹部加压包扎,以暂时压迫止血,并在医护人员的陪同下迅速转院治疗。

（八）分娩方式的选择

1. 计划性剖宫产　无症状的前置胎盘合并胎盘植入可于妊娠36周后终止妊娠。无症状的完全性前置胎盘妊娠达37周终止妊娠;边缘性前置胎盘妊娠满38周考虑终止妊娠;部分性前置胎盘根据胎盘遮挡宫颈内口情况37～38周终止妊娠。

计划性剖宫产能迅速结束分娩,达到止血目的,使母儿相对安全,是目前处理前置胎盘的主要手段。完全性前置胎盘必须以剖宫产终止妊娠。术前充分评估,提前做好诊疗预案,确定胎盘的确切位置及分布,应选用手术熟练的主刀和助手,选择合适的切口位置,用最短的时间娩出胎儿,可有效减少出血,减少并发症。

2. 紧急剖宫产术　出现大出血甚至休克,临产后诊断的部分性或边缘性前置胎盘,出血量多短期无法经阴道分娩等情况均推荐急诊剖宫产。前置胎盘行剖宫产时一定要做好防止和抢救出血的一切准备,强调有备无患。

3. 阴道分娩　我国指南推荐:胎儿为枕先露的边缘性前置胎盘,低置胎盘,出血少,无头盆不称;或部分性前置胎盘,宫口已扩张,产妇一般情况好,估计在短时间内能结束分娩者,在有条件的医疗结构,备足血源,在严密监测下行阴道试产(Ⅱ-2A)。

（九）阴道分娩的产程管理

1. 在有条件的医疗结构,严密监测下行阴道试产,提前开放静脉通路,备足血源。

2. 决定阴道分娩后,先行人工破膜,破膜后胎头下降压迫胎盘止血,并可促进子宫收缩加速分娩,若破膜后胎先露部下降不理想,仍有出血,或分娩进展不顺利,应立即改行剖宫产术。

3. 密切注意胎心变化,必要时连续胎心监护。注意产妇的生命体征、面色、神志等变化,注意阴道出血情况。若出现胎儿窘迫、阴道出血增多、母亲出现休克症状等,应在对症处理同时,立即改行剖宫产术。

4. 胎儿娩出后,胎盘往往不易剥离或剥离不全而导致出血,因此,胎儿娩出后,应尽早使用宫缩剂,以人工剥离胎盘为宜。操作时,动作轻柔,避免损伤子宫下段,同时要警惕胎盘粘连或植入,切忌强行剥离。

5. 胎盘剥离后,可能由于子宫下段收缩不良而导致出血,可针对选择促进子宫下段收缩的宫缩剂,如前列腺素类,同时辅以子宫按摩。若止血效果不佳,应立即启动急救系统,采取进一步止血方案,必要时开腹探查,甚至切除子宫。

6. 产后仔细检查胎盘,注意胎盘的形状、完整性、有无副胎盘等,注意探查软产道情况,及时修复,避免增加不必要的出血。

7. 告知新生儿科医师,母亲的产前出血以及分娩情况,测量新生儿红细胞计数、血红蛋白等相关指标,以了解新生儿失血和贫血的情况。

8. 产褥期注意纠正贫血,预防感染。

临床思考 7-2-3

初产妇,27岁,妊娠29周。半夜睡醒发现自己卧在血泊之中,入院检查:HR 120次/分,BP 80/40mmHg,胎儿心率100bpm。腹部软,无压痛。请思考:

1. 此时最可能的诊断是什么?

2. 目前最恰当的处理是什么?

（十）护理措施

1. 避免刺激　前置胎盘孕产妇应注意休息,以左侧卧位为宜,避免剧烈运动。此外还需避免各种刺激,减少出血机会。医护人员在进行腹部检查时,应动作轻柔,禁做阴道检查及肛查。

2. 纠正贫血　定期监测血常规,对贫血的孕产妇应及时纠正。除口服硫酸亚铁外,还应加强饮食指导,多吃高蛋白及含铁丰富的食物。

3. 密切监测病情变化　密切观察产妇的生命体征、阴道出血情况及胎儿宫内状态。提前完善各项实验室检查及备血,若发现出血增加、胎儿宫内窘迫等情况,应及时对症处理。

4. 预防产后出血及感染　准确记录阴道出血情况,及时更换护理垫,定期会阴护理,以保持会阴部的清洁干燥。胎儿娩出后,积极处理第三产程,以预防产后出血。

（十一）健康宣教

1. 前置胎盘孕妇应多休息,避免性交和剧烈活动,注意自我监测胎动,定期产前检查;摄入富含蛋白质、铁、维生素的饮食,以纠正贫血。注意外阴清洁,防止感染,一旦出现阴道出血或宫缩,应及时就诊。

2. 加强妊娠期管理,按时产检,做到及时诊断,正确处理。

3. 做好计划生育,避免多产多次刮宫导致子宫内膜损伤或子宫内膜炎,降低剖宫产率,预防感染。

【关键点】

1. 前置胎盘分为完全性、部分性、边缘性和低置胎盘,还有特殊类型"凶险性前置胎盘"。

2. 前置胎盘主要临床表现是妊娠中晚期的无痛性阴道流血。

3. 超声检查是诊断前置胎盘的主要辅助检查,建议孕中期常规评估胎盘与宫颈内口关系。

4. 前置胎盘的管理需要根据孕周、母体生命体征和胎儿状况及阴道出血量综合评估,并决定适合的分娩方式。

5. 前置胎盘剖宫产时需要充分的术前评估,产科、麻醉、儿科、输血科及放射科综合管理,随时做好大出血抢救准备。

6. 明确前置胎盘阴道分娩的适应证,阴道分娩时,帮助胎先露下降,压迫止血是关键,分娩后注意预防第三产程出血。

（李磊　王静　彭婷）

三、胎盘植入

胎盘植入（placenta implantation）是严重的产科并发症,是由于子宫底蜕膜全部或部分缺失、侵蚀性滋养层和基蜕膜之间的纤维蛋白样蜕变区发育不良所致,因而缺乏生理性的剥脱界限。胎盘植入可致产后出血,而产后出血仍为我国孕产妇死亡的主要原因。胎盘植入的发生率介于 1/70 000～1/333 之间,平均发病率 1/2500。近几十年来,由于多次人工流产、多次分娩、剖宫产史等诸多因素,胎盘植入的发生率呈显著上升趋势。

（一）病因

导致胎盘植入的原因可能与以下因素有关:子宫内膜损伤、底蜕膜发育不良。

1. **剖宫产**　为发生粘连胎盘及胎盘植入的重要原因,其风险随着剖宫产次数的增加而增加。特别是当既往剖宫产史,此次妊娠合并前置胎盘时,发生胎盘粘连或植入的比例会明显升高,是粘连性胎盘最重要的危险因素。

2. **多次刮宫、生育史**　初产妇发生胎盘植入的几率非常低,而经产妇子宫内膜损伤及炎症发生的机会较多,进而易引起底蜕膜发育不良而发生胎盘植入。

3. **既往妇科手术史**　子宫肌瘤剔除术、子宫腺肌瘤剔除术、子宫整形术后,由于瘢痕形成,局部子宫内膜缺如也易发生胎盘植入。

4. **子宫发育异常**　在妊娠时蜕膜形成不完全以致发生胎盘粘连或植入。

5. **胎盘附着位置**　前置胎盘或胎盘面积较大,使胎盘附着于子宫下段或峡部、宫角部以及黏膜下肌瘤局部黏膜萎缩处,这些部位内膜较薄弱,绒毛易侵入形成植入胎盘。

6. **其他**　高龄孕妇、胎儿真性红细胞增多症、滋养细胞侵袭力强。

（二）分类

1. **按照胎盘附着部位**　可分为胎盘附着部位正常的胎盘植入和前置胎盘合并胎盘植入。

2. **按胎盘小叶与子宫接触的面积**　可分为完全性胎盘植入和部分性胎盘植入。

3. **按植入程度可分为**（图 7-2-4）:

（1）粘连性胎盘（placenta accreta）:胎盘绒毛侵入表浅肌层,不能自行剥离排出。

（2）植入性胎盘（placenta increta）:胎盘绒毛侵入深部肌层。

（3）穿透性胎盘（placenta percreta）:胎盘绒毛穿透子宫肌层,达浆膜层,甚至可穿透浆膜层,侵入膀胱和直肠。

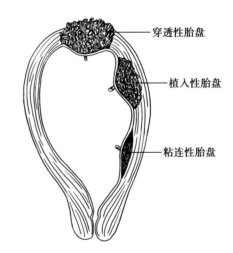

图 7-2-4　胎盘植入深度的分类
引自:刘兴会,漆洪波.难产.北京:人民卫生出版社.2015.

（三）诊断

1. **临床表现**　一般情况下,正常位置的胎盘植入可没有临床表现,前置胎盘合并胎盘植入的孕妇,其表现也多为前置胎盘引起的产前出血、胎头浮动、胎位异常等。粘连性胎盘的首个临床表现可能是产后胎盘滞留,试图手动剥离胎盘时胎盘部分或全部附着于宫腔.没有可以进行分离的平面,或发生的大量的、危及生命的出血。胎盘植入穿透膀胱者,可能出现血尿。

2. **产前分子生物学检测**

（1）母体血清甲胎球蛋白（AFP）检测:孕妇血清 AFP 升高.排除胎儿畸形、胎盘内出血等后,应考虑胎盘植入。

该方法简单,但特异性不高,可作为筛查手段。

(2) 母体血清肌酸激酶(CK)检测:胎盘植入时,滋养细胞侵入子宫肌层并破坏肌细胞,从而使 CK 释放入母血,CK 升高。

(3) 孕妇血清胎儿 DNA 检测:因胎盘植入时,母胎屏障受到破坏,胎儿细胞经过破坏的母胎屏障渗漏到母体,因而检测孕妇血的胎儿 DNA 有助于诊断胎盘植入。

3. 影像学诊断

(1) 超声诊断:超声检查有以下表现时,对胎盘植入的产前诊断有帮助:①胎盘后方正常子宫肌层低回声带消失或变薄(≤1mm),提示胎盘的异常粘连,这是诊断胎盘植入最敏感的法;②胎盘实质内存在显著的多个无回声腔隙;③子宫和膀胱之间的高回声变薄,不规则,或有局灶性的断裂;④胎盘附着处的子宫浆膜面向外突出,与胎盘回声相同;⑤彩色多普勒和能量多普勒表现为胎盘血管从胎盘底部延伸到子宫肌层或膀胱壁。

(2) 磁共振成像(MRI):可显示在胎盘附着处子宫肌层缺失及侵入肌层的深度。对于子宫后壁和侧壁的肌层来说,它可以获得更好的图像。但由于没有明确的诊断标准,价格较昂贵从而限制了其在临床的应用。

4. 病理学检查　是确诊胎盘植入的方法,不仅可以明确诊断胎盘植入,还可以判定胎盘植入的类型。

(四) 治疗

胎盘植入若处理不当,可能会发生严重的产后大出血,危及产妇生命。治疗胎盘植入的关键在于控制出血和清除植入组织。胎盘部分植入且侵入肌层不深者,强行剥离后仍留有部分胎盘组织在子宫内,反而可能导致剥离面的出血。对于胎盘全部未剥离或部分剥离后无活动性出血,生命体征平稳的产妇,可将胎盘留于原位,继以药物治疗有很高的保守治疗成功率。对于胎盘植入面积大,子宫收缩差,短时间内出血较多的产妇,保守治疗无效时,应果断行子宫切除术。

1. 保守手术治疗

(1) 局部挖除,缝扎止血:剖宫产术中发现胎盘植入,若植入范围小于 8cm,植入深度不超过子宫肌层的 2/3,植入部位未在宫底,出血量不多,可采取植入灶局部切除缝合术,沿植入灶楔形切除胎盘组织,修剪胎组织至子宫壁肌层,用可吸收线行局部"8"字或间断环状缝合出血面。

(2) 子宫压迫缝合术:包括 B-lynch 缝合、Cho 四边形缝合法等。基本原理是通过机械性纵向挤压子宫平滑肌,使子宫壁的弓状血管同时被挤压,血流明显减少、减缓,血流易凝成血栓而止血,同时因血流减少、子宫肌层缺血,能刺激子宫收缩,使血窦关闭而持续止血。

(3) 子宫动脉结扎:可子宫动脉上行支结扎应简单易行,应作为首选的保守性手术方法。首先采用双侧子宫动脉上行支结扎术,观察 15~20 分钟左右,胎盘剥离面仍出血不止尤其是子宫颈内口出血者,即行双侧子宫动脉下行

支结扎术,可以控制 75%~90% 的出血。

(4) 宫腔填塞:对胎盘植入较浅、局部弥散渗血者则可采用宫腔填塞纱条或水囊压迫止血。术后给予广谱抗生素预防感染。填塞 24~48 小时后取出,取出前 30 分钟常规给予缩宫素 20U 静脉滴注,同时做好备血和大出血抢救准备。值得注意的是,宫腔纱布会吸收出血,等意识到出血未止住时,出血量可能已经较大,不易立即判断治疗是否有效。

2. 胎盘留于原位的治疗　该方法是在解剖组织不利条件下,阻止预期出血的一种策略。子宫切开处必须避开胎盘植入的部位,胎儿娩出后,这个植入区域和胎盘被留在原处。术后立即行子宫动脉栓塞可减少直接或晚期出血,但 MTX 或子宫动脉栓塞对于提高保守治疗安全性和胎盘再吸收的作用需要进一步研究。

(1) 全身用药:常用的药物有甲氨蝶呤(MTX)、米非司酮、氟尿嘧啶、天花粉及中药等。联合使用米非司酮及 MTX,有疗效相加的作用,是治疗胎盘植入比较安全有效的方法。

(2) 血管性介入治疗:在补充血容量、备血等条件下,胎盘植入产妇可行子宫动脉栓塞术(uterine artery embolization,UAE)治疗:采用右股动脉穿刺插管,将导管超选择性插入左子宫动脉,注入 MTX 50mg 后用 1mm³ 的明胶海绵颗粒行左子宫动脉栓塞;同法处理右子宫动脉。选择性子宫动脉灌注 MTX 联合 UAE,能使药物直接进入靶器官,提高局部血液中的药物浓度,提高疗效。

(3) 超声引导下 MTX 局部注射:对于产后阴道流血少于月经量,生命体征平稳,无感染征象,无化疗药物禁忌的产妇,在 B 型超声引导下经腹壁向子宫内的胎盘组织注入 MTX,术后监测 hCG 下降情况。该方法操作简单、安全、并发症少,在治疗成功率和不良反应方面都优于全身用药和血管介入性治疗。

(4) 宫腔镜治疗:宫腔镜电切治疗植入性胎盘适用于经过反复清宫、药物保守等治疗均未彻底的胎盘植入产妇。宫腔镜下行清宫术在直视下进行操作,避免了盲目手术,能明确清宫是否彻底,必要时可对植入的胎盘组织行电切术,术中出血相对减少。

3. 子宫切除术　对于病情危重、抢救条件有限或出血过多、植入范围广、保守性手术治疗无效等情况,应立即行全子宫切除术或次全子宫切除术以挽救产妇生命。中央性前置胎盘并胎盘植入子宫下段及宫颈肌层,不宜保留宫颈,应行全子宫切除术。胎盘植入子宫切除指征:①不能修补的植入病灶;②不能控制的产后出血;③实施保守治疗时或治疗后出现不能控制的出血或感染。

(五) 护理措施

1. 注意化疗后的反应,做好 MTX 用药期间护理。

2. 知 MTX 治疗期间禁止母乳喂养,并协助产妇定时排空乳汁防止乳腺炎发生。

3. 监测生命体征变化,每 4 小时测量一次体温,发现异常立即报告医师,遵医嘱用药或行物理降温。重视产妇的主诉如口渴、心慌等大出血前征兆。

4. 密切观察子宫收缩情况,遵医嘱应用缩宫素及止血药,注意阴道出血的量、颜色及是否有血凝块。

5. 因病人抵抗力低,每天给予病室紫外线消毒,并注意预防感冒,同时做好会阴部、口腔、皮肤护理,避免感染。

6. 对于保守治疗无效出现大量出血休克症状时,需配合医师进行快速抢救,做好手术前准备工作。

7. 做好手术病人的术后观察、护理,对子宫切除术后患者,应特别注意其情绪的疏导。

(六)健康宣教

1. 告知高危孕妇,选择有处理能力的医院定期产检的重要性,因为对于粘连性胎盘可能性较高的女性的治疗,分娩前制订计划是非常关键的,包括多学科综合治疗和在配备能够处理大出血和复杂盆腔手术的设施和人员的情况下安排分娩。

2. 指导产妇产后注意阴道出血的色、量、气味等,如出现阴道异常流血和异常分泌物应及时就诊。注意外阴卫生,避免逆行感染。

3. 产褥期禁盆浴、性生活。产后 42 天门诊复查。对保留子宫者要告知其再次妊娠发生胎盘植入的风险,建议注意三年内避孕。

【关键点】

1. 当既往剖宫产史,此次妊娠合并前置胎盘时,发生胎盘粘连或植入的比例会明显升高,是粘连性胎盘最重要的危险因素。

2. 按植入程度不同,胎盘植入可分为:粘连性胎盘、植入性胎盘和穿透性胎盘。

3. B 型超声检查胎盘后方正常子宫肌层低回声带消失或变薄,这是诊断胎盘植入最敏感的方法;病理学检查是确诊胎盘植入的方法。

4. 对于胎盘全部未剥离或部分剥离后无活动性出血,生命体征平稳的产妇,可将胎盘留于原位,继以保守治疗;对于胎盘植入面积大,短时间内出血较多的产妇,保守治疗无效时,应果断行子宫切除术。

(李磊 王静)

四、胎 盘 早 剥

妊娠 20 周后或分娩期,正常位置的胎盘在胎儿娩出前,部分或全部从子宫壁剥离,称胎盘早剥(placenta abrup-

tion)。胎盘早剥是妊娠晚期严重并发症,往往起病急,进展快,如果处理不及时,可危及母儿生命,国内报道其发病率为 0.46%~2.1%,围产儿死亡率为 20.0%~42.8%,15倍于无胎盘早剥者。另外,发病率的高低与分娩后是否仔细检查胎盘有关,轻型胎盘早剥,可无明显症状,易被忽略。

(一)病因

胎盘早剥的发病机制尚未完全阐明,其发病可能与以下因素有关:

1. **血管病变** 胎盘早剥孕妇并发重度子痫前期、慢性高血压、慢性肾脏疾病、全身血管病变者居多。当底蜕膜螺旋动脉痉挛或硬化,引起远端毛细血管缺血坏死以致破裂出血,血液渗入底蜕膜层与胎盘之间,形成血肿导致胎盘自子宫壁剥离。子痫前期较正常妊娠增加 2~4 倍的胎盘早剥风险。

2. **机械性因素** 外伤(特别是腹部直接受撞击)、外转胎位术矫正胎位等可诱发胎盘早剥。此外,脐带过短或缠绕,胎头下降过程中可牵拉胎盘导致剥离。

3. **子宫体积骤然缩小** 双胎妊娠第一胎儿娩出后,或羊水过多破膜时羊水流出过快,使子宫内压骤然降低,子宫突然收缩,胎盘与子宫错位而剥离。

4. **子宫静脉压突然升高** 妊娠晚期或临产后,孕产妇长时间取仰卧位,可发生仰卧位低血压综合征(supine hy-potensive syndrome)。此时巨大妊娠子宫压迫下腔静脉,回心血量减少,血压下降,而子宫静脉淤血,静脉压升高,导致蜕膜静脉床淤血或破裂,而发生胎盘剥离。

5. **其他** 高龄孕妇、不良生活习惯、胎盘位于子宫肌瘤部位、接受辅助生育技术助孕等均有可能增加胎盘早剥发生的机会。

(二)类型

胎盘早剥分为显性、隐性及混合性剥离 3 种(图 7-2-5)。

1. **显性剥离**(revealed abruption)/**外出血** 剥离面积大,继续出血形成胎盘后血肿,使胎盘剥离部分不断扩大,当血液冲开胎盘边缘,沿胎膜与子宫壁之间经宫颈管向外流出。

2. **隐性剥离**(concealed abruption)/**内出血** 若胎盘边缘仍附着于子宫壁上,或胎膜与子宫壁未分离,或胎头固定于骨盆入口,均能使胎盘后血液不能外流,而积聚于胎盘与子宫壁之间。

3. **混合性出血**(mixed type) 由于血液不能外流,胎盘后血液越积越多,宫底随之升高。当出血达到一定程度,血液仍可冲开胎盘边缘与胎膜而外流,形成混合性出血。偶有出血穿破羊膜渗入羊水中成为血性羊水。

发生隐性剥离时,血液积聚于胎盘与子宫壁之间,由于胎盘后血肿的压力加大,使血液浸入子宫肌层,引起肌纤维分离,甚至断裂、变性,当血液浸入子宫肌层至浆膜层时,子宫表面呈现紫色瘀斑,尤以胎盘附着处为著,称子宫胎盘卒中(uteroplacental apoplexy)。卒中后,子宫收缩力减弱,可发生大出血。严重的胎盘早剥,剥离处的胎盘绒毛及蜕膜释放大量组织凝血活酶,进入母体血液循环后激活凝血系统,而导致弥散性血管内凝血(disseminated intravascular coagulation,DIC),在肺、肾等器官内形成微血栓,引起器官缺氧及功能障碍。

（三）临床表现

国外多采用 Sller(1985)分类法,将胎盘早剥分为Ⅰ、Ⅱ、Ⅲ度,而我国则以轻、重两型分类。轻型相当于 Sller Ⅰ度,重型包括 Sller Ⅱ、Ⅲ度(表 7-2-4)。

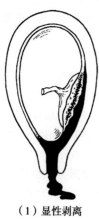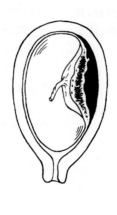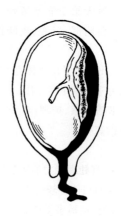

（1）显性剥离　　　（2）隐性剥离　　　（3）混合性出血

图 7-2-5　胎盘早剥的类型

表 7-2-4　Sller 胎盘早剥分度

	Ⅰ	Ⅱ	Ⅲ
剥离面积	小于 1/3	1/3 左右	超过 1/2
出血	外出血为主	无阴道流血或流血不多	大量出血
腹痛	无或轻微腹痛	突然发生的持续性腹痛、腰酸、腰背痛。疼痛程度与胎盘后积血程度成正比	剧烈腹痛
外出血与实际出血关系	成比例	不成比例	基本成比例
休克症状	无	多无	有
腹部检查	子宫软,大小与孕周相符	子宫大于妊娠周数,宫底随胎盘后血肿增大而升高,胎盘附着处压痛明显	子宫硬如板状,宫缩间歇时不能松弛
胎儿情况	胎位清楚,胎心正常	胎位可扪及,胎儿存活	胎位扪不清,胎心消失

1. **轻型**　以外出血为主,胎盘剥离面通常不超过胎盘面积的 1/3,分娩期多见。主要症状为阴道流血,量较多,色暗红,伴轻度腹痛或无腹痛,贫血体征不显著。

腹部检查:子宫软,宫缩有间歇,子宫大小与妊娠周数相符,胎位清楚,胎心率多正常,若出血量多胎心可有改变。腹部压痛不明显或仅有局部轻压痛(胎盘剥离处)。

产后检查见胎盘母体面有凝血块及压迹。有的病例症状与体征均不明显,仅在检查胎盘母体面时发现凝血块及压迹才诊断胎盘早剥。

2. **重型**　以内出血和混合性出血为主,胎盘剥离面超过胎盘面积的 1/3,有较大的胎盘后血肿,多见于重度子痫前期。主要症状是突然发生的持续性腹痛、腰酸、腰背痛,疼痛程度与胎盘后积血多少呈正相关,严重时可出现恶心、呕吐、面色苍白、出汗、脉弱、血压下降等休克征象。可无阴道流血或少量阴道流血及血性羊水,贫血程度与外出血量不相符。

腹部检查:子宫硬如板状,有压痛,以胎盘附着处最显著,若胎盘附着于子宫后壁,则子宫压痛不明显,但子宫比妊娠周数大,宫底随胎盘后血肿增大而增高。偶见宫缩,子宫多处于高张状态,子宫收缩间歇期不能放松,因此胎位触不清楚。若剥离面超过胎盘面积的 1/2,胎儿常因缺氧而死亡。

（四）诊断

1. **临床表现和体征**　胎盘早剥的诊断主要依靠临床表现及体征。轻型孕妇临床表现不典型时,可结合 B 型超声检查判断。重型孕妇出现典型临床表现时诊断较容易。

2. **B 型超声检查**　可协助了解胎盘附着部位及胎盘

早剥的程度,并可明确胎儿大小及存活情况,但 B 型超声对于胎盘早剥的敏感性不高,即使阴性也不可排除胎盘早剥,但可以排除前置胎盘。

3. **实验室检查** 了解贫血程度及凝血功能。

（五）鉴别诊断

充分认识并识别胎盘早剥是改善围产儿及孕产妇预后的关键,应了解病情严重程度,了解有无肝、肾功能异常及凝血功能障碍,并与以下晚期妊娠出血性疾病进行鉴别（表 7-2-5）。

表 7-2-5 胎盘早剥的鉴别诊断

出血性疾病	临床表现
临产	第一产程末期可有少量阴道出血,但量较少,症状和体征出现较慢,伴随有宫口扩张
前置胎盘	一般为无痛性阴道流血,阴道流血量与贫血程度成正比,通过 B 型超声检查可以鉴别
子宫破裂	与重型胎盘早剥鉴别,两者症状极为相似,且子宫破裂常导致胎盘早剥。但子宫破裂常有梗阻性分娩或剖宫产史等诱因
绒毛膜下血肿	诊断较早,通常没有腹痛,存在绒毛膜血肿的女性,其胎盘早剥发生率增加 5 倍以上

（六）并发症

1. **弥散性血管内凝血**（DIC） 重型胎盘早剥特别是胎死宫内孕产妇可能发生 DIC,出现皮下、黏膜、注射部位出血,子宫出血不凝,另有血尿、咯血及呕血现象,对胎盘早剥孕产妇从入院到产后,均应密切观察,结合化验,积极防治。

2. **产后出血** 无论显性及隐性出血,量多时可致休克;子宫胎盘卒中者产后因宫缩乏力可致严重的产后出血;凝血功能障碍也是导致出血的重要原因,必须提高警惕。

3. **羊水栓塞** 胎盘早剥时,剥离面子宫血管开放,破膜后羊水可沿开放的血管进入母血液循环导致羊水栓塞。

4. **急性肾衰竭** 伴子痫前期的胎盘早剥,或失血过多及休克以及发生 DIC 均严重影响肾血流量,造成双侧肾小管或肾皮质缺血坏死,出现急性肾衰竭。

5. **胎儿宫内死亡** 由于胎盘早剥造成胎盘供氧能力下降,新生儿多有不同程度的窒息症状;若胎盘剥离面积大,出血多,胎儿多于宫内缺氧死亡。

（七）处理

1. **纠正休克** 对处于休克状态的危重孕产妇,应立即面罩给氧,积极开放静脉通路,快速补充血容量,输新鲜血,

若发生 DIC,应测中心静脉压以指导补液量。

2. **及时终止妊娠** 胎盘早剥危及母儿生命,其预后与处理是否及时密切相关。一旦确诊重型胎盘早剥,必须及时终止妊娠。当出现以下情况时,应考虑剖宫产终止妊娠:①重型胎盘早剥,特别是初产妇,短时间内不能结束分娩者;②重型胎盘早剥,产妇病情恶化,胎儿已死,不能立即分娩者;③轻型胎盘早剥,出现胎儿窘迫征象,需抢救胎儿者。

3. **预防产后出血** 剖宫产取出胎儿与胎盘后,应及时给予宫缩剂并按摩子宫,宫缩良好可控制出血。若发现为子宫胎盘卒中,在取出胎儿后,子宫肌壁内注射宫缩剂,配以按摩子宫和热盐水纱垫湿热敷子宫,多数子宫收缩转佳。若不奏效,可行双侧子宫动脉上行支结扎,或用可吸收线大 8 字缝合卒中部位的浆肌层,多能止血而保留子宫。若属不能控制的出血,或发生 DIC,应行子宫切除。

4. **早期识别 DIC** 若大量出血且无凝血块,应考虑凝血功能障碍,立即行必要的化验同时按凝血功能障碍处理。在迅速终止妊娠、阻断促凝物质继续入母血液循环的基础上采用抗凝治疗、补充凝血因子等方法,以纠正 DIC。

5. **注意肾功能变化** 若每小时尿量少于 30ml 应及时补充血容量,少于 17ml 或无尿应静注呋塞米 40～80mg,必要时重复。若短期内尿量不增而且血中尿素氮、肌酐、血钾明显增高,CO_2 结合力下降,提示肾衰竭,出现尿毒症,应行血液透析抢救孕妇生命。

（八）护理措施

1. **诊断尚不明确** 胎儿存活且没有胎儿宫内窘迫的证据,可以密切监护,需要时及时干预。包括:①绝对卧床休息,建议左侧卧位,定期间断吸氧;②为病人提供一切生活护理,并给予心理方面的支持;③应密切观察产妇及胎儿情况,及时发现病情变化。

2. **已确诊胎盘早剥** 立即开放静脉通路,做好输液、输血准备。配合医师作好阴道分娩或即刻手术的准备工作,积极准备新生儿抢救器材。

（1）当胎儿死亡或胎龄大小估计分娩后不能成活时,在母亲病情相对稳定,出血不多的情况下,尽量选择阴道分娩,此时母亲的预后与及时足量的补液和输血关系密切。

（2）剖宫产是大多数胎盘早剥终止妊娠的最终方式,对于以显性出血为主,宫口已开大,一般情况较好,估计短时间内能结束分娩者可经阴道分娩。

（3）选择阴道分娩者,先于宫缩间歇期破膜使羊水缓慢流出,用腹带包裹腹部,压迫胎盘使其不再继续剥离,并可促进子宫收缩,必要时静脉滴注缩宫素缩短产程。

（4）分娩过程中,密切观察血压、脉搏、宫底高度、宫缩与出血情况,仔细听取胎心,用胎儿电子监护仪监护。早期发现异常情况及时处理,必要时改行剖宫产。

（5）胎盘娩出后遵医嘱立即肌注宫缩剂同时给予按摩子宫处理，预防产后出血，必要时遵医嘱做好切除子宫的术前准备。

（6）未发生出血者，产后仍应及时进行生命体征的观察，预防晚期产后出血。

（7）应密切观察凝血功能，以防 DIC 的发生，及时纠正凝血功能障碍。观察尿量，防止肾衰竭。

3. 产褥期的护理　加强营养，积极纠正贫血；勤换会阴垫并保持外阴清洁，以防止感染。根据孕妇身体情况给予母乳喂养指导，死产者及时给予退乳措施，可在分娩后24 小时内尽早服用大量雌激素，同时紧束双乳，少进汤类，水煎生麦芽当茶饮，针刺足临泣、悬钟穴位。

（九）健康宣教

1. 向孕产妇及家属宣传预防保健知识，避免多产、多次刮宫、引产等引起的宫内感染，减少子宫内膜损伤或子宫内膜炎。

2. 为期待疗法的孕妇应对其提供有关治疗和护理的知识，帮助其严格遵守医嘱护理，学习掌握自数胎动、自我监护的方法。

3. 告知妊娠期高血压疾病以及慢性肾炎的孕妇，应加强孕期保健，防止外伤、避免性生活、避免长时间仰卧位。

临床思考 7-2-4

初产妇，22 岁，妊娠 36 周。产前检查无特殊。因自觉腹胀来就诊。检查：HR 110 次/分，BP 160/105mmHg。胎儿心率持续在 170bpm 左右。产科检查：子宫张力高，宫底压痛明显。胎膜未破，宫口未开。请思考：

1. 目前的诊断是什么？

2. 主要治疗是什么？

【关键点】

1. 胎盘早剥国内分为轻型与重型，胎盘早剥围产儿死亡风险显著增加。

2. 胎盘早剥主要临床表现为阴道出血，伴有腹痛及宫缩，部分重型胎盘早剥孕产妇可出现休克症状，阴道流血与休克症状不相符。

3. 胎盘早剥可以引起严重的母儿并发症，因此尽早识别是改善预后的关键，剖宫产是大多数胎盘早剥终止妊娠的最终方式。

4. 胎盘早剥处理的要点是纠正休克、及时终止妊娠、早期预防及识别凝血功能障碍及脏器功能损害。

（李磊　王静　彭婷）

第三节　妊娠相关疾病

一、妊娠剧吐

与孕早期常见的恶心呕吐不同，妊娠剧吐（hyperemesis gravidarum）是指孕妇在妊娠早期出现频繁恶心呕吐，引发脱水、电解质紊乱及代谢性酮症酸中毒，严重者可导致多器官衰竭和孕妇死亡，其发病率为 0.3%～3%。恶性呕吐（pernicious vomiting）是指极为严重的妊娠剧吐。

（一）病因

至今还不十分清楚，应该是受多因素影响的，可能与以下因素有关：

1. **激素变化**　目前认为妊娠剧吐与血中 hCG 水平增高关系密切。研究发现，早孕反应的发生和消失过程与孕妇血 hCG 的升降时间相符；孕 9～12 周血 hCG 水平达高峰时，呕吐最严重；多胎妊娠、葡萄胎患者 hCG 水平显著增高，呕吐发生率增高，发生的时间提早，症状较重；妊娠终止后，呕吐消失。但症状的轻重，个体差异很大，不一定和 hCG 成正比。此外，孕妇体内的雌孕激素、胎盘血清素、甲状腺素、促肾上腺皮质激素、泌乳素和皮质醇等激素，都可能与妊娠剧吐的发生有关。

2. **精神、社会因素**　临床上观察到有些神经系统功能不稳定、精神紧张的孕妇，妊娠剧吐多见，说明本病可能与大脑皮层及皮层下中枢功能失调，致使下丘脑自主神经系统功能紊乱有关。

3. **幽门螺杆菌**　幽门螺杆菌可加剧由激素介导的胃神经和电生理功能变化，加重妊娠剧吐的症状和持续时间。研究发现，90% 的妊娠剧吐孕妇胃中幽门螺杆菌血清学试验呈阳性，明显高于无症状的孕妇。

4. **其他**　维生素缺乏，尤其是维生素 B$_6$ 的缺乏可导致妊娠剧吐。此外，基因对妊娠剧吐的发生可能也起了一定作用。

（二）临床表现

妊娠剧吐多见于年轻初孕妇。一般在停经 40 天前后出现。初为早孕反应，逐渐加重，发展至妊娠剧吐。患者可因肝、肾功能受损出现黄疸，血胆红素和转氨酶升高，尿素氮和肌酐增高，尿中出现蛋白和管型；眼底检查可发现视网膜出血，若病情继续发展，患者可出现意识模糊及昏睡状态。多数出现以下症状：

1. **恶心、呕吐**　几乎所有的妊娠剧吐均发生于孕 9 周以前。恶心、呕吐等早孕反应频繁出现，逐渐加剧，直至呕吐频繁不能进食，呕吐物中有胆汁或咖啡渣样物。

2. **水、电解质紊乱**　由于严重呕吐，引起失水及电解质紊乱，氯、钠、钾离子大量丢失。患者可因失水而出现皮肤、黏膜干燥，眼球下陷，脉搏增快，体温轻度升高，甚至血压下降,血红蛋白及血细胞比容升高,尿量减少,比重增加。

3. **体重下降** 患者明显消瘦,体重较妊娠前减轻至少5%,极度疲乏;甚至不能自行站立和行走。

4. **酸、碱平衡失调** 可出现饥饿性酸中毒,呕吐物中胃酸的丢失可致碱中毒和低钾血症。由于长期饥饿,机体动用脂肪组织供给能量,导致脂肪代谢中间产物酮体的积聚,引起代谢性酸中毒,由此又可加剧胃肠道症状,出现恶性循环。

5. **脏器功能损伤** 若呕吐严重,持续多日不能进食,肝功能可受累使转氨酶升高,严重者可出现黄疸。此外,因严重缺乏营养,血管脆性增加,可致视网膜出血,脑功能损害。极严重者出现嗜睡、意识模糊、谵妄甚至昏迷、死亡。

(三) 诊断及鉴别诊断

根据病史、临床表现及妇科检查,诊断并不困难。但诊断前必须首先需确定是否妊娠,以排除葡萄胎引起剧吐的可能;同时需要仔细询问病史,排除可能引起类似症状的其他疾病,如胃肠炎、消化道溃疡、胆道疾病、胰腺炎、急性病毒性肝炎、神经系统疾病、药物中毒或过敏反应等。为了解病情轻重,除临床表现外,可结合以下检查。

1. **尿液检查** 尿酮体检测阳性,尿量减少、尿比重增加,肾功能受损者可出现蛋白尿及管型尿。

2. **血液检查** 因血液浓缩致血红蛋白水平升高,可达150g/L以上,红细胞比容达45%以上。血清钾、钠、氯水平降低,肝酶水平可能升高,但通常不超过正常上限值的4倍或300U/L;血清胆红素水平升高,但不超过4mg/dl。血浆淀粉酶和脂肪酶水平升高可达正常值5倍;若肾功能不全则出现尿素氮、肌酐水平升高。

3. **动脉血气分析** 可了解血液pH、碱储备及酸碱平衡情况。

4. **眼底检查** 了解有无视网膜出血和视神经炎。

5. **心电图** 了解有无低钾血症和心肌缺血。

6. **MRI** 一旦出现神经系统症状,可采用MRI头颅检查以排除其他的神经系统病变。

(四) 并发症

1. **甲状腺功能亢进** 由于β-hCG的β亚单位结构与TSH化学结构相似,妊娠后β-hCG水平升高,刺激甲状腺分泌甲状腺激素,继而反馈性抑制TSH水平,因此60%~70%的妊娠剧吐孕妇可出现短暂的甲状腺功能亢进常为暂时性,不超过孕20周,多数并不严重,一般不需要使用抗甲状腺药物。若妊娠剧吐的妇女,仅表现为促甲状腺激素(TSH)水平下降或游离T_4水平升高,而无甲状腺疾病本身的证据,不诊断为甲状腺功能亢进。

2. **Wernicke综合征** 一般在妊娠剧吐持续3周后发病,为严重呕吐引起维生素B_1严重缺乏所致。主要表现为眼肌麻痹,眼球震颤,视力障碍,躯干共济失调,急性期言语增多,步态及站立姿势异常和遗忘性精神症状。若病情继续发展,可致患者精神迟钝、意识模糊、甚至陷入昏迷状态。

Wernicke综合征是一种严重的并发症,但由于发病率较低及临床缺乏对本病的足够认识,且Wernicke综合征常发生在妊娠剧吐持续较长时间后,其症状容易被妊娠剧吐的症状所掩盖,增加了本病早期诊治的困难,误诊和漏诊率较高。一旦发生,若不及时治疗,患者死亡率可达50%。

3. **出血倾向** 妊娠剧吐造成的营养素摄入不足,可导致维生素K缺乏,并伴有血浆蛋白及纤维蛋白原减少,孕妇出血倾向增加,可表现为鼻出血、骨膜下出血,甚至视网膜出血。

(五) 处理

对于妊娠剧吐患者的治疗原则是:心理支持、纠正水电解质紊乱及酸碱失衡、补充营养、防治并发症。

1. **心理支持** 对妊娠剧吐者,应给予安慰,注意其精神状态,了解其思想情绪,解除顾虑。多数病人因害怕呕吐而不敢进食,应加强心理疏导,告知饮食营养对胎儿健康发育的重要性,激发其做母亲的力量和信心。

2. **饮食指导** 妊娠后服用多种维生素可以减轻妊娠恶心、呕吐,尽量避免接触容易诱发呕吐的有气味或刺激性的食品或添加剂。避免早晨空腹,鼓励少量多餐,避免过饱;饮水至于两餐之间、进食清淡易消化、干燥及高蛋白的食物,食用生姜可有助于止吐。对于不能进食者,可采用鼻胃管肠内营养或肠外静脉营养治疗;对于需要禁食者,待情况好转后,可少量进食流质或半流质,后逐步恢复至正常饮食。

3. **补充液体** 对于严重呕吐者,至严重脱水、电解质紊乱、酸碱失衡的患者,应住院治疗,先禁食2~3天,通过补液进行营养支持和治疗。根据尿量进行补液,一般每天补液总量为3000ml,维持每天尿量≥1000ml。补液可选择5%或10%的葡萄糖液、葡萄糖盐水、生理盐水及平衡液等,首先滴注葡萄糖。补液中适量加入电解质,以维持渗透压的平衡;对于营养不良者,可选择滴注必需氨基酸和脂肪乳等营养液。

4. **纠正电解质紊乱** 根据实验室检查结果,决定电解质补充的方案。

(1) 纠正低血钠:轻度缺钠,可选用生理盐水进行补液;若严重缺钠,可用3%~5%的高渗盐水补充。

(2) 纠正低血钾:建议每天补钾3~4g,严重低钾血症时可补钾至6~8g/d。补钾过快可能发生高钾血症,应加强监测,一般建议每小时补充0.75g为宜。注意"见尿补钾",原则上每500ml尿量补钾1g较为安全。

 快速实践指导 7-3-1

纠正低血钾症:

1. 补钾四不宜

(1) 不宜过早,见尿补钾。

（2）不宜过浓，不超过 0.3%。

（3）不宜过快，每小时不宜超过 0.75g。

（4）不宜过多，每天不超过 5g。

2. 缺钾引起严重快速室性异位心律失常的处理

（1）高钾盐浓度（0.5%甚至 1%），先快后慢，1.5g/h起，补钾量 10g/d 或以上。

（2）严密动态监测指标心电图、血钾、24 小时尿钾等指标。

3. 不良反应预防及处理

（1）静脉炎及疼痛：钾离子是致痛因子，可诱发疼痛反射，易因自身物理刺激造成静脉炎。选择粗直、弹性好、回流畅的静脉；减缓滴速，必要时热敷缓解疼痛。

（2）高钾血症：①立即停止补钾，避免用含钾饮食、药物及保钾利尿药，可口服聚磺苯乙烯；②静脉输注高浓度葡萄糖注射液加胰岛素，每20g 葡萄糖加胰岛素 10U；③发生代谢性酸中毒者，立即静滴 5% 碳酸氢钠注射液；④应用钙剂，降低细胞膜的通透性，同时减轻钾离子对心脏的抑制作用；⑤伴有肾衰竭的严重高钾血症，可行血透或腹透；⑥应用袢利尿药，必要时同时补充生理盐水。

5. 纠正酸中毒　酸中毒产生的主要原因是由于糖的缺乏，体内消耗脂肪维持代谢，产生大量酮体。因此补充葡萄糖后，酸中毒一般可以得到纠正。严重者，应根据血二氧化碳结合力值或血气分析结果，静脉滴注碳酸氢钠溶液。

6. 药物治疗　药物选择的原则是根据药物的有效性和安全性循序用药。输液中可加入维生素 C 及维生素 B_6，同时肌注维生素 B_1。对于症状较重者，可使用止吐药如甲氧氯普胺、氯丙嗪、多西拉敏等减轻恶心、呕吐症状。

快速实践指导 7-3-2

止吐药的使用：

1. 分类

（1）维生素：吡哆醇，即维生素 B_6。

（2）组胺 H_1 受体拮抗剂：多西拉敏、苯海拉明、美克洛嗪、茶苯海明。

（3）多巴胺受体拮抗剂：丙氯拉嗪、氯丙嗪、甲氧氯普胺、异丙嗪、氟哌利多。

（4）5-羟色胺受体拮抗剂：恩丹西酮、格雷司琼。

（5）组胺 H_2 受体拮抗剂：雷尼替丁、西咪替丁。

（6）糖皮质激素：甲泼尼龙、泼尼松龙、氢化可的松。

2. 用药流程：

（1）口服维生素 B_6 10～25mg，tid。

（2）呕吐无改善，加用苯海拉明 50～100mg，qid，口服

或直肠用药。

（3）在上述用药基础上，视呕吐程度和有无脱水，加用止吐药物。

1）无脱水：甲氧氯普胺 5～10mg，q8h，口服、肌内注射或静脉滴注；恩丹西酮 4～8mg，q12h，口服或肌内注射；异丙嗪 12.5～25mg，q4h，肌内注射或口服，也可直肠用药。

2）有脱水：多选用静脉用药。

（4）上述止吐药物无效：加用甲泼尼龙，16mg，q8h，连用 3 天，静脉滴注或口服。

7. 终止妊娠　若经上述治疗，若病情不见好转，反而有加重趋势，出现以下情况时，应考虑终止妊娠：①体温持续高于 38℃；②卧床休息时心率＞120bpm；③持续黄疸或蛋白尿；④出现多发性神经炎及神经性体征；⑤有颅内或眼底出血经治疗不好转者；⑥出现 Wernicke 脑病。

（六）护理措施

除了生理因素外，社会心理因素也是引起妊娠剧吐的重要原因，因此对助产士而言，除了常规的护理、观察和饮食指导外，对产妇及其家属的心理指导也显得至关重要。

评估孕妇对此次妊娠的态度，妊娠知识的了解，其饮食生活习惯，家庭的理解与支持，是否对早孕反应引起剧吐不能进食而担心影响胎儿发育的忧虑和恐惧心理等，耐心与孕妇交流，并针对孕妇不同的心理，给予不同的心理疏导，使孕妇增强信心。

对于部分孕妇因反应强烈，担心因呕吐不能进食而影响胎儿的发育，针对这种情况我们应该向孕妇介绍胎儿发育过程及孕期保健等知识，告知在不能进食情况下可静脉补液纠正脱水及补充各种营养物质，指导孕妇调节情绪平安度过妊娠反应期。

部分家属因目睹孕妇频繁孕妇呕吐不能进食，担心孕妇的健康及腹中胎儿受到影响，情绪不能自控表现出强烈紧张、焦虑状态并对孕妇造成影响加重孕妇的呕吐症状。因此通过和家属交流，使其能稳定情绪，多用鼓励性语言关爱孕妇，共同度过妊娠反应期。

（七）健康宣教

1. 保持心情舒畅，劳逸有度。保持口腔清洁，呕吐后用淡盐水漱口，及时清除呕吐物，并注意观察呕吐物的色、质、量及尿量进食量等。

2. 饮食宜清淡富有营养，易于消化，随喜好选择食物，少量多餐。避免油腻生冷及刺激性气味的食物。可选择橘子、橙子、杨梅、樱桃、苹果等新鲜水果，它们不但香味浓郁而且营养丰富，可减轻妊娠剧吐。

3. 保持大便通畅，便秘时可予蜂蜜调服，避免增加腹压，加重呕吐或者诱发宫缩而导致流产或早产。

4. 助产士、产科医师需要密切监控孕期情况，应该有足够的支持和指导。

【关键点】

1. 妊娠剧吐的临床特点是频繁呕吐,有脱水表现,体重较孕前减轻 5% 以上,出现尿酮体。诊断需要排除引起呕吐的其他疾病。

2. Wernicke 综合征是妊娠剧吐的严重并发症,其症状容易被妊娠剧吐的症状所掩盖,增加了本病早期诊治的困难,误诊和漏诊率较高。一旦发生,若不及时治疗,患者死亡率可达 50%。

3. 对于妊娠剧吐患者的治疗原则是,心理支持、纠正水电解质紊乱及酸碱失衡、补充营养、防治并发症。

(李磊 王静 张斌)

二、早 产

早产(premature delivery,PTD)是围产医学中一个重要、复杂而又常见的妊娠并发症,发生率为 5%~15%。由于早产儿各器官发育尚不够成熟,约有 15% 于新生儿期死亡,其中最主要的原因是呼吸窘迫综合征。除去致死性畸形,75% 以上围产儿死亡与早产有关,是围产儿死亡的首要原因。

(一) 定义

1935 年美国儿科学会提出,凡活产新生儿体重 ≤ 2500g 者为早产。但由于发生胎儿生长受限时,孕龄和胎儿实际体重之间差异较大,1961 年世界卫生组织将妊娠不足 37 周分娩者定义为早产。但对于早产的低限,目前仍然没有统一,这与不同地域的医疗水平相关。我国将早产定义为妊娠满 28 周至不满 37 周间分娩者,此时期娩出的新生儿称早产儿。而一些西方发达国家,由于其医疗技术先进,可以使得更小孕周、更低体重的新生儿在宫外存活,因此,将早产的低限提前至 24 周,甚至 20 周。

(二) 分类

1. 根据原因分类 早产可分为自发性早产和干预性早产。

(1) 自发性早产(spontaneous preterm labor):约占早产总数的 75%。自发性早产往往是自然临产,约 70%~80% 的自发性早产无法控制。导致自发性早产的原因包括病理、生理、心理、环境等各方面因素,其中最主要的原因是胎膜早破相关的早产、感染、胎膜病变以及宫颈功能不全。

(2) 干预性早产或治疗性早产(preterm birth for medical and obstetrical indications):指产妇并发前置胎盘、胎盘早剥等产前出血、产科并发症、子痫前期、子痫等妊娠期特有疾病、妊娠合并内外科疾病、胎儿宫内窘迫等原因,为了母儿安全需要提前终止妊娠而导致早产者。

2. 根据孕龄分类 根据孕龄不同可分为极早早产、早期早产和轻型早产 3 类。

早产儿的预后与孕龄密切相关,孕龄 24 周时围产儿死亡率高达 80%,而当孕龄达 30 周时,其死亡率可降至 10%。因此,按孕龄进行分类,能够更准确地反映出不同阶段新生儿的存活率,可预测加强新生儿护理治疗所需要的技术要求及费用,并评估对早产儿远期健康和功能障碍的影响。

(1) 极早早产(extremely preterm birth):发生在妊娠 20~28 周的早产,约占 5%。

(2) 早期早产(early preterm birth,EPB):发生在妊娠 28~32 周的早产,约占 10%。

(3) 轻型早产(mild preterm birth):发生在妊娠 32~36 周的早产,约占 85%。有学者又将 32~36 周进一步划分成为两个亚组,将 32~34 周前的早产成为中型早产(moderate preterm birth),而将 34~36 周的早产才称为轻型早产。

(三) 病因

1. 感染 80% 的 30 周前的早产都是由于感染引起的。最常见的原因是下生殖道和泌尿道感染,从而造成上行性的宫内感染,包括羊水、胎膜、胎盘和胎儿的感染。主要病原菌为:B 族链球菌、大肠埃希菌、解脲支原体等毒力相对较低的条件致病菌。

2. 胎膜早破 30%~40% 的早产与胎膜早破有关,而大多数的胎膜早破与感染有关。

3. 孕妇因素 部分早产与孕妇自身身体状况有关。

(1) 孕妇合并急性或慢性疾病:如病毒性肝炎、急性肾盂肾炎、急性阑尾炎、妊娠期肝内胆汁淤积症、严重贫血、慢性肾炎、妊娠高血压综合征、心脏病、性传播疾病及重度营养不良等。

(2) 子宫畸形:包括双子宫、双角子宫及纵隔子宫等;此外,妊娠合并子宫肌瘤也易发生早产。

(3) 宫颈功能不全:宫颈功能不全是导致妊娠晚期流产的主要原因,同时也是造成早产的主要原因。大多数宫颈功能不全是由于宫颈的外科创伤所致。

(4) 不良生活习惯:孕妇吸烟或酗酒除了会影响胎儿的生长发育,亦会增加早产的机会。

4. 胎盘因素 双胎妊娠、羊水过多等导致子宫过度膨胀,或胎盘功能不全、前置胎盘及胎盘早剥等胎盘因素,可能造成早产。

(四) 预测

早产的预测意义重大,主要有:①对于有自发性早产高危因素的孕妇,在妊娠 24 周后定期预测,有助于评估早产的风险,及时处理;②对 20 周后宫缩异常频繁的孕妇,通过预测可以判断是否需要使用宫缩抑制剂,避免过度用药。

可用以下指标来确定患者是否需要预防性应用特殊类型的孕酮或者宫颈环扎术。

1. 前次晚期自然流产或早产史 但不包括治疗性晚

期流产或早产。

2. 阴道超声检查 妊娠24周前阴道超声测量宫颈管长<25mm。目前不推荐对早产低风险人群常规筛查宫颈管长。对于高危人群,强调以标准化方法测量宫颈管长:①排空膀胱后经阴道超声检查;②探头置于阴道前穹隆,避免过度用力;③标准矢状面,将图像放大到全屏的75%以上,测量宫颈内口至外口的直线距离,连续测量3次后取其最短值。宫颈漏斗的发现并不能增加预测敏感性。

3. 阴道后穹隆分泌物胎儿纤连蛋白(fetal fibronectin, fFN)检测 妊娠25~35周进行,一般以fFN>50ng/ml为阳性,提示早产风险增加。因阳性预测值低,且基于此进行的干预研究未能明显改善围产儿结局,故在2012年美国妇产科医师协会(ACOG)发表的两个早产相关指南,均不推荐使用该方法预测早产或作为预防早产用药的依据。

(五) 临床表现及诊断

早产的临床表现主要是子宫收缩,最初为不规则宫缩,注意与生理性宫缩鉴别;常伴有少许阴道流血或血性分泌物,以后可发展为规则宫缩,与足月临产相似,宫颈管先逐渐消退,后扩张。胎膜早破的发生较足月临产多。根据早产的临床阶段,可分为先兆早产、早产临产和难免早产。

1. 先兆早产 凡妊娠28~36^{+6}周,孕妇出现下腹坠胀、腰背痛、阴道分泌物增多等症状。每小时宫缩≥4次,压力<10~15mmHg,但宫颈尚未扩张,而经阴道超声测量宫颈管长≤20mm,诊断为先兆早产。

2. 早产临产 在先兆早产的基础上,出现规律宫缩(指每20分钟4次、持续30秒以上),同时宫颈管进行性缩短(宫颈缩短≥75%),伴有宫口扩张≥2cm,则可诊断为早产临产。

3. 难免早产 规律宫缩不断加强,早产临产进一步发展,宫口扩张至≥3cm,则可诊断为难免早产。

(六) 处理

若胎儿存活,无胎儿窘迫、胎膜未破,应设法抑制宫缩,尽可能继续维持妊娠。若胎膜已破,早产已不可避免时,应尽力设法提高早产儿的存活率。

1. 卧床休息 宫缩较频繁,但宫颈无改变,阴道分泌物fFN阴性,不必卧床和住院,只需适当减少活动的强度和避免长时间站立即可。宫颈已有改变的先兆早产者,需住院并相对卧床休息。推荐左侧卧位,以增加子宫血液循环,降低子宫活性,使子宫肌松弛,从而减少自发性子宫收缩,同时还可改善胎儿供氧。慎做肛查和阴道检查,积极治疗合并症。

2. 促胎肺成熟 糖皮质激素的作用是促进胎肺成熟,同时也能促进胎儿其他组织发育。对于治疗性早产前或有早产风险的孕妇,应用糖皮质激素可以降低早产儿发生呼吸窘迫综合征、脑室出血、新生儿坏死性小肠结肠炎的风险,降低新生儿死亡率,同时不增加感染率。可在分娩前给

予孕妇地塞米松5mg肌内注射,12小时重复1次,共4次。若早产临产,来不及完成完整疗程者,也应单剂给药。值得注意的是,多疗程应用可能对胎儿神经系统发育产生一定影响,所以,不推荐产前反复、多疗程应用。

3. 抑制宫缩 先兆早产者,通过适当控制宫缩,能明显延长孕周,早产临产患者,宫缩抑制剂虽不能阻止早产分娩,但可能延长孕龄3~7天,为促胎肺成熟治疗和宫内转运赢得时机。个体化选择宫缩抑制剂,同时应注意对孕妇及胎儿带来的不良反应。常用的宫缩抑制剂有:β$_2$-肾上腺素受体激动剂、钙拮抗剂、前列腺素合成酶抑制剂和缩宫素拮抗剂等。

(1) β$_2$-肾上腺素受体激动剂:这类药物可激动子宫平滑肌中的β$_2$-受体,抑制子宫平滑肌收缩,减少子宫的活动而延长孕周。但其副作用较多,主要有母胎心率增快、心肌耗氧量增加、血糖升高、水钠潴溜、血钾降低等,严重时可出现肺水肿、心衰,危及母亲生命。因此用药期间应密切观察母胎情况,同时对于合并心脏病、高血压、未控制的糖尿病、重度子痫前期、明显的产前出血等孕妇的用药,应慎重考虑。目前常用药物有利托君(ritodrine),具体用法为:100mg利托君加于5%葡萄糖液500ml中,开始时以0.05mg/min的速度静滴,以后每隔10~15min增加0.05mg,直至0.35mg/min滴速,待宫缩抑制后至少持续滴注12小时,再逐渐减量至改为口服10mg,每天4次。

用药期间需密切观察孕妇主诉及心率、血压、宫缩变化,限制静脉输液量(不超过2400ml/d),动态监测尿量及心绞痛症状。若患者心率>120bpm,应减低滴数,如心率>140bpm,应停药,如出现胸痛,应立即停药并进行心电监护。长期用药者应监测血钾、血糖、肝功能和超声心动图。

(2) 硫酸镁:近年来不提倡用硫酸镁抑制宫缩,建议孕32周前有分娩风险孕妇应用硫酸镁以降低存活儿的脑瘫率。

(3) 前列腺素合成酶抑制剂:前列腺素有刺激子宫收缩和软化宫颈的作用,前列腺素合成酶抑制剂可抑制前列腺素合成酶、减少前列腺素的合成或抑制前列腺素的释放以抑制宫缩。常用药物有吲哚美辛及阿司匹林等。由于药物可通过胎盘抑制胎儿前列腺素的合成与释放,使胎儿体内前列腺素减少,而前列腺素有维持胎儿动脉导管开放的作用,缺乏时导管可能过早关闭而致胎儿血液循环障碍。因此,此类药物已较少应用,必要时仅能短期(不超过1周)服用。

(4) 钙拮抗剂:主要作用在于抑制钙进入子宫肌细胞膜,抑制缩宫素及前列腺素的释放,子宫肌因而松弛,达到治疗早产的效果。此类药物中,药效最强的是硝苯地平。常用硝苯地平首剂30mg口服,或10mg舌下含服,间隔20分钟一次,连续4次。90分钟后改为10~20mg/4~6h口服,或10mg/4~6h舌下含服,应用不超过3天。硝苯地平

可致外周血管扩张、房室传导减慢及随后的反射性心动过速、头痛、皮肤潮热以及子宫胎盘血流量降低等副作用,应密切观察孕妇的心率和血压。已使用硫酸镁者慎用,防止血压急剧下降。有心脏病、肾病和低血压者禁用。

(5) 缩宫素拮抗剂:和其他药物相比,催产素受体拮抗剂对子宫就有更高的特异性,对胎儿及母体的副作用均较其他抗早产药物少,且程度较轻。阿托西班为催产素类似物,可直接与催产素竞争催产素受体,从而直接抑制了催产素作用于子宫;同时阿托西班可以抑制磷脂酰肌醇的水解作用,阻断第二信使的生成以及钙离子的活动,从而间接抑制了子宫对催产素的反应,使子宫收缩得到抑制。

目前阿托西班的单药应用方法有三种:①6.5mg 静推＋ 300μg/min 静滴(持续 3 小时)＋ 100μg/min 静滴(维持);②2mg 静推 ＋ 100μg/min 静滴(维持);③300μg/min 静滴(持续);并均在宫缩完全抑制后 4～5 小时停用。这三种方法均可有效抑制宫缩,以第一种最常用。

4. 控制感染　感染是早产的重要原因之一,应对未足月胎膜早破、先兆早产和早产临产者进行阴道分泌物检查,阳性者根据药敏试验选择对胎儿安全的抗生素。对于未足月胎膜早破或先兆早产胎膜已破者,应常规预防性使用抗生素;但对于胎膜完整的早产,使用抗生素不能预防早产,除非分娩在即,且下生殖道 GBS 检测阳性,否则不推荐常规应用抗生素。

5. 心理调节　产妇担心胎儿情况,常表现出强烈紧张、焦虑,护士应仔细讲解有关早产的知识,耐心与孕妇交流,并针对孕妇不同的心理,给予不同的心理疏导,使孕妇增强信心。

6. 终止早产的指征　下列情况,需终止早产治疗:①宫缩进行性增强,经多种药物治疗无法控制,早产不可避免;②有宫内感染者;③衡量母胎利弊,继续妊娠对母胎的危害大于胎肺成熟对胎儿的好处;④孕周已达 34 周,如无母胎并发症,可停用抗早产药,顺其自然,不必干预,只需密切监测胎儿情况即可。

 临床思考 7-3-1

孕妇 A,25 岁,G₁P₀,妊娠 33 周,因阴道流水 5 小时,规律宫缩 4 小时入院。体格检查:BP 110/70mmHg,HR 90bpm,T 37.2℃。产科检查:胎膜已破,宫口扩张 2cm,胎心率 140bpm。请问目前的处理包括什么?

(七) 分娩方式的选择

当早产不可避免时,合理选择早产的分娩方式,将有利于新生儿的结局及产妇的预后。但目前临床对于早产儿的分娩方式仍有争议。对于新生儿,早产儿各器官发育不成熟,对宫缩压力和缺氧的耐受性较差,阴道分娩时容易造成新生儿窒息;可对于母亲而言,剖宫产也是一种巨大的伤害,因此,选择何种方式需要结合具体情况综合分析,选择对于母儿都有利的分娩方式。

对于存在产科剖宫产指征者,如臀位、中央性前置胎盘等,在估计早产儿有存活可能的情况下,应选择剖宫产终止妊娠。对于其他无明确剖宫产指征者,可根据不同孕周选择合适的分娩方式:

1. 极早早产　随着医疗水平的提高,部分<28 周的超低体重儿也能够存活。但是这类早产儿,并发症多且严重,生存率极低,且有可能存在长期神经功能受损的后遗症。因此,应充分考虑到极不成熟早产儿的生命质量问题,侧重于减少对产妇的损伤,而选择阴道分娩。

2. 早期早产　从妊娠 28 周开始,胎肺表面活性物质开始增多,此时胎儿的存活率明显增高,但是妊娠<32 周的早产儿胎肺和神经系统发育仍然极不成熟。对于这一时期的早产儿,常规剖宫产并不能降低早产儿的发病率和病死率,但是应尽早转诊到有能力救治新生儿的三级医院,同时加强产时监护,有明确剖宫产指征时选择手术分娩。

3. 轻型早产　32 周后的早产儿,其生存率明显增高,可在严密产程监测下选择阴道分娩。

(八) 分娩期的管理

1. 早产儿尤其是<32 孕周的极早早产儿需要良好的新生儿救治条件,故对有条件者可转到有早产儿救治能力的医院分娩。

2. 产程中应给孕妇吸氧,持续胎心监护,密切观察胎心变化,明确早产儿胎心监护的特点,有利于及早识别胎儿宫内缺氧。

3. 分娩镇痛以硬脊膜外阻滞麻醉镇痛相对安全;临产后避免应用吗啡、哌替啶、乙醚等抑制新生儿呼吸中枢的药物。

4. 早产儿颅内出血的风险明显高于足月儿,接产时需动作轻柔,但不提倡常规会阴侧切。

5. 阴道手术产可能增加早产儿颅内出血的风险,应在权衡利弊的情况下,谨慎选择。

6. 早产剖宫产时,子宫下段往往形成不良,选择子宫切口时应慎重,同时由有经验的医师实施手术。

7. 在新生儿娩出前必须准备好一切抢救物品和人员,保证复苏工作的及时、有效。

8. 出生后将新生儿躯体稍低于胎盘水平,适当延长30～120 秒后断脐,可减少约 50% 的新生儿脑室内出血和新生儿输血的需要。

9. 多数患者在分娩前应用过宫缩抑制剂,分娩后应积极预防产后出血。

10. 感染是导致早产的主要原因,产后应积极预防感染,建议常规胎盘病理检查。

快速实践指导 7-3-3

早产儿胎心监护特点：

1. 应特别重视胎心率基线升高、基线变异性降低或胎动有关的变异减速。

2. 胎儿窘迫时易出现胎儿心动过速，而不是足月妊娠常发生的减速。

3. 可在无明显的胎心率改变时易出现酸中毒，且易发生较严重的神经系统损伤。

4. 变异减速的发生率较高，但当基线和变异性正常时围产儿预后往往良好。

5. 胎心监护出现明显异常时，病情加重速度快，应尽快结束分娩。

（九）早产的预防

积极预防早产是降低围产儿死亡率的重要措施之一。

1. 定期产前检查，指导孕期卫生，积极治疗泌尿道、生殖道感染，孕晚期节制性生活，以免胎膜早破。对早产高危孕妇，应定期行风险评估，及时处理。

2. 加强对高危妊娠的管理，积极治疗妊娠合并症及预防并发症的发生，减少治疗性早产率，提高治疗性早产的新生儿生存率。

3. 已明确宫颈功能不全者，应于妊娠 14～18 周行宫颈环扎术。

4. 对怀疑宫颈功能不全，尤其是孕中、晚期宫颈缩短者，可选用：①黄体酮阴道制剂：100～200mg 每晚置阴道内，从妊娠 20 周用至 34 周，可明显减少 34 周前的早产率。②宫颈环扎术：在孕 14～18 周时进行。宫颈功能不全者建议预防性环扎，如有流产早产史，此次宫颈管缩短者可考虑环扎。如宫颈功能不全在孕中期后宫口已开张，甚至宫颈外口已见羊膜囊脱出，可采用紧急宫颈环扎术作为补救，仍有部分患者可延长孕周。③子宫托：近年有报道，用子宫托可代替环扎术处理孕中期以后宫颈缩短的宫颈功能不全患者。

各种预防措施主要针对单胎妊娠，对多胎妊娠尚缺乏充足的循证医学证据。

（十）健康宣教

1. 做好孕期保健工作，指导产妇加强营养，保持平静的心情，避免诱发宫缩的活动，如抬举重物、性生活等。

2. 指导产妇及家属识别早产的征象，出现临产征兆及时就诊。

3. 产后指导出院后注意休息，加强营养，增加抵抗力。对胎儿死亡者指导产妇采取回奶措施，嘱咐产后 42 天到产科门诊复查，指导其采取合适的避孕措施，保持外阴清洁，预防感染。

【关键点】

1. 根据原因不同，早产可分为自发性早产和干预性早产；根据孕龄不同可分为极早早产、早期早产和轻型早产 3 类。

2. 早产的临床表现主要是子宫收缩，根据早产的临床阶段，可分为先兆早产、早产临产和难免早产。

3. 对早产的治疗，若胎儿存活，无胎儿窘迫、胎膜未破，应设法抑制宫缩，尽可能继续维持妊娠。若胎膜已破，早产已不可避免时，应尽力设法提高早产儿的存活率。

4. 当早产不可避免时，结合具体情况综合分析，合理选择早产的分娩方式，将有利于新生儿的结局及产妇的预后。

5. 早产分娩时应加强胎儿监测，提高接产技巧，重视产后管理，提早做好新生儿复苏准备。

（李磊 王静）

三、过期妊娠

凡平时月经周期规则，妊娠达到或超过 42 周尚未临产，称过期妊娠（post-term pregnancy），其发生率占妊娠总数的 5%～12%。过期妊娠的围产儿胎儿窘迫、胎粪吸入综合征、巨大儿、新生儿窒息等不良结局的发病率增高，死亡率亦增高，并随妊娠期延长而增加。妊娠 43 周时，围产儿死亡率为妊娠足月分娩者的 3 倍，孕 44 周时为正常妊娠的 5 倍，且初产妇过期妊娠胎儿较经产妇胎儿危险性增加。

（一）病因

绝大多数过期妊娠并没有已知的原因，目前观察到的和过期妊娠相关的因素包括：

1. **遗传因素** 不同种族的妇女发生过期妊娠的比例不同；有过期妊娠史的妇女，再次妊娠发生过期妊娠的风险增加，这表明了遗传因素在过期妊娠的发生中所起的作用。胎盘硫酸酯酶缺乏症，是一种罕见的伴性隐性遗传病，均见于怀男胎病例，胎儿胎盘单位无法将活性较弱的脱氢表雄酮转变为雌二醇及雌三醇，致使发生过期妊娠。

2. **激素比例失调** 正常妊娠足月分娩时，雌激素增高、孕激素降低。当内源性前列腺素和雌二醇分泌不足，而孕酮水平增高，则导致孕激素优势，抑制前列腺素和缩宫素，使子宫不收缩，延迟分娩发动。

3. **头盆不称** 由于头盆不称或胎位异常，胎先露部对宫颈内口及子宫下段的刺激不强，反射性子宫收缩减少，容易发生过期妊娠。

4. **胎儿畸形** 无脑儿畸胎不合并羊水过多时，由于胎儿无下丘脑，使垂体-肾上腺轴发育不良，由胎儿肾上腺皮质产生的肾上腺皮质激素及雌三醇的前身物质 16α-羟基硫酸脱氢表雄酮减少及小而不规则的胎儿,不足以刺激宫颈内口及子宫下段引起宫缩,孕周可长达 45 周。

（二）病理

1. **胎盘**　过期妊娠的胎盘有两种类型:一种是胎盘功能正常,胎盘外观和镜检均与妊娠足月胎盘相似,仅重量略有增加;另一种是胎盘功能减退,胎盘绒毛内血管床减少,间质纤维化增加,合体细胞小结增加,某些合体细胞小结断裂、脱落,绒毛表面出现缺损,缺损部位由纤维蛋白沉积填补并在纤维蛋白沉积表面出现钙化灶,绒毛上皮与血管基底膜增厚。另外有绒毛间血栓、胎盘梗死、绒毛周围纤维素或胎盘后血肿增加等胎盘老化现象,使物质交换与转运能力下降。

2. **羊水**　妊娠 38 周以后,羊水量开始减少,妊娠足月时的羊水量为 1000ml,随着妊娠推延,羊水量越来越少。过期妊娠时,羊水量明显减少,可减少至 300ml 以下,羊水胎粪污染率增高至正常足月妊娠的 2～3 倍。

3. **胎儿**　过期妊娠胎儿生长模式可能有以下几种:

（1）正常生长:过期妊娠的胎盘功能正常,胎儿继续生长,体重增加成为巨大胎儿,颅骨钙化明显,不易变形,导致经阴道分娩困难,使新生儿病率相应增加。

（2）成熟障碍:由于胎盘血流不足和缺氧及养分的供应不足,胎儿不易再继续生长发育。可分为 3 期:第Ⅰ期为过度成熟,表现为胎脂消失,皮下脂肪减少,皮肤干燥松弛多皱褶,头发浓密,指(趾)甲长,身体瘦削,容貌似"小老人"。第Ⅱ期为胎儿缺氧,肛门括约肌松弛,有胎粪排出,羊水及胎儿皮肤粪染,羊膜和脐带绿染,围产儿患病率及死亡率最高。第Ⅲ期为胎儿全身因粪染历时较长广泛着色,指(趾)甲和皮肤呈黄色,脐带和胎膜呈黄绿色。此期胎儿已经经历和度过Ⅱ期危险阶段,其预后反较Ⅱ期好。

（3）胎儿生长受限:小样儿可与过期妊娠并存,更增加胎儿的危险性。

（三）对母儿影响

过期妊娠时,对母儿影响较大。由于胎盘的病理改变致使胎儿窘迫或胎儿巨大造成难产,两者均使围产儿死亡率及新生儿窒息发生率增高。对母体又因胎儿窘迫、头盆不称、产程延长,使手术产率明显增加(表 7-3-1)。

表 7-3-1　过期妊娠的母胎并发症

母胎类别	风　　险
母体	引产率增加、功能障碍性分娩、巨大儿相关的产伤、产后出血、羊水过少、手术风险增加等
围产儿	胎粪吸入综合征、巨大儿及出生相关损伤、胎儿宫内窘迫等

（四）诊断

应正确计算预产期并确定胎盘功能是否正常。

1. **核实预产期**　诊断过期妊娠之前必须准确核实预产期,确认妊娠是否真正过期,若平时月经周期不准,推算的预产期不可靠,因此应注意:①详细询问平时月经变异情况,有无服用避孕药等使排卵期推迟。②对月经不规则、月经周期长、哺乳期受孕等情况,应根据孕前基础体温升高的排卵期推算预产期。③夫妇两地分居,应根据性交日期推算。④20 周内,超声检查对确定孕周有重要意义。5～12 周测定妊娠囊直径;12～20 周测定胎儿头臀长、双顶径、股骨长等,以推算预产期。⑤根据早孕反应(约妊娠 6 周)、胎动(18～20 周)出现时间、妊娠早期妇科检查子宫大小推算预产期。⑥子宫符合足月妊娠大小,宫颈已成熟,羊水量渐减少,孕妇体重不再增加或稍减轻,应视为过期妊娠。

2. **判断胎盘功能**　可以通过以下几种方式判断胎盘功能:

（1）胎动计数:由于每个胎儿的活动量各异,不同孕妇自我感觉的胎动数差异很大。一般认为 12 小时内少于 10 次或逐日下降超过 50%,而又不能恢复,应视为胎盘功能不良,胎儿有缺氧存在。

（2）测定尿雌三醇与肌酐(E/C)比值:采用单次尿测定 E/C 比值。E/C 比值在正常情况下应大于 15,若 E/C 比值＜10 表明胎盘功能减退。

（3）胎儿监护仪检测:无应激试验(NST)每周 2 次,NST 有反应型提示胎儿无缺氧,NST 无反应型需做宫缩应激试验(CST),CST 多次反复出现胎心晚期减速者,提示胎儿有缺氧。

（4）超声监测:每周 1～2 次超声监测,观察胎动、胎儿肌张力、胎儿呼吸样运动及羊水量等。羊水暗区直径＜3cm,提示胎盘功能不全,＜2cm 胎儿危险。彩色超声多普勒检查尚可通过测定胎儿脐血流来判断胎盘功能与胎儿安危。

（5）羊膜镜检查:观察羊水颜色,了解胎儿是否因缺氧而有胎粪排出。若已破膜可直接观察到羊水流出及其性状。

（五）妊娠管理

过期妊娠影响胎儿安危,应力求避免过期妊娠相关并发症的发生,应加强门诊管理。预产期过后应更严密地监测胎儿宫内情况,每周至少进行 2 次产前检查。

1. 若过期妊娠不能确定,胎盘功能无异常表现,胎儿宫内状况良好,羊水量正常,宫颈尚未成熟,可在严密观察下,等待其自然分娩。

2. 若过期妊娠已明确,且合并有下列情况之一,应立即终止妊娠:①宫颈条件已成熟。②估计胎儿体重≥4000g 或胎儿生长受限。③12 小时内胎动累计数＜10 次或 NST 为无反应型,CST 可疑或阳性时。④持续低 E/C 比值,24 小时尿 E_3 值下降 50% 或 10mg。⑤羊水过少(羊水暗区＜3cm)或羊水粪染。⑥并发重度子痫前期或子痫;妊娠已达

43 周。

（六）分娩管理

1. 终止妊娠的方法 应根据具体情况酌情而定。

（1）宫颈条件成熟者：应先行人工破膜，破膜时羊水多而清，可静脉滴注缩宫素，在严密监护下经阴道分娩。

（2）宫颈条件未成熟者：可先选择合适方法促宫颈成熟，待宫颈成熟后，再行人工破膜、缩宫素静滴。

（3）出现胎盘功能不良或胎儿窘迫征象者：不论宫颈条件成熟与否，均应行剖宫产尽快结束分娩。

（4）剖宫产指征：①引产失败；②产程长，胎先露部下降不满意；③产程中出现胎儿窘迫征象；④头盆不称；⑤巨大儿；⑥臀先露伴骨盆轻度狭窄；⑦高龄初产妇；⑧破膜后羊水少、黏稠、粪染；⑨同时存在妊娠合并症及并发症，如糖尿病、慢性肾炎、重度子痫前期等。

2. 促宫颈成熟

（1）宫颈 Bishop 评分：了解宫颈成熟度能对预测引产是否成功起重要作用，目前公认的评估宫成熟度常用的方法是 Bishop 评分法，评分≥6 分提示宫颈成熟。评分越高，引产成功率越高。评分<6 分提示宫颈不成熟，需要促宫颈成熟（表 7-3-2）。

表 7-3-2 Bishop 宫颈成熟度评分法

条 件	分 数			
	0	1	2	3
宫口开大(cm)	0	1～2	3～4	≥5
宫颈管消退(%)	0～30	40～50	60～70	80～100
先露位置(坐骨棘水平为 0)	－3	－2	－1～0	＋1～＋2
宫颈硬度	硬	中	软	
宫口位置	后	中	前	

（2）前列腺素制剂（prostaglandins，PG）：PG 促宫颈成熟的主要机制，一是通过改变宫颈细胞外基质成分，软化宫颈，如激活胶原酶，使胶原纤维溶解和基质增加；二是影响宫颈和子宫平滑肌，使宫颈平滑肌松弛，宫颈扩张，宫体平滑肌收缩，牵拉宫颈；三是促进子宫平滑肌细胞间缝隙连接的形成。目前临床使用较多的是 PGE$_1$ 类制剂（如米索前列醇）和 PGE$_2$ 制剂（如可控释地诺前列酮栓）。（详见"引产和加速产程"相关内容）

（3）机械方法：机械刺激宫颈成熟的方法很多，包括低位水囊、Foleys 管等，需要在阴道无感染及胎膜完整时才可使用。主要是通过机械刺激宫颈管，促进宫颈局部内源性前列腺素合成与释放而促进宫颈软化成熟。其缺点是有潜在感染、胎膜早破、宫颈损伤的可能。

（4）缩宫素：小剂量低浓度缩宫素静滴是常用的引产方法，但在促进宫颈成熟方面，引产效果不好，且因用时较长，故部分孕产妇不愿接受。

3. 产时处理 过期妊娠时，胎儿虽有足够储备力保证产前监护试验正常，但临产后宫缩应激力的显著增加可能超过其储备力，出现隐性胎儿窘迫甚至死亡，对此应有足够认识。适时应用胎儿监护仪，及时发现问题，采取应急措施，必要时选择剖宫产结束分娩挽救胎儿。

4. 引产时的注意事项 引产时应严格遵循操作规程，严格掌握适应证及禁忌证，严禁无指征的引产；根据不同个体选择适当的引产方法及药物用量、给药途径；操作准确无误，不能随意更改和追加剂量；密切观察产程，仔细记录；一旦进入产程常规行胎心监护，随时分析监护结果。

若引产过程中出现宫缩过强、过频、过度刺激综合征、胎儿窘迫以及梗阻性分娩、子宫先兆破裂、羊水栓塞等征候，应：①立即停止使用催引产药物；②立即左侧卧位、吸氧、静脉输液（不含缩宫素）；③静脉给子宫松弛剂，如羟苄羟麻黄碱或 25％硫酸镁等；④立即行阴道检查，了解产程进展，未破膜者并给以人工破膜，观察羊水有无胎粪污染及其程度。

（七）护理措施

1. 在期待治疗期间，向产妇强调定期产检和自数胎动的重要性，如 12 小时内累计数小于 10 次应及时就诊。

2. 若在静滴缩宫素的过程中，出现异常情况，需要快速静脉输液，应更换原输液皮条，避免原输液皮条中残余缩宫素快速进入体内，加重症状。

3. 临产后，给予产妇间断吸氧，严密监护产程进展和胎心率的变化，持续胎心监护。

4. 过期妊娠时，常伴有胎儿窘迫、羊水粪染，分娩时应作相应准备，做好抢救胎儿的一切准备，及时发现和处理新生儿窒息、脱水、低血容量及代谢性酸中毒等并发症。

5. 可在胎肩娩出前用负压吸球或吸痰管吸净胎儿鼻咽部分泌物，对于分娩后胎粪超过声带者应用喉镜直视下吸出气管内容物，并做详细记录。

6. 过期妊娠的产妇由于担心胎儿的健康和手术产率增加，常常表现出焦虑、恐惧的心理，应仔细讲解相关知识，消除其紧张心理。

（八）预防

我国妇产科学会在妊娠晚期促宫颈成熟和引产指南

(2014)中明确提出,妊娠已达41周或过期妊娠的孕妇应予引产,以降低围产儿死亡率及导致剖宫产率增高的胎粪吸入综合征的发生率。过期妊娠虽是影响围产儿发育与生存的病理妊娠,但预防其发生并不困难,只要加强宣教使孕妇及家属认识过期妊娠的危害性,使其定期行产前检查,同时规范门诊管理,适时结束分娩,即可降低其发生率。

【关键点】

1. 过期妊娠的诊断应结合末次月经、孕早期超声检查、胎盘功能等情况综合决定。

2. 过期妊娠影响胎儿安危,应力求避免过期妊娠相关并发症的发生,应加强门诊管理。

3. 了解宫颈成熟度能对预测引产是否成功起重要作用,目前公认的评估宫成熟度常用的方法是 Bishop 评分法。

4. 为避免过期妊娠,孕 41 周时,应重新评估母胎条件和风险,必要时及时终止妊娠。

(李磊 王静)

四、妊娠高血压疾病

妊娠期高血压疾病(hypertensive disorders of pregnancy)是妊娠期特有的以妊娠和血压升高并存的一组疾病,包括妊娠期高血压(gestational hypertension)、子痫前期(preeclampsia)、子痫(eclampsia)、慢性高血压合并妊娠(chronic hypertension complicating pregnancy)和慢性高血压并发子痫前期(chronic hypertension with superimposed preeclampsia)。本病发生于妊娠20周以后,临床表现为高血压、蛋白尿、水肿,严重时出现抽搐、昏迷,甚至母婴死亡。迄今为止,仍为孕产妇及围产儿死亡的重要原因。

(一)高危因素

根据流行病学调查发现,妊娠高血压疾病发病可能与以下因素有关:①精神过分紧张或受刺激致使中枢神经系统功能紊乱者;②寒冷季节或气温变化过大,特别是气压升高时;③初孕妇、孕妇年龄<18岁或>40岁;④有慢性高血压、慢性肾炎、糖尿病等病史的孕妇;⑤营养不良,如贫血、低蛋白血症者;⑥体型矮胖者,即 BMI>24 者;⑦子宫张力过高(如羊水过多、多胎妊娠、糖尿病巨大儿及葡萄胎等)者;⑧家族中有高血压史,尤其是孕妇之母有重度妊娠高血压疾病史者。

(二)病因

妊娠高血压疾病的病因,至今尚未阐明。目前较为公认的是子痫前期发病机制的"两阶段学说",即:第一阶段,在孕早期,由于免疫、遗传、内皮细胞功能紊乱等因素可造成子宫螺旋小动脉生理性血管重铸障碍,滋养细胞因缺血导致侵袭力减弱,造成胎盘浅着床,子宫动脉血流阻力增加,致使胎盘灌注不足,功能下降。第二阶段,孕中晚期缺血缺氧的胎盘局部氧化应激反应,诱发内皮细胞损伤,从而释放大量炎症因子,形成炎症级联效应和过度炎症的发生,引起子痫前期、子痫各种临床症状。

1. **免疫学说** 妊娠被认为是成功的自然同种异体移植。正常妊娠的维持,有赖于胎儿母体间免疫平衡的建立与稳定。这种免疫平衡一旦失调,即可导致一系列血管内皮细胞病变,从而发生妊娠高血压疾病。从免疫学观点,虽然目前尚不能确切阐明妊娠高血压疾病发病的具体机制,但普遍认为免疫可能是该病发生的主要因素,值得进一步探讨。

2. **滋养细胞侵袭异常** 正常妊娠时,胎盘的细胞滋养层细胞分化为绒毛滋养细胞(villous trophoblast)和绒毛外滋养细胞(extravillous trophoblast,EVT)。EVT 浸润子宫内膜基质直至子宫肌层的内 1/3 处,并可进入子宫螺旋动脉管腔逐渐替代血管壁平滑肌细胞、内皮细胞。充分的子宫螺旋动脉重铸使血管管径扩大,动脉由高阻力低容量血管转变为低阻力高容量血管,胎盘的血流量提高以满足胎儿生长的需要。相比之下,在子痫前期患者中,EVT 浸润过浅,仅达螺旋动脉的蜕膜部分,造成"胎盘浅着床",导致子宫螺旋动脉重铸不足,其管径为正常妊娠的 1/2,血管阻力增大,胎盘灌注减少,从而引起子痫前期的一系列症状。

3. **血管内皮损伤** 所有子痫前期的临床特征均可解释为机体对全身内皮功能障碍的临床反应。越来越多的研究表明,血管内皮损伤及其所释放的一系列血管活性物质在妊娠高血压疾病发病中起重要作用。这些物质主要包括:血管收缩因子内皮素(endothelin,ET)、血栓素 A_2(TXA$_2$)以及血管舒张因子一氧化氮(nitric oxide,NO)、血管内皮细胞舒张因子(endothelium-derived relaxing factors,EDRFs)与前列环素(prostacyclin,PGI$_2$)。当血管内皮受损时,血管收缩因子分泌增加,血管舒张因子分泌减少,致使血压升高,导致一系列病理变化。

4. **凝血系统与纤溶系统失调学说** 正常妊娠时,特别在妊娠晚期即有生理性的高凝状态,各种凝血因子及纤维蛋白原均较非孕妇女增多,纤溶系统的活性也增强。正常妊娠期,凝血与纤溶之间处于一种动态平衡。妊娠高血压疾病时,凝血系统活性包括血小板及各种凝血因子的功能增强,而抗凝因子及抗凝血酶Ⅲ(ATⅢ)与组织型纤溶酶原激活物(TPA)、纤溶酶原(PLG)、纤溶酶(PL)等活性降低,纤溶酶原活性抑制因子(pAIs)及纤维结合蛋白(fibronectin,FN)升高。上述变化导致凝血系统与纤溶系统失去动态平衡,这种失调可能成为妊娠高血压疾病的发病因素之一。

5. **营养缺乏** 近年认为妊娠高血压疾病的发生可能

与缺钙有关。有资料表明,人类及动物缺钙均可引起血压升高。妊娠易引起母体缺钙,导致妊娠高血压疾病发生,而孕期补钙可使妊娠高血压疾病的发生率下降。虽然其发生机制尚不清楚,但缺钙可能是发生妊娠高血压疾病的一个重要因素。尿钙排泄量的检测可作为妊娠高血压疾病的预测试验。

6. 其他　还有一些与妊娠高血压疾病发病有关的病因学说及发病因素,如遗传因素、肾素-血管紧张素-醛固酮学说、前列腺素系统学说、心钠素与妊娠高血压疾病以及氧自由基学说等。这些与上述所列的学说,其中大多数是相互关联的,不再列出。

（三）病理生理变化

妊娠期高血压疾病的基本病理生理变化是全身小血管痉挛、内皮损伤和局部缺血。全身各系统脏器血流灌注减少,对母儿造成危害。

全身小动脉痉挛为本病的基本病变。由于小动脉痉挛,造成管腔狭窄,周围阻力增大,血管内皮细胞损伤,通透性增加,体液和蛋白质渗漏,表现为血压升高、蛋白尿、水肿和血液浓缩等。全身各器官组织因缺血和缺氧而受到损害,严重时心、肝、肾及胎盘等的病理组织学变化可导致抽搐、昏迷、脑水肿、脑出血,心肾衰竭,肺水肿,肝细胞坏死及被膜下出血,胎盘绒毛退行性变、出血和梗死,胎盘早剥以及凝血功能障碍而导致 DIC 等。

1. 脑　脑部小动脉痉挛,引起脑组织缺血、缺氧、水肿,脑血管自身调节功能丧失,引起点状或局限性斑状出血。痉挛性收缩时间过长,可发生微血管内血栓形成和局部脑实质组织软化。血管明显破裂时,则发生大面积脑出血。

2. 心血管　冠状小动脉痉挛时,可引起心肌缺血、间质水肿及点状出血与坏死,偶可见个别毛细血管内栓塞。

血压升高,外周阻力增加,心脏后负荷增加,心输出量明显减少,心血管系统处于低排高阻状态。血管壁渗透性增加,血液浓缩,血细胞比容上升,且血液处于高凝状态,严重者可发生微血管病性溶血。

3. 肾　肾小球扩张,血管壁内皮细胞质肿胀、体积增大,使管腔狭窄、血流阻滞。血浆蛋白自肾小球漏出形成蛋白尿。肾血流量及肾小球滤过率下降,导致血浆血尿酸浓度升高,血肌酐上升。肾小球病灶内可有大量成堆的葡萄状脂质;肾小球也可能有梗死,内皮下有纤维样物质沉积,使肾小球前小动脉极度狭窄。

4. 肝　病情严重时,肝内小动脉痉挛后随即扩张松弛,血管内突然充血,使静脉窦内压力骤然升高,门静脉周围可能发生局限性出血。小动脉痉挛时间持续过久,肝细胞可因缺血缺氧而发生不同程度的坏死。

5. 胎盘　正常妊娠时,子宫血管的生理性改变,表现在蜕膜与子宫肌层的螺旋小动脉粗大、卷曲,以利增加子宫-胎盘的血液供应。妊娠高血压疾病时这种变化仅限于蜕膜层的部分血管分支,而子宫肌层与蜕膜其他部分血管则发生急性动脉粥样硬化,表现为内膜细胞脂肪变和血管壁坏死,血管管腔狭窄,影响母体血流对胎儿的供应,损害胎盘功能,导致胎儿生长受限。严重时发生螺旋动脉栓塞,蜕膜坏死出血,导致胎盘早剥。

6. 内分泌及代谢　由于血浆孕激素转换酶增加,妊娠晚期盐皮质激素、去氧皮质酮升高可致水钠潴留,造成水肿。

（四）分类与临床表现

妊娠期高血压疾病为多因素发病,可存在各种母体基础病理状况,也受妊娠期环境因素的影响。妊娠期间病情缓急不同,可呈现进展性变化并可迅速恶化,具体分类可参见表7-3-3。

表 7-3-3　妊娠期高血压疾病分类与临床表现

分类	临床表现
妊娠期高血压	1. 妊娠 20 周后首次出现高血压 2. 收缩压≥140mmHg 和（或）舒张压≥90mmHg 3. 于产后 12 周内恢复正常 4. 尿蛋白检测阴性,少数患者可伴有上腹部不适或血小板减少
重度高血压	1. 收缩压≥160mmHg 和（或）舒张压≥110mmHg 2. 持续血压升高存在至少 4 小时
子痫前期	1. 妊娠 20 周后出现收缩压≥140mmHg 和（或）舒张压≥90mmHg 2. 同时伴有下列任一项:①尿蛋白≥0.3g/24h;②尿蛋白/肌酐比值≥0.3;③随机尿蛋白≥（＋） 3. 无蛋白尿的病例出现高血压,同时伴有以下表现,仍可诊断子痫前期: ①血小板减少:血小板计数<100×10⁹/L;②肝功能损害:血清转氨酶水平为正常参考值 2 倍以上;③肾功能损害:血肌酐升高大于 97.2μmol/L 或为正常参考值 2 倍以上;④肺水肿;⑤新发生的脑功能或视觉障碍

分类	临床表现
	重度子痫前期: 1. 血压持续升高收缩压≥160mmHg 和(或)舒张压≥110mmHg 2. 持续性头痛、视觉障碍,或其他中枢神经系统异常表现 3. 持续性上腹部疼痛,肝包膜下血肿或肝破裂表现 4. 肝酶异常血丙氨酸转氨酶(ALT)或天冬氨酸转氨酶(AST)水平升高 5. 肾功能受损 ①尿蛋白>2.0g/24h ②少尿:24h 尿量<400ml 或每小时尿量<17ml ③血肌酐 106μmol/L 6. 低蛋白血症伴腹水、胸水或心包积液 7. 血液系统异常 ①血小板计数呈持续性下降,并低于 $100×10^9$/L ②微血管内溶血:贫血、黄疸或血乳酸脱氢酶(LDH)水平升高 8. 心功能衰竭 9. 肺水肿 10. 胎儿生长受限或羊水过少、胎死宫内、胎盘早剥等
子痫	在子痫前期的基础上进而有抽搐发作,不能用其他原因解释 先兆症状/体征: 1. 高血压约75% 2. 头痛持续额部或枕部头痛或霹雳性头痛,约66% 3. 视觉障碍盲点、视力丧失(皮质盲)、视力模糊、复视、视野缺损、畏光,约27% 4. 右上腹或上腹部疼痛约25% 5. 其他无症状,约25%;踝阵挛也是常见表现 子痫的典型发作过程: 首先眼球固定,瞳孔散大。头偏向一侧,牙关紧闭;继而口角及面肌颤动,数秒后发展为全身及四肢肌强直,双手紧握,双臂屈曲,迅速发生强烈抽动。抽搐时呼吸暂停,面色青紫。持续 1 分钟左右,抽搐强度减弱,全身肌肉松弛,随即深长吸气,发出鼾声而恢复呼吸。抽搐发作前及抽搐期间,神志丧失
妊娠合并慢性高血压	1. 妊娠前或妊娠 20 周前发现,收缩压≥140mmHg 和(或)舒张压≥90mmHg(除外滋养细胞疾病),妊娠期无明显加重 2. 妊娠 20 周后首次诊断高血压并持续到产后 12 周后
慢性高血压并发子痫前期	慢性高血压孕妇,出现重度子痫前期的任何一项表现,即可诊断,如: 1. 妊娠 20 周后,首次出现尿蛋白≥0.3g/24h,或随机尿蛋白≥(十) 2. 孕 20 周前有蛋白尿,孕 20 周后尿蛋白定量明显增加 3. 血压进一步升高,或血小板<$100×10^9$/L

1. **妊娠期高血压**(gestational hypertension) 妊娠高血压是一个针对不符合子痫前期或慢性高血压诊断标准的高血压妊娠女性的暂时性诊断,其可能发展为子痫前期,也可能产后 12 周血压仍未恢复而诊断为慢性高血压,所以妊娠期高血压在产后 12 周以后才能确诊。

2. **子痫前期**(preeclampsia) 子痫前期孕妇血压和(或)尿蛋白水平持续升高,发生母体器官功能受损或胎盘-胎儿并发症是子痫前期病情向重度发展的表现。ACOG2013 版指南建议将子痫前期分为无严重表现的子痫前期(preeclampsia without severe features)和伴有严重表现的子痫前期(preeclampsia with severe features)。

蛋白尿是子痫前期的重要依据,是全身的微小动脉痉挛导致肾脏血流量减少的结果,标志着孕妇的肾脏功能受到损害。临床上蛋白尿往往出现在血压升高以后,但许多研究表明肾脏病理生理变化可能在血压升高等临床症状出现以前 3~4 个月就已开始。因此,蛋白尿的有无和程度并不作为子痫前期诊断的必要标准,但是仍然强调对所有孕妇进行尿蛋白的监测。一经发现蛋白尿,诊断已经明确后,可不需重复检测,但不能忽视母胎整体状况的评估。子痫前期是渐进的过程,"轻度子痫前期"只能代表诊断时的状态,如果继续妊娠,将转为重度子痫前期(severe preeclampsia)。

3. 子痫(eclampsia)　子痫发生前可有不断加重的重度子痫前期,但子痫前期也可发生于血压升高不显著、无蛋白尿病例。59%的子痫发生在妊娠晚期或临产前,称为产前子痫;20%发生于分娩过程,称为产时子痫;21%发生于产后称为产后子痫,大约90%的产后癫痫发生在产后1周内。

4. 妊娠合并慢性高血压(chronic hypertension complicating pregnancy)以及慢性高血压并发子痫前期(chronic hypertension with superimposed preeclampsia)　在妊娠前出现高血压,并已予以降压治疗者的诊断并不困难。对于在妊娠前和妊娠早期均未进行检查,在妊娠晚期首次发现高血压的患者,与子痫前期的鉴别比较困难,需要随访到产后12周才能确诊。

慢性高血压最大风险是并发子痫前期的几率升高,不管是何种原因导致的慢性高血压,在妊娠期均有可能发展为子痫前期和子痫。25%慢性高血压合并妊娠时可能会并发子痫前期;若存在肾功能不全,病程超过4年,或既往妊娠时曾经出现过高血压,子痫前期的发生率更高;若并发子痫前期,发生胎盘早剥的比率明显升高。

临床思考 7-3-2

请思考子痫前期的基本病理生理变化是什么?

(五) 诊断

根据病史、临床表现、体征及辅助检查可作出诊断,应注意有无并发症及凝血机制障碍。

1. 病史　注意询问患者妊娠前有无高血压、肾病、糖尿病及自身免疫性疾病等病史或表现,有无妊娠期高血压疾病史;了解患者此次妊娠后高血压、蛋白尿等症状出现的时间和严重程度;有无妊娠期高血压疾病家族史。

2. 体格检查

(1) 血压:妊娠期高血压定义为,同一手臂至少2次测量的收缩压≥140mmHg 和(或)舒张压≥90mmHg。

对首次发现血压升高者,应间隔4小时或以上复测血压,如2次测量均为收缩压≥140mmHg 和(或)舒张压≥90mmHg诊断为高血压。对严重高血压孕妇收缩压≥160mmHg 和(或)舒张压≥110mmHg 时,间隔数分钟重复测定后即可以诊断。

若血压低于140/90mmHg,但较基础血压升高30/15mmHg 时,虽不作为诊断依据却需要密切随访。

(2) 蛋白尿:所有孕妇每次产前检查均应检测尿蛋白

或中段尿常规。可疑子痫前期孕妇应检测24小时尿蛋白定量。尿蛋白≥0.3g/24 小时或尿蛋白/肌酐比值≥0.3,或随机尿蛋白≥(+)定义为蛋白尿。应注意蛋白尿的进展性变化以及排查蛋白尿与孕妇肾脏疾病和自身免疫性疾病的关系。

(3) 水肿:水肿的特点是自踝部逐渐向上延伸的凹陷性水肿,经休息后不缓解。但水肿与妊娠期高血压疾病的严重程度和预后关系不大。

3. 辅助检查

(1) 孕妇检查:妊娠期高血压的孕妇应注意进行血尿常规、肝肾功能、心电图、产科超声的常规检查和必要的复查。对于20周后才首次孕检,并发现高血压的孕妇,应注意了解和排除孕妇基础疾病和慢性高血压,必要时进行血脂、甲状腺功能、凝血功能等的检查。

发展至子痫前期及子痫的孕妇,应视病情发展和诊治需要酌情增加眼底检查、电解质、动脉血气、心功能测定、心脏超声、肝肾超声、胸腹水、头颅 CT 或 MRI 检查。

(2) 胎儿检查:主要通过加强对胎动、胎心监护、超声胎儿生长发育指标、脐血流、胎儿-胎盘功能的监测,来监测胎儿生长发育情况并及时发现胎儿异常。

(六) 鉴别诊断

1. 妊娠高血压疾病应与妊娠合并原发性高血压或慢性肾炎等相鉴别。

2. 子痫应与癫痫、脑出血、癔症、糖尿病所致的酮症酸中毒或高渗性昏迷、低血糖昏迷等相鉴别。

临床思考 7-3-3

孕妇 A,30 岁,G₁P₀,妊 38 周,规律宫缩 4 小时入院。产科检查:宫口扩张 3cm,胎心率 140 次/分,胎头已衔接。突发抽搐,继之意识消失,血压 170/120mmHg,尿蛋白(+++)。请思考最可能的诊断是什么? 基本处理原则是什么?

(七) 妊娠高血压疾病对母儿影响

1. 对孕产妇的影响　妊娠高血压疾病,特别是重度子痫前期,可发生妊娠高血压疾病、心脏病、胎盘早剥、肺水肿、凝血功能障碍、脑出血、急性肾衰竭、HELLP 综合征(溶血、肝酶升高、血小板减少)、产后出血及产后血液循环衰竭等并发症。这些并发症多可导致患者死亡。

2. 对胎儿的影响　妊娠高血压疾病时,由于子宫血管痉挛所引起的胎盘供血不足、胎盘功能减退,可致胎儿窘迫、胎儿生长受限、死胎、死产或新生儿死亡。

(八) 处理

妊娠期高血压疾病的治疗目的是预防重度子痫前期和子痫的发生,降低母儿围产期病率和死亡率,改善围产结局。治疗基本原则是休息、镇静、预防抽搐、有指征地降压和利尿、密切监测母儿情况,适时终止妊娠。

应根据病情的轻重缓急和分类进行个体化治疗:①妊娠期高血压:休息、镇静、监测母胎情况,酌情降压治疗;②子痫前期:预防抽搐,有指征地降压、利尿、镇静,密切监测母胎情况,预防和治疗严重并发症,适时终止妊娠;③子痫:控制抽搐,病情稳定后终止妊娠,预防并发症;④妊娠合并慢性高血压:以降压治疗为主,注意预防子痫前期的发生;⑤慢性高血压并发子痫前期:兼顾慢性高血压和子痫前期的治疗。

1. 评估和监测　妊娠期高血压疾病的病情复杂、变化快,分娩和产后的生理变化以及各种不良刺激等均可导致病情加重。对产前、产时和产后的病情进行密切监测和评估十分重要,目的在于了解病情轻重和进展情况,及时合理干预,早防早治,避免不良妊娠结局的发生。

(1) 基本监测:注意头痛、眼花、胸闷、上腹部不适或疼痛及其他消化系统症状,检查血压、体质量、尿量变化和血尿常规,注意胎动、胎心等的监测。

(2) 孕妇的特殊检查:包括眼底、凝血功能、重要器官功能、血脂、血尿酸、尿蛋白定量和电解质等检查,有条件的单位建议检查自身免疫性疾病相关指标。

(3) 胎儿的特殊检查:包括胎儿电子监护、超声监测胎儿生长发育、羊水量,如可疑胎儿生长受限,有条件的单位注意检测脐动脉和大脑中动脉血流阻力等。

(4) 检查项目和频度:根据病情决定,以便于掌握病情变化。

2. 一般治疗

(1) 治疗地点:妊娠期高血压孕妇可居家或住院治疗;非重度子痫前期孕妇应评估后决定是否住院治疗;重度妊娠期高血压、重度子痫前期及子痫孕妇均应住院监测和治疗。

(2) 休息和饮食:应注意休息,保证充足的睡眠,以左侧卧位为宜。左侧卧位可减轻子宫对腹主动脉、下腔静脉的压迫,使回心血量增加,改善子宫胎盘的血供。保证摄入足量的蛋白质和热量;适度限制食盐摄入。

(3) 镇静:保证充足睡眠,每天休息不少于 10 小时。对紧张、焦虑、睡眠障碍者,必要时可睡前口服地西泮 2.5~5.0mg。

3. 降压治疗　降压治疗的目的是预防心脑血管意外和胎盘早剥等严重母胎并发症。收缩压≥160mmHg 和(或)舒张压≥110mmHg 的高血压孕妇应进行降压治疗;收缩压≥140mmHg 和(或)舒张压≥90mmHg 的高血压患者也可应用降压药。

(1) 目标血压:孕妇未并发器官功能损伤者,收缩压应控制在 130~155mmHg 为宜,舒张压应控制在 80~105mmHg。孕妇并发器官功能损伤者,则收缩压应控制在 130~139mmHg,舒张压应控制在 80~89mmHg。

降压过程力求血压下降平稳,不可波动过大,且血压不可低于 130/80mmHg,以保证子宫-胎盘血流灌注。在出现严重高血压,或发生器官损害如急性左心室功能衰竭时,需要紧急降压到目标血压范围,注意降压幅度不能太大,以平均动脉压(MAP)的 10%~25% 为宜,24~48 小时达到稳定。

(2) 降压药物选择的原则:对胎儿无毒副作用,不影响心搏出量、肾血浆流量及子宫胎盘灌注量,不致血压急剧下降或下降过低。孕期一般不使用利尿剂降压,以防血液浓缩、有效循环血量减少和高凝倾向。不推荐使用阿替洛尔和哌唑嗪。硫酸镁不作为降压药使用。妊娠中晚期禁止使用血管紧张素转换酶抑制剂(ACEI)和血管紧张素Ⅱ受体拮抗剂(ARB)。

(3) 常用降压药物:常用降压药物包括肾上腺素能受体阻滞剂、钙离子通道阻滞剂及中枢性肾上腺素能神经阻滞剂等药物,详见表 7-3-4。

表 7-3-4　常用降压药物

药物名称	降压机制及用法
拉贝洛尔	1. 机制　α、β肾上腺素能受体阻滞剂 2. 用法 (1) 口服:50~150mg,3~4 次/日 (2) 静脉注射:初始剂量 20mg,10 分钟后如未有效降压则剂量加倍,最大单次剂量 80mg,直至血压被控制,每天最大总剂量 220mg (3) 静脉滴注:50~100mg 加入 5% 葡萄糖溶液 250~500ml,根据血压调整滴速,血压稳定后改口服
硝苯地平	1. 机制　二氢吡啶类钙离子通道阻滞剂 2. 用法　5~10mg,3~4 次/日,口服,24 小时总量不超过 60mg。紧急时舌下含服 10mg,起效快,但不推荐常规使用。缓释片 20mg 口服,1~2 次/日
尼莫地平	1. 机制　二氢吡啶类钙离子通道阻滞剂,可选择性扩张脑血管 2. 用法 (1) 口服:20~60mg,2~3 次/日 (2) 静脉滴注:20~40mg 加入 5% 葡萄糖溶液 250ml,每天总量不超过 360mg

药物名称	降压机制及用法
尼卡地平	1. 机制　二氢吡啶类钙离子通道阻滞剂 2. 用法 (1) 口服:初始剂量 $20\sim40$ mg,3 次/日 (2) 静脉滴注:每小时 1mg 为起始剂量,根据血压变化每 10 分钟调整用量
酚妥拉明	1. 机制　α肾上腺素能受体阻滞剂 2. 用法　$10\sim20$ mg 溶于 5% 葡萄糖溶液 $100\sim200$ ml,以 $10\mu g$/分的速度开始静脉滴注,应根据降压效果调整滴注剂量
硝酸甘油	1. 机制 (1) 作用于氧化亚氮合酶,可同时扩张静脉和动脉,降低心脏前、后负荷 (2) 主要用于合并急性心功能衰竭和急性冠状动脉综合征时,高血压急症的降压治疗 2. 用法　起始剂量 $5\sim10\mu g$/分静脉滴注,每 $5\sim10$ 分钟增加滴速至维持剂量 $20\sim50\mu g$/分
硝普钠	1. 机制　强效血管扩张剂 2. 用法　50mg 加入 5% 葡萄糖溶液 500ml 按 $0.5\sim0.8\mu g$/(kg·min)缓慢静脉滴注 3. 注意 (1) 孕期仅适用于其他降压药物无效的高血压危象孕妇 (2) 产前应用时间不宜超过 4 小时 (3) 分娩期或产后血压过高,应用其他降压药效果不佳时,方考虑使用

4. 硫酸镁防治子痫　硫酸镁是子痫治疗的一线药物,也是重度子痫前期预防子痫发作的预防用药。硫酸镁控制子痫再次发作的效果优于地西泮、苯巴比妥和冬眠合剂等镇静药物。除非硫酸镁治疗效果不佳或者有硫酸镁应用禁忌证,否则不推荐使用苯巴比妥和苯二氮䓬类药物(如地西泮)用于子痫的预防或治疗。对于非重度子痫前期的患者也可酌情考虑应用硫酸镁。

(1) 用药指征:①控制子痫抽搐及防止再抽搐;②预防重度子痫前期发展成为子痫;③子痫期临产前用药,预防产时或产后子痫抽搐。

(2) 用法:①控制子痫抽搐:静脉用药负荷剂量为 $4\sim6$ g,溶于 10% 葡萄糖溶液 20ml 静脉推注($15\sim20$ 分钟),或 5% 葡萄糖溶液 100ml 快速静脉滴注,继而 $1\sim2$ g/h 静脉滴注维持。或者夜间睡眠前停用静脉给药,改用肌内注射,用法为 25% 硫酸镁 20ml+2% 利多卡因 2ml 臀部肌内注射。24 小时硫酸镁总量 $25\sim30$ g。②预防子痫发作:适用于重度子痫前期和子痫发作后,负荷剂量 $2.5\sim5.0$ g,维持剂量与控制子痫抽搐相同。用药时间长短根据病情需要调整,一般每天静脉滴注 $6\sim12$ 小时,24 小时总量不超过 25g;用药期间每天评估病情变化,决定是否继续用药;引产和产时可以持续使用硫酸镁,若剖宫产术中应用要注意产妇心脏功能;产后继续使用 $24\sim48$ 小时。若为产后新发现高血压合并头痛或视力模糊,建议启用硫酸镁治疗。

(3) 注意事项:若孕妇同时合并肾功能不全、心肌病、重症肌无力等,或体质量较轻者,则硫酸镁应慎用或减量使用。为避免长期应用对胎儿(婴儿)钙水平和骨质的影响,建议及时评估病情,病情稳定者在使用 $5\sim7$ 天后停用硫酸镁;在重度子痫前期期待治疗中,必要时间歇性应用。

5. 扩容　子痫前期孕妇需要限制补液量以避免肺水肿。除非有严重的液体丢失(如呕吐、腹泻、分娩失血)使血液明显浓缩,血容量相对不足或高凝状态者,通常不推荐扩容治疗,以避免增加血管外液体量,导致心衰、肺水肿等严重并发症。子痫前期孕妇出现少尿如无肌酐水平升高不建议常规补液。

6. 镇静药物的应用　应用镇静药物的目的是缓解孕产妇的精神紧张、焦虑症状、改善睡眠、预防并控制子痫。

(1) 地西泮(diazepam):具有较强的镇静、抗惊厥、肌肉松弛作用,对胎儿及新生儿的影响较小。用法:$2.5\sim5$ mg 口服,每天 $2\sim3$ 次,或者睡前服用;或 10mg 肌内注射或静脉缓慢推入(>2 分钟),必要时间隔 15 分钟后重复给药。1 小时内用药超过 30mg 可能发生呼吸抑制,24 小时总量不超过 100mg。

(2) 冬眠药物:由氯丙嗪(50mg)、哌替啶(100mg)和异丙嗪(50mg)3 种药物组成,可广泛抑制神经系统,有助于解痉降压,控制子痫抽搐。用法:$1/3\sim1/2$ 量肌内注射,或以半量加入 5% 葡萄糖溶液 250ml 静脉滴注。由于氯丙嗪可使血压急剧下降,导致肾及胎盘血流量降低,而且对孕妇及胎儿肝脏有一定损害,也可抑制胎儿呼吸,故仅应用于硫酸镁控制抽搐效果不佳者。

(3) 苯巴比妥钠:具有较好的镇静、抗惊厥、控制抽搐作用,用于子痫发作时 0.1g 肌内注射,预防子痫发作时 30mg 口服,每天 3 次。由于该类药物可致胎儿呼吸抑制,分娩 6 小时前宜慎重。

7. 利尿剂的应用 子痫前期孕妇不主张常规应用利尿剂,仅当孕妇出现全身性水肿、肺水肿、脑水肿、肾功能不全、急性心功能衰竭时,可酌情使用呋塞米等快速利尿剂。甘露醇主要用于脑水肿,甘油果糖适用于肾功能有损害的孕妇。

8. 纠正低蛋白血症 严重低蛋白血症伴腹水、胸水或心包积液者,应补充白蛋白或血浆,同时注意配合应用利尿剂及严密监测病情变化。

9. 促胎肺成熟 孕周<34 周并预计在 1 周内分娩的子痫前期孕妇,均应接受糖皮质激素促胎肺成熟治疗。用法:地塞米松 5mg 或 6mg,肌内注射,每 12 小时 1 次,连续 4 次;或倍他米松 12 mg,肌内注射,每天 1 次,连续 2 天。

目前,尚无足够证据证明地塞米松、倍他米松以及不同给药方式促胎肺成熟治疗的优劣。不推荐反复、多疗程产前给药。如果在较早期初次促胎肺成熟后又经过一段时间(2 周左右)保守治疗,但终止孕周仍<34 周时,可以考虑再次给予同样剂量的促胎肺成熟治疗。

(九) 终止妊娠的时机和指征

子痫前期孕妇经积极治疗,而母胎状况无改善或者病情持续进展的情况下,终止妊娠是唯一有效的治疗措施。

1. 终止妊娠时机 妊娠期高血压、病情未达重度的子痫前期孕妇可期待至 37 周以后。

重度子痫前期孕妇:①妊娠不足 26 周孕妇经治疗病情危重者建议终止妊娠;②孕 26~28 周,根据母胎情况及当地母儿诊治能力,决定是否可以行期待治疗;③孕 28~34 周,如病情不稳定,经积极治疗病情仍加重,应终止妊娠;④如病情稳定,可以考虑期待治疗,并建议转至具备早产儿救治能力的医疗机构;⑤孕>34 周,可考虑终止妊娠。

子痫孕妇,控制病情后即可考虑终止妊娠。慢性高血压合并妊娠者,可期待治疗至 38 周终止妊娠。慢性高血压并发子痫前期者,若伴严重表现的子痫前期(重度)≥34 周则终止妊娠;若无严重表现子痫前期(轻度)37 周终止妊娠。

2. 终止妊娠指征 重要的是进行病情程度分析和个体化评估,既不失终止时机,又争取获促胎肺成熟时间。

重度子痫前期,发生重度高血压不可控制、高血压脑病和脑血管意外、子痫、心功能衰竭、肺水肿、完全性和部分性 HELLP 综合征、DIC、胎盘早剥和胎死宫内等母儿严重并发症者,需要稳定母体状况后尽在 24 小时内或 48 小时内终止妊娠,不考虑胎肺是否成熟。

当存在母体器官系统受累时,评定母体器官系统累及程度和发生严重并发症的紧迫性以及胎儿安危情况综合考虑终止妊娠时机;例如血小板计数<100×10⁹/L、肝酶水

平轻度升高、肌酐水平轻度升高、羊水过少、脐血流反向、胎儿生长受限等,可同时在稳定病情和严密监护之下尽量争取给予促胎肺成熟后终止妊娠;对已经发生胎死宫内者,可在稳定病情后终止妊娠。

(十) 终止妊娠的方式

对于分娩方式的选择,应注意综合考虑母亲病情的严重程度、胎龄、宫颈成熟度等情况,尤其注意个案处理的原则。

1. 妊娠期高血压疾病孕妇,如无产科剖宫产指征,原则上考虑阴道试产。

2. 对于有产科指征者,宫颈条件不成熟,不能在短时间内经阴道分娩,病情有加重趋势,或阴道试产可能加重病情者,可适当放宽剖宫产指征。

3. 重度子痫前期如无禁忌证,可以引产和阴道分娩。

4. 选择分娩方式时应注意不成熟胎儿对阴道分娩的耐受程度,以及新生儿重症监护的协同需求。

5. 对早发型重度子痫前期需要终止妊娠者,应该要考虑早产儿近远期预后及家庭条件问题,避免盲目从单方面考虑而选择剖宫产。

6. 对于病情控制后,宫颈条件成熟者,可先行人工破膜,羊水清亮者,可给予缩宫素静脉滴注引产。

7. 硬膜外麻醉可减轻分娩痛,降低血压并在需要时方便剖宫产手术。在行硬膜外镇痛之前,应保证患者凝血功能正常、血小板计数>100×10⁹/L。

8. 密切观察产程进展和母胎状况,保持产妇安静和充分休息,尽量缩短第二产程时间,并注意预防产后出血。

9. 若宫颈条件不成熟,可以先促宫颈条件成熟后引产。对于重度子痫前期而言,尽量避免时间过久的引产及成功可能性较低的引产。

10. 注意产时、产后不可应用任何麦角新碱类药物。

(十一) 子痫处理

子痫是妊娠期高血压疾病最严重的阶段,是妊娠期高血压疾病所致母儿死亡的最主要原因,应积极处理。子痫发作时的紧急处理包括一般急诊处理、控制抽搐、控制血压、预防再发抽搐以及适时终止妊娠等。子痫诊治过程中,要注意与其他抽搐性疾病(如癔症、癫痫、颅脑病变等)进行鉴别。同时,应监测心、肝、肾、中枢神经系统等重要器官的功能、凝血功能和水电解质及酸碱平衡。

1. 子痫处理原则 控制抽搐,纠正缺氧和酸中毒,控制血压,抽搐控制后终止妊娠。

2. 一般紧急处理 子痫发作时应预防患者坠地外伤、唇舌咬伤,须保持气道通畅,维持呼吸、循环功能稳定,密切观察生命体征、尿量等,避免声、光等不良刺激。

3. 控制抽搐 硫酸镁是治疗子痫及预防复发的首选药物。硫酸镁用法及注意事项详见"硫酸镁防治子痫"。当孕妇存在硫酸镁应用禁忌证或硫酸镁治疗无效时,可考虑

应用地西泮、苯巴比妥或冬眠合剂控制抽搐(I-E)，具体详见"镇静药物的应用"。子痫患者产后需继续应用硫酸镁24～48小时。

4. 控制血压和监控并发症　脑血管意外是子痫患者死亡的最常见原因。当收缩压持续≥160mmHg、舒张压≥110mmHg时要积极降压以预防心脑血管并发症(Ⅱ-2B)，具体参见"降压治疗"。注意监测子痫之后的胎盘早剥、肺水肿等并发症。

5. 适时终止妊娠　子痫患者抽搐控制后，即可考虑终止妊娠。分娩方式参见"分娩时机和方式"。

（十二）产后处理

1. 预防产后子痫　重度子痫前期孕妇产后应继续使用硫酸镁至少24～48小时，预防产后子痫；注意产后迟发型子痫前期及子痫（发生在产后48小时后的子痫前期及子痫）的发生。重度子痫前期和子痫患者，产后在有效控制血压和应用硫酸镁的同时，还应使用镇静药物，预防产后子痫。

2. 继续控制血压　子痫前期孕妇产后3～6天是产褥期血压高峰期，高血压、蛋白尿等症状仍可能反复出现甚至加重，此期间仍应每天监测血压。如产后血压升高≥150/100mmHg应继续给予降压治疗。哺乳期可继续应用产前使用的降压药物，禁用ACEI和ARB类（卡托普利、依那普利除外）降压药。产后血压持续升高要注意评估和排查孕妇其他系统疾病的存在。

3. 预防产后出血以及其他并发症　由于使用大量硫酸镁的产妇，产后易发生子宫收缩乏力，产后应注意子宫收缩情况，继续应用缩宫素，注意监测生命体征及记录产后出血量，防止产后出血的发生。根据病情继续监测母体症状、体征和实验室指标变化，监测和预防母体严重并发症，孕妇重要器官功能稳定后方可出院。

（十三）危重患者转诊

各级医疗机构需制订重度子痫前期和子痫孕产妇的抢救预案，建立急救绿色通道，完善危重孕产妇的救治体系。重度子痫前期（包括重度妊娠期高血压）和子痫患者应在三级医疗机构治疗，接受转诊的医疗机构需设有急救绿色通道，重症抢救人员、设备和物品配备合理、齐全。转出医疗机构应在积极治疗的同时联系上级医疗机构，在保证转运安全的情况下转诊，应有医务人员护送，必须做好病情资料的交接。如未与转诊医疗机构联系妥当，或患者生命体征不稳定，或估计短期内产程有变化等，则应就地积极抢救同时积极组织和商请会诊。

（十四）护理

1. 妊娠期高血压的护理　妊娠期高血压患者可在家或住院治疗，轻度子痫前期应住院评估决定是否院内治疗，重度子痫前期及子痫患者应住院治疗。

（1）休息：适度锻炼，合理安排休息，以保证妊娠期身

体健康。保证充分的睡眠，每天休息不少于10小时。在休息和睡眠时以左侧卧位为宜，改善子宫胎盘的血供。对住院患者应保持住院环境安静，避免刺激，保证休息质量。

（2）调整饮食：摄入充足的蛋白质、维生素，但不宜过量，不限制或强迫盐和液体的摄入，但全身水肿者应适当限盐。可适当进食芹菜、洋葱、豆腐等降压食物。

（3）病情观察：注意有无腹部不适，观察下肢水肿有无加重，有无头晕、头痛、眼花、恶心、呕吐等症状，如有异常应立即通知医师，防止子痫的发生。每天测体重及血压，定期监测尿蛋白、胎儿发育状况及胎盘功能。

2. 子痫前期的护理

（1）一经确诊，应住院治疗，将孕妇安置于安静、光线较暗的病室，备好急救物品。

（2）严密观察生命体征变化，每4小时测一次血压、随时观察和询问孕妇有无头晕、头痛、目眩等自觉症状，如有异常应立即通知医师，防止子痫的发生。

（3）子痫前期临产后，每30分钟监测血压，若为重度子痫前期的患者，需15～20分钟监测1次。专人守护，持续胎心监护，密切监测尿量、胎心及子宫收缩情况，同时助产士应观察产程进展，告知产妇及家属，并为产妇提供心理支持以帮助其度过心理困难期。

3. 用药护理　硫酸镁是目前治疗子痫前期和子痫的首选解痉药物，护士应明确硫酸镁的用药方法、毒性反应及注意事项。

（1）肌内注射通常于用药后2小时血药浓度达高峰，且体内浓度下降缓慢，作用时间长，但局部刺激性强，注射时应使用长针头行深部肌内注射，也可加利多卡因于硫酸镁溶液中，以缓解疼痛刺激，注射后用无菌棉球或创可贴覆盖针孔，防止注射部位感染，必要时可行局部按揉或热敷，促进肌肉组织对药物的吸收。

（2）静脉给药后可使血中浓度迅速达到有效水平，用药后约1小时血药浓度可达高峰，停药后血浓度下降较快，但可避免肌内注射引起的不适。基于不同用药途径的特点，临床多采用两种方式互补长短，以维持体内有效浓度。

（3）硫酸镁的治疗浓度和中毒浓度接近，因此在进行硫酸镁治疗时应严密观察其毒性反应，并认真控制硫酸镁的入量。

（4）中毒现象首先表现为膝反射减弱或消失，随着血镁浓度的增加可出现全身肌张力减退及呼吸抑制，严重者心跳可突然停止。

（5）在用药前及用药过程中均应监测孕妇血压，同时还应检测以下指标：①膝腱反射必须存在；②呼吸不少于16次/分；③尿量每24小时不少于600ml，每小时不少于25ml。尿少提示排泄功能受抑制，镁离子易蓄积而发生中毒。由于钙离子可与镁离子争夺神经细胞上的同一受体，阻止镁离子的继续结合，因此应随时备好10%的葡萄糖酸

钙注射液,以便出现毒性作用时及时予以解毒。10%的葡萄糖酸钙10ml在静脉推注时宜在3分钟以上推完,必要时可每小时重复一次,直至呼吸、排尿和神经抑制恢复正常,但24小时内不超过8次。

(6)硫酸镁能抑制宫缩,影响产程进展,必要时静滴缩宫素加强宫缩,静滴缩宫素时专人守护,观察宫缩、胎心及血压变化,若宫缩过强或胎心异常,应立即停止静滴缩宫素。若发现血压升高,应减慢滴注速度。

(十五)健康宣教

1. 提高公众对妊娠期高血压相关疾病的认识,使广大育龄妇女了解妊娠高血压疾病的知识和对母儿的危害。促使孕妇自觉从妊娠早期开始作产前检查。

2. 妊娠期不推荐严格限制盐的摄入,也不推荐肥胖孕妇限制热量摄入,因限制蛋白和热量的摄入不会降低发生妊娠期高血压发生的风险,反而会增加胎儿生长受限的风险。

3. 认为从妊娠20周开始,每天补充钙剂1~2g,可降低妊娠高血压疾病的发生。

4. 建议孕妇保持适量的活动,适量锻炼可以改善血管的功能,刺激胎盘血管生成,从而预防子痫前期的发生。不建议卧床休息或限制其他体力活动来预防子痫前期及其并发症。

5. 自数胎动,掌握自觉症状,加强产前检查,定期接受产前保护措施;对重度妊娠期高血压疾病病人,强调遵医嘱治疗的重要性,应使病人掌握识别不适症状及用药后的不良反应。

6. 妊娠期高血压疾病的孕妇一般心理负担较重,一边担心自己的疾病,一边担心新生儿的健康,产生紧张、恐惧的情绪,应对孕妇心理状态进行评估,有针对性地实施心理支持。做好家属的工作,鼓励他们为孕妇提供生活和心理上的帮助。

7. 产后6周患者血压仍未恢复正常时应于产后12周再次复查血压,以排除慢性高血压,必要时建议内科诊治。

8. 妊娠期高血压疾病特别是重度子痫前期孕妇远期罹患高血压、肾病、血栓形成的风险增加。应充分告知患者上述风险,加强筛查与自我健康管理。鼓励健康的饮食和生活习惯,如规律的体育锻炼、控制食盐摄入(<6g/d)、戒烟等。鼓励超重孕妇控制体质量:BMI控制在18.5~25.0kg/m²,腹围<80cm,以减小再次妊娠时的发病风险,并利于长期健康。

附:HELLP综合征的诊断和治疗

HELLP综合征(hemolysis,elevated liver enzymes,and low platelet syndrome,HELLP syndrome)以溶血、肝酶水平升高及低血小板计数为特点,可以是妊娠期高血压疾病的严重并发症,也可以发生在无血压升高或血压升高不明显或者没有蛋白尿的情况下,可以发生在子痫前期临床症状出现之前。

(一)发病机制

其主要发病机制与妊娠期高血压疾病相同,如血管痉挛、内皮损伤等,但发展成为HELLP综合征的具体启动机制尚不清楚,可能与自身免疫有关。

(二)临床表现

子痫前期好发于年轻的初产妇,而HELLP好发于年龄较大的经产妇。本病可发生于妊娠中期至产后数天的任何时间,多数发生在产前。典型症状为全身不适、右上腹疼痛或胃部疼痛、水肿、体质量骤增、脉压增大等非特异性症状。少数孕妇可有轻度黄疸以及恶心、呕吐等消化系统表现,但高血压、蛋白尿表现不典型。

(三)诊断

由于HELLP综合征临床表现具有多变性、非特异性,常常导致临床诊断的延误。无高血压,特别是疾病早期,以及缺乏蛋白尿,使HELLP综合征早期诊断遇到困难。关键是对有右上腹或上腹部疼痛、恶心、呕吐的妊娠期高血压疾病患者保持高度警惕,通过实验室检查确诊。明确的HELLP标准对研究和预测母体并发症是必需的。但目前诊断HELLP综合征的实验室标准尚未达成共识。较为常用的有以下诊断标准:

1. 血管内溶血外周血涂片见破碎红细胞、球形红细胞;胆红素≥20.5μmol/L(即1.2mg/dl);血红蛋白轻度下降;LDH水平升高。LDH升高是诊断HELLP综合征微血管内溶血的敏感指标,常在血清间接胆红素升高和血红蛋白降低前出现。

2. 肝酶水平升高ALT≥40U/L或AST≥70U/L。

3. 血小板计数减少血小板计数<100×10⁹/L是目前较普遍采用的疾病诊断标准;但要注意孕期血小板计数下降趋势,对存在血小板计数下降趋势且<150×10⁹/L的孕妇应进行严密追查。

达到以上三项标准可诊断为HELLP综合征,未满足上述全部实验室异常的妇女被认为患部分性HELLP综合征,然而,这些患者有可能发展为完全性HELLP综合征。此外,HELLP综合征孕产妇的严重并发症与重度子痫前期严重并发症有重叠,在诊断HELLP综合征的同时注意评估有无严重并发症的发生。

(四)鉴别诊断

在考虑作出HELLP综合征的诊断时,应注意与血栓性疾病、血栓性血小板减少性紫癜(thrombotic thrombocytopenic purpura,TTP)、溶血性尿毒症性综合征(hemolytic-uremic syndrome,HUS)、妊娠期急性脂肪肝(acute fatty liver of pregnancy,AFLP)、抗磷脂综合征、系统性红斑狼疮等鉴别。

表 7-3-5　HELLP 综合征的鉴别诊断

主要损害器官	HELLP 肝脏	TTP 神经系统	HUS 肾脏	AFLP 肝脏
妊娠期	中、晚期	中孕	产后	晚孕
血小板	↓	↓	↓	正常/↓
PT/APTT	正常	正常	正常	↓
溶血	+	+	+	+/-
血糖	正常	正常	正常	↓
纤维蛋白原	正常	正常	正常	↓↓
肌酐	正常/↑	↑	↑	↑
高血压、蛋白尿	有	无	无	无
贫血	无/轻度	无/轻度	严重	无

根据发病时间的不同,可对 TTP 与 HELLP 进行区分,TTP 发病倾向于在妊娠期较早时,而子痫前期-HELLP 不会发生在孕 20 周以前,且大多数病例在妊娠晚期得到诊断。而由于 HELLP 和 AFLP 在妊娠期的相同时间发病,且一些临床特点相同,所以两者在临床上可能难以区分。一般来说,AFLP 孕妇可迅速发生肝衰竭、出血性疾病和脑病,且相比较 HELLP 孕妇而言,发生凝血酶原时间(prothrombin time, PT)和活化部分凝血活酶时间(activated partial thromboplastin time, aPTT)延长、重度低血糖和肌酐浓度升高的比例更高(表 7-3-5)。

（五）治疗

HELLP 综合征必须住院治疗,稳定母胎情况,并根据病情决定是否需要终止妊娠。在按照重度子痫前期对重要器官监测和保护及治疗的基础上,其他治疗措施包括：

1. 输注血小板　根据血小板计数有指征地输注血小板。①血小板计数>50×10⁹/L,且不存在过度失血或血小板功能异常时,不建议预防性输注血小板或剖宫产术前输注血小板;②血小板计数<50×10⁹/L,且血小板计数迅速下降或者存在凝血功能障碍时,应考虑备血(包括血小板);③血小板计数<20×10⁹/L,阴道分娩前强烈建议输注血小板,剖宫产前建议输注血小板。

2. 肾上腺皮质激素　当血小板计数<50×10⁹/L 时,可考虑肾上腺皮质激素治疗,可使血小板计数、乳酸脱氢酶、肝功能等指标改善,尿量增加、平均动脉压下降,并可促使胎儿肺成熟。

3. 适时终止妊娠　绝大多数 HELLP 综合征孕妇应在积极治疗后终止妊娠。只有当胎儿不成熟且母胎病情稳定的情况下,方可在三级医疗机构,在严密的检测下延长 48 小时妊娠,以完成糖皮质激素促胎肺成熟,然后终止妊娠。因该病一般会出现进展,有时有母体状态迅速恶化,所以不建议尝试延迟分娩超过 48 小时。

HELLP 综合征孕妇可酌情放宽剖宫产指征。对于临产妇女或胎膜破裂且胎儿顶先露的妇女,不论孕龄大小都适合经阴道分娩。宫颈状况良好或妊娠>30～32 孕周的

妇女可进行引产。分娩时需注意,因血小板减少,有局部出血危险,若血小板计数<75×10⁹/L,阴部阻滞和硬膜外麻醉为禁忌,阴道分娩宜采用局部浸润麻醉,剖宫产采用局部浸润麻醉或全身麻醉。

4. 其他治疗　在 HELLP 综合征治疗中必要时需进行血浆置换或血液透析,关键是注意全面的母体状况整体评估和病因鉴别,给予合理的对症治疗和多学科管理,存在严重并发症时注意强化危重症管理。

【关键点】

1. 妊娠期高血压疾病是产科常见的危及母胎生命的一组疾病,分为 5 类:妊娠期高血压、子痫前期、子痫、慢性高血压合并妊娠、慢性高血压并发子痫前期。

2. 子痫前期公认的发病机制为“两阶段学说”,其发病可能与免疫学说、滋养细胞侵袭异常、血管内皮损伤等因素有关。

3. 子痫前期分为无严重表现子痫前期和伴严重表现子痫前期。评估病情严重程度及何时终止妊娠是临床处理的关键。

4. 蛋白尿的有无和程度并不作为子痫前期诊断的必要标准,但是仍然强调对所有孕妇进行尿蛋白的监测。

5. 早发型子痫前期母胎情况稳定,可考虑期待治疗。期待治疗期间出现需要终止妊娠的指征,应及时终止妊娠。

6. 子痫前期的治疗包括降压、预防子痫、镇静等,密切监测母胎情况,适时终止妊娠。子痫处理原则为控制抽搐并尽快终止妊娠。

7. 子痫是妊娠期高血压疾病最严重的阶段,是妊娠期高血压疾病所致母儿死亡的最主要原因,应积极处理。

8. HELLP 综合征以溶血、肝酶升高及低血小板计数为特点,一旦确诊,应尽快终止妊娠。

（李磊　王静）

五、巨 大 儿

巨大儿(macrosomia)是指胎儿生长超过了某一阈值,目前国际上对于这一阈值的限定尚无统一标准。我国定义为新生儿体重≥4000g,而一些欧美国家定义为新生儿体重≥4500g,甚至有些国家将这一标准定为≥5000g。早年因营养过剩和糖尿病致巨大胎儿的孕妇逐渐增多,但随着糖尿病的筛查和治疗的规范化,孕前和孕期的营养指导,以及二胎政策开放,孕妇阴道分娩的意愿增强,从而加强自身管理,近年来巨大儿的发生有逐渐下降趋势。

(一)高危因素

巨大儿是多种因素综合作用的结果,很难用单一的因素去解释其发生。常见的高危因素有:

1. **孕前肥胖及孕期体重增长过快** 当孕前 BMI>30kg/m² ,孕期营养过剩、体重增长过快时,巨大儿的发生率明显增高。此外,肥胖的孕妇,发生妊娠期糖尿病的几率也会增高,这可能与能量的摄入大于消耗,导致母胎内分泌失调有关。

2. **糖尿病** 包括妊娠期糖尿病以及糖尿病合并妊娠。在胎盘功能正常的情况下,孕妇血糖升高,糖分通过胎盘进入胎儿血液循环,使胎儿的血糖浓度升高,刺激胎儿胰岛 β 细胞增生,导致胎儿胰岛素分泌反应性升高、胎儿高糖血症和高胰岛素血症,促进氨基酸的摄取、蛋白合成并抑制脂肪分解,使胎儿脂肪堆积,脏器增大,体重增加,导致巨大儿发生。但是并非所有糖尿病都会增加巨大儿可能,当糖尿病White 分级在 B 级以上时,由于胎盘血管的硬化,胎盘功能降低,反而使胎儿生长受限的发生率升高。此外,部分糖尿病孕妇过分控制饮食导致营养摄入不足,也可导致胎儿生长受限。

3. **过期妊娠** 孕晚期是胎儿生长发育最快时期,过期妊娠而胎盘功能正常者,子宫胎盘血供良好,持续供给胎儿营养物质和氧气,胎儿不断生长,以至孕期越长,胎儿体重越大,过期妊娠巨大胎儿的发生率是足月儿的 3~7 倍。

4. **遗传因素** 虽然详细机制目前尚不确定,但是遗传基因是决定胎儿生长的前提条件,它控制细胞的生长和组织分化。在巨大儿的发生中,男胎多于女胎;身材高大的父母,其子女巨大儿的可能性增加;不同种族、不同民族的巨大儿发生率各不相同,都体现了遗传在巨大儿发生中所起的作用。

5. **其他** 有资料报道,胎儿体重随分娩次数增加而增加;曾经分娩过巨大儿的产妇,再次分娩巨大儿的几率比普通产妇增加了 5~10 倍。高龄可能增加妊娠期糖尿病的发生率,从而增加巨大儿的发生;巨大儿往往与羊水过多共存等。此外,环境因素也有可能影响巨大儿的发生,高原地区由于空气中的氧分压低,其巨大儿的发生率较平原地区低。

(二)对母儿影响

1. **对母体影响**

(1)产程延长或停滞:为避免巨大儿阴道分娩的相关风险,计划性剖宫产率增加。胎儿过大,造成孕妇的骨盆相对狭窄,头盆不称发生率上升,致使产程延长。而产程延长易导致继发性宫缩乏力,同时由于巨大儿导致子宫容积偏大,肌纤维长时间过度牵拉,易发生原发性宫缩乏力;宫缩乏力又可能导致胎位异常和产程延长,造成恶性循环。产程的延长和停滞,同时增加了阴道器械助产和剖宫产的可能。

(2)软产道损伤:过大的胎儿,通过软产道时,可能造成严重的会阴裂伤。此外,巨大儿的肩难产发生率增加,其发生率与胎儿体重成正比。肩难产处理不当可发生严重的阴道损伤和会阴裂伤,严重者可裂伤至阴道穹隆、子宫下段,甚至盆壁,形成腹膜后血肿或阔韧带血肿。当发生梗阻性难产时,可能导致子宫破裂。

(3)产后出血:巨大儿造成的子宫过度扩张,导致了产后子宫收缩的困难,再加上可能的子宫收缩乏力和较大的软产道裂伤,更增加了产后出血的可能,甚至发生出血性休克。

(4)其他:胎先露长时间压迫产道,可能导致生殖道瘘的发生,如尿瘘、粪瘘。分娩时盆底组织过度伸长或裂伤,产后可能发生子宫脱垂或阴道前后壁膨出。同时因软产道损伤和产后出血,在一定程度上增加了产褥感染的机会。

2. **对胎儿影响**

(1)胎儿窘迫:巨大儿宫内活动空间减少,宫缩时,脐带受压可能性增加。当发生肩难产时,胎头娩出,胎肩嵌顿,导致脐带受压,同时胎儿虽已娩出,但因胸廓受产道挤压,胎儿无法自主呼吸,从而导致胎儿窘迫或新生儿窒息;若嵌顿时间过长、脐带停止搏动或发生胎盘早剥,则可能引发死胎或死产。

(2)新生儿产伤:巨大儿肩难产及手术助产发生率增加,新生儿产伤发生率亦增加,可引起颅内出血、锁骨骨折、臂丛神经损伤及麻痹等产伤,严重时甚至死亡。

(3)远期影响:巨大儿远期发展为糖耐量受损、肥胖、血脂异常、代谢综合征、心血管疾病的几率增加。

(三)诊断

待分娩后,根据新生儿体重诊断巨大儿并不困难。但在分娩前,准确估计胎儿大小,防止巨大儿分娩时的相关并发症,才是临床诊疗的关键。目前尚无方法准确预测胎儿大小,可以通过病史、临床表现及辅助检查进行初步判断。

1. **病史** 孕妇多存在上述高危因素,如巨大儿分娩史、糖尿病、肥胖、妊娠期体重增加迅速、多次分娩的经产妇等。

2. **腹部检查** 腹部明显膨隆,宫高>35cm。触诊胎体大,先露部高浮,若为头先露,多数胎头跨耻征阳性。听诊时胎心清晰,但位置较高,当宫高加腹围≥140cm 时,巨大胎儿的可能性较大。

3. **B型超声检查** 测量胎儿双顶径、股骨长、腹围及头围等各项生物指标,并将这些参数代入公式计算估计胎儿体重(estimated fetal weight,EFW)。但对于巨大胎儿的预测还有一定的难度,目前尚无证据支持哪种预测方法更有效。当胎头双顶径≥100mm、头围≥350mm、股骨长≥75mm、腹围≥360mm时,应考虑巨大胎儿的可能性。

(四)妊娠管理

1. **孕早期** 分娩巨大儿的妇女只有40%发现了已知的孕母危险因素。因此在孕妇第一次初诊时,应告知孕妇巨大儿的相关风险,孕期控制体重和适当运动的重要性,并充分告知孕妇实施的方法。对于存在高危因素的孕妇,应纳入高危孕妇管理,针对不同的高危因素加强孕期的管理。

2. **孕中期** 此阶段将进行OGTT筛查,将新筛查出的妊娠期糖尿病孕妇,纳入高危孕妇管理。向这类孕妇说明糖尿病的相关风险以及发生巨大儿的可能性。可将产妇转诊至营养门诊,接受专业的妊娠期糖尿病饮食与运动指导。定期监测胎儿生长情况和血糖控制效果,避免巨大儿发生的同时,也要防止过度控制血糖而导致的胎儿生长受限。

3. **孕晚期** 常规监测同时,根据不同孕妇的情况,进行相应的运动和饮食指导。如孕妇腹围明显与孕周不符时,可行超声检查帮助明确胎儿的生长发育情况。并根据孕妇和胎儿的具体情况,选择合适的方式,适时终止妊娠。

(五)分娩管理

防止巨大儿胎儿出现分娩期并发症的方法有数种,但都存在争议。需要根据母胎具体情况,综合判定。

1. **"预防性"引产** 有些学者建议,一旦诊断巨大儿,就应尽快引产以避免胎儿的继续生长,以减少潜在的分娩期并发症。然而,引产并没有减少剖宫产率或肩难产率,也没有改善新生儿的预后,而引产失败反而增加了剖宫产率。因此,不建议在产程自然发动前进行干预引产。

2. **选择性剖宫产** 有研究认为,与标准产科处理相比较,对超声诊断的巨大儿采取选择性剖宫产在医疗上和费用上均不合理,但对怀疑巨大儿的糖尿病孕妇进行选择性剖宫产是一种可靠的方法,可明显减少了肩难产率。目前临床常用的标准是,估计非糖尿病孕妇胎儿体重≥4500g,糖尿病孕妇胎儿体重≥4000g,即使骨盆正常,为防止母儿产时损伤建议剖宫产终止妊娠。

3. **预防肩难产** 虽然因肩难产造成的永久性的臂丛神经损伤不足10%,但这依然是巨大儿分娩时最受关注的问题。肩难产发生突然,情况紧急,若处理不当,将导致母婴严重并发症,可借助一些助产手法娩出胎肩,如屈大腿、压前肩法、旋肩法等,同时提前做好新生儿抢救准备。但即使有如此多的处理方法,肩难产的并发症也难以避免,尤其

是臂丛神经的损伤。

4. **阴道试产** 不宜试产过久。巨大儿因胎头大,不宜入盆,易出现原发性或者继发性宫缩乏力,导致产程进展缓慢或停滞,若头盆不称,应及时剖宫产结束分娩。若宫口已经开全,胎头双顶径下降至坐骨棘以下3cm,应做较大的会阴后-侧切开,必要时行胎头吸引术或产钳助产术,同时需要警惕肩难产的发生。分娩后积极促进子宫收缩,认真检查软产道和修复损伤,同时注意预防产褥感染。

5. **新生儿处理** 预防新生儿低血糖的发生,生后30分钟监测血糖,生后1~2小时开始喂糖水,及早开奶。轻度低血糖者口服葡萄糖,严重低血糖者可选择静脉输注葡萄糖。注意新生儿高胆红素血症,低钙血症的发生,可用10%葡萄糖酸钙1ml/kg加入葡萄糖液中静脉滴注补充钙剂。

(六)护理

1. **监测产程进展** 怀疑巨大儿的产妇临产后,应密切监测产程进展情况,包括子宫收缩的强度及持续时间、宫口开大及胎头下降的情况、胎心率的变化等。同时应结合病史,正确估计胎儿大小,若出现胎头下降缓慢、产程进展受阻等情况,要及时采取对应措施,减少母婴并发症的发生。

2. **预防肩难产** 估计巨大儿的产妇分娩,特别是合并糖尿病时,应做好肩难产的预防措施和处理准备。当胎头娩出后,出现胎儿前肩娩出困难、胎颈回缩、胎儿颏部紧压会阴等情况时,应第一时间想到肩难产,并立即启动肩难产处理流程(详见"肩难产"相关内容)。

3. **预防产后出血** 巨大儿产妇发生产后出血的风险较高,应注意第三产程的积极处理,预防产后出血。建议在宫口开全或近开全时,提前开通静脉;胎儿前肩娩出后给予缩宫素10U肌内注射,或以缩宫素10U加入500ml补液静脉滴入;待胎盘完整地娩出后,立即按压宫底,判断子宫收缩情况。产后仔细检查宫颈及阴道,了解软产道有无裂伤,并及时地按解剖位置缝合会阴侧切口及裂伤。

4. **新生儿照护** 巨大儿娩出过程中,所受产道压力较大,临产后应密切注意胎心变化。若分娩前胎心有异常者或有肩难产高危因素者,应提前呼叫新生儿科医师到场,做好新生儿窒息复苏准备。若分娩时胎头、胎肩娩出困难,助产人员应注意采用正确方式处理,用力适当,避免粗暴。产后仔细检查有无胸锁乳突肌血肿、臂丛神经损伤及锁骨骨折等新生儿产伤发生。若巨大儿产妇合并糖尿病,新生儿娩出后,应定期监测血糖,注意预防新生儿低血糖,其表现为精神萎靡、无力、多汗、呼吸困难甚至抽搐等症状。

(七)健康宣教

1. 保证孕期合理饮食,避免营养过剩,控制体重。

2. 积极治疗妊娠期糖尿病或糖耐量异常。

3. 加强孕期保健,定时产前检查。

【关键点】

1. 巨大胎儿常见高危因素有糖尿病、母亲肥胖、孕期体重增长过快、母亲出生体重>4000g、经产妇、过期妊娠、高龄孕妇、上胎巨大胎儿等。

2. 有巨大儿高危因素的孕妇孕期给予营养指导、适当运动，控制血糖；根据孕妇骨盆情况、血糖、胎儿大小等综合考虑，决定分娩方式。

3. 针对可能巨大儿的预防性引产并不能减少剖宫产率或肩难产率，也不能改善新生儿的预后，而引产失败反而增加了剖宫产率，因此，不建议在产程自然发动前进行干预引产。

(李磊 王静)

六、胎儿生长受限

小于胎龄儿(small for gestational age, SGA)指出生体重低于同孕龄平均体重的两个标准差，或低于同孕龄正常体重的第 10 百分位数的新生儿，其中体重<2500g 的新生儿被称为低出生体重儿。胎儿生长受限是 SGA 的一种类型，是围产期主要并发症之一。围产儿死亡率为正常的 4～6 倍，不仅影响胎儿的发育，也影响儿童期及青春期的体能与智能发育。

(一)定义

并非所有的 SGA 都是病理性的生长受限，有许多是因为种族或父母身高、体重等因素所导致的"健康小样儿"。这部分胎儿除了体重和体格发育较小外，各器官无功能障碍，无宫内缺氧的表现。根据不同情况，SGA 可分为以下 3 种类型：

1. **正常 SGA(normal SGA)** 胎儿结构及多普勒检查血流评估均未发现异常。

2. **异常 SGA(abnormal SGA)** 存在结构异常或者遗传性疾病的胎儿。

3. **胎儿生长受限(fetal growth restriction, FGR or intrauterine growth retardation, IUGR)** 受某些病理过程影响，无法达到其应有生长潜力的 SGA。严重的 FGR 是指胎儿体重小于第 3 百分位，同时伴有多普勒血流的异常。

(二)病因

FGR 的病因多而复杂，有些尚不明确。

1. **孕妇因素** 最常见，占 50%～60%。

(1) 营养因素：孕妇偏食、妊娠剧吐、摄入蛋白质及维生素不足，出生体重与母体血糖水平呈正相关。

(2) 病理妊娠：如妊娠高血压疾病、多胎妊娠、前置胎盘、胎盘早剥、过期妊娠、妊娠期肝内胆汁淤积症等。

(3) 妊娠合并症：如心脏病、慢性高血压、肾炎、贫血等，使胎盘血流量减少，灌注下降导致 FGR。

(4) 遗传因素：胎儿出生体重差异，40% 来自父母的遗传基因，其中以母亲影响更大。孕妇年龄、体重、身高、孕产次等都有可能会产生影响。

(5) 其他：地区、吸烟、吸毒、酗酒等，缺乏微量元素锌，宫内感染如 TORCH 综合征等。

2. **胎儿因素**

(1) 染色体异常：胎儿遗传性疾病，21、18 或 13-三体综合征，Turner 综合征(45, X0)，三倍体畸形等。

(2) 胎儿发育异常：胎儿本身发育缺陷、胎儿代谢功能紊乱、各种生长因子缺乏等。

(3) 其他：胎儿宫内感染、多胎妊娠等情况，会使 FGR 的发生机会增加。

3. **胎盘、脐带因素** 胎盘结构和功能异常，是发生 FGR 的病因。胎盘增长缓慢、绒毛膜面积小、广泛性梗死等均可造成 FGR。此外，脐带过长、过细，脐带扭转、打结，或脐带帆状附着亦有可能导致 FGR 等。

(三)分类

1. **内因性均称型 FGR** 较少见，属于原发性胎儿生长受限，抑制生长的因素在受孕时或在妊娠早期，致胎儿内部异常，或由遗传因素引起。因胎儿在体重、身长、头径的发育上均受到限制，头、腹围均小，故称匀称型。

特点：体重、身长、头径均相称，但小于该孕龄正常值。外表无营养不良表现，器官分化或成熟度与孕龄相符，但各器官的细胞数均减少，脑重量轻；胎盘小、细胞数少。胎儿无缺氧表现。半数胎儿有先天畸形，预后不良。产后新生儿脑神经发育障碍，伴小儿智力障碍。

2. **外因性不均称型 FGR** 常见，占 FGR 人群的 70%～80%，属于继发性生长发育不良，孕早期胚胎发育正常，至孕晚期才受到有害因素的影响。如合并妊娠高血压疾病、慢性高血压、糖尿病、过期妊娠，致使胎盘功能不全。目前认为非均称型胎儿生长是由胎儿适应有害环境的能力所致，即减少非重要胎儿器官(例如，腹部脏器、肺、皮肤和肾脏)血供为代价重新分配血流优先供应重要的器官(例如，脑、心脏、胎盘)。

特点：新生儿发育不匀称，身长、头径与孕龄相符而体重偏低，腹部尺寸(例如，肝脏体积和皮下脂肪组织)比头围减小得相对较多。外表呈营养不良或过熟儿状态，各器官细胞数正常，但细胞体积缩小，以肝脏为著。胎盘体积正常，常有梗死、钙化、胎膜黄染等。出生时新生儿常伴有低血糖。

3. **外因性均称型 FGR** 为上述两型之混合型，多由母儿双方的影响和缺乏叶酸、氨基酸、微量元素或有害药物的影响。致病因素虽是外因，但在整个妊娠期间均发生影响。

特点：身长、体重、头径相称，但均较小。外表有营养不良表现。各器官体积均缩小。胎盘小，外表正常。宫内缺氧不常见，存在代谢不良。60% 病例脑细胞数减少，新生儿常有明显的生长与智力障碍。

（四）诊断

初步诊断 FGR 后应密切关注胎儿发育情况和宫内状态，并在 1～2 周后复查，不可以一次测量数值确诊。

1. **病史**　必须准确确定胎龄，推荐使用早孕期 B 超来推算预产期。识别引起 FGR 的高危因素，有无先天畸形、FGR、死胎的不良分娩史；有无吸烟、吸毒与酗酒等不良嗜好；有无有毒物质接触史等。

2. **临床监测**　测量宫高、腹围、体重，并依此预测胎儿大小。宫高、腹围值连续 3 周均在第 10 百分位数以下者为筛选 FGR 指标。胎儿发育指数＝宫高(cm)−(月份＋1)×3，指数在−3 和＋3 之间为正常，小于−3 提示有 FGR 的可能；孕晚期孕妇每周增加体重 0.5kg，若停滞或增长缓慢时可能为 FGR。但这些方法有一定的误诊和漏诊率，对 FGR 的预测价值有限，可作为辅助参考指标。

3. **辅助检查**

（1）B 型超声测量：判断 FGR 较准确，常用的有如下指标：①头臀径：是孕早期胎儿生长发育的敏感指标。②双顶径：增长速度 3 周仅增加≤4mm，妊娠 28 周＜70mm，妊娠 30 周＜75mm，妊娠 32 周＜80mm，可诊断为 FGR。③腹围：胎儿腹围的测量是估计胎儿大小最可靠的指标。如果腹围或胎儿估计体重在相应孕龄的第 10 百分位数以下，可以诊断 FGR。④羊水量及胎盘成熟度：多数 FGR 出现羊水过少、胎盘老化的超声图像。

（2）彩色多普勒超声检查：脐动脉舒张期血流缺失或倒置对诊断 FGR 意义大。妊娠晚期 S/D 比值≤3 为正常值，脐血 S/D 比值升高时 FGR 的发生率明显升高。测量子宫动脉的血流(PI 及是否存在切迹)可以评估是否存在胎盘灌注不良可能，从而预测 FGR 的发生。

（3）实验室检查：尿 E_3 和 E/C 比值、血甲胎蛋白、胎盘生乳素、妊娠特异性 p 糖蛋白、碱性核糖核酸酶、微量元素锌、TORCH 感染的检测。

（五）孕期管理

治疗越早，效果越好。小于妊娠 32 周开始治疗效果佳，妊娠 36 周后治疗效果差。当胎儿尚未足月，宫内监护情况良好，胎盘功能好转，且孕妇病情稳定时，可以在密切监护下妊娠至足月，但不应超过预产期。

1. **积极寻找并解除病因**

（1）母体：寻找与 FGR 相关的母体疾病和不良生活习惯，如吸烟或饮酒、母体血管疾病、抗磷脂综合征等。建议行 TORCH 筛查，必要时可行特定的羊水病毒 DNA 检测。积极治疗感染，改变不良生活习惯，控制合并症和并发症。

（2）胎儿：建议对 FGR 的胎儿进行详细的胎儿解剖结构检查，以发现有无重大先天性异常。病情严重者，可行胎儿染色体核型分析。

2. **动态监测胎儿宫内状况**

（1）脐动脉多普勒：FGR 最重要的监测方法，包括最大峰值血流速度、阻力指数和搏动指数。正常妊娠时，脐动脉舒张末期压力随孕周逐渐增加，但是在 FGR 胎儿中，上述指标均会不同程度的升高。

（2）静脉导管多普勒：与胎儿生长受限密切相关的多普勒异常特征是：脐动脉、子宫动脉舒张末期血流消失(absent end diastolic velocity，AEDV)或反流、胎儿静脉导管反流等，说明脐血管阻力增加。大部分 FGR 胎儿中，静脉导管多普勒的恶化发生在生物物理评分恶化之前。若 FGR 胎儿静脉导管多普勒在心房收缩时血流速度消失或反向，1 周内胎死宫内的风险显著增加。

（3）大脑中动脉多普勒：监测大脑中动脉(middle cerebral artery，MCA)的搏动指数或阻力指数/脐动脉搏动指数(大脑-胎盘血流比)。若 MCA 舒张期血流速度增加，则代表 FGR 胎儿可能存在宫内缺氧。脐动脉多普勒正常的足月 FGR 胎儿，MCA 多普勒异常(搏动指数＜第 5 百分位数)，提示酸中毒可能，应及时终止妊娠。

（4）其他：羊水量监测、胎儿电子监护、胎儿生物物理评分等均可用于评估胎盘功能和胎儿储备情况。

3. **改善胎盘循环**　均衡膳食，休息吸氧、左侧卧位改善子宫胎盘血液循环。

4. **补充营养物质**　在保证饮食摄入的同时，可根据母体营养状况，选择性使用药物补充营养，如贫血孕妇应适量补充铁剂等。但是没有证据显示这些营养物质的补充可以预防 FGR 的发生，故不常规推荐。

5. **药物使用**　对于需要提前终止妊娠的胎儿，可以根据孕周和具体情况选用相关药物。建议 34 周前可能分娩，使用糖皮质激素促进胎肺成熟；32 周前可能分娩，使用硫酸镁保护胎儿脑神经。

（六）分娩期处理

1. **终止妊娠指征**　胎儿确定为 FGR 后，决定分娩时间较困难，取决于导致 FGR 的潜在病因和孕周，必须在胎儿死亡的危险和早产的危害之间权衡利弊。

（1）治疗后 FGR 未见好转，NST 反复呈无反应型，OCT 阴性，胎儿生物物理评分 4～6 分，如胎儿已成熟立即终止妊娠；如胎儿未成熟，但有存活能力者，应在密切监护下，积极促胎肺成熟，然后终止妊娠。

（2）治疗中发现羊水量渐减少，胎儿停止生长 3 周以上。

（3）若 FGR 胎儿监测无明显异常，仅出现脐动脉血流反向可期待至 32 周后终止妊娠，仅出现脐动脉血流消失可期待至 34 周后。

（4）若 32 周前出现脐动脉舒张末期血流消失或反向，合并静脉导管多普勒异常，当胎儿可以存活并完成糖皮质激素治疗后，建议终止妊娠，但必须慎重决定分娩方式。

（5）对于预期可能在 34 周前终止妊娠者应应用糖皮质激素，以促进胎肺成熟；可能在 32 周前终止妊娠者应应用硫酸镁，以保护胎儿脑神经。

2. **分娩方式选择** FGR 不是剖宫产手术指征,选择分娩方式应从胎儿宫内状况和宫颈成熟度两方面考虑。

(1) 阴道试产:经治疗胎儿在宫内正常发育,情况良好,胎盘功能正常,胎儿成熟,Bishop 评分≥7 分,无阴道分娩禁忌者,可行阴道试产。此外,考虑胎儿难以存活,无剖宫产指征时,应充分考虑母亲再次妊娠的可能性,予以引产。

(2) 剖宫产:FGR 的胎儿对缺氧耐受性差,储备功能不足,对胎儿窘迫、孕妇高危病情加剧、羊水过少、胎儿停止发育 3 周以上以及合并其他产科指征时,均应行剖宫产结束分娩。

3. **阴道试产注意事项**

(1) 加强产时监测:FGR 通常是胎盘功能不良的结果,胎儿在宫内长期处于低氧的状态,对缺氧的耐受性较低,可能难以耐受宫缩造成的频繁、短暂缺氧,从而导致胎窘。因此,在分娩过程中,应采用连续胎儿电子监护。

(2) 做好新生儿复苏准备:FGR 胎儿本身对缺氧的耐受性较低,同时有胎粪吸入的风险,若合并早产或其他加重缺氧的情况,新生儿窒息的可能性会大大增加。此外,严重FGR 的新生儿对低体温特别敏感,因此在这类胎儿分娩前,应提前打开辐射台预热,并呼叫有经验的新生儿科医师到场,做好新生儿复苏准备。

(七) 妊娠期的护理

1. 严密监测胎儿生长发育,记录孕期体重的增长和在整个孕期仔细测量宫底增高情况。

2. 尽早发现胎儿生长受限的危险因素,包括既往妊娠有胎儿生长受限史,可能会增加本次妊娠复发的可能性,对有明显危险因素的妇女,应考虑连续的超声检查。

3. 当生长受限胎儿于孕 34 周前被诊断,并且羊水量和产前胎儿监测是正常的,推荐进行观察。应用超声排除胎儿畸形,并每 2~3 周复查一次。只要胎儿持续生长且胎儿监护也是正常的,可继续妊娠直到胎儿成熟;否则终止妊娠。

4. 无论自然分娩或引产,怀疑生长受限的胎儿都应在产程中监测胎心率异常等危险征兆。胎儿生长受限常常是由于母血灌注量不足或功能胎盘减小等引起的胎盘功能不足。这些情况往往可能因分娩而恶化,需要剖宫产。

5. 生长受限胎儿有出生缺氧和胎粪吸入的风险。应由熟练的产科医师在分娩后立即给予胎粪的吸引和按需通气,且熟练掌握新生儿窒息复苏技术。严重生长受限的新生儿特别容易受低体温影响,也可能产生其他代谢紊乱,应请新生儿科医师会诊,必要时转新生儿科治疗。

(八) 健康宣教

1. 避免早期接触各种有害化学物质,从孕前 3 个月起至妊娠结束,不吸烟,不饮酒。

2. 妊娠期保持平静心态,精神愉快。

3. 积极治疗各种慢性病,防治妊娠合并症和并发症。

【关键点】

1. 并非所有的 SGA 都是病理性的生长受限,胎儿生长受限(FGR)是指胎儿体重低于同胎龄应有胎儿体重第 10 百分位数以下,未达到其应有的生长潜力的胎儿。

2. FGR 的病因包括母体、胎儿和胎盘三方面,其中胎盘结构异常和胎盘灌注不良是 FGR 最常见的原因。

3. 诊断 FGR 首先要准确确定孕周,一旦诊断FGR,要积极寻找病因并对因治疗。

4. FGR 终止妊娠的时机和方式,需遵循个体化原则,综合考虑母体因素及胎儿因素,争取获得母胎的最佳结局。

(李磊 王静 熊钰)

七、胎儿畸形

广义的胎儿畸形,指胎儿先天性异常(congenital anomalies),包括胎儿各种结构畸形、功能缺陷、代谢以及行为发育的异常。又细分为代谢障碍异常(dysmetabolism anomalies)、组织发生障碍异常(dyshistogenesis anomalies)、先天畸形(congenital malformation)和先天变形(congenital deformation)。狭义的胎儿畸形,即胎儿先天畸形(congenital fetal malformation),是指由于内在的异常发育而引起的器官或身体某部位的形态学缺陷,又称为出生缺陷(birth defects)。

胎儿先天畸形并不少见,据美国 2006 年全球出生缺陷报告,全球每年大约有 790 万的出生缺陷儿出生,约占出生总人口的 6%。已被确认的出生缺陷有 7000 多种,其中全球前五位的常见严重出生缺陷占所有出生缺陷的 25%,依次为先天性心脏病(congenital heart disease,CHD)、神经管缺陷(neural tube defects,NTDs)、血红蛋白病(地中海贫血,thalassemia)、唐氏综合征(Down syndrome)和红细胞6-磷酸葡萄糖脱氢酶(G-6-PD)缺陷症(俗称"蚕豆病")。

据全国妇幼卫生监测办公室和中国出生缺陷监测中心调查,我国主要出生缺陷 2007 年排前五位的是先天性心脏病(congenital heart disease,CHD)、多指(趾)(polydactyly)、总唇裂(cleft palate)、神经管缺陷(neural tube defects,NTDs)和脑积水(hydrocephalus)。

(一) 病因

导致胎儿畸形发生的原因甚多,主要与遗传、环境以及两者共同作用有关。其中遗传因素占 25%;环境因素占 10%;两种原因相互作用及原因不明占 65%。

1. **遗传因素** 目前已经发现有 5000 多种遗传病,究其病因,主要分为单基因遗传病、多基因遗传病和染色体

病。(详见"临床遗传学基础"相关内容)

2. 环境因素　环境因素常常参与多基因遗传病的发生。常见的环境因素包括放射、感染、母体代谢失调、孕早期高热、饮食因素、药物及环境化学物质、毒品等环境中可接触的物质。如食物中叶酸缺乏,会增加胎儿神经管缺陷和唇腭裂的风险;孕早期血糖控制不良,会增加先天性心脏病、神经管缺陷和唇腭裂的风险;长期大量饮酒可能导致胎儿酒精综合征;风疹病毒可引起胎儿先天性白内障、心脏异常等。环境因素致畸与其剂量-效应、临界作用以及个体敏感性吸收、代谢、胎盘转运、接触程度等有关。

(二)胎儿畸形的发生易感期

在卵子受精后2周,孕卵着床前后,药物及周围环境毒物对胎儿的影响表现为"全"或"无"效应。"全"表示胚胎受损严重而死亡,最终流产;"无"指无影响或影响很小,可以经其他早期的胚胎细胞的完全分裂代偿受损细胞,胚胎继续发育,不出现异常。

在受精后3~8周,即停经后的5~10周,胎儿各部开始定向发育,主要器官均在此时期内初步形成,如神经在受精后15~25天初步形成,心脏在20~40天,肢体在24~26天。这一时期是"致畸高度敏感期",若该段时间内受到环境因素影响,特别是感染或药物影响,可能对将发育成特定器官的细胞发生伤害,造成胚胎停育或畸变。

8周后进入胎儿阶段,致畸因素作用后仅表现为细胞生长异常或死亡,极少导致胎儿结构畸形。

(三)诊断

胎儿畸形大多没有明显临床表现,其诊断主要在于对胎儿进行仔细的产前筛查。因此,孕妇与临床医师要有诊断胎儿畸形的意识,定期进行超声与其他诊断方法。目前常用的在产前发现和干预胎儿畸形的手段,主要有以下几个方面:

1. 影像学检查　包括超声检查和MRI检查。其中超声检查是检查胎儿畸形的主要方法,早期妊娠和中期妊娠遗传学超声筛查,可以发现70%以上的胎儿畸形。MRI虽价格昂贵,但其对于中枢神经系统病变的诊断价值优于超声检查,可作为超声检查发现胎儿异常的重要验证和补充诊断手段。

2. 母体血清学筛查　可用于胎儿染色体病,特别是唐氏综合征的筛查。广泛应用的组合是,孕早期检测PAPPA和β-hCG,孕中期检测AFP、β-hCG和uE$_3$。但此方法只能提供风险率,不能确诊。

3. 染色体核型分析或基因检测　包括孕早期绒毛活检术,孕中期羊膜腔穿刺术和孕中晚期脐静脉穿刺术直接获取胎儿组织细胞进行染色体核型分析的侵入性检查;以及通过采取孕妇外周血中胎儿游离DNA,检测胎儿13、18、21、性染色体等染色体非整倍体的无创DNA检查。

4. TORCH检查　TORCH是可导致先天性宫内感染及围产期感染而引起围产儿畸形的一组病原微生物的缩写,包括弓形虫(Toxoplasma,TOX)、风疹病毒(Rubella Virus,RV)、巨细胞病毒(Cytomeglo Virus,CMV)、单纯疱疹病毒Ⅰ、Ⅱ型(Herpes Virus,HSV)以及其他(Others),主要指梅毒螺旋体(treponema pallidum)。孕前及孕期母体TORCH检查有助于了解胎儿畸形的风险和病因。

5. 胎儿镜　胎儿镜属于有创检查,但能非常直观地观察胎儿情况,甚至能做宫内治疗,对于发现胎儿的外部畸形,特别是一些超声难以发现的小畸形有明显优势。

(四)常见的胎儿畸形

1. 先天性心脏病　由多基因遗传及环境因素综合致病,发病率为8‰左右,妊娠期糖尿病孕妇胎儿患先天性心脏病的几率升高至4‰左右。环境因素中妊娠早期感染,特别是风疹病毒感染容易引起发病。由于医学超声技术水平的提高,绝大多数先天性心脏病可以在妊娠中期发现。但必须提出的是,心脏畸形常常不是单独存在,有的是某种遗传病的一种表现,需要排查。

先天性心脏病种类繁多,有Fallot四联症(tetralogy of Fallot,TOF)、室间隔缺损(ventricular septal defect,VSD)、左心室发育不良(hypoplastic left heart syndrome,HLHS)、大血管转位(transposition of the great arteries)、心内膜垫缺损(endocardial cushion defect)、Ebstein畸形(Ebstein anomaly)、胎儿心律失常(cardiac arrhythmias)等,其中室间隔缺损是最常见的先天性心脏病。

2. 多指(趾)　临床分为3种类型:①单纯多余的软组织块或称浮指;②具有骨和关节正常成分的部分多指;③具有完全的多指。超过100多种异常或遗传综合征合并有多指(趾)表现,预后也与是否合并有其他异常或遗传综合征有关。单纯多指(趾)具有家族遗传性,手术效果良好。

3. 总唇裂　包括唇裂(cleft lip)和腭裂(cleft palate),发病率为1‰,再发危险为4%,孕中期的B型超声畸形筛查不能完全排除。单纯小唇裂出生后手术修补效果良好,但严重唇裂同时合并有腭裂时,影响哺乳。孕前3个月开始补充含有一定叶酸的多种维生素可减少唇腭裂的发生。

4. 神经管缺陷　神经管在胚胎发育的4周前闭合,孕早期叶酸缺乏可引起神经管关闭缺陷,包括无脑儿(anencephaly)、脊柱裂(spina bifida)、露脑与枕骨裂。各地区的发病率差异较大,北方高于南方。

(1)无脑儿:特殊外观为无颅盖骨,双眼突出,颈短,超声检查易确诊。可分为脑组织变性坏死突出颅外和脑组织未发育两种类型。无脑儿可致孕妇尿E$_3$值常呈低值,孕妇血清AFP异常升高;同时无脑儿脑膜直接暴露在羊水中,使羊水甲胎蛋白(AFP)值呈高值。

由于胎头缺少头盖骨,脑髓暴露,脑部发育极原始,不可能存活,一经确诊应引产。分娩多无困难,偶尔因头小不能扩张软产道而致胎肩娩出困难,需耐心等待。

(2)脊柱裂:指由于先天性的椎管闭合不全,在脊柱的背或腹侧形成裂口,可伴或不伴有脊膜、神经成分突出的畸形,可分为囊性脊柱裂和隐性脊柱裂。脊柱裂孕妇孕期血清 AFP 异常升高,若为开放性脊柱裂,羊水中 AFP 亦会升高。囊性脊柱裂的胎儿可见在脊椎后纵轴线上有囊性包块突起,超声畸形筛查易确诊。隐性脊柱裂为单纯骨性裂隙,病变区域皮肤大多正常,在产前超声筛查中难以发现;同时在婴幼儿无明显症状,长大以后可出现腰腿痛或排尿排便困难。

孕前 3 个月起至孕后 3 个月补充叶酸,可有效预防脊柱裂发生。脊柱裂的预后变化很大,患儿的死亡率和病残率较高,应根据发现孕周、严重程度、孕妇和家属的意愿决定是否继续妊娠。对于在有生机儿之前诊断为脊柱裂者,建议引产。

5. **脑积水** 胎头因脑室内外有大量脑脊液(500～3000ml)滞积于颅腔内,致颅腔体积增大,颅缝明显变宽,囟门显著增大称脑积水,常伴脊柱裂、足内翻等畸形。脑积水的发生与胎儿畸形、感染、遗传综合征、脑肿瘤等因素有关,最初表现为脑室轻度扩张。单纯轻度脑室扩张无严重后果,但当脑脊液大量蓄积,引起颅压升高、脑组织受压、颅腔体积增大、颅缝变宽、囟门增大时,则会引起胎儿神经系统后遗症,特别是合并其他畸形或遗传综合征时,预后不良。在有生机儿前诊断严重的脑积水,建议引产。

6. **唐氏综合征** 又称 21-三体综合征(trisomy 21 syndrome)或先天愚型,是最常见的染色体异常,随母亲年龄上升发病率增加。唐氏综合征的发生起源于卵子或精子发生的减数分裂过程中随机发生的染色体的不分离现象,导致 21 号染色体多了一条,破坏了正常基因组遗传物质间的平衡,造成患儿智力低下,肌张力低下,生活难以自理,出现眼裂小、眼距宽、外眼角上斜、马鞍鼻、舌大外伸等特殊面容,多并发先天性心脏病,同时增加患者白血病发病率。多数单纯 21-三体型唐氏综合征患者是配子形成中随即发生的,其多数父母正常,没有家族史。因此,唐氏综合征的筛查是产前筛查的重点,目前有妊娠早期 NT 测定联合血清学筛查,妊娠中期血清学筛查;对高风险胎儿,通过绒毛活检或羊水穿刺或脐血穿刺等技术作染色体核型分析确诊。在有生机儿前诊断唐氏综合征,建议引产。

(五)处理

1. **处理原则** 对于非致死性畸形,可以根据其病情,包括疾病的种类、严重程度、对围产儿生命和生活质量的近远期影响,在跟患者家属充分沟通后,决定放弃胎儿还是进行治疗。而对于致死性畸形,如无脑儿、严重的心脏、肾脏畸形等,一经发现,建议放弃胎儿,尽快终止妊娠。

2. **治疗方法** 大多数胎儿畸形可在出生后进行手术治疗,但也有部分畸形在宫内期间就会威胁胎儿生命安全,需要进行宫内治疗。但在进行宫内治疗之前,必须进行一系列评估,充分权衡利弊,确保干预可以给胎儿带来益处;同时应告知家属相关的风险及益处,以及后期治疗,包括远期随访的需求;此外,需要在具备高危产科、高危新生儿以及重症监护处理能力的医院,由具有丰富经验的母胎医学专家、新生儿科专家、儿外科专家在内的多学科团队共同制订和实施诊疗方案。

(1)胎儿手术的指征:目前公认的产前胎儿手术指征包括下尿路梗阻、双胎输血综合征、脊髓脊膜膨出、先天性膈疝、阻塞气道的颈部包块以及部分胎儿肿瘤,如先天性肺囊腺瘤。

(2)胎儿手术方法:①"封闭式"胎儿宫内手术:指将注射器、导管或套管插入宫腔完成胎儿手术。该方法无须切开子宫,包括胎儿宫内输血、下尿路梗阻的膀胱-羊膜腔分流术、双胎输血综合征的胎盘激光凝结术治疗等。②"开放式"胎儿宫内手术:指将子宫切开,直接在胎儿身上进行手术,包括胎儿脑脊髓脊膜膨出、严重影响肺发育的先天性膈疝、引发胎儿水肿的胎儿肿瘤等。③产时宫外治疗(ex-utero intrapartum treatment,EXIT):EXIT 可应用于多种原因导致的气道梗阻的治疗,如先天性膈疝、颈部肿瘤压迫气道等。进行 EXIT 时,通常用于剖宫产胎头及胎肩娩出后,暂缓娩出胎儿,在胎盘仍可以提供气体交换时,进行胎儿气管插管、切开、气管镜检查,甚至是肿物切除,以建立气道。

3. **分娩方式的选择** 对于畸形胎儿分娩方式的选择,应根据胎儿畸形的种类、胎儿出生后的存活率以及畸形胎儿分娩对母体的损伤等多方面综合考虑。对于严重畸形、决定放弃胎儿的病例,应遵循将母体损伤减至最低的原则,尽量选择阴道分娩,必要时可以进行毁胎术后经阴道娩出;但有些胎儿畸形具有剖宫产的绝对指征,如 20 周后的联体双胎。此外,对于一些胎儿可能存活,且阴道分娩不会加重畸形以及畸形对胎儿的影响,亦不会造成额外的并发症时,可选择阴道分娩。

4. **常见的胎儿畸形阴道分娩**

(1)脑积水:脑积水可致梗阻性难产、子宫破裂、生殖道瘘等,对母亲有严重危害,因此,处理时应以母体免受伤害为原则。若为头先露,确诊后应引产,宫口开大 3cm 时行颅内穿刺放液。也可在临产前超声监视下经腹行脑室穿刺放液缩小颅体娩出胎儿。

(2)先天性心脏病:大部分胎儿先天性心脏病并不是剖宫产指征,如单纯的房室间隔缺损、心室发育不良、房室管缺损等,但若合并有胎儿水肿或其他并发症,则需行剖宫产终止妊娠。因先天性心脏病并无明显外观畸形,因此,其分娩机制与一般头位胎儿无异。但产程中应注意密切监测胎儿状况,有条件者,可进行胎儿头皮血 pH 监测及胎儿乳酸检测,一旦发现有胎儿缺氧情况,应根据具体情况,迅速结束分娩。分娩过程需有新生儿科医师在场,必要时需小儿心外科医师到场,对新生儿进行及时的治疗。

5. **心理指导** 大部分产前诊断为胎儿先天畸形的孕妇可出现焦虑、抑郁和悲伤情绪,对胎儿为什么会畸形很疑惑,内心难以接受引产手术。针对患者的心理问题,可采取以下措施:

(1)情感支持:向孕妇表示同情和理解,鼓励其倾诉内心感受和痛苦,减轻心理压力。从不同的角度多给患者心理安慰,减轻患者不良情绪,使孕妇明白尽早处理,对母亲伤害可以降到最低。同时告知孕妇,没有证据表明是由于她的一些因素导致了胎儿畸形,减轻其自责心理。

（2）科学指导:主动、客观、科学地介绍引产手术过程及术后情况,深入浅出地介绍引产过程中可能出现的不适及处理方法,让孕妇对引产过程的治疗和护理有一个较全面的了解,以缓解其对手术的紧张。

（六）再次妊娠指导

对此次胎儿畸形导致妊娠失败,需再次妊娠者,应在妊娠前做好以下准备:

1. 环境因素有可能导致胎儿畸形,准备妊娠时,应提前调整好生活状态,避免有害环境的影响。

2. 在准备妊娠前,应提前至专业机构进行产前咨询。

3. 再次妊娠后,应重视孕期保健,选择专业能力较强的三级医院定期产检;重视产前筛查和产前诊断。

【关键点】

1. 胎儿畸形可能由遗传因素、环境因素或综合因素等多种原因造成。

2. 胎儿畸形的产前诊断手段主要包括超声检查、磁共振检查、母体血清学检查及侵入性产前诊断。

3. 胎儿畸形分为致死性和非致死性两大类。对于非致死性畸形,可以根据其病情,在跟患者家属充分沟通后,决定放弃胎儿还是进行治疗。而对于致死性畸形,一经发现,建议尽快终止妊娠。

4. 大多数胎儿畸形可在出生后进行手术治疗,但也有部分畸形在宫内期间就会威胁胎儿生命安全,需要进行宫内治疗。

5. 对于畸形胎儿分娩方式的选择,应根据胎儿畸形的种类、胎儿出生后的存活率以及畸形胎儿分娩对母体的损伤等多方面综合考虑。

（熊　钰）

八、胎儿宫内窘迫

胎儿在宫内有缺氧征象危及胎儿健康和生命者,称胎儿窘迫(fetal distress)。胎儿窘迫是一种综合症状,是当前剖宫产的主要适应证之一。胎儿窘迫主要发生在临产过程,也可发生在妊娠后期。发生在临产过程者,可以是发生在妊娠后期的延续和加重。

（一）病因

胎儿窘迫的病因涉及多方面,可归纳为三大类。

1. **母体因素**　母体血液含氧量不足是重要原因,轻度

缺氧时母体多无明显症状,但可能会影响胎儿。导致胎儿缺氧的母体因素有:①微小动脉供血不足:如妊娠高血压疾病等。②红细胞携氧量不足:如重度贫血、一氧化碳中毒等。③急性失血:如前置胎盘、胎盘早剥等。④各种原因引起的休克与急性感染发热。⑤子宫胎盘血运受阻:急产或不协调性子宫收缩乏力等,缩宫素使用不当引起过强宫缩;产程延长,特别是第二产程延长;子宫过度膨胀,如羊水过多和多胎妊娠;胎膜早破等。

2. **胎盘、脐带因素**　脐带和胎盘是母体与胎儿间氧及营养物质的输送传递通道,其功能障碍必然影响胎儿获得所需的氧及营养物质。常见的脐带、胎盘异常有:①脐带血运受阻,如脐带受压、扭转、期待脱垂、脐带缠绕、打结等;②胎盘功能低下:如过期妊娠、胎盘发育障碍(过小或过大)、胎盘形状异常(膜状胎盘、轮廓胎盘等)和胎盘感染、胎盘早剥、严重的前置胎盘。

3. **胎儿因素**　胎儿心血管系统功能障碍,如严重的先天性心血管疾病和颅内出血等,胎儿畸形,母儿血型不合,胎儿宫内感染等。

4. **难产处理不当**　产程过长,胎儿出血、大脑产伤,止痛与麻醉药使用不当。

（二）病理生理

胎儿血氧降低、二氧化碳蓄积,从而出现呼吸性酸中毒。缺氧初期,通过自主神经反射,交感神经兴奋,肾上腺儿茶酚胺及皮质醇分泌增多,血压及心率加快;若持续缺氧,则转为迷走神经兴奋,胎心率减慢,肠蠕动亢进,肛门括约肌松弛,胎粪排出。若缺氧继续发展,刺激肾上腺增加分泌,再次兴奋交感神经,胎心由慢变快,说明胎儿已处于代偿功能极限,提示为病情严重。无氧糖酵解增加,导致丙酮酸、乳酸等有机酸增加,转为代谢性酸中毒,胎儿血 pH 下降,细胞膜通透性加大,胎儿血钾增加,胎儿在宫内呼吸运动加强,导致混有胎粪的羊水吸入,出生后延续为新生儿窒息及吸入性肺炎。若在孕期慢性缺氧情况下,可出现胎儿发育及营养不正常,形成胎儿生长受限,临产后易发生进一步缺氧(图 7-3-1)。

（三）临床表现及诊断

根据胎儿窘迫发生速度,分为急性及慢性两类。

1. **急性胎儿窘迫**　通常所称的胎儿窘迫均指急性胎儿窘迫,主要发生于分娩期。多因脐带因素(如脐带脱垂、绕颈、打结等)、胎盘早剥、宫缩过强且持续时间过长及产妇处于低血压、休克、中毒等情况而引起。

（1）胎心率变化:胎心率是了解胎儿是否正常的一个重要标志,胎心率的改变是急性胎儿窘迫最明显的临床征象。胎心率>160bpm,尤其是>180bpm,为胎儿缺氧的初期表现。随后胎心率减慢,胎心率<120bpm,尤其是<100bpm,为胎儿危险征。

胎心监护仪图像出现以下变化,应诊断为胎儿窘迫:①出现频繁的晚期减速,多为胎盘功能不良;②重度变异减

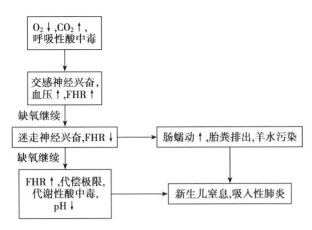

图 7-3-1 胎儿窘迫机制

速的出现,多为脐带血运受阻表现,若同时伴有晚期减速,表示胎儿缺氧严重,情况紧急。

(2) 羊水胎粪污染:胎儿缺氧,肠蠕动亢进,肛门括约肌松弛,使胎粪排入羊水中,羊水呈浅绿色、黄绿色,进而呈混浊棕黄色,即羊水 Ⅰ 度、Ⅱ 度、Ⅲ 度污染。破膜后羊水流出,可直接观察羊水的性状。若胎先露部分已固定,前羊水囊所反映的可以不同于胎先露部以上的后羊水性状。

羊水粪染除了胎儿缺氧外,还与胎儿胃肠道功能的成熟度有关,因此不能单凭羊水颜色作为判断胎窘的指标。羊水 Ⅰ 度甚至 Ⅱ 度污染,胎心始终良好者,应继续密切监护胎心,不一定是胎儿窘迫;羊水 Ⅲ 度污染者,应与产妇和家属充分沟通后,选择适合的方式及早结束分娩,即使娩出的新生儿 Apgar 评分可能≥7 分,也应警惕吸入性肺炎的发生。羊水轻度污染、胎心经 10 分钟的监护有异常发现,仍应诊断为胎儿窘迫。

(3) 胎动:胎动异常是孕期自我监测评估的最佳手段,大部分慢性胎窘孕妇,主动来院就诊的原因就是胎动改变。急性胎儿窘迫初期,最初表现为胎动频繁,继而转弱及次数减少,进而消失。

(4) 胎儿头皮血气分析:胎儿缺氧与酸中毒之间关系密切,胎儿头皮血提示酸中毒,是诊断胎儿宫内窘迫的金标准。破膜后,检查胎儿头皮血进行血气分析。诊断胎儿窘迫的指标有血 $pH<7.20$,$PO_2<1.3kPa(10mmHg)$,$PCO_2>8.0kPa(60mmHg)$。

2. 慢性胎儿窘迫 多发生在妊娠末期,往往延续至临产并加重。其原因多因孕妇全身疾病或妊娠疾病(如重度子痫前期、重型胎盘早剥)引起胎盘功能不全或胎儿因素所致。临床上除可发现母体存在引起胎盘供血不足的疾病外,随着胎儿慢性缺氧时间延长可发生胎儿生长受限。应作如下检查以助确诊:

(1) 胎心监测:连续描记孕妇胎心率 20～40 分钟,正常胎心率基线为 120～160bpm。若胎动时胎心率加速不明显,基线变异频率<5bpm,持续 20 分钟提示胎儿窘迫。

(2) 胎动计数:妊娠近足月时,胎动>10 次/12 小时。

胎动减少是胎儿窘迫的一个重要指标,每天监测胎动可预知胎儿的安危,胎动过频往往是胎动消失的前驱症状。胎动消失后,胎心在 24 小时内也会消失,应予注意以免延误抢救时机。

(3) 脐动脉 S/D 增高:孕晚期脐动脉 S/D>3,或出现脐动脉舒张期血流缺失或倒置,胎儿预后不良。

(4) 胎儿生物物理评分低下:根据 B 超监测胎动、胎儿呼吸运动、胎儿肌张力、羊水量及胎儿电子监护 NST 结果进行综合评分,≤3 分提示胎儿窘迫,4～7 分为胎儿可疑缺氧。

 临床思考 7-3-4

孕妇 A,单胎,妊娠 34^{+2} 周,因自觉胎动减少半天来院就诊,若你是接诊的助产士,你会对这名孕妇做哪些检查?

(四) 处理

在处理胎儿窘迫时,有三个关键点:了解胎儿宫内储备、明确胎儿窘迫发生的原因、观察复苏后的反应并对因处理。根据以上三点,对胎儿进行动态评估,以制订最佳的处理方案,减少对胎儿窘迫的漏诊和过度诊断(表 7-3-6)。

表 7-3-6 分娩前胎儿宫内储备评估分级

分级	临床表现
F1	正常健康的足月胎儿
F2	轻度全身性疾病,如轻中度子痫前期,少量的产前出血,过期妊娠,胎儿生长受限,孕龄为 34～36 周的胎儿
F3	严重的全身性疾病,如严重的胎儿生长受限或孕龄为 27～33 周的胎儿
F4	严重的全身性疾病并存在一定的危险,如胎心监护异常的严重胎儿生长受限,或胎儿监护异常的高度怀疑绒毛膜羊膜炎的早产儿
F5	胎儿存在致死性先天畸形或孕龄过小不能存活者
F6	死胎死产

1. 慢性胎儿窘迫 应针对病因,视孕周、胎儿成熟度和窘迫的严重程度决定处理。

(1) 期待疗法:定期作产前检查,估计胎儿情况尚可者,应嘱孕妇取左侧卧位休息,定时吸氧,积极治疗孕妇合并症,争取胎盘供血改善,延长妊娠周数。

(2) 密切监测胎儿宫内状态:指导孕妇正确进行胎动计数,说明孕妇自我胎动监护的重要意义,及时发现胎动异常。定期进行全面检查以评估母儿状况,包括 NST 和(或)胎儿生物评分、S/D 比值等。

(3) 终止妊娠:妊娠近足月或胎儿已成熟,胎动减少,胎盘功能进行性减退,胎心监护出现胎心基线率变异异常伴基线波动异常、OCT 出现频繁晚期减速或重度变异减速、胎儿生物物理评分<4 分者,均应行剖宫产终止妊娠。

(4) 远离足月的慢性胎儿窘迫:距离足月妊娠越远,胎儿娩出后生存可能性越小,应将情况向家属说明,尽量保守治疗以期延长孕周数。胎儿胎盘功能不佳者,胎儿发育必然受到影响,所以预后较差。

2. 急性胎儿窘迫　针对急性胎儿窘迫,首先应积极寻找原因并处理;若无法纠正,应尽快终止妊娠。

(1) 积极寻找原因并处理:排除如心衰、呼吸困难、贫血、脐带受压等。

1) 改变体位:由仰卧位改为侧卧位,左右侧卧位改为相反方向的卧位,抬高臀位。临产后长时间的仰卧位,易导致子宫胎盘的血灌注量不足,致胎儿缺氧。改变体位后,可增加胎盘的血灌注,还可改变脐带与胎儿的位置关系,解除脐带受压,改善胎儿缺氧。

2) 吸氧:面罩或鼻导管持续高流量吸氧,提高母体血氧含量,以提高胎儿的氧分压。

3) 停缩宫素:对于缩宫素静滴者,应暂停缩宫素,必要时使用宫缩抑制剂。

4) 静脉补液:开放静脉通路,补液,及时改善产妇的一般状况,纠正脱水、酸中毒及电解质紊乱。

5) 评估产程进展:行阴道检查,评估宫口扩张、胎先露下降等产程进展情况。

(2) 尽快终止妊娠:根据产程进展和临床分娩条件以及医务人员对手术助产技术的掌握,决定适合的分娩方式,尽快结束分娩,同时做好新生儿复苏准备。一般要求从诊断急性胎儿宫内窘迫至胎儿娩出时间为 30 分钟内。若宫口开全,胎先露达+3 或以下,尽快经阴道助产。若宫口未开全,出现以下情况,应立即行剖宫产:①<110bpm 或>180bpm,伴羊水污染;②现频繁晚期减速,或频繁重度变异减速;③胎儿头皮血 pH<7.20。

【关键点】

1. 胎心率是了解胎儿是否正常的一个重要标志,胎心率的改变是急性胎儿窘迫最明显的临床征象。

2. 胎动异常是孕期自我监测评估的最佳手段,每天监测胎动可预知胎儿的安危,胎动过频往往是胎动消失的前驱症状。

3. 胎儿缺氧与酸中毒之间关系密切,胎儿头皮血气提示酸中毒,是诊断胎儿宫内窘迫的金标准。

4. 在处理胎儿窘迫时,有三个关键点:了解胎儿宫内储备、明确胎儿窘迫发生的原因、观察复苏后的反应并对因处理。

(李磊　王静)

九、多胎妊娠

一次妊娠同时有两个或两个以上胎儿称多胎妊娠(multiple pregnancy),其中以双胎妊娠(twin pregnancy)多见。多胎妊娠属于高危妊娠范畴,自然发生率为:$1:89^{n-1}$(n 代表一次妊娠的胎儿数)。双胎妊娠较多见,其发生率在不同国家、地区、人种之间有一定差异。另外,双胎妊娠有家族史,胎次多、年龄大者发生的几率高,近年来有医源性原因,多胎妊娠可高达 20%~40%。多胎妊娠时,早产发生率与围产儿死亡率增高,孕妇并发症增高,属高危妊娠范畴,应加倍重视。本节主要讨论双胎妊娠。

(一) 双胎的类型与特点

双胎可分为双卵双胎和单卵双胎两种,其具体发生和类型详见图 7-3-2。

1. 双卵双胎(dizygotic twin)　两个卵子分别与两个精子受精形成的双胎妊娠称为双卵双胎,约占双胎妊娠的 70%,与应用促排卵药物、多胚胎宫腔内移植及遗传因素有关。两个受精卵的遗传基因不完全相同。胎盘多有两个,也可融合成一个,但血液循环各自独立。有两个羊膜腔,中间有两层羊膜、两层绒毛膜相隔。

2. 单卵双胎(monozygotic twin)　一个卵子与一个精子结合形成受精卵后,分裂形成的双胎妊娠称为单卵双胎,约占双胎妊娠的 30%。形成的原因不明,不受种族、遗传、年龄、胎次、医源的影响。由于是同一个受精卵分裂形成,两个胎儿具有相同的遗传基因,故两个胎儿的性别、外貌、血型等均相同。同时,单卵双胎的胎盘间可有血液循环相通,因此其并发症的发生情况要高于双卵双胎。

根据受精卵发生分裂的时间不同,形成 4 种类型(图 7-3-3)。

(1) 双羊膜囊双绒毛膜单卵双胎:约占单卵双胎的 30%。分裂发生在桑椹期(早期胚泡),相当于受精后 3 天内,形成两个独立的受精卵、两个羊膜囊。两个羊膜囊之间隔有两层绒毛膜,两层羊膜,胎盘为两个或一个。

(2) 双羊膜囊单绒毛膜单卵双胎:约占单卵双胎 68%。分裂发生在受精后第 4~8 天,胚胎发育处于胚泡期,即已分化出滋养细胞,羊膜囊尚未形成。胎盘为一个,有两个羊膜囊,但之间仅间隔两层羊膜,无绒毛膜间隔。

(3) 单羊膜囊单绒毛膜单卵双胎:约占单卵双胎的 1%~2%。分裂发生在受精卵受精后第 9~13 天,此时羊膜囊已形成。两个胎儿共存于一个羊膜腔内,共有一个胎盘。

(4) 联体双胎(conjoined twins):受精卵在受精第 13 天后分裂,此时原始胚盘已形成,机体不能完全分裂成两个,形成不同形式联体儿,极罕见(图 7-3-4)。

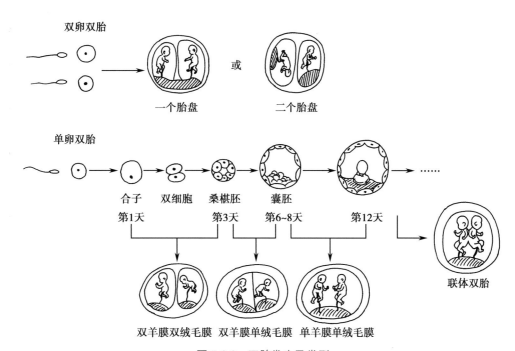

图 7-3-2 双胎发生及类型
引自:华克勤,丰有吉.实用妇产科学.第3版.北京:人民卫生出版社.2013.

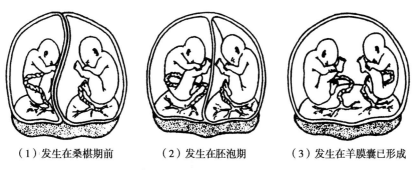

（1）发生在桑椹期前 （2）发生在胚泡期 （3）发生在羊膜囊已形成

图 7-3-3 受精卵在不同阶段形成单卵双胎的胎膜类型

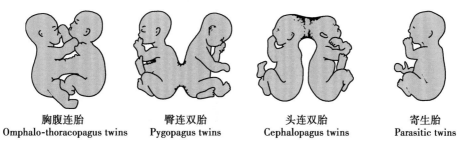

| 胸腹连胎 | 臀连双胎 | 头连双胎 | 寄生胎 |
| Omphalo-thoracopagus twins | Pygopagus twins | Cephalopagus twins | Parasitic twins |

图 7-3-4 联体双胎

3. 特殊类型

（1）寄生胎(fetus in fetus):是联体双胎的一种形式,发育差的内细胞团被包入正常发育的胚胎体中,常位于胎儿的上腹部腹膜后,胎体的发育不完全。

（2）无心双胎(acardiac twin):单卵单绒毛膜双胎的一种罕见、特有的情况,被称为双胎反向动脉灌注(twin re-

versed arterial perfusion sequence,TRAPS)。表现为有一个正常身体结构的供血胎儿和一个没有正常心脏和其他各脏器的受血胎儿。受血胎儿多不成人形,上半身发育严重受阻,多发生胎头和上半身缺如,该异常胎儿没有心脏搏动,但仍能有动作和生长;而正常胎儿因长期供血给异常胎儿,常发生心衰,若不及时治疗,可能胎死宫内。

（3）同期复孕（superfecundation）：是双卵双胎的特殊类型，指两个卵子在短时间内的不同时间，分别与两个精子结合受精而形成的双卵双胎。通过检测 HLA 型可识别精子来源。

（4）纸样胎儿：双胎妊娠早、中期，双胎中的一胎死亡，随着妊娠的发展，存活胎儿不断增大，将死亡胎儿挤压变形，甚至压成纸样薄片。

（二）诊断

1. **病史与临床表现** 注意询问孕妇有无双胎妊娠的高危因素，如双胎家族史、孕前服用促排卵药物、辅助生殖技术等。因双胎妊娠时，孕妇体内 hCG 水平相对较高，早孕反应一般较重。从妊娠 10 周开始子宫增大速度比单胎快，妊娠 24 周后尤为明显。妊娠晚期，因子宫过大可致腰酸背痛，呼吸困难，胃部饱满、食欲缺乏，行走不便，下肢静脉曲张、水肿，痔疮发作等压迫症状。双胎孕妇血容量比单胎多，同时孕育两个胎儿需要更多的蛋白、铁、叶酸等，加之叶酸的吸收利用能力减退，往往出现缺铁性贫血及巨幼红细胞性贫血。

2. **产科检查** 子宫大于停经周数。妊娠中晚期，四步触诊可能在腹部触及多个小肢体。在腹部的不同位置可听到两个或多个胎心，胎心率基线相差 10bpm 以上。由于皮肤过度扩张，下腹部和下肢皮肤多可见妊娠纹。

3. **超声检查** 是诊断双胎、判断双胎类型和胎位的主要方法，此外还可以进行胎儿畸形的筛查。

（1）诊断双胎：孕 6～7 周可见两个或多个妊娠囊，孕 9 周可见两个或多个原始胎心搏动。后期可根据胎儿个数，明确诊断双胎。

（2）判断双胎类型：由于单绒毛膜性双胎特有的双胎并发症较多，因此在妊娠早期进行绒毛膜性判断非常重要。

1）妊娠 6～10 周：若宫内有两个孕囊，为双绒毛膜双胎；若仅见一个孕囊，则单绒毛膜性双胎可能性大。

2）妊娠 11～13 周：通过胎膜与胎盘之间的插入点来判断绒毛膜性。双绒毛膜性双胎呈"双胎峰"状，单绒毛膜性双胎呈"T"字型（图 7-3-5）。

3）妊娠中、晚期：过了妊娠早期后，诊断双胎的绒毛膜性将变得十分困难。仅当存在两个胎盘或双胎性别不同时，可以明确为双绒毛膜性双胎。值得注意的是，当 3 胎性别不同时，不一定全部是异卵胎儿，可能存在其中两个胎儿是同卵分裂，另一个胎儿是异卵的情况。

（3）双胎胎位：双胎妊娠的胎位多为纵产式，以头、头或头、臀多见，其他胎位较少见。

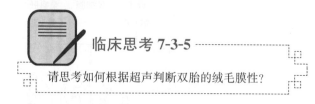

临床思考 7-3-5

请思考如何根据超声判断双胎的绒毛膜性？

（三）并发症及对母儿的影响

1. **常见并发症** 多胎妊娠对母胎有诸多影响，其常见并发症如下：

（1）流产与早产：多胎妊娠的胎儿畸形发生率较单胎高，且流产几率较单胎高 2～3 倍，这可能与胚胎畸形、胎盘血液循环障碍、宫内容积相对狭窄、宫腔压力过高、胎膜早破和母儿并发症等因素有关。也因为这些因素，导致了多胎妊娠的早产发生率增高。

（2）妊娠期高血压疾病：双胎并发妊娠期高血压疾病可高达 40%，比单胎高 3～4 倍，并具有发病早、程度重、容易出现心肺并发症等特点。

（3）妊娠期肝内胆汁淤积症：发生率是单胎妊娠的 2 倍，胆酸高出正常值至少 10 倍，易引起早产、流产、胎儿窘迫、死胎、死产等。

（4）羊水过多与胎膜早破：双胎妊娠合并羊水过多的几率约为 12%。单卵双胎常在妊娠中期发生急性羊水过

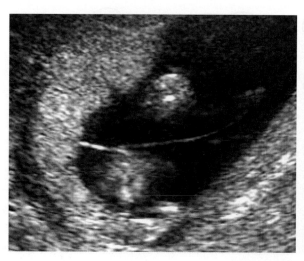
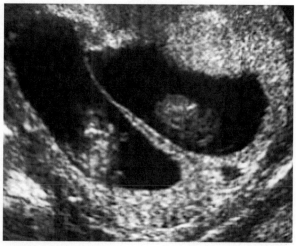

图 7-3-5 超声判断绒毛膜性
引自：华克勤，丰有吉.实用妇产科学.第 3 版.北京：人民卫生出版社.2013.

多,与胎儿畸形和双胎输血综合征有关。由于宫腔压力增高,约有14%的双胎并发胎膜早破。

(5)胎盘早剥:胎盘早剥的发生增加,可能与妊娠期高血压疾病的发生率增加有关,是双胎妊娠产前出血的主要原因。胎膜早破、分娩时一胎娩出,导致的宫腔压力骤降,致使胎盘附着面也随之缩小,成为发生胎盘早剥的病理基础。另外,双胎妊娠常合并羊水过多,当羊水排出后,宫腔容积缩小,也能发生胎盘早剥。

(6)产程延长:由于双胎妊娠,子宫过度扩张,导致子宫肌纤维过度伸展,常造成原发性宫缩乏力,导致产程延长。第一胎儿娩出后有时也可因宫缩乏力而使第二个胎儿娩出时间延迟。

(7)产后出血:由于宫腔较大,产程延长和宫缩乏力,导致双胎妊娠易发生产后出血。同时双胎胎盘附着面积较大,不仅增加了产后出血的机会,有时还扩展到子宫下段及宫颈内口,形成前置胎盘导致产前出血。

(8)胎位异常:因胎儿一般较小,常伴胎位异常,当第一个胎儿娩出后,第二个胎儿活动范围更大,容易转为肩先露。

(9)脐带缠绕:常见于单羊膜囊双胎,可发生脐带相互缠绕、扭转,严重者可致胎儿死亡。此外,当胎位异常、胎膜早破胎头未衔接,以及一胎娩出后,另一胎尚未娩出时,易并发脐带脱垂(图7-3-6)。

(10)产褥感染:由于双胎妊娠并发症多,常伴贫血,抵抗力差,分娩时又有两次阴道助产,也容易发生产褥感染。

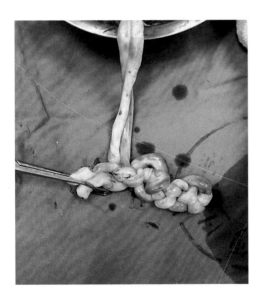

图7-3-6 双胎脐带缠绕

2. 单绒毛膜双胎特有并发症

(1)双胎输血综合征(twin to twin transfusion syndrome,TTTS):TTTs是双羊膜囊单绒毛膜双胎的严重并发症。通过胎盘间的动-静脉吻合支,血液从动脉向静脉单向分流,使一个胎儿成为供血者,另一个胎儿成为受血者。

供血胎儿贫血、血容量减少,致使生长受限、肾灌注不足、羊水过少,活动受限并引起"贴附胎"(即固定不动胎儿),甚至因为营养不良而胎死宫内;受血胎儿血容量增多、动脉压增高、各器官体积增大、胎儿体重增加,可发生充血性心力衰竭、胎儿水肿、羊水过多(图7-3-7)。

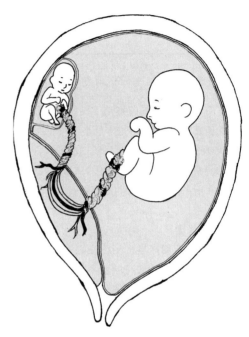

图7-3-7 双胎输血综合征

以往根据Quintero分期将TTTs分为5期(表7-3-7),但近年来有学者认为Quintero评分体系缺乏对TTTs治疗预后的信息,建议采用新的Rossi评分系统。

严重的TTTs可能在孕中期出现,目前常用的产前诊断标准是:①单绒毛膜双胎;②双胎减体重差异>20%;③双胎出现羊水量改变,一胎羊水过多,一胎羊水过少;④双胎血红蛋白差异>5g/dl。产前可以通过脐带穿刺测量胎儿血红蛋白,但目前临床应用较少。可通过产后测量双胎血红蛋白差异、胎盘病理检查和胎盘血管灌注造影协助诊断。

(2)选择性胎儿生长受限(selective IUGR,sIUGR):对于单绒毛膜性双胎,由于双胎间胎盘血管吻合引起的血流不平衡,胎盘植入部位不理想、脐带边缘附着等原因的影响,可能出现双胎生长不一致(discordant twin)。当两胎儿体重相差25%以上,小胎儿的体重估测位于该孕周第10百分位以下时,即可诊断sIUGR。

sIUGR可分为3型,Ⅰ型仅为体重相差;Ⅱ型为小胎儿出现持续性脐血流舒张末期血流缺失或倒置;Ⅲ型为小胎儿出现间歇性脐血流舒张末期血流缺失或倒置。目前常用的宫内治疗方案为选择性减胎术,选择性减胎的目的是主动减去濒死的生长受限胎儿从而保护大胎儿。

表 7-3-7　TTTs 的超声分期

分期	羊水过多或过少	供血儿膀胱无充盈	CADs*	水肿胎儿	胎死宫内
I	+	−	−	−	−
II	+	+	−	−	−
III	+	+	+	−	−
IV	+	+	+	+	−
V	+	+	+	+	+

*：CADs(critically abnormal Doppler studies)：多普勒血流频谱极度异常,至少符合以下其中 1 项：①脐动脉舒张末期血流缺如或反向；②静脉导管舒张末期血流缺如或反向；③脐静脉血流搏动

（3）TTTs 与 sFGR 的鉴别：TTTs 与 sFGR 均为单绒毛膜性双胎所特有,且均有胎儿体重差异的临床表现,因此在诊断时需要进行鉴别。TTTs 诊断的必要条件包括双胎间羊水量的异常,受血胎儿羊水过多,供血胎儿羊水过少；而 sFGR 胎儿羊水量可正常,或仅表现为一胎羊水过少,而另一胎羊水正常。

（四）妊娠管理

1. **正规建卡、定期产检**　多胎妊娠属高危妊娠,需在孕早期选择有双胎妊娠相关母胎合并症及并发症处理能力的医院,定期正规产前检查,将多胎妊娠对母儿的影响降至最低。建议于高危产科或胎儿医学专家处就诊,并适当增加产检次数。

2. **加强营养,规律生活**　加强营养,补充足够的蛋白质、维生素、铁剂、叶酸、钙剂等,预防贫血和妊娠高血压疾病。妊娠晚期避免过劳,建议 30 周后加强休息,以左侧卧位为主。

3. **防治早产**　是双胎产前监护的重点。对于 34 周前出现产兆的孕妇,应合理使用宫缩抑制剂,并积极促胎肺成熟。对于可疑早产的孕妇,可检测阴道分泌物中的胎儿纤维连接蛋白,结合 B 型超声了解宫颈长度和内口情况,及时采取相应措施。

4. **防治母体严重并发症**　注意血压及尿蛋白的变化,及时发现和治疗妊娠期高血压疾病。注意产妇瘙痒主诉,动态观察孕妇血甘胆酸及肝功能变化,及时发现和治疗妊娠期肝内胆汁淤积症。

5. **监测胎儿状况**　定期进行超声评估,了解胎儿生长是否一致,有无胎儿生长受限,结合羊水量情况,早期诊断 TTTs 和 sFGR。若发现严重的胎儿畸形,应尽早终止妊娠。此外,定期监测胎心、胎动变化,建议 33 周后,每周行 NST 检查。妊娠晚期,通过超声检查,确定胎儿位置,并决定分娩方式。

（五）双胎分娩

1. **终止妊娠**　双胎妊娠分娩时机的选择与单胎妊娠相似,同样要把握母体的合并症、并发症及胎儿宫内情况综合判断。目前仍有不同观点,多数专家认为对于无并发症及合并症的双绒毛膜双胎可期待至孕 38 周时再考虑分娩；对于无并发症及合并症的单绒毛膜双羊膜囊双胎可以在严密监测下至妊娠 37 周分娩；单绒毛膜性双胎的分娩孕周为 35～37 周,一般不超过 37 周；单绒毛膜单羊膜囊双胎的分娩孕周为 32～34 周。因为期待过程中发生严重并发症和胎死宫内的风险,大于胎儿不成熟的风险。当出现以下情况时,可考虑终止妊娠。

考虑终止妊娠的情况包括：①合并急性羊水过多,压迫症状明显,导致孕妇严重不适、呼吸困难。②严重的胎儿畸形。③母体并发症加重,不允许继续妊娠。④胎儿宫内窘迫；胎膜早破。

2. **分娩方式的选择**　多胎妊娠应结合孕妇年龄、胎次、孕龄、胎儿的数、胎先露及产科并发症等因素综合加以考虑。对于双胎的分娩方式,过去认为多数双胎能经阴道分娩,但目前很多医院选择剖宫产终止妊娠。对于三胎或以上胎儿,联体双胎建议选择剖宫产。

对于足月头位双胎,无头盆不称,母亲宫颈条件成熟,产力好,临产后产程进展顺利,无胎儿宫内窘迫者,可经阴道试产；若位置靠下的一胎为头位,另一胎为臀位时,估计第二胎胎儿较小,且分娩单位具有娴熟的臀位助产技术,可考虑阴道试产；若位置较低的一胎非头位,建议剖宫产。值得注意的是,双胎妊娠剖宫产有其特殊性,应根据孕妇与胎儿具体情况来选择方式,不能一味地选用腹部横切口与子宫下段横切口。

无母胎并发症发生的单绒毛膜双羊膜囊双胎不是阴道试产的禁忌证,但产程中需要更加严密的胎心监护,尤其关注体重较小的胎儿,可能因胎盘灌注不足或脐带因素更容易发生胎儿窘迫,不能耐受产程,试产过程中应及时发现胎心异常,及时转为剖宫产终止妊娠。对于单绒毛膜单羊膜囊双胎妊娠,因脐带缠绕的发生率较高(约 40%～80%),整个孕期包括围产期均可能因脐带缠绕而导致突发的胎死宫内,一般建议此类在严密监护下 34 周后选择性剖宫产终止妊娠,不建议阴道分娩。

剖宫产指征:①异常胎先露如第一胎儿肩先露,或易发生胎头交锁和碰撞的胎位及单羊膜囊双胎、联体双胎等;②脐带脱垂、前置胎盘、先兆子痫、子痫、胎膜早破、继发性宫缩乏力,经处理无效者;③第一个胎儿娩出后若发现先兆子宫破裂或宫颈痉挛,为抢救母婴生命也应行剖宫产。

3. **双胎妊娠阴道分娩**　由于双胎孕妇的子宫肌纤维过度拉伸,其产程往往较初产妇延长,其产程监护也更复杂,因此必须在有双胎分娩经验的二级或三级医院进行试产,试产过程中需要有经验的产科专家和助产士共同观察产程,分娩时需新生儿科医师提前到场准备处理新生儿。

阴道分娩过程中,应具备同时监测双胎胎心的胎儿监护仪,产程中对两个胎儿均应该同时进行有效的持续胎心监护,严密观察胎心率变化;产房应具备超声设备,由于产程中胎先露可能会发生变化,腹部和阴道检查及床旁超声检查对及时发现胎位异常非常重要。临产后用超声对每个胎儿的胎产式和先露做评估。建立有效的静脉通道,并备血。尽早通知麻醉医师和儿科医师,做好新生儿抢救及复苏的准备工作,必要时可以进行硬膜外麻醉止痛。充分做好急诊手术的准备。分娩前一定要与患者和其家属充分沟通交流,使其了解分娩中可能发生的风险及处理方案。

4. **产程的处理**

(1)第一产程处理:第一产程中孕妇可适当活动、合理饮食以保存体力。因双胎孕妇的子宫过度膨大,肌纤维过度拉长,其第一产程可能延长,应注意保证孕妇能量及水分的补充。若宫缩乏力致产程延长,可使用常规剂量缩宫素静脉滴注加强宫缩,若催产效果不佳或有其他产科指征,宜改行剖宫产结束分娩。

(2)第一个胎儿娩出:如第一个胎儿为头位,且仅一头入盆,临产后产程进展顺利,其分娩过程基本同单胎妊娠。但应注意娩出第一胎儿不宜过快,以防发生胎盘早剥。双胎分娩,特别是单绒毛膜双胎分娩时,因胎盘之间的交通血管可能导致急性的胎-胎输血,所以在第一个胎儿娩出后应尽快断脐,夹闭胎盘侧的脐带,以防止第二个胎儿失血。

(3)第二个胎儿娩出:由于第一个胎儿娩出,宫内空间增大,压力骤减,脐带脱垂和胎盘早剥风险增加,且第二胎儿的胎方位和胎产式可能发生改变。因此,需提前开通静脉,充分做好急诊剖宫产和产后出血抢救的准备。接产者应尽快阴道检查,判断第二个胎儿的胎位,台下需由专人负责固定胎位,当第一个胎儿娩出后,辅助人员立即于孕妇腹部固定第二个胎儿尽可能成为纵产式,同时注意监测第二个胎儿的胎心率。

若第一个胎儿娩出后,立即手术娩出第二个胎儿,会增加胎儿的损伤;但若间隔时间过久,可能由于宫口回缩而致难产。以往大多数医师认为,双胎分娩间隔应控制在30分钟之内,以避免第二个胎儿发生宫内缺氧。随着持续胎心

监护的应用,目前有的学者认为,只要有可靠的监护表现,双胎分娩并无明显的时间界限。但临床工作中,多采取积极措施,来缩短两胎儿之间分娩时间间隔。一般第一个胎儿娩出后15分钟仍无有效宫缩,可行静脉缩宫素滴注加速产程,待先露入盆后行人工破膜。若出现脐带脱垂、胎盘早剥、胎儿窘迫等,应立即阴道助产,若胎头高浮,短期内无法结束分娩,应立即剖宫产。

非纵产式的第二胎儿分娩方式目前存在争议,有学者主张不论第二胎儿为臀位或横位,一律外倒转成头位分娩,也有学者主张转成臀位行臀牵引分娩。有文献报道,对第二胎儿横位者,行臀牵引与转成头位分娩比较,臀牵引所导致胎儿窘迫、中转剖宫产术的发生率明显低于外倒转头位者。总之,对第二胎儿横位者应根据孕周和胎儿状况,将分娩的风险及处理方案与患者及其家属充分沟通交流,在超声引导下转成纵产式分娩,并做好急诊手术准备。

(4)第三产程处理:双胎分娩第三产程应于孕妇腹部置沙袋压迫,避免回心血量突然增加,造成产妇心衰。同时第二个胎儿娩出后应立即肌内注射或静脉滴注缩宫素,积极预防产后出血。密切观察宫底高度及阴道流血情况,第一胎儿的胎盘极少会在第二胎儿娩出之前剥离,一般不会发生严重的出血,但第二胎儿娩出后应警惕产后出血。胎盘娩出后,应仔细检查胎盘、胎膜是否完整,确定胎盘的份额比例、脐带的插入位置,并根据胎盘、胎膜的组成,进一步判断双胎的分类。

5. **特殊情况处理**

(1)脐带脱垂:第二胎儿由于常有胎位异常,破膜后易有脐带脱垂发生。若发现脐带脱垂时,头先露胎头已衔接,则行产钳或胎头负压吸引术迅速娩出胎儿;如胎头浮动或为其他胎位,应做内倒转及臀牵引术娩出胎儿,不宜做脐带还纳手术,以免延误胎儿娩出。若不能尽快分娩,应抬高床尾,让患者保持合适的体位防止脐带在先露部和骨盆之间受压,应尽快进行剖宫产术。

(2)联体双胎:早期诊断有严重异常引产时,可经阴道分娩。但妊娠中晚期,胎儿较大时,多数学者认为应选择剖宫产。

(3)胎头嵌顿:双头位分娩时,如孕妇的骨盆较宽大,而两胎头均较小,两胎头可同时进入骨盆,从而发生相互碰撞(图7-3-8)。表现为产程延长、第一个胎儿胎头俯屈不良、胎头或胎体内旋转困难、胎先露下降缓慢,甚至宫口开全胎先露仍位于坐骨棘上或者棘平面,宫缩频繁时可能导致胎儿宫内缺氧等。一旦诊断胎头嵌顿,应行床旁超声检查,如第二胎头最宽的部分已位于耻骨联合下,应由经验丰富的产科医师,采取一手向宫体一侧推移胎体,另一手在宫体另一侧上推第二胎头的方法,使第一胎头得以下降。如上推胎头失败或出现胎儿宫内窘迫,应立即改行剖宫产术。

(4)胎头交锁:胎头交锁非常少见,最常发生在第一胎

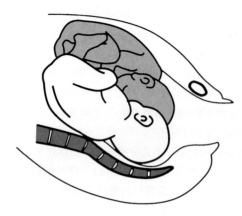

图 7-3-8 胎头嵌顿
引自：刘兴会，漆洪波. 难产. 北京：人民卫生出版社. 2015

儿为臀先露、第二胎儿为头先露，分娩时第一胎儿头部尚未娩出，第二胎儿的头部已降入骨盆腔内，两个胎头的颈交锁在一起，称胎头交锁(图 7-3-9)，此时臀位胎儿胎头无法娩出，出现胎儿窘迫，甚至死亡，应早期确诊。一旦发生，应向上推第二胎儿的胎头，以松解第一胎儿的胎头，使其下降分娩，如不能移位，立即行剖宫产结束分娩。

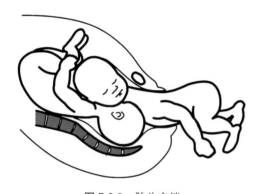

图 7-3-9 胎头交锁
引自：刘兴会，漆洪波. 难产. 北京：人民卫生出版社. 2015

（5）双胎的延迟分娩：是一种特殊的双胎分娩类型，指在第一胎儿流产或早产（多发生在孕 24～28 周前后），此时子宫收缩若逐渐消退，胎儿和母亲无分娩的其他指征，为提高尚未娩出的第二胎儿的生存机会，将第二胎儿保留在子宫内继续维持妊娠数天至数周后出生。因其较少见，故临床处理颇具争议。实施延迟分娩时应该考虑第一个胎儿分娩的孕周、有无绒毛膜羊膜炎、存活胎儿是否存在胎膜早破、有无胎盘早剥和母亲情况等。一般认为首次妊娠、早产或者流产发生于中孕后期或晚孕早期是延迟分娩的相对适应证，一般用于双绒毛膜双胎。在第一胎分娩后，应该在宫颈处用可吸收线将脐带尽可能高位结扎，残端留在宫颈内口上方。在延迟分娩过程中，存在发生严重母儿病率的风险，所以应与患者及家属充分沟通，讲明潜在危险性及可能发生的不良妊娠结局，在患者及家属知情同意的情况下，根据具体情况制订个体化方案。

【关键点】

1. 单卵双胎根据受精卵发生分裂的时间不同，可分为双羊膜囊双绒毛膜双胎、双羊膜囊单绒毛膜双胎、单羊膜囊单绒毛膜双胎和联体双胎。

2. 单卵双胎，特别是单绒毛膜性双胎的胎盘间可有血液循环相通，因此其并发症的发生情况要高于双卵双胎，TTTs 与 sFGR 均是单绒毛膜性双胎特有的并发症。

3. 多胎妊娠应结合孕妇年龄、胎次、孕龄、胎儿的数、胎先露及产科并发症等因素综合加以考虑，目前很多医院选择剖宫产终止妊娠。

4. 双胎阴道分娩时，台下需由专人负责固定胎位，当第一个胎儿娩出后，辅助人员立即于孕妇腹部固定第二个胎儿尽可能成为纵产式。

5. 一般第一个胎儿娩出后 15 分钟仍无有效宫缩，可行静脉缩宫素滴注加速产程，待先露入盆后行人工破膜，若出现脐带脱垂、胎盘早剥、胎窘等异常情况，短期内不能分娩者，立即行剖宫产术。

（李磊　王静　温弘　徐萌艳）

十、胎膜早破

胎膜(fetal membrane)是由羊膜(amnion)和绒毛膜(chorion)组成。胎膜外层为绒毛膜，内层为羊膜，于妊娠 14 周末，羊膜与绒毛膜相连封闭胚外体腔，羊膜腔占据整个宫腔，对胎儿起着一定的保护作用。胎膜早破(premature rupture of the membrane，PROM)是指宫缩发动之前的胎膜破裂，又称临产前胎膜破裂。根据胎膜破裂时的孕周不同，可分为足月胎膜早破(PROM of term)和足月前胎膜早破(preterm premature rupture of the membrane，PPROM)；中期妊娠 PROM 通常是指在孕 16～26 周之间发生的 PPROM；这是一个比较主观的定义，在不同的研究者之间稍有差别，三者之中足月胎膜早破的发生率最高。胎膜早破可导致产妇、胎儿和新生儿的风险明显升高。胎膜早破常引起早产及母婴感染，其妊娠结局与破膜时孕周有关，孕周越小，围产儿预后越差。

（一）危险因素

自发性胎膜破裂的机制尚不完全清楚，且大部分患者没有明确的危险因素。在许多病例中，母亲的生理、遗传和环境因素都有可能导致 PPROM 的发生，但 PPROM 既往史、生殖道感染、产前出血和吸烟者与 PPROM 的关联特别紧密。中期妊娠 PPROM 可能是自发性的，也可能因宫颈手术、羊膜穿刺术、绒毛膜绒毛取样等侵入性操作导致。

（二）病因

目前胎膜早破的病因尚不清楚，一般认为胎膜早破的病因与下述因素有关：

1. 生殖道病原微生物上行性感染　胎膜早破患者经腹羊膜腔穿刺,羊水细菌培养28%～50%呈阳性,其微生物分离结果往往与宫颈内口分泌物培养结果相同,提示生殖道病原微生物上行性感染是引起胎膜早破的主要原因之一。宫颈黏液中的溶菌酶、局部抗体等抗菌物质的局部防御屏障抗菌能力下降,微生物附着于胎膜,趋化中性粒细胞,浸润于胎膜中的中性粒细胞脱颗粒,释放弹性蛋白酶,分解胶原蛋白成碎片,使局部胎膜抗张能力下降,而致胎膜早破。

2. 羊膜腔压力增高　双胎妊娠、羊水过多等使羊膜腔内压力长时间的增高,加上胎膜局部缺陷,如弹性降低、胶原减少,增加的压力作用于薄弱的胎膜处,引起胎膜早破。

3. 胎膜受力不均　胎位异常、头盆不称等可使胎儿先露部不能与骨盆入口衔接,盆腔空虚致使前羊水囊所受压力不均,引起胎膜早破。

4. 宫颈病变　常因手术机械性扩张宫颈、产伤或先天性宫颈局部组织结构薄弱等,使宫颈内口括约功能破坏,宫颈内口松弛,前羊水囊易于楔入,使该处羊水囊受压不均,加之此处胎膜最接近阴道,缺乏宫颈黏液保护,常首先受到病原微生物感染,造成胎膜早破。

5. 创伤　腹部受外力撞击或摔倒,阴道检查或性交时胎膜受外力作用,可发生破裂。

6. 其他　母血维生素C、锌、铜的缺乏,使胎膜抗张能力下降;某些细胞因子如IL-1、IL-6、IL-8等升高,可激活溶酶体酶,破坏羊膜组织,从而引起胎膜早破。

（三）临床表现和诊断

根据临床表现,结合专科检查,诊断胎膜早破多无困难,当存在疑问时,可以结合一些辅助检查明确诊断。需注意的是,当明确诊断胎膜早破后,还应进一步检查排除羊膜腔感染。

1. 临床表现　孕妇突然感到有较多的液体从阴道"涌出",无腹痛等其他征兆。但也有许多女性诉间歇性的或持续少量阴道漏出液,或者只是阴道内或会阴处有湿润感。羊水一般呈无色或淡白色,可因混有胎脂和胎粪而浑浊或改变颜色。若合并羊膜腔感染可出现发热,并可伴有羊水异味、母胎心率增快、子宫压痛等表现。

2. 胎膜早破诊断

（1）阴道窥器检查:见液体自宫颈流出或后穹隆较多的积液中见到胎脂样物质是诊断胎膜早破的直接证据。

（2）阴道液pH测定:正常阴道液pH为4.5～5.5,羊水pH为7.0～7.5,如阴道液pH>6.5,提示胎膜早破可能性大。该方法诊断正确率可达90%,但可因被血、尿、精液等污染,而出现假阳性。

（3）阴道液涂片检查:取阴道后穹隆积液置于干净玻片上,待其干燥后镜检,显微镜下见到羊齿植物叶状结晶为羊水,其诊断正确率可达95%。如阴道液涂片用0.5%硫

酸尼罗蓝染色,镜下可见橘黄色胎儿上皮细胞;若用苏丹Ⅲ染色,则见到黄色脂肪小粒可确定为羊水。

（4）B型超声检查:可根据显露部位前羊水囊是否存在,如消失,应高度怀疑有胎膜早破。B型超声连续监测,羊水逐日减少,破膜超过24小时者,最大羊水池深度往往<3cm,可协助诊断胎膜早破。

（5）胎儿纤维连接蛋白（fFN）:胎儿纤连蛋白是胎膜分泌的细胞外基质蛋白,其检测结果阴性高度支持胎膜未破裂,但阳性结果仅表明绒毛膜和蜕膜之间的界面发生破坏,而胎膜可能仍然完整。

（6）胰岛素样生长因子结合蛋白1（IGFBP-1）:该蛋白是由蜕膜和胎盘细胞分泌,与其他体液相比,其在羊水中的浓度非常高。该方法不受感染的阴道炎、尿液、精液或者少量阴道流血的影响。其检测胎膜破裂的敏感性为95%～100%,特异性为93%～98%,阳性预测值接近98%。

3. 绒毛膜羊膜炎的判断　产时母亲发热,体温>37.8℃,是绒毛膜羊膜炎最常见和最重要的指标。但由于产时可因脱水、分娩镇痛等因素的影响而造成母亲体温升高,因此,单凭母亲发热还不足以诊断绒毛膜羊膜炎,应再至少包含两项以下临床症状和体征:①母亲明显的心动过速（>100次/分）;②胎心率过速（>160bpm）;③羊水或阴道分泌物有脓性或有恶臭味;④宫体触痛;⑤母亲白细胞增多（全血白细胞计数>$15×10^9$/L或核左移）。

（四）对母儿的影响

1. 对母体影响

（1）感染:可造成产前、产时,甚至是产褥期的感染。破膜后,阴道病原微生物上行性感染更容易、更迅速。随着胎膜早破潜伏期（指破膜到产程开始的间隔时间）延长,羊水细菌培养阳性率增高,且原来无明显临床症状的隐匿性绒毛膜羊膜炎常变成显性。

（2）胎盘早剥:足月前胎膜早破可引起胎盘早剥,确切机制尚不清楚,可能与羊水减少有关。据报道最大羊水池深度<1cm,胎盘早剥发生率12.3%,而最大池深度<2cm,发生率仅3.5%。

（3）产后出血:若宫内感染累及蜕膜和子宫肌层,可影响子宫收缩力,从而导致产后出血。

（4）难产率增加:胎位异常是导致胎膜早破的原因之一,因此,对于胎膜早破的产妇,应注意有无头盆不称及胎位异常。当存在这些情况时,可能造成产程的延长或停滞,产程延长会进一步增加宫内感染的机会,而宫内感染又会使子宫肌层对缩宫素的敏感度降低,进一步延长产程,导致剖宫产和器械助产率增加。

2. 对胎儿影响

（1）早产儿:30%～40%早产与胎膜早破有关。

（2）感染:胎膜早破并发绒毛膜羊膜炎时,常引起胎儿及新生儿感染,表现为肺炎、败血症、颅内感染。

（3）脐带脱垂或受压:胎先露未衔接者,破膜后脐带脱

169

垂的危险性增加；因破膜继发性羊水减少，使脐带受压，亦可致胎儿窘迫。

（4）胎肺发育不良及胎儿受压综合征：妊娠28周前胎膜早破保守治疗的患者中，新生儿尸解发现。肺/体重比值减小、肺泡数目减少。活体X线片显示小而充气良好的肺、钟形胸、横膈上抬到第7肋间。胎肺发育不良常引起气胸、持续肺高压，预后不良。破膜时孕龄越小、引发羊水过少越早，胎肺发育不良的发生率越高。如破膜潜伏期长于4周，羊水过少程度重，可出现明显胎儿宫内受压，表现为铲形手、弓形腿、扁平鼻等。

（五）处理

总体而言，对胎膜早破的处理已经从保守处理转为积极处理，准确评估孕周对处理至关重要。

1. 足月胎膜早破　随着破膜时间延长，宫内感染的风险显著增加。许多研究发现，无剖宫产指征者破膜后2～12小时内积极引产可以显著缩短破膜至分娩的时间，显著降低绒毛膜羊膜炎及母体产褥感染的风险，且不增加剖宫产率和阴道助产率及其他不良妊娠结局的发生率。因此，建议对未临产的足月妊娠孕妇，胎膜早破2小时以上未临产且无明显规律宫缩者，根据情况积极引产，并加引产过程中的母胎监护，以减少绒毛膜羊膜炎的风险。

破膜后12小时，给予抗生素预防感染。对于宫颈条件成熟的足月胎膜早破孕妇，首选缩宫素静脉滴注引产；对子宫颈条件不成熟者，在排除促宫颈成熟及阴道分娩禁忌证后，可应用前列腺素制剂以促进子宫颈成熟，但要注意预防感染，密切监测宫缩情况和胎儿情况。

2. 足月前胎膜早破　足月前胎膜早破是胎膜早破的治疗难点，一方面要延长孕周，减少因胎儿不成熟产生的疾病与死亡；另一方面要预防感染，随着破膜后时间延长，上行性感染的发生或原有的感染加重难以避免，发生严重感染时同样可造成母儿预后不良。目前足月前胎膜早破的处理原则是：若胎肺不成熟，无明显临床感染征象，无胎儿窘迫，则期待治疗；若胎肺成熟，或有明显临床感染征象，或有胎儿窘迫者，则应立即终止妊娠。

（1）确定处理方案：依据孕周、母胎状况、当地的医疗水平及孕妇和家属意愿4个方面进行决策，选择适合的处理方案。

1）放弃胎儿，立即终止妊娠：孕周<24周为无生机儿阶段，由于需期待数周才能获得生存可能，早产儿不良结局发生率较高，且母儿感染风险大，多不主张继续妊娠，以引产为宜。目前我国采用超过28周才算进入围产期，孕24～27⁺⁶周者要求引产放弃胎儿者，可以依据孕妇本人及家属的意愿终止妊娠。

2）期待保胎治疗：对孕24～27⁺⁶周符合保胎条件，同时孕妇及家人强烈要求保者，可行期待保胎治疗。但确定治疗方案前，应充分与孕妇及其家人沟通，期待保胎过程中及新生儿出生后的风险，包括保胎过程长、感染风险高、

新生儿出生后合并症较多、生存率较低、治疗费用高等，均要充分告知。孕28～33⁺⁶周无继续妊娠禁忌，应保胎，积极促胎肺成熟，期待治疗至34周。

3）不宜继续保胎，引产或剖宫产终止妊娠：如果终止妊娠的益处大于期待延长孕周，则积极引产或有指征时剖宫产术分娩。无论任何孕周，明确诊断的宫内感染、胎儿窘迫、胎儿早剥等不宜继续妊娠者，都应立即终止妊娠。若无上述情况，期待至孕35～36⁺⁶周，90%以上的胎儿肺已经成熟，新生儿发生呼吸窘迫综合征的几率显著下降，积极引产可以减少绒毛膜羊膜炎、羊水过少、胎儿窘迫等导致的新生儿不良结局。对于孕34～34⁺⁶周，由于有约5%以上的新生儿会发生呼吸窘迫综合征，目前，国内外学术界对于是否延长孕周至35周尚无统一的意见。美国妇产科医师学会（ACOG）建议所有妊娠满34周的患者都应终止妊娠。

（2）期待治疗：

1）应用抗生素：足月前胎膜早破应用抗生素，能降低胎儿及新生儿肺炎、败血症及颅内出血的发生率；亦能大幅度减少绒毛膜羊膜炎及产后子宫内膜炎的发生；尤其对羊水细菌培养阳性或阴道分泌物培养B族链球菌阳性者，效果最好。B族链球菌感染用青霉素；支原体或衣原体感染，选择红霉素或阿奇霉素。若破膜后长时间不临产，且无明显临床感染征象则停用抗生素，进入产程时继续用药。

2）宫缩抑制剂应用：对无继续妊娠禁忌证的患者，可考虑应用宫缩抑制剂预防早产，常用的宫缩抑制剂有钙离子拮抗剂、β受体激动剂、前列腺素合成酶抑制剂、缩宫素受体拮抗剂等（详见"早产"相关内容）。

3）促胎肺成熟：妊娠35周前的胎膜早破，应给予地塞米松或者倍他米松促胎肺成熟（详见"早产"相关内容）。

4）期待过程中的监测：密切观察孕妇体温、心率、宫缩、白细胞计数、C反应蛋白、有无子宫压痛、羊水性状等指标，定期超声监测胎儿生长和羊水量、胎心监护，避免不必要的阴道检查。行宫颈分泌物培养和中段尿培养及时发现绒毛膜羊膜炎。孕妇长期卧床，应注意由此可能导致的血栓形成、肌肉萎缩等并发症。

（3）分娩方式：当妊娠达35周时即可以引产，若没有引产和阴道分娩的禁忌证，大部分女性可经阴道娩出胎儿。剖宫产仅适用于有产科指征者。

（六）预防

1. 妊娠期尽早治疗下生殖道感染及时治疗滴虫阴道炎、淋病奈瑟菌感染、宫颈沙眼衣原体感染、细菌性阴道病等。

2. 诊断为宫颈功能不全者，可于妊娠14～18周行宫颈环扎术。

3. 有PPROM史的女性再次妊娠时补充黄体酮。

4. PPROM可能与宫颈功能不全相关，在以后的妊娠中，孕12周起超声测定宫颈长度，若患者在妊娠24周前的宫颈长度不足25mm，行宫颈环扎术可以降低早产复发的

风险。

5. 避免腹压突然增加,特别是针对胎头高浮、子宫过度膨胀者。

【关键点】

1. 胎膜早破分为足月和未足月,根据发生孕周的不同,母胎预后也不同。

2. 胎膜早破的主要症状为临产前阴道流液,阴道检查见后穹隆有羊水池或见羊水从宫颈口流出可确诊。

3. 根据孕周、有无感染征象和有无胎儿宫内窘迫等决定期待治疗或者终止妊娠。

（胡 蓉）

十一、妊娠期糖尿病

妊娠合并糖尿病包括孕前糖尿病（pre-gestational diabetes mellitus,PGDM）和妊娠期糖尿病（gestational diabetes mellitus,GDM）。PGDM 是指孕前确诊的 1 型、2 型或特殊类型糖尿病,表现为孕期高血糖程度较严重。GDM 是妊娠期发生或首次发现的不同程度的糖代谢异常,占妊娠合并糖尿病的 80%～90%。随着 GDM 的诊断标准的变更,GDM 发病率明显上升,达 15% 以上。尽管大多数 GDM 孕妇产后糖代谢异常能够恢复,但 20%～50% 的 GDM 孕妇将发展为 2 型糖尿病。

（一）妊娠对糖代谢的影响

妊娠期糖代谢的主要特点是葡萄糖需要量增加、胰岛素抵抗增加和胰岛素分泌相对不足,导致部分孕妇发生 GDM。

1. **葡萄糖需要量增加** 妊娠时母体适应性改变,如母体对葡萄糖的利用增加、肾血流量及肾小球滤过率增加,胰岛素清除葡萄糖能力增加,夜间母体葡萄糖不断转运到胎儿体内都可使孕妇空腹血糖比非孕时偏低。

2. **胰岛素抵抗和胰岛素分泌相对不足** 胎盘合成的胎盘生乳素、雌激素、孕激素以及肿瘤坏死因子、瘦素等细胞因子均具有拮抗胰岛素的功能,使孕妇组织对胰岛素的敏感性下降。妊娠期胰岛 β 细胞功能代偿性增加,以促进胰岛素分泌,这种作用随孕期进展而增加。胎盘娩出后,胎盘所分泌的抗胰岛素物质迅速消失,孕期胰岛素抵抗状态逐渐恢复。

（二）糖尿病对妊娠的影响

糖尿病对妊娠的影响取决于血糖升高出现的时间、血糖控制情况、糖尿病的严重程度以及有无并发症。

1. **糖尿病对孕妇的影响**

（1）糖尿病孕妇孕早期自然流产发生率增加,多见于PGDM。孕前及妊娠早期高血糖,导致胎儿畸形发生,严重者胎儿发育停止,最终流产。因此,糖尿病妇女应在血糖控制正常后,再考虑妊娠。

（2）糖尿病孕妇并发妊娠期高血压疾病的机会为正常妇女的 3～5 倍,尤其是糖尿病病程长伴微血管病变者。糖尿病并发肾病变时,妊娠期高血压发生率高达 50% 以上。

（3）糖尿病孕妇抵抗力下降,易合并感染,以泌尿生殖系统感染最常见。

（4）羊水过多,其发生率较非糖尿病孕妇多 10 倍。可能与胎儿高血糖、高渗性利尿致胎尿排出增多有关。

（5）因巨大儿发生率明显增高,肩难产、产道损伤、手术产的比例增高。同时,巨大儿易造成产妇产程延长而发生产后出血。

（6）糖尿病酮症酸中毒,主要见于血糖控制不佳的 1 型糖尿病孕妇。

2. **对胎儿的影响**

（1）胎儿畸形:高于非糖尿病孕妇 2～3 倍。早孕期高血糖环境是胎儿畸形的高危因素。酮症、缺氧及糖尿病治疗药物等也与胎儿畸形有关。

（2）巨大儿:孕妇的血糖依赖浓度梯度通过胎盘屏障,使胎儿长期处于高血糖状态,刺激胎儿胰岛 β 细胞增生,产生大量胰岛素。胰岛素通过作用于胰岛素受体或增加胰岛素样生长因子 I 的生物活性,活化氨基酸转移系统,促进蛋白、脂肪合成和抑制脂解作用,促进胎儿生长。

（3）胎儿生长受限:主要见于 PGDM 孕妇,长期存在的高血糖影响胎盘功能,尤其是严重糖尿病伴有血管病变者,其次是 GDM 孕妇饮食控制过度者。

3. **对新生儿的影响**

（1）新生儿呼吸窘迫综合征（neonatal respiratory distress syndrome,NRDS）:高血糖刺激胎儿胰岛素分泌增加,形成高胰岛素血症,后者具有拮抗糖皮质激素促进肺泡 II 型细胞表面活性物质合成及释放的作用,使胎儿肺表面活性物质产生及分泌减少,胎儿肺成熟延迟。

（2）新生儿低血糖:新生儿脱离母体高血糖环境后,高胰岛素血症仍存在,若不及时补充糖,易发生低血糖,严重时危及新生儿生命。

（3）新生儿红细胞增多症:胎儿高胰岛素血症使机体耗氧量加大,造成慢性宫内缺氧,诱发红细胞生成素产生增多,刺激胎儿骨髓外造血而引起红细胞生成增多。

（4）新生儿高胆红素血症:红细胞增多症的新生儿出生后大量红细胞被破坏,胆红素产生增多,造成新生儿高胆红素血症。

（5）其他:低钙血症和低镁血症等的发生率均较正常妊娠的新生儿高。

（三）诊断

孕前糖尿病已经确诊或有典型的糖尿病“三多一少”症状的孕妇,于孕期较易确诊。但 GDM 孕妇常无明显症状,有时空腹血糖可能正常，容易漏诊和延误治疗。

1. PGDM 的诊断　妊娠前糖尿病已确诊者孕期可直接诊断。若妊娠前未进行过血糖检查的孕妇，尤其存在糖尿病高危因素者，首次产前检查时需明确是否存在糖尿病，妊娠期血糖升高达到以下任何一项标准应诊断为 PGDM。①空腹血浆葡萄糖（FPG）>7.0mmol/L（126mg/dl）；②75g 口服葡萄糖耐量试验，服糖后 2 小时血糖>11.1mmol/L（200mg/dl）；③伴有典型的高血糖症状或高血糖危象，同时随机血糖>11.1mmol/L（200mg/dl）；④糖化血红蛋白（HbA1c）≥6.5%（48mmol/mol）。但不推荐妊娠期常规用糖化血红蛋白进行糖尿病筛查。HbA1c 为 6.5% 的糖尿病诊断切点值是美国糖尿病协会（American Diabetes Association, ADA）和世界卫生组织（WHO）提出的建议，而 2016 年贾伟平发表在 *Lancet Diabetes Endocrinol* 的一项横断面调查研究建议中国人糖尿病诊断切点值应为 6.3%（45mmol/mol）。

2. GDM 筛查和诊断

（1）GDM 高危因素：凡有以下高危因素的人群均应警惕患 GDM：①年龄超过 30 岁的孕妇；②妊娠前体重超过标准体重的 20%，或者妊娠后盲目增加营养，进食过多，活动过少，体重增加太多的孕妇；③有多囊卵巢综合征病史；④直系亲属中有糖尿病患者的孕妇；⑤以往妊娠时曾出现妊娠期糖尿病的孕妇；⑥生育过巨大胎儿（体重>4kg）的孕妇；⑦不明原因流产、死胎、畸形儿分娩史，本次妊娠胎儿偏大或羊水过多者。所有 24~28 周的孕妇均应做糖筛查试验，妊娠 28 周后首次就诊的孕妇就诊时尽早行 OGTT。

（2）口服葡萄糖耐量试验（OGTT）：OGTT 前禁食至少 8 小时，试验前连续 3 天正常饮食，即每天进食碳水化合物不少于 150g，检查期间静坐、禁烟。检查时，5 分钟内口服含 75g 葡萄糖的液体 300ml，分别抽取孕妇服糖前及服糖后 1、2 小时的静脉血（从开始饮用葡萄糖水计算时间），测定血糖水平。

75gOGTT 的诊断标准：服糖前及服糖后 1、2 小时，3 项血糖正常值应分别低于 5.1mmol/L、10.0mmol/L 以及 8.5mmol/L（92、180、153mg/dl），任何一项血糖值达到或超过上述标准即诊断为 GDM。

（3）空腹血糖测定（FPG）：孕妇具有 GDM 高危因素，或在医疗资源缺乏地区，建议妊娠 24~28 周首先检查 FPG。若 FPG≥5.1mmol/L，可以直接诊断 GDM，不必行 OGTT；FPG<4.4mmol/L（80mg/dl），发生 GDM 可能性极小，可以暂时不行 OGTT；FPG≥4.4mmol/L 且 <5.1mmol/L 时，应尽早行 OGTT。但妊娠早期 FPG 下降明显，妊娠早期 FPG 水平不能作为 GDM 诊断依据。

（四）处理

处理原则为维持血糖正常范围，减少母儿并发症，降低围产儿死亡率。PGDM 孕妇孕期发生并发症及母婴不良妊娠结局的风险更高，因此，医务人员应加强妊娠合并糖尿病的综合管理以改善母婴结局。

1. 孕前咨询与评估　建议所有计划妊娠的糖尿病、糖尿病前期包括糖耐量受损（impaired glucose tolerance, IGT）或空腹血糖受损（impaired fasting glucose, IFG）（表 7-3-8）的妇女，进行妊娠前咨询。有 GDM 史者再次妊娠时发生 GDM 的可能性为 30%~60%，因此，产后 1 年以上计划妊娠者，最好在计划妊娠前行 OGTT，或至少在妊娠早期行 OGTT。如血糖正常，也仍需在妊娠 24~28 周再行 OGTT。

表 7-3-8　非孕期血糖异常的分类及诊断标准

分类	FPG (mmol/L)	服糖后 2 小时血糖 (mmol/L)	HbA1c (%)
正常*	<5.6	<7.8	<5.7
糖耐量受损*	<5.6	7.8~11.0	5.7~6.4
空腹血糖受损*	5.6~6.9	<7.8	5.7~6.4
糖尿病	≥7.0	或≥11.1	或≥6.5

注：* 表示 FPG 和服糖后 2 小时血糖 2 项条件须同时符合。糖尿病前期的诊断包括糖耐量受损、空腹血糖受损以及单纯的 HbA1c 在 5.7~6.4 范围内

糖尿病孕妇应了解妊娠可能对病情的影响。妊娠前及妊娠期需积极控制血糖，除高血糖外，早孕反应（如晨起恶心）引起的摄食异常也可能增加低血糖的发生风险。糖尿病孕妇需在计划妊娠前评价是否存在并发症，如糖尿病视网膜病变（diabetic retinopathy, DR）、糖尿病肾病（diabetic nephropathy, DN）、神经病变和心血管疾病等。已存在糖尿病慢性并发症者，妊娠期症状可能加重，需在妊娠期检查

时重新评价。

血糖控制不理想的糖尿病孕妇妊娠早期流产及胎儿畸形发生风险明显增加，妊娠前后理想的血糖控制可显著降低上述风险。计划妊娠的糖尿病孕妇应尽量控制血糖，使 HbA1c<6.5%，使用胰岛素者 HbA1c<7%。

PGDM 妇女应停用妊娠期禁忌的药物，如 PGDM 合并慢性高血压的孕妇应停用血管紧张素转换酶抑制剂

（ACEI）和血管紧张素Ⅱ受体拮抗剂等。应用二甲双胍、格列苯脲等口服降糖药物的孕前糖尿病孕妇，可于孕前或早孕期改为胰岛素治疗，必要时可在医师指导下继续应用。糖尿病孕妇妊娠前和妊娠早期应强调补充含叶酸的多种维生素。

2. 血糖监测

（1）血糖监测方法：

1）自我血糖监测（self monitored blood glucose，SMBG）：采用微量血糖仪自行测定毛细血管全血血糖水平。新诊断的高血糖孕妇、血糖控制不良或不稳定者以及妊娠期应用胰岛素治疗者，应每天监测血糖7次，包括三餐前30分钟、三餐后2小时和夜间血糖；血糖控制稳定者，每周应至少行血糖轮廓试验1次，根据血糖监测结果及时调整胰岛素用量；不需要胰岛素治疗的GDM孕妇，在随诊时建议每周至少监测1次全天血糖，包括末梢空腹血糖（fasting blood glucose，FBG）及三餐后2小时血糖共4次。

2）连续动态血糖监测（continuous glucose monitoring system，CGMS）：可用于血糖控制不理想的PGDM或血糖明显异常而需要加用胰岛素的GDM孕妇。大多数GDM孕妇并不需要CGMS，不主张将CGMS作为临床常规监测糖尿病孕妇血糖的手段。

3）HbAlc监测：HbAlc反映取血前2～3个月的平均血糖水平，是糖尿病长期控制的良好指标，多用于GDM初次评估。应用胰岛素治疗的糖尿病孕妇，推荐每2个月检测1次。糖化白蛋白（GA）反映取血前2～3周的平均血糖水平，可作为HbAlc的补充。

（2）妊娠期血糖控制目标：无论GDM或PGDM，经过饮食和运动管理，妊娠期血糖达不到以下标准时，应及时加用胰岛素或口服降糖药物进一步控制血糖。

1）GDM血糖控制目标：①空腹或三餐前30分钟≤5.3mmol/L（95mg/dl）；②餐后2小时≤6.7mmol/L（120mg/dl），特殊情况下可测餐后1小时≤7.8mmol/L（140mg/dl）；③夜间血糖不低于3.3mmol/L（60mg/dl）；④妊娠期HbAlc宜<5.5%。

2）PGDM血糖控制目标：妊娠早期血糖控制勿过于严格，以防低血糖发生。妊娠期餐前、夜间血糖及FPG宜控制在3.3～5.6mmol/L（60～99mg/dl），餐后峰值血糖5.6～7.1mmol/L（100～129mg/dl），HbAlc<6.0%。

3. 尿糖和尿酮体监测 由于妊娠期间尿糖阳性并不能真正反映孕妇的血糖水平，不建议将尿糖作为妊娠期常规监测手段。尿酮体有助于及时发现孕妇碳水化合物或能量摄取的不足，也是早期糖尿病酮症酸中毒（diabetes mellitus ketoacidosis，DKA）一项敏感指标。孕妇出现不明原因恶心、呕吐、乏力等不适或者血糖控制不理想时应及时监测尿酮体。

4. 孕期营养治疗原则 营养治疗是妊娠合并糖尿病管理和护理中的关键。孕期营养治疗的目标是将血糖控制在正常范围，保证母亲和胎儿合理的营养素摄入，维持孕期适宜的体重增加，减少母儿并发症的发生。

（1）每天摄入总能量：糖尿病孕妇在妊娠期间，代谢复杂，血糖、尿糖浓度虽然高，但机体对能量的利用率较低，同时机体仍需要更多的能量，以弥补尿糖的损失和供给胎儿生长发育的需要。一般孕早期能量摄入建议不低于1500kCal/d，孕中、晚期不低于1800kCal/d，一般孕中、晚期建议每天控制在1800～2200kCal为宜。应根据孕妇孕前体质指数、血糖、酮体、孕期体重增长情况、胃肠道自我感觉、运动情况随时调整糖尿病孕妇的膳食供给。目前尚无充足的证据显示GDM孕妇与非GDM孕妇孕期增重存在不同，故其孕期增重建议参考正常孕妇的体重增长建议（详见"妊娠期保健孕期体重管理"相关内容）。

（2）碳水化合物：推荐饮食碳水化合物摄入量占总能量的50%～60%为宜，每天碳水化合物不低于150g，约合谷物200～300g。碳水化合物摄入不足可能导致酮症的发生，对孕妇和胎儿都会产生不利影响。在制订膳食计划时应兼顾碳水化合物的数量和种类。在同等量的情况下，可优先选择低血糖生成指数食物，如燕麦、荞麦、玉米面、黑麦等杂粮；当摄入一些含碳水化合物的新鲜蔬菜（如土豆、山药等根茎类）时应减少等能量的其他主食。避免单糖、双糖等精制糖的摄入，偶尔可使用非营养性甜味剂，美国食品和药物监督管理局（Foodand Drug Administration，FDA）批准的5种非营养性甜味剂分别是乙酰磺胺酸钾、阿斯巴甜、纽甜、食用糖精和三氯蔗糖。

（3）蛋白质：充足的蛋白质对胎儿的发育至关重要，推荐饮食蛋白质摄入量占总能量的15%～20%，每天约需80～100g。富含优质蛋白质的食物包括禽、畜和鱼的瘦肉，蛋类、奶类以及大豆类。应保证每餐中含有适量的蛋白质，蛋白质可以通过增加饱腹感，降低混合食物的血糖生成指数。

（4）脂肪：推荐饮食脂肪摄入量占总能量的25%～30%为宜。应适当限制饱和脂肪酸含量高的食物如动物油脂、椰奶；尽量避免反式脂肪酸的食物如含氢化植物油或人造黄油的面包、奶茶、曲奇饼干等。在不增加总脂肪摄入的前提下，提高膳食单不饱和脂肪酸的比例，有助于改善糖耐量。富含单不饱和脂肪酸的烹调油包括山茶油、橄榄油、花生油等。

（5）膳食纤维：可溶性纤维如水果中的果胶、海带、紫菜中的藻胶、某些豆类中的胍胶和魔芋粉等具有降低餐后血糖上升速度，改善糖耐量及降低胆固醇的作用；不可溶性纤维如植物中的纤维素、半纤维素和木质素，在谷、豆类种子的外皮，蔬菜的茎、叶和果实中均含有之，食物中的不可溶性纤维可增加饱腹感，减少食物中糖吸收，降低食物的血糖生成指数。膳食纤维总量推荐每天25～30g。饮食中可多选用富含膳食纤维的燕麦片、荞麦面等粗杂粮，以及新鲜蔬菜、适量水果、藻类食物等。

（6）维生素、矿物质：维生素 B_1、维生素 B_2 和烟酸对糖

3

代谢有重要作用,矿物质中的锌、铬、镁是体内多种酶的组成部分,其中锌和铬参与体内胰岛素的生物合成和能量代谢。每天供给一定量粗杂粮、瘦肉、家禽、鱼、虾、鲜奶或奶制品、豆类、新鲜叶菜类和水果,可以获得足量的维生素和矿物质。目前尚无证据表明,GDM 孕妇和普通孕妇在维生素和矿物质需要量方面存在不同,因此妊娠期糖尿病孕妇应同样遵循中国营养学会对孕妇膳食营养素参考摄入量的推荐。

(7)餐次的合理安排:少量多餐、定时定量进餐对血糖控制非常重要。早、中、晚三餐的能量应控制在每天摄入总能量的 10%～15%、30%、30%,每次加餐的能量可以占 5%～10%,有助于防止餐前过度饥饿。营养治疗过程应与胰岛素应用密切配合,防止发生低血糖。膳食计划必须实现个体化,应根据文化背景、生活方式、经济条件和受教育程度进行合理的膳食安排和相应的营养教育。

5. 孕期运动

(1)运动类型:包括有氧运动和阻力运动。有氧运动指大肌群的规律运动如保持一定速度的行走、慢跑、游泳、骑自行车等。阻力运动如哑铃、健身带及孕期瑜伽或"普拉提"。应避免进行需仰卧或俯卧、与他人产生冲撞、易于跌倒、划水或滑冰、爬山等运动。

(2)运动频率与持续时间:孕早期运动可减少 GDM 发生风险,因此,如果孕妇可耐受,建议越早进行有氧运动越好,但在制订运动计划时必须考虑孕妇既往运动情况。孕前生活方式以静坐为主的人,建议孕中期开始运动,因此时早孕反应基本消失,运动引起的不适也会减少,小量起始,逐渐增加运动量。孕前小量运动的人,可从每次持续 15 分钟,每周 3 次起始,逐渐增加到每次持续 30 分钟,每周 4 次。每次持续 45 分钟以上的有氧运动可能升高胎儿体温,不建议长时间运动。孕前有良好运动习惯的人,孕期可坚持但每次持续时间不大于 45 分钟。建议每周进行 2 次阻力运动,但不能 2 天连续进行。2015 年昆士兰指南还建议,若孕妇无法耐受 30 分钟一次的运动量,可选择每次持续 10 分钟×3 次。

(3)运动强度:由于受到孕期心率变异大、孕中晚期心率增加等因素干扰,最大耐受心率对判断孕期运动强度的作用有些模糊。2015 年昆士兰指南建议,以能说话但不能唱歌为度,作为孕妇自我监测的最大运动强度指征。

(4)相对及绝对禁忌证:孕期运动虽有诸多益处,但在鼓励运动同时必须掌握禁忌证,以避免不良结局发生。(详见"妊娠期保健"相关内容)

6. 药物治疗

(1)治疗方案选择:国际妇产科联盟(International Federation of Gynecology and Obstetrics,FIGO)在 2015 年《妊娠期糖尿病诊治指南》中,将胰岛素、二甲双胍和格列苯脲作为妊娠期糖尿病(GDM)孕妇中晚孕期降糖的一线用药,但是口服降糖药物远期安全性还有待证实。目前 GDM

的治疗方案通常包括 3 种:单用二甲双胍、二甲双胍加用胰岛素及单用胰岛素。部分初诊 GDM 孕妇可单用二甲双胍对血糖进行管理,而对一些胰岛素抵抗较严重的孕妇来说,二甲双胍加用胰岛素可迅速实现血糖控制,减少胰岛素用量,并可减少孕妇孕期增重,对妊娠结局的影响与单用二甲双胍无显著差异。也有部分孕妇血糖代谢紊乱程度较重,需直接使用胰岛素对血糖进行控制,以尽快实现血糖控制,改善母儿预后。

在治疗方式的选择上,应首先对孕妇进行评估和筛选,若孕妇具备以下条件之一,则单独使用口服降糖药失败率较高,应直接选用胰岛素治疗:①妊娠 20 周前诊断为糖尿病;②妊娠 30 周后需药物控制血糖;③空腹血糖＞6.1mmol/L;④餐后 1 小时血糖＞7.8mmol/L;⑤孕期增重＞12kg。若孕妇不符合以上条件,可首选二甲双胍;若孕妇存在多项胰岛素抵抗的高危因素,应积极加用胰岛素,或两种降糖方式同时使用,以尽快实现血糖控制,减少产妇高血糖水平持续时间,改善母儿预后。

(2)胰岛素治疗方案:最符合生理要求的胰岛素治疗方案为基础胰岛素联合餐前超速效或短效胰岛素。基础胰岛素的替代作用可持续 12～24 小时,而餐前胰岛素起效快,持续时间短,有利于控制餐后血糖。应根据血糖监测结果,选择个体化的胰岛素治疗方案。

1)基础胰岛素治疗:选择中效胰岛素睡前皮下注射,适用于空腹血糖高的孕妇;睡前注射中效胰岛素后空腹血糖已经达标但晚餐前血糖控制不佳者,可选择早餐前和睡前 2 次注射,或者睡前注射长效胰岛素,目前地特胰岛素为孕期安全用药。

2)餐前超短效或短效胰岛素治疗:餐后血糖升高的孕妇,进餐时或餐前 30 分钟注射超短效或短效胰岛素。

3)胰岛素联合治疗:中效胰岛素和超短效或短效胰岛素联合使用,是目前应用最普遍的一种方法,即三餐前注射短效胰岛素,睡前注射中效胰岛素。由于妊娠期餐后血糖升高显著,一般不推荐常规应用预混胰岛素。

(3)胰岛素应用时机:糖尿病孕妇经饮食治疗 3～5 天后,测定 24 小时的末梢血糖(血糖轮廓试验),包括夜间血糖、三餐前 30 分钟及三餐后 2 小时血糖及尿酮体。如果空腹或餐前血糖≥5.3mmol/L(95mg/dl),或餐后 2 小时血糖≥6.7mmol/L(120mg/dl),或调整饮食后出现饥饿性酮症,增加热量摄入后血糖又超过妊娠期标准者,应及时加用胰岛素治疗。

(4)妊娠期胰岛素应用的注意事项:①胰岛素初始使用应从小剂量开始,0.3～0.8U/(kg·d)。每天计划应用的胰岛素总量应分配到三餐前使用,分配原则是早餐前最多,中餐前最少,晚餐前用量居中。每次调整后观察 2～3 天判断疗效,每次以增减 2～4U 或不超过胰岛素每天用量的 20% 为宜,直至达到血糖控制目标。②胰岛素治疗期间清晨或空腹高血糖的处理:夜间胰岛素作用不足、黎明现象和 Somogyi 现象均可导致高血糖的发生。前 2 种情况必须在睡前增加中效胰岛素用量,而出现 Somogyi 现象时应减少睡前中效胰岛素的用量。③妊娠过程中机体对胰岛素需求的变化:妊娠中、晚期对胰岛素需要量有不同程度的增加;妊娠 32~36 周胰岛素需要量达高峰,妊娠 36 周后稍下降,应根据个体血糖监测结果,不断调整胰岛素用量。

(5) 分娩期及围术期胰岛素的使用原则:

1) 使用原则:手术前后、产程中、产后非正常饮食期间应停用所有皮下注射胰岛素,改用胰岛素静脉滴注,以避免出现高血糖或低血糖。应给孕产妇提供足够的葡萄糖,以满足基础代谢需要和应激状态下的能量消耗;供给胰岛素,防止 DKA 的发生、控制高血糖、利于葡萄糖的利用;保持

适当血容量和电解质代谢平衡。

2) 胰岛素使用方法:每 1~2 小时监测 1 次血糖,根据血糖值维持小剂量胰岛素静脉滴注。妊娠期应用胰岛素控制血糖者计划分娩时,引产前 1 天睡前正常使用中效胰岛素;引产当日停用早餐前胰岛素,并给予 0.9%氯化钠注射液静脉内滴注;正式临产或血糖水平<3.9mmol/L 时,将静脉滴注的 0.9%氯化钠注射液改为 5%葡萄糖/乳酸林格液,并以 100~150ml/h 的速度滴注,以维持血糖水平在 5.6mmol/L(100mg/dl);如血糖水平>5.6mmol/L,则采用 5%葡萄糖液加短效胰岛素,按 1~4U/h 的速度静脉滴注。血糖水平采用快速血糖仪每小时监测 1 次,用于调整胰岛素或葡萄糖输液的速度。

表 7-3-9 产程或手术中小剂量胰岛素的应用标准

血糖水平(mmol/L)	胰岛素用量(U/h)	静脉输液种类(125ml/h)	配伍原则	
			液体量	胰岛素用量
<5.6	0	5%葡萄糖/乳酸林格液	500ml	0
5.6≤~<7.8	1.0	5%葡萄糖/乳酸林格液	500ml	4U
7.8≤~<10.0	1.5	0.9%氯化钠注射液	500ml	6U
10.0≤~<12.2	2.0	0.9%氯化钠注射液	500ml	8U
≥12.2	2.5	0.9%氯化钠注射液	500ml	10U

7. **分娩时机的选择** 原则上在加强母儿监护、控制血糖的同时,尽量在 38 周后分娩。胎肺尚未成熟者,静脉应用地塞米松促胎肺成熟需慎重,因后者可干扰糖代谢。

无需胰岛素治疗而血糖控制达标的 GDM 孕妇,如无母儿并发症,在严密监测下可待预产期,到预产期仍未临产者,可引产终止妊娠。PGDM 及胰岛素治疗的 GDM 孕妇,如血糖控制良好且无母儿并发症,在严密监测下,妊娠 39 周后可终止妊娠;血糖控制不满意或出现母儿并发症,应及时收入院观察,根据病情决定终止妊娠时机。糖尿病伴发微血管病变、既往有不良史、合并重度子痫前期、严重感染、胎儿生长受限者,需严密监护,终止妊娠时机应个体化。

8. **分娩期管理** 糖尿病本身不是剖宫产指征,分娩方式应根据产科指征决定。择期剖宫产的手术指征为糖尿病伴严重微血管病变,或其他产科指征。妊娠期血糖控制不好、胎儿偏大(尤其估计胎儿体质量≥4250g 者)或既往有死胎、死产史者,可适当放宽剖宫产指征。决定阴道分娩者,应制订分娩计划,产程中密切监测孕妇的血糖、宫缩、胎心率变化。产程过长可能导致酮症酸中毒的发生,需避免产程延长,尽量控制在 12 小时内。

9. **酮症酸中毒**(diabetic ketoacidosis,DKA)

(1) 临床表现及诊断:恶心、呕吐、乏力、口渴、多饮、多尿,少数伴有腹痛;皮肤黏膜干燥、眼球下陷、呼气有酮臭

味,病情严重者出现意识障碍或昏迷;实验室检查显示高血糖>13.9mmol/L(250mg/dl)、尿酮体阳性、血 pH<7.35、二氧化碳结合力<13.8mmol/L、血酮体>5mmol/L、电解质紊乱。

(2) 处理原则:给予胰岛素降低血糖、纠正代谢和电解质紊乱、改善循环、去除诱因。具体如下:

1) 降血糖:血糖>16.6mmol/L 时,先予胰岛素 0.2~0.4U/kg 一次性静脉注射。后小剂量胰岛素持续静脉滴注:0.9%氯化钠注射液+胰岛素,按胰岛素 0.1U/(kg·h)或 4~6U/h 的速度输入。当血糖降至 13.9mmol/L 时,将 0.9%氯化钠注射液改为 5%葡萄糖液或葡萄糖盐水,每 2~4g 葡萄糖加入 1U 胰岛素,直至血糖降至 11.1mmol/L 以下、尿酮体阴性,并可平稳过渡到餐前皮下注射治疗时停止补液。

2) 监测血糖:从使用胰岛素开始每小时监测 1 次血糖,根据血糖下降情况进行调整,要求平均每小时血糖下降 3.9~5.6mmol/L 或超过静脉滴注前血糖水平的 30%。达不到此标准者,可能存在胰岛素抵抗,应将胰岛素用量加倍。

3) 注意事项:补液原则先快后慢、先盐后糖;注意出入量平衡。开始静脉胰岛素治疗且孕妇有尿后要及时补钾,避免出现严重低血钾。当 pH<7.1、二氧化碳结合力<10mmol/L、HCO_3^-<10mmol/L 时可补碱,一般用 5%

$NaHCO_3$ 100ml 加入注射用水 400ml，以 200ml/h 的速度静脉滴注，至 pH≥7.2 或二氧化碳结合力＞15mmol/L 时停止补碱。

10. 产后处理

（1）产后胰岛素的应用：产后血糖控制目标以及胰岛素应用，参照非妊娠期血糖控制标准。妊娠期应用胰岛素的产妇剖宫产术后禁食或未能恢复正常饮食期间，予静脉输液，胰岛素与葡萄糖比例为 1：（4～6），同时监测血糖水平及尿酮体，根据监测结果决定是否应用并调整胰岛素用量。妊娠期应用胰岛素者，一旦恢复正常饮食，应及时行血糖监测，血糖水平显著异常者，应用胰岛素皮下注射，根据血糖水平调整剂量，所需胰岛素的剂量一般较妊娠期明显减少。妊娠期无需胰岛素治疗的 GDM 产妇，产后可恢复正常饮食，但应避免高糖及高脂饮食。

（2）产后复查：产后 FPG 反复≥7.0mmol/L，应视为 PGDM，建议转内分泌专科治疗。

（3）鼓励母乳喂养：产后母乳喂养可减少产妇胰岛素的应用，且子代发生糖尿病风险下降。

（4）新生儿处理：①新生儿出生后易发生低血糖，严密监测其血糖变化可及时发现低血糖。建议新生儿出生后 30 分钟内行末梢血糖检测。②新生儿均按高危儿处理，注意保暖和吸氧等。③提早喂糖水、开奶，必要时以 10％葡萄糖液缓慢静脉滴注。④常规检查血红蛋白、血钾、血钙及镁、胆红素。⑤密切注意新生儿呼吸窘迫综合征的发生。

11. 产后随访 推荐所有 GDM 妇女在产后 6～12 周进行随访。产后随访时应向产妇讲解产后随访的意义；指导其改变生活方式、合理饮食及适当运动，鼓励母乳喂养。随访时建议进行身高、体重、体质指数、腰围及臀围的测定，同时了解产后血糖的恢复情况。建议所有 GDM 妇女产后行 OGTT，测定空腹及服糖后 2 小时血糖水平，有条件者建议检测血脂及胰岛素水平，至少每 3 年随访一次。建议对糖尿病孕妇的子代进行随访以及健康生活方式的指导，可进行身长、体重、头围、腹围的测定，必要时检测血压及血糖。

临床思考 7-3-6

食物中的碳水化合物是影响餐后血糖的主要因素，因此认为低碳水化合物饮食可达到预防甚至治疗糖尿病的目的。但近年来越来越多的证据显示低碳水化合物高脂肪膳食可促进妊娠期糖尿病和糖尿病的发生。

请思考：

1. 为什么适宜的碳水化合物对孕妇尤为重要？

2. 为什么碳水化合物的存在形式（碳水化合物的种类）特别重要？

【关键点】

1. 妊娠期间的糖尿病包括孕前糖尿病和妊娠期糖尿病，其中 80％～90％孕期高血糖为 GDM。但 GDM 孕妇产后发生 2 型糖尿病风险增加，生活方式干预可明显降低该病的发病风险。

2. 妊娠期糖代谢的主要特点是葡萄糖需要量增加、胰岛素抵抗增加和胰岛素分泌相对不足，导致部分孕妇发生 GDM。

3. 孕前糖尿病已经确诊或有典型的糖尿病"三多一少"症状的孕妇，于孕期较易确诊。GDM 孕妇常无明显症状，有时空腹血糖可能正常，75g 口服葡萄糖耐量试验是诊断的金标准。

4. 对妊娠期高血糖孕妇进行血糖监测、饮食运动治疗及胰岛素治疗等进行科学管理可显著改善母儿妊娠结局。

5. 糖尿病本身不是剖宫产指征。决定阴道分娩者，应制订分娩计划，产程中密切监测孕妇的血糖、宫缩、胎心率变化，避免产程过长。

6. 糖尿病合并酮症酸中毒的处理治疗原则是给予胰岛素降低血糖、纠正代谢和电解质紊乱、改善循环、去除诱因。

7. 推荐所有 GDM 妇女在产后 6～12 周进行随访，并建议对糖尿病孕妇的子代进行随访以及健康生活方式的指导。

（李丽 王娜）

第四节 妊娠合并感染性疾病

妊娠期感染性疾病是孕产妇和胎儿发病与死亡的主要原因之一。妊娠期易受到细菌、病毒、螺旋体、衣原体、支原体、真菌、原虫和寄生虫等病原体的感染，特别是性传播疾病（sexually transmitted diseases，STD），近年来在我国的发病率不断增加。母体的免疫状况、感染发生时间及被感染的方式，均会影响妊娠结局。孕妇一旦被感染，若不及早确诊和积极治疗，可能通过垂直传播导致胎儿感染，将会严重影响下一代的健康。

一、梅　毒

梅毒（syphilis）是由苍白螺旋体引起的慢性全身性感染性疾病，早期主要表现为皮肤黏膜损害，晚期苍白螺旋体能侵犯心血管、神经系统等重要脏器，导致孕产妇劳动力丧失甚至死亡，是严重危害人类健康的性传播疾病。梅毒还能通过胎盘将病原体传给胎儿引起早产、死产或娩出先天梅毒儿。

（一）传播途径

传染源是梅毒患者,最主要的传播途径是通过性交经黏膜擦伤处传播。患早期梅毒的孕妇可通过胎盘将病原体传给胎儿,若产妇软产道有梅毒病灶,也可在阴道分娩胎儿经过产道时发生感染。此外,输血、接吻、衣物传染途径较少见。

（二）分类

以传播途径不同,可分为获得性梅毒和先天梅毒;根据不同的临床表现可将梅毒分为早期梅毒和晚期梅毒(图7-4-1)。

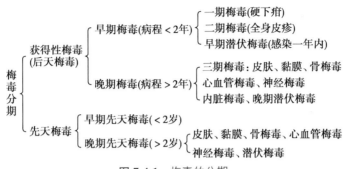

图 7-4-1 梅毒的分期

（三）对胎儿及婴幼儿的影响

患一、二期梅毒的孕产妇的传染性最强,梅毒病原体在肝、肺、脾、肾上腺等胎儿内脏和组织中大量繁殖,引起妊娠6周后的流产、早产、死胎、死产。未经治疗的一、二期梅毒孕妇母婴之间的感染率几乎为100%,早期潜伏梅毒孕妇感染胎儿的可能性达80%以上,且有20%早产。未治疗的晚期梅毒孕妇胎儿感染的可能性约为30%,晚期潜伏梅毒孕妇虽性接触时已无传染性,胎儿感染的可能性仍有10%。通常先天梅毒儿30%发生死胎。

若胎儿幸存,娩出先天梅毒儿,也称胎传梅毒儿,病情较重。早期表现有皮肤大疱、皮疹、鼻炎及鼻塞、肝脾大、淋巴结肿大等;晚期先天梅毒多出现在2岁以后,表现为楔状齿、鞍鼻、间质性角膜炎、骨膜炎、神经性耳聋等,其病死率及致残率均明显增高。

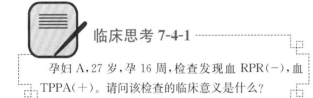

临床思考 7-4-1

孕妇 A,27 岁,孕 16 周,检查发现血 RPR(−),血 TPPA(+)。请问该检查的临床意义是什么?

（四）实验室检查

1. **病原体检查** 在一期梅毒的硬下疳部位取少许血清渗出液,放于玻片上,置于暗视野显微镜下观察,依据螺旋体强折光性和运动方式进行判断,可以确诊。

2. **梅毒血清学检查** 根据检测所用的抗原不同,梅毒血清学检查分为两大类,即非梅毒螺旋体抗原血清试验和梅毒螺旋体抗原血清试验。

（1）非梅毒螺旋体抗原血清试验:梅毒常规筛查方法包括:性病研究实验室玻片试验(VDRL)、血清不加热反应素玻片试验(USR)、快速血浆反应素环状卡片试验(RPR)。非梅毒螺旋体抗体主要是抗心磷脂抗体,其特点是出现相对较晚,一期梅毒早期常阴性。通过检测非梅毒螺旋体抗体的非梅毒螺旋体抗原血清试验特点是敏感性强,但是特异性较差。同时,RPR 在梅毒治愈后可以转阴,因此,主要应用于梅毒的筛查和疗效观察,而不用于确诊。

（2）梅毒螺旋体抗原血清试验:若 VDRL、USR 及 RPR 阳性,应做定量试验,最好能做梅毒螺旋体抗原血清试验,测定血清特异性抗体,常用方法有荧光密螺旋体抗体吸收试验(FTA-ABS)和梅毒螺旋体被动颗粒凝集试验(TPPA)。TPPA 在梅毒治愈后不会转阴,因此,这些试验主要用于确诊试验,不用于疗效观察。

3. **先天梅毒** 产前诊断先天梅毒很困难。近年已开展用 PCR 技术取羊水检测螺旋体诊断先天梅毒。所有血清学阳性的孕妇所分娩的新生儿,均应采用非梅毒螺旋体试验进行定量评价,若新生儿血中 RPR 或 VDRL 滴度高于母血4倍及以上,可诊断先天梅毒。仅进行脐带血筛查并不可靠,如果母体滴度较低或母体在妊娠晚期感染,可能会出现假阴性结果。先天梅毒患儿,应做脑脊液检查,以排除神经梅毒。

（五）治疗

梅毒治疗的原则是早期明确诊断,及时治疗,用药足量,疗程规范。所有妊娠女性,都应在其首次产检时,进行梅毒筛查。梅毒感染风险较高、居住在梅毒患病率较高的地区、之前未进行过检测或早期妊娠筛查结果为阳性的孕妇应在晚期妊娠期间(孕28~32周)及分娩时再次进行筛查。妊娠20周后出现死胎以及分娩前可能没有进行产前保健的孕妇也应进行梅毒筛查。妊娠合并梅毒孕妇,即使孕前已经接受足量的抗梅毒治疗,孕14周前应再次规范治疗。治疗期间应避免性生活,同时性伴侣也应接受检查及治疗。

1. **早期梅毒** 包括一、二期及早期潜伏梅毒,首选青霉素疗法,常见药物治疗方法包括:①苄星青霉素240万 U,单次肌内注射,亦有建议1周后重复1次。②若青霉素过敏,首选脱敏和脱敏后青霉素治疗。孕妇禁用四环素类药物,同时阿奇霉素与红霉素对孕妇和胎儿感染疗效差,因此不做推荐。③既往感染的孕产妇,也要及时给予1个疗程的治疗。

2. **晚期梅毒** 包括三期梅毒及晚期潜伏梅毒,首选青霉素疗法,常见药物治疗方法包括:①普鲁卡因青霉素80

万 U,肌内注射,每天 1 次,连续 20 天,必要时间隔 2 周后重复治疗一个疗程;②苄星青霉素 240 万 U,两侧臀部肌内注射,每周 1 次,连续 3 次。

3. 先天梅毒 所有确诊的先天梅毒患儿,均应接受治疗。普鲁卡因青霉素 5 万 U/(kg·d),肌内注射,连续 10~15 天。脑脊液正常者,苄星青霉素 5 万 U/(kg·d),一次肌内注射。

（六）护理

1. 加强产前检查,早期明确诊断,及时治疗,足量、规则用药。

2. 注意合理、规范使用青霉素,用药前询问过敏史并行过敏性试验,随时做好过敏性休克抢救准备。

3. 做好母胎监测,指导孕妇胎动计数的方法,了解胎儿安全状况,发现异常及时处理。

4. 关心、尊重病人,保护病人隐私,增加沟通,解除思想顾虑,帮助病人树立战胜疾病的信心,主动配合治疗护理。

5. 告知孕妇规范治疗以及治疗期间禁止性生活,伴侣同期治疗的重要性。

6. 妊娠期任何时候及疾病任何阶段都可能发生梅毒垂直传播。母体接受梅毒治疗能降低胎儿先天感染的风险,至少在分娩前 30 天治疗母体早期梅毒,是减少胎儿先天感染风险的最重要因素。

7. 妊娠合并梅毒并不是独立的剖宫产指征。若已完成足够的抗梅毒治疗,产道无明显梅毒下疳或梅毒疹,可选择阴道分娩。

8. 妊娠合并梅毒产妇娩出的新生儿,应警惕是否为先天梅毒儿,进行梅毒血清学试验和脑脊液检查,发现异常及时治疗。

9. 如孕妇已接受正规、足量的抗梅毒治疗,可以母乳喂养。

10. 注意消毒隔离,教会病人自行消毒隔离的方法。

11. 梅毒治疗后应随访 2~3 年,第一年每 3 个月随访一次,之后每 6 个月随访一次。若治疗后 6 个月,血清滴度未下降 4 倍,应视为治疗失败或再感染,除需重新加倍治疗剂量外,还应行脑脊液检查,确定有无神经梅毒。

【关键点】

1. 妊娠的任何时期及疾病的任何阶段,都可能发生梅毒垂直传播。至少在分娩前 30 天治疗母体早期梅毒,是减少胎儿先天感染风险的最重要因素。

2. 梅毒的治疗原则是早期明确诊断,及时治疗,用药足量,疗程规则,首选青霉素治疗。

3. 妊娠合并梅毒孕妇,即使孕前已经接受足量的抗梅毒治疗,孕 14 周前应再次规范治疗。

4. 妊娠合并梅毒并不是独立的剖宫产指征。若已完成足够的抗梅毒治疗,可选择阴道分娩及母乳喂养。

二、淋 病

淋病（gonorrhoea）是由革兰染色阴性的淋病奈瑟菌（简称淋菌)引起的,以泌尿生殖系统化脓性感染为主要表现的性传播疾病。近年在我国的发病率居性传播疾病首位,任何年龄均可发生,以 20~30 岁居多。淋菌对柱状上皮和移行上皮有较强亲和力,极易侵犯并隐匿在女性泌尿生殖道而引起感染。

（一）传播途径

淋菌绝大多数通过性交经黏膜传播,多为男性先感染淋菌再传播给女性,以子宫颈管最常见,同时可以波及尿道、尿道旁腺、前庭大腺等处。淋菌表面有菌毛,可吸附于精子上进入子宫颈管,并在该处柱状上皮细胞内引起炎症,使上皮细胞坏死脱落,白细胞增多,形成脓液。若病情继续发展,可引起子宫内膜炎、输卵管炎或输卵管积脓,直至发生腹膜炎。间接传播途径主要通过接触染菌衣物、毛巾、床单、浴盆等物品及消毒不彻底的检查器械等,所占比例很小。

（二）淋病对妊娠的影响

1. 对母体的影响 孕妇感染淋菌并不少见,约占 0.5%~7%。妊娠期任何阶段的淋菌感染,对妊娠预后均有影响。妊娠早期淋菌性宫颈管炎,可导致感染性流产与人工流产后感染。妊娠晚期淋菌性宫颈管炎可使胎膜脆性增加,极易发生胎膜早破和绒毛膜羊膜炎。分娩后产妇抵抗力低下,易导致淋菌的播散,引起子宫内膜炎、输卵管炎等,严重者可发生散播性淋病。

2. 对胎儿的影响 对胎儿的威胁则是早产和胎儿宫内感染,有资料报道早产发病率约为 17%。胎儿感染易发生胎儿窘迫、胎儿生长受限,甚至导致死胎、死产。

3. 对新生儿的影响 胎儿幸存经阴道娩出,可以发生新生儿淋菌结膜炎、肺炎,甚至出现淋菌败血症,使围产儿死亡率明显增加。淋菌感染的潜伏期为 1~14 天,故新生儿淋菌结膜炎多在生后 1~2 周内发病,可见双眼眼睑肿胀,结膜发红,睫毛粘在一起,睁眼时流出脓性分泌物,局部加压有脓液溢出。若未能及时治疗,结膜炎继续发展,可引起淋菌眼眶蜂窝织炎,也可浸润角膜形成角膜溃疡、云翳,甚至发生角膜穿孔或发展成虹膜睫状体炎、全眼球炎,甚至失明。

（三）临床表现与诊断

1. 临床表现 主要表现为阴道脓性分泌物增多,外阴瘙痒灼热,偶有下腹痛。妇科检查可见宫颈水肿、充血等宫颈炎表现。若上行感染至子宫内膜、输卵管等部位,可能导致不孕或宫外孕。

2. 实验室检查

（1）分泌物涂片检查:取尿道口、宫颈管等处分泌物涂片行革兰染色,在多核白细胞内见到多个革兰阴性双球菌,可作出初步诊断。

（2）淋菌培养:是目前筛查淋病的金标准。可见圆形、凸起的潮湿、光滑、半透明菌落,边缘呈花瓣状。取菌落做涂片,见典型双球菌可确诊。

（四）预防

在淋病高发地区,孕妇应于产前常规筛查淋菌。最好在妊娠早、中、晚期各作一次宫颈分泌物涂片镜检淋菌,推荐进行淋菌培养,以便及早确诊并得到彻底治疗。

淋病孕妇娩出的新生儿,应预防用药,头孢曲松钠 $25\sim50mg/kg$,单次肌内或静脉注射,最大剂量不超过 $125mg$。同时尽快用红霉素眼膏擦双眼,预防淋菌性眼病。同时需注意新生儿播散性淋病的发生,于生后不久出现淋菌关节炎、脑膜炎、败血症等,治疗不及时可致死亡。

（五）治疗

治疗原则为尽早彻底治疗,遵循及时、足量、规则用药原则。淋病孕妇主要选用抗生素治疗。对于无并发症淋病感染的妊娠女性,应采用头孢曲松加阿奇霉素的二联治疗。如果妊娠患者具有严重的 IgE 介导的头孢菌素类变态反应,则应在给药前进行脱敏治疗,若不能进行脱敏治疗,可将庆大霉素加阿奇霉素联合方案作为妊娠期间的替代方案。妊娠期间应避免使用四环素类及喹诺酮类药物。性伴侣应同时进行治疗。

完成无并发症淋病感染的推荐方案治疗,特别是含有头孢曲松的联合方案,且无进一步症状的患者,可不进行治愈检测。然而,如果使用替代方案,则应进行治愈检测,即疗程治疗结束后 7 天,进行淋菌培养的检测。连续进行 3 次宫颈分泌物涂片及淋菌培养均为阴性始属治愈,若治疗一个疗程后淋菌仍为阳性,则应按耐药菌株感染对待,及时更换药物。

（六）护理

1. 加强产前筛查及母胎监测,同时检查是否合并其他性病:非淋菌性尿道（宫颈）炎、梅毒、艾滋病等,以便做到早发现、早治疗。

2. 在分娩前不宜做病灶处理,分娩后可能出现消退,指导孕妇保持外阴清洁,勤更换内衣裤。

3. 急性期病人应卧床休息,实行严密的床边隔离。病人接触过的生活用品要严格的消毒灭菌,防止交叉感染。

4. 关心、尊重病人,保护病人隐私,增加沟通,解除思想顾虑,帮助病人树立战胜疾病的信心,主动配合治疗护理。

5. 治疗期间避免性生活,保持外阴清洁,按时用药,坚持治疗,性伴侣也应同时诊治。

6. 淋病属泌尿生殖道感染,可能在分娩过程中感染新生儿,胎膜破裂后也可能发生淋菌的宫内感染。

7. 若经产前积极治疗无明显好转,可根据胎儿有无畸形及畸形严重程度,必要时选择剖宫产,以减少对新生儿的影响。

8. 确诊为淋病的患者,存在重复感染及感染包括 HIV 在内的其他 STI 的风险,因此,所有患者均应在治疗后 3 个月后复诊。

【关键点】

1. 淋病是由革兰染色阴性的淋病奈瑟菌引起的,以泌尿生殖系统化脓性感染为主要表现的性传播疾病。

2. 淋菌培养是诊断淋病的金标准。

3. 对于无并发症淋病感染的妊娠女性,应采用头孢曲松加阿奇霉素的二联治疗。性伴侣需同时治疗,新生儿需预防性用药。

三、尖锐湿疣

尖锐湿疣(condyloma acuminate,CA)是近年常见的性传播疾病,仅次于淋病,居第二位,常与多种 STD 同时存在。尖锐湿疣的病原体为人乳头瘤病毒(human papilloma virus,HPV),共有 68 个亚型,其中低危的 6 亚型和 11 亚型是最常见的病原体。性交为其主要传播途径,但也有少数为非性接触传播。好发部位以外阴部、阴唇后联合、小阴唇内侧等最常见,占 93%,其次是宫颈占 32%,阴道仅占 18%。

（一）妊娠与尖锐湿疣的相互影响

1. 尖锐湿疣的孕期易感性 尖锐湿疣的发病与机体免疫状态关系密切,孕妇机体免疫功能受抑制,阴道分泌物增多,外阴湿润温暖,是孕妇尖锐湿疣的易感因素。妊娠期病灶增长快,可于分娩后缩小或自然消退。

2. 对分娩方式的影响 一般不影响分娩,但妊娠期间的生殖道尖锐湿疣数目多、病灶大、多区域、多形态,当尖锐湿疣病灶过大时,可能阻塞产道,而致无法阴道分娩。此外,妊娠期尖锐湿疣部位组织脆弱,阴道分娩时,容易导致产道裂伤。

3. 对胎儿、幼儿的影响 孕妇患尖锐湿疣,有垂直传播的危险。胎儿宫内感染极罕见,有报道个别胎儿出现畸胎或死胎。绝大多数是通过软产道感染,在幼儿期有发生喉乳头瘤的可能。

（二）临床表现和诊断

一般临床症状不明显,可有外阴瘙痒、灼痛或性交后疼痛。病灶呈多发性鳞状上皮乳头状增生,质硬,突出于表皮,表面粗糙,有内质蒂柄,多聚生成群,也可融合在一起形成丛状、乳头状生长,或呈鸡冠状、菜花状或桑椹状。可根据临床表现,结合组织学检查、HPV DNA 检测等,作出诊断。

（三）处理

1. 治疗方法的选择

（1）药物治疗:妊娠期治疗方案有限,因为足叶草酯、鬼臼毒素、干扰素和 5-FU 等药物,均对胎儿存在潜在的伤害。三氯醋酸(trichloroacetic acid,TCA)无全身吸收且无已知的对胎儿的影响,为妊娠妇女首选的治疗药物。妊娠后半期使用 TCA 时,疣体清除率最高且复发率最低。妊娠36周以前,仅在外阴部存在较小的病灶的孕妇,可选用80%～90%TCA局部涂擦,每周一次。可在疣体周围的正常组织涂抹凡士林或利多卡因冻胶,以防止TCA扩散到未受累的部位。推荐性伴侣进行尖锐湿疣的检查,若配偶或性伴侣患病,强调伴侣同时治疗。

(2)物理疗法:若病灶有蒂且大,可行冷冻、电灼、激光治疗。大的尖锐湿疣也可手术将湿疣主体切除,待愈合后采用药物局部治疗。冷冻消融术也是一种妊娠期相对安全有效的治疗方式,但相对于TCA治疗,冷冻消融术似乎风险更高,因为其可能存在皮肤刺激、水肿、起疱和溃疡等副作用。

2. **分娩方式的选择**　目前尚不清楚,剖宫产能否预防婴幼儿呼吸道乳头状瘤的发生,因此,妊娠合并尖锐湿疣并不能作为剖宫产指征。孕妇患尖锐湿疣,若发生在妊娠近足月或足月,病灶局限在外阴部,仍可行冷冻治疗或手术切除病灶,届时可考虑经阴道分娩。若妊娠足月,发现病灶广泛存在于外阴部、阴道和宫颈时,经阴道分娩极易发生软产道裂伤,甚至大量出血,或巨大病灶堵塞软产道,可择期行剖宫产术结束分娩。妊娠结束后,部分尖锐湿疣有可能自然消失。

(四)护理

1. **心理护理**　尊重病人现状,以耐心、热情、诚恳的态度对待病人,了解并解除其思想顾虑、负担,帮助建立战胜疾病的信心,主动配合治疗和护理。

2. **孕期护理**　嘱孕妇勤更换内衣,保持清洁,并协助其做好会阴部护理,保持清洁。由于分娩后病灶可能消退,故孕期可暂不处理。病灶较大需行物理治疗或手术治疗者,做好术前准备工作。

3. **分娩期护理**　若决定经阴道分娩,应密切注意产程进展,注意子宫收缩和阴道的流血情况。第二产程注意避免产妇过度用力,必要时行助产术,避免软产道裂伤引起产后出血。

4. **产褥期护理**　注意阴道流血情况,预防产后出血。每天会阴冲洗2次,保持会阴部清洁,指导产妇勤更换会阴垫。注意观察尖锐湿疣是否消退。

5. **新生儿护理**　新生儿出生后需彻底清洁皮肤。若无特殊情况,不建议常规清理呼吸道,以免损伤喉黏膜,导致日后婴幼儿喉头瘤的发生。

【关键点】

1. 尖锐湿疣是由于HPV感染引起的生殖道疣状增生病变,主要经性接触传播,胎儿可通过产道感染引起婴幼儿呼吸道乳头状瘤。

2. 通过临床表现、组织学检查和HPV DNA检测可确诊。

3. 尖锐湿疣不是剖宫产指征,三氯醋酸为妊娠期尖锐湿疣孕妇首选的治疗药物。

四、巨细胞病毒感染

巨细胞病毒(cytomegalovirus,CMV)感染是由巨细胞病毒引起的一种全身感染性疾病,近年已被列为性传播疾病。巨细胞病毒感染的特征性病变为感染细胞增大,细胞核和细胞质内分别出现嗜酸性和嗜碱性包涵体。巨细胞病毒具有潜伏活动的生物学特征,多为潜伏感染,可因妊娠而被激活。

(一)传播途径

成年男女的主要传播途径为性接触。在妊娠期,母婴垂直传播也是巨细胞病毒的重要传播途径,包括:

1. **宫内感染**　通过胎盘感染,尤以妊娠最初3个月胎儿感染率最高,妊娠后期通常不引起胎儿感染。

2. **产道感染**　隐性感染的孕妇,在妊娠后期巨细胞病毒可被激活,从宫颈管排出巨细胞病毒,胎儿在分娩过程中通过软产道时,接触或吞咽含有病毒的宫颈分泌物和血液而感染。

3. **出生后感染**　产妇唾液、乳汁、尿液中均含有巨细胞病毒,通过密切接触、哺乳等方式而感染。

(二)对胎儿、新生儿的影响

孕妇初次感染可侵犯胎儿神经系统、心血管系统、肝脾等器官,造成流产、早产、死胎及各种先天畸形,危害严重。存活的新生儿有肝脾大、黄疸、肝炎、血小板减少性紫癜、溶血性贫血及各种先天性畸形,死亡率高,出生时无症状者常伴有远期后遗症如智力低下、听力丧失和迟发性中枢神经系统损害等。

临床思考 7-4-2

孕妇A,20岁,孕16周,目前考虑有孕期CMV原发感染,请问该孕妇胎儿出现CMV感染症状的风险有多少?

(三)临床表现

孕妇在妊娠期间的巨细胞病毒感染,多为隐性感染,无明显症状和体征,能长时间呈带病毒状态,可经唾液、尿液、乳汁、宫颈分泌物排出巨细胞病毒。少数出现低热、疲乏无力、头痛、咽痛、肌肉关节酸痛、白带增多、颈部淋巴结肿大、多发神经炎等。若为原发性巨细胞病毒感染,引起胎儿先天异常的发病率高且病情严重。

(四)诊断

由于临床表现无特异性,确诊有赖于病原学和血清学诊断。常用检测方法有:①酶联免疫吸附试验检测孕妇血清巨细胞病毒IgG、IgM;②孕妇宫颈脱落细胞或尿液涂片行Giemsa染色后,在光镜下检测脱落细胞核内嗜酸性或嗜碱性颗粒，见到巨大细胞包涵体，这种特异细胞称猫头鹰眼细胞，具有诊断价值；③DNA 分子杂交技术检测巨细胞病毒 DNA，此法简便、快速、敏感；④PCR 技术扩增巨细胞病毒 DNA，短时间内获满意结果。有资料表明，我国孕妇巨细胞病毒感染率为 8.82％，新生儿脐血血清巨细胞病毒 IgM 阳性率为 2.32％；分子杂交技术检测孕妇血白细胞巨细胞病毒 DNA 阳性率为 8.7％，母亲乳汁巨细胞病毒 DNA 阳性率为 10.26％。

先天性巨细胞病毒感染的诊断，除根据孕妇巨细胞病毒感染史和患儿的临床表现外，主要根据实验室检查结果确诊。若为宫内感染，出生时从新生儿尿液或脑脊液中能检出巨细胞病毒包涵体，或从脐血或新生儿血中检测出巨细胞病毒 IgM，具有诊断价值。若为产道感染，至少于生后 2 周方能从新生儿尿液中检出巨细胞病毒包涵体。此外，新生儿尿液、胃洗出液、脑脊液沉渣作涂片并染色后，在光镜下查到巨大细胞内古典型嗜酸性核内包涵体，同样具有诊断价值。

（五）处理

1. 于妊娠早期确诊孕妇患巨细胞病毒感染，或立即行人工流产终止妊娠，或等待至妊娠 20 周时抽取羊水或脐静脉血检查特异性 IgM，若为阳性应中断妊娠进行引产，以免出生先天缺陷儿。

2. 于妊娠晚期感染巨细胞病毒或从宫颈管中分离出病毒，无需特殊处理，妊娠足月临产后，可经阴道分娩，因胎儿可能已在宫内感染巨细胞病毒。由于新生儿尿液中可能有 CMV，故应使用一次性尿布，或用过的尿布做消毒处理。

3. 乳汁中检测出巨细胞病毒的产妇，应停止哺乳，改用人工喂养为宜。

4. 抗病毒药物对巨细胞病毒感染孕妇并无实际应用价值，阿糖胞苷和阿糖腺苷 8～10mg/(kg·d) 静脉滴注可能有效。大剂量干扰素能抑制病毒血症，使病情稍见好转。

5. 针对 CMV 感染高危人群，对孕妇进行个人卫生和手卫生的教育。接触可能感染 CMV 的物品(如尿布或呼吸道分泌物)时，应戴乳胶手套，或者接触后严格洗手。

【关键点】

1. 巨细胞病毒感染可通过母胎垂直传播，侵犯胎儿各系统，造成流产、早产、死胎及各种先天畸形，危害严重。

2. 孕妇在妊娠期间的巨细胞病毒感染，多为隐性感染，无明显症状和体征，能长时间呈带病毒状态。

3. 巨细胞病毒感染临床表现无特异性，有赖于病原学和血清学诊断确诊。

五、生殖器疱疹

生殖器疱疹(genital herpes)是单纯疱疹病毒(herpes simple virus, HSV)引起的性传播疾病，单纯疱疹病毒Ⅰ型、Ⅱ型均可致人类感染。Ⅰ型又称口型或上半身型，占 10％，主要引起上半身皮肤、黏膜或器官疱疹，如唇疱疹、疱疹性脑炎等，但极少感染胎儿，尽管也有报道从外阴疱疹中分离出Ⅰ型病毒，仍属少见。Ⅱ型又称生殖器型，占 90％，主要引起生殖器(阴唇、阴蒂、宫颈等)、肛门及腰以下的皮肤疱疹，直接由性接触传播占绝大多数，以青年女性居多。孕妇患单纯疱疹病毒Ⅱ型感染，可以垂直传播给胎儿。

（一）分型

分为初感染的急性型和再活化的诱发型。

1. **初感染的急性型**　主要通过性交传播。经 2～7 天潜伏期后，突然发病，自觉外阴剧痛，甚至影响排尿和行走。检查见外阴多发性、左右对称的表浅溃疡，周围表皮形成疱疹，10 天后进入恢复期，病灶干燥、结痂，痊愈后不留瘢痕或硬结，此时机体产生特异 IgM，此病程约 4 周或更长，可能与孕妇体内淋巴细胞减少，处于免疫抑制状态、细胞免疫功能降低有关。

2. **再活化的诱发型**　孕妇于妊娠前经常出现外阴复发性疱疹，也有于妊娠初期出现疱疹的病例，均属于已感染单纯疱疹病毒并潜伏于体内，因妊娠再活化而诱发。常见外阴有 2～3 个溃疡或水疱，病程短，一周左右自然痊愈。

（二）对胎儿及新生儿的影响

孕妇于妊娠 20 周前患生殖器疱疹，可以感染胎儿，流产率高达 34％。于妊娠 20 周后患本病感染胎儿，低体重儿居多，也可发生早产。目前认为单纯疱疹病毒宫内感染，严重病例罕见，极少发生先天发育异常儿。经产道感染最常见，占 80％以上。经产道感染的新生儿，由于细胞免疫功能未成熟，病变常表现为全身扩散，新生儿病死率高达 70％以上。多于生后 4～7 天发病，表现为发热、出血倾向、吮乳能力差、黄疸、水疱疹、痉挛、肝大等，多在 10～14 天因全身状态恶化而死亡，多数幸存者遗留中枢神经系统后遗症。

（三）临床表现与诊断

1. **临床表现**　主要为生殖器及肛门皮肤散在或簇集小水泡，破溃后形成糜烂或溃疡，自觉疼痛，常伴有腹股沟淋巴结肿痛、发热、头痛、乏力等全身症状。

2. **诊断**　除根据典型病史和临床表现外，诊断单纯疱疹病毒感染的依据有：①水疱液中分离出单纯疱疹病毒；②将水疱液、唾液接种在人胚成纤维细胞或兔肾细胞，培养数小时即可作出判断，并可用免疫荧光技术证实；③在水疱底部刮片行 Giemsa 染色后，光镜下见棘突松解，有数个核的气球形细胞和嗜酸性核内包涵体；④借助 PCR 技术扩增单纯疱疹病毒 DNA，诊断可靠；⑤酶免法检测孕妇血清及新生儿脐血清中特异 IgG、IgM,若脐血中特异 IgM 阳性,提示宫内感染。

（四）治疗

治疗原则是抑制单纯疱疹病毒增殖和控制局部感染。选用阿昔洛韦干扰其 DNA 聚合酶,抑制单纯疱疹病毒 DNA。每天口服 5～6 次,每次 0.2g,5～7 天为一疗程。复发者同样剂量口服 5 天,该药也可制成软膏或霜剂局部涂抹。目前认为孕妇使用阿昔洛韦是相对安全的,妊娠早期应用阿昔洛韦,除短暂的中性粒细胞减少症外,尚未发现对胎儿或新生儿的其他副作用。

分娩时原则上在排除胎儿畸形后,应对软产道有疱疹病变的产妇行剖宫产;即使病变已治愈,初次感染发病不足 1 个月者,仍应以剖宫产结束分娩为宜。复发型是否需行剖宫产分娩尚有争议,但发病一周以上复发型产妇可经阴道分娩。

临床思考 7-4-3

孕妇 A,23 岁,孕 10 周,检查发现 HSV IgM（＋）,请问是否建议孕妇最好终止妊娠?

（五）护理与预防

1. 对复发型选择阴道分娩的产妇,分娩时避免有创性干预措施如人工破膜、使用胎儿头皮电极、胎头吸引器或产钳助产术等,以减少新生儿暴露于 HSV 的机会。

2. HSV 活动性感染产妇,乳房若没有活动性 HSV 损伤可以哺乳,但应严格洗手。哺乳期可以用阿昔洛韦和伐昔洛韦,因为该药在乳汁中的药物浓度很低。

3. 注意对局部损伤部位的护理,应注意保持清洁和干燥,防止继发感染。

4. 避免不洁性交及不正当的性关系,活动性生殖器疱疹患者绝对禁止与任何人发生性关系。

5. 治愈后或有复发倾向者,要注意预防感冒、受凉、劳累等诱发因素,以减少复发。

【关键点】

1. 生殖器疱疹的治疗原则是抑制单纯疱疹病毒增殖和控制局部感染。

2. 分娩时原则上在排除胎儿畸形后,应对软产道有疱疹病变的产妇行剖宫产;即使病变已治愈,初次感染发病不足 1 个月者,仍应以剖宫产结束分娩为宜。

六、沙眼衣原体感染

沙眼衣原体(chlamydia trachomatis,CT)不仅是沙眼的病原体,也是引起女性生殖道感染最常见的病原体。泌尿生殖道沙眼衣原体感染被公认为性传播疾病,是国家卫生健康委员会要求严格控制的性传播疾病之一。

（一）孕妇感染衣原体的形式及危险因素

1. **感染形式**　新近活动性感染;原有衣原体潜伏感染,因妊娠而诱发活化。

2. **危险因素**　过早开始性生活、多个性伴侣、低文化程度、不用阻隔式避孕、患沙眼及重度宫颈糜烂等。若发现孕妇有上述某项危险因素时,应及时检测宫颈衣原体。

（二）临床表现

多数是男性首先感染衣原体,表现为非淋菌性尿道炎,通过性交传给女性。潜伏期为 7～12 天,表现为宫颈管炎、阴道炎、子宫内膜炎、输卵管炎、盆腔炎以及尿道炎等。

衣原体生殖道感染的孕妇并不少见,国内资料报道,应用衣原体单克隆免疫荧光直接涂片法检测宫颈衣原体阳性率为 16.92％。孕妇患宫颈炎、子宫附件炎,经治疗效果不佳时,应想到可能是衣原体感染所致。孕妇患衣原体活动性感染有发生胎膜早破危险,若发生在妊娠早期,容易发生流产。

（三）对胎儿及新生儿的影响

孕妇生殖道衣原体感染可以发生垂直传播,新生儿主要通过衣原体感染的软产道而被感染,剖宫产娩出的新生儿尽管也存在被感染的危险,但较为少见。

衣原体感染新生儿时,最常侵犯眼结膜,并可扩散到鼻咽部,多发生在生后 4～16 天,也可发生在生后数周。衣原体结膜炎的临床表现有黏液脓性分泌物、眼结膜充血及乳头增生。病程可长达 1～3 个月,预后良好,仅少数遗留瘢痕和角膜翳形成。衣原体肺炎的主要临床表现为气促,常伴有鼻塞、咳嗽,听诊闻及小水泡音,X 线胸片示大片对称阴影,新生儿血清衣原体 IgM 阳性,表明宫内感染。咽部分泌物可以检出衣原体。约经数周才消失,炎症消退,病死率低。其发生机制可能是眼结膜感染衣原体,经鼻咽管到达鼻咽部,随后进入下呼吸道所引起。新生儿衣原体感染为全身性疾病。

（四）诊断

1956 年培养衣原体成功,20 世纪 80 年代单克隆抗体问世,为衣原体感染的诊断提供了简易快速的检测方法,随后出现的 CT 核酸探针、PCR 技术对诊断衣原体感染具有高度敏感性和特异性。具体方法有:①鸡胚卵黄囊接种分离衣原体;②CT 培养,是诊断 CT 感染的金标准;③衣原体抗原检测法:有直接免疫荧光法(最常用)、酶免法、免疫斑点法、PCR 技术等;④衣原体抗体检测法:测血清衣原体 IgG、IgM 等。

（五）治疗

在妊娠期对衣原体感染进行治疗以防止分娩时沙眼衣原体经产道传播给胎儿。针对妊娠期女性推荐的治疗方案是阿奇霉素 1g,单次给药治疗。阿莫西林是既往衣原体感染治疗的推荐药物,但后来的体外研究结果发现,青霉素类药物会引起持续状态,使停药后再出现活病原体;红霉素可能带来恶心等胃肠道不适,两者可作为备选药物。此外,多西环素和喹诺酮类药物,虽然也有治疗 CT 感染的作用,但是考虑到其对胎儿的影响,在妊娠期禁用。妊娠女性的衣原体治愈率通常低于非妊娠女性,尤其是使用备选药物阿莫西林的患者,因此,推荐对所有妊娠女性进行治愈试验,并且不得早于治疗完成后 3 周。同时,妊娠女性应该与非妊娠患者一样,在治疗后 3 个月再次评估是否存在再感染。

对有衣原体感染危险的新生儿,至少应住院一周,证明有无衣原体感染。若诊断为衣原体结膜炎。可用 1%硝酸银液滴眼,效果虽佳,但不能预防衣原体肺炎的发生。口服红霉素 50mg/kg,分 4 次口服,连用 10～14 天,能够预防衣原体肺炎的发生。

（六）护理与预防

1. 告知孕妇定期产检的重要性。产检时发现衣原体感染时应积极治疗,以降低围产儿病死率与病残率。

2. 护理人员应尊重孕妇隐私及个人尊严,进行针对性的健康教育。向其强调及时、彻底治疗 CT 感染的必要性,争取孕妇的合作,尽可能避免传播给胎儿。

3. 指导孕期合理用药。对于已经感染的孕妇,在治疗期间必须禁止性生活,并建议其配偶来医院进行相应的检测,观察其是否感染。同时提醒孕妇注意生殖系统的清洁卫生、做好日常生活用品的消毒工作。

4. 新生儿娩出后,立即用 0.5%红霉素眼膏或 1%四环素眼膏滴眼,对 CT 感染有一定的预防作用。

5. 加大宣传教育,注意个人卫生用品消毒;注意性生活卫生,杜绝性乱行为;保持生殖器的清洁卫生,避免使用不清洁的物品,以防病原体乘虚而入,侵袭生殖道。通过相关的科普宣传,使人们了解生殖道 CT 感染发生的原因、传染源、传播途径,能够识别可疑的临床表现,及早去医院检查及治疗。

【关键点】

1. 孕妇生殖道衣原体感染可以发生垂直传播,新生儿主要通过衣原体感染的软产道而被感染,衣原体感染新生儿,最常侵犯眼结膜。

2. 妊娠期妇女感染衣原体,多无明显症状或症状较轻微,CT 培养是诊断衣原体感染的金标准。

3. 妊娠期衣原体感染首选阿奇霉素治疗,对可能感染的新生儿也应及时治疗。

七、支原体感染

感染人类的支原体(mycoplasma)有十余种,以女性生殖道分离出人型支原体(mycoplasma hominis,MH)及解脲支原体(ureaplasma urealytieum,UU)最常见。近年发现肺炎支原体(mycoplasma pneumonia,MP)、生殖道支原体(mycoplasma genitalium,MG)等也可引起母儿感染。

（一）对胎儿和新生儿的影响

支原体存在于阴道、尿道口周围、宫颈外口及尿液中,主要通过性接触传播。支原体感染为机会性感染,常与其他病原体共同引起生殖泌尿道感染。

MH 可导致产妇产后盆腔炎及产后支原体血症。孕妇感染 UU 及 MH 后,可通过胎盘垂直传播,或经生殖道上行扩散引起宫内感染。在妊娠 16～20 周侵袭羊膜损伤胎盘造成绒毛膜炎,导致晚期流产、胎膜早破、早产或死胎,存活儿可致低体重儿和先天畸形等。新生儿亦可在分娩过程中,通过产道而被感染。新生儿,特别是早产儿受 UU 感染后,可发生支原体肺炎。MH 可引起新生儿支原体血症,产后哺乳导致的直接接触,或空气传播感染 MH,可引起新生儿肺炎。

（二）临床表现与诊断

1. **临床表现**　MH 感染多引起阴道炎、宫颈炎和输卵管炎,UU 多引起非淋菌性尿道炎(non-gonococcal urethritis,NGU)。支原体多与宿主共存,不表现感染症状,仅在某些条件下引起机会性感染,常合并其他致病原共同致病。

2. **实验室检查协助诊断**

（1）支原体培养:取阴道和尿道分泌物联合培养,可获较高阳性率。

（2）血清学检查:无症状孕妇血清 MH 及 UU 特异抗体水平低,再次感染后血清抗体可显著升高。

（3）PCR 技术较培养法更敏感、特异、快速,对临床诊断有价值。

（三）治疗

MH 或 UU 对多种抗生素均敏感。孕妇首选阿奇霉素 1g 顿服,替代疗法为红霉素 0.5g 口服,每天 2 次,连用 14 天。新生儿感染选用红霉素 25～40mg/(kg·d),分 4 次静脉滴注,或口服红霉素,连用 7～14 天。

（四）护理及预防

1. 首先要进行针对性的健康教育,主动检查并积极配合治疗,治疗期间禁止性生活。指导孕期合理用药。

2. 注意相关心理护理,取得患者的配合。同时开展相关卫生科普宣传,使大众关注个人性健康,减少 STD 的传播,并做到早发现,早治疗,将影响降至最低。

3. 对多年不孕的夫妇,双方需常规进行衣原体、支原体的检查。怀孕后提倡主动进行实验室检测筛检。

【本节关键点】

1. 支原体感染主要通过性接触传播,为机会性感染,常与其他病原体共同引起生殖泌尿道感染。

2. 孕妇治疗首选阿奇霉素,新生儿治疗选用红霉素。

八、获得性免疫缺陷综合征

获得性免疫缺陷综合征(acquired immunodeficiency syndrome,AIDS),又称艾滋病,是由人免疫缺陷病毒(human immunodeficiency virus,HIV)引起的一种以细胞免疫功能严重损害为临床特点的恶性 STD,是主要致死性传染病之一。HIV 属反转录 RNA 病毒,分为 HIV-1 型和 HIV-2 型,HIV-1 引起世界流行,HIV-2 主要在非洲西部局部流行。

(一)传播途径

HIV 存在于感染者血液、精液、阴道分泌物、泪液、尿液、乳汁、脑脊液中,艾滋病患者及 HIV 携带者均有传染性,主要经性接触传播,其次为血液传播,如吸毒者、接受 HIV 感染的血液或血制品、接触 HIV 感染者血液及黏液等。

母婴/胎垂直传播是儿童感染 HIV 的主要途径,其中 2/3 来自妊娠和分娩时的传播,1/3 来自母乳喂养。孕妇感染 HIV 可通过胎盘传染给胎儿,或分娩时经软产道感染,其中母婴传播 20% 发生在妊娠 36 周前,50% 发生在分娩前几天,30% 在产时传染给胎儿。

(二)对母儿影响

约 82%HIV 感染孕妇无临床症状,12% 有 HIV 相关症状,仅 6% 为艾滋病。对于 HIV 感染是否增加妊娠不良预后一直存在争议。妊娠期因免疫功能受抑制,可能影响 HIV 感染病程,加速 HIV 感染者从无症状期发展为艾滋病,并可加重 AIDS 及其相关综合征的病情,45%~75% 无症状孕妇在产后 28~30 个月后出现症状。

宫内感染为 HIV 垂直传播的主要方式,可经胎盘感染胎儿。无论是剖宫产或经阴道分娩的新生儿,均有可能通过吸入带有 HIV 的羊水或血液而感染。母乳传播风险尚不清楚,为降低风险,产后不推荐母乳喂养。鉴于 HIV 感染对胎儿、新生儿高度危害性,对 HIV 感染合并妊娠者可建议终止妊娠。

(三)HIV 感染高危人群

对高危人群应进行 HIV 抗体检测,包括:①静脉毒瘾者;②性伴侣已证实感染 HIV;③有多个性伴侣;④来自 HIV 高发区;⑤患有多种 STD,尤其有溃疡型病灶;⑥使用过不规范的血制品;⑦HIV 抗体阳性者所生的子女。

(四)临床表现

1. 无症状 HIV 感染无任何临床表现,HIV 抗体阳性,

CD4 淋巴细胞总数正常,CD4/CD8 比值>1,血清 p24 抗原阴性应诊断为无症状 HIV 感染。

2. 全身表现发热、体重下降、腹泻、盗汗、厌食、呕吐、咽痛、关节痛、全身浅表淋巴结肿大等。

3. 条件致病菌感染由于 HIV 可导致全身免疫功能低下,常合并各种条件性感染,如口腔念珠菌感染、卡氏肺囊虫肺炎、巨细胞病毒感染、疱疹病毒感染、弓形虫感染、隐球菌脑膜炎及活动性肺结核等。

4. 恶性肿瘤最常见的是卡波西肉瘤(Kaposi sarcoma,KS),为多灶性肿瘤,约 1/3 患者初诊时已有 KS。少数患者可患有淋巴母细胞瘤、霍奇金病等。

(五)诊断

抗 HIV 抗体阳性,CD4 淋巴细胞总数<200/mm³,或 200~500/mm³;CD4/CD8 比值<1;血清 p24 抗原阳性;外周血白细胞计数及血红蛋白含量下降;β_2 微球蛋白水平增高,合并机会性感染病原学或肿瘤病理依据均可协助诊断。

(六)处理

目前尚无治愈方法,主要采取抗病毒药物治疗和一般支持对症处理。HIV 感染的孕产妇若正确应用抗病毒药物治疗,其新生儿 HIV 感染率有可能显著下降(<8%)。

1. 抗病毒药物

(1)药物的选择:目前比较成熟的抗反转录病毒药物(antiretroviral,ARV)为反转录酶抑制剂及蛋白酶抑制剂,妊娠期与非妊娠期治疗方案相同,首选核苷类反转录酶抑制剂齐多夫定(zidovudine,ZDV)。大量研究表明,核苷反转录酶制剂与抗病毒的蛋白酶抑制剂的联合应用,可明显减少 HIV-RNA 的水平,提高短期生存率,降低发病率。因此美国围产期 HIV 指南工作小组建议妊娠期 HIV 感染者,使用联合治疗方案。

(2)用药的时机:对未经治疗的女性,尽早开始抗反转录病毒药物治疗方案,可增加分娩时病毒被抑制可能,从而能降低传播的风险。然而,抗反转录病毒治疗(antiretroviral therapy,ART)的益处,一定要与妊娠早期药物暴露导致的潜在胎儿影响相权衡。

对于未接受治疗且有严重 HIV 疾病表现,或 CD4 细胞计数<350/mm³ 的妊娠妇女,推荐不论孕龄立刻开始 ART。对于未接受治疗,但 CD4 细胞计数较高的妊娠孕女,建议在妊娠第 14 周前开始抗反转录病毒治疗方案。WHO 推荐所有 HIV 感染者,包括妊娠期或哺乳期开始 ART 的女性,应终生接受 ART。因为目前抗反转录病毒方案的成本整体降低,操作可行性较高,同时持续用药能够延长其保护作用,为将来的妊娠以及未感染的性伴侣提供一定保护。

2. 分娩方式的选择 对于 HIV 感染孕妇分娩方式的选择一直存在争议。有些学者认为,胎儿在宫内可能已经感染了 HIV,剖宫产并不能阻断母婴传播,因此,不建议把 HIV 感染作为剖宫产指征。然而,在未行 ART 的情况下,胎膜破裂 4 小时,即可导致传播风险的增加,此外胎儿通过

产道时接触的血液和分泌物,以及临产宫缩期间母体血液经胎盘小量输送给胎儿,均可能促使临产和分娩时的HIV传播风险增加。

有研究发现,对于未接受抗反转录病毒药物治疗或仅使用齐多夫定治疗的女性,计划性剖宫产能够降低母婴传播率。因此建议在医疗条件充裕的地区,对未获得病毒抑制(HIV病毒载量>1000拷贝/ml)的女性,于38周采用计划性剖宫产终止妊娠。如需急诊剖宫产,也应尽量选择在临产或胎膜破裂前进行。对于特殊情况下,选择阴道分娩的女性,应尽可能缩短破膜距分娩的时间间隔;尽量避免使胎儿暴露于血液和体液危险增加的操作,如会阴侧切术、人工破膜、胎头吸引术或产钳助产术、宫内胎儿头皮血检测等。产后出血时建议用缩宫素和前列腺素类药物,不主张用麦角生物碱类药物,因其可与反转录酶抑制剂和蛋白酶抑制剂协同促进血管收缩。

3. **新生儿HIV感染预防** 推荐所有HIV感染母亲的新生儿,出生后接受抗病毒暴露后预防,以降低感染HIV的风险。这些新生儿需要在出生后6~12小时内开始用药,根据母亲分娩前接受的ART方案及目前母亲的HIV疾病状态决定使用何种治疗方案。通常应接受6周的齐多夫定治疗,根据出生时胎龄或体重,选择恰当的药物剂量。

4. **母乳喂养** 在所有的儿童HIV感染者中,约有1/3的通过母乳喂养被感染,因此,即使经过抗病毒治疗的母亲,亦不建议母乳喂养。美国疾病预防控制中心(CDC)早在1985年便发布了推荐HIV感染母亲所生育的未感染HIV的婴儿进行替代喂养的指南。然而,在部分资源匮乏的地区,替代喂养可能增加了婴儿腹泻性疾病、肺炎和其他感染性疾病的发病率和死亡率,从而限制了这一建议的实施。

在母亲应用ART和婴儿应用抗反转录病毒预防性治疗的情况下,混合喂养对母乳HIV传播的相对影响可能减弱,但单纯母乳喂养可带来许多独立于HIV的益处,因此无论是否有HIV感染,都支持所有女性进行单纯母乳喂养。此外,既往认为缩短母乳喂养时间可能能够降低HIV传播给婴儿的风险,因此,WHO指南曾推荐在有限的一段时间(即6个月)进行母乳喂养。但是后来的研究发现,与更长期的母乳喂养相比,早期停止母乳喂养会增加婴儿并发症发病率、死亡率和生长障碍发生率。

基于以上考虑,对于HIV感染的母亲,建议在资源丰富、替代喂养足够安全且能够满足婴儿生长所需的情况下,采取替代喂养的方式哺育婴儿;而对于一些由于经济、环境因素坚持母乳喂养者,推荐在出生后的前6个月,应用单纯母乳喂养联合抗反转录病毒干预,以满足婴儿营养和免疫所需,随后采用母乳喂养联合抗反转录病毒预防性治疗,以及恰当的补充喂养,再持续应用6个月,以避免较早停止母乳喂养可能导致的婴儿并发症。

(七)预防

AIDS目前尚无治愈方法,重在进行人群预防,同时尽量阻断HIV的母婴/胎传播。

1. **人群预防** 主要包括以下措施:①利用各种形式进行健康教育,了解HIV/AIDS危害性及传播途径;②取缔吸毒;③对HIV感染的高危人群进行HIV抗体检测,对HIV阳性者进行教育及随访,防止继续播散,有条件应对其性伴侣进行抗HIV抗体的检测;④献血前检测抗HIV抗体;⑤防止医源性感染;⑥广泛宣传阴茎套预防AIDS传播的作用;⑦及时治疗HIV感染的孕产妇。

2. **妊娠女性及其婴儿进行母婴传播预防**(prevention of mother-to-child transmission,PMTCT) 抗反转录病毒干预是预防HIV母婴传播的策略基础,但是,完整的PMTCT除了ART外,还包括其他的措施:①第一次产检时,对每一个孕妇常规进行快速HIV检测,以在妊娠早期发现HIV感染女性;②对HIV感染女性进行CD4细胞计数筛查,并对疾病进行临床评估;③在妊娠期、临产、分娩和母乳喂养期间,应用有效的抗反转录病毒联合方案;④选择有资质的机构,定期进行产前门诊或专业PMTCT门诊就诊,以便进行持续ART、毒性监测和常规妊娠保健;⑤在专业卫生机构,提前做好分娩时的计划与准备,包括婴儿抗反转录病毒预防的准备;⑥持续为母亲和婴儿提供随访服务,包括持续管理母亲抗反转录病毒药物、计划生育指导、婴儿喂养咨询,以及应用艾滋病毒RNA核酸检测(nucleic acid testing,NAT)早期诊断婴儿HIV感染;⑦将母亲转诊到专业机构,以便得到长期的HIV保健、咨询、支持和治疗,同时确保其长期用药的依从性,并提供用药监测;⑧婴幼儿在接受常规生长监测、免疫接种和HIV感染状况的持续评估外,还应包括断奶后的HIV抗体筛查,最终判定感染状况;⑨对于确诊为HIV感染的儿童,迅速转至HIV保健机构,以尽早启动ART。

【本节关键点】

1. 大部分HIV感染孕妇无明显临床症状,主要通过病毒抗体检测协助诊断。

2. HIV感染目前尚无治愈方法,主要采取抗病毒药物治疗和一般支持对症处理。

3. 对于未接受抗反转录病毒药或仅使用齐多夫定治疗的孕妇,计划性剖宫产能够降低母婴传播率。

4. 推荐所有HIV感染母亲的新生儿,出生后接受抗病毒暴露后预防,以降低感染HIV的风险。

5. 对于HIV感染的母亲,推荐替代喂养。对于一些由于经济、环境因素坚持母乳喂养者,推荐在出生后的前6个月,应单纯母乳喂养联合抗反转录病毒干预,随后采用母乳喂养联合抗反转录病毒预防性治疗,以及恰当的补充喂养,再持续应用6个月。

九、弓形虫病

弓形虫病是呈世界性分布的一种人兽共患疾病。弓形虫病的病原体是刚地弓形虫。弓形虫在人体内仅有滋养体（见于急性感染）和包囊（见于慢性期）两种形态。

（一）分类

有先天感染和后天感染两类，无论是先天还是后天感染，多为隐形感染，其发生率具有明显的地区差异，且随年龄增长而逐渐增多。

1. 先天感染 病情较严重，常伴有中枢神经系统症状，分隐性型和显性型两型：①隐性型：又称无症状型、潜伏型，临床最多见。多于生后第一个月无明显异常表现，至出生后2～7个月表现为视网膜脉络膜炎，眼及中枢神经系统症状，有时可延迟至数年之后出现，甚至到成年始发病。②显性型：又称激症型，临床较少见，表现为典型的先天性弓形虫病。

2. 后天感染 病情较轻微，无明显症状者居多，分局限型和全身型两型：①局限型：以颈前和枕部淋巴结肿大最多见，常伴有低热、无力、咽痛等；②全身型：可见高热、斑丘疹、头痛、呕吐等。

（二）临床表现

孕妇患弓形虫病时多无症状，或症状轻微，少数有症状者呈多样化。临床上有急慢性之分，急性者以淋巴结炎居多，淋巴结肿大，有压痛。慢性者常表现为视网膜脉络膜炎。弓形虫感染在孕期可增加妊娠并发症，如流产、早产、死胎、妊娠高血压疾病、胎膜早破、宫缩乏力、产后出血以及新生儿窒息等的发病率均增高。

患急性弓形虫病的孕妇，发生垂直传播的可能性较大，感染时胎儿越小，妊娠时间越短，胎儿受损越严重。若胎龄小于3个月，多引起流产。幸存者弓形虫滋养体可经形成病灶的胎盘感染子宫内的胎儿，引起先天性弓形虫病，为全身感染性疾病，有视网膜脉络膜炎、脑内钙化、脑积水三大临床表现。先天性弓形虫病又分全身型和中枢神经症状型两型。全身型多于生后4周内发病，有发热、淋巴结炎、呕吐、腹痛等全身症状，几乎均遗留视网膜脉络膜炎、脑内钙化、脑积水、神经发育迟缓、肌肉僵直及麻痹等后遗症。中枢神经症状型表现为脑炎、脑膜炎等感染症状。

（三）诊断

为能及时发现感染弓形虫的孕妇，应于妊娠早期作酶联免疫吸附试验，检测弓形虫IgM，阴性者在妊娠中、晚期复查。若弓形虫IgG、IgM均为阴性，提示未感染过弓形虫，对弓形虫无免疫力，应严密监测。若仅弓形虫IgM阳性，提示为弓形虫急性感染，发生在妊娠早期，应终止妊娠，发生在妊娠中、晚期，应在分娩时检测新生儿脐血血清弓形虫IgM，确定有无宫内感染。若仅弓形虫IgG阳性，提示孕妇曾有弓形虫感染史并已产生免疫力。

近年来还借助PCR技术检测孕妇血清及新生儿脐血血清弓形虫DNA。此外，眼底检查有无视网膜脉络膜炎和新生儿头部X线片有无脑内钙化，均有助于确诊。有资料报道，孕妇弓形虫新近感染率为6.84%，母婴垂直传播率为9.57%。

（四）治疗

治疗越早，后遗症出现越少。目前尚无特效药物，孕期多选用乙酰螺旋霉素治疗，该药在胎盘等组织中浓度高、毒性小、无致畸作用。每次1g口服，每天4次，2周为一疗程，间歇2周后可再重复一疗程，有报道该药能降低先天性弓形虫病的发病率。患弓形虫病孕妇所分娩的新生儿，即使外观正常，也应给予乙酰螺旋霉素治疗，每次口服30mg，每天4次，连续1周。

（五）预防

为避免先天性弓形虫病儿的发生，有明显动物接触史的孕妇，在妊娠早、中、晚期分别检测弓形虫IgM，以便及早发现弓形虫急性感染病例，及时终止妊娠或及早给予足量药物治疗。

 【本节关键点】

1. 患有急性弓形虫病的孕妇，发生垂直传播的可能性较大，感染时胎儿越小，妊娠时间越短，胎儿受损越严重。

2. 为能及时发现孕妇患弓形虫感染，应于妊娠早期作酶联免疫吸附试验，检测弓形虫IgM。

3. 目前尚无弓形虫感染治疗的特效药物，孕期治疗多选用乙酰螺旋霉素。

（李磊 王静）

参考文献

［1］国家卫生计生委员会. 国家卫生计生委关于加强母婴安全保障工作的通知. 2017.

［2］曹泽毅. 中华妇产科学. 第3版. 北京：人民卫生出版社，2014.

［3］（美）坎宁安（CunninghamFG），布鲁姆（BloomSL），编. 威廉姆斯产科学. 第24版. 英文影印版. 北京：北京大学医学出版社，2015.

［4］谢幸，苟文丽. 妇产科学. 第8版. 北京：人民卫生出版社，2013.

［5］郎景和. 中华妇产科杂志临床指南荟萃. 2015版. 北京：人民卫生出版社，2015.

［6］郑修霞. 妇产科护理学. 第5版. 北京：人民卫生出版社，2013.

［7］Sue Macdonald, Julia Magill-Cuerden. Mayes'Midwifery. 14thedition. British：ELSEVIER. 2011.

［8］夏恩兰.《ACOG宫颈环扎术治疗宫颈功能不全指南》解

读. 国际妇产科学杂志,2016,43(6):652-656.

［9］ACOG. Practice bulletin no. 142:cerclage for the management of cervical insufficiency. ObstetGynecol,2014,123(2 Pt 1):372-379.

［10］中华医学会妇产科学分会产科学组. 妊娠剧吐的诊断及临床处理专家共识(2015). 中华妇产科杂志,2015,50(11):801-804.

［11］Niebyl JR. Clinical practice. Nausea and vomiting in pregnancy. N Engl J Med,2010,363(16):1544-1550.

［12］Tamay AG,Kuscu NK. Hyperemesis gravidarum:current aspect. J ObstetGynaecol,2011,31(8):708-712.

［13］Di Gangi S,Gizzo S,Patrelli TS,et al. Wernicke's encephalopathy complicating hyperemesis gravidarum:from the background to the present. J Matern Fetal Neonatal Med,2012,25(8):1499-1504.

［14］Slaughter SR,Hearns-Stokes R,van der Vlugt T,et al. FDA approval of doxylamine-pyridoxine therapy for use in pregnancy. N Engl J Med,2014,370(12):1081-1083.

［15］马丁,沈铿. 妇产科学. 第3版. 北京:人民卫生出版社,2015.

［16］华克勤,丰有吉. 实用妇产科学. 第3版. 北京:人民卫生出版社,2013.

［17］李正. 先天畸形学. 北京:人民卫生出版社,2000.

［18］杨慧霞. 产科诊治指南解读·病案分析. 北京:人民卫生出版社,2015.

［19］冯琼. 廖灿. 妇产科疾病诊疗流程. 北京:人民军医出版社,2014.

［20］常青,刘兴会,邓黎. 助产理论与实践. 第2版. 北京:人民军医出版社,2015.

［21］ACOG. Fetal Growth Restriction. OBSTETRICS & GYNECOLOGY,2013,121(5):1122-1133.

［22］中华医学会妇产科学分会产科学组. 胎膜早破的诊断与处理指南(2015). 中华妇产科杂志,2015,50(1):3-8.

［23］Practice bulletins No. 139:premature rupture of membranes. ObstetGynecol,2013,122(4):918-930.

［24］Kumar D,Moore RM,Mercer BM,et al. The physiology of fetal membrane weakening and rupture:Insights gained from the determination of physical properties revisited. Placenta,2016,42:59-73.

［25］Lykke JA,Dideriksen KL,Lidegaard O,et al. First-trimester vaginal bleeding and complications later in pregnancy. ObstetGynecol,2010,115(5):935-944.

［26］van der Ham DP,van der Heyden JL,Opmeer BC,et al. Management of late-preterm premature rupture of membranes:the PPROMEXIL-2 trial. Am J ObstetGynecol,2012,207(4):271-276.

［27］Al-Mandeel H,Alhindi MY,Sauve R. Effects of intentional delivery on maternal and neonatal outcomes in pregnancies with preterm prelabour rupture of membranes between 28 and 34 weeks of gestation:a systematic review and meta-analysis. J Matern Fetal Neonatal Med,2013,26(1):83-89.

［28］van der Ham DP,Vijgen SM,Nijhuis JG,et al. Induction of labor versus expectant management in women with preterm prelabor rupture of membranes between 34 and 37 weeks:a randomized controlled trial. PLoS Med,2012,9(4):e1001208.

［29］Classification and Diagnosis of Diabetes. Diabetes Care,2017,40(Suppl 1):S11-S24.

［30］Committee Opinion Summary No. 640:Cell-Free DNA Screening For Fetal Aneuploidy. ObstetGynecol,2015,126(3):691-692.

［31］Hod M,Kapur A,Sacks DA,et al. The International Federation of Gynecology and Obstetrics (FIGO) Initiative on gestational diabetes mellitus:A pragmatic guide for diagnosis,management,and care. Int J GynaecolObstet,2015,131(Suppl 3):S173-S211.

［32］Gandhi P,Bustani R,Madhuvrata P,et al. Introduction of metformin for gestational diabetes mellitus in clinical practice:Has it had an impact?. Eur J ObstetGynecol Reprod Biol,2012,160(2):147-150.

［33］Lautatzis ME,Goulis DG,Vrontakis M. Efficacy and safety of metformin during pregnancy in women with gestational diabetes mellitus or polycystic ovary syndrome:a systematic review. Metabolism,2013,62(11):1522-1534.

［34］Feig DS,Corcoy R,Jensen DM,et al. Diabetes in pregnancy outcomes:a systematic review and proposed codification of definitions. Diabetes Metab Res Rev,2015,31(7):680-690.

［35］中华医学会妇产科学分会产科学组,中华医学会围产医学分会妊娠合并糖尿病协作组. 妊娠合并糖尿病诊治指南(2014). 中华围产医学杂志,2014,17(8):537-545.

［36］吴红花,郭晓蕙. 妊娠期血糖异常需要关注的几个问题. 中华糖尿病杂志,2016,8(5):257-258.

［37］魏玉梅,杨慧霞. 重视糖尿病患者孕前孕期的全程管理. 中华糖尿病杂志,2016,8(5):259-260.

［38］杨慧霞. 妊娠合并糖尿病—临床实践指南(第2版). 北京:人民卫生出版社,2013.

［39］赵玉沛,陈孝平. 外科学. 第3版. 北京:人民卫生出版社,2015.

［40］F Gary,Cunningham KJLS. WilliamsObstetrics24th Edition. McGraw-Hill Education,2014:1358.

［41］Brenna Hughes,Susan Cu-Uvin 著. 张岱译. 资源丰富环境下感染 HIV 的妊娠女性及其婴儿的抗逆转录病毒及产时治疗. UpToDate. 2017-02-15.

［42］Patricia M Flynn,Elaine J Abrams,Mary Glenn Fowler 著.韩孟杰译. 资源有限地区 HIV 母婴传播的预防. UpToDate. 2017-03-14.

［43］Grace John-Stewart 著. 韩孟杰译. 资源有限地区母乳喂养期间 HIV 传播的预防. UpToDate. 2017-03-10.

第四篇　正常分娩篇

第八章　产房管理和分娩服务模式

产房是新生儿诞生之地，是对产妇进行产程观察和分娩的场所，以确保母婴健康和安全为工作重点和目标。随着现代社会的发展需要，产房的助产模式应随之改变来满足产妇及家属需求。产房的助产工作特点是母婴病情变化快、危急重症发生率高、风险性大，加上社会的高期望值，导致产房工作肩负巨大责任，管理难度不断增加，怎样提升产房的助产质量和服务内涵，保障母婴安全，促进自然分娩，降低产妇死亡率显得尤为重要。

一、产房的规范化建设

（一）产房的环境设施建立

产房应是一个独立的、半封闭式的区域。产房的功能设置应设分娩室、手术室两大部分，其中分娩室应再设置待产室、隔离分娩室两个功能区，并根据需要设置导乐陪伴分娩室、家庭化分娩室等。各个区域相对独立，却又能连接贯通。分娩室和手术室区域需按照消毒隔离要求，设置无菌区、清洁区、污染区，整体布局要合理，分区标识要清晰。

（二）产房医务人员的标准配置

目前，我国产科面临的工作任务繁重，尤其是在2016年两孩政策全面放开后，产房医务人员配置应按分娩量的增加和服务模式的改变不断调整。除了产科医师和助产士24小时在岗外，还应保证新生儿科医师常驻产房，使分娩时根据需要能有各学科组成的综合团队为产妇及其新生儿服务，确保分娩安全和及时有效的新生儿复苏。此外，产房内应尽可能配备麻醉师，或保证麻醉师能在短时间内迅速到达产房，除了有利于开展分娩镇痛，更重要的是在危急重症发生时，对产妇进行第一时间的抢救。

产房工作人员的合理配置，需要结合医院服务能力、年分娩量等实际情况，来调控人员比例。三级甲等医院助产士可按照助产士与产床之比 3∶1 配置，并制定紧急状态下医务人员的调配制度。

（三）药品与设备的标准配置

产房突发状况较多，危急重症会随时发生，必须配置好抢救药物和设备，定点放置，以备随时使用。每班检查急救药品和设备等，使其保持备用功能状态，同时需要做好产房药品和设备的配置清单。

快速实践指导 8-0-1

标准化产房建设需要的药品及急救设施：

1. 基本抢救药品

宫缩剂、心血管系统药物（毛花苷丙、肾上腺素、阿托品等）、降压药、升压药、镇静剂、解痉药（硫酸镁）、抗过敏药、利尿剂、止血剂、扩容剂、纠酸药、麻醉药等。

2. 急救设施

胎心监护仪、心电监护仪、输液泵、注射泵、心电图机、麻醉机、除颤仪、成人气管插管及气管切开所需急救器材、新生儿复苏急救设施、多功能呼吸治疗机等，有条件者配自体血回输仪。

二、产房管理的重点

（一）健全产房管理的制度和岗位职责

根据产房工作中可能存在的风险，制定并实施安全管理应急预案与处理程序,如停水、停电、医用气体泄漏、失火等突发意外事件应急预案。制定和健全产房相应的风险防控管理制度和助产人员的岗位职责,并严格按照此标准执行,如查对制度、交接班制度、差错事故防范制度、院感控制制度及消毒隔离制度、药品及仪器设备管理制度、标本及胎盘管理制度等。

(二)建立和健全医务人员的培训机制

为保障母婴安全,产房的医务工作人员必须持有母婴保健合格证。对产房医务人员实施分层培训机制,根据不同助产士和相关工作人员的工作经验和能力水平,选择适合的培训计划,如新入产房人员的助产士规范化培训、低年资助产士的产科技能培训以及高年资助产士的急危重症管理培训等。制定各类产科危急重症的抢救流程,同时强调开展多学科合作的"模拟实训",并在演练结束后,所有参与团队一起总结、讨论和分析演练过程,不断提高团队协作能力,以确保在真实事件发生时能够做到高效有序的抢救。

(三)构建产房医疗助产质量标准体系

建立产房医疗助产质量内涵数据评价体系,包括产后出血、新生儿窒息、新生儿产伤、会阴侧切率、会阴感染及会阴Ⅲ度撕裂率、危重产妇抢救成功率等。定时对产房医疗助产质量内涵数据进行分析讨论并总结经验。同时,可通过建立科学的安全与质量体系,利用结构-过程-结果理论(Structure Process Outcome,SPO)、PDCA循环管理(Plan Do Check Action)以及根因分析(Root Cause Analysis)等科学管理理念和工具,对存在或潜在的风险因素提出防范措施,提升产房医疗助产质量。

(四)健全产房内医院感染防控机制

产房是医院感染防控重点科室。妊娠晚期生殖道的生理防御功能被破坏、妊娠期贫血和产前焦虑等因素,可能降低产妇的免疫力。此外,产前或产时的一些医疗操作,如阴道检查、人工破膜、会阴切开术等,均与医院内感染的发生密切相关。因此,建议在产房医院感染的管理制度中,执行以下措施,以减少院内感染的发生:

1. 在检查或分娩过程中需进行侵入性医疗措施时,应严格执行无菌操作,同时要求医务人员熟悉操作流程,尽量减少操作次数,缩短操作时间。

2. 提高医护人员的无菌意识及消毒常识,制定《医院感染管理规范》、《医院感染防控和报告制度》、《消毒灭菌隔离制度》和《医疗物品合理管理规范制度》等。

3. 培养医务人员规范操作的习惯,强化标准化预防和控制感染的概念,制定有效护理措施,尽量避免产房发生感染。

4. 对于妊娠期糖尿病的产妇,要密切观察血糖水平,力求在血糖可控范围内分娩,并酌情使用胰岛素控制血糖。

5. 对高度怀疑或已确诊的乙型肝炎、HIV等传染性疾病的产妇采取隔离措施,安置于隔离待产室中待产及分娩,严格遵守隔离技术操作规范及隔离护理规范。分娩结束后将全部物品与房间进行消毒隔离,避免交叉感染。

6. 认真执行产妇和新生儿的消毒隔离规范,每天严格进行卫生清洁消毒工作。

7. 对于参观人员、实习人员和陪护人员等做好人员控制管理,尽量避免上述人员的过度频繁进出,以减少细菌侵入的机会,最大程度减少人流流动造成的产妇感染或新生儿感染。

三、产房人性化助产模式的建立

世界卫生组织曾多次提出以保护、支持、促进自然分娩为主的"爱母分娩行动"。由于过去医疗系统的程序化模式,医院普遍将产妇当作病人对待,正常的自然分娩过程也成了医疗程序。而随着医疗理念的不断进步,"以疾病为中心"的传统护理模式,正逐步转变为"以患者为中心"的新型高质量医疗服务模式。人性化的分娩服务模式也越来越受到国内外专家的重视和提倡。

人性化的分娩服务模式基于四个方面:①分娩过程的正常性:强调分娩是一个正常、自然、健康的过程,产妇和胎儿具有完成分娩的能力;②强调分娩过程中支持的重要性:产妇对分娩的信心和能力受环境和周围人的影响;③维护产妇的自主权:产妇有权经历愉快而健康的分娩过程,并有权选择自认为安全、满意的分娩方式;④分娩过程的无损伤性:许多干预措施可能会对母婴造成伤害,建议医务人员严格控制干预指征,不常规采用干预措施。

(一)改变传统的产房模式

推荐有条件的单位成立产科家庭一体化产房(labor-delivery-recovery,LDR),即在同一房间待产、分娩及恢复,婴儿出生后不与母亲分离,实行母婴床旁护理,一切医疗、护理、治疗均在产妇及家属的亲眼目睹下进行。LDR产房房间内置高级电动产床、新生儿开放式复苏台,其布置强调人性化,配备对讲和视频系统与总监控室相连,中控音响、宽带网络及电视等娱乐休闲设备,以保持分娩活动的轻松愉快和家的感觉;可在产房内贴挂温馨母婴图片,房间内设专用卫生间,配有电开水器和食物,陪产家属均穿专用陪产服。LDR产房的设计完全符合"以人为本"的护理理念,强调以家庭为中心的护理,提供产妇及家属优质的全程服务。

(二)强调医务人员对产妇的服务意识

医务人员对产妇要有人文关怀,帮助产妇在短时间内熟悉医院环境和相关制度。将病房中的其他产妇介绍给产妇,帮助减轻其陌生感。医务人员可为产妇介绍分娩相关知识,对具有分娩恐惧的产妇,可通过抒情和舒缓的音乐转移其注意力,耐心为其讲解各产程状况,教会产妇如何呼吸和用力。

现代的产房护理提倡"一对一"陪伴,即在产妇分娩过程中,一名助产士仅陪伴一名产妇,对产妇生命体征、子宫收缩和疼痛进行密切观察,使用非药物的方法帮助产妇减轻分娩疼痛,并根据产妇心理状况对其实施相应的护理措施。对于产妇的药物镇痛需求,应及时告知主治医师和麻醉医师,选择合适的药物镇痛。根据产妇的具体情况和需求,进行合适的运动指导、生活护理和母乳喂养指导。在产妇分娩后,指引其根据自身状况进行适量运动,循序渐进,避免过急,注意劳逸结合等;产妇需保障充分睡眠,养成良好生活习惯,避免劳累,放松精神,有效稳定其情绪;指导产妇哺乳,主张分娩后立即开始早接触、早吸吮,现场指导产妇正确的抱婴儿姿势和不同的哺乳方式等,提高产妇和新生儿生活质量。

（三）加强孕期健康教育

建议开设孕产妇学校、助产士门诊,由有经验助产士为孕产妇制订分娩计划。可通过多种形式,如利用互联网交流平台对孕产妇进行健康教育,推广妊娠相关健康知识的同时,还能促进孕产妇间的互相交流学习;入院待产期间对孕产妇实施一对一的健康指导;对孕产妇及家属开通专家热线咨询服务;进行人性化分娩模式的科学健康知识传播,提倡自然分娩;开展社区随访服务,了解孕产妇产前产后的身心健康状态和变化。

（四）助产适宜技术的安全运用

分娩是一个复杂的生理过程。大多数产妇对这一过程缺乏足够的认识和理解。分娩过程中剧烈的腹部、腰骶部疼痛,促使其出现紧张、焦虑、恐惧等不良情绪,造成产程延长,增加难产几率和产后出血量。合理安全运用助产适宜技术,如精神性无痛分娩法、呼吸减痛法、产程中的自由体位、分娩球使用等使产妇对分娩充满信心,从而有助于缩短产程,降低手术产及阴道助产率,减少产后出血及新生儿窒息的发生。

【本章关键点】

1. 产房的规范化建设包括产房环境设施的建立及产房医务人员和药品设备的标准配置。

2. 产房管理的重点包括健全产房管理制度、健全医务人员培训机制、构建产房医疗助产质量标准体系以及院内感染的防控。

3. 产房的人性化分娩服务模式的基础在于强调分娩过程的正常性、强调分娩过程中支持的重要性、维护产妇的自主权以及减少分娩和待产过程中的损伤。

（张铮　王龙琼）

参考文献

［1］Reti SR,Feldman HJ,Ross SE,et al. Improving personal health records for patient-centered care. J Am Med Inform Assoc,2010,17(2):192-195.

［2］Ozkaynak M,Brennan PF,Hanauer DA,et al. Patient-centered care requires a patient-oriented workflow model. J Am Med Inform Assoc,2013,20(e1):e14-e16.

［3］Xie B,Wang M,Feldman R,et al. Internet use frequency and patient-centered care:measuring patient preferences for participation using the health information wants questionnaire. J Med Internet Res,2013,15(7):e132.

［4］Kauw D,Repping-Wuts H,Noordzij A,et al. The contribution of online peer-to-peer communication among patients with adrenal disease to patient-centered care. J Med Internet Res,2015,17(2):e54.

［5］Brennan PF,Valdez R,Alexander G,et al. Patient-centered care,collaboration,communication,and coordination:a report from AMIA's 2013 Policy Meeting. J Am Med Inform Assoc,2015,22(e1):e2-e6.

［6］Tang C,Lorenzi N,Harle CA,et al. Interactive systems for patient-centered care to enhance patient engagement. J Am Med Inform Assoc,2016,23(1):2-4.

［7］Qume MN,Chemwolo BT,PastakiaS,et al. Pilot study of single use obstetric emergency medical kites to reduce maternal mortality. Int J Gynaecol Obstet,2012,119(1):49-52.

第九章 分娩动因及影响因素

第一节 分娩动因

分娩(delivery)是指妊娠满 28 周及以后,胎儿及其附属物从临产开始到从母体内全部娩出的过程。满 28 周至不满 37 周期间的分娩称早产(premature delivery);妊娠满 37 周至不满 42 周期间的分娩称足月产(term delivery);而满 42 周及其以后的分娩称过期产(postterm delivery)。

正常分娩是一个复杂的生理活动,许多因素互相联系又互相协调、促成分娩活动的全部过程。其分娩发动的原因目前尚不清楚,学说很多,各种学说之间又是互相关联的。随着研究的不断深入,各种学说的内容也有发展。代表性的有:宫颈成熟和子宫下段形成学说、内分泌调控学说、炎症反应学说、神经递质学说、机械学说、免疫学说等。

一、宫颈成熟和子宫下段形成学说

子宫峡部(uteri isthmus)的解剖学和组织学特点及妊娠期生理性变化,决定了它在维持妊娠及发动分娩过程中的关键性作用。妊娠中期,胎盘激素增加,子宫肌细胞及肌束肥大变长并产生一定张力,造成对峡部的压迫,促使峡部上端缓慢扩张。同时子宫不规则的无痛性收缩,除增加宫腔压力外,还能牵拉峡部上端使之呈漏斗形扩张,并成为宫腔的一部分,形成子宫下段(lower uterine segment)。

妊娠晚期,胎儿发育较快,宫腔增大迅速,子宫肌细胞变化较小。随着宫缩增多,宫腔内压力变化,促使子宫下段逐渐延长,导致附着其上的蜕膜和羊膜相对受牵拉,而合成、释放前列腺素。前列腺素除增加子宫收缩活动外,还能促使峡部及宫颈胶原纤维裂解,有助于子宫下段的形成和成熟。此过程与胎儿发育、成熟过程同步。

当子宫峡部完全变成子宫下段,即子宫下段成熟时,子宫下段及宫颈因不能承受宫腔内压力而被动扩张,与附着其上的蜕膜相对错位,毛细血管破裂,羊膜受压加大,导致羊膜及蜕膜内前列腺素的合成和释放,反射性刺激下丘脑、脑垂体系统释放缩宫素。在子宫下段形成及成熟的同时,子宫体肌细胞的缝隙连接(gap junction)增多,缩宫素受体增多,于是宫体肌层在缩宫素和前列腺素的刺激下,协调同步收缩,发动分娩。宫缩又增加了宫腔内压力,使子宫下段及宫颈扩张,如此阶梯作用,直至分娩结束。

二、内分泌调控学说

多年来,分娩发动的内分泌调控学说一直占主要地位。大量研究表明,分娩发动是由于子宫平滑肌由非活跃状态进入活跃状态的过程,受多种内分泌激素的调控,其最终结果引起子宫体肌纤维收缩及子宫颈扩张,从而发动分娩。目前已发现多种激素与分娩发动有关,主要包括前列腺素、皮质醇激素、雌孕激素、催产素等。

(一)前列腺素

前列腺素(prostaglandin,PG)在分娩发动中的作用一直倍受关注和肯定。主要证据包括:①分娩前子宫、羊水及胎膜等组织中 PG 明显升高;②临床应用外源性的 PG 可引起宫颈成熟及子宫收缩,诱发分娩;③PG 合成抑制剂可导致分娩延迟;④动物基因敲除实验表明,PG 尤其是 PGE_2 和 $PGF_{2\alpha}$ 在分娩发动中起重要作用。

PG 不仅能诱发宫缩,也能促进宫颈成熟。引起子宫活动的 PG 产生于子宫本身,即子宫肌层、内膜、宫颈组织。一般认为羊膜主要产生 PGE_2,蜕膜主要产生 $PGF_{2\alpha}$。人类羊水和母血浆中 PGE_2 和 $PGF_{2\alpha}$ 浓度在妊娠后期和分娩期增加,羊水中 PGE_2 水平比 $PGF_{2\alpha}$ 低。分娩期羊水中游离花生四烯酸明显增加,在前列腺素合成酶等的作用下形成 PG。PG 值逐渐增加,直接作用于子宫平滑肌细胞受体,使子宫收缩,导致分娩发动。妊娠子宫对 PG 非常敏感,在分娩发动时 PG 和 $PGF_{2\alpha}$ 起重要作用。但分娩发动前,母血中并未见 PG 特异增高,故也不能认为是分娩发动的始发因素。

(二)皮质醇激素

皮质醇激素(cortisol)是另一与分娩发动密切相关的

激素,由胎儿肾上腺产生,随着胎儿成熟而不断增加,胎盘合成孕激素减少,雌激素增加,继而使 PGF_2 释放,激发子宫收缩。动物实验证明,胚胎下丘脑-垂体-肾上腺轴的活性在分娩发动中起重要作用。皮质醇激素的作用是胎儿参与分娩发动的重要证据,人类无脑儿也多伴发分娩延迟。但临床给未足月孕妇注射皮质类固醇并不能导致早产,因此这一作用机制尚有待于进一步证实。

(三) 雌激素

妊娠期雌激素(estrogen)主要由胎儿、胎盘单位产生。胎盘和胎膜可以合成和代谢雌激素,局部雌激素水平升高,雌、孕激素比值升至一定程度,超过了孕激素的抑制作用,就可使分娩发动。雌激素能促使妊娠子宫肌层的生长、肥大,加速肌纤维的增长和肌球蛋白的合成,促使肌细胞能源的储备,诱导及细胞间隙连接形成,增加子宫肌层的兴奋性,增加缩宫素受体,提高子宫对缩宫素的敏感性,使子宫极易收缩。通过不同刺激引起的收缩波,可很快播散至全子宫。已证实妊娠末期妇女尿中含有大量雌三醇、雌二醇及雌酮,后两者一天的排出量为非孕期的100倍,而雌三醇为非孕期的1000倍(约 $1\sim40\mu g/ml$)。用放射免疫法测定孕妇血中甾体激素含量,在妊娠最后5周血浆中 17β-雌二醇浓度升高,孕酮水平明显下降,雌、孕激素比值增高。雌激素是促进子宫肌层活性的主要因素,但尚无证据说明单纯雌激素增高能发动分娩。

(四) 孕激素

孕激素(progesterone)有降低妊娠子宫肌细胞对自体或外界刺激的反应性,阻断子宫肌层活动的作用,这是通过调整肌细胞内某些离子浓度(如 Na^+、K^+、Ca^{2+})及增加由此形成的膜电位来实现的。降低膜电位到一定数值时才能触发肌肉兴奋,这一阈值称临界电位。膜电位与临界电位之差增大后,则需要较大的刺激量才能使膜电位消除肌肉兴奋,所以凡能增加膜电位的物质(如孕酮),均有降低兴奋性及提高刺激阈的功能。

胎盘邻近的子宫血液中孕酮的浓度比外周血液中高1000倍,故孕酮除经血液至靶器官外,还直接在胎盘附着部阻滞肌肉兴奋与收缩。因此,妊娠期间子宫收缩仅是局部的,缺少同步的无效宫缩,可以防止过早发动分娩。妊娠末期血浆内孕酮水平下降,孕酮阻滞撤消,就能发挥宫内刺激物的作用,加速子宫收缩。绒毛膜组织上孕酮浓度在分娩发动后比分娩发动前明显降低,孕酮迅速代谢,从而导致局部孕酮撤消或降低,在分娩发动时起着重要作用。

(五) 催产素

足月妊娠以及临产前子宫催产素受体迅速增多,使宫对其敏感性增强。催产素(oxytocin)通过两个方面起作用:一方面直接与子宫肌层中受体结合,另一方面作用于蜕膜中受体,刺激前列腺素的合成。同时,由于子宫张力增加和先露部压迫子宫下段,通过神经反射刺激催产素释放,从而造成分娩发动。

催产素参与分娩发动的经过是:妊娠晚期在雌激素的调节下,子宫肌层和蜕膜催产素受体逐渐增多。足月时,由于子宫下段的成熟,不能承受宫腔内压力而被动扩张,使子宫肌层及蜕膜的缩宫素受体骤然上升。受体浓度的升高,一方面提高了子宫肌层对催产素的敏感性,触发子宫收缩;另一方面也提高了蜕膜对催产素的敏感性,使蜕膜合成 $PGF_{2\alpha}$ 增多,$PGF_{2\alpha}$ 局部作用于肌层促进子宫收缩,从而启动分娩。随着产程进展,宫颈和阴道壁受胎先露压迫、牵拉、扩张,通过神经反射,缩宫素释放逐渐增多,在胎儿娩出前达最大值,使子宫收缩不断加强直至胎儿娩出。

目前一致认为,催产素单一因素不能引起分娩发动,只有在许多激素的协调下促使子宫肌层对催产素敏感,才使其作用于肌细胞,导致肌纤维的收缩。

三、炎症反应学说

研究表明,多种炎性细胞因子及中性粒细胞的作用,在分娩发动中起重要作用。在宫内感染中炎性细胞因子的增加引起分娩的发动是早产发生的主要原因。近年来研究发现,即使在无炎症存在的正常分娩中,细胞因子也发挥着重要作用。可通过增加PG合成、促进宫颈成熟等途径诱导分娩发动。此外,在分娩前,子宫蜕膜、子宫颈均出现明显的炎性细胞的趋化和浸润,提示非感染性炎症反应可能是分娩发动的一个重要机制。

(一) 促进子宫收缩的细胞因子表达

分娩前子宫肌层、蜕膜、胎膜组织多种细胞因子表达增加,包括IL-1、IL-6、IL-8、GCSF、TNF-α、TGF-β 及 ECF 等,通过加强 PG 的作用诱发分娩,其中 IL-8、GCSF 在促进宫颈成熟中起重要作用。

(二) 抑制子宫收缩的细胞因子表达

与上述细胞因子相反,分娩前人妊娠组织中一些抑制子宫收缩的细胞因子的表达明显降低。如绒毛、羊膜及蜕膜中的细胞因子信号转导抑制因子(suppressor of cytokine signaling,SOCS)、NO及松弛因子等,这些因子在保持子宫的静止状态维持妊娠中起重要作用。分娩前这些抑制因子的减少,可减低对子宫收缩的抑制,使子宫由静止状态转变为激活状态,诱发分娩。

(三) 细胞因子基因表达调控与分布差异

研究发现,分娩前子宫肌组织中许多炎性细胞因子基因出现上调,主要包括:IL-8 基因、可诱导干扰素 1-8 基因、金属蛋白酶基因等,这些基因的上调在分娩前宫颈的成熟中起重要作用,而一些细胞因子基因如锰过氧化物歧化酶(Mn-SOD)在宫体与宫颈分布不同,因而引起不同的反应,鉴于分娩发动取决于宫颈扩张与宫体的收缩两种完全相反的作用,因此基因分布的差异可能在分娩发动中发挥着更为重要的作用。

（四）炎性细胞的作用

妊娠晚期，宫颈及子宫蜕膜均出现中性粒细胞与巨噬细胞的浸润。这些炎性细胞主要通过释放水解酶，引起胶原组织的降解，从而促进宫颈成熟及绒毛蜕膜间的松动，为分娩发动作准备。

四、神经介质学说

子宫的主要神经支配是自主神经系统。交感神经能兴奋肌细胞，促进子宫及血管收缩；副交感神经则相反，抑制子宫收缩并使血管扩张。子宫肌层有 α 和 β-肾上腺素能受体，兴奋 α 受体，可刺激子宫收缩；而兴奋 β 受体，可抑制子宫收缩。儿茶酚胺有抑制子宫收缩 β 的作用，妊娠子宫对之尤为敏感。因此，β 型拟肾上腺素药物，如硫酸沙丁胺醇、异丙基肾上腺素有抑制子宫收缩的作用，可以用来治疗早产。乙酰胆碱可使子宫肌纤维膜对 Na^+ 的通透性增加，Na^+ 向细胞内移，K^+ 向细胞外移，引起冲动，产生兴奋作用，使子宫收缩增强。因此，推测分娩发动的原因就是由于内源性神经介质的释放，但分娩前和分娩时测定母体中这些物质的浓度并未发现有改变。因此，虽然神经介质是调节子宫收缩和舒张的重要因素，但不是分娩发动的直接原因。

五、机械学说

随着妊娠的进展，子宫容积及张力不断增加，至妊娠末期，胎儿增长速度超过子宫增长速度，宫内压升高，子宫肌壁和蜕膜明显受压，肌壁上的机械感受器受刺激，尤其是胎先露部压迫子宫下段及宫颈时，子宫下段及宫颈发生扩张的机械作用，通过交感神经至下丘脑，使神经垂体释放缩宫素，引起子宫收缩。羊水过多、双胎常导致早产，支持此理论。

六、免疫学说

从免疫学角度，胎儿携带一半父方基因，对母体而言无疑是一典型的同种异体移植物，理应受到母体的排斥反应，然而，母体却对胎儿产生特异性的免疫耐受。这一明显与移植反应相矛盾的现象，一直是免疫学者们关注的焦点，并对这种奇特的母胎免疫耐受机制进行了大量研究，提出了许多学说，主要包括：主要组织相容性复合物 MHC-Ⅰ（major histocompatibility complex Ⅰ）抗原缺乏，特异的 HLA-G 抗原（human leukocyte antigen G）表达，Fas/FasL 配体系统的作用，封闭抗体的作用，TH1/TH2 改变等。一旦以上因素改变，引起母胎间免疫耐受破坏，可导致母体对胎儿的排斥反应。研究发现，母体对胎儿的免疫反应是流产发生的主要原因之一。足月分娩中可能存在同样的机制，即由于母胎间免疫耐受的解除，母体将胎儿排出，诱发分娩。

分娩发动是一项十分复杂，而又受到精细调节的生理过程，必然受到多种因素影响，而各种因素之间可能存在着相互促进和相互制约的关系。如母胎间的免疫反应会促进细胞因子的释放及炎性细胞的作用，而细胞因子可能需要通过加强内分泌激素如 PG、催产素等的作用发挥效应；相反，内分泌激素可能对细胞因子的表达及免疫状态进行调控。尽管目前分娩动因尚有许多未能解释的问题，但随着研究的深入，分娩发动的机制将不断地被揭示，人们对这一奇特生命现象的认识将更加完善，也将更有利于对相关疾病的防治。

总之，分娩的动因是"瓜熟蒂落"。从分子生物学水平讲，子宫收缩的机制是平滑肌细胞间信息的传递，是通过子宫肌细胞间的间隙连接来完成。在分娩发动前，子宫肌细胞内钙离子浓度增加和间隙连接的形成，使子宫由妊娠期的稳定状态转变为分娩时的兴奋状态，使成熟的胎儿排出。分娩发动的必备条件是胎儿成熟、母体子宫体平滑肌敏感性增加和宫颈的软化成熟，这三者是平行进行的。无论哪种理论，还有很多不明之处，为阐明分娩发动的机制，还需要做大量的工作。

【本节关键点】

1. 分娩发动是内分泌调控、炎症细胞因子、机械性刺激等多因素综合作用的结果。

2. 缩宫素和前列腺素是促进宫缩的最直接因素。

3. 分娩发动的必备条件是胎儿成熟、母体子宫体平滑肌敏感性增加和宫颈的软化成熟，这三者是平行进行的。

（党建红 李玲玲）

第二节 分娩的影响因素

分娩的影响因素包括产力、产道、胎儿和精神因素。产力是分娩的动力，正常分娩依靠产力将胎儿排出体外，同时还需要软产道相应的扩张，以及足够大的产道供胎儿通过。产力受胎儿的位置、大小及其与产道的关系和精神、心理因素的影响。顺利的分娩依赖于这些因素之间的相互适应和协调。

一、产力

产力是将胎儿及其附属物由子宫排出的动力，包括子宫收缩力、腹肌和膈肌的收缩力以及盆底肛提肌的收缩力。

4

（一）子宫收缩力

子宫收缩力是产力最主要的部分,贯穿于分娩全过程,具有节律性、对称性、极性、缩复作用四大特点。

1. **节律性**　子宫收缩的节律性是临产的重要标志。

正常子宫收缩是宫体部不随意、有规律的阵发性收缩伴疼痛。每次子宫收缩总是由弱渐强（进行期）,维持一定时间（极期）,随后又由强渐弱（退行期）,直至消失进入间歇期。子宫收缩如此反复,直至分娩结束（图9-2-1）。

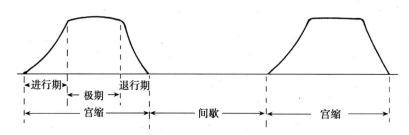

图 9-2-1　临产后正常宫缩节律性示意图
引自：华克勤,丰有吉,实用妇产科学. 第3版.北京：人民卫生出版社.2013

2. **对称性**　正常子宫收缩时,由两侧宫角向宫底集中后向下段扩散,然后均匀、协调地遍及全子宫。特点：两侧宫角（起搏点）→宫底中线→宫体→宫颈。

3. **极性**　子宫收缩时宫底部肌肉收缩最强、最持久,向下逐渐变弱（图9-2-2）。

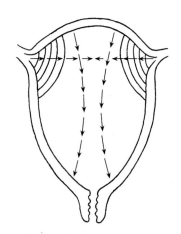

图 9-2-2　子宫收缩的对称性和极性
引自：华克勤,丰有吉. 实用妇产科学. 第3版.北京：人民卫生出版社.2013.

4. **缩复作用**　子宫肌纤维每次收缩后变短变粗,不能恢复至原来的长度。作用：使子宫颈腔逐渐变小,从而使胎儿先露逐渐下降,子宫颈管慢慢展平,有利于产后子宫复旧。

（二）腹肌和膈肌的收缩力（腹压）

腹肌和膈肌的收缩力仅在第二产程时起辅助作用。当宫口全开,先露下降至盆底时,前羊水囊和先露部压迫直肠,使产妇反射性地引起排便动作。产妇主动地屏气,腹肌和膈肌的收缩,使腹腔的压力增加以协助胎儿的娩出。第三产程时,腹肌的收缩有助于胎盘娩出。

（三）盆底肛提肌收缩力

宫口全开后,帮助完成分娩机制及胎盘娩出,有助于胎儿内旋转、胎头仰伸。

二、产　道

产道是胎儿娩出的通道,分为骨产道与软产道两部分。

（一）骨产道（真骨盆）

详见"女性生殖器官解剖学"相关内容。

（二）软产道

软产道是由子宫下段、子宫颈、阴道及骨盆底软组织构成的弯曲通道。

1. **子宫下段的形成**　由非妊娠时长约1cm的子宫峡部伸展形成。子宫峡部于妊娠12周后逐渐扩展为宫腔一部分,至妊娠晚期被逐渐拉长形成子宫下段。临产后的规律宫缩使子宫下段进一步拉长达7～10cm,肌壁变薄成为子宫腔的一部分。由于子宫肌纤维的缩复作用,子宫上段肌壁越来越厚,而下段肌壁被牵拉越来越薄,由于子宫上下段的肌壁厚薄不同,在子宫内面两者的交界处形成一环状隆起,称为生理缩复环（physiologic retraction ring）（图9-2-3）。

2. **子宫颈的变化**　临产后子宫颈管长约2～3cm;临产后子宫收缩牵拉、前羊膜囊突出、胎先露下降使子宫颈扩张成为漏斗状,随产程进展子宫颈管逐渐缩短直至消失（图9-2-4）。初产妇一般是子宫颈管先缩短然后扩张;经产妇则是子宫颈管短缩与宫口扩张同时进行。临产前,初产妇子宫颈外口仅容一指尖;经产妇能容一指。随着产程进展,宫口逐渐开大,至宫口开全时直径约10cm。

3. **骨盆底组织、阴道及会阴的变化**　前羊膜囊、胎先露使阴道黏膜皱襞展平、腔道加宽,会阴体变薄,先露部下降压迫盆底,会阴体由5cm厚变成2～4mm薄的组织。

三、胎　儿

胎儿的大小、胎位和有无畸形是影响分娩过程的重要

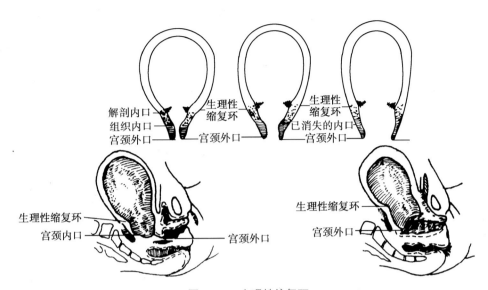

图 9-2-3　生理性缩复环
引自:华克勤,丰有吉.实用妇产科学.第 3 版.北京:人民卫生出版社.2013.

4

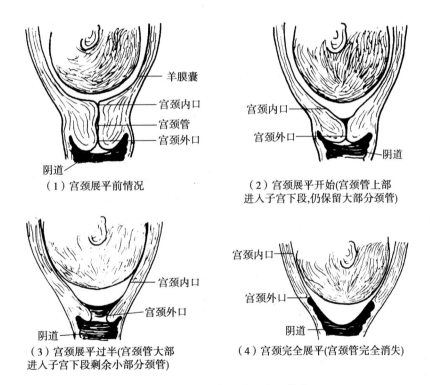

（1）宫颈展平前情况

（2）宫颈展平开始(宫颈管上部
进入子宫下段,仍保留大部分颈管)

（3）宫颈展平过半(宫颈管大部
进入子宫下段剩余小部分颈管)

（4）宫颈完全展平(宫颈管完全消失)

图 9-2-4　宫颈下段形成和宫口扩张
引自:华克勤,丰有吉.实用妇产科学.第 3 版.北京:人民卫生出版社.2013.

因素,同时胎儿的大小是与骨盆的大小相对而言的。胎头是胎体的最大部分,是胎儿通过产道最困难的部分,胎儿过大致胎头径线大时,尽管骨盆正常,也可引起相对性头盆不称导致难产。

（一）胎儿大小

1. **胎头的径线**　详见"胚胎、胎儿发育和胎儿生理特点"相关内容(图 9-2-5)。

（1）双顶径(biparietal diameter):指两侧顶骨隆突间的距离,正常足月胎儿的双顶径平均为 9.3cm。

（2）枕额径(occipito frontal diameter):也称前后径,指由鼻根至枕骨隆突间的距离,正常足月胎儿的平均值 11.3cm。

（3）枕下前囟径(suboccipito bregmatic diameter):指前囟中央至枕骨隆突下方的距离,正常足月胎儿的平均值

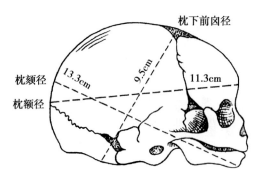
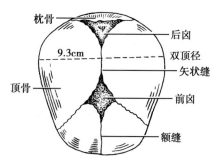

图 9-2-5　胎头径线及颅骨

引自：华克勤，丰有吉．实用妇产科学．第 3 版．北京：人民卫生出版社．2013.

为 9.5cm。枕下前囟径是胎头的最小径线。

（4）枕颏径（occipito mental diameter）：指颏骨下方中央至后囟顶部之间的距离，正常足月胎儿的平均值 13.3cm。枕颏径是胎头最大径线。

2. 胎头变形　胎头颅骨由顶骨、额骨、颞骨和枕骨组成。在胎儿期各骨尚未愈合在一起，其间有缝隙称颅缝（suture）。额骨与顶骨之间的颅缝称为冠状缝，两侧顶骨之间的颅缝称为矢状缝，顶骨与枕骨之间的颅缝称为人字缝。矢状缝与冠状缝的交汇处空隙较大，称大囟门（前囟）。矢状缝与人字缝交汇处空隙较小，称小囟门（后囟）（图 9-2-5）。各颅缝之间和囟门均有软组织遮盖，故骨板有一定的活动余地，因而胎头进入真骨盆之后有一定的可塑性。在分娩过程中，可通过颅骨骨板的轻度移位、重叠使胎头变形，缩小胎头的径线，以适应产道，有利于胎头的娩出。过熟儿颅骨较硬，胎头不易变形，是不利的因素。臀位时后出胎头，使胎头没有变形的机会，也是造成胎头娩出困难的因素之一。

3. 胎儿体重　胎儿过大不仅因胎头较大，易发生头盆不称，而且可由于软组织和皮下脂肪多，双肩径也较大而易发生肩难产。因此，在产前不应单用胎头和骨盆径线评价头盆关系，而应该通过超声检查测量胎儿大小，或使用头围、腹围的周径与骨盆入口、中骨盆的关系来评价胎盆关系，这两种方法对估计胎儿能否经过阴道分娩更有参考价值。

（二）胎位（详见"妊娠诊断"相关内容）

1. 胎产式　因产道为一纵行的弯曲管道，所以只有当胎体的纵轴与骨盆轴一致时胎儿才有可能经阴道成功分娩出来。横产式时，胎体的纵轴与骨盆轴垂直，足月活胎不可能顺利通过产道，只有将胎体转为纵产式（头、臀先露）时方可经阴道娩出。

2. 胎先露　胎先露是指胎儿最先进入骨盆的位置。胎儿以头的周径最大，肩次之，臀最小，因此当胎头娩出产道后，其他部位的娩出基本没有困难。

胎儿头先露（图 9-2-6）包括枕先露、面先露、前囟先露、额先露，其中枕先露为最常见的胎儿先露部位。枕先露时，胎儿头颅骨在分娩过程中轻度重叠，胎头变形、充分俯屈后以最小的径线（枕下前囟径）通过骨盆各平面，胎头顺利通过产道后，胎肩和臀的娩出一般没有困难。前囟先露时，胎头部分俯屈，胎头矢状缝与骨盆入口一致，前囟近耻骨或骶骨，呈高直位，分娩多受阻。

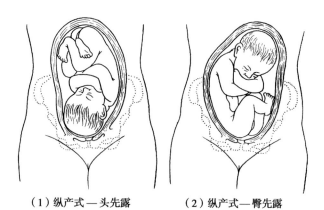

（1）纵产式—头先露　　　（2）纵产式—臀先露

图 9-2-6　头先露与臀先露

引自：华克勤，丰有吉．实用妇产科学．第 3 版．北京：人民卫生出版社．2013.

臀先露包括单臀先露、混合臀先露和单足先露。此时较胎头周径小且软的胎臀先娩出，软产道扩张不充分，后出胎头时头颅骨变形的机会很少，致使胎头娩出困难，新生儿发生产伤和死亡的危险性较大。

3. 胎方位　胎方位为先露部的指示点在产妇骨盆的位置，可分为左前、右前、左后、右后四个位置。其中枕前位是最常见的胎位，也是最容易娩出的胎位。

（三）胎儿畸形

畸形胎儿的某一部分发育的异常可以增加胎儿的径线，造成儿-盆不称而致难产，如脑积水（hydrocephalus）、巨大的畸胎瘤和联体双胎等。

四、精神心理因素

虽然分娩是生理现象，但对于产妇却是一种持久而强烈的应激源。初为人母产妇对分娩过程缺乏正确认识,常在临近分娩时对疼痛及生产过程中出现不良事件感到焦虑和恐惧。焦虑情绪可使产妇分娩时痛阈降低,对疼痛敏感,强烈的子宫收缩痛更加重产妇的焦虑状态,导致不良分娩结局。国外已有研究表明,严重的分娩恐惧可导致难产、产程延长、紧急剖宫产和选择性剖宫产的增加。

分娩期心理干预非常重要,医务人员应对产妇进行解剖、生理、妊娠、分娩等知识教育,使产妇了解分娩的临床经过,让其认识到分娩时的疼痛是一种生理现象,要正确认识,坚持面对。给产妇介绍可以帮助解除和减轻疼痛的方法,耐心解除她们的疑问,特别是在分娩过程中持续地给产妇生理、心理上的支持,使产妇感到舒适、安全、充满信心,与医护人员配合,顺利度过分娩。

目前很多医院采用陪伴分娩方式,在产妇分娩过程中,由有经验的人陪伴,对产妇进行舒适的抚摸和热情的支持,有些医院还设置了家庭式产房,鼓励亲属(多为丈夫)陪伴、安抚,这些干预措施减轻了产妇的心理负担,消除了焦虑、不安、紧张的情绪,降低了分娩的痛苦感从而使产程缩短,降低助产率,减少产后出血的发生。

临床思考 9-2-1

你认为影响分娩的四大因素是单独存在,还是合并存在的?它们之间会相互影响吗?如果会,是如何影响的?

【本章关键点】

1. 子宫收缩力是临产后的主要产力;腹压是第二产程胎儿娩出的重要辅助力量;肛提肌收缩力是协助胎儿内旋转及胎头仰伸所必需的力量。

2. 骨盆的大小与形状、子宫下段形成、宫颈管消失与宫口扩张、会阴体伸展直接影响胎儿通过产道。

3. 胎儿大小及胎方位也是分娩难易的影响因素。

4. 精神鼓励和心理安慰有助于产妇顺利分娩。

(党建红 李玲玲)

参考文献

[1] Mcallister LS,Pepper GV,Virgo S,et al. The evolved psychological mechanisms of fertility motivation:hunting for causation in a sea of correlation. Philos Trans R Soc Lond B Biol Sci, 2016,371(1692):20150151.

[2] F Gary,Cunningham KJLS. WILLIAMS OBSTETRICS 24TH EDITION. McGraw-Hill Education,2014:1358.

[3] 曹泽毅. 中华妇产科学. 北京:人民卫生出版社,2014.

[4] 刘珊珊,刘均娥. 孕产妇分娩恐惧的研究进展. 中华护理杂志,2015,50(3):365-369.

[5] Salmela-Aro K,Read S,Rouhe H,et al. Promoting positive motherhood among nulliparous pregnant women with an intense fear of childbirth:RCT intervention. J Health Psychol, 2012,17(4):520-534.

[6] 苟文丽,吴连方. 分娩学. 北京:人民卫生出版社,2003.

第十章 枕先露的分娩机制

分娩机制(mechanism of labor)指在分娩过程中,胎先露部通过产道时,在产力作用下为适应骨盆各平面的不同形态而进行的一系列、被动地转动,使其能以最小径线通过产道的全过程,包括衔接、下降、俯屈、内旋转、仰伸、复位及外旋转等动作(图 10-0-1)。值得注意的是,以下各动作虽然分别介绍,但却是连续进行的,下降动作始终贯穿分娩始终。临床以枕先露所占比例约在 95% 以上,现就以临床上最常见的枕左前位为例,详加说明枕先露的分娩机制。

(一)衔接

胎头双顶径进入骨盆入口平面,胎头颅骨的最低点达到或接近坐骨棘水平,称衔接(engagement)。胎头呈半俯屈状,以枕额径衔接。矢状缝坐落在骨盆入口的右斜径上,胎头枕骨在骨盆的左前方。初产妇可在预产期前的 1~2 周内衔接,如初产妇临产后胎头仍未衔接,应警惕头盆不

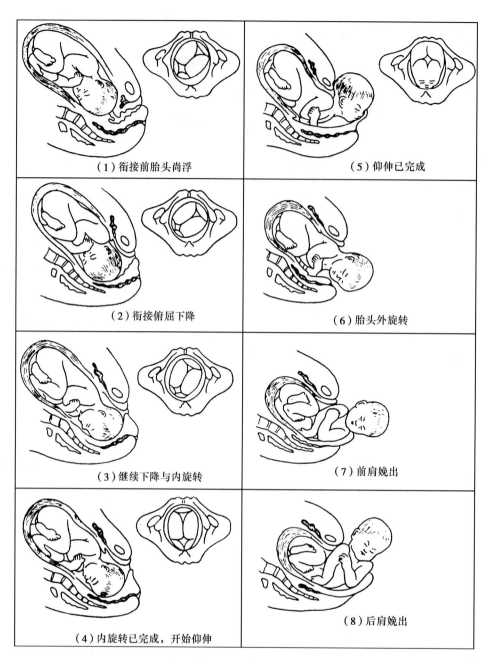

（1）衔接前胎头尚浮

（2）衔接俯屈下降

（3）继续下降与内旋转

（4）内旋转已完成，开始仰伸

（5）仰伸已完成

（6）胎头外旋转

（7）前肩娩出

（8）后肩娩出

图 10-0-1　分娩机制示意图
引自：华克勤，丰有吉．实用妇产科学．第 3 版．北京：人民卫生出版社．2013.

称；经产妇多在分娩开始后衔接。产前检查时，若触诊胎头固定，则表示胎头已衔接。

（二）下降

胎头沿骨盆轴前进的动作称下降（descent），其始终贯穿于整个分娩过程，是胎儿娩出的首要条件，亦是产程进展的重要标志。初产妇胎头下降速度，因宫口扩张缓慢和软组织阻力较大，而相较经产妇缓慢。由于宫缩是下降的主要动力，这导致宫缩时胎头下降，间歇时胎头又稍回缩，这样的间歇性下降，可减少胎头与骨盆之间的相互挤压。此外，第二产程时的腹压亦是使胎头下降的主要辅助力量。促使胎头下降的因素有：①宫缩压力通过羊水传导，经胎轴

传至胎头；②宫缩时宫底直接压迫胎臀；③宫缩时胎体伸直伸长；④腹肌收缩腹压增加。

（三）俯屈

当胎头以枕额径进入骨盆腔降至骨盆底时，胎儿枕部遇肛提肌阻力，使原处于半俯屈状态的胎头进一步俯屈（flexion）（图 10-0-2）。使下颏靠近胸部，以最小径线的枕下前囟径替代枕额径，以适应产道变化，有利于胎头继续下降。

（四）内旋转

中骨盆及骨盆出口为纵椭圆形，其骨盆前后径大于横径。为便于胎儿继续下降，当胎头到达中骨盆时，在产力的

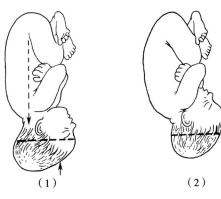

图 10-0-2 胎头俯屈
引自:华克勤,丰有吉.实用妇产科学.第 3 版.
北京:人民卫生出版社.2013.

作用下,胎头枕部向右前旋转 45°,达耻骨联合后面,使矢状缝与骨盆前后径一致的旋转动作称内旋转(internal rotation)(图 10-0-3)。内旋转从中骨盆平面开始,至骨盆出口平面完整,以适应中骨盆及骨盆出口的特点,以利于胎头下降,一般于第一产程末完成内旋转动作。完成内旋转后,阴道检查发现小囟门在耻骨弓下。

(五)仰伸

内旋转后,当完全俯屈的胎头到达阴道外口时,宫缩和腹压继续使胎头下降,肛提肌的作用又使胎头向前。两者共同作用,使胎头沿骨盆轴下段向下向前转向,当胎儿枕骨下部达到耻骨联合下缘时,即以耻骨弓为支点,使胎头逐渐仰伸(extention)(图 10-0-4),依次娩出胎头的顶、额、鼻、口和颏。此时,胎儿双肩径沿骨盆入口左斜径进入骨盆。

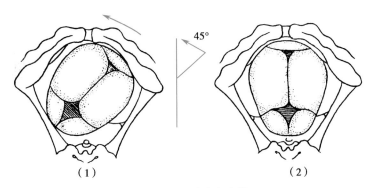

45°

图 10-0-3 胎头内旋转

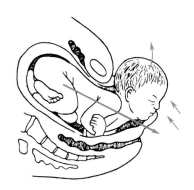

图 10-0-4 胎头仰伸

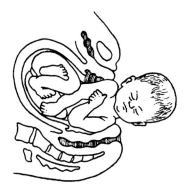

图 10-0-5 胎头外旋转

(六)复位及外旋转

胎头娩出后,为使胎头与位于左斜径上的胎肩恢复正常关系,胎头枕部向左旋转 45°,称复位(restitution)。胎肩在骨盆内继续下降,前肩向前向中线旋转 45°,与骨盆出口前后径方向一致,而胎头枕部在外继续向左旋转 45°,以保持与胎肩的垂直关系,称外旋转(external rotation)(图 10-0-5)。

(七)胎肩及胎儿娩出

胎头完成外旋转后,胎儿前肩(右肩)在耻骨弓下先娩出,随即后肩(左肩)从会阴前缘娩出,此后胎体及胎儿下

肢,亦随之顺利娩出。

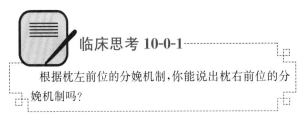

临床思考 10-0-1

根据枕左前位的分娩机制,你能说出枕右前位的分娩机制吗?

【本章关键点】

1. 分娩机制包括衔接、下降、俯屈、内旋转、仰伸、复位及外旋转等动作，各动作是连续进行的。

2. 下降始终贯穿于整个分娩过程，是胎儿娩出的首要条件，亦是产程进展的重要标志。

3. 俯屈是胎头以最小径线枕下前囟径替代枕额径，以适应产道变化。

参考文献

[1] 华克勤,丰有吉. 实用妇产科学. 第3版. 北京：人民卫生出版社,2013.

[2] 苟文丽,谢幸. 妇产科学. 第8版. 北京：人民卫生出版社,2013.

[3] 马丁,沈铿. 妇产科学. 第3版. 北京：人民卫生出版社,2015.

[4] 常青,刘兴会,邓黎. 助产理论与实践. 北京：人民军医出版社,2015.

（郭 琳）

4

第十一章 先兆临产、临产与产程

一、先兆临产

分娩发动之前，往往出现一些预示孕妇不久将临产的症状称先兆临产。

（一）假临产

孕妇在分娩发动前，常出现假临产。假临产的特点是子宫收缩持续时间短（不超过30秒）且不恒定，间歇时间长且不规律，宫缩强度不增加，常在夜间出现、清晨消失，子宫收缩时不适主要在下腹部，子宫颈管不短缩，宫口不扩张，给予镇静药物能抑制假临产。

（二）胎儿下降感

胎先露部进入骨盆入口使宫底位置下降，多数初孕妇感到上腹部较前舒适，进食量较前增多，呼吸较前轻快，常有尿频症状。

（三）见红

在分娩发动前24～48小时内，因子宫颈内口附近的胎膜与该处的子宫壁分离，毛细血管破裂经阴道排出少量血液，与子宫颈管内的黏液栓相混排出，称为见红，是分娩即将开始的比较可靠的征象。若阴道流血量较多，超过平时月经量，不应认为是先兆临产，应想到妊娠晚期出血，如前置胎盘等。

（四）阴道分泌物增多

分娩前3周左右，孕妇因体内雌激素水平升高，盆腔充血加剧，子宫颈腺体分泌增加，使阴道排出物增多，一般为水样，易与胎膜早破相混淆。

在先兆临产期，有些孕妇无任何感觉，但胎心监护图可显示有较强的宫腔压力波峰，能有效地促进宫颈成熟，使孕妇临产和分娩。当不规律子宫收缩达2天或更长时间，子宫颈扩张无明显进展，且子宫收缩已经影响到孕妇生活、休息和睡眠时，无论是否诊断临产，均需再次评估头盆及子宫颈状况。

二、临 产

（一）临产开始的标志

子宫收缩是临产主要表现，但并非出现子宫收缩即开始进入产程（表11-0-1）。临产开始的重要标志是有规律且逐渐增强的子宫收缩，持续时间30秒及以上，间歇5～6分钟，同时伴有进行性子宫颈管消失、宫口扩张及胎先露进行性下降。

（二）临产时间的确定

临床上准确判定分娩开始时间较困难，正常分娩者，一般按产妇的主诉及入院检查，易于确定是否已临产。异常分娩者的临产过程，可能伴有原发性子宫收缩乏力，子宫收缩欠规则，间隔时间与收缩时间常不按正常规律进行，使用强镇静剂（如哌替啶100mg肌注）后仍不能抑制子宫收缩。

由于子宫收缩影响产妇正常生活,虽未达到临产的常规标准,亦应视为已临产,不能认为尚未正式临产而忽视。

表 11-0-1 临产与假临产的子宫收缩鉴别

临产	假临产
规律的子宫收缩	子宫收缩间隔不规律
伴子宫收缩间隔逐渐缩短	子宫收缩间隔长
子宫收缩强度逐渐增强	子宫收缩强度无变化
背部和腹部不适	主要表现为腹部不适
宫口扩张	宫口不扩张
用镇静药后不适不缓解	用镇静药后,不适可缓解

(三)临产后的临床检查

1. **产科 B 超** 了解胎方位、胎产式、胎先露、胎儿、羊水及胎盘情况。

2. **观察子宫收缩** 子宫收缩可通过触诊法和胎儿电子监护仪来测量。触诊法检测子宫收缩最简单的方法。助产人员将手掌放于产妇腹壁上,子宫收缩时宫体部隆起变硬,间歇期松弛变软。至少触及 10 分钟,以判断是否有子宫收缩;若有,应至少触及 3~5 次子宫收缩,以判断子宫收缩强度、持续时间、间隔时间以及子宫收缩是否规律。胎儿电子监护仪能够反映胎心与子宫收缩的情况,用胎儿电子监护仪描记子宫收缩曲线,可以看出子宫收缩强度、频率和每次子宫收缩持续时间,是反映子宫收缩的客观指标。

3. **胎儿检查** 通过视诊观察腹型及大小,手测子宫底高度,尺测耻上子宫长度及腹围值,可估计胎儿大小。通过四步触诊法了解胎产式、胎先露、胎方位及胎先露部是否衔接。

4. **骨产道检查** 进行骨盆外测量及骨盆内测量,以了解骨盆的大小及形态。

5. **阴道检查** 了解子宫颈成熟度,子宫颈管缩短和宫口扩张情况。

临床思考 11-0-1

产妇 A,G_1P_0,孕 39 周,既往产前检查无特殊。不规律子宫收缩 8 小时,伴少量阴道见红来院急诊。现子宫收缩间隔 7~8 分钟,持续 20~30 秒,生命体征平稳,宫口未开,胎先露-3。请思考:

1. 产妇 A 是否已经临产?

2. 若已经临产,她的临产时间是什么时候?

3. 若没有临产,对她的观察和宣教重点是什么?

三、产 程

总产程即分娩全过程,是指从开始出现规律子宫收缩直到胎儿胎盘娩出。分为 3 个产程。

(一)第一产程(子宫颈扩张期)

从正式临产开始至宫口开全(10cm),分潜伏期和活跃期。从子宫肌层出现规律的具有足够频率(5~6 分钟/次)、强度和持续时间(30 秒)的收缩,导致子宫颈管逐渐消失,伴随胎先露的下降,直至宫口完全扩张,即开全为止。第一产程持续时间因人而异,变化很大,一般来说:初产妇的子宫颈较紧,宫口扩张较慢,需 11~12 小时;经产妇的子宫颈较松,宫口扩张较快,需 6~8 小时。当先露部进入骨盆后,产妇开始感到有向下屏气的迫切要求,但当子宫颈未开全时应避免向下屏气,以防子宫颈撕裂和浪费体力。

(二)第二产程(胎儿娩出期)

从宫口开全后至胎儿娩出。国外有不少产科机构将第二产程又分为被动期和活跃期。第二产程的持续时间,初产妇和经产妇差异较大,初产妇约需 1~2 小时,经产妇可能仅需数分钟,但亦有时间较长者。如进行硬膜外麻醉,第二产程时间可能延长。此时,产妇会感觉宫缩痛减轻,但在宫缩时会有不由自主的排便感,这是胎头压迫直肠引起的。

(三)第三产程(胎盘娩出期)

从胎儿娩出开始到胎盘胎膜娩出,即胎盘剥离和娩出的过程,需 5~15 分钟,不应超过 30 分钟。

四、新产程的应用

针对当代分娩人群的特点,如平均分娩年龄增高、孕妇和胎儿的平均体质量增加、硬膜外阻滞等产科干预越来越多等,当今孕产妇分娩曲线的大样本研究结果如前述。在综合国内外相关领域文献资料的基础上,结合美国国家儿童保健和人类发育研究所、美国妇产科医师协会、美国母胎医学会等提出的相关指南及专家共识,中华医学会妇产科学分会产科学组专家对新产程的临床处理达成以下共识(表 11-0-2),以指导临床实践。

(一)第一产程的诊断标准及处理

1. **潜伏期诊断标准及处理** 既往认为 3cm 前为潜伏期,初产妇潜伏期超过 16 小时,即可诊断潜伏期延长。而新的专家共识认为潜伏期延长(初产妇潜伏期>20 小时或经产妇潜伏期>14 小时)不作为剖宫产指征。对潜伏期延长的定义以及相应处理,均做出了指导。新产程专家共识对引产失败也给出了一定建议,强调破膜后给予缩宫素静滴至少 12~18 小时方可诊断引产失败。同时提出,对于第一产程早期进展缓慢的产妇,需首先排除有无头盆不称,同时在确保胎儿安全的前提下,缓慢但仍然有进展的第一产程不作为剖宫产指征。

表 11-0-2　新产程标准及处理的专家共识(2014)

类别		诊断标准及处理
第一产程	潜伏期	潜伏期延长(初产妇＞20 小时,经产妇＞14 小时)不作为剖宫产指征 破膜后且至少给予缩宫素静脉滴注 12～18 小时,方可诊断引产失败 在除外头盆不称及可疑胎儿窘迫的前提下,缓慢但仍然有进展(包括宫口扩张及先露下降的评估)的第一产程不作为剖宫产指征
	活跃期	以宫口扩张 6cm 作为活跃期的标志 活跃期停滞的诊断标准:当破膜且宫口扩张≥6cm 后,如子宫收缩正常,而宫口停止扩张≥4 小时可诊断活跃期停滞;如子宫收缩欠佳,宫口停止扩张≥6 小时可诊断活跃期停滞。活跃期停滞可作为剖宫产指征
第二产程		第二产程延长的诊断标准: (1) 对于初产妇,如行硬脊膜外阻滞,第二产程超过 4 小时,产程无进展(包括胎头下降、旋转)可诊断第二产程延长;如无硬脊膜外阻滞,第二产程超过 3 小时,产程无进展可诊断 (2) 对于经产妇,如行硬脊膜外阻滞,第二产程超过 3 小时,产程无进展(包括胎头下降、旋转)可诊断第二产程延长;如无硬脊膜外阻滞,第二产程超过 2 小时,产程无进展则可以诊断 由经验丰富的医师和助产士进行的阴道助产是安全的,鼓励对阴道助产技术进行培训。当胎头下降异常时,在考虑阴道助产或剖宫产之前,应对胎方位进行评估,必要时进行手转胎位到合适的胎方位

注:摘自中华医学会妇产科学分会产科学组. 新产程标准及处理的专家共识(2014). 中华妇产科杂志,2014,7:486

2. **活跃期诊断标准及处理**　传统上的活跃期停滞定义为:宫口达 3cm 后停止扩张持续 2 小时以上。同时认为从宫口 3cm 到开全时间超过 8 小时为活跃期延长。而新产程的专家共识明确了以宫口扩张 6cm 作为活跃期的标志。对于活跃期停滞的诊断,亦加入了胎膜破裂、子宫收缩等限制条件。根据不同的子宫收缩情况,对活跃期停滞的诊断则有不同要求,认为当破膜且宫口扩张≥6cm 后,如子宫收缩正常,宫口停止扩张≥4 小时;如子宫收缩欠佳,宫口停止扩张≥6 小时,可诊断活跃期停滞,这为临床工作提供了一定指导。对于产程进展较慢者,可根据具体情况选择人工破膜、加强子宫收缩等方法,以促进产程进展;对积极处理无效者,新产程专家共识亦明确指出,活跃期停滞可作为剖宫产的指征。

(二) 第二产程延长的诊断标准及处理

1. **诊断**　对于第二产程的诊断,既往标准仅区分初产妇与经产妇,认为初产妇第二产程超过 2 小时和经产妇超过 1 小时,即诊断第二产程延长。然而,当代数据表示,许多第二产程长于上述时间的产妇,亦能够顺利地经阴道分娩。同时,随着分娩镇痛的推广,许多研究亦发现,椎管内阻滞可能延长第二产程。而在新产程的专家共识中不仅对第二产程延长的时间做出了新的规定,同时还考虑到硬脊膜外阻滞对产程的影响。新产程第二产程延长的诊断标准为:初产妇,无硬脊膜外阻滞,第二产程超过 3 小时无进展;行硬脊膜外阻滞,第二产程超过 4 小时无进展;经产妇,无硬脊膜外阻滞,第二产程超过 2 小时无进展;行硬脊膜外阻滞,第二产程超过 3 小时无进展。

2. **处理**　新产程的专家共识对第二产程的处理亦作出了相关指导,包括明确了由经验丰富的医师和助产士进行的阴道助产是安全的,鼓励对阴道助产技术进行培训,当胎头下降异常时,在考虑阴道助产或剖宫产之前,应对胎方位进行评估,必要时可进行手转胎头到合适的胎方位。

(三) 新产程标准在国内的应用现状及前景

2010 年,张军等采用新的统计学方法,进行了一项基于大数据的回顾性研究,采用了不同于 Friedman 时代的数据处理方法,其结论已经被美国相关指南认可。然而,在我国新产程标准及处理的推广工作中,遇到了来自临床、教学等方面的争议。

目前,在我国已有学者就新产程标准在临床展开了研究,表明放宽产程管理时限后,未导致近期不良妊娠结局的发生,减少了产程中的医疗干预,改善了母婴结局,认为新产程标准值得在产房应用及推广。但许多学者普遍表示,目前我国新产程标准缺少全国大样本、多中心、随机的孕妇产程时限的研究,没有创建出真正适合我国孕产妇人群特征的产程处理标准。

2014 年张军和段涛等发起了一项针对中国妇女产程的大型研究项目,该项目的研究目的为:描述目前中国产妇的分娩现状;研究中国产妇的产程进展情况,结合母儿结局的随访和评价,以期定义产程异常的标准;当孕妇出现产程延长或停滞时,确定最佳干预时机和方式。我们期待这项研究的展开,为临床实践提供基于中国分娩人群数据的指导,制定符合中国分娩人群的产程管理指南,促进自然分娩,降低剖宫产率,提高分娩质量。

【本章关键点】

1. 临产先兆包括假临产、胎儿下降感、见红以及阴道分泌物增多,部分孕妇可无任何症状。

2. 规律且逐渐增强的子宫收缩是临产开始的标志,同时伴随进行性子宫颈管消失、宫口扩张和胎先露下降。

3. 分娩过程分为三个产程,分别为第一产程(子宫颈扩张期)、第二产程(胎儿娩出期)和第三产程(胎盘娩出期)。

4. 中华医学会妇产科学分会产科学组专家对潜伏期、活跃期以及第二产程的相关定义和处理达成了新产程共识,对临床产程处理提供一定指导。

(李玲玲)

参考文献

[1] 曹泽毅. 中华妇产科学. 第 3 版. 北京:人民卫生出版社,2014.

[2] 苟文丽,吴连方. 分娩学. 北京:人民卫生出版社,2003.

[3] Suzuki R,Horiuchi S,Ohtsu H. Evaluation of the labor curve in nulliparous Japanese women. Am J Obstet Gynecol,2010,203(3):221-226.

[4] Le Ray C,Fraser W,Rozenberg P,et al. Duration of passive and active phases of the second stage of labour and risk of severe postpartum haemorrhage in low-risk nulliparous women. Eur J Obstet Gynecol Reprod Biol,2011,158(2):167-172.

[5] Harper LM,Caughey AB,Odibo AO,et al. Normal progress of induced labor. Obstet Gynecol,2012,119(6):1113-1118.

[6] 漆洪波. 新产程标准的推广. 中华医学杂志,2015,95(1):12-14.

[7] 中华医学会妇产科学分会产科学组. 新产程标准及处理的专家共识(2014). 中华妇产科杂志,2014(7):486.

[8] Zhang J,Landy HJ,Ware BD,et al. Contemporary patterns of spontaneous labor with normal neonatal outcomes. Obstetrics and Gynecology,2010,116(6):1281-1287.

4

第十二章　产时母儿监护

分娩过程无论对母亲还是对胎儿来说都是一种负荷。分娩时的宫缩,除了对产妇带来痛苦外,还可使产妇的精神变得紧张、焦虑,从而造成一系列不良影响;子宫的强烈收缩,可能使胎儿在宫内承受巨大压力,同时宫缩时子宫血流减少,可导致胎儿氧供减少,甚至发生胎儿窘迫。因此,适当的产时监护,无论是对母亲还是胎儿都显得尤为重要。

一、产时母体监护

进入产程后,除了定时监测孕妇体温、脉搏、血压外,还需要观察孕妇有无头痛、头晕等相关情况,还应督促孕妇进食、排尿,以及早发现母体的一些危险因素并及时处理。

(一)产妇的一般情况

产程延长的产妇常常会出现烦躁不安、体力衰竭、肠胀气、尿潴留、血尿等症状,尤其是产程超过 20 小时以上,这些症状会更加明显。查体可发现口唇干裂、口臭、腹部出现病理性缩复环、子宫底抬高等体征,甚至出现电解质紊乱和酸碱平衡失调。产时应多倾听患者主诉,注意观察患者精神状态、排便、排尿等一般情况,及时对产程情况作出正确判断并及时处理。

(二)生命体征监测

1. 血压　血压与子宫收缩的关系密切,子宫收缩时血压可升高 5~10mmHg,子宫收缩的间期恢复正常,故应在子宫收缩的间期测量血压。第一产程一般每 4~6 小时测量一次血压,如发现异常应增加测量次数,并予以相应的处理,警惕子痫和脑血管意外的发生。胎儿和胎盘娩出后均应常规测量血压,如有产后大出血应密切注意血压变化。偶可见到产后血压突然升高,并有头痛、眼花、恶心等子痫发作的先兆,如未及时察觉,则可能失去防止产后子痫发生的时机。

2. 脉搏　子宫收缩时,由于疼痛可使脉搏加快,如有产前出血和发热时脉搏也可以加快,故第一产程每分钟脉搏可至 90 次左右。

3. 体温　正常分娩过程中体温应无大变化。如产程延长,产妇脱水时可能出现体温增高,但一般不超过 38℃。体温升高时要结合胎心率变化、血常规检查等综合分析。胎膜早破的产妇应注意体温变化、羊水性状变化,如体温持续升高,或伴有羊水异味是感染的重要临床表现。

（三）产程进展

不同产妇的产程进展,具有较大的差异性,这与不同产妇的子宫颈条件、子宫收缩情况、产道情况、胎儿大小、胎方位以及产妇体能、精神状态等情况密切相关。产妇发生急产时,产道未能充分扩张,易发生产道裂伤;而产程延长会使产妇体能和精神消耗过度,同时易导致子宫收缩乏力,增加产后出血的可能,对胎儿长时间的子宫收缩刺激和产道压迫易造成胎儿损伤,增加胎儿宫内窘迫的可能性。1952年,Freidman 首先提出用产程图观察产程,曾被公认是一种较好的表述产程经过的方法。为了进一步遵循分娩的自然过程,减少产科干预,2014 年中华医学会妇产科学分会提出了《新产程标准及处理的专家共识》,为临床产程处理提供了新的建议（详见“先兆临产、临产与产程”相关内容）。

（四）子宫收缩

子宫收缩是影响分娩过程的重要因素,因此观察子宫收缩亦是产程观察的重要内容,主要包括对子宫收缩的节律和强度,及时发现不协调性子宫收缩、强直性子宫收缩等异常情况。

1. 正常分娩期子宫收缩的特点　分娩期子宫呈阵发性收缩,有其固有的节律性。随着产程的进展,子宫收缩的间歇期逐渐缩短,持续时间逐渐延长。临产开始时,子宫缩持续时间约 30 秒,间歇约 5～6 分钟;当宫口开全时,宫缩持续时间长达 60 秒,间歇期缩短至 1～2 分钟。

就每次子宫收缩而言,子宫收缩波形可分为上升段、峰值期和下降段。根据上升段和下降段的情况可将子宫收缩分为三种类型(图 12-0-1)。Ⅰ型的特点是上升段多于下降段;Ⅱ型是上升段与下降段相等;Ⅲ型是上升段少于下降段。在三种类型中,Ⅰ型的子宫收缩最弱,Ⅲ型的子宫收缩最强。

2. 子宫收缩的评价　子宫收缩的性质可从四个方面进行考察,即收缩频率、持续时间、收缩强度和静息压力。

（1）收缩频率:一般以 10 分钟内子宫收缩的次数计算。选择一次子宫收缩的起点开始观察,至少观察 10 分

钟。以两次子宫收缩开始的时间间距,作为子宫收缩间隔时间,即一个子宫收缩周期。至少观察 3～5 个子宫收缩周期,以明确子宫收缩频率并判断子宫收缩是否规律。

（2）收缩持续时间:从一次子宫收缩开始到这次子宫收缩结束的时间为子宫收缩持续时间。用不同的方法测量,其结果也不一样。器械测量,尤其是内测量的结果比较准确;手法测得的结果时间偏短。病史记录时,一般将子宫收缩持续时间放在频率之前,如子宫收缩持续时间为 30 秒,频率为 5～6 分钟,则在子宫收缩一栏记录为 30s/(5～6)min。

（3）收缩强度:子宫收缩强度可以采用宫内导管测量子宫收缩力、胎儿电子监护和腹部子宫触诊法进行测量,以内测量法最准确,但由于临床条件和产妇接受程度限制,目前仍多采用外测量法和触诊法测量产妇子宫收缩。外测量法测量的结果并不能代表宫腔内的真正压力,它只能测到真实宫内压力的 60%～90%,同时受到产妇腹壁脂肪厚度、固定带松紧等因素的影响。触诊法只凭感觉,带有明显的主观性,准确度更差。

（4）静息压力:静息压力是指两次子宫收缩的间歇期,即子宫休息时的宫腔压力。静息压力随孕周的增加而增加,在妊娠晚期约为 6～12mmHg,至第二产程时为 10～16mmHg。孕 30 周前,子宫处于相对静息状态,宫内压很少超过 20mmHg;孕 30 周后,宫缩逐渐增加,Braxton-Hicks 收缩的强度及频率均增加,至临产前一周变化尤为明显。用缩宫素引产者,其静息压力可达 20mmHg。有效的子宫收缩力是实际的宫内压与静息压力差;正常分娩第一产程潜伏期时两者的差为 20～30mmHg,活跃期增至 50mmHg,到第二产程时可达 100～150mmHg。

3. 子宫收缩的监测方法

（1）腹部子宫触诊法:触诊法可以观察到子宫收缩的频率和持续时间,并估计子宫收缩的强度。由于触觉敏感度的限制,其所感知的部分较仪器测定的结果小,并且会受到监测者主观判断的影响。因此,触诊法虽是最常用的宫缩监测方法,但不够准确。

触诊时把手放在孕妇的腹壁上,可以感到在子宫收缩时,子宫体部隆起变硬,收缩后间歇期子宫松弛变软,然后记录子宫收缩持续的时间,每次至少观察 10 分钟以上。由于触诊法影响因素较多,如部分腹壁脂肪较厚的产妇,可能出现触诊子宫收缩较弱,而实际子宫收缩较强,产妇主诉疼痛明显的情况。因此,触诊法观察子宫收缩,必须由医务人员亲自操作,同时结合产妇主诉,不能因触诊子宫收缩不明显而忽略产妇主诉,以免造成严重后果。

（2）监护仪描记子宫收缩曲线:可分内监护和外监护两种,能够连续地观察到子宫收缩强度、频率和每次子宫收缩的持续时间,同时还能分析子宫收缩与胎心率变化之间的关系,故被广泛地应用。但胎儿电子监护的结果,可能受子宫收缩探头的位置、固定方法、产妇体位改变和第二产程

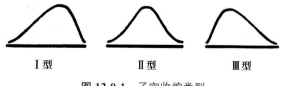

　Ⅰ 型　　　　　Ⅱ 型　　　　　Ⅲ 型

图 12-0-1　子宫收缩类型

产妇用力屏气的影响。长时间的胎儿电子监护,限制了产妇的活动,而使产妇不愿接受。此外,产时中心监控虽然能够时时关注产妇子宫收缩和胎心率的变化,但也在一定程度上减少了助产士与产妇的接触,因此,不推荐对低危产妇常规实施产时连续胎儿电子监护。

内监护(internal electronic monitoring)适用于胎膜已破、宫口扩张 1cm 及以上。将内电极固定在胎儿头皮上,测定宫腔静止压力及子宫收缩时压力变化,通过宫口进入羊膜腔内的塑料导管,导管内充满液体,外端连接压力探头记录宫缩产生的压力(图 12-0-2)。所得结果较外监护准确,但有宫腔内感染、电极导致胎儿头皮损伤的缺点,临床较少使用。

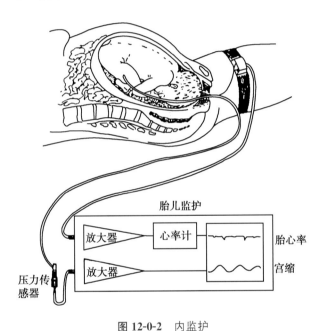

图 12-0-2　内监护
引自:刘兴会,漆洪波.难产.北京:人民卫生出版社.2015.

外监护(external electronic monitoring)临床最常用,适用于第一、二产程任何阶段。将宫缩压力探头固定在产妇腹壁子宫体近子宫底部,连续描记 20 分钟,必要时描记 40 分钟(图 12-0-3)。外监护易受宫缩探头位置、固定方法、孕妇腹壁厚度的影响,特别是医务人员经验不足或不能在床旁观察监视时,易导致错误判断,因此,应强调医护人员床旁监测的重要性。

4. 影响子宫收缩监护的因素

(1) 产妇体位:当产妇由仰卧位改为侧卧位时,子宫收缩的频率减少而强度加大。坐位时子宫收缩的振幅明显加大,静息压力上升明显。此外,在外测量时产妇体位的变化可以影响探头的位置或干扰记录。

(2) 药物的影响:产程中的用药可能会对子宫收缩产生影响。如使用缩宫素时,可能会出现强直性子宫收缩。

(3) 子宫收缩前间隙:是指两次子宫收缩间的间歇时

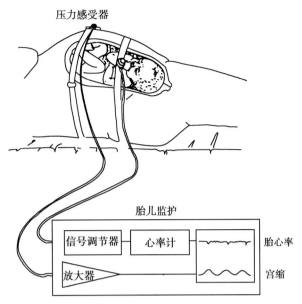

图 12-0-3　外监护
引自:刘兴会,漆洪波.难产.北京:人民卫生出版社.2015.

间。一般来说,下一次子宫收缩的强度与子宫收缩前间隙成正比,即子宫收缩前间隙长者,下一次的子宫收缩较强。反之,子宫收缩过频,则子宫收缩强度相对减弱,甚至无效。

(4) 胎动:胎动对子宫收缩是强有力的刺激,活跃的胎动可使子宫收缩频率增加,强度增大。

(5) 产妇活动:当产妇第二产程用力屏气、咳嗽时,腹压会随之增加,从而造成宫缩增加的假象。

(五) 子宫颈扩张

子宫颈扩张的程度和速度是决定产程进展的重要指标,可通过肛门指诊或阴道检查两种方法测得。由于阴道检查较肛门检查安全可行且准确性高,能及时发现异常情况,且能大大减少肛门指诊给产妇带来的不适,不增加产妇感染的发生率,因此,肛门指检已逐渐被阴道检查取代。

1. 阴道检查　阴道检查是常用的用于了解产程进展的助产技术之一,每位临产产妇都应根据阴道检查结果制定个体化评估和护理。进行阴道检查前最好先进行四步触诊法,判断胎头衔接及入盆情况,检查前与产妇充分沟通,得到产妇允许并使产妇放松;嘱产妇排空膀胱,以免膨胀的膀胱使胎头移位,同时也可能会加重产妇不适。

阴道检查的次数应根据产次、子宫收缩情况和产程的阶段决定。通常初产妇在潜伏期每 4 小时一次,进入活跃期后每 2 小时一次。经产妇或初产妇子宫收缩短而强时,应酌情缩短检查间隔的时间。在检查前,应注意观察并记录会阴周围的异常情况,如外阴是否静脉曲张、水肿,是否有疣、瘢痕或者溃疡。阴道检查时取截石位,检查前消毒外阴,检查者戴无菌手套。

阴道检查的内容包括:

（1）骨盆情况：示指和中指伸入阴道后先后向两侧摸清坐骨棘，估计坐骨棘间径的距离，检查对角结合径、坐骨棘间径、骶骨弯度以及耻骨弓和坐骨切迹的情况等。

（2）胎先露情况：主要包括先露的部位（如胎头、胎臀等）、胎方位以及先露下降的程度。先露部下降的程度以先露骨质部的最低点与坐骨棘平面的关系来确定。在坐骨棘平面时定为"0"，在坐骨棘平面以上为"－"，在坐骨棘平面以下为"＋"，以"cm"为单位，如胎先露在坐骨棘上2cm，则先露高低为"－2"（图12-0-4）。

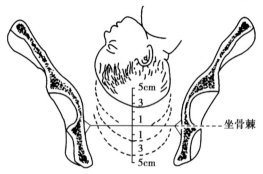

图 12-0-4　胎头高低的判断
引自：华克勤，丰有吉．实用妇产科学．第3版．北京：人民卫生出版社．2013.

产瘤是胎儿头皮组织内液体积聚，是压力作用于胎头的结果。产瘤较大时，难以准确评估胎方位和胎头下降程度。有时胎儿的产瘤较大，则误认为先露已下降，应注意分辨。

阴道检查时触摸到胎儿先露部之后，可以通过触摸颅骨的突隆、囟门、骨缝与母体骨盆的关系来推测胎儿枕骨的位置，再通过胎儿枕骨所坐落的假想象限，判断出先露部的方位（图12-0-5）。有时胎头塑形会使骨缝重叠，囟门不易扪清，增加胎方位判断的难度；产瘤的形成也使得骨缝和囟门鉴别困难，甚至不能鉴别胎方位。

（3）子宫颈情况：包括宫口开大程度、子宫颈位置、硬度、长度及有无水肿等。子宫颈柔软有弹性和先露部紧密接触，常预示正常的宫颈扩张，而坚韧的子宫颈或与先露部接触松散，常提示扩张不良和产程延长。

当检查的手指感觉到的子宫颈是柔软的，像触及嘴唇一样有厚感，说明子宫颈已容受。临产后，子宫颈管逐渐消退，最终手指感觉不到子宫颈凸起，待子宫颈管完全消退时，子宫颈像"纸"一样薄。大多数初产妇在子宫颈管消退之后，才开始宫口扩张。而对于经产妇，子宫颈管消退和宫口扩张同时进行。

示指先摸到胎儿的先露部，然后由中心向外滑动摸清宫口的边缘，示指和中指分别放在子宫颈口的左右中点内侧的位置，示指和中指之间的最短距离就是宫口开大的程度，一般以"cm"为单位。如已摸不到子宫颈边缘表明宫口

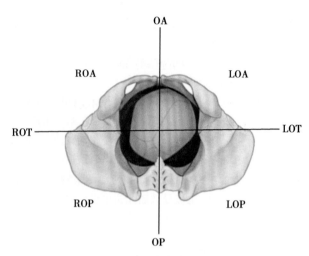

图 12-0-5　胎方位的判断

已开全，一般确定并不困难。有些初产妇子宫前倾，宫口靠后方，在宫口开大以前子宫颈展平变得很薄，加上宫缩时羊膜囊的张力很大，可能将未扩张的子宫颈误认为宫口开全，应注意鉴别。

（4）宫口周围情况：注意宫口周围有无索状物，若有则应特别注意有无血管搏动，因为这可能是脐带先露或脐带脱垂的表现，应立即予以妥善的处理。

（5）胎膜情况：胎头衔接后将羊膜囊分为前后两个部分，故胎膜未破时，在先露部前方可触到一个有弹性的囊状物，即前羊膜囊。检查者应学会辨别胎头顶部胎膜光滑的感觉，它与破膜后胎儿头皮的触觉不同。子宫收缩间歇期胎膜的触感很松弛，当子宫收缩时胎膜会膨出子宫颈口，触感很紧，这时胎膜更容易被触摸到。胎膜的连贯性就像紧贴的胶片，前羊水少时很难触及胎膜。当胎先露没有衔接时，后羊水会流到前羊水，使得胎膜突出子宫颈口，膨胀的胎膜容易破裂，枕后位时更加明显。如果胎膜已破，则可直接地触到先露部。一旦发生胎膜破裂，助产士必须立即听胎心、观察羊水的性状及量，必要时行阴道检查，以确定是否并发脐带脱垂。

（6）软产道情况：包括阴道的伸展度、有无畸形、会阴的厚薄和伸展度等。阴道是否缺损或存在纵隔，注意阴道分泌物的颜色、性状和气味。另外，需记录阴道和盆底肌肌张力，注意是否存在产妇发热的症状，如阴道干燥、过热等。

2. **肛门指检**　因肛门指检的有效性、准确性不及阴道检查，多次检查会增加感染机会，且操作让产妇很不舒服，目前国内许多医院已逐渐取消肛门指检，改用阴道检查作为替代。

肛门指检的内容与阴道检查类似，具体方法为：产妇取仰卧位，两脚放在床上，两腿屈曲分开。检查者站在产妇的右侧，右手戴手套或指套，蘸肥皂水或润滑油。检查前先按摩肛门部使之松弛，然后将示指轻轻伸入直肠内，并以消毒的卫生纸遮盖阴道入口避免粪便污染。

二、产时胎儿监护

胎儿娩出前,其氧供完全依赖母亲的呼吸和循环、胎盘血流灌注、胎盘气体交换以及脐带和胎儿的血液循环。上述任一环节的异常均可导致胎儿动脉血氧饱和度的下降,并且最终会导致组织缺氧。缺氧的强度、持续时间以及胎儿在此情况下个体变异情况决定了最终的严重性。实施胎儿产时监护,能够及时发现胎儿宫内窘迫,从而在损伤发生前采取恰当的干预措施;及时有效的宫内复苏,也可能避免进一步不必要的产科干预。

（一）入室试验

所有孕妇临产入产房后即刻行 20 分钟的胎儿电子监护,即入室试验(admission test)。入室试验由新加坡学者 Ingomaesson 于 1986 年提出,目的在于筛查低危孕妇胎儿窘迫,了解胎盘储备功能,对产程中是否出现异常进行预测。入室试验还有助于对临产前或临产早期的并发症进行早期诊断,如隐性脐带脱垂、不典型胎盘早剥等,当前在国内广泛应用。但是一次 20 分钟的入室试验并不能预测产程中一切情况,还需要其他监护技术共同来监护产程中胎儿的状况。

（二）产时胎儿电子监护

心分娩力描记法(cardiotocography,CTG)是连续监护胎心率(fetal heart rate,FHR)和子宫收缩的术语,即我们所说的胎儿电子监护(electronic fetal monitoring,EFM),可分为间断 CTG 和连续 CTG 两种。通过产时监护及时发现胎儿缺氧,以便及时干预处理,预防新生儿不良结局。

1. 产时 EFM 的指征和频率 目前没有研究证据表明,产程中持续 EFM 在改善围产儿预后方面优于间断胎心听诊。

（1）低危孕妇:推荐间断胎心听诊。间歇胎心听诊是短时间内进行 FHR 听诊,而没有图纸结果的听诊技术,是临床上评估胎儿宫内安危的简便方法,目前多采用多普勒胎心听诊器听诊。胎心音通常在胎背所处的孕妇腹壁处最为清晰。不同的胎位其胎心听诊的位置也不同,如枕先露时胎心音在孕妇脐下左或右方,枕后位时偏孕妇腹壁外侧,臀先露时胎心音在孕妇脐上左或右方。

如果发现 FHR 异常、减速等,有条件时应使用连续 EFM,如在一段正常的胎心率之后,FHR 低于 110bpm 且超过 2 分钟,提示延长减速或胎儿心动过缓,此时应立即使用 EFM。有时减速是由于孕妇仰卧位时增大的子宫压迫下腔静脉而发生,在母亲改变体位后 FHR 可能会迅速恢复。如果没有快速恢复,或出现反复减速或延长减速,应该进行 EFM。

FHR 超过 160bpm,持续 3 次子宫收缩,提示胎儿心动过速,也是使用 EFM 的指征。大多数情况下,母体和(或)医务人员发现的与胎儿活动相符的大多数加速,是胎儿健康的标志。然而,应该监测至少 3 次子宫收缩的加速来排除减速的发生。

快速实践指导 12-0-1

低危孕妇间断胎心听诊:

1. 频率

（1）第一产程:潜伏期(宫口＜6cm):每 30～60 分钟听诊一次胎心。

活跃期(宫口≥6cm):每 30 分钟听诊一次胎心。

（2）第二产程:每 10 分钟听诊一次胎心。

2. CTG 可用时仍可采用间歇胎心听诊情况

（1）产前:母体没有严重疾病;没有糖尿病或子痫前期;没有产前阴道出血;胎儿生长发育、羊水及多普勒血流正常;产前胎心监护结果正常;非瘢痕子宫;胎动正常;胎膜破裂没有超过 24h;单胎、足月、头先露的分娩。

（2）产时:正常的子宫收缩频率;没有采用药物诱发子宫收缩或加强子宫收缩;没有采用硬膜外阻滞麻醉;没有异常的阴道流血;没有羊水粪染;母体温度＜38℃;第一产程＜12h;第二产程＜1h;胎心率正常。

3. 间歇胎心听诊的优点

增加医务人员与产妇之间的沟通时间;便于亲自观察孕妇的生命体征、胎动和子宫收缩;采用此方法的孕妇可行动自如;医疗成本最低。

4. 间歇性胎心听诊的缺点

不能识别胎心加速或减速;听诊结果不能自动记录。

（2）高危孕妇:可根据情况适当增加听诊频率,而是否进行连续 EFM,应根据医疗机构情况及患者病情决定。值得注意的是,当进行间断听诊时,应至少听诊 60 秒,并包括子宫收缩的前、中、后。如间断听诊发现异常,应立即行连续 EFM。

2. 产时 EFM 的评价方法——三级评价系统 目前国际上存在多种产时 EFM 的评价系统,结合各评价方法的科学性及实用性,中华医学会围产医学分会目前推荐使用 2008 年由美国国家儿童保健和人类发展研究所(National Institute of Child Health and Human Development,NICHD)、美国妇产科医师学会(American College of Obstetricians and Gynecologists,ACOG)和母胎医学会(Society for Maternal-Fetal Medicine,SMFM)共同组成的工作组所提出的产时 EFM 的三级评价系统(表 12-0-1)。

表 12-0-1　产时胎儿电子监护三级评价系统及其意义

分类	描述	意义
Ⅰ类	同时包括以下各项： 1. 基线　110～160bpm 2. 正常变异 3. 晚期减速或变异减速　无 4. 早期减速　有或无 5. 加速　有或无	正常的胎心监护图形,提示在监护期内胎儿酸碱平衡状态良好。后续的观察可按照产科情况常规处理,不需要特殊干预
Ⅱ类	除Ⅰ或Ⅲ类以外的图形,包括以下任一项： 1. 基线率　胎儿心动过缓但不伴基线变异缺失 　　　　　　胎儿心动过速 2. 基线变异　变异缺失:不伴反复性减速 　　　　　　微小变异 　　　　　　显著变异 3. 加速　刺激胎儿后没有加速 4. 周期性或偶发性减速 　　反复性变异减速伴基线微小变异或正常变异 　　延长减速 　　反复性晚期减速伴正常变异 　　变异减速有其他特征,如恢复基线缓慢,"尖峰"(overshoot)或"双肩峰"(shoulder)*	可疑的胎心监护图形。既不能提示胎儿宫内有异常的酸碱平衡状况,也没有充分证据证明是Ⅰ类或Ⅲ类胎心监护图形。Ⅱ类胎心监护图形需要持续监护和再评估。评估时需充分考虑产程、孕周,必要时实施宫内复苏措施。如无胎心加速伴微小变异或变异缺失,应行宫内复苏;如宫内复苏后胎心监护图形仍无改善或发展为Ⅲ类监护图形,应立即分娩
Ⅲ类	包括以下任何一项： 1. 基线变异缺失伴以下任一项 　　反复性晚期减速 　　反复性变异减速 　　胎儿心动过缓 2. 正弦波形	异常的胎心监护图形,提示在监护期内胎儿出现异常的酸碱平衡状态,必须立即宫内复苏,同时终止妊娠

注:* 变异减速的前后出现一过性胎心率上升,称为代偿性加速,也称为变异加速。这是脐带受压、胎儿血液急剧变化时,进行代偿而发生的交感神经反应,亦称为"尖峰(overshoot)"或"双肩峰(shoulder)"波形。这种加速的机制与胎动引起加速的机制有区别,它是暂时性低血压的一种反射,而胎动引起的加速使交感神经直接受到刺激。若反复发生脐带循环障碍,胎儿缺氧逐渐加重,这些伴随减速的加速或增大或消失,皆为判断变异减速严重程度的指标之一

Ⅰ类为正常 EFM 图形,对于胎儿正常血氧状态的预测价值极高,不需特殊干预。Ⅲ类为异常 EFM 图形,对于预测胎儿正在或即将出现窒息、神经系统损伤、胎死宫内有很高的预测价值,因此一旦出现,需要立即分娩。而在这上述两种情况之间的图形被定义为Ⅱ类,是可疑的 EFM 图形。对于这一类图形需要后期进一步的评估、监测、必要的临床干预以及再评估,直至转为Ⅰ类 EFM 图形。在各种Ⅱ类 EFM 图形中,存在胎心加速(包括自发加速及声震刺激引起的加速)或正常变异,对于胎儿正常酸碱平衡的预测价值很高,这对于指导临床干预非常重要。

由于 EFM 图形反映的是胎儿在监护时间内酸碱平衡状态,故需要对其进行动态观察,以动态了解胎儿宫内情况。例如,当出现Ⅱ类 EFM 图形时,随着宫内复苏措施(表 12-0-2)的实施或产程的进展,Ⅱ类 EFM 图形可能转变为Ⅰ类或Ⅲ类 EFM 图形。临床工作中,EFM 图形的处理还应该结合患者个体情况、产妇和胎儿是否存在高危因素及产程进展等因素进行综合分析。

表 12-0-2　宫内复苏措施

目标	相关的胎心率模式	可行的干预措施
提高胎儿血氧饱和度提高子宫胎盘血供	反复性晚期减速、延长减速、胎儿心动过缓、变异微小、缺失	改变体位;吸氧;静脉输液;减慢宫缩频率
抑制子宫收缩	胎儿心动过速	停用缩宫素或促宫颈成熟药物;使用宫缩抑制剂
减少脐带受压	反复性变异减速、延长减速、胎儿心动过缓	改变体位;如果脐带脱垂,在抬高先露部的同时准备立即分娩

产时胎儿监护是一种对高危妊娠高危儿无损伤、简便、有效的监测方法。胎心基线变化是判断胎儿宫内安危最重要的根据之一,可较早地发现宫内胎儿缺氧,是指导临床及早治疗、降低围产儿病死率的很有价值的方法。但胎儿监护亦可受产妇过胖、羊水过多、缩宫素使用不当、过久仰卧位以及应用镇静药、麻醉药和静脉滴注硫酸镁等影响,造成图像描记不清和图形出现一些假象,应引起注意。基于以上原因,单独使用胎儿监护,可使胎儿窘迫的诊断率增高,必然会导致剖宫产手术的增加。所以,胎心监护必须与病史及其他检查指标结合综合分析,才能作出比较正确的诊断和处理,从而提高胎儿监护的效率,降低剖宫产率。

临床思考 12-0-1

1. 在你工作的场所,产妇临产后多采用间歇的胎心听诊,还是连续的胎儿监护? 选择的标准是什么?

2. 在你工作的场所,是如何对产时 EFM 进行评价的?

3. EFM 的结果会受到哪些因素的影响? 除了 EFM,还有什么方法可以进行产时胎儿监护?

(三) 产时监测的辅助技术

由于 CTG 在预测胎儿缺氧和酸中毒方面敏感度较高,但特异度有限,为了降低 CTG 过程中假阳性事件以及不必要的医学干预,可选择使用辅助技术来进一步评价胎儿氧合状态。其目的在于采取干预措施,在胎儿缺氧和酸中毒的早期进行干预,而不是预测新生儿不良结局。

1. 胎儿血 pH 和乳酸的监测　胎儿血样技术(fetal blood sample,FBS)是指评估胎儿血样中的血气和乳酸的技术。虽然在胎儿供氧不足的情况下胎儿毛细血管血液受血液循环重新分配的影响,使胎儿头皮血不能充分反映胎儿中心循环的情况;但支持胎儿头皮血样技术的观点认为,胎儿监测的目的在于识别早期的缺氧,而不是诊断晚期缺氧。

(1) 适应证:FBS 技术可以用于可疑或者病理性 CTG。当 CTG 提示胎儿非常危急时,需要立即终止妊娠,不建议进行 FBS,这样可能会延误抢救时机。

(2) 技术条件:进行 FBS 的必备条件是胎膜破裂以及宫口开大至少 3cm,并且首先需进行阴道检查评估胎先露的位置和状态。

(3) 禁忌证:活跃期生殖道疱疹病毒感染,孕妇有乙型、丙型、丁型、戊型肝炎病史或者 HIV 血清检查阳性,胎儿血液系统可疑疾病,胎先露不明确或者其他不适合行人工破膜术的情况。

(4) 结果分析:胎血 pH 和乳酸测量值的意义(表 12-0-3)。

表 12-0-3　胎血 pH 和乳酸测量值的意义

pH	乳酸(mmol/L)	意义
>7.25	<4.2	正常
7.20~7.25	4.2~4.8	可疑酸中毒
<7.20	>4.8	酸中毒

当 FBS 监测提示胎儿存在酸中毒的情况,必须采取相应干预措施改善胎儿氧合状态,使 CTG 恢复正常,或尽快结束分娩。当提示可疑酸中毒时,若干预措施不能使 CTG 恢复正常,需在 20~30 分钟后再行 FBS,pH 或者乳酸正常的情况下通常不需要进一步处理;若胎儿监护一直处于异常状态,60 分钟内需再次行 FBS。第二产程乳酸值正常可有力地说明无胎儿缺氧和酸中毒,如果胎儿监护持续异常,但是至少 3 次 FBS 测定结果正常的情况下,60% 可安全阴道分娩。

(5) 局限和风险:FBS 技术由于患者及医师接受度差,目前应用较少。此外,FBS 操作较困难、显示结果时间较长,且存在感染和出血的风险。这导致在分娩早期很难操作,而在分娩后期 FBS 提供的信息可能很快就失去意义,需要重复进行。

2. 胎儿头皮刺激　胎儿头皮刺激包括检查者用手触摸胎儿头皮、用钳子刺激胎儿皮肤或者摇晃孕妇腹部,其主要目的是在 CTG 显示变异性下降的情况下,区别胎儿深睡眠、缺氧及酸中毒。

3. 脐血血气分析技术　新生儿脐血血气分析可客观判断是否发生胎儿缺氧和酸中毒。由于出生后血气和乳酸浓度随时间的延长改变很快,因此需尽快完成测定,即使脐带双向钳夹,脐血血气分析最好在 15 分钟内完成。将脐血吸入到 1~2ml 且预先肝素化的采血管中;如果没有,可以把少量肝素吸入采血管中,尽可能减少空气的混入。采血后,去除可见气泡,盖紧,适度摇晃以混合血液和肝素,并及时在已校准的血气分析仪上检测。

脐动脉血比脐静脉血更能反映胎儿酸碱状态。操作时,为了避免抽血时选错血管,或针头穿透脐动脉刺入脐静脉,而抽到混合血,可同时抽取并测定静脉和动脉血,以确保抽取的血液样品为动脉血。动脉血 pH 低于静脉血,当出现两者之间的 pH 相差 <0.02,且 $PaCO_2$ 的差异 <5mmHg 时,很可能抽到了混合血或者同一个血管的血液。此外,脐动脉血中几乎不可能出现 PCO_2 小于 22mmHg,若出现这样的结果,表明样本可能被脐静脉血或者空气污染。

36 周后,脐动脉血 pH 平均值为 7.25(7.06~7.37)。代谢性酸中毒的定义为脐动脉血 pH<7.0,碱缺失(base deficit,BD)>12mmol/L。当胎盘气体交换时,H^+ 在母儿之间缓慢转移。因此,母亲过度换气会导致胎儿血液 pH 增高,母亲酸中毒也会逐渐导致胎儿酸中毒。而 BD 值表示了细胞氧浓度的下降和能量产生的减少,是预测代谢性酸中毒所致损伤的最好的指标。

【本章关键点】

1. 观察子宫收缩是产程观察的重要内容,包括子宫收缩的节律和强度,以发现不协调性子宫收缩、高张性及强直性子宫收缩等病理情况。

2. 宫颈扩张的程度和速度是决定产程进展的重要指标。

3. 胎儿监护是通过监测胎心率的变化来对胎儿宫内安危进行评价的方法。

4. 目前没有研究证据表明,产程中持续胎儿电子监护在改善围产儿预后方面优于间断胎心听诊。对于低危孕妇,推荐间断胎心听诊。

(李玲玲)

参考文献

[1] 曹泽毅. 中华妇产科学. 第 3 版. 北京:人民卫生出版社,2014.

[2] 苟文丽,吴连方. 分娩学. 北京:人民卫生出版社,2003.

[3] 中华医学会围产医学分会. 电子胎心监护应用专家共识. 中华围产医学杂志,2015,7:486-490.

[4] 苟文丽,谢幸. 妇产科学. 第 8 版. 北京:人民卫生出版社,2013.

[5] 赵建林,李钦,漆洪波. FIGO 产时胎儿监护指南解读(第一部分)——胎儿氧合生理和监护主要目标以及相关辅助技术. 中国实用妇科与产科杂志,2016,5:432-436.

[6] 李海营,王恒宇,漆洪波. 国际妇产科联盟"产时胎儿监护指南"解读(二):间歇胎心听诊和心分娩力描记法. 中国实用妇科与产科杂志,2016,32(7):641-645.

[7] 漆洪波,刘兴会. 难产. 北京:人民卫生出版社,2015:525.

第十三章　分娩镇痛管理

分娩被认为是人类一生中最为痛苦的人生经历,其疼痛程度要远甚于骨折,仅次于烧灼伤痛而位居第二。分娩时,由于子宫收缩和子宫颈扩张,产妇会经历长时间阵发性的疼痛。每一位产妇对分娩过程中所感受的分娩疼痛都是不同的。有很多因素影响产妇在分娩过程中所体验的疼痛程度,包括心理准备、分娩过程中的情感支持、既往的分娩体验、产妇对生产过程的期望值以及缩宫素的使用,胎位异常可能也会促使早期的分娩痛更加剧烈。但我国传统认为,产妇在分娩过程中承受疼痛是正常和必然的过程。随着人类文明的不断进步,越来越多的产妇希望在分娩中能得到帮助。自 1847 年苏格兰产科医师 Simpson 成功地用乙醚实施了分娩镇痛后,人们也一直在探索一些理想的分娩镇痛方法。今天,分娩时的痛楚,已不再是难以攻克的问题。

一、分娩疼痛的产生机制

(一)分娩疼痛的原因

分娩过程中,由于子宫平滑肌阵发性收缩,子宫下段拉伸和子宫颈管扩张以及盆底和会阴受压可激惹其中的神经末梢产生神经冲动,沿内脏神经和腰骶丛神经传递至脊髓,再上传至大脑痛觉中枢,使产妇产生剧烈疼痛的感受,即分娩疼痛(或称"产痛")。分娩疼痛可与产妇的心理因素有关,疼痛的强度可因个体的痛阈而异;也与分娩次数有关:大多数初产妇自子宫收缩开始即出现疼痛,且随产程进展而加剧,而经产妇则多数在第二产程开始后方见疼痛加剧。

(二)子宫和产道的神经支配

1. 子宫的神经支配　子宫受交感和副交感神经支配。支配子宫体运动的交感神经纤维来自脊髓胸 5~10 节段,子宫体感觉由胸 11~腰 1 脊神经传导;子宫颈的运动和感觉主要由骶 2~4(属骶神经丛)副交感神经(子宫阴道丛)传递。

2. 阴道的神经支配　阴道上部的感觉由骶 2~4 发出的副交感神经传递,阴道下部则由骶 2~4 脊神经传导。

3. 外阴及会阴部的神经支配　外阴及会阴部的疼痛刺激由骶神经丛发出的阴部神经(骶 1~4)传入中枢。

(三)分娩痛的神经传导径路

经阴道自然分娩分为三个阶段(产程),分娩痛主要出现于第一和第二产程。不同产程疼痛的神经传导不同。

1. **第一产程**　子宫体、子宫颈和阴道等组织在第一产程出现巨大变化。胎头下降促使子宫下段、宫颈管和宫口呈进行性展宽、缩短、变薄和扩大，子宫肌纤维伸长和撕裂，圆韧带受强烈牵拉而伸长。这些解剖结构的迅速变化构成强烈刺激信号，刺激冲动由盆腔内脏传入神经纤维及相伴随的交感神经传入胸10、11、12和腰1脊髓节段，然后再经脊髓背侧束迅速上传至大脑，引起疼痛。疼痛部位主要在下腹部、腰部及骶部。第一产程疼痛的特点是：腰背部紧缩感和酸胀痛，疼痛范围弥散不定，周身不适。

2. **第二产程**　此阶段除了子宫体的收缩及子宫下段的扩张外，胎儿先露部对盆腔组织的压迫以及会阴的扩张是引起疼痛的原因。疼痛冲动经阴部神经传入骶2、3、4脊髓节段，并上传至大脑，构成典型的"躯体痛"，其疼痛性质与第一产程完全不同，表现为刀割样尖锐剧烈的疼痛，疼痛部位明确，集中在阴道、直肠和会阴部。

3. **第三产程**　胎盘娩出，子宫体缩小，子宫内压力下降，痛觉显著减轻。

二、分娩疼痛的影响因素

（一）生理因素

分娩疼痛主要是因为子宫收缩和胎头下降过程中对产道的挤压所引起。随着产程的进展，宫缩进行性增强，子宫的韧带和腹膜受到牵拉，子宫壁的血管暂时受压而闭塞，使其周围组织产生暂时性缺血和缺氧而发生疼痛。这种疼痛在产程中呈进行性加剧，直至胎儿娩出后消失或减轻。这种剧烈的疼痛，贯穿了整个产程，给产妇造成了许多心理和生理上的危害。除此之外，分娩疼痛的程度还与不同产妇的年龄、产次、胎儿大小、胎方位、胎儿与骨盆相称情况等身体因素有关。

（二）心理因素

分娩疼痛是一种复杂而独特的主观体验。诸多研究表明，分娩疼痛也不仅仅受生理因素影响。在分娩过程中，尤其对初产妇而言，容易出现一系列精神心理变化，如自卑心理、恐惧和焦虑、陌生和孤独、悲伤情绪及情绪控制不良等，这些不良的情绪反应均可降低疼痛的阈值，以至于感受疼痛过早的出现，或轻微的痛感即可引起剧烈的反应。这种疼痛的感受又会反过来加重产妇的焦虑和恐惧情绪，即"恐惧-紧张-疼痛综合征"。大部分孕产妇不能对分娩疼痛做出正确的预期，或估计过重，或估计偏轻，而当分娩疼痛超出她所预期的范围时，同样会使产妇出现恐惧、焦虑、烦躁、丧失分娩信心等负面情绪，增加疼痛敏感度。

（三）社会文化差异

分娩疼痛的程度与产妇对分娩的认知、夫妻感情、家庭氛围等因素均有关系。不同背景、文化、宗教信仰、地域差异都会影响到产妇对分娩疼痛的理解和认识，并导致其在分娩过程中采取不同的措施去管理疼痛。有些产妇会接受她的照顾者所提供的分娩干预，而部分有宗教信仰的产妇会拒绝接受帮助，如约旦妇女会非常勇敢地去默默忍受分娩疼痛，对疼痛表现出大无畏的精神；荷兰人认为分娩过程中产生的疼痛是正常的生理现象，虽然十分痛苦，但不应该恐惧，而要积极面对；索马里人不能接受疼痛，一旦出现疼痛应该需要哭诉和哀叫，并强烈需要减轻疼痛的措施。

（四）分娩环境

产房是产妇完成分娩的主要场所，因为其能最大限度地保障母婴安全，但对产妇而言，产房是一个陌生、孤立、让人紧张不安的环境。不同的产妇在产房可能经历不同的应激，这些不良的应激可引起产妇不同程度的焦虑和恐惧，从而增加疼痛敏感度。英国皇家助产士学会提倡"筑巢"，即创造一个舒适、安全的分娩环境来提升产妇的分娩体验。在一个私密、不被打扰和黑暗的环境中，产妇感觉到内心平静和有安全感，这样的放松状态能促进内啡肽释放，减轻分娩疼痛，同时增强子宫收缩，促进自然分娩。

三、分娩疼痛对母婴的影响

分娩疼痛并非疾病所致，个体感受疼痛程度差异较大，剧烈的分娩疼痛往往会导致机体发生一系列变化。疼痛会使产妇过度通气，耗氧量增加，此时血液中二氧化碳分压（$PaCO_2$）降低，当产妇血液中的PaO_2降低至70mmHg（9.33kPa）以下时，胎儿动脉血氧分压也随之降低，可能导致胎儿的低氧血症和酸中毒，进一步威胁生命，未及时纠正的低氧血症便可使胎儿宫内窘迫甚至胎死宫内；在疼痛过程中大量释放儿茶酚胺类物质，产妇血液中肾上腺素和去甲肾上腺素增加，导致产妇血压升高，外周阻力增大，子宫灌注减少，胎儿缺氧缺血加重引起胎儿宫内窘迫，进而导致剖宫产率升高；同时疼痛还会引起子宫收缩乏力、产程延长等不良影响。除了不良生理影响以外，诸多研究已证实产后抑郁的发病率与急性产时疼痛的严重程度相关，分娩过程中未得到缓解的疼痛是创伤后应激障碍（posttraumatic stress disorder，PTSD）出现的一个危险因素。

四、分娩疼痛的非药物干预

对于分娩疼痛进行干预的手段包括非药物的方法和药物分娩镇痛两大类。虽然非药物的方法有很多种，对缓解分娩疼痛均有所帮助，但总体而言效果相对有限。

（一）自然分娩法

1933年由英国学者Read提出。主要是对产妇普及解剖与生理知识，消除紧张和恐惧，训练肌肉放松，在分娩期加强特殊呼吸及体操训练，减轻疼痛。足够的空间有利于产妇自由走动，一些辅助器具（如分娩球、枕头等）能帮助产妇充分进行自由体位，家庭化的装饰可消除产妇的紧张情绪，家人的陪伴及医疗团队的支持可增强产妇自然分娩的信心。国内已有诸多医院开展LDR产房，给产妇一个私密、温馨、安全、连续的分娩环境，其倡导的宗旨是开拓产前-产时-产后一体化产房的产科服务新模式，实现以家庭化分娩为中心的服务理念。

（二）精神预防性分娩镇痛法

20世纪50年代初，苏联根据巴甫洛夫的条件反射学说，结合按摩方法实行无痛分娩，主要是增强大脑皮层的功能，使皮层和皮层下中枢之间产生良好的调节，分娩在无痛感下进行。此法我国亦曾广泛应用，并取得一定效果。精神预防性分娩应首先从产前做好，成立孕妇学校，让孕妇及其丈夫参加听课。在孕期给以生动易理解的宣传教育，介绍妊娠和分娩的知识，让产妇了解分娩的机制，学会分娩时的助产动作，建立家庭式病房，由其丈夫及家属陪伴。

（三）陪伴分娩

Daula陪伴分娩在20世纪70年代由美国医师M. Klaus首先倡导，其内容是由一个有经验的妇女帮助另一个妇女。Daula陪伴分娩者是由有过生育经验、有分娩基本知识并富有爱心和乐于助人品德的助产士或受过培训的妇女，在产前、产时及产后陪伴产妇，尤其在分娩过程中持续地给产妇生理上、心理上、情感上的支持。这一方法可消除产妇疑虑和恐惧情绪，增强自信心，从而提高痛阈，减轻产痛，是目前分娩镇痛心理疗法的重要手段。

（四）水疗法

适宜的水温能使产妇保持镇静、舒适，并改善子宫灌注，促进子宫收缩，缩短产程；水的浮力有利于身体发挥自然节律，便于产妇改变体位和休息。诸多研究表明水疗法（hydrotherapy）能帮助产妇减轻分娩时的疼痛，尤其对腰背部的酸痛可以达到很好的治疗效果，现在已作为非药物分娩镇痛方式之一被广泛应用于第一产程。水疗法的作用原理尚不明确，但有学者认为和疼痛的闸门学说有密切关系。当产妇整个腹部沉浸于温暖的水中时，可以让产妇完全放松，消除紧张感。目前水疗法有两种方式，一种是淋浴，产妇可取站立位或者跨坐于椅子上；另一种是沉浸于水中，同样可以采取不同体位，以产妇舒适度为主，要求水浸没腹部。

值得注意的是，水疗法虽然可以减轻分娩疼痛，但并不能改变母儿结局。同时水疗法并不适用于第二产程，即水中待产可以，水中分娩不行。水中分娩可能对新生儿造成体温调节障碍、新生儿吸入分娩池水后发生窒息等危险。对于水中待产的孕妇，要有严格的排除标准，如胎膜破裂、有严重合并症等的产妇均不适合水中待产，同时要实施严格的监测手段，包括定期维护和清洁池水、遵循感染控制原则、定期监测水中的孕妇和胎儿，一旦发现异常，应将孕妇迅速安全地移出分娩池。此外还要注意保持水温和预防跌倒。

（五）经皮电神经刺激

经皮电神经刺激（transcutaneous electric nerve stimulation，TENS）是一种非药物、无创、经皮肤的便携式治疗方法，采用经皮电刺激仪，通常将TENS电极放置于疼痛部位附近夹脊穴（阿是穴），也有将电极分别置于双侧合谷穴和三阴交穴，刺激器提供5～200Hz低强度刺激，电流强度通常从15mA开始，增至引起明显的震颤感而不引起疼痛为宜，治疗持续时间和间隔时间可以按需选择。

一般认为，TENS通过限制中枢传递在脊髓背角突出前水平抑制疼痛，从而减轻疼痛。电刺激优先激活低阈值的有髓神经纤维，传入抑制效应通过阻断脊髓背角胶状质中靶细胞的冲动，来抑制疼痛在无髓鞘小C型纤维中的传播。TENS还能增强内啡肽和强啡肽的中枢释放。与空白对照组或安慰剂组相比，TENS在减轻疼痛方面确实有一定帮助。然而，亦有相当多的研究报道，TENS在分娩镇痛或作为硬膜外镇痛的辅助措施，并未显示其有效性。也有学者认为，虽然其镇痛效果非常有限，但由于对母婴没有任何不良影响，在麻醉医师缺乏、无法提供硬膜外镇痛服务的情况下，TENS还是可以作为减轻分娩疼痛的一个选择。

（六）Lamaze减痛疗法

在英国Dick Read提出的"自然分娩学说"和苏联尼古拉耶夫创立的精神预防性分娩镇痛法的基础上，由法国医师拉玛泽（Lamaze）于1952年提出了Lamaze减痛疗法，包括产前教育内容和减轻分娩疼痛的技巧，也被称为心理预防式的分娩准备法。通过对医护人员进行相关分娩课程的教育，使准父母掌握分娩技巧及减轻疼痛的各种方法，将注意力转移到对呼吸的控制上，放松肌肉，顺利分娩。

五、椎管内阻滞分娩镇痛

椎管内阻滞，包括硬膜外阻滞、脊麻-硬膜外联合阻滞，是目前最有效且对母婴影响较小的分娩镇痛方式，美国妇产科医师学会（American College Obstetricians And Gynecologists，ACOG）和美国麻醉医师协会（American Society of Anesthesiology，ASA）都把它作为分娩镇痛首选。中华医学会麻醉学分会在2016年的分娩镇痛专家共识中也明确提出将椎管内镇痛作为分娩镇痛的首选。ACOG指导意见认为：只要没有医学禁忌证，产妇的需要就是分娩镇痛最充分的适应证。

（一）椎管内阻滞镇痛对产科结局的影响

1. 对手术分娩的影响　大量循证医学证据表明，椎管内阻滞分娩镇痛并不增加剖宫产率。临床发现实施椎管内阻滞分娩镇痛的产妇剖宫产率较高，可能是由于分娩疼痛与剖宫产存在共同的高危因素。当产妇存在子宫收缩不协调、巨大儿及胎位异常等情况时，产妇会更加剧烈，促使其更强烈地要求分娩镇痛，而这些因素同时也是剖宫产的高危因素，因此就造成了临床所见的假象，而前瞻性的随机对照试验（randomized controlled trial，RCT）就能排除干扰发现事实。对器械助产率的影响，目前的观点是一致的，有效的第二产程硬膜外镇痛，可能会增加器械助产率。

2. 对产程的影响　椎管内阻滞分娩镇痛对第一产程的影响，不同的研究结果并不一致，这可能是与不同的研究中产科处理、液体管理措施以及第一产程结束的诊断时机等存在差异有关，但不管是延长还是缩短，目前没有证据表明椎管内阻滞对母婴会产生不利影响。

椎管内阻滞分娩镇痛会轻度延长第二产程，但这种延长对新生儿的预后没有任何影响。椎管内阻滞对第二产程的作用，可能受阻滞强度的影响。高浓度的硬膜外局麻药引起骨盆和盆底肌肉松弛，可能会干扰胎儿下降过程中的旋转，而腹部肌肉松弛也会减弱产妇娩出的力量。近年来普遍采用的低浓度局麻药，对于减少分娩镇痛对运动阻滞和器械助产率的影响是有利的。

至于椎管内阻滞采用何种方式更优，目前并无一致的观点。与硬膜外镇痛相比，脊椎硬膜外联合镇痛（combined spinal and epidural anesthesia，CSEA）起效更快，第一产程镇痛效果更好，但瘙痒的发生率更高，而对产程、剖宫产率及胎儿的影响，两种方式并无明显差异。因此，临床上应该根据产妇具体情况和麻醉医师的掌握程度来决定。

（二）镇痛开始和中止的时机

早期认为，宫口开至3cm即产程进入活跃期后再实施硬膜外分娩镇痛较为合适，而为了避免对第二产程的干扰，宫口开全即终止硬膜外给药。但大量的循证医学证据推翻了早期的观点，随后ACOG更新了指南：大量证据显示，产程早期实施硬膜外镇痛并不增加剖宫产风险，因此对剖宫产的担心是多余的，硬膜外分娩镇痛不必等到宫口扩张到某一程度。ASA的产科麻醉指南也提出：椎管内阻滞镇痛实施时机，不应以宫口扩张程度为标准，而应根据产妇的个体需求来决定。而我国的分娩镇痛专家共识中也提到：潜伏期开始椎管内镇痛并不增加剖宫产率，也不延长第一产程。因此，不再以产妇宫口大小作为分娩镇痛开始的时机，产妇进入产房后只要有镇痛需求即可实施。对于一些高危产妇，比如瘢痕子宫、子痫前期、双胎、困难气道及病理性肥胖产妇等等，产程启动后，尽管没有感到明显疼痛，ACOG和ASA都推荐可尽早留置硬膜外导管，以便阴道试产过程中发生紧急情况需立刻剖宫产时，可以通过硬膜外导管迅速提供有效的麻醉。

关于镇痛中止的时机，有研究发现，与持续镇痛至胎儿娩出再停药相比，尚无证据证明宫口开全即停药，能降低器械助产率或对产妇的转归有影响，但持续镇痛至胎儿娩出的产妇，第二产程疼痛更少，分娩体验更好。2016年，加拿大妇产科医师学会（Society of Obstetricians and Gynaecologists of Canada，SOGC）在健康女性足月自然分娩管理的临床实践指南中明确提出：一旦实施了硬膜外镇痛，镇痛药物的输注应该持续至第三产程结束。

（三）椎管内药物分娩镇痛的实施

1. 实施准备

（1）评估同意：麻醉医师详细询问病史，做好相关的病史采集包括了解血常规及血小板计数等报告，告知产妇麻醉穿刺的部位、优点、潜在的副作用及并发症，获得知情同意。

（2）房间及设备的安排：建议手术室内实施操作。手术室内含监护仪器及抢救设备，操作过程中要求给予产妇连续监测血压、心率、氧饱和度，可以最大限度上保障母儿安全，同时消毒隔离要求严格，积极预防感染途径。

（3）静脉通路的建立：在实施操作前必须建立静脉通路，并保持静脉通路通畅。

（4）体位：侧卧位为主要体位，帮助产妇摆放正确姿势，使产妇成"C"字型，双腿尽可能紧靠腹部，双手可环抱膝盖，头部紧贴胸部呈蜷缩状。

（5）复苏药物及设备：准备好复苏药物、血管加压药等及气道管理设备，麻醉医师时刻做好处理并发症的准备。

2. 安全原则

（1）产妇自愿：分娩本身是一种自然行为，在部分产妇不需要药物镇痛分娩时，理应尊重其选择，同时助产士应该给予产妇提供非药物分娩镇痛技术的支持。

（2）掌握禁忌证：①绝对禁忌证：病人拒绝；不合作的病人；经产科医师评估不能进行阴道分娩者；颅内高压者；出血未控制的低血容量者；穿刺部位皮肤或软组织感染；麻醉医师缺乏相关经验。②相对禁忌证：有局部麻醉药物过敏史；活动性凝血疾病；严重的神经缺陷史。

（3）全程监护：椎管内分娩镇痛虽然是以最小剂量用药，对产妇分娩结局及新生儿结局无明显不良影响，但为了更安全、有效实施，还是需要临床工作者引起重视。实施前做好安全评估，知情同意；保证静脉通路的通畅；实施过程中监测产妇生命体征；实施后做好健康宣教，预防产妇跌倒；产妇下床活动时必须有成人陪伴。

（四）分娩镇痛与产妇发热的关系

早在1991年Camann等就发现行硬膜外分娩镇痛的产妇容易发生体温升高甚至发热，尤其是产程超过4小时后。此后的大量研究也证实，即使不用局麻药，仅使用阿片类药物进行连续蛛网膜下腔阻滞，同样易引起产妇发热。目前还不清楚导致这种现象的具体原因。早期认为是由于产妇的温度调节，即产热和散热间失平衡造成，因为产妇的产热分娩镇痛后没有明显变化，而原来通过出汗和过度通气所进行的散热在镇痛之后明显降低了。但现在越来越多的证据表明，体温升高与炎症反应之间存在明显的相关性，不过这是一种非感染性的炎症反应，因为有许多研究发现在实施硬膜外镇痛的发热产妇中，大部分并没有感染的证据，同时预防性使用抗生素，并不能降低产妇的发热率。

体温升高会增加产妇的不适感，同时间接导致抗生素使用的增加以及产科处理的改变。产妇中度的体温升高对胎儿影响极小，甚至会增加子宫胎盘血流而对胎儿有利；但如果出现明显的发热或绒毛膜羊膜炎，则可能会造成新生儿张力减低、Apgar评分下降，甚至损害胎儿神经系统。同时发热也可能间接导致医务人员对新生儿败血症的评估和新生儿抗生素使用的增加。

硬膜外镇痛的产妇通常以轻度体温升高为主,很少引起明显发热,且绝大多数的体温升高也不会对产妇和胎儿产生不良影响,因此,对发热产妇娩出的新生儿过于积极的评估和处理是没有必要的。但分娩镇痛时仍需做好体温监测,及时发现体温的升高并鉴别体温升高的原因。如怀疑发热是由感染引起应及早抗感染治疗并及时终止妊娠;如出现高热合并产程停滞,易致胎儿宫内窘迫,也应尽早剖宫产终止妊娠。

(五) 椎管内阻滞泵注技术的改进

近年来椎管内阻滞分娩镇痛普遍采用微量泵持续硬膜外输注(continuous epidural infusion,CEI)较大容量低浓度局麻药和小剂量阿片类镇痛药,其优点是减少医护工作量、产妇镇痛满意度也比单次给药高,但局麻药消耗量可能增加,易产生运动神经阻滞,增加剖宫产风险。因此,目前更多的是采用降低背景 CEI 剂量,增加病人自控式镇痛(patient-controlled epidural analgesia,PCEA)剂量的方式,与单纯的 CEI 相比,CEI 联合 PCEA 的方式,局麻药消耗量更少、运动阻滞更轻、产妇满意度也明显上升。

对于输注方式,近年来有学者提出进一步改进,采用程序化间歇硬膜外给药(programmed Intermittent epidural bolus,PIEB)方式代替原来的 CEI。与 CEI 相比,PIEB 给药技术虽然对剖宫产率没有影响,但有利于降低器械助产率;虽对第一产程没有明显影响,但有利于缩短第二产程;同时可以减少局麻药消耗量以及提高产妇满意度。

(六) 局麻药的选择

目前常用于硬膜外分娩镇痛的局麻药主要有布比卡因、罗哌卡因和左旋布比卡因,其中布比卡因使用的历史最久。理论上,作为仅含左旋同分异构体的新型局麻药,罗哌卡因和左旋布比卡因在低浓度使用时似乎有更好的感觉运动分离的优势。很多研究表明,随着镇痛时间延长,布比卡因相较于其他两种局麻药更容易发生运动阻滞。尽管可以轻度降低运动神经阻滞发生率,但在产科结局上,无论是剖宫产率还是器械助产率,新型局麻药与布比卡因相比并无明显差异。有研究显示,复合舒芬太尼进行 PCEA,低浓度局麻药不管是布比卡因、罗哌卡因还是左旋布比卡因,镇痛效果、运动阻滞程度和安全性是相似的,起决定作用的是浓度而非局麻药种类。

(七) 可行走的镇痛

目前不管是硬膜外镇痛还是 CSEA,由于采用的都是低浓度局麻药及小剂量阿片类镇痛药,对运动神经的阻滞极轻微甚至没有。因此,只要尚未破膜,就可以鼓励产妇适当下床活动,这也称为可行走的镇痛(ambulatory labor analgesia)。

早期观点认为可行走的镇痛可以减少和避免下腔静脉受压,松弛盆底肌肉,有利于胎头下降和缩短产程,从而促进分娩。但后来出现了争议,Stewart 等认为可行走的镇痛对产科结局包括产程、器械助产率和剖宫产率并无影响,但产

妇满意度明显提高,且可以减少产时和产后尿潴留的发生,因此是值得推荐的。应该告知产妇直立体位的好处,鼓励并帮助产妇选择合适的体位,同时在产妇行走时注意安全。

总体而言,目前的低浓度硬膜外镇痛对产妇运动功能无明显影响,不会损害产妇的平衡能力,但由于个体差异的存在,仍然可能有一小部分产妇的运动能力会受到一定程度的影响。因此,鼓励产妇下床活动前需评估其运动能力,包括双侧直腿举起、屈膝、本体感觉是否有异常,行走时应有人陪伴,多数情况下可以直立代替行走。

(八) 椎管内分娩镇痛的并发症及处理

1. **低血压**　为最常见的副作用,指动脉收缩压低于 90mmHg 或者比基础值下降 20%。发生原因是椎管内分娩镇痛可以导致外周血管扩张,静脉血液瘀滞和回心血量减少,致使心输出量减少,血压下降。未纠正的低血压可进一步导致子宫胎盘灌注量减少引起胎儿宫内缺氧,产妇也会有眩晕、胸闷、恶心。可在分娩镇痛前给予一定量的静脉补液,左侧卧位,使子宫左移,进行预防。一旦发生低血压,应给予吸氧、加快补液量、头低足高位,必要时扩容。

2. **瘙痒**　当椎管内使用阿片类药物时会发生,较少见。通常不需要药物治疗,可自限(<90 分钟),症状严重者可给予昂丹司琼。

3. **尿潴留**　产科因素也可能会导致尿潴留。在产程进展过程中,可嘱产妇多饮水或者运动性饮料,每 2~4 小时排空膀胱。

4. **穿刺后头痛**　脑脊液外漏后颅内压降低引起头痛。其发生率和穿刺针型号、类型、穿刺次数有关。一旦发生,保守治疗为主,可卧床休息。

5. **腰背痛**　产后腰背痛和椎管内分娩镇痛后腰背痛很难鉴别,建议产妇腰背部避免受寒、负重、母乳喂养姿势正确、保持舒适。

6. **硬膜外血肿和脓肿**　其发生率非常低。血肿的发生与凝血功能障碍和反复穿刺有关,脓肿与无菌操作不严格有关。

(九) 椎管内分娩镇痛失败

1. **失败原因**　在临床上,存在椎管内药物分娩镇痛不完全或失败的案例,其发生率为 3.5%~32%,其原因包括产妇相关因素、操作手法及材料相关因素。

(1) 产妇相关因素:阿片类药物耐受,宫颈扩张>7cm,经产、胎位异常,头盆不称,肥胖,硬膜外镇痛使用>6 小时,神经根性疼痛,先天性或后天造成的脊柱解剖异常,如脊柱侧弯、手术、前次硬膜外穿刺等。

(2) 操作手法及材料相关因素:有缺陷的材料,定位针的斜面问题,硬膜外导管移位至血管内、前硬膜外间隙、椎旁间隙,初始剂量不足,导管固定不良至滑脱,给药中断等。

2. **失败后的处理**　当发现硬膜外镇痛失败后,应首先确认以下三个问题:①何时发现无效;②怎么无效;③为什么无效。没有详尽的指导可解决每个失败的案例,有一些

明确的步骤,可以帮助减少其发病率,包括:足够硬膜外技术,设备完善,充分测试初始剂量。

出现完全无效的情况时,若一开始无效,可能置管位置不正确,则进行调整。若慢慢无效,则可能导管移位;肥胖产妇可将导管小心拔出 1~2cm;检查导管、镇痛泵是否正常工作。出现单侧或不对称镇痛时,指导产妇改变体位;若无效,建议使用蛛网膜下腔给药。有一些证据显示蛛网膜下腔给药不会导致阻滞失败。

 临床思考 13-1-1

1. 产妇 A,25 岁,G_1P_0,孕 39 周,因胎膜早破于 8:00 收治入院,入院查体胎头高浮,未衔接,10 分钟未及宫缩。请思考:此时可不可以鼓励产妇下床活动?可能会出现什么后果?

2. 产妇 A 于下午 14:00 出现规律宫缩,阴道检查宫口开 2cm,先露-2,胎头紧贴宫颈。要求药物分娩镇痛。请思考:分娩镇痛结束后可以立即下床活动吗?如果产妇要求下床活动,该如何做?

六、全身性药物镇痛

由于种种原因,仍有相当多的产妇无法通过椎管内阻滞进行分娩镇痛,这些原因包括硬膜外阻滞的绝对禁忌证、硬膜外穿刺操作失败,以及由于既往腰椎手术或其他原因,使药物在硬膜外腔扩散受影响,导致硬膜外阻滞失败。在这些情况下,通过吸入或静脉给予镇痛药是一种可行的选择。

(一)吸入性镇痛

吸入性镇痛可定义为,使用亚麻醉浓度的吸入麻醉药来缓解产程中的疼痛。这种疼痛缓解技术不应与吸入麻醉相混淆,后者可产生意识和保护性喉反射丧失。尽管吸入性镇痛可以提供一定程度的镇痛,但对于大多数产妇而言不足以完全缓解分娩疼痛。它可以作为椎管内技术的辅助措施,或者不能应用椎管内镇痛产妇的替代方法。吸入性镇痛可以间断性(在子宫收缩过程)或者连续性给药,可以产妇自我给药,但是必须有医务人员在场来保证产妇足够的意识水平和正确使用仪器。尽管吸入性镇痛仍然在欧洲部分地区和发展中国家使用,但在北美已经很少应用于分娩镇痛中。

安桃乐(Entonox,50:50 的 N_2O/O_2 混合气)作为分娩时单独的镇痛药或椎管内阻滞的辅助手段已经应用多年,相关的副作用包括头晕、恶心、烦躁不安以及不合作。最大的镇痛效应出现在给药后 45~60 秒,需在产妇子宫刚开始收缩时应用 Entonox,而在达到收缩高峰后停止给药。

虽然人类流行病学研究结果尚未得到确切的结论,但 N_2O 是唯一对实验动物有直接致畸作用的吸入麻醉药。如果分娩室没有废气排放系统,理论上可能导致医务人员长期暴露在一个过量吸入水平,需重视医务人员的职业防护。

(二)静脉应用镇痛药

用于分娩镇痛的理想药物既要有效,对母婴的不良反应又要尽可能小,并且不会影响产妇自己参与分娩的能力。此外,分娩时的宫缩痛与术后痛等其他类型的疼痛不同,是一种间歇性的随产程进展逐渐加重的疼痛,静脉镇痛必须考虑到这一特点。因此,理想的镇痛药应该起效迅速,镇痛效果可以通过滴定剂量的方式精确调节,并且不管产程长短,一旦停药,作用能够迅速消失。

目前,作为常规在分娩过程中使用的静脉镇痛药主要是芬太尼。任何一个目前常用的阿片类镇痛药都可能引起新生儿出生后呼吸抑制,芬太尼也不例外,但是与哌替啶相比,芬太尼的这种不良反应发生率明显降低。芬太尼的胎盘通过率较低,胎儿血药浓度也低,代谢产物基本上没有药理活性,而哌替啶的代谢产物却依然保持着较强的呼吸抑制作用,因此相对哌替啶来说,芬太尼的母婴安全性更高。但芬太尼经静脉自控镇痛(patient controlled intravenous analgesia,PCIA)用于分娩镇痛时,产妇和新生儿急救的设备和药物仍然必须随时准备好。实施镇痛时,脉搏血氧饱和度(SpO_2)监测和一对一的护理是必需的。

瑞芬太尼是一个超短效的阿片受体激动剂,其血脑平衡时间短,血浆和效应部位之间的平衡浓度半值时间($t_{1/2keo}$)为 1 分钟左右,起效迅速,在体内被组织和血浆中的非特异性酯酶迅速水解,不论静脉输注多长时间,持续输注半衰期($t_{1/2cs}$)始终在 4 分钟内,因此重复使用无蓄积。正是由于药代动力学的突出优点,瑞芬太尼静脉输注用于分娩镇痛成为近年的热点。大量研究显示,瑞芬太尼静脉镇痛用于分娩是有效的,效果优于哌替啶和 N_2O,但明显不如椎管内阻滞,并且达到有效镇痛的剂量个体差异很大,因此要获得满意的镇痛效果还需要在使用时根据个体情况进一步优化给药模式和剂量。瑞芬太尼静脉分娩镇痛最大的问题是镇痛过程中产妇可能出现过度镇静和低氧血症,严重者可发生窒息,甚至有呼吸心跳停止的报道,必须高度警惕。要开展瑞芬太尼静脉分娩镇痛工作,必须有密切的监测,并保证一对一的护理。到目前为止,瑞芬太尼静脉分娩镇痛的相对禁忌证和最佳给药方案都还不清楚。由于存在上述一系列问题,它只能作为硬膜外分娩镇痛禁忌时的一种替代方法,而绝非主流。

七、分娩中禁食与误吸的预防

(一)分娩过程中关于饮食的争议

处于分娩过程中的产妇能否进饮进食一直是一个有争

议的话题,要解决这个问题则要在产妇分娩需要能量和万一紧急剖宫产时需要全麻可能发生误吸风险之间寻找平衡。国内许多的产科医师和麻醉科医师之间对于这一问题,往往观点并不一致。争议的起源是 1946 年 Mendelson 报道,饱胃的产妇全麻时发生反流误吸造成吸入性肺炎(Mendelson 综合征),从那以后对分娩期的产妇禁饮禁食逐渐成为常规。

近几十年来,由于麻醉学的进步以及剖宫产手术更多采用椎管内麻醉方式,Mendelson 综合征的发生已变得很罕见,对分娩时禁饮禁食的执行也逐渐放松。加拿大妇产科医师学会(SOGC)在健康女性足月自然分娩管理临床实践指南中指出:如果需要全身麻醉的风险很低,只要产妇希望并且能够耐受,她们应该可以合理选择进食进饮。英国国家卫生与临床研究所(NICE)目前的指南认为,正在分娩的产妇可以进饮,也可以吃清淡的饮食,除非产妇接受较大剂量的阿片类药物或者出现了一些危险因素,很有可能需要全麻。美国助产士协会的指南也认为,分娩过程中进饮进食可以提供给产妇所需的能量,不应该常规禁止,但该指南也强调应该告知产妇,万一急诊手术需要全麻时,有发生误吸的可能,尽管发生率很低,但后果严重。

在这个问题上,美国妇产科医师学会(ACOG)和美国麻醉医师学会(ASA)都持反对态度。两者的指南都认为,分娩过程中,饮用清液体并不增加产妇的并发症,因此在不复杂的病例是允许的,但固体食物应该禁食。保障患者的安全是首要的目标,在存在很多未知因素的情况下,保守一点是明智的。当然,这些都是针对产妇的建议而非硬性的规定,产妇有权进行选择,但我们必须做好告知和沟通。有研究表明,如果产妇不进食固体食物,分娩过程中以等张运动型饮料代替水,可给产妇提供能量和营养物质,降低产妇的酮症而不增加胃容量,是安全、可取的。

(二)预防反流误吸

麻醉医师的职责是保证患者的安全。因此,即使是饱胃的产妇需要在全麻下进行紧急剖宫产手术,也应该努力避免误吸的发生。为了达到这个目标,除了可在术前根据产妇进食情况及时使用非颗粒抗酸剂、H₂ 受体拮抗剂和(或)甲氧氯普胺外,更为重要的是全麻时必须采用快速顺序诱导(rapid sequence induction,RSI)技术。RSI 经典的内容包括:充分的预氧合;快速、按顺序注射事先计算好剂量的全麻药和肌松药;环状软骨压迫(cricoid pressure,CP);整个诱导过程不进行正压通气。

八、阴道分娩转剖宫产麻醉选择

正在接受硬膜外分娩镇痛的产妇,如果因为产妇或胎儿的问题需要改行急诊剖宫产手术,应该如何调整麻醉?使用硬膜外分娩镇痛的产妇在试产过程中,出现任何指征

需要剖宫产终止妊娠时的手术麻醉应该首选硬膜外麻醉。根据临床情况缓急,可以选择不同的药物,将硬膜外镇痛转为硬膜外麻醉。如果手术很紧迫,硬膜外麻醉的起效速度是我们最关注的,那么利多卡因肯定是最佳的局麻药,如果时间并不是很紧迫,硬膜外阻滞的质量是我们最关注的,那么 0.75% 的罗哌卡因更值得推荐。需要注意的是,如果在分娩的过程中硬膜外镇痛效果较差,往往提示硬膜外导管的位置可能不到位,应该及时进行鉴别。这样的产妇改行剖宫产手术,需要尽早判断硬膜外麻醉的效果。如果效果不好并且时间允许,可以考虑重新穿刺实施腰麻;如果时间不允许,需尽早改行全麻。

在分娩镇痛期间,若产妇发生心搏骤停、子宫破裂、严重胎儿窘迫等危及母婴生命安全的情况时,应立即启动"即刻剖宫产流程"包括:①由助产士发出危急信号,通过救治团队(麻醉医师、儿科医师、麻醉护师、手术室护师),同时安置产妇与左侧卧位,吸氧并转送至产房手术室;②麻醉医师在硬膜外导管内快速注入 3% 氯普鲁卡因 10~15ml,快速起效后完成剖宫产手术;③没有放置硬膜外导管或产妇情况极为危急时,采用全麻插管,同时立即给予抗酸药,如口服枸橼酸合剂 30ml,同时静脉注射甲氧氯普胺 10mg+雷尼替丁 50mg。

为使手术能够尽早开始,部分医疗单位在决定改行剖宫产时于产房内即将全量的麻醉诱导药物加入硬膜外。对于转运前就从低浓度局麻药硬膜外镇痛改为高浓度局麻药硬膜外麻醉的产妇,我们必须意识到潜在的风险,包括阻滞平面过高甚至全脊麻和局麻药误入血管造成毒性反应出现惊厥甚至心搏骤停,因此转运过程中也应该密切监测,急救药品应该随时可以获得。

【本章关键点】

1. 分娩疼痛受多因素影响,产妇的生理、心理状态、社会生活背景、产房环境等,均可影响产妇对分娩疼痛的感受。

2. 对于分娩镇痛的方法包括非药物的方法和药物分娩镇痛两大类。

3. 非药物镇痛方法包括:自然分娩法、精神预防性分娩镇痛法、陪伴分娩、水疗法、经皮电神经刺激和 Lamaze 减痛疗法等。

4. 椎管内阻滞,包括硬膜外阻滞、脊麻-硬膜外联合阻滞,是目前最有效且对母婴影响较小的分娩镇痛方式。

5. 在产妇无法选择椎管内镇痛方式时,可选择全身性镇痛,包括吸入性镇痛和静脉镇痛。

6. 在分娩过程中不建议常规禁食禁饮。

(黄绍强 闵辉)

参考文献

［1］ Hawkins JL. Epidural analgesia for labor and delivery. N Engl J Med,2010,362(16):1503-1510.

［2］ Johnson MI,Paley CA,Howe TE et al. Transcutaneous electrical nerve stimulation for acute pain. Cochrane Database,2015,6:CD006142.

［3］ Bedwell C,Dowswell T,Neilson JP,et al. The use of transcutaneous electrical nerve stimulation(TENS)for pain relief in labour: a review of the evidence. Midwifery, 2011, 27 (5): e141-e148.

［4］ Cambic CR,CA Wong. Labour analgesia and obstetric outcomes. Br J Anaesth,2010,105(Suppl 1):i50-i60.

［5］ Sultan P,Murphy C,Halpern S,et al. The effect of low concentrations versus high concentrations of local anesthetics for labour analgesia on obstetric and anesthetic outcomes:a meta-analysis. Can J Anaesth,2013,60(9):840-854.

［6］ Sng BL,Leong WL,Zeng Y,et al. Early versus late initiation of epidural analgesia for labour. Cochrane Database,2014,10:CD007238.

［7］ Segal S. Labor epidural analgesia and maternal fever. Anesth Analg,2010,111(6):1467-1475.

［8］ Tian F,Wang K,Hu J,et al. Continuous spinal anesthesia with sufentanil in labor analgesia can induce maternal febrile responses in puerperas. Int J Clin Exp Med,2013,6(5):334-341.

［9］ Riley LE,Celi AC,Onderdonk AB,et al. Association of epidural-related fever and noninfectious inflammation in term labor. Obstet Gynecol,2011,117(3):588-595.

［10］ Sharma SK,Rogers BB,Alexander JM,et al. A randomized trial of the effects of antibiotic prophylaxis on epidural-related fever in labor. Anesth Analg,2014,118(3):604-610.

［11］ Wang LZ,Hu XX,Liu X,et al. Influence of epidural dexamethasone on maternal temperature and serum cytokine concentration after labor epidural analgesia. Int J Gynaecol Obstet,2011,113(1):40-43.

［12］ Capogna G,Camorcia M,Stirparo S,et al. Programmed intermittent epidural bolus versus continuous epidural infusion for labor analgesia:the effects on maternal motor function and labor outcome. A randomized double-blind study in nulliparous women. Anesth Analg,2011,113(4):826-831.

［13］ George RB,TK Allen,AS Habib. Intermittent epidural bolus compared with continuous epidural infusions for labor analgesia:a systematic review and meta-analysis. Anesth Analg,2013,116(1):133-44.

［14］ Beilin Y,S Halpern. Focused review:ropivacaine versus bupivacaine for epidural labor analgesia. Anesth Analg, 2010, 111(2):482-487.

［15］ Wang LZ,Chang XY,Liu X,et al. Comparison of bupivacaine,ropivacaine and levobupivacaine with sufentanil for patient-controlled epidural analgesia during labor:a randomized clinical trial. Chin Med J(Engl),2010,123(2):178-183.

［16］ Stewart A,R Fernando. Maternal ambulation during labor. Curr Opin Anaesthesiol,2011,24(3):268-273.

［17］ Lawrence A,Lewis L,Hofmeyr GJ,et al. Maternal positions and mobility during first stage labour. Cochrane Database Syst Rev,2013,8:CD003934.

［18］ Johnson MI,Paley CA,Howe TE,et al. Transcutaneous electrical nerve stimulation for acute pain. Cochrane Database Syst Rev,2015,6:CD006142.

［19］ Capogna G,S Stirparo. Techniques for the maintenance of epidural labor analgesia. Curr Opin Anaesthesiol,2013,26(3):261-267.

［20］ Wong CA,RJ McCarthy,B Hewlett. The effect of manipulation of the programmed intermittent bolus time interval and injection volume on total drug use for labor epidural analgesia:a randomized controlled trial. Anesth Analg,2011,112(4):904-911.

［21］ Chen SY, Lin PL, Yang YH, et al. The effects of different epidural analgesia formulas on labor and mode of delivery in nulliparous women. Taiwan J Obstet Gynecol,2014,53(1):8-11.

［22］ Likis FE,Andrews JC,Collins MR,et al. Nitrous oxide for the management of labor pain:a systematic review. Anesth Analg,2014,118(1):153-167.

［23］ Van de Velde M. Patient-controlled intravenous analgesia remifentanil for labor analgesia:time to stop,think and reconsider. Curr Opin Anaesthesiol,2015,28(3):237-239.

［24］ Stocki D, Matot I, Einav S, et al. A randomized controlled trial of the efficacy and respiratory effects of patient-controlled intravenous remifentanil analgesia and patient-controlled epidural analgesia in laboring women. Anesth Analg,2014,118(3):589-597.

［25］ Freeman LM,Bloemenkamp KW2,Franssen MT,et al. Patient controlled analgesia with remifentanil versus epidural analgesia in labour:randomised multicentre equivalence trial. BMJ,2015,350:h846.

［26］ Shen MK,Wu ZF,Zhu AB,et al. Remifentanil for labour analgesia:a double-blinded,randomised controlled trial of maternal and neonatal effects of patient-controlled analgesia versus continuous infusion. Anaesthesia,2013,68(3):236-244.

［27］ Mitka M. Experts,organizations debate whether women in labor can safely eat and drink. JAMA,2010,303(10):927-928.

［28］ SOGC,Society of Obstetricians and Gynaecologists of Canada. Management of Spontaneous Labour at Term in Healthy Women. J ObstetGynaecol Can,2016,38(9):843-865.

［29］ 中华医学会麻醉学分会产科学组. 分娩镇痛专家共识. 临床麻醉学杂志,2016,32(8):816-818.

第十四章　第一产程的管理

第一节　第一产程的临床经过及处理

第一产程(the first stage of labor)为子宫颈扩张期,是从规律子宫收缩开始到宫口开全。由于整个妊娠期有间歇性和不规律的正常子宫收缩,而产程初期规律子宫收缩较轻微、稀发,故确定规律子宫收缩起始的准确时间非常困难。第一产程包括潜伏期和活跃期,潜伏期的特点是子宫颈缓慢扩张,活跃期的特点是子宫颈迅速扩张。

一、临床表现

第一产程主要表现为规律子宫收缩、宫口扩张、胎头下降、胎膜破裂以及产妇自觉症状。

(一)规律子宫收缩

产程开始时,出现规律的伴有疼痛的子宫收缩。开始时子宫收缩较弱且持续时间较短(约 30 秒),间歇期较长(5~6 分钟),随产程进展,其强度增加且持续时间渐长(50~60 秒),间歇期渐短(2~3 分钟),当宫口近开全时,子宫收缩时间可达 1 分钟或更长,间歇期仅 1~2 分钟。

(二)宫口扩张

宫口扩张(dilatation of cervix)是临产后规律子宫收缩的结果。通过阴道检查,可以确定宫口扩张的程度。当子宫收缩逐渐频繁并增强时,子宫颈管逐渐缩短直至消失,宫口逐渐扩张。宫口于潜伏期扩张速度较慢,进入活跃期后宫口扩张速度加快,若不能如期扩张,应积极寻找原因,常见原因有:子宫收缩乏力、胎位不正、头盆不称等。当宫口开全时,子宫颈边缘消失,子宫下段及阴道形成宽阔筒腔,即产道,有利于胎儿通过。

宫口扩张的过程可能会受到药物的影响。早期认为过早开始硬膜外分娩镇痛会延长产程或增加剖宫产率。但是大量的循证实践推翻了早期的观点,中华医学会麻醉学分会在 2016 年分娩镇痛专家共识中提到:潜伏期开始的椎管内分娩镇痛并不会增加剖宫产率,也不会延长第一产程。但是椎管内阻滞分娩镇痛会轻度延长第二产程。对此,妇产科学分会在剖宫产术后再次妊娠阴道分娩管理的专家共识中也提出了同样的观点。

宫颈水肿是分娩时较常见的异常现象,常发生在第一产程,通常与滞产、头盆不称、骨盆狭窄、胎方位异常有关,其发生会对宫口扩张造成阻碍。当子宫颈与骨盆的解剖位置异常,如子宫颈前唇夹在胎头和耻骨联合两个骨性组织之间;或孕妇过早屏气,未完全扩张的子宫颈过度受压,血液回流受阻,则易发生水肿与充血。发现子宫颈水肿应及时查找原因,评估有无剖宫产指征,如能继续阴道试产,可根据情况在子宫颈局部应用麻醉药物或血管扩张药物(山莨菪碱、利多卡因等)进行对症处理。宫口近开全,胎头下降满意者,可在子宫收缩间歇期,轻轻上推水肿子宫颈,切忌暴力操作,如子宫收缩较好,胎头多可逐渐下降,经阴道自然分娩。

(三)胎头下降

通过阴道检查能够判断胎头下降程度,并以颅骨最低点与坐骨棘平面关系为标志进行评估。一般在宫口开大 4~5cm 时,胎头骨质部分最低点应达坐骨棘水平。胎头能否顺利下降是决定胎儿能否经阴道分娩的重要观察指标(图 14-1-1)。

(四)胎膜破裂

胎膜破裂(rupture of membranes)简称破膜,胎儿先露部衔接后,将羊水阻断为前后两部,位于胎先露前面的羊水称前羊水(图 14-1-2),约 100ml,有助于扩张宫口。当羊膜腔内压力增加到一定程度时,胎膜自然破裂。正常破膜多发生在第一产程后期,亦有部分产妇胎膜在临产前或在第二产程破裂。

(五)自觉症状

主要表现为由疼痛和紧张情绪引起的各种症状。产妇因对疼痛的敏感性和耐受性不同,可有呻吟、哭泣、尖叫、沉默等不同表现,部分产妇可因剧烈疼痛出现心率加快、血压轻度升高、掌心出汗等症状。此外,产妇可因对环境的陌

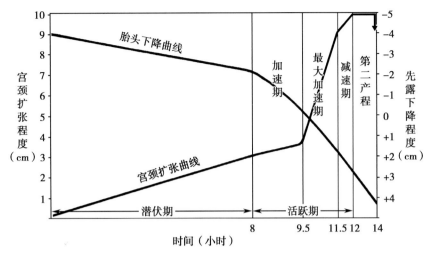

图 14-1-1　子宫颈扩张与胎先露下降曲线分期的关系
引自:华克勤,丰有吉. 实用妇产科学. 第 3 版. 北京:人民卫生出版社.2013.

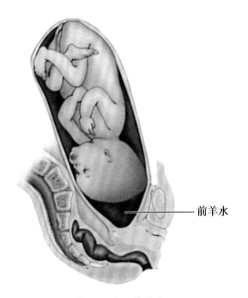

图 14-1-2　前羊水

生、对限制陪伴的无助、对产程的未知、对自身及胎儿的担心,还会因为受到周围产妇不良情绪的影响,而表现出不安、紧张、焦虑甚至恐惧的情绪,如不断呼叫工作人员、反复询问自身或胎儿状况、大声叫喊、默默哭泣等。助产士应多与产妇接触,注意观察产妇的不良情绪,及时给予解释和安慰,确保分娩的顺利进行。

二、第一产程进展的特点

(一) Friedman(历史)数据

20 世纪 50 年代中期,Emanuel Friedman 通过评估入住纽约斯隆女子医院的 500 例初产妇的产程,来确定正常分娩的范围。根据他的数据确立的正常值被描述为"Friedman 曲线",其被广泛视为评估正常分娩进展的标准。

基于这些数据,潜伏期至活跃期的转折点似乎发生在宫口扩张到 3~4cm 时,活跃期宫口扩张的最低统计速度:初产妇为 1.2cm/h,经产妇为 1.5cm/h。第二产程延长的定义分别为初产妇超过 2 小时和经产妇超过 1 小时。

(二) 当代数据

21 世纪,Friedman 曲线及其确立的正常范围在当代产科实践中的适用性受到挑战。同时现在认为,Friedman 的结论存在一个局限,即他的数据仅基于单个医疗中心的 500 例女性的分娩情况。

由于患者特征、麻醉实践和产科实践在过去的半个世纪发生了显著改变,许多根据当代数据集所绘制的产程曲线普遍有别于 Friedman 曲线,新阈值比 Friedman 所引用的阈值普遍更长。其中较为突出的是 Zhang 及其同事回顾性收集美国 19 个医疗中心的电子病历,包括 62 415 例自发性临产且新生儿结局正常的单胎头位阴道分娩的资料,获得有关当代正常分娩模式的信息。其结论是宫口扩张速度随产程进展而增加,但增速似乎比 Friedman 曲线所描述的增速更平缓,另外 50% 以上的患者在宫口扩张至 5~6cm 前的扩张速度并未如预期一样超过 1cm/h,特别是这些曲线里没有明确的潜伏期向活跃期转换的宫口扩张速度的突然改变,并且第一产程结束时也没有减速期。除了产程曲线的形状差异外,许多当代研究还报道:第一产程的正常持续时间比 Friedman 所描述得更长。导致这一结果的具体原因还不明确,但可能与实践模式的改变有关,如硬膜外麻醉使用的增加。

虽然减速期存在与否并无重大的临床意义,但确定活跃期的开始在临床上很重要,因为这预示着宫口扩张速度可能迅速增加。当代数据显示:宫口扩张介于 3~6cm 时的正常扩张速度远低于 Friedman 所描述的至少 1cm/h 的速度。然而,6cm 前扩张速度低于 1cm/h 的当代女性,通常也能继续进行正常的自然阴道分娩。事实上研究发现,无论初产妇还是经产妇,宫口从 4cm 扩张到 5cm 都可能需要 6 小时以上,从 5cm 扩张到 6cm 都可能需要 3 小时以上,6cm 以后宫口扩张速度都会加快,但之后仍可进行正常的自然阴道分娩。因此,认为女性宫口扩张达到 6cm 进入活跃期的做法,有临床实用意义。

三、第一产程观察及处理

在产妇入院后,首先需要仔细阅读产前检查过程中的所有医疗资料,包括详细了解产妇的既往孕产史,并对孕妇及胎儿进行全面的再评估,以初步得出是否有阴道试产的禁忌证,是否需要进行相应处理或特殊观察。临产后,除了要观察产程进展和变化,也要观察母儿安危,还要尽可能地提高分娩体验。

(一)产程观察

1. 子宫收缩 产程中必须定时观察并记录子宫收缩持续时间、间歇时间及强度,掌握其规律,指导产程进展。观察记录子宫收缩的方法(详见"产时母儿监护"相关内容)。正常子宫收缩在临产开始时持续时间较短(约 30 秒)、子宫收缩程度较弱(子宫收缩高峰期压力为 25～30mmHg),且间歇期较长(5～6 分钟),随着产程进展子宫收缩持续时间逐渐变长(50～60 秒)、强度增加(40～60mmHg)、间隔缩短(2～3 分钟),直至宫口开全子宫收缩间歇期仅 1～2 分钟,且一阵子宫收缩可持续 1 分钟以上。

若子宫收缩高峰期压力＞60mmHg,称为子宫收缩过强;子宫收缩间隔＜1 分钟,或 10 分钟内有超过 5 次子宫收缩,则为子宫收缩过频;子宫收缩过强、过频易导致胎儿血供减少,从而对胎儿产生不利影响。若产妇子宫收缩高峰期压力＜15mmHg,间隔时间＞5 分钟,持续时间＜45 秒,则为低张性子宫收缩。对初产妇而言,这样的低张性子宫收缩常不足以克服产道的阻力,易造成产程延长。若子宫收缩失去极性、对称性,表现为子宫收缩高峰期压力不稳定,子宫收缩间隔时间长短不一,宫腔静止压力增高(＞15mmHg),则为高张性子宫收缩,常导致产程停滞。

2. 胎心 胎心监测是产程中极为重要的观察指标,不同的胎心率变化及其与子宫收缩间的关系,常常反映了胎儿在宫内的不同状态(详见"胎儿健康评估"及"产时母儿监护"相关内容)。不推荐产程中常规连续胎心监护。WHO在《正常分娩实用守则》中指出:产程中经常监护胎心是必要的,因为胎儿宫内窘迫可以从胎心变化反映出来,但是,不推荐常规使用电子分娩监护仪或中心监护,这会限制产妇活动,同时减少医务人员与产妇的接触。

3. 宫口扩张及胎先露下降 产程中对于宫口扩张及胎先露下降的评估,通常是通过阴道检查来完成的(详见"产时母儿监护"相关内容)。一般情况下,潜伏期每 2～4 小时阴道检查 1 次,活跃期每 1～2 小时检查 1 次,子宫收缩频繁、强烈时可根据实际情况缩短检查时间。在子宫收缩时行阴道检查所测得子宫颈扩张大小、胎先露下降情况

与非子宫收缩时有不同,应注意区别。

为了细致观察产程,做到检查结果记录及时,发现异常尽早处理,可描记产程图(partogram)(图 14-1-3):横坐标为临产时间(小时),纵坐标左侧为宫口扩张程度(cm),纵坐标右侧为先露下降程度(cm),画出两条伴行的宫口扩张曲线和胎头下降曲线,同时在下方记录相应时间的血压、胎心、子宫收缩和特殊处理等情况,对产程进展一目了然。

近年来越来越多的研究者发现,经典的 Friedman 产程图已经不再适用于当今人群的分娩模式,能否继续成为有效的产程管理工具而倍受争议。Zhang 等学者研究人群平均分娩曲线发现,曲线中并没有出现潜伏期、活跃期及潜伏期进入活跃期的典型模式,平均产程曲线表现为平滑缓慢地逐渐上升,尤其是初产妇,其分娩曲线相对最长、最平缓。同时 Zhang 等学者研究发现,顺产的经产妇与初产妇在宫口扩张 6cm 前的产程动态很相似,宫口从 4cm 扩张至 5cm 的时间(第 95 百分位数)＞6 小时,5～6cm(第 95 百分位数)＞3 小时。建议将宫口在 4cm、5cm 和≥6cm 无明显扩张时限分别定为 6 小时、3 小时和 2 小时,这样更能反映分娩的生理过程,为临床诊断活跃期停滞提供新的标准。

基于上述基础,Zhang 等学者提出了新产程监测图(图 14-1-4)。由于宫口扩张速率的监测记录并非持续进行,新产程监测图用阶梯状的第 95 百分位数线取代了世界卫生组织直线型的处理线。新产程图自初产妇入院起,记录宫口扩张程度,分别以宫口扩张 2、3、4 和 5cm 为起点,依据产程进展中产妇宫口扩张等生理功能的变化情况,描绘出 4 条阶梯状处理线,如果越过相应的处理线进入其右侧区域则可考虑为产程停滞。

4. 阴道流血、流液 包括羊水情况和阴道流血情况的观察。胎膜多在宫口近开全时自然破裂,前羊水流出,一旦发现胎膜破裂,应立即听胎心,并观察羊水性状和流出量,有无子宫收缩,同时记录破膜时间。对于已破膜者,应定期观察羊水情况,及时更换护理垫,以保证产妇的舒适性。若羊水有异味,提示可能存在宫内感染,应立即测量产妇体温,并行相关实验室检查确诊;若羊水持续流出较多,提示胎头未完全衔接,应密切关注有无脐带脱垂;若羊水混浊,应立即了解胎儿宫内情况。临产见红与产前阴道流血不同,阴道流血多为鲜红色,量多于月经,不含黏液,应予鉴别。若阴道流血较多,应结合临床症状,警惕前置胎盘大出血、胎盘早剥等情况的发生。

(二)生命体征观察

临产后应定期监测产妇体温、血压、脉搏、氧饱和度等生命体征,并及时记录。子宫收缩时血压常会升高 5～10mmHg,间歇期复原。产程中应每隔 4～6 小时测量 1 次血压,如有相关高危因素或发现血压升高,应增加测量次数并给予相应处理。对胎膜已破的产妇,除了定期观察羊水情况外,建议每 4 小时测量体温,以及时发现可能的感染。

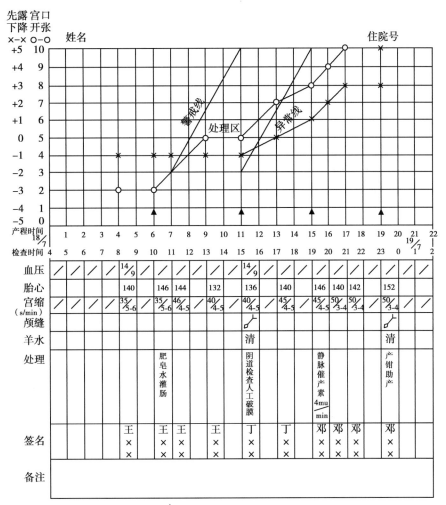

注：↑表示重要处理开始时间，◢表示大小囟与矢状缝位置以示胎方位，×-×表示阴道助产

图 14-1-3　产程图表

引自：华克勤，丰有吉．实用妇产科学．第 3 版．北京：人民卫生出版社．2013.

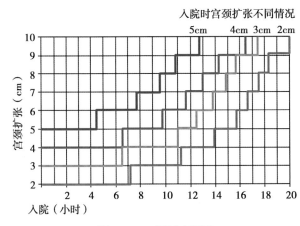

图 14-1-4　新型产程图

引自：刘兴会，漆洪波．难产．北京：人民卫生出版社．2015.

（三）人文关怀

随着医疗水平的进步，医务人员与产妇的接触也在逐步减少，心电监护代替了原有的生命体征测量，胎心监护代替了原有的床旁测胎心和手摸子宫收缩，产妇接触更多的，往往是无法交流的医疗仪器。医疗干预不仅仅是治疗疾病，更多的是关怀和照顾，特别对于分娩中的产妇更是如此。她们不是病人，她们只是在完成女性生命当中一个正常的生命过程，更需要医务人员的关怀与照顾，而不是传统医疗上的治疗。产妇不是一个医疗的对象，而是一个活生生的个体，一个处在无助和崩溃的边缘，希望获得帮助的女性。因此，助产士除了产程的观察，还要注意对产妇的人文关怀，主要包括：

1. **准确提供信息**　助产士应表现出自信，工作中技能熟练、表现稳重，给产妇及家属信任感。认真、仔细地向产妇讲解分娩的经过、可能的变化及出现的问题，对每项检查及治疗活动事先给予解释和指导。

2. **建立良好关系**　助产士与产妇之间应该是平等的伙伴关系。助产士与产妇携手共同完成分娩的过程，在此过程中，尽量提升产妇的分娩体验，尊重产妇，注意保护隐私，态度和蔼，语速恰当，鼓励和认真听取产妇的叙述和提

3. 不断鼓励支持产妇　初产妇产程长，容易产生焦虑、紧张和急躁情绪，应多与产妇接触，不断安慰和鼓励产妇，帮助产妇重塑分娩信息。可在子宫收缩时握住产妇双手，并给予希望的言语，同时指导产妇呼吸，帮助其缓解子宫收缩所带来的不适。

4. 帮助产妇缓解疼痛　指导并帮助产妇采取各种非药物镇痛方法，以缓解子宫收缩时的不适，如体位改变、按摩、呼吸法等。若产妇于子宫收缩时喊叫不安，可在有子宫收缩时指导产妇进行深呼吸，或用双手轻揉下腹部，若腰骶部胀痛，用手拳压迫腰骶部常能减轻不适感。

5. 发挥支持系统作用　产妇面对陌生的环境和医务人员，容易失去安全感，特别是对限制家属陪伴的产妇，这种感觉会更加明显。鼓励家人参与及配合分娩过程、必要的检查和治疗等，以起到支持作用。允许丈夫或家人在分娩过程中陪伴产妇，可提供家庭分娩室，陪伴产妇分娩的准父亲也面临着很大的压力，助产士可指导准父亲如何在妻子待产过程中起到支持作用。

（四）体能管理

分娩过程会消耗母体的大量体力，是一个持续的能量消耗和经历疼痛的过程，因此需要不断地保持体能与情感支持。既往为了降低全麻时发生吸入性肺炎的风险，曾建议在产程中实行禁食禁饮的管理政策。然而，随着麻醉水平的提高，剖宫产已较少使用全麻，且由于禁食禁饮带来的脱水、酮症等问题，使得人们开始重新审视这一政策，希望能在全麻误吸的风险和产程中能量的需求中寻找一个平衡点。

产程中的能量需求量与高强度运动的能量需求量相似。目前，许多指南与推荐都表明，对于没有高危因素的产妇，不应该在产程中常规禁食禁饮，但是对于可摄入食物的种类仍然有一些偏向。美国妇产科医师学会（American College Obstetricians And Gynecologists，ACOG）和美国麻醉医师协会（American Society of Anesthesiology，ASA）认为分娩过程中，可以饮用清液体，但应该禁食固体食物。可在分娩过程中选择等张型饮料，既可以保证营养素的供应，亦不增加胃肠道负担，同时还可减少由于摄入固体食物而可能带来的麻醉风险。

对于口服补充无法满足能量所需者，可以选择静脉补充 5% 葡萄糖或 5% 葡萄糖氯化钠注射液，因为在分娩期，葡萄糖的补充可能更能够帮助子宫维持功能状态和缩短产程。脱水可能导致产程的延长，虽然在长时间的运动中，水合作用能够提高骨骼肌的表现，但是这一作用对平滑肌的效果尚不明确。研究发现，在完全没有口服摄入的前提下，采用 250ml/h 的补液速度，比 125ml/h 的补液速度更能缩短产程时间。但对于可以口服摄入的产妇，葡萄糖的作用就变得不明显了，因此不建议常规进行静脉补液预防脱水。同时，应注意葡萄糖的摄入量，单位时间内过量的葡萄糖摄入，可造成高胰岛素血症，导致新生儿低血糖。产程中产妇对液体负荷的耐受程度降低，中等量的液体就可能引起低钠血症，应引起重视，同时注意 Na^+ 的补充和控制补液量。

（五）活动与休息

产妇入院后，除非有不能下床的禁忌证，如破水且胎先露高浮、高血压使用镇静药等，应鼓励产妇在家属或助产士的陪伴下进行活动。走动可增加产妇的舒适度，并且有效促进子宫收缩，有助于加速产程进展。保持上身直立的姿势，胎头会很好地压迫子宫颈，有效促进子宫颈扩张。产妇卧床休息时，侧卧位较平卧位好，部分产妇感觉平躺比较舒适，助产士可将床头适当抬高，以减轻子宫对下腔静脉的压迫。值得注意的是，长时间的子宫收缩可能导致产妇的体力消耗，部分产妇亦有可能因为硬膜外麻醉而导致下肢乏力，因此，临产后产妇的活动，必须有人陪同，谨防意外发生。

（六）疼痛评估

1. 评估工具　产妇主诉是对疼痛存在及其程度最准确的描述，是疼痛评估的金标准。护士在疼痛评估时，应尊重产妇自己的评估报告，相信产妇的主诉和对疼痛的反应。WHO 推荐的"0-10"疼痛量表是国内临床上较常用的评估工具。助产士可根据"疼痛程度数字评估量表"对产妇进行疼痛程度的评估，对不能用言语准确表达的产妇可采用 Wong-Baker 面部表情量表进行疼痛程度的评估。

2. 评估方法　临产后，助产士至少每小时评估一次产妇的疼痛状况，直至产后 2 小时，同时动态监测产妇的子宫收缩情况及产程进展。当产妇疼痛评分≥4 分时，应对其进行综合评估，包括疼痛部位、性质、持续时间、加重或缓解因素等，采取适宜的镇痛措施（详见"分娩镇痛"相关内容），并于 1 小时后再次评估。当疼痛评分≥7 分或评分虽未≥7 分，但疼痛可能预示着严重的病情变化时，应及时通知产科医师或麻醉医师，根据医嘱给予相应的治疗及镇痛措施。实施药物性镇痛措施后，应在 1 小时内对产妇进行再次评估。当孕产妇能正常入睡时，则不需要进行疼痛评估。

（七）其他

1. 注意膀胱充盈情况　临产后鼓励产妇每 1～2 小时排尿一次，若诱导排尿失败，则需行导尿术，因为膀胱充盈会增加子宫收缩时的不适感，而且会影响子宫收缩及胎头下降，导致产程延长，长时间的膀胱充盈会造成尿潴留。每次腹部检查，应观察下腹部，触诊耻骨联合上方，以判断膀胱是否充盈。

2. 保持清洁预防感染　待产过程中，出汗、阴道血性分泌物、流出的羊水都会污染产妇的衣物和床单，护理人员应保持床单位干净、平整。对胎膜已破的产妇，助产士应协助其使用吸水垫并经常更换，定期擦洗会阴，以保持会阴部清洁、干燥，促进舒适感，同时对破膜产妇建议预防性使用抗生素。

临床思考 14-1-1

产妇 A,28 岁,G_2P_0,孕 39 周,00:00 开始规律子宫收缩,12:00 时胎膜未破,FHR:135bpm,子宫收缩 30s/(5~6)min,质地较弱,疼痛评分 3 分,查宫口开 1cm,胎先露-3。

1. 请问该产妇的产程进展是否顺利？若顺利,对该产妇进一步的观察和处理要点是什么？若不顺利,应该采取什么方法处理？

2. 14:00 产妇自觉阴道有大量液体流出,此时应该进行哪些处理？

3. 16:00 查宫口开 4cm,胎先露-1,FHR:143bpm,子宫收缩 30s/(4~5)min,质地弱,胎膜已破。此时该产妇的产程进展是否顺利？若顺利,对该产妇进一步的观察和处理要点是什么？若不顺利,应该采取什么方法处理？

【本节关键点】

1. 第一产程主要表现为规律子宫收缩、宫口扩张、胎头下降、胎膜破裂以及产妇自觉症状。

2. 产程中必须定时观察并记录子宫收缩持续时间、间歇时间及强度,掌握其规律,以指导产程进展。

3. 胎心监测是产程中极为重要的观察指标,不同的胎心率变化及其与子宫收缩间的关系,常常反映了胎儿在宫内的不同状态。

4. 产程中对于宫口扩张及胎先露下降的评估,通常是通过阴道检查来完成的。

5. 分娩过程会消耗母体的大量体力,是一个持续的能量消耗和经历疼痛的过程,因此需要不断地保持体能与情感支持。

6. 产妇入院后,除非有不能下床的禁忌证,应鼓励孕妇在家属或助产士的陪伴下进行活动。

7. 产妇主诉是对疼痛存在及其程度最准确的描述,是疼痛评估的金标准。

（朱春香　李玲玲）

第二节　缩宫素的使用

缩宫素是由下丘脑分泌,储存于神经垂体中的一种激素,其重要作用是选择性兴奋子宫平滑肌,可促进子宫颈成熟,增强子宫收缩力及收缩频率,产前小剂量持续缩宫素滴入是产科最常见的引产和加速产程的方法。此外,缩宫素是预防和治疗产后出血的一线药物。静脉滴注缩宫素后能立即引起子宫收缩,但其半衰期短(约 5~12 分钟),故需持续静脉滴注。

一、目 的

用于引产、加速产程、缩宫素激惹试验(oxytocinchallenge test,OCT)、预防产后子宫收缩乏力、治疗产后及流产后因子宫收缩乏力或缩复不良引起的子宫出血等。

二、适应证和禁忌证

（一）适应证

符合上述缩宫素使用目的,排除相关禁忌证的孕产妇。如妊娠达 41 周,需综合引产者;有潜伏期延长或延长倾向者;子宫收缩乏力者;产后需促进子宫收缩者等。

（二）禁忌证

对缩宫素过敏、须立即手术的产科急症、严重的妊娠期高血压、剖宫产史(古典式剖宫产术史、未知子宫切口的剖宫产术史、子宫破裂史)、穿透子宫内膜的肌瘤剥除术史、产前出血、胎盘早剥、胎儿窘迫、子宫收缩乏力长期用药无效、子宫收缩过强、脐带脱垂、脐带先露、明显头盆不称、产道受阻、前置胎盘以及前置血管者。

三、使用前准备

1. 严格把握使用指征。

2. 向产妇解释缩宫素使用的适应证和方式,取得知情同意。

3. 使用缩宫素引产前,需先判断子宫颈成熟度(详见"过期妊娠"相关内容),对于子宫颈不成熟者,应先促子宫颈成熟,以达到最好的引产效果。

4. 使用缩宫素前,必须充分评估产妇的自发子宫收缩、血压、骨盆、胎心、胎先露、羊水情况等。

5. 对高危妊娠孕妇,引产前应详细评估母体和胎儿对阴道分娩的耐受程度,包括母体疾病相关检查、胎儿状态、羊水情况、胎儿胎盘储备功能等,并制订详细的防治预案。

6. 使用缩宫素加速产程前,需确定符合以下情况:协调性子宫收缩乏力、胎心良好、胎位正常、头盆相称。

7. 缩宫素使用时需有经验的产科医师或助产士专人观察,观察人员应熟练掌握各种引产的方法及相关并发症的早期诊断和处理,随时做好阴道助产和剖宫产的准备。

四、药液配制

由于缩宫素的抗利尿作用,以葡萄糖为溶液的缩宫

223

素静滴,有可能引起产妇的低钠血症,建议改用0.9%氯化钠溶液或林格液作为静脉滴注缩宫素的溶液。建议选择符合手术要求的留置针静脉滴注缩宫素。因为产时子宫收缩疼痛,产妇输液的手臂很难保持同一位置固定不动,留置针能够减少输液过程中静脉损伤的可能;若发生突发情况,需要紧急剖宫产,预留好的留置针亦能节约手术准备的时间;若发生产后输血,可以选择此静脉直接进行输血,避免由于出血过多,静脉难以穿刺成功而延缓抢救。

五、持续小剂量静脉滴注缩宫素

缩宫素的个体敏感度差异较大,产前持续小剂量缩宫素静滴,必须选择静脉输液泵,严格控制输液速度,并从小剂量开始,根据子宫收缩情况循序增量。同时,必须保证先穿刺静脉成功,调节好补液滴速后,再在补液中加入缩宫素,切忌将已经配制好的缩宫素溶液,直接进行静脉穿刺,因为这可能导致在穿刺成功后,补液开放的瞬间,大量缩宫素进入体内,威胁母胎安全。建议缩宫素使用时,瓶身选用专用标签标记,方便与其他药物区别,同时引起医务人员重视。

通常产前持续小剂量缩宫素的配制方法为:2.5U缩宫素+0.9%氯化钠溶液500ml。静脉滴注开始时不超过1~2mU/min,根据子宫收缩强弱调整,每15~30分钟可增加1~2mU,直至子宫收缩与正常分娩时相似,最快不超过20mU/min。临床上使用过程中,注意控制缩宫素使用的滴速,对不敏感者,若补液速度增至40滴/分仍无法达到有效子宫收缩时,则不再增加滴速,而考虑增加缩宫素浓度,同时减慢滴速,以避免补液量过大,增加产妇心肺负担及造成低钠血症。有效子宫收缩的标准是:10分钟内出现3次子宫收缩,每次子宫收缩持续30~60秒,子宫收缩压力达50~60mmHg,且伴有宫口扩张。缩宫素滴速最多为20mU/min,达此标准后,原则上不再增加滴速和浓度,因为高浓度或高滴速的缩宫素静滴,可能引起子宫过度收缩,诱发胎儿窘迫甚至子宫破裂。

六、操 作 流 程

1. 进行相关评估,包括血压、胎心、羊水、子宫收缩情况等,同时向产妇解释使用缩宫素指征和方式,取得知情同意。

2. 用物准备,包括药品、留置针、输液泵、输液用物等。

3. 接通静脉输液泵电源,将准备好的补液置于输液泵内,正确连接电源及输液器,并调节滴速8滴/分,将输液泵置于暂停状态。

4. 选择合适的静脉注射留置针,并用无菌透明敷贴做

密闭固定,对产前使用缩宫素者,需用胶布再次固定留置针,避免滑脱。

5. 核对缩宫素及剂量后,将缩宫素加入补液中,并摇匀,贴缩宫素专用标签。

6. 再次确认滴速后,启动静脉输液泵,并记录开始时间。

7. 再次听胎心,确认胎心在正常范围内,核对、关心病人,并嘱咐相关注意事项。

七、观 察 记 录

1. 记录缩宫素注射溶液的种类、剂量、浓度、滴速、使用目的、开始滴注时间、产妇胎心、血压、子宫收缩情况等。

2. 观察过程须由有经验的产科医师或助产士专人负责。

3. 规律子宫收缩后或必要时可用胎心电子监护仪描绘胎心、子宫收缩情况并做好记录。

4. 每15分钟观察记录胎心、子宫收缩情况,每小时测血压并记录,严格按照要求增加缩宫素滴速和(或)浓度。

5. 注意听取病人主诉,注意观察子宫收缩过频、过强、血压升高、胎心异常、先兆子宫破裂等情况。

八、停 药 指 征

根据滴注缩宫素的目的不同,停缩宫素的指征也不同:

1. **引产** 确认已临产,可停缩宫素。由于静滴缩宫素会持续存在较为规律的子宫收缩,难以判断该子宫收缩是由于缩宫素引发或是已经临产,故临床一般静滴缩宫素至宫口开2cm停缩宫素,予CST,同时询问产妇是否需要硬膜外镇痛;若连续使用缩宫素2~3天仍未引产成功,应停缩宫素,考虑其他方法。

2. **加速产程** 用于产程早期,待产程进展正常后应减量或停药;活跃期继发子宫收缩乏力者,若有需要可维持到第二产程。

3. **缩宫素激惹试验** 待出现规律子宫收缩后,行OCT判断胎盘储备功能,监护结束后,可视情况继续引产或停缩宫素。

4. **特殊情况** 出现以下情况需立即停缩宫素,如血压升高、胎心异常、子宫收缩过频、强直性子宫收缩、先兆子宫破裂及其他特殊情况。

九、并发症及处理

缩宫素的副作用主要与剂量相关,最常见的副作用是子宫收缩过频和胎心率异常,从而增加胎盘早剥、子宫破裂和胎儿窘迫等严重并发症的风险。大剂量给药和高频率加量可能可以缩短临产时间、减少绒毛膜羊膜炎和因

难产而导致的剖宫产,但同时亦可能增加伴有胎心率变化的子宫收缩过频的发生率,因此小剂量给药、低频率加量、密切观察子宫收缩变化和母胎状况是预防并发症发生的关键。

若出现子宫收缩过强、过频等子宫过度刺激症状、胎儿窘迫等情况时,应迅速采取以下措施:①立即停药、更换补液及皮条输液、左侧卧位、吸氧、积极宫内复苏;②必要时使用子宫收缩抑制剂,如硫酸镁、硫酸特布他林等;③立即行阴道检查,了解羊水和产程进展情况,以及是否有脐带脱垂等异常情况发生;④密切关注病情进展,若经上述处理无效,病情危急且短期内无阴道分娩可能的,应迅速剖宫产终止妊娠。

十、产后缩宫素使用

产后预防性使用缩宫素,是预防产后出血最重要的常规推荐措施。应用方法:头位胎儿前肩娩出后、胎位异常胎儿全身娩出后、多胎妊娠最后 1 个胎儿娩出后,给予缩宫素 10U 加入 500ml 液体中以 100~150ml/h 静脉滴注,或缩宫素 10U 肌内注射。预防剖宫产产后出血,还可考虑使用卡贝缩宫素,其半衰期长(40~50 分钟),起效快(2 分钟),给药简便,100μg 单剂静脉推注可减少治疗性子宫收缩剂的应用。缩宫素的使用相对安全,但大剂量应用可引起高血压、水中毒和心血管系统疾病等副作用。同时未经稀释的缩宫素,直接快速静脉注射为绝对禁忌,因为这有可能导致低血压、心动过速和(或)心律失常。

十 一、注 意 事 项

1. 静滴缩宫素推荐使用缩宫素专用标签,为便于与其他药物区分,同时注意区分产前小剂量缩宫素与产后大剂量缩宫素,可选择小剂量缩宫素贴一张标签,产后大剂量贴两张标签。

2. 输注前必须先建立静脉通路,调整好滴速后再加入缩宫素。根据子宫收缩情况逐步调整浓度和滴速,专人观察并记录。

3. 缩宫素有受体饱和现象,无限制加大用量反而效果不佳,并可出现副作用,故 24 小时总量应控制在 60U 内。

4. 若缩宫素滴注过程中出现产妇血压升高,应减慢缩宫素滴速;出现胎心率异常,应立即停缩宫素(更换输液瓶及皮条),嘱产妇左侧卧位,予吸氧,通知医师,积极宫内复苏。

5. 静滴过程中密切观察子宫收缩情况,防止子宫收缩过频、过强,同时需密切关注产程进展,避免急产。

6. 缩宫素导致的子宫收缩与生理性子宫收缩不完全一样,收缩过后子宫不能完全放松,长时间使用可能影响胎儿循环,导致胎儿宫内缺氧。若产妇正式临产,引产目的已

达到,就应停止使用,若出现继发性子宫收缩乏力,可考虑再次使用。

7. 宫口扩张速度不单取决于子宫收缩强度,还与子宫颈条件、胎儿大小、骨盆情况等多因素相关。当宫口扩张速度较慢时,应及时检查是否存在头盆不称、子宫颈水肿等情况,不能盲目增加缩宫素剂量。

8. 缩宫素有抗利尿作用,当输注速度和浓度过大时,可导致肾脏对水的重吸收作用增加,导致液体在体内潴留引发低钠血症,严重者可导致抽搐、昏迷甚至死亡。每次每瓶 500ml 液体含缩宫素≤5U,每天引产的量应<1000ml。

【本节关键点】

1. 缩宫素是预防和治疗产后出血的一线药物,产前小剂量持续缩宫素滴入是产科最常见的引产和加速产程的方法。

2. 缩宫素使用前需做详细的母胎评估,同时需有经验的产科医师或助产士专人观察。

3. 静滴缩宫素推荐使用专用标签,以便于与其他药物区分,同时引起临床工作人员重视。

4. 静脉滴注缩宫素,开始时不超过 1~2mU/min,每 15~30min 增加 1~2mU,直至子宫收缩与正常分娩时相似,最快不超过 20mU/min。

5. 缩宫素输注前必须先建立静脉通路,调整好滴速后再加入缩宫素,根据子宫收缩情况逐步调整浓度和滴速。

6. 未经稀释的缩宫素,绝对禁忌直接快速静脉注射。

(郭琳 肖喜荣)

第三节 自由体位的应用

产时自由体位是 WHO 在《正常分娩监护实用手册》中提出的,是转变分娩模式的重要措施之一,旨在有效促进自然分娩。手册中指出:平卧位会影响子宫血流,因为沉重的子宫压迫主动脉会减少其血流,影响胎儿,站立和走动有利于胎头的下降,亦能减轻疼痛。左侧卧位不会影响血流,如必须卧床时,应采取左侧卧位。

在第一产程中鼓励产妇自由选择感觉舒适的体位,采取走、站、蹲、坐、半坐、卧位等姿势,避免单一仰卧位待产分娩,充分发挥产妇的内在因素。充分有效地实施自由体位,能增强子宫收缩、缩短产程、减少催产素用药,同时能减少胎儿宫内窘迫的发生率,降低剖宫产和器械助产率,减少会阴损伤和产后出血,还能增加产妇躯体控制感,提高产妇的分娩体验等。

一、自由体位的原理

自由体位可满足产妇心理需求，消除紧张情绪，降低对疼痛的敏感度，加速产程的进展；可以使长期卧床产妇自由变换体位，增加产妇舒适度和分娩控制感，同时减少了因产妇长期卧床导致疲倦而引起的宫缩乏力所致产后出血的发生。自由体位可使骨盆骨骼发生适应性调整，以适应胎儿的需要，同时减少对胎儿的压迫，减少胎窘的发生。

第一产程中采取自由体位中的站立位和坐位可促进胎先露下降，使子宫离开脊柱趋向于腹壁，有助于胎儿纵轴与产轴相一致，借助胎儿重力、地心引力和子宫收缩力的合力作用，有利于胎头在骨盆内顺产轴下降，使胎头对宫颈的压力增加，反射性引起有效宫缩，使宫颈口扩张，加快产程进展。下蹲位、跪位、上身前倾屈位等姿势可以扩大宫颈口的张开度，增大骨盆各个径线，有利于胎头的内旋转。

二、自由体位适应证

单胎，头位；骨盆产道无异常；产妇无严重内外科疾病、产科合并症和并发症；胎头位置异常：枕横位或者枕后位；胎膜未破或者胎膜已破，但确认胎头已入盆，并且胎头紧贴宫颈；无阴道分娩禁忌证。

三、产程中常用的自由体位

产程中的体位主要分为卧位、垂直体位、前倾体位。其中卧位又可分为仰卧位、半卧位、屈腿半卧位、侧卧位、侧俯卧位；垂直体位可分为立位、蹲位、坐位、不对称直立位；前倾体位可分为前倾站位、坐位、跪位、手膝位、开放式膝胸卧位。

（一）卧位

1. **仰卧位** 产妇最容易采用的体位，任何胎心无异常的产妇，均可采用这一体位。

（1）特点：便于医护人员观察产程，监测胎心音；分娩时有利于助产士进行胎头控制和会阴保护；对有急产倾向、子宫收缩较强及胎儿较小的产妇，可避免产程进展过快而致产道损伤。

（2）缺点：长期仰卧位时子宫压迫下腔静脉，使回心血量减少，心输出量相对减少，易致仰卧位低血压综合征；妊娠子宫压迫腹主动脉，循环血量减少，子宫供血减少，可引起胎盘循环障碍、胎儿宫内缺氧；胎儿纵轴与产轴不在一条直线上，易导致宫颈口扩张缓慢。

2. **半卧位、屈腿半卧位**

（1）方法（图14-3-1，图14-3-2）：床头抬高30°～45°斜坡位，产妇双腿伸直，或取膀胱截石位，双下肢屈曲，双足蹬于产床两侧床架，两腿外展。

（2）适用范围：半卧位适用于第一产程胎头已衔接，但位置偏高者；屈腿半卧位适用于宫口开全，胎头偏高者。

（3）特点：利用重力，促使胎儿下降；增大骨盆入口；伴有胎儿窘迫、低血压、枕后位者避免使用。

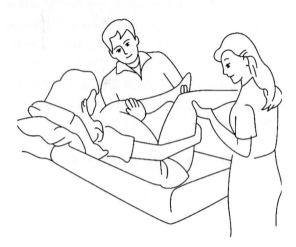

图14-3-1 屈腿半卧位图

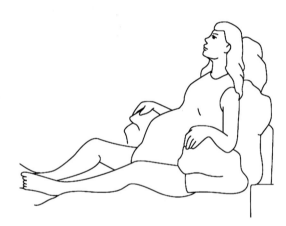

图14-3-2 半卧位

3. **侧卧位、侧俯卧位**

（1）方法（图14-3-3）：采取侧卧位时，产妇可以在两腿之间放置软枕，或将上面的腿放置在床架上。产妇面向胎背侧躺，下面的腿尽可能伸直，上腿弯曲成90°；尽量往腹部靠，两腿之间夹一垫枕可使身体不完全地转向前方。

（2）适用范围：枕横位或者枕后位；胎心异常者；急产产妇。

（3）特点：采取侧卧位或侧俯卧位时胎儿重力方向与产道平面垂直，减轻胎头对宫颈和尾骶骨的压迫，降低进展过快的分娩速度；减少子宫对下腔静脉的压迫，增加回心血量，保证子宫胎盘供血；临产过程中指导胎儿为枕横位或枕后位的产妇取这两种体位，能够利用胎儿自身重力调整胎方位；侧卧位避免对骶骨产生压力，在第二产程当胎儿下降时有利于骶骨向骨盆后方移位；长时间采用侧卧位，产妇易疲劳，使产程延长。

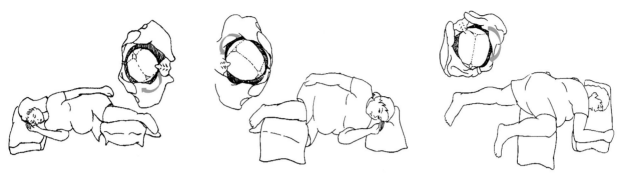

图 14-3-3　侧卧位、侧俯卧位

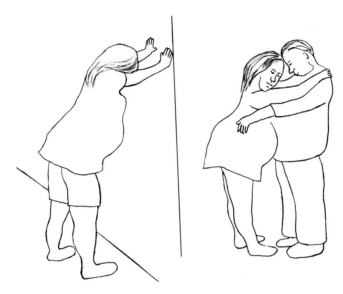

图 14-3-4　垂直立位

（二）垂直体位

1. 立位

（1）方法：产妇在严密监护下扶墙站立，或以床尾栏杆作为支撑扶手站立于床尾，宫缩间歇时双脚分开，双臂环抱陪护者或双手扶床尾、扶墙以支撑，宫缩时臀部可轻轻左右摇摆（图 14-3-4）。

（2）适用范围：产程进展缓慢者；腰酸腰疼者。

（3）特点：减轻尾骶部压迫；骨盆可塑性不受抑制；增加骨盆出口径线；为胎头旋转增加空间；减轻腹主动脉压迫。

2. 蹲位

（1）方法：助产士或家属坐在椅子上，产妇下蹲、后倾，整个背部靠在家属双腿之间，产妇双手握住床栏，缓慢下蹲，注意使用此体位时需要家属或助产士陪伴，以防跌倒（图 14-3-5）。

（2）适用范围：适用第二产程进展缓慢者。

（3）特点：蹲位能缓解产妇腰背疼痛，同时可以增加坐骨结节间径，有利于增加骨盆宽度，产道曲线与胎儿轴及地心引力一致，增加了胎儿向下、向外的重力，有利于枕前位胎儿的娩出；蹲位与排便体位一致，产妇在分娩时更容易掌握用力技巧，能有效加快产程，但长时间蹲位产妇易疲劳；

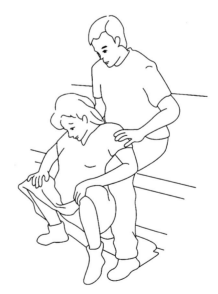

图 14-3-5　蹲位

若胎头位置较高、头盆倾势不均，蹲位可能会妨碍胎头的自然矫正。在胎头未达到坐骨棘水平时，应避免蹲位；蹲位分娩可导致产程进展过快，且不利于接产及会阴保护，易造成严重的产道损伤,尤其是初产妇。

3. 坐位

(1)方法:产妇放松地坐在椅子或床上,垂直坐位,两腿分开,可在背部垫靠垫,让产妇背部放松并挺直或坐在分娩球上,可上下左右晃动(图14-3-6)。

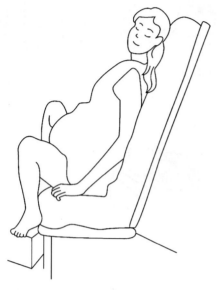

图14-3-6 坐位

(2)适用范围:活跃期进展缓慢者,可帮助胎儿较好衔接,加速胎头入盆。

(3)特点:借助重力优势促使胎头下降,促进舒适感;产妇减轻骶部疼痛,易于进行骶部按摩;X线检查表明,由仰卧位改坐位时,可使坐骨棘间距平均增加0.76cm,骨盆出口前后径增加1~2cm,骨盆出口面积平均增加28%;由于借助了重力作用,在活跃期产程进展缓慢时特别有利;减少体力消耗,减轻子宫对腹主动脉的压迫,增加子宫供血;长时间坐位易导致宫颈及阴道前壁水肿,同时不利于助产士观察产程及接生保护。

4. 不对称式直立位

(1)方法:产妇坐、站或跪时,一只脚抬高,同侧膝盖和臀部放松,两只脚不在同一水平面上,产妇上半身保持直立位(图14-3-7)。

(2)适用范围:枕后位者;腰酸腰疼者。

(3)特点:当一侧大腿抬高时,其内收肌群收缩可以使坐骨产生横向运动,从而增加骨盆的出口径线,有助于枕后位的胎儿旋转;产妇上半身处于直立位,可有效利用重力,促进产程进展,并缓解尾骶部疼痛;如果产妇感到疲劳需要休息,可指导产妇上半身垂直坐于床上、椅子上或分娩球上。该体位可借助重力优势促使胎头下降,使产妇得到充分休息,促进舒适感。

(三)前倾体位

1. 前倾站位、坐位、跪位

(1)方法:产妇站立、坐位或双膝跪在床上,前倾趴在

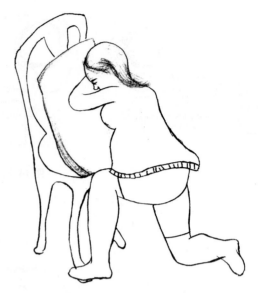

图14-3-7 不对称直立位

台面、横栏、椅背、分娩球上(图14-3-8)。

(2)适用范围:枕后位者;腰酸腰疼者。

(3)特点:缓解背痛,是背部按摩的最佳体位;借助重力优势,增大骨盆入口,促使胎头屈曲,引发强烈的宫缩;促使枕后位胎儿旋转。

2. 手膝位

(1)方法:产妇在床上或地板上双膝双手着地,身体前倾,用薄枕垫垫在膝下或铺瑜伽垫在地上(图14-3-9)。

(2)适用范围:枕横位者;枕后位者;腰酸腰疼者;宫颈水肿者。

(3)特点:有助于减轻尾骶部疼痛,缓解宫颈水肿、帮助宫颈前唇消失;缓解产妇的痔疮问题;帮助枕后位胎儿旋转;缓缓过快的第二产程,减轻过早的屏气用力冲动。

3. 开放式膝胸卧位

(1)方法:双膝和前臂着地,胸部紧贴床面或地板,双臀高于胸部,大腿与躯干成90°以上夹角(图14-3-10)。

(2)适用范围:枕横位者;枕后位者;宫颈水肿者。

(3)特点:该体位可以避免脐带脱垂,也可使骨盆产生一定的倾斜角度;潜伏期或胎头未固定时,保持该体位30~45分钟,有助于胎头退出骨盆,重新以合适的位置入盆;减少子宫对骶尾部的压迫,缓解宫颈水肿或宫颈前唇持续存在;需在医护人员或家属陪伴下进行,避免产妇过于疲劳。

四、分娩球与自由体位

(一)方法

利用分娩球可完成多种体位(图14-3-11)。坐位、前倾体位时,可以借助分娩球向前、向后或做划圆运动,臀部左右摆动,上下弹坐;直立位时将分娩球放在床上,产妇立于床旁,双手抱住分娩球,身体前倾,将头靠在球上;跪姿时将

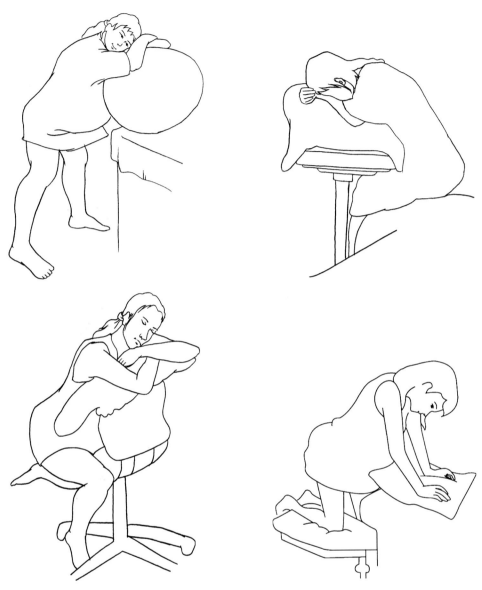

图 14-3-8　前倾体位-站、坐、跪

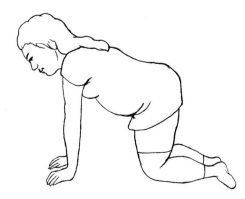

图 14-3-9　手膝位

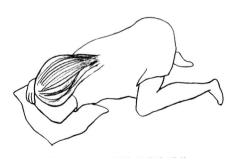

图 14-3-10　开放式膝胸卧位

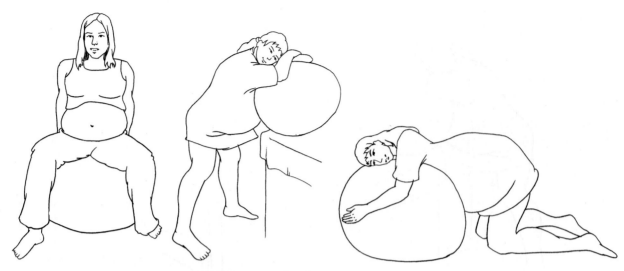

图 14-3-11 分娩球-坐位、直立位、跪位

垫子置于地上,产妇跪在垫子上,姿势同直立位;蹲位的产妇让其蹲在墙边,将分娩球贴住墙壁,顶端置于产妇肩胛骨水平。

（二）姿势

1. 坐姿 即让产妇宫缩间歇期骑坐在分娩球上,指导其两腿分开与肩同宽,保持脊柱直立,两手臂放松自然放在身体两侧,告知产妇利用腰肌前后、左右摇摆跨部。可将球固定在有扶手的椅子上,产妇感觉疲惫休息时可以扶住把手,同时确保安全,如果不固定分娩球,则需要家属或助产士在一旁协助和看护,防止产妇跌倒。

2. 跪姿 在地上放一块瑜伽垫,产妇跪在垫子上,将球放在胸前,双臂环绕抱住球,保持身体前倾状态,同时将头放在球上。

3. 站姿 将球放在产床上,产妇站在床旁,将球放在胸前,双臂环绕抱住球,保持身体前倾状态,同时将头放在球上。在孕晚期由于增大的子宫,孕妇往往形成脊柱前弯。身体前倾的姿势就使脊柱成 C 形,可促进胎先露衔接、内旋转和下降。

（三）作用

分娩球柔软的表面对会阴体及腰部起到支撑和按摩作用,缓解部分压力;产妇坐在分娩球上时,其躯体感觉反射到神经元投射区,转移了产妇注意力,实现了精神上无痛分娩;分娩球可增加孕妇的分娩自控感,缓解分娩疼痛和焦虑紧张情绪,促进产程进展,增加顺产率。

五、应用自由体位的护理要点

1. 产程中自由体位仅限于正常产妇,实施之前必须先评估产妇生命体征及胎儿的发育生长情况、监测胎心音、胎膜是否完整等。胎膜已破者,确认胎头是否已入盆,并且检查胎头紧贴子宫颈。

2. 产妇须知情同意,尊重产妇意愿。助产士应告知孕妇,在产程中实行自由体位方法及作用,由产妇选择自己认为最舒适的体位。

3. 严密观察产妇整体情况,避免长时间采取同一体位,可不断更换体位,以促进舒适感和适应产程进展。

4. 采用体位调整纠正胎方位时,应采取"评估-实施-评价-调整-再评价"的原则来处理,告知产妇采取正确的体位,将所采取的体位和产程进展情况记录于病史,并适时评价纠正的效果。

5. 自由体位实施过程中,注意采取相应的安全防范措施,避免产妇受到伤害,做到个性化、人性化、安全化。

6. 做好产妇心理护理,告知其经阴道分娩的好处,讲解分娩的过程,帮助产妇了解不同体位矫正胎方位的原理,随时告诉产妇产程进展情况,使其减轻恐惧心理,取得配合。

7. 鼓励产妇进食进水,补充能量,增强产妇对经阴道分娩的信心和勇气。

8. 产妇产程进入活跃期后必须有助产士全程陪伴,密切观察产程的进展,采取相应的安全防范措施,避免意外事件的发生。

9. 产妇自由体位的时间可根据胎儿大小、胎先露的高低、宫缩情况决定,助产士要注意观察产妇肛门松弛程度,询问产妇的感受。

10. 有急产倾向、产程进展较快的产妇不要采取自由体位,以防止胎儿在没有准备的情况下出生。

 临床思考 14-3-1

产妇 A,孕 40 周,G_1P_0,于昨夜 22:00 临产,晨 9:00 宫缩 40s/3～4min,查宫口开 6cm,先露＋1,胎膜已破,胎方位 LOP,产妇自觉腰背酸痛,宫缩时尤甚。请思考:产妇 A 可以采取哪些自由体位来缓解不适,同时帮助产程进展呢?

【本节关键点】

1. 在第一产程中鼓励产妇自由选择感觉舒适的体位,采取走、站、蹲、坐、半坐、卧位等姿势,避免单一仰卧位待产分娩,充分发挥产妇的内在因素。

2. 产程中体位主要分为卧位、垂直体位、前倾体位,可根据产妇需求和临床需要综合选择。

3. 利用分娩球可完成多种体位,分娩球柔软能缓解部分压力,同时增加产妇的分娩自控感。

4. 进行自由体位时,要注意产妇的评估,尊重产妇意愿,做好安全防护措施,同时注意产妇整体情况和产程进展情况的变化,避免意外事件发生。

(闵辉　顾春怡)

参考文献

[1] Zhang J,Troendle J,Mikolajczyk R,et al. The natural history of the normal first stage of labor. ObstetGynecol,2010,115(4):705-710.

[2] Zhang J,Landy HJ,Branch DW,et al. Contemporary patterns of spontaneous labor with normal neonatal outcomes. ObstetGynecol,2010,116(6):1281-1287.

[3] Spong CY,Berghella V,Wenstrom KD,et al. Preventing the first cesarean delivery:summary of a joint Eunice Kennedy Shriver National Institute of Child Health and Human Development,Society for Maternal-Fetal Medicine,and American College of Obstetricians and Gynecologists workshop. In reply. ObstetGynecol,2013,121(3):687.

[4] 苟文丽,谢幸,妇产科学. 第8版. 北京:人民卫生出版社,2013.

[5] F. Gary Cunningham,K. J. L. S. Williams Obstetrics 24th edition. McGraw-Hill Education,2014:1358.

[6] Macdonald S,Magill-Cuerden J. Mayes' Midwifery. 14th Edition. UK:BAILLIERE TINDALL,2011:747-751.

[7] Lawrence A,Lewis L,Hofmeyr GJ,et al. Maternal positions and mobility during first stage labour. Cochrane Database Syst Rev,2013,10:D3934.

[8] 潘敏,雪丽霜,零恒莉,等. 产程早期体位干预配合分娩辅助设施对分娩的影响. 中华护理杂志,2014,49(3):297-300.

[9] 中华医学会麻醉学分会产科学组.分娩镇痛专家共识. 临床麻醉学杂志,2016,32(8):816-818.

[10] 中华医学会妇产科学分会产科学组.剖宫产术后再次妊娠阴道分娩管理的专家共识. 中华妇产科杂志,2016,51(8):561-564.

[11] 华克勤,丰有吉. 实用妇产科学. 第3版. 北京:人民卫生出版社,2013.

[12] 常青,刘兴会,邓黎. 助产理论与实践. 北京:人民军医出版社,2015.

4

第十五章　第二产程的管理

第二产程(the second stage of labor)又称胎儿娩出期,是从宫口完全扩张到胎儿娩出的过程。第二产程的持续时间取决于多方面的因素,包括:产妇分娩史、胎儿大小、骨盆情况、胎方位、子宫收缩情况、产妇是否采用椎管内分娩镇痛或者产力等。新产标准提出的产程时限:初产妇第二产程不超过3小时(椎管内阻滞麻醉不超过4小时);经产妇快则数分钟,慢则不超过2小时(椎管内阻滞麻醉不超过3小时)。

第二产程可分为被动期(宫口开全至产妇主动向下用力)和活跃期(产妇开始主动向下用力至胎儿娩出),以此可作为助产士指导产妇用力的时机,基于新产程标准及椎管内分娩镇痛技术广泛应用于临床后,药物分娩镇痛后的产妇往往出现开全后无便意感,如果过早鼓励产妇应用产力,会使体力过度消耗,进而阻碍产程进展,故助产士应鼓励产妇自发性用力,而第二产程活跃期可作为指导产妇用力的时机。

第一节　第二产程的观察与处理

一、第二产程的临床表现

临近宫口开全或者已进入第二产程时,产妇会出现一系列征象,而当这些征象出现时可提示临床工作者行阴道检查,阴道检查除可确定宫口开全外还可了解胎头下降情况、胎方位情况,以此来指导产妇体位和用力,促进产程进展。

（一）胎膜

在此阶段胎膜多已破裂,如未破膜者,可在子宫收缩时见羊膜囊鼓于阴道口,会影响胎头下降,可行人工破膜术。

（二）阴道流血量增多

随着宫口的迅速扩张,子宫颈内口附着处的胎膜与该处的子宫壁分离面积越大,流血量越多,应注意阴道流血量。当出血量超过月经量时,应正确收集和计算出血量,同时连续监测胎心,也为是否需行临床干预提供依据。

（三）胎心变化

当胎头在产道内下降过快、胎头受压或脐带牵拉等因素,可能会出现胎心率的变化,应密切观察胎心,建议连续胎心监测。

（四）屏气用力感

当胎头下降至骨盆底压迫直肠时,产妇会有强烈的排便感,并出现自发的呻吟声及不自主地向下用力的动作。

（五）会阴膨隆及肛门松弛

胎头降至骨盆出口时,子宫收缩更加频繁,约1～2分钟出现一次,持续时间可达到1分钟。在子宫收缩时,可见会阴膨隆及肛门松弛张开,甚至产妇在用力过程中因排出粪便而显得沮丧和尴尬。随着胎头在阴道口拨露的面积增大,会阴体厚度也由非孕状态的3～4cm被逐渐拉长变薄,甚至菲薄至约为2～4mm。

（六）胎先露部的显露

胎头于子宫收缩时显露于阴道口,显露部随着子宫收缩渐强而逐渐增大,而在子宫收缩间歇期,胎头又缩回阴道内称之为胎头拨露(head visible on vulval gapping);当胎头双顶径越过骨盆出口,子宫收缩间歇期不再缩回称之为胎头着冠(crowning of head)(图15-1-1)。着冠后会阴极度膨胀,产程继续进展,出现胎头仰伸、复位、外旋转,随后胎肩及胎体娩出,后羊水随之涌出完成整个分娩过程。在此过程中,出现了几乎所有分娩机制:下降、俯屈、内旋转、胎头娩出、复位外旋转、胎肩和胎体娩出。

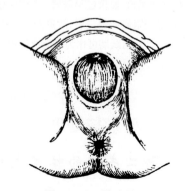

图15-1-1　胎头着冠

二、第二产程产妇的心理变化

第一产程末至第二产程初这个过程称之为过渡期。随着产妇体内儿茶酚胺分泌再次达到高峰,子宫收缩也在此阶段不断加剧,多数产妇会出现恐惧、愤怒甚至欣快等典型的儿茶酚胺反应,严重者甚至会出现短暂的濒死感。随着胎头下降,产妇会出现反射性排便感,不自主用力来减轻强烈的排便感。然而,由于胎头的压迫,产妇自觉会阴部及阴道的过度牵拉、紧张、疼痛等不舒适感,同时担心阴道、会阴撕裂等顾虑,便会防御性地做出"退缩"动作,大多数产妇在医务人员的帮助和支持下,能妥善应对;但当"排便感"和"退缩反应"造成产妇严重困扰时,就会表现出呻吟、大声喊叫、大口张口呼气等行为,更有甚者极端痛苦,表现为烦躁、尖叫、产床上翻滚、拒绝意见采纳等情绪失控行为。在此阶段,当产妇出现恐慌、害怕、濒死感;坚信自己不能继续分娩;非常"无助";哭喊或尖叫;无法控制的颤抖;强烈要求医务人员给予减轻疼痛以及取出婴儿;双腿夹紧不愿分开,拒绝用力;不接纳医务人员的劝告,甚至感到绝望等情绪表现时,医务工作者应尽最大努力鼓励、抚慰、支持和帮助产妇顺利度过过渡期,以免导致情绪性难产。

三、第二产程中的评估与监测

宫口开全后,产程的观察主要以监测胎心和观察胎头下降为主,其他评估内容包括子宫收缩情况、膀胱充盈程度、产妇的主观感受和配合程度等。

（一）胎心监测

在此产程中,因子宫收缩的强度、频率相较于第一产程更为紧密和增强,约1～2分钟一次,每次持续时间可达1分钟,可影响胎盘血管,易造成胎儿宫内窘迫,所以要密切监测胎儿胎心变化。低危产妇可行间断胎心听诊,每5分钟听诊一次胎心,并且在子宫收缩过后30秒进行,每次听诊时间为60秒,高危产妇需连续胎心监护,故在医疗条件允许的情况下,仍推荐连续胎心监护,关于第二产程的胎心监测和处理在后续章节将会有具体描述。

（二）胎头下降

进入第二产程后,胎头下降是助产士重点观察内容,而影响胎头下降的因素包括是否达到有效子宫收缩、膀胱是否充盈、产妇屏气用力是否正确、产妇配合意愿是否良好、产力是否充足、胎方位是否最佳、骨盆出口是否有影响等等。总之,在此期间,助产士应做好各方面的评估,不仅要警惕强直性子宫收缩和病理性缩复环,还需注意有无继发性子宫收缩乏力的表现。除每15分钟记录子宫收缩、胎心情况外,每小时还需监测血压、脉搏、氧饱和,胎头拨露情况,每2小时评估膀胱充盈情况,胎头下降异常时,每小时行阴道检查,查找原因,对症处理。

四、第二产程中的指导与照护

进入第二产程后,频繁的子宫收缩和胎先露下降会给产妇带来一系列不适反应,包括疼痛、压迫感、疲劳无力感等。在此时,医务人员应尽最大的努力给予支持、鼓励、照护,引导产妇积极配合,促使产妇妥善应对第二产程。产妇积极配合产程进展的表现为:能在子宫收缩时或间歇期,应用呼吸法来屏气用力或呼气放松;能在医务人员帮助下,主动要求能量补给;能保持有效的屏气用力;能积极采纳医务人员给予的建议和指导。所以,帮助产妇保持良好的应对状态和严密观察产妇及胎儿可促进产程进展及帮助胎儿顺利娩出。

（一）能量管理

WHO关于促进自然分娩的有效措施中指出在低风险产妇分娩过程中,应供给产妇所需能量,补充能量的方法不建议常规静脉补液,而是推荐口服营养。进食或禁食曾在一段时间内引起专家们的争议,美国的Mendelson医师在1946年提出产妇在全麻时,胃内容物易反流误吸入肺引起一系列不良后果(66例发生误吸,其中40例出现呼吸困难、发绀、缺氧等症状,5例吸入固体发生急性大范围呼吸道梗阻,2例产妇死亡)。为此,美国等发达国家建议在分娩过程中需禁饮禁食,并把此建议作为常规。然而,随着麻醉技术的日益更新,已有大量文献证据表明了在低危产妇分娩过程中补充液体或食物,没有增加并发症发生的风险,并鼓励在分娩中以产妇自愿进食为主,医务人员可提倡产妇:补充各种富含钾离子的果汁,钾离子可以减轻呕吐的症状;补充碳水化合物的运动型饮料,可及时补充产程中所消耗的能量;适当饮水和进食其他易消化的食物,持续和充足的能量是肌肉收缩的物质基础和内在条件。第二产程中的合理进食不仅可以提高产妇分娩满意度,还可以增强子宫收缩力,缩短产程,促进自然分娩。

（二）指导产妇屏气用力

在第二产程中指导产妇如何正确屏气用力是决定产妇能否自然分娩的关键措施之一。传统的观念认为:宫口开全后应立即指导产妇用力屏气,而屏气的时间越长越有利于胎头下降,其指导方式是一旦出现子宫收缩即竭尽全力向下用力,持续时间至少10秒以上,换气再用力直至本次子宫收缩结束,这种传统方法沿用至今。

现代分娩观点认为,应指导产妇延迟屏气用力,即初产妇宫口开全后5～30分钟内,如未出现自主屏气感,不需鼓励产妇屏气用力,产妇可休息或改变各种体位,最长可等待至1小时后,采取措施指导产妇自主用力。随着使用硬膜外分娩镇痛技术的产妇日益增多,诸多产妇自觉宫口开全初期无反射性自主用力屏气感,而当宫口开全后即开始用力,往往会出现指导用力后效果不佳,产妇因体力过早、过

多消耗而出现疲劳或胎心异常等现象。很明显,随着新产程标准的提出并广泛应用于临床,第二产程的时间限定已经不再是关键问题。有研究发现,与宫口开全后立即用力相比,延迟用力虽然增加了第二产程时间,但是就用力时间而言,延迟用力所需时间反而比开始即用力所需时间更短,而且产妇对分娩的满意度有所增加,还轻微增加了自然分娩率,而两者在会阴切开、会阴裂伤程度、难产、新生儿结局的差别无统计学意义。

目前国内对于何时用力及如何用力暂无统一标准,以下仅为临床建议。

1. 何时用力　在临床中,我们可以观察到有些产妇宫口开全进入第二产程后,会有子宫收缩短暂变弱现象,这种现象被诸多学者称为"第二产程潜伏阶段"。此阶段子宫活性明显减弱,胎心音良好,在尚未出现异常情况下,产妇此时无便意感可稍作休息,在没有任何干预的情况下,强有力的子宫收缩通常在5～30分钟后恢复;而当胎头下降达到坐骨棘下2cm,产妇会出现自发地向下用力屏气促使胎头下降的感觉,此期称之为"第二产程活跃期阶段"或"屏气用力期",特别是对于实施分娩镇痛的产妇,这一表现将更加明显。产科人员应该知晓并接受产妇第二产程生理过程,明确即刻用力与自主用力的利弊,同时掌握自主用力的时机和方法。现代分娩观点认为,第二产程用力时机为产妇随自主意愿和本能反应用力为最佳用力时期,在未出现排便感时尚可休息,无需过多的临床干预,如需加快产程速度或者已超过30分钟者,则可利用改变体位、乳头刺激、穴位按摩等方法来促进产程进展。

2. **用力时间多长**　并非用力时间越长,对产程进展越有利,反而屏气时间过长,可能造成一系列不良影响。长时间屏气用力会形成胸腔内闭合压力系统,对母儿造成以下影响:静脉回流和心输出量减少,产妇动脉血氧降低;产妇的血氧水平、胎盘血流量、含氧量均降低,会导致胎儿可用氧减少,发生缺氧和酸中毒;产妇呼吸急促时血压会突然升高,造成眼睛、面部、颈部毛细血管破裂形成点状出血;阴道和骨盆肌肉快速扩张,子宫韧带拉长,导致肌肉损伤和肌肉疲劳,用力时间更长。

据研究,用力屏气时间超过9秒以上可出现胎心率下降,超过15～18秒会出现缺氧等后果。所以,建议产妇在出现自发屏气用力感觉后,指导产妇每次用力可持续5～7秒,反复3～4次。

两种屏气用力的实践方法如图15-1-2与图15-1-3所示:

（三）体位指导

1996年,WHO提出,自由体位分娩作为促进自然分娩的措施之一,可使产妇更舒适,更符合生理体位,更有利于胎头下降。在低危孕产妇中,产妇可根据自己的喜好和舒适程度来采取不同的体位去进行分娩。传统的体位仅为膀胱截石体位,此体位仅方便于助产人员的操作和观察,现

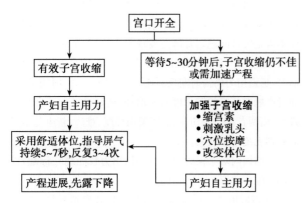

图 15-1-2　自主屏气用力实践方法

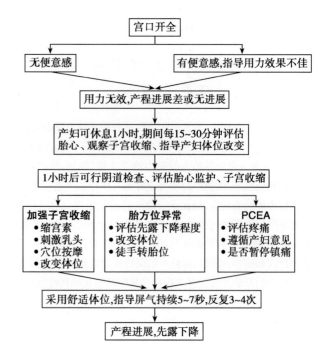

图 15-1-3　硬膜外镇痛延迟屏气用力实践方法

代分娩体位则以增加产妇舒适度和促进胎头下降为主,在安全性和操作方便程度低于传统体位。故应将两者相结合,可分为两个阶段,即"产妇自主屏气用力"体位和"正常阴道分娩助产"体位。

1. 产妇自主屏气用力可采用的体位　在此阶段的体位较为自由,可根据产妇的舒适度来不断调整体位,可自由选择采取卧、走、立、坐、跪、趴、蹲等符合生理体位姿势,采用多体位变换来进行屏气用力(图 15-1-4),比仰卧位更能促进胎头下降,也更为舒适。这些体位可增大骨盆出口前后径、及时纠正异常胎位、增强子宫收缩和产力、降低胎心异常发生率、满足产妇所需等,更有利于产程进展。每个体位时间不可过长,以产妇可持续的时间为主。一般每 20～30 分钟可变换一次体位,最长不超过 30 分钟,时间过长会造成产妇局部不适感或疲劳。

2. 正常阴道分娩体位　在此阶段同样可采取多种体位,世界卫生组织推荐的分娩体位有侧卧位、蹲位、手膝卧

位、坐位等,而我国临床中仍以采用仰卧位为主的分娩体位。固然国内已有诸多研究结果证明其可行性,但临床上目前对于非仰卧位的分娩方式还尚未普及。

3. 体位管理　无论在分娩过程中产妇选择何种分娩体位,助产士都应提供适合的产时护理,包括解释不同体位的作用,慢慢指导和鼓励产妇进行尝试,切不可强迫产妇改变体位,同时关注产程的安全管理。

(四) 心理支持

分娩阶段对于产妇个人以及陪伴者来说都是最困难的

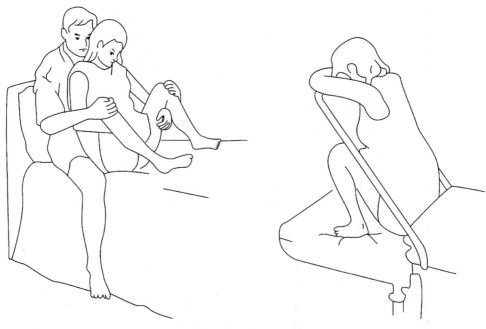

图 15-1-4　第二产程自由体位

阶段。在此阶段产妇会因为自身不受控制的无礼行为而感到羞愧,如用力时的大声喊叫或排出大便;因为助产人员指导用力却不得其要领而感到无助;因为角色即将转变而焦虑等。助产士应该冷静地评估每一位产妇,因为产妇在分娩中的表现存在巨大差异,而重要的是助产士能够为不同的产妇提供个体化的护理措施。这些心理支持的目的是让产妇获得信心并相信自己能够分娩出新生儿,这样她们就能以积极的态度面对第二产程。

助产人员应给予充分的肯定和鼓励,解释和说明在此阶段会发生什么变化,在这些变化中需要产妇进行哪些配合,配合不恰当时切忌急躁、大声说话、批评、指责产妇,尽可能鼓励产妇表达当时的感受和想法。认同和倾听产妇是助产人员首先考虑的,针对性地提供有利的信息和措施也是必需的。助产人员有时需提出建议,常常肯定产妇的表现,总是去赞美和表扬产妇。另外,在鼓励和支持产妇的同时,助产士始终要让产妇意识到这是一个正常的分娩过程并且新生儿即将要降临。总之,助产人员应高度重视产妇在分娩过程中的表现和反应,评估和判断产妇能否积极应对产程,并尽最大努力去鼓励、安慰、支持和帮助她们建立信心,顺利娩出新生儿。

（五）接产准备

1. **分娩环境准备**　产房分娩的环境应保持清洁、安静、注重保护产妇隐私,最佳方案是单间分娩室,万级层流标准,房间温度保持在24～26℃,湿度以50%～60%为宜。在上台助产前需检查所有设备已开启并功能完好,所有物

品药品呈备用状态并齐全,要求"四开""四准备"。"四开"包括新生儿辐射台已开启、称重电子磅已开启、氧气和吸引器装置已开启、无影灯已开启;"四准备"包括接产包已准备、助产过程中所需的物品及药品已准备、新生儿抢救物品及药品已准备、新生儿床已准备。助产过程中必须配备至少一名经新生儿复苏培训的助产人员在场。

2. **产妇准备**　产妇取舒适体位,排空膀胱,并在预计分娩前10～30分钟做好外阴清洁工作,临床常用外阴冲洗和外阴消毒技术(详见"第二产程相关助产技术"内容)。

3. **助产人员准备**　助产人员应掌握上台助产时机,并充分了解产妇情况,评估产妇整体条件,做好接产准备,避免过早或过晚上台接产。上台前应严格按照外科手消毒方法进行洗手和消毒,穿无菌手术衣和戴无菌手套,与产妇做好沟通和交流,包括自我介绍、指导用力和接产注意事项,取得产妇的信任和配合。

（六）接产

1. **接产时机**　初产妇,胎头拨露3～4cm;经产妇宫口开全,会阴膨隆紧张时。

2. **评估产妇及胎儿情况**　上台助产前应评估胎心监护情况、胎儿大小、产妇会阴条件包括颜色、水肿及有无炎症、产妇配合程度、子宫收缩情况、产妇的会阴保护意向。上台助产时再次评估胎心监护情况,产妇会阴条件包括厚度、长度、弹性、产妇配合情况、产力情况。充分评估和严格掌握会阴侧切指征,选择最佳会阴保护方式。

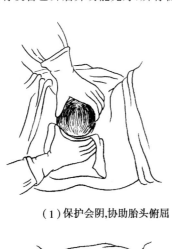

（1）保护会阴,协助胎头俯屈

（2）协助胎头仰伸

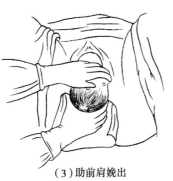

（3）助前肩娩出

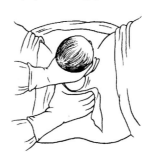

（4）助后肩娩出

图 15-1-5　接产步骤

引自:华克勤,丰有吉.实用妇产科学.第3版.北京:人民卫生出版社.2013.

3. **接产要领** 助产士需时时取得产妇紧密配合,在会阴后联合紧张时保护会阴并帮助胎头充分俯屈,让胎头以最小径线(枕下前囟径)在子宫收缩间歇期缓慢通过阴道口,这是预防会阴裂伤的关键。

4. **接产过程**

(1) 助产者:选择最佳保护会阴的方式顺利帮助胎儿娩出,在此过程助产者除了要熟练掌握分娩机制(下降、俯屈、内旋转、胎头娩出、复位外旋转、胎肩和胎体娩出)外,更需要注重助产手法和接产要领(图15-1-5)。

(2) 巡回者:在助产者助产过程中,除及时供给台上所需用物外,还需关注和观察产妇的配合情况,帮助产妇口服营养,提供生活照护,观察产妇一般情况及胎心变化,发现异常及时通知产科医师及新生儿科医师,做好急救准备;在新生儿前肩娩出时,给予缩宫素10U肌注或静滴,促进子宫收缩;在新生儿娩出时可大声报娩出时间、性别,并和产妇做好手腕带的核对工作;新生儿娩出后,协助接生者做好新生儿照护事宜。

五、第二产程中胎心监护评估及处理

在ACOG关于胎心监护解读的三个原理中,提出了胎儿氧气供给通过母体肺、心脏、血管、子宫、胎盘以及脐带的路径来完成,而其中一个或几个点的供养中断就会造成胎儿胎心率减慢,比如脐带受压所引起的氧供中断可致变异减速,子宫收缩时胎盘灌注不足可致晚期减速等。第二产程由于子宫频繁收缩、脐带牵拉或受压、产妇的过度通气或屏气时间过长造成的胸腔闭式系统都会造成胎儿氧合短暂下降,也就是原理中所提到的一个或几个通路的点中断而引起短暂缺氧过程,储备能力强的胎儿可在子宫收缩间歇期重新获取氧气;反之,储备能力差的胎儿进一步缺氧,胎儿氧合障碍有可能会导致缺氧性神经损伤,最终导致代谢性酸中毒而造成不可逆的不良后果。

第二产程建议频繁听诊胎心,每5分钟听诊一次,并且在子宫收缩过后30秒进行听诊,每次听诊时间为60秒,对于高危孕产妇建议连续胎心监护。为此,建议医院在条件允许的情况下,第二产程中需连续胎心监护。而在ACOG关于胎心监护最新指南中,建议低危孕产妇每15分钟监测一次胎心监护,循证证据表明低危孕产妇在第二产程连续胎心监护明显增加了剖宫产率,而并未改善胎儿结局,故低危孕产妇不建议连续胎心监护。诸多国内学者皆认为,第二产程连续胎心监护可及早发现胎儿宫内窘迫,虽手术率略增加,但可显著减少因胎儿宫内窘迫所造成的新生儿窒息的发生。

在分娩过程中,现临床上针对不同胎心监护的分类处理为:Ⅰ类胎心监护图形继续观察,在后续监测中出现Ⅱ类则需要积极干预,Ⅲ类图形短期内依然无法改善,则必须尽快结束分娩。ACOG中提出如果监护结果不符合标准分类Ⅰ,按照系统化的ABCD步骤进行处理(图15-1-6),采取相应的纠正措施即进行宫内复苏,包括:吸氧、改变体位、补液纠正低血压、减少对子宫的刺激或抑制子宫收缩,而当出

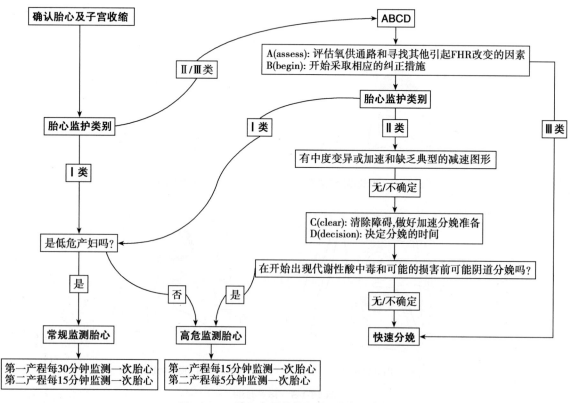

图 15-1-6 胎心电子监护"ABCD"处理流程

现胎儿宫内窘迫时,紧急剖宫产术的准备是必不可少的。

临床思考 15-1-1

A 女士,孕 39^{+5} 周,G_1P_0,于宫口开 3cm 时行硬膜外分娩镇痛。现宫口开全 30 分钟,持续镇痛中,产妇自觉疲惫且无自主向下用力感觉,子宫收缩 40s/(3～4)min;持续胎心监护,未见明显减速。请思考:

1. 对产妇 A 观察和照护的重点是什么?

2. 针对产妇 A 目前的情况,下一步的处理应该怎样?是应该继续等待,还是指导产妇向下用力,尽早娩出胎儿?

【本节关键点】

1. 第二产程产妇会出现一系列生理和心理的改变,医务工作者应及时观察产程进展,指导产妇体位和用力,同时尽最大努力鼓励、抚慰、支持和帮助产妇。

2. 宫口开全后,产程的观察主要以监测胎心和观察胎头下降为主,其他评估内容包括子宫收缩情况、膀胱充盈程度、产妇的主观感受和配合程度等。

3. 医务人员需对产妇第二产程的体能、体位、屏气方法、心理状况等进行帮助和指导,同时联合产程进展和胎心监护情况,综合做出第二产程处理。

4. 初产妇第二产程最初的 5～30 分钟,若产妇无自主屏气感觉,不需鼓励产妇用力,最长可等待至 1 小时;建议产妇在出现自发屏气用力感觉后,指导产妇每次用力持续 5～7 秒,反复 3～4 次。

5. 接产前应对分娩环境、助产人员和产妇做好充分准备,把握接产时机,充分做好母胎评估,按照接产要领协助胎儿娩出。

6. 第二产程由于子宫频繁收缩、脐带牵拉或受压、产妇的过度通气或屏气时间过长造成的胸腔闭式系统都会造成胎儿的氧合短暂下降,建议有条件情况下行连续胎心监护。

(闵　辉)

第二节　第二产程
相关助产技术

一、胎头旋转术

(一)目的

使大部分持续性枕后位和枕横位转至枕前位,让胎头在分娩过程中以最小径线通过产道,降低头位难产率及剖宫产率。

(二)适应证

1. 胎膜已破,无明显头盆不称的初产妇,第一产程胎头先露部达坐骨棘＋1～＋2 处,且宫口开大 8～10cm,发生持续性枕后位或持续性枕横位。

2. 进入第二产程,发生持续性枕后位或持续性枕横位。

3. 产钳助产需要纠正胎头位置。

(三)禁忌证

1. 头盆不称,骨盆径线属正常范围,胎儿过大,胎头与骨盆比例不相适应。

2. 软产道异常,软产道瘢痕、梗阻。

3. 胎儿发生宫内窘迫。

4. 胎头变形差,胎盘功能不全。

(四)用物准备

胎心监护仪、耦合剂、消毒液、卫生纸、产床、器械台、产敷包、手套、碘伏消毒液、液状石蜡,必要时备屏风。

(五)操作流程

1. 评估、解释

(1)孕妇的孕产史,本次妊娠的情况,包括孕周、妊娠合并症和并发症、产程进展情况包括宫口扩张及先露部下降情况、胎心监护情况等。

(2)孕妇对徒手旋转术的认知程度和心理反应,并向孕妇解释操作流程。

(3)环境舒适和隐蔽程度。

2. 准备

(1)自身准备:着装整齐,洗手,剪指甲。

(2)环境准备:分娩室准备及相关设备呈备用状态。

(3)物品准备:备齐用物,将用物放置于器械台上。

(4)孕妇准备:排空膀胱。

3. 操作步骤

(1)体位安置:协助产妇取膀胱截石位,暴露外阴部。

(2)按外阴消毒的程序消毒外阴。

(3)连续胎心监护。

(4)操作者戴无菌手套,消毒铺巾,取润滑油做详细阴道检查,判断胎方位。

(5)明确胎方位后实施胎头旋转术,操作者可采用两种方法进行旋转,一种是子宫收缩间歇期,一手掌侧朝上伸入阴道,四指放置于胎儿枕部,拇指在对侧,在子宫收缩时,嘱产妇用力屏气,同时手握紧胎头进行旋转;另一种用示指和中指伸入阴道,撑开置于胎头前顶骨上缘(沿着并靠近人字缝与小囟门相交处)处,紧贴顶骨适当施压进行旋转。

(6)不同胎方位旋转方向不同,当明确胎方位为枕左后位时,操作者右手握紧胎头沿逆时针方向旋转枕骨 $90°$ 或者 $135°$ 于骨盆前方,旋转同时,助产士可双手置于产妇腹部按住胎儿背部及臀部,推向右侧;当为枕右后位时,操作者左手握紧胎头沿顺时针方向旋转枕骨 90°或者 135°于骨盆前方,助产士可协助操作者,旋转时向左侧推;当枕右横位时,右手示指和中指分别置于耻骨联合下方的胎儿耳廓两侧,以胎耳作为支撑点,中指稍下压并顺时针旋转胎头至枕右前,枕左横位时反之。

(7) 成功旋转后,不能将手立刻抽出,子宫收缩次数达到 3 次后,取胎头枕前位固定,停止回转后,便可将手抽出。抽出前,还要观察胎头周边是否存在脐带隐性脱落现象。

(8) 安置体位、洗手、记录。

(六) 注意事项

1. 徒手旋转前应常规行骨盆内测量,检查胎方位和胎儿大小进一步排除头盆不称、胎儿过大的可能。

2. 旋转过程中密切观察胎心音情况,特别是 B 超检查提示有脐带绕颈(绕身)者,如出现胎心持续减慢且经体位改变和吸氧不能纠正时,应考虑脐带受压或绕颈过紧,个别病例可向反方向旋转使胎心恢复。

3. 当枕后位转枕前位困难时,可先转成枕横位,再转至枕前位,忌用暴力。

4. 若 2~3 次旋转胎头仍不能成功,应考虑中骨盆或出口狭窄,且次数不宜过多,若出现胎儿宫内窘迫,短时间内不能经阴道分娩或胎儿过大,旋转失败,应考虑剖宫产,尽量避免对母婴造成伤害。

5. 徒手旋转时应避开大、小囟门,动作轻柔。

二、外阴冲洗技术

外阴冲洗技术是用于阴道操作前的清洁准备,是产科常用的技术之一。

(一) 目的

清洁外阴,避免产时污染,预防感染。

(二) 用物

皂球 4 个、会阴消毒钳 2 把、干纱球 2 个、生理盐水(35~37℃)1 瓶、污物桶、治疗巾 1 块、一次性产褥垫 3 块。

(三) 操作流程

1. 评估解释

(1) 孕妇会阴部皮肤情况、配合程度。

(2) 解释,取得配合。

2. 准备

(1) 自身准备:戴口罩、戴无菌手套。

(2) 环境准备:分娩室准备及相关设备呈备用状态。

(3) 物品准备:备齐用物,放置于器械台上。

(4) 孕妇准备:排空膀胱。

3. 操作步骤

(1) 安置体位:协助产妇取膀胱截石位,暴露外阴部,注意保暖,臀下垫产褥垫。

(2) 外阴擦洗:取冲洗钳,夹皂球,从上至下擦左右小阴唇-左右大阴唇-阴阜-左右腹股沟-左右大腿内上 1/3-会阴-左右臀部,一只皂球擦洗一遍,共 3 遍;第 4 只皂球擦洗会阴至肛门,弃去冲洗钳。

(3) 外阴冲洗:第 2 把冲洗钳夹干纱球堵住阴道口,用生理盐水冲洗(里-外-里),再用干纱球擦干(顺序按擦洗)。

(4) 铺巾:嘱产妇抬高臀部,更换产褥垫;铺治疗巾于产褥垫上,垫于臀下。

(5) 整理用物。

(四) 注意事项

1. 天冷时注意保暖。

2. 擦洗的左边是指操作者左边。

3. 冲洗时应自上而下,由里向外。

4. 干纱球擦干时范围应逐渐缩小。

5. 会阴部需要加强擦洗。

三、外阴消毒技术

外阴消毒技术用于经阴道操作前消毒准备,是产科最常用的技术之一。当用于正常阴道分娩助产时,可作为上台助产前的首要操作。

(一) 目的

消毒外阴,预防感染。

(二) 用物

安尔碘纱球(皮肤消毒剂)、安尔碘棉球(黏膜消毒剂)、血管钳、药碗、无菌手套。

(三) 操作流程

1. 评估解释

(1) 孕妇会阴部皮肤情况、配合程度、产力情况。

(2) 解释,取得配合。

2. 准备

(1) 自身准备:戴口罩、戴无菌手套、穿接生衣。

(2) 环境准备:分娩室准备及相关设备呈备用状态。

(3) 物品准备:备齐用物,放置于器械台上。

(4) 孕妇准备:排空膀胱,膀胱截石位,保暖。

3. 操作步骤

(1) 体位安置:协助产妇取膀胱截石位,暴露外阴部,注意保暖。

(2) 外阴消毒:取血管钳,先夹取碘伏棉球(黏膜消毒剂)消毒小阴唇及尿道口。取第一个碘伏纱球(皮肤消毒剂)从上至下擦大阴唇—阴阜—左右大腿内上 1/3—会阴—左右臀部。第二个碘伏纱球重复第一个球至肛门,范围小于前次。

(3) 弃去血管钳,将血管钳夹至接产台右下角。

(4) 铺巾。

（四）注意事项

1. 天冷时注意保暖。

2. 擦洗的左边是指操作者左边。

3. 消毒时应自上而下，由里向外。

4. 无菌纱球擦拭时范围应逐渐缩小。

5. 消毒时不可留有空隙。

四、铺产台技术

阴道分娩的铺产台技术是指外阴消毒后、胎儿娩出前，在产妇会阴部、腹部及大腿外 1/3 处铺上无菌巾形成一片无菌区域，整理接产台，合理、有序、规范、统一放置无菌物品。

（一）目的

确保产妇分娩区域的清洁无菌，预防感染。

（二）用物

顺产辅料包（产单、中单、治疗巾、无菌接生衣、婴儿包内含婴儿巾、棉签、纱布及大毛巾）、顺产器械包（不锈钢框、积血盆、药碗、纱布、直钳、直剪、会阴切开剪、会阴缝合包内含持针器、阴道塞、纱布）、无菌手套、安尔碘（黏膜消毒剂）棉球、安尔碘（皮肤消毒剂）纱球、如行会阴侧切则另需 5ml 针筒、7 号长针头、缝合线、1% 碳酸利多卡因药液。

（三）操作流程

1. **评估解释**

（1）评估产妇配合情况、用力情况。

（2）解释取得配合。

2. **准备**

（1）自身准备：戴口罩、戴无菌手套、穿接生衣。

（2）环境准备：分娩室准备及相关设备呈备用状态。

（3）物品准备：备齐用物，放置于器械台上。

（4）孕妇准备：外阴消毒。

3. **步骤**

（1）铺产台：无菌单顺序，产单→中单→治疗巾，将婴儿包交给巡回助产士；产单折 1/3 后铺于臀下，再将反折起的 1/3 包于臀部；两块小单各折 1/3 后覆盖左右大腿，先左后右；取一块治疗巾对折置于产妇下腹部，开口对着会阴部，置一块纱布于肛门处露出外阴部。

（2）摆放器械：产台左上角从左往右依次摆放会阴切开剪、两把血管钳、直剪；右上角摆放不锈钢框，框内放置会阴缝合包，将药碗倒扣于另一积血盘上后置于框上；框下方置另一积血盘及无菌手套；小药杯放于框旁边，纱布放于接产车左下角；如需要会阴切开，则另需准备缝合线放置于框内，将盛有药液的小药杯置于纱布旁，5ml 针筒连接好 7 号长针头备用。

（3）铺台完毕准备接生：详见"正常分娩助产技术"相关内容。

（四）注意事项

铺台过程中注意严格按照无菌操作技术及充分暴露接生视野。

五、正常分娩助产技术

采用恰当的保护会阴手法，根据分娩机制，帮助产妇缓缓娩出胎儿的过程。

（一）目的

1. 正确评估产妇，采取最适宜的助产技术。

2. 保护会阴，协助胎儿娩出。

（二）用物

1. **顺产辅料** 产单、中单、治疗巾、无菌接生衣、婴儿包内含婴儿巾、棉签、纱布及大毛巾。

2. **顺产器械** 不锈钢框、积血盆、药碗、纱布、直钳、直剪、会阴切开剪、会阴缝合包内含持针器、阴道塞、纱布。

3. **其他** 无菌手套、安尔碘（黏膜消毒剂）棉球、安尔碘（皮肤消毒剂）纱球、如行会阴侧切则另需 5ml 针筒、7 号长针头、缝合线、1% 碳酸利多卡因药液。

（三）操作流程

1. **评估解释**

（1）产妇子宫收缩评估：配合程度、子宫收缩及胎心、胎头下降及拨露情况。

（2）环境评估：环境是否安全、舒适，保护产妇隐私。

（3）解释：和产妇沟通交流，告知产妇助产过程及需要其配合的时机及方法。

2. **准备**

（1）自身准备：戴口罩、戴无菌手套、穿接生衣。

（2）环境准备：分娩室准备及相关设备呈备用状态。

（3）物品准备：备齐用物，放置于器械台上。

（4）孕妇准备：已覆盖无菌巾。

3. **步骤**

（1）阴部神经阻滞麻醉：左手的示指、中指在阴道内触摸坐骨棘，右手持连接好 7 号长针头的针筒，由坐骨结节与肛门连线中点处皮肤刺入，先作一皮丘；向坐骨棘方向进针，直达其内下方，抽无回血，注入碳酸利多卡因 5ml，阻断内阴部神经；将穿刺针头退至皮下，转向坐骨结节进针，直达坐骨后，针头稍向后退，抽无回血，该处注入 5ml，阻断会阴部神经；边退针头边注入 5ml 直至皮下；向切口周围皮肤、皮下组织作伞形浸润麻醉，用纱布揉搓伞形部位，使麻醉药液充分吸收，纱布弃去。

（2）会阴切开：会阴侧切开：自会阴后联合向左侧或右侧坐骨结节方向（与会阴正中线成 45°～60°角）剪开，切口长 3～4cm。会阴正中切开：在会阴正中线切开，切开长 2～3cm，优点是切开组织少、缝合简便，但如保护不当，有向下延伸造成Ⅲ°会阴撕裂的危险。切开时机：子宫收缩时胎头显露 4～5cm,会阴明显膨隆,预计 1～2 次子宫收缩就能娩出胎头,行会阴切开;切开过早可造成不必要的失血,过迟则失去切开的意义。切开方法:以左手示、中指插入胎儿先露部与阴道壁之间,二指略展开,撑起阴道左侧壁,使会阴稍隆起,然后用会阴剪以阴唇后联合为起点,开始向外(与会阴正中线 45°～60°角),向坐骨结节方向,在子宫收缩开始,会阴部高度隆起且最薄时剪开,剪刀不可移位,并保持剪刀面与会阴部皮肤垂直。若会阴体短时,则以阴唇后联合上 0.5cm 处为切口起点,剪开后用纱布压迫止血,必要时结扎止血。

(3) 帮助胎头娩出:

1) 会阴切开助产手法:右肘支于髋嵴处,拇指与其余四指分开(或五指并拢),利用手掌大鱼际肌按于会阴体中心部,同时需露出距切口下缘 0.5cm 处,便于观察。子宫收缩时向上向前托住会阴,同时左手下压胎头枕部,充分辅助胎头俯屈和使胎头缓慢下降,子宫收缩间隙可使保护会阴的手稍放松,以免压迫过久引起会阴水肿。当胎头枕骨在耻骨联合露出时,左手应协助胎头仰伸。此时若子宫收缩过强,应嘱咐产妇张口哈气,让产妇在子宫收缩间歇期稍向下屏气,使胎头缓慢娩出。

2) 限制会阴切开助产手法:无需行阴部神经阻滞麻醉。不同于会阴切开助产手法的是右手不急于保护会阴,等到会阴体隆起紧张,充分伸展时,可适当保护会阴组织,其余操作步骤基本同会阴切开助产手法,其中更多地结合助产技巧,胎头娩出速度更加缓慢。包括:①徒手扩张会阴法:即在子宫收缩时,右手示指、中指并拢,指腹向外,轻轻滑入阴道后壁和会阴联合处,向下、

向外扩张会阴及向四周扩张阴唇,以减轻胎儿娩出的阻力,同时助产士需要耐心指导产妇正确应用腹压,使胎头顺利下降,子宫收缩间歇期需暂停使用此方法,以防会阴水肿;②充分俯屈胎头:无论是胎头拨露还是胎头着冠,都要充分俯屈胎头,指导产妇用力,待胎头不再有下降趋势时,左手俯屈胎头,胎头下屈要到位,不可太快,始终以胎头最小径线即枕下前囟径通过产道;③控制胎头娩出速度:尽可能地控制胎头娩出速度,缓慢而匀速地通过阴道口,指导产妇适度用力,切忌猛然用力造成的胎头娩出速度过快而造成严重撕裂。

(4) 帮助前肩娩出:

1) 胎头娩出后,轻轻挤压口鼻部黏液,右手仍应注意保护会阴,不要急于娩出胎肩。嘱产妇放松吐气,停止用力,然后左手轻轻协助胎头复位、外旋转,使胎儿双肩径与骨盆出口前后径相一致。

2) 在产妇子宫收缩间隙,指导产妇正确应用腹压,左手向下轻压胎儿颈部,缓慢牵引胎颈使前肩从耻骨弓下娩出至胎儿肩峰下近胎儿肘部,充分暴露肩峰,继之左手掌心向上托住胎颈,使后肩从会阴前缘缓慢娩出,右手持续保护会阴至双肩娩出,左手沿胎肩旋转,虎口扶住胎颈,右手从臀部起接住下肢,提起双脚踝,倒拎胎儿,左手托住胎儿头部,使新生儿紧靠助产者腹部,清理呼吸道。

3) 胎肩娩出时,若脐带绕颈一周且较松,可用手将脐带顺胎肩推下或从胎头滑下。若脐带绕颈过紧或绕两周以上,可先用两把血管钳将其一段夹住从中剪断脐带,注意不要伤及胎儿颈部,在松解脐带后协助胎肩娩出(图 15-2-1)。

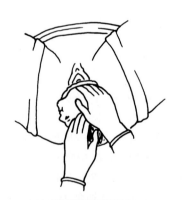 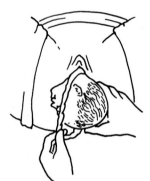 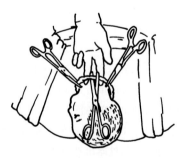

(1) 将脐带顺肩部推上　　(2) 把脐带从头上退下　　(3) 用两把血管钳夹住,从中间剪断

图 15-2-1　脐带绕颈的处理
引自:华克勤,丰有吉.实用妇产科学.第 3 版.北京:人民卫生出版社.2013.

(5) 胎儿娩出:胎儿娩出后,将胎儿放置于产妇胸腹部,再次挤压口鼻黏液以清理呼吸道,并迅速擦干新生儿。初步评估新生儿,确认新生儿一般情况良好,可适当延迟断脐时间至少 30～60 秒,或等待脐带搏动停止后再结扎脐带。若确认新生儿呼吸道通畅而未啼哭时,可轻弹新生儿

足底,若新生儿窒息,则按新生儿窒息复苏流程处理(详见"新生儿窒息"相关内容)。待羊水流净后,及时将积血盘垫于产妇臀下,以准确记录出血量。

(6) 新生儿脐部结扎:新生儿娩出后,在距离脐根部至少 15cm 处钳夹第一把血管钳,并在距离第一把血管钳 3～

5cm 处钳夹第二把血管钳。注意钳夹第二把血管钳之前，用手从第一把血管钳向远端挤压脐血管中的血液，尽量使两把血管钳之间无血液残留，避免断脐时脐带中的血液飞溅。在两把血管钳之间剪断脐带，将新生儿与胎盘分离。

断脐后，需进一步对脐带进行结扎，方法包括双重结扎脐带法、气门芯、脐带夹、血管钳等。传统的双重结扎脐带法的操作为：75% 乙醇消毒脐带根部及其周围，在距脐根0.5cm 处用无菌粗线结扎第一道，再于结扎线外 0.5～1cm处结扎第二道，在第二道结扎线外 0.5cm 处剪断脐带，挤出残余血液，用 5% 聚维酮碘溶液或 75% 乙醇消毒脐带断面，待脐带断面干后，用无菌纱布包扎。需要注意的是必须扎紧脐带防止出血，又要避免用力过猛造成脐带断裂；消毒时药液不可接触新生儿皮肤，以免皮肤灼伤；处理脐带时要注意新生儿保暖。

（7）协助胎盘娩出及缝合伤口（详见"第三产程管理"相关内容）。

（四）注意事项

1. 胎头着冠后，应加强对产程进展的观察，准确把握上台时机：应预留充分时间，以完成打开无菌包、外科洗手、消毒、铺巾等上台准备，避免仓促接生。

2. 严格执行无菌操作技术，传染病患者产妇阴道助产时做好消毒隔离工作，同时要做好自身防护准备包括一次性接生衣、防护眼镜、防护鞋等。

3. 正确指导产妇用力，详细告知配合要点，取得产妇积极配合。

4. 胎头娩出过程中保护会阴同时协助胎头俯屈，使胎头以枕下前囟径缓慢通过阴道口；正确把握俯屈的时机，避免过早、过重俯屈，造成胎头水肿加重、刺激胎头和胎头娩出困难。

5. 注意保护手法和力度，保护时右手应固定不动，切忌不断变换位置，同时避免保护力量过大而变成胎头下降的阻力。

6. 助产过程中手法正确，注意控制好胎头娩出速度，不可过猛过快；适度保护会阴，不可用力过猛以免造成新生儿锁骨骨折。

7. 待胎头完全复位和外旋转后，方可开始准备娩出前肩，娩肩时也应注意会阴的保护。

8. 切忌单手操作，操作过程中注意安全，避免新生儿损伤。

9. 自然娩肩法　待胎儿双肩径与骨盆出口前后径相一致时嘱产妇子宫收缩时用力，轻轻牵引胎儿颈部，不可强行加压牵拉胎儿颈部，充分暴露肩峰后方可娩出后肩，预防新生儿锁骨骨折。

【本节关键点】

1. 在行胎头旋转术前应充分掌握适应证和禁忌证，明确胎位；旋转过程中应动作轻柔、避开囟门，密切观察胎心情况；若几次尝试失败，应考虑骨盆狭窄可能。

2. 胎头着冠后，应加强对产程进展的观察，准确把握上台时机，避免仓促接生。

3. 对于阴道分娩的产妇，不建议常规会阴切开，如有切开指征，建议会阴侧切并充分把握切开时机。

4. 充分俯屈胎头同时控制胎头娩出的速度是阴道分娩接产过程中的关键步骤。

（闵　辉）

参考文献

[1] Le Ray C, Fraser W, Rozenberg P, et al. Duration of passive and active phases of the second stage of labour and risk of severe post-partum haemorrhage in low-risk nulliparous women. Eur J Obstet Gynecol Reprod Biol, 2011, 158(2): 167-172.

[2] Al-Kuran O, Al-Mehaisen L, Bawadi H, et al. The effect of late pregnancy consumption of date fruit on labour and delivery. J Obstet Gynaecol, 2011, 31(1): 29-31.

[3] Singata M, Tranmer J, Gyte GM. Restricting oral fluid and food intake during labour. Cochrane Database Syst Rev, 2013 (8): D3930.

[4] Lemos A, Amorim MM, Dornelas DAA, et al. Pushing/ bearing down methods for the second stage of labour. Cochrane Database Syst Rev, 2015, 10: D9124.

[5] Miller DA, Miller LA. Electronic fetal heart rate monitoring: applying principles of patient safety. American Journal of Obstetrics & Gynecology, 2012, 206(4): 278-283.

[6] 马彦彦, 庞汝彦. 正常产程中的入量管理. 中华妇产科杂志, 2015(4): 316-317.

[7] 时春艳, 李博雅. 新产程标准及处理的专家共识（2014）. 中华妇产科杂志, 2014, 7: 486.

[8] 漆洪波, 刘兴会. 难产. 北京: 人民卫生出版社, 2015.

[9] 马丁, 沈铿. 妇产科学. 第 3 版. 北京: 人民卫生出版社, 2015.

4

第十六章　第三产程的管理

第一节　第三产程的基本处理

第三产程(the third stage of labor)又称胎盘娩出期,是指胎儿娩出后到胎盘娩出的过程,即胎盘剥离和娩出的过程,一般需 5~15 分钟,不超过 30 分钟。正确处理娩出的新生儿、做好母婴的第一次亲密接触、仔细检查胎盘的完整性、预防产后出血等均是第三产程的内容。

一、基本生理过程

第三产程并不算一个独立的阶段,而是之前的状态(分娩过程)和之后即将发生的过程(控制出血和恢复子宫至孕前状态)的一种延伸状态。分娩期间,子宫在母体自身分泌的催产素作用下不断地收缩和缩复;胎儿娩出后,子宫壁由于这种缩复作用有效增厚和缩小,促进了胎盘与子宫壁的分离;同时子宫的这种收缩和缩复,也有效控制了产后出血量。

目前认为第三产程可以分为三个阶段(图 16-1-1):①潜伏期:从新生儿娩出到胎盘开始剥离。子宫壁在间歇性子宫收缩的作用下增厚,无胎盘附着的子宫壁增厚较多,胎盘附着处子宫壁增厚最少。②剥离期:从胎盘开始剥离至胎盘完全剥离。胎盘附着处的子宫壁逐渐增厚,使其表面积减小,造成该处的胎盘和子宫壁分开;此时子宫壁继续增厚,使得胎盘继续向外分离,直至整个胎盘与子宫壁剥

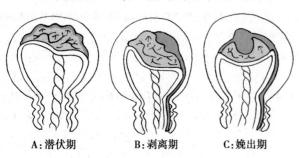

| A:潜伏期 | B:剥离期 | C:娩出期 |

图 16-1-1　胎盘剥离的三个阶段

离。胎盘与子宫壁的剥离过程可一次性持续进行,亦可中途停顿,分多次进行剥离。③娩出期:从胎盘完全剥离至胎盘从阴道排出。此时子宫壁整体变厚,宫底部强有力的收缩,将胎盘推至子宫下段,后从阴道排出。

二、脐带结扎

(一)脐带结扎的时机

早脐带结扎(early or immediate cord clamping,ECC)即在新生儿出生后 30 秒内结扎脐带。虽然没有太多的循证依据支持,但却是我国大多数地区采取的医疗常规。事实上,在第三产程,若脐带没有破损,血液可在新生儿与胎盘之间流动,直至脐带停止搏动。延迟脐带结扎(delayed cord clamping,DCC)即在新生儿出生后至少 30~60 秒或等脐带停止搏动后再结扎脐带。既往观点认为延迟脐带结扎会导致新生儿红细胞增多症和高胆红素血症,且早脐带结扎更有利于第三产程的处理,可以减少母体失血量。但是当前证据表明,除了前置胎盘、胎盘早剥等特殊情况,需要权衡延迟脐带结扎的益处与产妇的风险外,脐带结扎的时间并不影响母体的出血量,延迟断脐并不增加产后出血的风险。

确实有研究发现延迟断脐增加了新生儿因黄疸而需要光疗的比例,但是在新生儿死亡这一指标上两者却没有明显差异。同时越来越多的研究证明了延迟钳夹脐带对新生儿的安全性和益处。当然,延迟脐带结扎的时间并非越长越好,太长可能会导致新生儿红细胞增多症,不利于出生时的产科处理。2016 年加拿大妇产科医师学会(Society of Obstetricians and Gynaecologists of Canada,SOGC)在健康女性足月自然分娩管理的临床实践指南中明确提出:对于不需要进行新生儿复苏的足月儿和早产儿,不论分娩方式如何,推荐延迟 60 秒断脐。2017 年,美国妇产科医师学会(American College Obstetricians and Gynecologists,ACOG)也明确指出延迟断脐对足月儿及早产儿均有益处,推荐对有活力的足月儿及早产儿均在出

生至少30~60秒以后再断脐。目前针对延迟脐带结扎的研究多针对单胎,对于多胎妊娠的延迟脐带结扎,仍需要开展进一步的研究。

(二)延迟脐带结扎对新生儿的影响

对于足月儿,延迟断脐1分钟可以通过胎盘增加80ml血液,3分钟约增加100ml左右血液,从而增加出生时的血红蛋白水平和提高出生后数月的铁储备,这将有益于新生儿的生长发育。但是延迟断脐会轻微增加黄疸和需要光疗的比例,因此实施延迟脐带结扎应首先确认本医疗机构具备新生儿黄疸监测和治疗条件。而对于早产儿,延迟断脐更将带来显著的益处:包括改善从胎儿到新生儿的循环过渡,提高红细胞容量,减少新生儿输血,降低新生儿坏死性结肠炎和颅内出血的风险。

(三)延迟脐带结扎的新生儿护理

既往认为重力决定了血液的流动方向,因此实施延迟脐带结扎时,新生儿需位于胎盘水平或低于胎盘的位置,以保证血液流向新生儿。然而一项研究发现,延迟脐带结扎时将健康的新生儿置于母亲的胸部或腹部,所交换的血流量并不低于置于阴道水平位置的新生儿。这就意味着,延迟脐带结扎并不妨碍母婴肌肤接触(skin-to-skin contact)的开展。剖宫产时亦可将胎儿置于母亲腹部或两腿之间,在不妨碍手术的同时,开展延迟脐带结扎。

值得注意的是,在开展延迟脐带结扎的期间,仍应对新生儿进行初步的护理,如擦干、清理口鼻黏液(当黏液过多或阻塞气道时)、刺激呼吸、保暖(母婴肌肤接触的同时,用干燥、温暖的毛巾覆盖)等。对羊水粪染但有活力的新生儿,仍然建议进行延迟脐带结扎。在开展延迟脐带结扎的过程中,应同时积极处理第三产程,包括应用缩宫素等。

临床思考 16-1-1

1. 在你工作的场所,更多的是采取立即钳夹脐带还是延迟钳夹脐带?

2. 是否所有新生儿都适合延迟钳夹脐带? 如果不是,那么在何种条件下不建议延迟钳夹脐带呢? 对于这些新生儿,有没有延迟断脐的替代方法?

(四)脐带完整时的复苏干预

改善早产儿生存质量的关键是保证出生时脑和心脏的血流灌注稳定。越来越多的研究证实,早产儿延迟脐带结扎可以增加胎盘输血,有助于血流动力学稳定。因此,延迟脐带结扎对早产儿至关重要。但是,相对于足月儿,早产儿往往更可能需要新生儿复苏。事实上,延迟脐带结扎并不意味着延迟复苏。有研究指出,若有新生儿需要窒息复苏,可将新生儿置于母亲两腿之间,

给予脐带完整时的复苏干预(intact cord resuscitation, ICR),即在未断脐的情况下,同步进行新生儿窒息复苏操作:如清理气道、正压人工通气等,新生儿仍能通过胎盘-胎儿循环获得额外的血液和氧气,还可减轻新生儿因缺氧导致的全身各个器官的功能损害和脑损伤。这一操作对产科医师、助产士和新生儿科医师之间多学科团队的沟通、协调及配合要求非常高,需要定期进行模拟培训,才能保证提供高效的早产儿复苏。新生儿科团队应提前到场,在分娩前与产科团队共同评估ICR的禁忌证、应急计划。须提前将新生儿辐射台移至产床或手术台旁,并进行调适(包括保暖设施、吸引装置、正压通气设备、氧气、空氧混合仪等),确保设备能够正常运行且不影响正常的手术操作。现国外一些医疗中心使用专门设计的移动平台,以保障在产妇身旁进行早产儿的复苏干预。

(五)脐带挤压

延迟脐带钳夹在胎盘早剥、前置胎盘、前置血管破裂、母体严重低血压等情况下并不推荐。当无法进行延迟脐带结扎时,挤压脐带(umbilical cord milking, UCM)成了一种替代方法。脐带挤血的具体方法尚未统一,可参考的方法是:在新生儿出生后30秒内,离脐带根部25cm处钳夹和断脐;将新生儿置于辐射台上,脐带抬高,从断脐部位向新生儿方向以10cm/s速度将脐带2~5次,然后在离脐带根部2~3cm处断脐。这能使对复苏的干预减到最小。关于脐带挤血的研究并不及延迟钳夹脐带,虽然脐带挤血看起来安全且能够得到与延迟脐带结扎类似的益处,但是需要更多充分的研究来证实这种干预的有效性。

三、新生儿处理

新生儿窒息(neonatal asphyxia)是指由于各种原因导致的母体-胎儿间通过胎盘血流进行的气体交换发生急性障碍,引起胎儿发生严重的缺氧和酸中毒,继而出现呼吸、循环和中枢神经系统的抑制,以致出生后不能建立和维持正常呼吸的一种危急病理状态。新生儿娩出后应常规判断有无新生儿窒息,并对每一位新生儿做好复苏准备,第一时间的复苏以及复苏的有效程度,对新生儿的预后至关重要。国内外至今尚无统一的新生儿窒息诊断标准,既往临床单纯以Apgar评分(表16-1-1)结果判断新生儿窒息及其程度,内容包括心率(pulse)、呼吸(respiration)、对刺激的反应(grimace)、肌张力(activity)和皮肤颜色(appearance)等五项,每项0~2分,共10分,并认为Apgar评分在0~3分为重度窒息,4~7分为轻度窒息,8~10分为正常。但近年来有研究显示,1分钟Apgar评分提示酸中毒的敏感性和阳性预测值均较差,不建议作为新生儿窒息诊断的唯一标准。

表 16-1-1　新生儿 Apgar 评分法

体征	0	1	2
心率	无	<100 次/分	≥100 次/分
呼吸	无	慢,不规律	规则,啼哭
肌张力	瘫软	四肢稍曲	活动活跃
反射	无反应	皱眉	哭声响亮
皮肤颜色	青紫、苍白	躯体红润,四肢青紫	全身红润

快速实践指导 16-1-1

新生儿 Apgar 评分的注意点：

1. 新生儿娩出后需由有经验的医师或助产士进行 Apgar 评分。

2. 1 分钟评分是出生当时的情况,反映在宫内的情况;5 分钟及以后评分反映复苏效果,与预后关系密切。

3. 若 5 分钟 Apgar 评分不满意,应每 10 分钟复评一次,直到复苏成功为止。

4. Apgar 评分以呼吸为基础,心率是最终消失的指标。

5. 临床恶化顺序肤色—呼吸—肌张力—反射—心率。

6. 复苏有效顺序心率—反射—肤色—呼吸—肌张力,故肌张力恢复越快,预后越好。

7. 在新生儿复苏过程中,可能会出现 Apgar 倒评分的现象,提示复苏方法不当或新生儿存在先天性疾患。

8. Apgar 评分对确定新生儿窒息有一定指导意义,但仍需结合脐血血气分析结果共同分析,以准确判断新生儿窒息的程度。

胎儿娩出后应迅速擦拭新生儿面部,初步、快速清除口鼻分泌物,若新生儿反应良好,能够建立自主呼吸,则可立即进行新生儿处理。具体如下:将新生儿置于已经打开的远红外辐射台上,注意保暖,及时擦干身上羊水。若新生儿口鼻黏液和羊水较多,可用吸引球或新生儿吸痰管轻轻吸出,但不提倡常规进行新生儿气道吸引。当确认呼吸道通畅而仍未啼哭时,可用手轻拍新生儿足底或背部,以刺激新生儿啼哭。新生儿大声啼哭后即可处理脐带。与母亲共同核对新生儿性别,擦净新生儿足底胎脂,打新生儿足印及母亲拇指印于新生儿病历上,经仔细体格检查后,将标明母亲姓名、床号、住院号和新生儿性别的手腕带及足腕带,与母亲共同核对后系于新生儿手足。将处理好的新生儿抱给母亲进行早接触和早吸吮,建立密切亲子关系,同时使产妇获得成就感,增加心理舒适度。

四、积极处理第三产程

产后出血是孕产妇死亡的主要原因,积极正确的处理

第三产程能有效降低产后出血量及产后出血的危险度,为常规推荐(Ⅰ级证据)。积极的第三产程处理包含了预防性使用子宫收缩剂、延迟钳夹脐带和控制性牵拉脐带以及预防性子宫按摩等一系列的处理和照护。

（一）预防性使用子宫收缩剂

预防性使用子宫收缩剂是预防产后出血的最重要的常规推荐措施,首选缩宫素。头位胎儿于胎儿前肩娩出后、胎位异常者于胎儿全身娩出后、多胎妊娠者于最后一个胎儿娩出后,将缩宫素 10U 加入 500ml 液体中以 100～150ml/h 速度静滴,或直接以缩宫素 10U 肌内注射。

（二）延迟钳夹脐带和控制性牵拉脐带

胎儿娩出后延迟脐带结扎对胎儿更有利,应常规推荐,仅在怀疑胎儿窒息,需要及时娩出并抢救的情况下,才考虑立即钳夹并切断脐带(Ⅰ级证据)。控制性牵拉脐带(controlled cord traction,CCT)即断脐后一手握住脐带轻轻牵拉,保持脐带轻微的张力并等待宫缩,另一手置于耻骨联合上方持续对抗压力固定子宫(图 16-1-2),伴随一次强有力的宫缩时,鼓励产妇向下屏气并轻轻牵拉脐带,协助胎盘娩出。

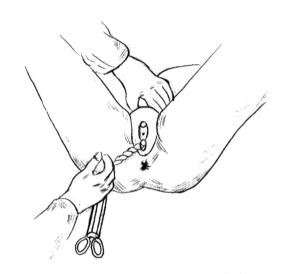

图 16-1-2　控制性牵引脐带

值得注意的是,CCT 能帮助胎盘快速娩出,但其并非预防产后出血的必要手段,仅在接生者能熟练掌握牵拉方法,并且认为确有必要时选择性使用(Ⅰ级证据)。在胎盘尚未完全剥离时,用力按揉、下压宫底或用力牵拉脐带,可能会引起胎盘部分剥离而出血,或导致脐带断裂,甚至是子宫内翻。因此在行控制性牵引脐带之前一定要进行专业的培训,确保接生者能够熟练掌握此方法,并在确有必要时选择性使用。在操作同时,固定子宫的手应持续提供子宫的对抗压力,有学者认为这一动作可以防止子宫内翻,但是并没有确切的证据支持。若使用 CCT 一阵宫缩后胎盘没有下降,不应继续牵拉脐带,而是轻轻握住脐带等待下一次的良好宫缩出现。

（三）预防性子宫按摩

预防性使用缩宫素后,不推荐常规进行子宫按摩来预防产后出血(Ⅰ级证据),但是接生者应该常规触摸宫底,以

了解子宫收缩的情况。

快速实践指导 16-1-2

胎盘剥离征象：

1. 少量阴道流血。

2. 宫体变硬呈球形，下段被扩张，宫体呈狭长形被推向上，宫底上升达脐上。

3. 剥离的胎盘下降至子宫下段，外露的脐带自行延长。

4. 按压耻骨联合上方，宫体上升，外露的脐带不回缩。

胎盘娩出的方式：

1. 胎儿面娩出（Schultze mechanism）较多见，胎盘从中央开始剥离，特点是胎盘胎儿面先娩出，然后见少量阴道流血。

2. 母体面娩出（Duncan mechanism）较少见，胎盘从边缘开始剥离，血液沿剥离面流出，特点是先有较多的阴道流血，后胎盘母体面娩出。

五、检查胎盘、胎膜

胎盘残留也是导致产后出血的重要原因，因此胎盘娩出后，应常规仔细检查胎盘，确定有无胎盘残留，以便立即采取措施。经历了长时间的分娩过程，产妇体力消耗较大，同时由于胎盘剥离、软产道裂伤等，造成了局部的抵抗力下降，因此在处理胎盘时，一定要严格执行无菌操作，在处理新生儿之后，应更换无菌手套和部分敷料。

（一）检查胎盘、胎膜的方法

首先，观察胎盘和脐带的形态有无异常，如球拍状胎盘、脐带扭转、脐带真结等。第二，将胎盘提起以观察胎膜以及胎儿面有无血管断裂，以及时发现副胎盘（图 16-1-3）；可见胎膜中间有一破口，胎儿从此破口中娩出；注意确认是否有两层胎膜，并仔细检查胎膜边缘，当只有一层胎膜或边缘不规则时，要尽可能把胎膜碎片拼在一起，以确定胎膜的完整性。第三，将胎盘母体面朝上放置在平面上，沿胎盘边缘轻轻擦拭一圈，以查看有无胎盘缺损，再次确认有无副胎盘；将胎盘母体面的血凝块轻轻擦干净，仔细检查所有

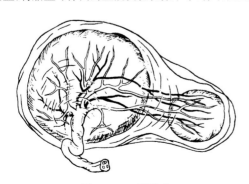

图 16-1-3　副胎盘

的胎盘小叶是否存在钙化、缺损和（或）毛糙，以确认是否有胎盘残留；然后测量胎盘的大小。第四，检查脐带，注意脐带附着的位置、脐带长度，以及是否存在脐带发育异常，如单脐动脉等。最后，对胎盘进行称重，一般足月胎盘的重量为新生儿体重的 1/6，早期脐带结扎会导致胎盘滞留更多血液，从而造成胎盘重量增加。

临床思考 16-1-2

1. 你见过哪些类型的脐带异常？

2. 脐带异常对母体和胎儿的影响主要体现在哪些方面？

（二）常见的脐带异常

1. **脐带缠绕**　脐带围绕胎儿颈部、四肢或躯干者，称为脐带缠绕（cord entanglement）（图 16-1-4），是最常见的脐带异常，占分娩总数的 20%～25%，其中 90% 为脐带绕颈。发生原因与脐带过长、胎儿小、羊水过多以及胎动频繁有关。B 超是诊断脐带缠绕最为有效的方法，可见脐带缠绕处皮肤有明显压迹，脐带缠绕 1 周呈 U 形压迹，缠绕 2 周为 W 形压迹，缠绕 3 周或以上呈锯齿形，其上为一条衰减带状回声。产前诊断脐带缠绕者，在产时应加强监护，一旦出现胎儿窘迫，应及时处理。

2. **脐带长度异常**　正常脐带长度在 30～100cm，平均 55cm，短于 30cm 称为脐带过短（excessive short cord）。临床上脐带长度异常在产前一般无法判断，仅在分娩后检查时发现。脐带过短在分娩前往往无临床征象，临产后因先露下降，导致脐带过度牵拉，而造成胎心率异常、胎先露下降受阻，甚至胎盘早剥。脐带过长（excessive long cord）易造成脐带缠绕、打结、受压以及脐带脱垂。

3. **脐带打结**　分脐带假结（false knot of cord）和脐带真结（true knot of cord）两种（图 16-1-5）。假结是指因脐血管较脐带长，血管卷曲似结，或因脐静脉较脐动脉长，而形成迂曲似结，通常对胎儿无大危害。真结是胎儿在运动时，穿过一圈脐带形成，发生率约为 0.05%～1%，多由于脐带过长、羊水过多、胎动过频等造成。若真结未拉紧，则无临床症状；若拉紧后可致胎儿血液循环受阻导致胎死宫内。产前不易发现，多在分娩后诊断。

4. **脐带扭转**　胎儿活动可使脐带顺其纵轴扭转呈螺旋状形成脐带扭转（torsion of cord）（图 16-1-6），生理性扭转可达 6～11 周。若脐带过分扭转，可在近胎儿脐轮处变细呈条索状坏死，引起血管闭塞或伴血栓形成，胎儿可因血运中断而死亡。

5. **脐带附着异常**　脐带一般附着于胎盘儿面的近中央处或偏侧方。若脐带附着于胎盘边缘者，称为球拍状胎盘（battledore placenta）；附着于胎膜上，脐带血管通过羊膜

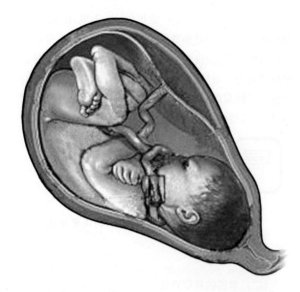

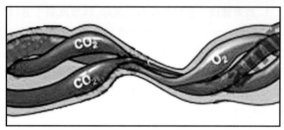

图 16-1-4　脐带缠绕
引自:华克勤,丰有吉.实用妇产科学.第3版.北京:人民卫生出版社.2013.

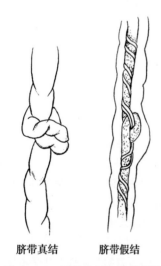

脐带真结　　　　脐带假结
图 16-1-5　脐带真结与脐带假结

与绒毛膜间进入胎盘者,称为脐带帆状附着(cord velamentous insertion)。脐带帆状附着时,由于缺少正常期待结构的保护,只有胎膜包裹的血管很容易受到胎先露的压迫,从而导致胎儿缺氧。若胎膜上的血管跨过子宫颈内口,位于胎儿先露部前方,称为前置血管(vasa previa)。由于血管附着于绒毛膜,胎膜破裂时可导致血管破裂,前置血管破裂出血严重者可致胎儿死亡,产前B超或宫口扩张检查时摸到有波动的血管可诊断(图16-1-7)。

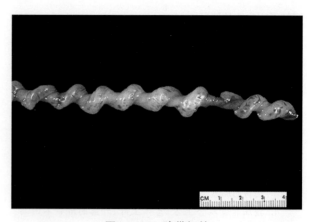

图 16-1-6　脐带扭转
引自:华克勤,丰有吉.实用妇产科学.第3版.北京:人民卫生出版社.2013.

6. 单脐动脉　脐带只有一条动脉时,称为单脐动脉(single umbilical artery),可能与先天未发育及继发性萎缩退行性变有关,孕期的超声检查多能够发现。部分单脐动脉与胎儿畸形共存,易发生早产和胎儿生长受限。超声检查发现单脐动脉后,应建议进一步系统超声检查胎儿有无器官、结构异常,有无染色体异常等。若单纯单脐动脉,而没有其他结构异常,新生儿预后良好;若合并其他超声结构异常,非整倍体以及其他畸形的风险增高。

六、产后 2 小时观察和护理

由于产后2小时内是产后出血、产后子痫和产后心力衰竭等并发症的好发时期,因此有"第四产程"之称,足以证明产后2小时观察的重要性。这一时期是产妇向产褥期过渡的关键时期,容易发生许多严重的并发症,如产道血肿、产后出血、心力衰竭、羊水栓塞等。产后2小时积极有效的观察能有效降低这些并发症的发生,对保证产妇从分娩期到产褥期的安全过渡具有重要意义。

产妇在此期间应留在产房密切观察,产后立即测量血压、脉搏、呼吸、阴道出血量、子宫高度、膀胱充盈情况等,之后每30分钟监测,及早发现出血和休克。鼓励产妇排空膀胱,与新生儿早接触、早吸吮,以便能引起反射性的子宫收缩,减少出血量。一般于产后2小时返回病室,做好交接班,提供相应记录,回病房后仍需勤巡视,尤其是产后6小时内。

(一)检查并修复软产道损伤

胎盘娩出后,应立即仔细检查软产道,包括会阴、阴唇、尿道周围、阴道和子宫颈。若有损伤者,应立即进行缝合。

(二)评估阴道失血量

将所有出血量进行总和,包括纱布和填塞物中渗入的血量,预计出血大于300ml的产妇需要特别照护,因为临床估计的出血量往往较实际的出血量是有一定误差的。

(三)鼓励母婴早接触、早吸吮

早期舒适的母婴接触能够显著提高母亲的幸福

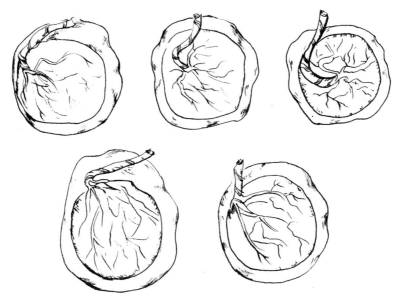

图 16-1-7　脐带附着部位

感,大部分的产妇会享受这一早期接触的过程,同时也应鼓励父亲共同分享这一时刻。新生儿在出生后便存在寻乳反射和吸吮反射,应鼓励希望母乳喂养的产妇在产后尽快进行早吸吮,这不但可促进母乳喂养的成功,还能够刺激内源性缩宫素的释放,促进子宫收缩,减少出血。

(四) 产妇及新生儿监测

产后 2 小时的产妇及新生儿监测包括产妇的生命体征、子宫收缩情况、宫底高度、膀胱充盈情况、恶露情况等;而新生儿则需关注肤色、呼吸、一般肢体活动、脐带断面有无渗血渗液等,同时还需关注新生儿体温,可以通过肌肤接触或暖和的包被等来保持身体温度。

【本节关键点】

1. 目前认为第三产程可分为潜伏期、剥离期和娩出期三个阶段。

2. 推荐对不需要新生儿复苏的新生儿进行延迟断脐。

3. 新生儿娩出后应常规判断有无新生儿窒息,并对每一位新生儿做好复苏准备。

4. 积极正确的第三产程处理能有效降低产后出血量及产后出血的危险度,为常规推荐。

5. 胎盘娩出后,应常规仔细检查胎盘胎膜,确定有无胎盘胎膜残留。

6. 产后 2 小时是产妇和新生儿的重要时刻,除及时发现、积极预防产妇产后出血、观察产妇及新生儿基本情况外,还应鼓励母婴早接触。

（郭　琳）

第二节　第三产程相关并发症

一、软产道损伤

软产道是指子宫下段、子宫颈、阴道、盆底及会阴等软组织组成的弯曲管道,具有一定的伸展性,能够承受一定程度的张力和压力,但若超过其最大扩张限度,则有可能造成不同程度的软产道及周围器官(膀胱、直肠等)损伤。急产、产力过强、胎儿过大、胎位异常、软产道病变等均有可能造成软产道的损伤,较常见的为会阴、阴道裂伤和子宫颈裂伤。

(一) 会阴、阴道裂伤

1. **诊断和分度**　英国皇家妇产科医师学会(Royal College of Obstetricians and Gynaecologists,RCOG)在Ⅲ、Ⅳ度裂伤的管理指南中,对会阴、阴道裂伤的分类做了如下描述:

(1) Ⅰ度裂伤(图 16-2-1):指阴唇系带、会阴皮肤及阴道黏膜撕裂,不包括下层筋膜和肌肉的损伤。可能会涉及尿道周围撕裂伤,导致大出血。

(2) Ⅱ度裂伤(图 16-2-2):延伸至会阴体筋膜和肌层的损伤,包括会阴深、浅横肌,耻尾肌纤维和球海绵体肌纤维,但不包括肛门括约肌。撕裂通常延伸至阴道的一侧或两侧,形成不规则的三角形损伤。

(3) Ⅲ度裂伤(图 16-2-4):损伤贯穿会阴体的筋膜和肌肉组织,累及肛门外括约肌(external anal sphincter,EAS)和(或)部分或全部的肛门内括约肌(internal anal sphincter,IAS)(图 16-2-3),又可分为以下几类:① Ⅲa:

4

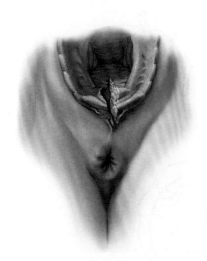

图 16-2-1　Ⅰ度裂伤
引自:刘兴会,漆洪波. 难产. 北京:人民卫生出版社.2015

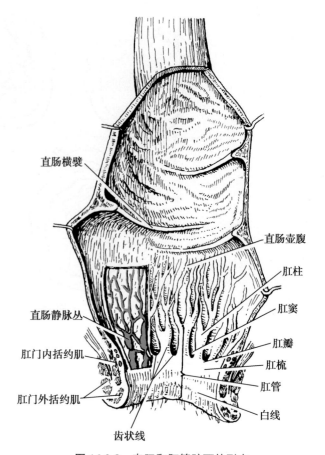

图 16-2-3　直肠和肛管腔面的形态

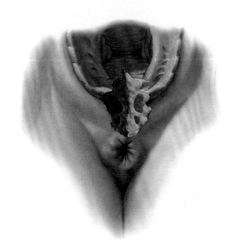

图 16-2-2　Ⅱ度裂伤
引自:刘兴会,漆洪波. 难产. 北京:人民卫生出版社.2015

<50%的 EAS 损伤;②Ⅲb:≥50%的 EAS 损伤;③Ⅲc:
EAS 和 IAS 均受损。

（4）Ⅳ度裂伤(图 16-2-5):损伤累及 ESA、ISA 及阴道
直肠隔及阴道直肠前壁,扩展至直肠黏膜。值得注意的是,
若直肠黏膜损伤,但尚存有完整的肛门括约肌,按定义并不
能诊断为会阴Ⅳ度裂伤,这种类型的损伤称为直肠扣眼裂
伤。若不能及时识别和修复直肠扣眼裂伤,则可能导致直
肠阴道瘘。

2. **预防**　会阴与阴道是分娩最易受损的部位,任何
阴道分娩都有可能出现会阴、阴道撕裂伤,特别是初产
妇。因此分娩前,应对软产道损伤的影响因素进行充分
的评估,包括胎儿大小、产力、产妇配合程度、会阴弹性
等,对存在高危因素者,应及时采取适当的预防和保护措
施。值得注意的是,会阴切开术能够扩大会阴出口,在一
定程度上降低会阴损伤的程度,但是常规会阴切开并不
能降低会阴Ⅲ、Ⅳ度裂伤的风险;特别是会阴正中切开,
其严重会阴裂伤(会阴Ⅲ、Ⅳ度裂伤)的发生率为 0.6%～

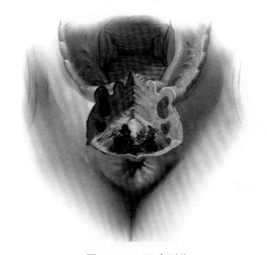

图 16-2-4　Ⅲ度裂伤
引自:刘兴会,漆洪波. 难产. 北京:人民卫生出版社.2015

9%,而这个概率在所有经阴道分娩的产妇中仅为 1%。
因此,正确评估会阴、阴道损伤的高危因素,选择限制性
会阴切开,同时正确把握接产要领,控制胎儿娩出的速
度,是预防会阴、阴道裂伤的关键。

在常规检查胎盘胎膜完整性后,应常规进行阴道子宫
颈检查,特别是在排除子宫出血后,阴道口仍有持续的鲜红
色血液流出时,所有的会阴、阴道裂伤都能够通过会阴、阴

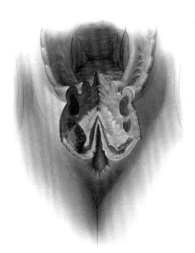

图 16-2-5　Ⅳ度裂伤
引自：刘兴会，漆洪波．难产．北京：人民卫生出版社．2015

道检查来明确诊断。胎头下降时所产生的剪切力，可能会使肛门括约肌断裂，而会阴其他方面完整，因此应仔细检查肛门括约肌的完整性，及时识别隐性的肛门括约肌损伤。同时，复杂的Ⅱ度或以上程度的裂伤，应警惕阴道穹隆、子宫颈以及子宫下段的撕裂，或累及膀胱直肠的撕裂，并要探查排除阴道深部血肿形成。

（二）子宫颈裂伤

所有经阴道分娩者，都有可能发生子宫颈裂伤，特别是初产妇，多不超过 0.5cm，无活动性出血无需治疗，当撕裂超过 1cm，伴有活动性出血，需要修补缝合时，才可诊断为子宫颈裂伤（cervical lacerations）。子宫颈裂伤的发生率初产妇约为 10%，经产妇约为 5%，其高危因素包括：产力过强、急产、巨大儿、第二产程延长、子宫颈未开全实施助产手术、器械助产夹带子宫颈、产程中盲目人为扩张子宫颈、子宫颈病变无法有效扩张等。子宫颈裂伤常伴有少量鲜红色活动性出血，若延及子宫下段、子宫动脉及其分支，甚至穿透腹膜等，可表现为大量外出血或内出血（阔韧带血肿或腹膜后血肿），可能导致产妇低血容量休克，应及时识别。

对所有经阴道分娩者，产前和产时都应充分评估子宫颈裂伤的高危因素，规范操作，尽量避免或减轻对子宫颈的损伤。阴道分娩后子宫收缩良好，而伴有持续阴道流血者以及所有器械助产者，应在第三产程后常规探查子宫颈，明确有无子宫颈裂伤及裂伤的程度；若发现超过 1cm 的子宫颈裂伤或伴有活动性出血的裂伤，应由有丰富临床经验的高年资医师进行再评估及缝合；若撕裂延及子宫下段，应按照子宫破裂处理；若可疑腹膜穿孔或腹膜后、腹腔内出血，应考虑剖腹探查。

二、胎　盘　滞　留

胎盘的延迟剥离和娩出会干扰子宫的正常收缩，导致出血，严重者甚至会危及产妇生命。90% 的胎盘在胎儿娩出后 15 分钟内娩出，若超过 15 分钟未娩出，产后出血的风险会增加。胎盘滞留是指在胎儿娩出 30 分钟内胎盘仍未娩出，但如果胎儿娩出后 30～45 分钟内，没有胎盘剥离征象，也无阴道出血，积极处理并不减少产后出血的风险。胎盘滞留与孕龄、子痫前期、既往流产史、多产或初产、高龄、使用缩宫素以及助产士的助产技术相关，其中早产是最重要的危险因素。

胎盘滞留包括胎盘嵌顿、胎盘粘连和胎盘植入三种类型。胎盘嵌顿是指胎盘已经与子宫完全剥离，但在自然状态或是轻轻牵拉脐带的情况下无法娩出。这是由于子宫收缩，子宫颈开始闭合造成的，当出现典型的胎盘剥离征象后，胎盘却无法娩出者可以诊断。胎盘粘连为胎盘与子宫壁有粘连，但是相对较容易人工剥离。胎盘植入包括任何程度的紧密黏附于子宫肌层的异常胎盘种植。子宫内膜损伤、底蜕膜发育不良、既往剖宫产史等会大大增加胎盘植入的风险。

若无胎盘剥离征象，可诊断为胎盘粘连或胎盘植入，通常仅在尝试性进行人工剥离时，才能从临床上鉴别两者。胎盘滞留的两大并发症为产后出血和子宫内膜炎，其中产后出血为最主要并发症，两者的发病与多因素有关，在进一步处理之前应综合考虑患者的情况，避免造成或加重出血及感染。

对胎盘嵌顿者，可给予硝酸甘油舌下含服或静脉推注，使子宫充分松弛，以取出胎盘；若胎盘滞留伴严重出血，应尽可能快速人工剥离胎盘，胎盘娩出会促进整个子宫收缩，必要时可联合使用促子宫收缩药物；若第三产程超过 30 分钟，胎盘仍未娩出且出血不多，应排空膀胱后，再轻轻按压子宫及静脉注射子宫收缩剂，仍不能使胎盘娩出时，应消毒后进行宫腔探查。子宫切除治疗胎盘植入，可有效降低产后出血的风险，但是对处于生育期的妇女或造成一定生理和心理上的伤害，因此若出血不多，可将胎盘留于原位，密切观察同时采取保守治疗，其中甲氨蝶呤于残留胎盘内局部注射，保留子宫的成功率较高，但疗程亦较长。

三、产　后　出　血

产后出血是我国孕产妇死亡的首要原因，约占孕产妇死亡的 1/4。一般正常阴道分娩者，出血多不超过 300ml，当出血量≥500ml 时即为产后出血，当出血量≥1000ml 时即为严重产后出血。由于产后出血量常被低估，因此报道的产后出血率往往比实际的要低。子宫收缩乏力、产道损伤、胎盘因素和凝血功能障碍是造成产后出血的四大原因，在处理时准确地估计出血量，积极寻找出血原因，采取相应的针对性病因治疗，多学科协作，个性化处理，是治疗成功的关键。（详见"产后出血"相关内容）

四、子宫内翻

子宫内翻（uterine inversion）指子宫底部向宫腔内陷入，子宫内膜面部分或全部翻出，是极为罕见的产科并发症，可一旦发生则十分危急，如果没有及时发现和处理，子宫内翻会引起严重的出血和休克，导致产妇死亡。产后 24 小时内发生的子宫内翻称为急性子宫内翻，根据子宫内翻的程度，可将子宫内翻分为以下几种类型（图 16-2-6）：

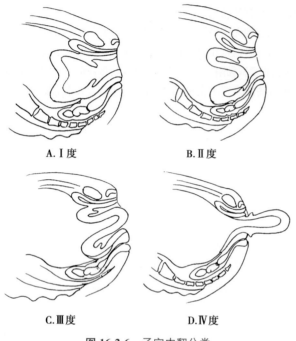

A. Ⅰ度　　　　　　　B. Ⅱ度

C. Ⅲ度　　　　　　　D. Ⅳ度

图 16-2-6　子宫内翻分类

1. **Ⅰ度内翻**　不完全性内翻，宫底部在子宫内膜腔内。

2. **Ⅱ度内翻**　完全性内翻，宫底部已经凸出子宫颈外口。

3. **Ⅲ度内翻**　子宫脱垂，宫底部达到或超过阴道口。

4. **Ⅳ度内翻**　子宫和阴道完全内翻，子宫和阴道均内翻。

虽然目前还没有证明第三产程的处理与子宫内翻之间的因果关系，但是第三产程过度牵拉脐带和压迫宫底，特别是合并子宫收缩乏力、脐带过短、宫底部有胎盘组织植入时可能容易引起子宫内翻。无论是阴道分娩还是剖宫产都有可能发生子宫内翻，其临床表现包括阴道出血、下腹痛、子宫颈或阴道可见凸出的光滑球形块状物以及尿潴留等。根据内翻程度和发生时间不同，子宫内翻的临床表现亦有不同，最常见的是完全性子宫内翻伴严重的产后出血，产妇常有重度持续性下腹痛伴低血容量休克，内翻的子宫塞满了阴道，无法在宫底本应在的脐周位

置摸到宫底；而不完全性子宫内翻临床表现不明显，其出血量可能较少，通过扩张的子宫颈检查能发现宫腔内有块状物（即宫底），腹部检查可正常或是无法触及正常球形的宫底，代之以宫底杯状缺损，如果缺乏仔细的检查，这些患者的诊断可能会被延误。

对急性子宫内翻的处理应该迅速开始，包括立即呼叫支援、停用子宫收缩剂、积极进行液体复苏、避免移除胎盘，同时立即尝试手法复位将内翻的子宫恢复到正常位置。以上多项干预措施应同时进行，其主要目的是恢复子宫到正常的位置，预防再次发生内翻，同时积极处理产后出血和休克。迅速的干预至关重要，因为随着时间的延长，子宫下段和子宫颈会收缩成一个缩窄环，使手法复位变得困难。当上述处理失败时，应使用子宫松弛剂后，再次尝试手法复位，可选择硝酸甘油 50μg 静脉给药，随后按需要再给予最多 4 次追加剂量，每次 50μg，已达到子宫复位所需的充分子宫松弛。若再次复位失败，应立即将患者转移到手术室尝试手术方式纠正内翻。

快速实践指导 16-2-1

子宫内翻的紧急处理：

1. **停用子宫收缩药物**　必要时使用子宫松弛剂，子宫复位需要子宫松弛。

2. **立即呼叫支援**　包括有经验的产科人员、麻醉科人员以及手术室人员，一旦手法复位失败，患者将立即转移到手术室，开始进一步处理。

3. **建立有效的静脉通路，积极进行液体复苏。**大量的出血可能导致患者在短时间内休克，建议开通两条大孔径静脉通路，输入晶体溶液以维持血压，随时做好输血准备。

4. **避免移除胎盘**　胎盘留在原位，只要患者被适当麻醉，几乎不会干扰手法复位；在子宫复位前，都应尽量避免剥离胎盘，否则很可能导致严重的出血；可在子宫复位后，等待胎盘自然剥离，或是当存在有产科适应证时，进行人工剥离。

5. **立即尝试手法复位**（图 16-2-7）　将一只手放在阴道内，将宫底沿着阴道长轴向脐部推送（Johnson 手法）；如果可触及狭窄环，应从最靠近狭窄环的宫底位置加压上推，使内翻的宫底由底部逐渐达到顶部；避免直接上推直径较宽的内翻宫底通过狭窄环，否则很容易复位失败。

6. **复位后促进子宫收缩**　当子宫恢复正常位置后，常常伴有子宫收缩乏力，一旦胎盘剥离，应立即给予子宫收缩剂以促进子宫收缩，减少产后出血同时维持子宫处于原位，防止再次内翻。

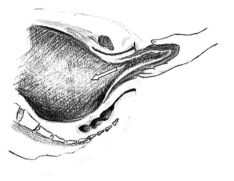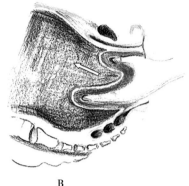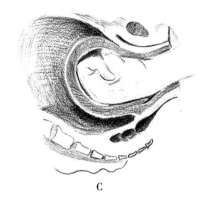

A　　　　　　　　　　　B　　　　　　　　　　　C

图 16-2-7　子宫内翻手法复位

五、羊水栓塞

羊水栓塞是一个极其复杂的临床过程,其发病率很低,但是病情进展凶猛,死亡率极高,通常表现为突发的低氧血症、低血压、消耗性凝血功能障碍及多脏器功能衰竭。在第三产程处理过程中,要密切观察产妇病情变化,尤其当氧饱和度、血压降低,血压降低与出血不成比例时,要尤其警惕羊水栓塞,边诊断边治疗。(详见"羊水栓塞"相关内容)

【本节关键点】

1. 软产道损伤是较常见的第三产程并发症,其中又以会阴、阴道裂伤和子宫颈裂伤最常见。

2. 发生胎盘滞留时,应根据胎盘滞留的类型,结合出血量和产妇具体情况,进行相应处理。

3. 处理产后出血时,准确地估计出血量,积极寻找出血原因,采取相应的针对性病因治疗,多学科协作,个性化处理,是治疗成功的关键。

4. 对急性子宫内翻的处理应该迅速开始,包括立即呼叫支援、停用子宫收缩剂、积极进行液体复苏,避免移除胎盘,同时立即尝试手法复位将内翻的子宫恢复到正常位置。

5. 第三产程处理过程中,要密切观察产妇病情变化,尤其当氧饱和度、血压降低,血压降低与出血不成比例时,要尤其警惕羊水栓塞,边诊断边治疗。

(郭　琳)

第三节　第三产程相关助产技术

一、人工剥离胎盘

人工剥离胎盘即采用人工方法使胎盘和子宫壁分离。

大部分的胎盘会在胎儿娩出后 15 分钟内娩出,如在尚无胎盘剥离征象时,用力牵拉脐带、用力按揉、下压宫底等,这可能会造成胎盘剥离不全或子宫内翻。而胎盘滞留时间过长,可能会增加产后出血的可能。第三产程中发现胎盘滞留或粘连,准确及时的人工剥离胎盘能够有效降低产后出血的发生率。因此,正确识别胎盘剥离的征象,并正确掌握人工剥离胎盘的适应证,在第三产程的处理中十分重要。

（一）人工剥离胎盘的适应证

1. 阴道活动性出血量较多,胎盘尚无剥离征象者。

2. 第三产程时间超过 30 分钟,虽阴道出血不多,但是经过积极的第三产程处理、导尿、使用子宫收缩剂后,仍无法娩出胎盘者。

3. 胎盘娩出后,检查胎盘、胎膜不完整,或胎盘边缘有断裂血管,可疑有副胎盘残留者。

（二）术前准备

1. 交叉配血,建立静脉通路,备好各类子宫收缩剂,做好输血和产后出血抢救准备。

2. 更换手套及手术衣,再次外阴消毒,排空膀胱。

3. 积极与产妇沟通,取得理解,采取必要的镇痛措施。

4. 若检查发现子宫颈内口已闭合,应肌注阿托品 0.5mg 及哌替啶 100mg,也可全身麻醉,应用异丙酚。

（三）操作手法

1. 一手手指并拢呈圆锥状,沿脐带伸入宫腔,达宫体胎盘附着部,顺胎盘面向下到达胎盘边缘,掌心面向胎盘母体面。

2. 伸入宫腔的手,手指并拢,以手掌尺侧缘缓慢将胎盘从边缘开始逐渐自子宫壁分离,切不可用手指指端去抠挖胎盘与子宫壁之间隙,另一手在腹部固定按压子宫体(图16-3-1)。

3. 先剥离一缺口,再向左右及前方逐渐扩大剥离面,至胎盘完全剥离,一次完成,待确认胎盘完全剥离后,方可取出胎盘。

4. 取出胎盘后立即肌内注射子宫收缩剂,促进子宫收缩。

（四）注意事项

1. 人工剥离胎盘会造成产妇疼痛,应做好沟通与解

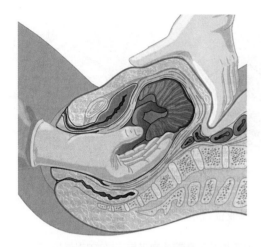

图 16-3-1 人工剥离胎盘
引自：华克勤，丰有吉．实用妇产科学．第3版．北京：人民卫生出版社．2013.

释，同时采取必要的镇痛措施。

2. 操作时，动作必须轻柔，忌暴力强行剥离或用手指抓挖子宫壁，以防子宫破裂。

3. 确认胎盘完全剥离后，方可取出胎盘，不可反复伸手宫腔，增加感染、出血。

4. 徒手剥离困难时不可强行剥离，以免造成严重后果，若找不到疏松的剥离面无法分离者，应考虑胎盘植入可能。

5. 取出的胎盘应立即检查是否完整，若有缺损，应再次徒手掏宫腔，尽量清除残留的胎盘及胎膜，但应减少宫腔操作的次数。

6. 人工剥离胎盘增加了患子宫内膜炎的可能，因此建议人工剥离胎盘前，给予单次剂量一种广谱抗生素预防感染（Grade 2C）。

7. 人工剥离胎盘后，无需常规行清宫术，但需加强产后观察，定时按压宫底，注意产妇生命体征变化，预防产后出血。

8. 鼓励产妇多饮水，督促其产后4~6小时内排空膀胱，以免影响子宫收缩。

9. 鼓励母婴早吸吮早接触，反射性促进子宫收缩，减少产后出血。

二、Ⅰ、Ⅱ度会阴裂伤的缝合术

一旦确诊为会阴阴道裂伤，应该根据其具体的分度，按照相应的修复方案及时止血并恢复组织结构。会阴阴道组织血管丰富且容易愈合，修补原则是止血和组织对合。同时，组织对合时应该牢固且尽量减少张力，否则继发的水肿可能导致缝合组织张力过大，疼痛加重甚至坏死。

（一）术前准备

在缝合之前应做好充分的术前准备，其中首要和最关

键的任务是评估会阴、阴道和肛门直肠的损伤范围和出血程度。胎头下降所产生的剪切力，可能会使肛门括约肌断裂，而会阴其他方面完整，因此，除了目视之外，触诊对确定直肠黏膜和肛门括约肌的完整性十分重要。同时在缝合之前，应确保胎盘已完全娩出且子宫收缩良好，若在缝合后需要进行手取胎盘等宫内操作，有可能会导致缝线断裂。缝合时应保证足够的照明，在满足缝合需要的同时，尽量满足产妇体位的舒适；并且根据裂伤的程度，采用合适的镇痛方式，对于会阴Ⅰ、Ⅱ度裂伤的产妇，若未行分娩镇痛，阴部或局部神经阻滞，通常已足够满足缝合所需。

（二）缝合方法

若仅为Ⅰ、Ⅱ度会阴裂伤，基本采用简单连续的、非锁边的缝合技术（图16-3-2），这样可使缝合更迅速，且使用的缝线也更少。缝合步骤如下：

1. **暴露撕裂部位** 用阴道塞上推子宫颈，以到达暴露和止血的目的。暴露阴道黏膜时可用示指、中指呈"V"字形，将阴道黏膜向外和向下牵拉和下压，充分暴露视野。

2. **阴道壁黏膜缝合** 左手示指、中指显露阴道黏膜切口顶端，用2-0的可吸收线于切口顶端上方0.5~1cm处开始，连续全层缝合阴道黏膜及黏膜下组织，直达处女膜环内口；若无法暴露顶端，可先尽可能高的缝一针，然后以此针为牵拉点，牵拉裂伤的顶端进入视野，必要时可让助手使用阴道拉钩协助暴露伤口。针距为1cm左右，旁开0.5cm，松紧适度。缝合完毕，检查顶端及阴道黏膜是否平整、漏洞、出血，是否有血肿形成；如有血肿，行"8"字缝合，必要时将血肿切开，清除血块后按组织结构缝合。再对合处女膜环外口。如遇到舌状裂伤，则先缝合"舌"右侧裂伤组织，再缝合左侧裂伤至处女膜内口时，由"舌"中点出针，再由出针点旁开1cm处进针，完成处女膜内口的缝合。

3. **缝合肌层及皮下组织** 继用缝线按解剖部位间断缝合球海绵体肌、会阴筋膜；

4. **缝合会阴皮肤** 3-0可吸收线采用间断缝合或连续皮内水平褥式缝合，打结不宜过紧；或采用"U"型缝合，即自裂口顶端1.0cm处进针，再向下沿左侧切口皮缘，自切口顶端0.2cm处出针，然后自右侧皮缘距切口顶端0.2cm处进针，以同等针距自右侧皮缘出针，与左侧对称，打结，使两侧皮缘严密对合。

5. **缝合后检查** 将会阴塞取出，仔细检查有无渗血、血肿。然后双合诊再次检查有无血肿，以及伤口缝合线有无穿过直肠壁，若感受到直肠壁有缝线，应立即拆除，重新消毒后再次缝合。常规进行直肠指检，检查直肠黏膜的完整性，同时感受肛门括约肌的收缩力。最后清点用物及缝线。

三、Ⅲ、Ⅳ度会阴裂伤的缝合

会阴Ⅲ、Ⅳ度裂伤是经阴道分娩的严重并发症，处理不

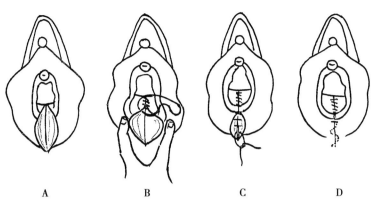

图 16-3-2　Ⅰ、Ⅱ度会阴裂伤的缝合

当可能导致感染、伤口裂开、大便失禁、直肠阴道瘘、性交痛等不良事件发生，严重影响产妇的生活质量。在降低剖宫产率，提倡自然分娩的今天，为孕产妇提供优质的服务，降低会阴Ⅲ、Ⅳ度裂伤发生率是助产工作面临的挑战。

（一）Ⅲ、Ⅳ度会阴裂伤的诊断

产妇经阴道分娩后，产科医师和（或）助产士应常规检查胎盘胎膜完整性，若阴道口仍有持续鲜血流出，在排除子宫收缩乏力引起的出血后，常规行阴道子宫颈检查，仔细检查肛门括约肌的完整性，及时发现隐匿性肛门括约肌损伤。会阴阴道裂伤通过产后的阴道检查即可识别，并同时评估会阴、阴道和肛门直肠的出血程度及损伤范围。充分暴露、良好光照以及镇痛对全面检查至关重要。

发生Ⅲ、Ⅳ度会阴裂伤的危险因素包括：产妇年龄过大或过小、胎儿体重＞4000g（发生几率随胎儿出生体重增加而增加）、胎位不正（如枕后位）、肩难产、助产方式不当（如不恰当的产钳助娩、宫底加压、胎头吸引器助娩等）、产程时限异常（如急产）等。

（二）Ⅲ、Ⅳ度会阴裂伤的手术修补要点

1. 术前准备　①修补应在具有适当的助手、照明和设备的分娩室或无菌手术室内进行。②可选择局部麻醉、全身麻醉、蛛网膜下腔阻滞麻醉或硬膜外麻醉以使肛门括约肌最大限度的松弛，并缓解疼痛。③常规修补手术应当尽快进行。极少数情况下，手术可以推迟到产后 12 小时（证据等级：Ⅰb 级，推荐级别：B 级）。④术前需要预防性使用抗生素，例如二代头孢菌素（证据等级：Ⅱ级，推荐级别：B 级）。

2. 手术策略　会阴Ⅲ度、Ⅳ度裂伤涉及会阴体、会阴横肌和肛门括约肌。修复的重点是恢复组织结构，促进功能康复，即要良好的确认和对合肌肉断裂端。完全性Ⅲ度、Ⅳ度会阴阴道撕裂伤的修补应分层进行，修复的顺序是从内到外：先修补子宫颈和阴道上部的裂伤，再修补会阴部。

3. 手术步骤

（1）充分暴露，正确识别和评价会阴阴道撕裂伤分度是修复的基础。阴道纱条填塞后穹隆及阴道上段上推子宫，良好的麻醉如阴部神经阻滞麻醉、静脉麻醉或硬膜外麻

醉，术者示指和中指的巧妙应用等，是清晰暴露、准确手术的关键。

（2）清洁冲洗撕裂创面（可选用 0.5％甲硝唑液、1％聚维酮碘液等冲洗），可进一步辨明解剖结构，判定修复方案，防治产后感染。

（3）缝合直肠前壁，裂口内松松塞入一条无菌纱布，用细圆针和 3-0 可吸收线，由裂口顶端上约 0.5～1cm 处开始，间断或连续缝合撕裂的直肠前壁黏膜下层，注意勿穿过直肠黏膜层，边缝边退出纱布。此时直肠浆膜层、肌层和黏膜层对合良好；再间断或连续缝合直肠旁筋膜和直肠阴道隔筋膜（图 16-3-3）。

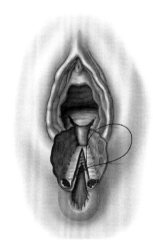

图 16-3-3　直肠前壁缝合
引自：刘兴会，漆洪波．难产．北京：人民卫生出版社．2015.

传统采用细圆针和 3-0 可吸收线间断内翻缝合撕裂的直肠前壁全层，把线结打在肠腔内，再间断内翻缝合直肠肌层（避免穿透直肠黏膜）及筋膜加固。目前多数文献已不推荐该方案，并推荐前述的新方法。手术者也可根据各自的经验、技能和具体情况选择。

（4）缝合肛门括约肌，肛门括约肌在断裂后回缩，应在撕裂的肛门黏膜两侧寻找此结构，用 Allis 钳夹两侧挛缩的肛门括约肌断端，尽可能完整拉出。如果肛门内括约肌可

253

辨识,可以使用 3-0 可吸收缝线间断或间断褥式缝合。用组织剪小心分离肛门外括约肌周围的结缔组织以松解肌肉断端。采用 2-0 延迟吸收线进行端-端褥式缝合或全层重叠缝合。端-端褥式缝合即是将裂伤的两断端点对点褥式缝合没有重叠,避免"8"字缝合,以防组织缺血。重叠缝合可将两侧的肌肉断端重叠 1~1.5cm,用 2-0 延迟吸收线间断缝合,注意所有的缝合应精确对合,再将两侧肛提肌相对缝合覆盖直肠壁上。具体选用端-端褥式缝合或重叠缝合,由手术者根据术中探查情况决定(图 16-3-4)。

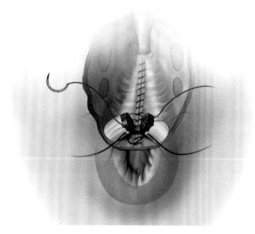

图 16-3-4 缝合肛门括约肌
引自:刘兴会,漆洪波. 难产. 北京:人民卫生出版社. 2015.

(5) 2-0 可吸收线间断或连续缝合撕裂的阴道黏膜及皮下组织,如血供丰富可采用连续扣锁缝合。

(6) 2-0 可吸收线间断缝合其他撕裂的会阴体肌层。

(7) 3-0 可吸收线行会阴皮肤间断缝合或连续皮内缝合,打结不宜过紧。取出纱条,常规行直肠指检,其目的是确认没有遗漏其他的损伤,缝合线没有被无意中缝入直肠黏膜,如果发现直肠黏膜有线头,为将阴道直肠瘘的风险降至最低,建议取出线头会更加安全。

(8) 详细记录手术操作过程,其内容应包括对撕裂的详细描述和相应的分度;修复的步骤;修复术后完整检查结论,包括阴道黏膜及处女膜缘是否对合完好,是否有活跃性出血或血肿,肛门括约肌张力是否存在,收缩力如何,直肠壁有无缺损、有无缝线暴露等。

部分性Ⅲ度会阴撕裂伤的修补缝合与完全性撕裂伤基本相同,但其直肠壁完整,修补缝合由肛门括约肌断端开始。对位置高且广泛的阴道裂伤,必要时可在缝合后用纱布紧密填塞以止血并防止血肿形成,并留置导尿管,纱布和尿管可以在产后 12~24 小时后取出,推荐常规使用广谱抗生素预防感染。

(三) 术后处理

1. 抗生素 专家推荐术后应用抗生素,但并非基于临床试验(证据等级:Ⅳ级,推荐级别:C 级)。

2. 大便软化剂 口服乳果糖可减少首次排便的疼痛,还可减少修复处由于排便而产生的机械摩擦力(证据等级:Ⅳ级,推荐级别:C 级)。

3. 如果愈合过程平稳,应当避免直肠指诊。(证据等级:Ⅳ级,推荐级别 C 级)。

4. 术后 6~12 周开始行理疗及盆底肌肉锻炼对恢复盆底功能具有积极意义。

(四) 并发症的防治

会阴阴道撕裂伤修复后最常见的并发症是伤口裂开、感染、血肿、肛门功能受限、性交困难、泌尿道阴道瘘和直肠阴道瘘等。修复缝合过程中清洁创面,仔细止血、不留无效腔和充分对合组织结构;修复术后保持局部清洁消毒,适当使用缓泻剂,保持大便稀软通畅,Ⅱ度及以上会阴阴道裂伤及时应用抗菌药物预防感染等,都是防治并发症的重要措施。

(五) 再次分娩方式的建议

目前的数据表明Ⅲ、Ⅳ度会阴裂伤后,再次妊娠经阴道分娩时再次发生肛门括约肌损伤及更严重症状的风险增加了 2~7 倍,且这种风险随新生儿体质量增加而增加,但尚无证据支持行预防性会阴切开术。

应当对Ⅲ、Ⅳ度会阴裂伤的患者,尤其是合并以下情况(有症状的肛门括约肌损伤或直肠测压异常,或可疑巨大儿)的患者进行选择性剖宫产终止妊娠(推荐等级:C 级)。

(六) 手术相关问题的思考

1. 经阴道分娩者,分娩前应对软产道损伤的高危因素进行充分评估,对存在高危因素者,采取适当的预防及保护措施。

2. 深刻理解并正确把握接产要领是预防会阴阴道裂伤的关键。

3. 凡产后子宫收缩良好而有阴道持续流血者,常规行阴道子宫颈检查,检查子宫颈、阴道下段及会阴有无撕裂,撕裂部位、深度、广度等。复杂Ⅱ度及以上裂伤,应警惕阴道穹隆及子宫颈的撕裂,或累及膀胱直肠的撕裂,同时要探查排除阴道深部血肿形成。正确评估会阴阴道裂伤分度,由具备相应手术资质的术者按相应修复方案及时止血恢复组织结构。

4. 仔细探查创面出血及血肿情况,恰当止血,防治创面积血和血肿形成是撕裂修复的首要任务。要求超过撕裂顶端 0.5~1.0cm 行"8"字缝合,缝合复杂的阴道壁撕裂及会阴体撕裂不能留无效腔。对无活跃性出血的、修复困难的复杂阴道撕裂,阴道纱条填塞压迫可能更有效,但应注意检查填塞压迫撕裂顶端以上的阴道穹隆及撕裂两侧的阴道侧壁,防止出血及血肿形成。

5. 组织结构对合是修复的重点,断裂处女膜缘及肛门括约肌的完整对合是修复组织结构的标志,缝合修复直肠壁及阴道壁是手术的基础,缝合修复肛提肌及会阴体肌层是盆底功能康复的关键。

6. 直肠腔为高压腔,要防止粪漏发生,直肠壁修复缝合要密实,针距 0.5cm。黏膜下层进、出针尽量靠撕裂缘,浆肌层进、出针距撕裂缘 0.5cm。为避免缝线穿过直肠黏膜,必要时助手示指可置入肛门内作引导。

四、会阴切开缝合

会阴切开是在第二产程末为了避免严重会阴裂伤,或在胎儿窘迫等紧急情况下,用剪刀在会阴部做一外科切口,以减少会阴阻力,扩大阴道出口,同时快速结束分娩的一种手段,包括会阴后-侧切开和会阴正中切开。其中会阴正中切开的缝合方法,与Ⅰ、Ⅱ度会阴裂伤的缝合方法基本一致,此处不再详述。

（一）会阴后侧切开的缝合方法

1. 暴露撕裂部位与阴道壁黏膜的缝合　同Ⅰ、Ⅱ度会阴裂伤的缝合方法。

2. 缝合会阴部分　继用缝合线按解剖部位间断缝合球海绵体肌、会阴浅及深横肌、部分肛提肌及筋膜。注意会阴切开后其下缘组织往往向下错位的纠正。充分止血,不留死腔。

3. 还原舟状窝　用 2-0 的缝合线对合黑白交界,如在处女膜与黑白交界缝线之间的阴唇内侧切口缝隙较大,可以在此处加缝一针,以还原舟状窝。

4. 缝合皮肤　用 3-0 可吸收皮肤缝合线褥式内缝或者间断外缝,缝合皮肤组织。注意皮肤对合,特别是对阴唇系带黑白交界处的缝合需用 2-0 缝合线,无需兜底,即挂角对齐,保持阴唇系带立体结构。皮肤缝合时不易缝合过紧,否则易造成组织血液循环不良而引起水肿和伤口疼痛。

5. 缝合后检查　同Ⅰ、Ⅱ度会阴裂伤。

（二）注意事项

1. 缝合前应确保充分评估伤口情况,确定有无除切口外的裂伤、血肿等。

2. 充分暴露切口部位,看清切口解剖层次后,方可进行缝合。

3. 缝合原则①先缝合出血多的伤口,再缝合出血少的伤口;②先缝合裂伤伤口,再缝合切开伤口;③先缝合深部伤口,再缝合外部伤口。

4. 缝合手法进针和出针都要保持针尖与组织结构呈垂直关系,进针和出针速度要快,并且使进针和出针的夹角呈 90°,不可呈 180°,这一点很重要,只有采取与切面垂直方向进针才可正确还原解剖结构。

5. 先恢复解剖结构再进行止血,缝合时应注意两边组织的解剖结构对称和组织对称。

6. 缝合阴道壁黏膜和肌层组织时,注意兜底原则,即缝合时要全程缝合,不留无效腔、不穿过直肠壁、止血彻底。

7. 缝合顶端时要在顶端上方 0.5～1cm 进行,以避免血管回缩而形成血肿。

8.“8”字缝合由两个间断缝合组成,缝扎牢固省时,常用于血肿缝合(图 16-3-5)。

9. 双合诊检查完后,不可再用于任何阴道内操作,如

需再进行缝合时,更换无菌手套,局部消毒后进行。

10. 暴露伤口必须使用阴道塞,缝合过程中,不能随意将纱布放置在阴道内,以避免阴道内的纱布残留。

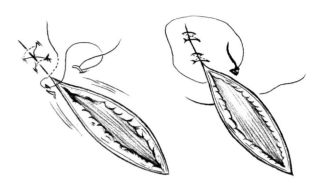

图 16-3-5　“8 字缝合”

五、产后清宫术

产后清宫术用于宫腔内有残留物质,无法自行排出者。正常产后的子宫大且软,清宫时无法直视宫腔内的情况,操作缺乏针对性,稍有不慎则有可能引起子宫穿孔、清宫不全等并发症,而 B 超引导下清宫,则能够清楚地显示宫内的情况,手术针对性强,从而在一定程度上减少了并发症的发生。因此,建议产后清宫必要时可在 B 超引导下进行。

（一）适应证

1. 人工剥离胎盘后发现胎盘、胎膜组织不完整,无法徒手取出者。

2. 产时胎盘、胎膜基本完整,产后 B 超显示宫内有组织残留,非手术治疗无效者。

3. 因胎盘、胎膜残留引起的晚期产后出血者。

（二）禁忌证

1. 怀疑或确诊胎盘植入者。

2. 合并严重内、外科并发症,无法耐受手术者。

3. 已存在感染症状者。

（三）术前准备

1. 建立静脉通路。

2. 常规会阴冲洗,消毒外阴、阴道,铺无菌巾。

3. 晚期产后出血者,若出血不多且生命体征平稳,先行抗感染治疗后再行清宫术;若出血较多,甚至出现休克症状,应在积极抗休克、抗感染同时清宫。

（四）操作要点

1. 用子宫颈钳固定子宫颈前唇,沿子宫体方向将探针送至宫底部,了解子宫大小。

2. 将卵圆钳顺宫体方向送入宫腔,钳夹宫腔内残留物质,特别是胎盘附着面,必要时在 B 超引导下进行。

3. 在卵圆钳将大部分残留物质钳夹出后,用大号刮匙顺序搔刮整个宫腔;必要时可用大号宫腔吸引器进行刮吸,但是送入宫腔时,应关闭负压。

4. 若术中出血较多,可予缩宫素静滴促进子宫收缩。

5. 若感觉到子宫壁变粗糙,或吸引瓶内出现血性泡沫,探针检查宫底深度显著缩小,则证明宫内物质已经清空,可结束手术。

6. 手术结束后,可将刮出物送病理检查,确定组织类型;同时注意预防感染以及促进子宫复旧。

(五)并发症

1. **产后出血** 产后子宫较大且软,同时残留的胎盘、胎膜组织亦增加了出血的可能性,清宫过程中可能因为子宫收缩不良而导致产后出血,应根据产妇需求给予子宫收缩剂促进子宫收缩。

2. **子宫穿孔** 妊娠使子宫壁变得脆弱,若清宫时操作不当,可能会导致子宫穿孔,一旦发生子宫穿孔,应立即停止清宫,并积极采取相应措施:对于穿孔较小,出血较少者,可行抗感染、止血等非手术治疗;对于穿孔较大,并发大出血者,则需立即剖腹探查,行穿孔创面修补术,必要时行子宫切除。

3. **感染** 术前充分准备,严格执行无菌操作,术后给予预防性抗生素治疗,可有效减少感染的发生。对于原本已存在感染可能的,应尽量避免清宫,以免造成感染的扩散。

4. **宫腔粘连** 若在清宫时过度操作,可能会导致宫腔粘连,从而造成不孕、流产、痛经、闭经等不良后果。因此,在整个清宫过程中,动作一定要轻柔,及时确定宫内物质已清空并结束操作。

【本节关键点】

1. 应掌握好人工剥离胎盘的适应证,操作时动作轻柔,切忌暴力或用手指挖抓子宫壁,如遇剥离困难不可强行剥离。

2. 会阴阴道裂伤的修补原则是止血和恢复原有组织结构,缝合前应充分评估损伤范围和出血程度,保证充分的照明和适当的镇痛,组织对合时应牢固且尽量减少张力。

3. 深刻理解并正确把握接产要领是预防复杂会阴阴道裂伤的关键。

4. 常规会阴切开并不能避免严重的会阴裂伤,应严格把握会阴切开的手术指征,提倡限制性会阴切开。对有指征的会阴切开,在缝合时应做到仔细止血、缝合不留死腔、组织结构对合良好。

(郭琳 郭方 闵辉 肖喜荣)

参考文献

[1] Macdonald S, Magill-Cuerden J. Mayes' Midwifery. 14th Edition. UK:BAILLIERE TINDALL,2011:747-751.

[2] Committee Opinion No. 684. American College of Obstetricians and Gynecologists. Delayed umbilical cord clamping after birth. ObstetGynecol,2017,129(1):e5-e10.

[3] Midwives ACON. Delayed umbilical cord clamping. 2014-05.

[4] 邵肖梅,叶鸿瑁,丘小汕,主编. 实用新生儿学. 第4版. 北京:人民卫生出版社,2014.

[5] Vain NE, Satragno DS, Gorenstein AN, et al. Effect of gravity on volume of placental transfusion:a multicentre,randomised,non-inferiority trial. Lancet,2014,384:235-240.

[6] Mcadams RM. Time to implement delayed cord clamping. ObstetGynecol,2014,123(3):549-552.

[7] 谢幸,苟文丽. 妇产科学. 第8版. 北京:人民卫生出版社,2013.

[8] 中华医学会妇产科学分会产科学组. 产后出血预防与处理指南(2014). 中华妇产科杂志,2014,49(9):641-646.

[9] 刘兴会,漆洪波. 难产. 北京:人民卫生出版社,2015.

[10] Marc R Toglia 著,石彬译,分娩时会阴切开术及会阴撕伤的修补. UpToDate. 2017-06-30.

[11] Andrew Weeks 著,徐友娣译,经阴道分娩后胎盘滞留. UpToDate. 2017-08-24.

[12] John T Repke 著,彭婷译,产后子宫内翻. UpToDate. 2016-01-30.

[13] Marie R Baldisseri 著,马玉燕译,羊水栓塞综合征. UpToDate. 2016-01-26.

[14] SOGC, Society of Obstetricians and Gynaecologists of Canada. Management of Spontaneous Labour at Term in Healthy Women. JObstetGynaecol Can,2016 38(9):843-865.

[15] 华克勤,丰有吉. 实用妇产科学. 第3版. 北京:人民卫生出版社,2013.

[16] 常青,刘兴会,邓黎. 助产理论与实践. 北京:人民军医出版社,2015.

[17] 邹虹,漆洪波. 英国皇家妇产科医师学会《会阴Ⅲ度和Ⅳ度裂伤处理指南2015版》要点解读. 中国实用妇科与产科杂志,2016,32(8):757-760.

[18] Rcog. 2015 RCOG The Management of Third-and Fourth-Degree Perineal Tears. ,2015-06-12.

第十七章　剖宫产术后分娩方式的选择和管理

剖宫产后阴道试产（trial of labor after cesarean，TOLAC）还是选择性重复剖宫产（elective repeat cesarean delivery，ERCD），剖宫产后再次妊娠分娩方式的选择是产科决策的难点。虽然中国的剖宫产率长期居高不下，但因"独生子女政策"的影响，使这个产科决策问题在临床上并不突出，所以没有得到足够的重视。2014年起两孩政策逐步放开，大量剖宫产后再次怀孕的妇女面临 TOLAC 还是ERCD 的问题。如何权衡利弊作出最佳选择不仅是医务人员所面临的专业抉择，也是孕产妇家庭所关心的现实问题。

一、TOLAC 和 ERCD 的利弊分析

剖宫产后再次妊娠分娩方式的选择之所以是一个抉择过程，是因为不论 TOLAC 还是 ERCD，对母婴均各有利弊，而且常存在利弊不一致的情况。例如：一个决定可能会增加产妇风险，但对胎儿却是有利的。需要注意的是，大部分产妇宁愿自己承担较高风险，也不愿胎儿有任何意外。美国国家儿童健康与人类发展研究所（the United States National Institute of Child Health and Human Development，NICHD）在系统评价的基础上对选择不同分娩方式的整体风险进行了假设估计。假设有十万名孕周不限的妇女选择 TOLAC，将会有 468 例产妇出现子宫破裂，4 例产妇死亡，133 名围产儿死亡；假设有十万名孕周不限的妇女选择 ERCD，将会有 26 例产妇出现子宫破裂，13 例产妇死亡，50 名围产儿死亡。

（一）母亲的风险

有剖宫产史的产妇会有三种分娩结局：成功的剖宫产后阴道分娩（vaginalbirth after cesarean，VBAC）、TOLAC 失败转为重复剖宫产、ERCD。成功的阴道分娩能够避免重复剖宫产的风险。TOLAC 的益处主要是指 TOLAC 成功的好处，也是这三种分娩结局中并发症最少的一种。TOLAC 失败产妇的并发症发生率要高于 TOLAC 成功的产妇和 ERCD 的产妇，导致产妇和新生儿风险最主要的原因是子宫破裂。

1. **子宫破裂**　子宫破裂是危及生命的并发症，在发达国家发生率很低。子宫破裂是指子宫肌层完全破裂（包括浆膜层），通常会引起产妇大出血或导致其他致命性并发症。相比而言，隐性子宫破裂（子宫不完全破裂）是指子宫瘢痕处分离但浆膜层仍旧是完整的，临床发生率较子宫破裂高，通常不会导致产妇大出血或出现其他的不良结局（详见"子宫破裂"相关内容）。

2. **围产期子宫切除**　有剖宫产史的产妇围产期子宫切除的几率大约是 0.3%，不同的分娩方式间无显著性差异。子宫切除的主要原因是由于子宫破裂或胎盘植入。胎盘植入的发生率随着剖宫产次数的增加而增加。

3. **感染**　TOLAC 和 ERCD 在产妇感染率方面无显著性差异。虽然 TOLAC 的产妇分娩时绒毛膜羊膜炎较为常见，但是 TOLAC 产妇产后盆腔感染的发生率要较ERCD 或 TOLAC 失败转剖宫产的产妇低。

4. **盆底损伤**　TOLAC 和 ERCD 对盆底损伤长期影响的数据较少。ERCD 能够避免阴道分娩过程中的会阴损伤。

5. **血栓栓塞**　TOLAC 和 ERCD 产妇产后静脉血栓形成或栓塞的风险相同，并且两者的发生率都极低。

6. **TOLAC 失败**　与 TOLAC 成功的产妇相比，TOLAC 失败（阴道分娩失败转为剖宫产）的产妇死亡率更高。阴道分娩失败转为剖宫产后产妇术中损伤、需要子宫切除的出血性并发症、输血及感染性并发症（如产后子宫内膜炎）的发生风险均会增加。

7. **产妇死亡**　无论是 TOLAC 还是 ERCD 产妇死亡的发生率都是极低的。一篇基于实际分娩结局的系统评价结果显示，TOLAC 产妇的总体死亡风险要显著低于ERCD 的产妇。

（二）胎儿/新生儿的风险

很少有证据对 TOLAC 与 ERCD 的新生儿短期或长期结局进行比较。与 ERCD 相比，TOLAC 显著增加了围产儿的死亡率，但值得注意的是，TOLAC 的新生儿死亡的

绝对风险也很低。TOLAC 新生儿缺血缺氧性脑病（hypoxic-ischemic encephalopathy，HIE）的发生风险似乎要高于 ERCD 的新生儿。一项包含 33 000 名曾经有剖宫产史产妇的研究显示，TOLAC 新生儿 HIE 的发生率是 46/100 000，而 ERCD 的新生儿 HIE 的发生率为零。虽然 TOLAC 导致新生儿 HIE 的实际发生风险也很低，但长远看来，脑损伤严重的新生儿可能会因为神经系统的并发症致残。有研究显示，ERCD 新生儿湿肺的发病率要稍高于 TOLAC 的新生儿，但 TOLAC 新生儿娩出后面罩通气的使用率比 ERCD 的新生儿高。在新生儿娩出后 5 分钟的 Apgar 评分和新生儿重症监护室的住院率方面，TOLAC 与 ERCD 之间无明显差异。新生儿产伤常见于 ERCD 的新生儿。TOLAC 新生儿因羊水胎粪污染导致的气管插管率要显著高于 ERCD 的新生儿。TOLAC 新生儿疑似败血症或败血症的发病率也要高于 ERCD 的新生儿。

二、选择合适的 TOLAC 产妇

美国妇产科医师学会（the American College of Obstetricians and Gynecologists，ACOG）推荐的适宜 TOLAC 的产妇为只有一次低位横切口剖宫产史的产妇。

（一）TOLAC 成功的影响因素

以往剖宫产次数和剖宫产切口类型是决定能否 TOLAC 的最关键因素。现有证据一致表明，只有一次子宫下段横切口剖宫产史的妇女，发生子宫破裂的风险很小，预计发生率大约为 0.7%，TOLAC 的成功率为 60%～70%。同时具有以下特征的产妇 TOLAC 的成功率会更高，可达 80% 以上：①剖宫产前或剖宫产后有阴道分娩史；②妊娠≤40 周时自然临产且胎儿大小适中；③上胎剖宫产指征为胎先露异常，或上次剖宫产指征本次分娩复现的可能性非常小。

另外还有一些因素可以影响 TOLAC 的成功率：

1. 分娩时间间隔 剖宫产后子宫肌层解剖结构恢复至少需要 6 个月。分娩时间间隔小于 6 个月是产妇 TOLAC 过程中发生子宫破裂和产妇死亡的独立危险因素。有研究显示，分娩间隔小于 18 个月发生子宫破裂的危险性是大于 18 个月的 3 倍。所以一般建议妇女在剖宫产后 1.5～2 年后怀孕为宜。

2. 产妇有无内科相关性疾病 产妇患有内科性疾病是否会影响 TOLAC 结局，各研究结论不一。虽然有回顾性研究发现患有内科疾病的产妇 TOLAC 成功率与没有内科疾病的产妇无显著性差异；但是更多的队列研究认为产妇在孕前患有高血压、糖尿病、哮喘、肾脏病和心脏病 TOLAC 的成功率会降低。

3. 孕周 所有研究均一致认为，孕周大于 40 周，TO-LAC 成功率会降低，并且子宫破裂的风险会增加。

4. 双胎 大多数的研究表明，双胎妊娠产妇明显不愿尝试 TOLAC，尽管双胎妊娠产妇 TOLAC 成功率和子宫破裂的发生率与单胎妊娠的产妇相似。ACOG 认为若无阴道分娩禁忌证，曾经有 1 次子宫下段横切口的双胎妊娠产妇可以进行 TOLAC。

5. 人口统计学因素 流行病学调查显示，产妇年龄增加、未婚、受教育时间不足 12 年等因素会降低 TOLAC 的成功率。年龄大于 35 岁的女性不太愿意尝试 TOLAC。那些愿意选择 TOLAC 的女性成功率也很低，并且发生 TOLAC 相关并发症的风险也高于较为年轻的女性。TOLAC 成功的几率与产妇的身高呈正相关，肥胖产妇 TOLAC 成功率会降低。

（二）TOLAC 的禁忌证

1. 高风险的瘢痕子宫 子宫破裂风险较高的子宫切口类型包括古典式切口、T 型或 J 型切口、经子宫底的子宫切口或穿透子宫肌层的肌瘤剥除术。对于未知类型的子宫切口，虽然绝大多数有剖宫产史的女性最常见的切口类型是子宫下段横切口，但谨慎起见也不建议 TOLAC。对于两次或以上子宫下段横切口剖宫产，一项 meta 分析结果显示：有 2 次剖宫产史的产妇 TOLAC 过程中子宫破裂的风险要显著高于那些只有 1 次剖宫产史的产妇。对于子宫下段垂直切口，现有数据较为有限并且结果存在分歧。谨慎起见，对于具有以上两种情况的产妇不建议 TOLAC。

2. 子宫破裂史 据报道，有子宫下段破裂史的女性，再次分娩时子宫破裂的发生率很高。有子宫破裂史并且子宫破裂范围延伸至子宫上段的妇女再次子宫破裂的发生率高达 32%。如果破裂的子宫修复后需要再次妊娠，至少需要 18～24 个月。对于有子宫破裂史的产妇，应该在孕 37 周时选择重复剖宫产。有隐性子宫破裂史并进行过修补的妇女，在后续妊娠中子宫破裂的发生率不详。对于这样的妇女，一般也应在怀孕 37 周时实施重复剖宫产。

3. 此次妊娠出现产科剖宫产指征 出现前置胎盘、混合臀位等产科剖宫产指征时应选择 ERCD。

 临床思考 17-0-1

A 女士，35 岁，5 年前社会因素剖宫产。现孕 39 周，应产妇要求收入院，准备第二天 ERCD。第二天凌晨 2 点，胎膜自破，转入产房观察。8 点出现规律宫缩，阴道检查宫口开 4cm，请思考：

1. 该产妇此时是改为 TOLAC，还是按原计划剖宫产？

2. 医务人员下一步如何做？

三、剖宫产术后TOLAC的管理

(一)孕期管理

瘢痕子宫的再次妊娠属于高危妊娠的范畴,无论孕产妇是否有试产意愿,都应加强孕期管理。在初诊建卡时,应详细了解孕妇上次的妊娠和分娩经历,如有无妊娠期合并症和并发症、上胎剖宫产的原因、手术过程有无特殊、新生儿体重、术后有无感染等情况。初步评估 TOLAC 的可行性,告知孕妇瘢痕子宫再次妊娠符合条件者,可进行阴道试产,初步了解产妇意愿。助产士应为产妇提供针对性的健康教育和孕期指导,除了常规的初诊宣教内容外,还应强调以下几点:①瘢痕子宫再次妊娠的风险;②定期产检的重要性;③孕期先兆子宫破裂的表现;④孕期体重管理的重要性。建议在孕妇的孕期保健记录本贴上特殊标签。复诊过程中,应不断强调上述问题,以使孕妇重视孕期的自我管理。对有阴道试产意愿的孕妇,除常规产检外,可于 32 周后进一步评估孕期进展,了解子宫下段原瘢痕厚度及愈合情况、瘢痕有无压痛、骨盆情况、胎儿大小、胎盘附着位置等。对于有强烈 TOLAC 意愿并初步评估可经阴道试产者,助产士可为其制订分娩计划,并告知孕妇入产房后需根据具体情况进一步咨询产科医师。

(二)分娩期管理

1. **知情同意**　在 TOLAC 之前,医务人员和产妇必须充分讨论 TOLAC 和 ERCD 的利弊。在详细咨询之后,由产妇在医务人员的指导下进行最终分娩方式的选择。咨询内容和处理计划必须记录在病案中。不可强迫或诱导产妇进行 TOLAC。

2. **人员与设备**　TOLAC 必须在具有处理紧急分娩能力的医疗机构内进行。鉴于 TOLAC 的相关危险性,以及子宫破裂和其他并发症的不可预见性,TOLAC 必须在抢救人员可立即到位的情况下进行。美国麻醉医师学会(ASA)和美国妇产科医师学会(ACOG)联合声明:只有在相关设施和人员(产科麻醉师、护理人员、监测产程并能够实施紧急剖宫产手术的医师、新生儿复苏的人员与设备)可随时到位的情况下才可以实施 TOLAC。若不具备立即实施急诊剖宫产的能力,建议将产妇转诊至条件具备的医疗机构分娩。

3. **产程与分娩管理**　除了要密切监测子宫破裂迹象,尤其是在使用宫缩剂后,TOLAC 产妇的产程管理与非瘢痕子宫的产妇基本无异。

由于子宫破裂风险增加,建议 TOLAC 过程中应持续监测宫缩和胎心变化。尽管有流行病学研究认为产妇分娩过程中使用宫缩剂会增加子宫破裂风险,但迄今尚无确凿证据。尽管引产和加快产程不是 TOLAC 的绝对禁忌,但 TOLAC 过程中还是应该谨慎使用宫缩剂。瘢痕子宫的产妇禁用米索前列醇和其他前列腺素类药物促宫颈成熟或用

于妊娠晚期引产。对于有两次剖宫产史的产妇不建议引产。尽管没有有力证据支持,但专家共识认为,对于剖宫产术后 TOLAC 的产妇,活跃期产程停滞不应超过 3 小时。

4. **分娩镇痛**　剖宫产后 TOLAC 建议使用硬膜外麻醉进行镇痛。硬膜外麻醉的使用能够缓解产程中的疼痛。硬膜外麻醉的使用并不会掩盖子宫破裂的迹象和症状,也不会降低 TOLAC 的成功率。

快速实践指导 17-0-1

基于质量较高、结论一致的科学证据的 A 级推荐:

1. 仅有一次低位横切口剖宫产史的产妇是 TOLAC 的适宜人群。应给予 TOLAC 的咨询服务并提供 TOLAC 的机会供其选择。

2. 剖宫产术后 TOLAC 可以使用硬膜外镇痛(epidural analgesia)。

3. 对于妊娠后期的瘢痕子宫产妇,不应采用米索前列醇(misoprostol)促宫颈成熟或进行引产。

快速实践指导 17-0-2

剖宫产后 TOLAC 的产程观察和管理:

剖宫产后 TOLAC 产妇临产后的产程观察和管理虽然同非瘢痕子宫的产妇基本无异,但还须特别加强对产程进展的观察、先兆子宫破裂的早期识别以及分娩镇痛的管理。

1. 第一产程

(1)具有上胎剖宫产史的产妇入室后,助产士须立即通知产科医师,评估了解产妇的 TOLAC 意愿程度。

(2)最后决定 TOLAC 的产妇,应设置醒目标识,如在产妇床头放置"TOLAC"标识板,提醒所有相关医务人员警惕先兆子宫破裂征兆的出现。

(3)一般待其自然发动宫缩。TOLAC 者禁用前列腺素引产,尤其是米索前列醇;经充分评估后,可以选用 COOK 宫颈扩张球囊或催产素引产。Bishop 宫颈评分>7分,有引产指征时,可采用人工破膜和低浓度低剂量的缩宫素进行引产,并在第一产程将宫缩频率控制在每10分钟出现 3~4 次宫缩。

(4)临产后行全程连续性胎心监护,由专人严密观察产程进展,最好能够提供全程陪伴分娩。严密监测产妇呼吸、脉搏、血压等生命体征,观察子宫腹部形态。严密观察产程进展,包括子宫收缩强度、宫口扩张及胎先露下降情况。若出现子宫收缩乏力,严格使用缩宫素,适当加强子宫收缩。

(5)建议使用硬膜外分娩镇痛,同时提供相应的非药物性镇痛措施支持。每小时评估产妇疼痛状况,重视产妇

腹痛主诉及疼痛部位,尤其是子宫下段压痛情况。

（6）产程中应及时识别先兆子宫破裂征象。子宫破裂早期最常见征兆为突然发生的胎心监护异常,常见为反复出现的重度变异减速。其他临床表现还包括:阴道出血;腹痛;宫缩消失;阴道检查胎先露升高;血尿;产妇烦躁不安,呼吸心率加快等。一旦出现子宫破裂的征兆,则应立即行急诊剖宫术。

2. 第二产程

给予连续胎心监护,注意观察产妇生命体征及胎心变化。正确指导产妇用力,禁止使用外力增加腹压。重视产妇主诉,及时发现异常腹痛等子宫破裂先兆。尽量缩短第二产程。

3. 第三产程

积极的第三产程处理与普通产妇相同。胎盘娩出后,仔细检查胎盘、胎膜完整性,若无特殊,不建议常规宫腔探查。若有宫腔探查指征,应注意无菌原则,探查宫腔应动作轻柔,了解有无胎盘残留、子宫下段瘢痕处是否完整。如需清宫,必须在超声监测下进行。

【本章关键点】

1. 成功的 TOLAC 能够避免重复剖宫产的风险,是瘢痕子宫女性再次妊娠三种分娩结局中并发症最少的一种。

2. TOLAC 失败产妇的并发症发生率要高于 ERCD 的产妇,导致产妇和新生儿风险最主要的原因是子宫破裂。

3. 以往剖宫产次数和剖宫产切口类型是决定能否 TOLAC 的最关键因素。此外,产妇有无相关合并症、分娩时间间隔、孕周等都影响到了 TOLAC 的成功率。

4. TOLAC 产妇临产后的产程观察和管理同非瘢痕子宫的产妇基本无异,但须特别加强对产程进展的观察、先兆子宫破裂的早期识别以及急诊剖宫产的管理。

（丁焱　肖喜荣）

参考文献

［1］Obstetriciansgynecologists A. ACOG Practice bulletin no. 115:Vaginal birth after previous cesarean delivery. ObstetGynecol, 2010,116(2 Pt 1):450-463.

［2］Dodd JM,Crowther CA,Huertas E,et al. Planned elective repeat caesarean section versus planned vaginal birth for women with a previous caesarean birth. Cochrane Database Syst Rev,2013, 12:p. CD004224.

［3］Guise JM,Eden K,Emeis C,et al. Vaginal birth after cesarean:new insights. Evid Rep Technol Assess（Full Rep）,2010, 191:1-397.

［4］National Institutes of Health. National Institutes of Health Consensus Development Conference Statement vaginal birth after cesarean: new insights March 8-10, 2010. SeminPerinatol, 2010,34:351.

［5］F. Gary Cunningham K J L S. Williams Obstetrics24th Edition. McGraw-Hill Education,2014:1358.

［6］C Edward Wells,F Gary Cunningham 著. 于红译. 剖宫产术后分娩方式的选择. Uptodate. 2017-03-31.

第五篇　异常分娩篇

第十八章　异常分娩

分娩过程能否顺利完成，取决于产力、产道、胎儿和精神心理四个因素。任何一个或一个以上因素发生异常，或者四个因素间不能相互适应，导致分娩进程受阻，称为异常分娩，通常称为难产。

第一节　产力异常

产力是分娩的动力，包括子宫收缩力、腹壁和膈肌收缩力以及肛提肌收缩力，子宫收缩是产力的主要组成部分，是分娩的主要动力，贯穿分娩的全过程。在分娩过程中，子宫收缩的节律性、对称性、极性不正常或强度、频率有改变，均称为子宫收缩力异常，简称产力异常（abnormal uterine action）。产力异常可分为子宫收缩乏力（uterine inertia）和子宫收缩过强（uterine hypercontractility）两类，每一类又可分为协调性和不协调性（图18-1-1）。

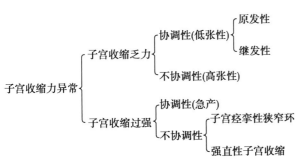

图18-1-1　产力异常的分类
引自：刘兴会，漆洪波．难产．北京：人民卫生出版社．2015.

一、子宫收缩乏力

（一）病因

产力在产程进展过程中，具有可变性和不可预见性，故宫缩乏力可发生在产程的任何一个阶段，且与分娩的其他影响因素相互作用，共同影响分娩的进展。导致宫缩乏力的病因，主要包括以下两个方面：

1. **全身因素**　高龄、精神恐惧、焦虑、内分泌失调、营养不足、疲劳、临产后应用大量镇静剂等。

2. **局部因素**　头盆不称、子宫畸形、巨大儿、膀胱过度充盈等。

（二）分类及临床表现

1. **协调性子宫收缩乏力（低张性）**　临床上较多见，子宫收缩的极性、对称性和节律性正常，但子宫收缩弱而无力，收缩力低于15mmHg，在宫缩最强时，子宫体不隆起和变硬，用手指按压宫底部位肌壁，可以出现凹陷。间歇时间长而且不规则，宫缩10分钟内少于2次，持续时间短。宫缩乏力导致产程延长或停滞，由于子宫腔内张力低，往往对胎儿影响不大。

2. **不协调性子宫收缩乏力（高张性）**　子宫收缩的极性、对称性和节律性消失，甚至极性倒置。宫缩兴奋点不是源自两侧子宫角部，而是来自子宫下段的一处或多处冲动，子宫收缩波由下向上扩散，收缩波小而不规律，频率高，节律不协调（图18-1-2）。子宫底部、子宫上段收缩不强，子宫中段或下段宫缩强，子宫收缩不能使宫口扩张和胎先露部下降，为无效宫缩。宫缩间歇时子宫壁也不能完全放松，宫缩持续及间隔时间均不长，而产妇自觉宫缩强，下腹部持续剧烈疼痛，产妇烦躁不安，肠胀气，尿潴留，甚至出现胎儿窘迫。检查时拒按子宫，胎位触不清，胎心不规律，宫口扩张缓慢或不扩张，胎先露部下降延缓或停滞，产程延长。

（三）诊断与鉴别诊断

临床上协调性宫缩乏力较不协调性宫缩乏力常见，为正确诊断子宫收缩乏力，须经过较长时间的产程观察（如宫缩起始情况、子宫收缩强度、子宫收缩频率、间隔时间、持续

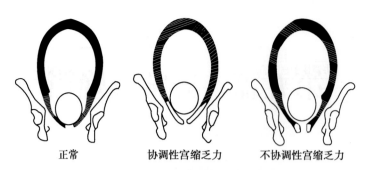

图18-1-2　不同类型的宫缩乏力
引自：刘兴会，漆洪波．难产．北京：人民卫生出版社．2015．

时间等），全面了解各项观察指标的情况和相互关系，并结合子宫收缩特点进行综合判断。协调性宫缩乏力需与假临产鉴别，方法是肌内注射哌替啶100mg，用药后宫缩停止为假临产，而协调性宫缩乏力则宫缩逐渐增强，并伴有宫颈口扩张。

（四）处理

1. 协调性子宫收缩乏力　不论是原发性还是继发性，一旦出现协调子宫收缩乏力，首先应寻找原因，检查孕妇的产检记录，重新评估胎儿体重，进行腹部和阴道检查，了解宫颈扩张和胎先露下降情况，明确有无头盆不称与胎位异常。若发现有头盆不称，估计不能经阴道分娩者，应及时行剖宫产术。若判断无头盆不称和胎位异常，估计能经阴道分娩者，应采取加强宫缩的措施。

（1）第一产程：

1）一般处理：消除产妇对分娩的顾虑和紧张情绪，指导其休息、饮食和大小便。排尿有困难者，先行诱导法，无效时应给予导尿。必要时应给予镇静剂哌替啶100mg和东莨菪碱0.3mg肌内注射，4小时后宫缩消失者为假临产，不必进一步处理。绝大多数潜伏期宫缩乏力产妇经充分休息后自然进入活跃期，仅有<5%的潜伏期宫缩乏力产妇使用哌替啶后，宫缩既不消失，又未改善，宫颈仍未继续扩张进入活跃期，需要酌情加强宫缩处理。

2）加强子宫收缩：经过一般处理，子宫收缩力仍弱，确诊为协调性子宫收缩乏力。产程无明显进展，可选用人工破膜或小剂量缩宫素静滴加强宫缩。

无头盆不称、胎头已衔接而产程延缓者，可行人工破膜。破膜后胎头紧贴子宫下段及宫颈，引起反射性子宫收缩，加速产程进展。也有学者主张胎头未衔接者也可行人工破膜，认为破膜后可促进胎头下降入盆，但要慎重，以防脐带脱垂发生。亦有学者认为，潜伏期不建议进行人工破膜，因为该操作并不会起到显著促进产程进展的目的。破膜前必须检查排除脐带先露、前置血管和前置胎盘，应在宫缩间歇期进行破膜。破膜前后应当听胎心。破膜后操作者的手指应停留在阴道内，经过1～2次宫缩待胎头入盆后，再将手指取出，同时注意观察羊水量及其性状，破膜后观察

30分钟宫缩仍较弱时，可用缩宫素加强宫缩。

缩宫素适用于协调性宫缩乏力、胎心良好、胎位正常、头盆相称者，其用药原则是以最小浓度获得最佳宫缩。用药时一定要有医师或助产士在床旁守护，密切观察宫缩、胎心、血压及产程进展等情况（详见"缩宫素的使用"相关内容）。

（2）第二产程：第二产程的时长受多方面因素影响，包括产次、宫缩情况、产妇腹压使用情况、胎儿大小、胎方位、硬膜外镇痛使用等。根据新产程专家共识，第二产程中应允许初产妇用力至少3小时，经产妇2小时，若行硬膜外镇痛者，再增加1小时用力时间。若产程无进展，应再次评估有无头盆不称。若出现宫缩乏力，在排除头盆不称后，可给予缩宫素加强宫缩。出现第二产程延长时，若胎头双顶径已通过坐骨棘平面，儿头骨质最低点达S+3，胎头矢状缝位于骨盆出口前后径上，可行产钳术或胎头吸引术助产，否则应行剖宫产。

（3）第三产程：为预防产后出血，胎儿前肩娩出后，母体静脉注射缩宫素10U，加强子宫收缩。

2. 不协调性子宫收缩乏力　处理原则是调节子宫收缩，恢复子宫收缩极性（图18-1-3）。在子宫收缩恢复为协调性之前，禁止使用缩宫素。给予强镇静剂哌替啶100mg肌内注射，使产妇充分休息后，多能恢复为协调性子宫收缩。如上述处理后仍不能纠正不协调性宫缩，或伴有胎儿窘迫、头盆不称情况，行剖宫产术终止分娩。如不协调性子宫收缩已纠正，但子宫收缩力较弱，可采用协调性子宫收缩乏力时加强子宫收缩的方法。

二、子宫收缩过强

（一）病因

产妇精神过度紧张、多次的粗暴宫腔操作引起不协调宫缩过强；缩宫药物使用不当，如缩宫素静脉滴注剂量过大、静脉推注缩宫素、阴道使用前列腺素剂量过大或个体对缩宫药物过于敏感；经产妇，软产道阻力小；分娩中产道梗阻。

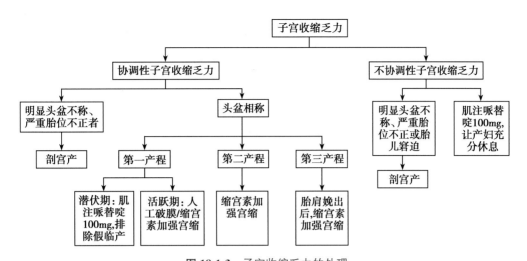

图 18-1-3 子宫收缩乏力的处理
引自:刘兴会,漆洪波. 难产. 北京:人民卫生出版社. 2015.

（二）分类和临床表现

1. **协调性子宫收缩过强** 特点是子宫收缩的节律性、对称性及极性均正常,仅收缩力过强、过频。宫缩频率过高（>5次/10分钟）,宫腔压力>60mmHg。当宫缩强而频繁,产道无梗阻时,宫口迅速扩张,先露迅速下降,分娩在短时间内结束,总产程<3小时,称为急产,常见于经产妇。宫缩过频,影响胎盘血液循环导致胎儿窘迫、死产或新生儿窒息等。由于宫缩过强过频,产妇表现痛苦,大喊大叫,因分娩过快,常准备不及,易发生严重产道损伤、胎盘或胎膜残留、产后出血及感染。胎头过快通过产道,还可引起新生儿颅内损伤。如不注意防范,胎儿分娩时有可能发生坠地

受伤。如存在产道梗阻或子宫瘢痕薄弱时,宫缩过强甚至可导致子宫破裂发生。

2. **不协调性子宫收缩过强** 临床表现多为子宫痉挛性狭窄环和强直性子宫收缩。

（1）子宫痉挛性狭窄环（constriction ring of uterus）（图 18-1-4）:特点是子宫局部平滑肌呈痉挛性不协调收缩形成环形狭窄,持续不放松,围绕胎体某一狭窄部,狭窄环可以发生在子宫颈或子宫体的任何一部分。临床表现为产妇持续性腹痛、烦躁不安、胎心时快时慢,宫颈扩张缓慢,胎先露下降停滞,可发生在产程中任何时期。阴道检查时在宫腔内触及较硬而无弹性的狭窄环。

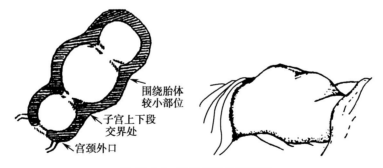

图 18-1-4 子宫痉挛性狭窄环
引自:刘兴会,漆洪波. 难产. 北京:人民卫生出版社. 2015.

（2）强直性子宫收缩（tetanic constriction of uterus）:多见于缩宫药物使用不当,特点是子宫收缩失去节律性,呈持续性强直性收缩。子宫内口以上部分的子宫肌层处于强烈痉挛性收缩状态,可出现先兆子宫破裂征象。表现为产妇烦躁不安,持续性腹痛,腹部拒绝按压,胎位扪不清,胎心听不清。有时可出现病理性缩复环（图 18-1-5）、不稳定胎心监护图形、血尿等子宫破裂征象。

（三）处理

1. **协调性子宫收缩过强** 重点在于对急产的预防和处理。产前检查发现有急产高危因素或有急产史（包括家

族急产史）者,应提前入院待产。临产后谨慎选择加强宫缩的处理方案,如使用缩宫素、人工破膜等。一旦发生强直性宫缩,在给予产妇吸氧的同时给予宫缩抑制剂（如25％硫酸镁20ml＋5％GS 20ml缓慢静脉推注或特布他林250μg皮下注射）,并密切观察胎儿情况。如宫缩缓解,胎心正常,可经阴道分娩。若宫缩不缓解,出现胎儿窘迫者应尽快剖宫产终止分娩。提前做好接生和新生儿窒息抢救的准备措施,胎儿娩出时,嘱咐产妇不要屏气用力以免发生胎儿坠伤。产后应仔细检查宫颈、阴道及外阴,有裂伤需及时缝合。若属于未消毒的接生,给予抗生素预防感染。

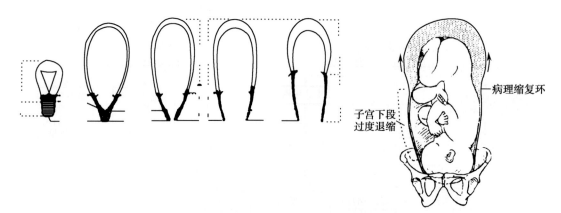

图 18-1-5 子宫下段及生理与病理性缩复环的形成
引自:刘兴会,漆洪波. 难产. 北京:人民卫生出版社. 2015.

2. **不协调性子宫收缩过强** 当出现子宫痉挛性狭窄环,首先应寻找原因,及时纠正。排除胎先露异常及胎位不正后,若无胎儿窘迫,则采取期待疗法,停止一切宫腔内操作,予宫缩抑制剂、吸氧、镇静剂(哌替啶 100mg 或吗啡 10mg 肌注,适用于估计 4 小时内胎儿不会分娩者)及止痛等,等待异常宫缩自然消失。当宫缩恢复正常后,等待自然分娩,若经处理后子宫痉挛性狭窄环未能缓解,宫口未开全,胎先露较高,或出现胎儿窘迫,立即行剖宫产术。一旦诊断为强直性子宫收缩,应当及时给予宫缩抑制剂,如合并产道梗阻,或宫缩抑制剂无效者立即行剖宫产术。若胎死宫内,先缓解宫缩,死胎的处理以不伤害母体为原则。

【本节关键点】

1. 一旦出现协调性宫缩乏力,应首先了解原因,切忌盲目加强宫缩;排除头盆不称、胎位异常等情况,估计能阴道分娩者,则考虑加强宫缩。

2. 不协调子宫收缩乏力处理原则是调节子宫收缩,恢复子宫收缩极性,在子宫收缩恢复为协调性之前,禁止使用缩宫素。

3. 子宫收缩过强的重点在于预防,严密观察产程并视情况决定分娩方式。

(温弘 徐萌艳)

第二节 产道异常

产道指胎儿经阴道娩出的通道,包括骨产道和软产道,因此,产道异常可分为骨产道异常和软产道异常,临床上以骨产道异常多见。产道异常易导致头盆不称、增加胎头通过产道的阻力,阻碍胎儿顺利通过产道。对产道异常者如处理不当,可对母儿造成严重危害。

一、骨产道异常

骨产道异常主要表现为骨盆的径线或形态异常,导致骨盆腔容积小于胎儿先露部可通过的限度,阻碍胎先露下降,影响产程的顺利进展。

(一)病因

骨产道异常是导致头盆不称及胎位异常最常见的原因,其主要病因包括发育性骨盆异常及骨盆的疾病或损伤。

1. **发育性骨盆异常** 骨盆在发育过程中,受种族、遗传、营养等因素影响,骨盆的形态、大小可出现变异。Shapiro 将骨盆的形态分为女型、男型、扁平型和猿型的四个标准形态及十个混合型,各型骨盆对分娩机制有不同影响。

2. **骨盆的疾病或损伤** 维生素 D 缺乏、骨软化症、骨盆骨折及骨盆肿瘤都会影响到骨盆的结构及形态,引起骨产道异常。

(二)分类

骨盆的异常分为骨盆狭窄和骨盆畸形两大类,骨盆狭窄多见。骨盆狭窄可以是一个或多个平面的狭窄,也可以是一个或多个径线的过短。临床上经常遇到的是临界或轻度骨盆狭窄,其是否导致难产与胎儿大小、胎位、胎儿可塑性、产力和产时处理是否恰当密切相关。根据骨盆不同径线和(或)平面的狭窄程度,骨盆狭窄可分为骨盆入口平面、中骨盆及骨盆出口平面狭窄 3 类,但临床上很少遇到单独的一个平面狭窄。

骨盆狭窄

(1)骨盆入口平面狭窄:以骨盆入口平面前后径狭窄为主。可分为 3 级:①Ⅰ级为临界性狭窄,骶耻外径 18cm,对角径 11.5cm,入口前后径 10.0cm,大多数可经阴道分娩;②Ⅱ级为相对性狭窄,骶耻外径 16.5~17.5cm,对角径 10.0~11.0cm,入口前后径 8.5~9.5cm,经阴道分娩的难度明显增加;③Ⅲ级为绝对性狭窄,骶耻外径≤16.0cm,对角径≤9.5cm,入口前后径≤8.0cm,需以剖宫产结束分娩。但对于早产、胎儿较小者,仍不排除有阴道分娩的可能。

扁平骨盆是常见的骨盆入口平面狭窄类型。而扁平型骨盆又常见以下两种类型:①单纯性扁平骨盆:骨盆入口呈横扁圆形,骶岬向前下突出,骨盆入口前后径缩短而横径正常;②佝偻病性扁平骨盆:骨盆入口呈横的肾形,骶岬向前突,骨盆入口前后径多。骶骨变直向后翘,尾骨呈钩状突向骨盆入口平面。由于坐骨结节外翻,耻骨弓角度增大,骨盆出口横径变宽。

(2)中骨盆狭窄:较入口平面狭窄常见。主要见于男型骨盆及类人猿型骨盆,以坐骨棘间径和中骨盆后矢状径狭窄为主。中骨盆平面狭窄可分为3级:①Ⅰ级为临界性狭窄,坐骨棘间径 10.0cm,坐骨棘间径加后矢状径 13.5cm,中骨盆前后径 10.5cm;②Ⅱ级为相对性狭窄,坐骨棘间径 8.5～9.5cm,坐骨棘间径加后矢状径 12.0～13.0cm,中骨盆前后径 9.0～10.0cm;③Ⅲ级为绝对性狭窄,坐骨棘间径≤8.0cm,坐骨棘间径加后矢状径≤11.5cm,中骨盆前后径≤8.5cm。

(3)骨盆出口平面狭窄:常伴有中骨盆平面狭窄,主要见于男型骨盆,以坐骨结节间径和后矢状径的狭窄为主,尤其以前者更为重要。坐骨结节间径过于短小(<6cm)时,即使后矢状径再大也无法补偿,同时需注意测量出口平面前后径。

骨盆出口平面狭窄分为3级:①Ⅰ级为临界性狭窄,坐骨结节间径 7.5cm,坐骨结节间径加后矢状径 15.0cm,出口平面前后径 10.5cm;②Ⅱ级为相对性狭窄,坐骨结节间径 6.0～7.0cm,坐骨结节间径加后矢状径 12.0～14.0cm,出口平面前后径 9.0～10.0cm;③Ⅲ级为绝对性狭窄,坐骨结节间径≤5.5cm,坐骨结节间径加后矢状径≤11.0cm,出口平面前后径≤8.5cm。

中骨盆平面和出口平面狭窄常见以下两种类型:①漏斗型骨盆:骨盆入口各径线均正常,两侧骨盆壁内收,状似漏斗。特点是中骨盆及骨盆出口平面均明显狭窄,使坐骨棘间径和坐骨结节间径缩短,坐骨切迹宽带<2横指,耻骨弓角度<90°,坐骨结节间径加后矢状径<15.0cm。②横径狭窄骨盆:与类人猿型骨盆相似,骨盆各平面横径均缩短,入口平面呈纵椭圆形。因中骨盆出口平面横径狭窄,导致难产。

(4)骨盆三个平面狭窄:即均小骨盆,指骨盆外形属于正常女性骨盆,但骨盆三个平面径线均比正常值小2cm或更多,多见于身材矮小、体型匀称的妇女。

上述骨盆狭窄的分级可以作为参考,但现在国外对于骨盆入口、中骨盆狭窄等并不重点强调,而更加注意产程的进展和母胎的状况。

(三)临床表现

1. 骨盆入口平面狭窄

(1)胎先露及胎方位异常:一般情况下,初产妇在预产期前1～2周胎头可衔接,在骨盆入口平面狭窄时,即使已经临产胎头仍未入盆。常见初产妇腹形呈尖腹,经产妇呈悬垂腹。骨盆入口平面狭窄时,臀先露和肩先露等异常胎位发生率显著高于正常骨盆者,约为后者的3倍以上。在头先露胎位中,常见初产妇临产后胎头迟迟不入盆,检查发现胎头跨耻征阳性,产程早期胎头也可呈不均倾位或仰伸位入盆。

(2)产程进展异常:因骨盆入口平面狭窄而致相对性头盆不称时,常见潜伏期及活跃期早期产程延长。胎头衔接后,产程进展相对顺利。绝对性头盆不称时,常出现宫缩乏力及产程停滞。

(3)其他:因头盆不称或胎头高浮对前羊膜囊压力不均,使胎膜早破及脐带脱垂等分娩期并发症增加,头盆不称孕妇脐带脱垂风险为正常产妇的4～6倍以上。偶有骨盆狭窄伴宫缩过强者,因产道梗阻使孕妇出现腹痛拒按、排尿困难甚至尿潴留等症状,查体时可见孕妇下腹压痛明显、耻骨联合分离及宫颈水肿,甚至出现病理性缩复环、肉眼血尿等先兆子宫破裂征象,若未及时处理会发生子宫破裂。

2. 中骨盆平面狭窄

(1)胎方位异常:胎头能正常衔接,潜伏期和活跃早期进展顺利。但中骨盆狭窄多为男型及类人猿型骨盆,骨盆入口平面均呈前窄后宽形状,易致枕后位衔接。当胎头下降中骨盆平面时,由于中骨盆横径狭窄致使胎头内旋转受阻,易出现持续性枕后/横位,在第一产程时孕妇过早产生排便感。应及时行阴道检查,以便及时发现并纠正胎位异常,正确判断头盆相称程度。若中骨盆狭窄程度严重且宫缩较强,可发生先兆子宫破裂或子宫破裂。

(2)产程进展异常:胎头多于宫口近开全时完成内旋转,因此持续性枕后/横位可使活跃期及第二产程延长,尤其导致第二产程延长及胎头下降延缓与停滞。

3. 骨盆出口平面狭窄 骨盆出口平面狭窄常与中骨盆平面狭窄并存。若为单纯骨盆出口平面狭窄,第一产程进展顺利,胎头达盆底后受阻,会导致第二产程延长或停滞,强行阴道助产可导致新生儿产伤和严重的产道裂伤。

(四)诊断

骨盆的大小和形态是影响分娩的首要因素,骨盆异常可影响胎位及胎先露的下降及旋转,也影响子宫收缩力,从而导致难产。然而骨盆因素是相对固定不变的,因此在产前检查时,应充分评估骨盆有无异常,有无头盆不称,及早作出诊断并决定适当的分娩方式。

1. 病史 询问孕妇有无佝偻病、脊髓灰质炎、脊柱及髋关节结核及外伤史,若为经产妇,应了解既往有无难产史及其发生原因,新生儿有无产伤等。

2. 一般检查 测量孕妇身高,若身高<145cm需注意有无均小骨盆。观察孕妇步态有无跛足,观察脊柱及髋关节情况和米氏菱形窝是否对称等(图18-2-1)。脊柱侧弯、跛行、米氏菱形窝不对称且一侧髂后上棘突出者,发生倾斜

骨盆可能性大；体形粗壮、颈部较短者易伴漏斗型骨盆狭窄；米氏菱形窝对称但过扁者易合并扁平骨盆，过窄者易合并中骨盆狭窄；两侧髂后上棘对称突出且狭窄者，应警惕类人猿型骨盆。

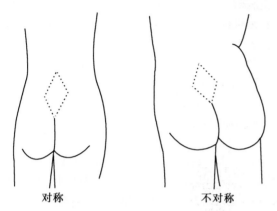

图 18-2-1　米氏菱形窝两侧角示意图
引自：刘兴会，漆洪波．难产．北京：人民卫生出版社．2015．

3. **腹部检查**　观察腹壁形态，初产妇呈尖腹、经产妇呈悬垂腹(图 18-2-2)者，往往提示可能有骨盆狭窄。腹形正常者通过测量宫高、腹围、超声测量胎头双顶径、股骨长度及腹围等检查充分预测胎儿大小，并检查胎位，判断是否能通过骨产道。骨盆测量除常规测量髂嵴间径、骶耻外径和坐骨结节间径外，还应注意检查耻骨弓角度、对角径、坐骨切迹宽度、坐骨棘内突程度、骶凹曲度及骶尾关节活动度等，以确定骨盆各平面的狭窄程度。

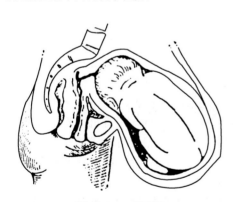

图 18-2-2　悬垂腹
引自：刘兴会，漆洪波．难产．北京：人民卫生出版社．2015．

4. **骨盆外测量**　骨盆外测量方法简单易行(详见"妊娠期管理"相关内容)，可初步了解骨盆大小。虽然我国2011孕前和孕期保健指南指出，骨盆外测量并不能预测产时头盆不称，不推荐其作为孕期常规检查内容。但是骨盆外测量的结果仍可作为临床诊断及处理的参考。骶耻外径<18cm，提示入口面前后径狭窄，往往为扁平骨盆；坐骨结节间径<8.0cm，耻骨弓角度<90°且耻骨弓低者，应考虑出口横径狭窄；漏斗骨盆者往往伴中骨盆狭窄；骨盆外测量各径线均较正常值小 2cm 或更多者，提示

为均小骨盆。需要注意的是，骨盆外测量易受测量点选取正确性以及骨质厚薄的影响，因此外测量发现异常时应进行骨盆内测量。

5. **骨盆内测量**　消毒外阴及阴道后戴无菌手套，经阴道检查或肛门指诊进行测量(详见"妊娠期管理"相关内容)。对角径<11.5cm，且骶岬突出者为扁平骨盆。坐骨棘间径又称中骨盆横径，此径不易测量，当无法确切了解坐骨棘间径时，可考虑采取临床估计方法，即以米氏菱形横径加 1cm 作为坐骨棘间径。坐骨切迹底部宽度可代表中骨盆后矢状径，若小于两横指表示中骨盆后矢状径明显缩短。坐骨棘间径<10.0cm，坐骨切迹宽度小于两横指表示中骨盆狭窄。若坐骨结节间径<8.0cm，应加测出口后矢状径，两者之和<15cm 提示骨盆出口狭窄。

6. **跨耻征检查**　临产后应充分估计头盆关系，需行胎头跨耻征检查。具体方法为：孕妇排空膀胱后仰卧，两腿伸直，检查者一手放在耻骨联合上方，另一手将胎头向骨盆腔方向推压。若胎头低于耻骨联合平面，称为跨耻征阴性，提示头盆相称；若胎头与耻骨联合在同一平面，称为跨耻征可疑阳性，提示可疑头盆相称；若胎头高于耻骨联合平面，称为跨耻征阳性，提示头盆不称。对出现跨耻征阳性的孕妇，应让其取两腿屈曲半卧位，再次检查胎头跨耻征，若转为阴性，提示为骨盆倾斜度异常，而非头盆不称。头盆不称提示可能有骨盆相对或绝对狭窄，但不能仅凭胎头跨耻骨征阳性轻易诊断，需要结合产程进展或试产后方可诊断。

(五)　处理

一般将骨盆狭窄归为两大类，将临界与轻度狭窄归为轻微狭窄，中度及重度狭窄归为严重狭窄。除骨盆大小外，胎儿大小、胎方位、产力及胎头的可塑性等因素，均可影响分娩的进展，所以轻微狭窄者其他条件较好时可试产，中度狭窄者如胎儿小、产力强亦可在严密观察下短期试产，重度狭窄者应以剖宫产结束分娩。

1. **骨盆入口平面狭窄**　一般临床上将 8.5cm 为入口前后径最小尺度，若小于该尺度，正常胎头不能完整通过，应行剖宫产。一般入口前后径在 9.5cm 以上时多能自然分娩。骨盆入口横径至少为 10.5cm，横径狭窄亦常为难产的原因。对骨盆入口除估计其形态外，对径线之长短亦须全面加以考虑，对轻度头盆不称者均给予试产机会，规律宫缩后 6~10 小时内观察胎头下降与宫口扩张，经过充分试产后，胎头仍不下降者，应考虑剖宫产；如试产成功，则可由阴道产钳助产或自然分娩。

2. **中骨盆平面狭窄的处理**　中骨盆狭窄时胎头衔接与下降不受影响，宫颈扩张无明显异常，但胎头在中骨盆内的俯屈和内旋转受阻，易发生持续性枕横位或枕后位。产妇表现为活跃期或第二产程延长或停滞，继发性宫缩乏力。若宫口开全，胎头双顶径达坐骨棘水平以下，可徒手协助胎头转为枕前位，经阴道分娩或行阴道器械助产术；若胎头双顶径未达坐骨棘水平或出现胎儿窘迫时，应考虑剖宫产。

3. **骨盆出口平面狭窄的处理** 临床上常用坐骨结节间径与出口后矢状径之和估计出口平面大小。当坐骨结节间径与出口后矢状径之和>15cm时,多可经阴道分娩;若两者之和<15cm时,足月胎儿不易经阴道分娩,应行剖宫产术结束分娩。

4. **骨盆三个平面均狭窄** 在胎儿小、产力好、胎位及胎心正常的情况下可以试产。通过胎头变形和极度俯屈,以胎头最小径线通过骨盆腔者,可以经阴道分娩,当胎儿较大合并头盆不称或出现胎儿窘迫时,应行剖宫产术结束分娩。

5. **畸形骨盆** 应根据畸形骨盆种类、狭窄程度、胎儿大小及产力等情况具体分析。对畸形严重、头盆明显不称者,应及时行剖宫产结束分娩。

二、软产道异常

软产道异常包括子宫下段、子宫颈、阴道、外阴的病变和先天畸形。软产道异常也可导致异常分娩,但相对较少。

(一)病因及分类

软产道异常可由先天性发育异常及后天性疾病引起,主要包括以下几个方面:

1. **外阴异常**

(1)外阴水肿:常继发于重度子痫前期、重度贫血、心脏病及慢性肾炎等疾病。静脉瘤和静脉曲张也可表现为外阴水肿。

(2)外阴感染或肿瘤:靠近会阴的炎性包块或肿瘤,若体积大也可阻挡分娩。

(3)外阴瘢痕:一般外阴大的手术后和会阴撕裂伤后瘢痕,分娩时容易撕裂,阴道分娩困难。

2. **阴道异常**

(1)阴道横隔:多位于阴道上中段,在横隔中央或稍偏一侧常有一小口,临产后检查易将不完全性横隔中央孔误认为扩张停滞的宫颈外口。肛门检查可感到宫颈位于此横隔水平以上,再仔细进行阴道检查,在中央孔上方可查到宫颈外口。

(2)阴道纵隔:可分为完全阴道纵隔和不完全阴道纵隔。完全纵隔往往伴有双子宫、双宫颈,一般不导致难产,胎头下降过程中,纵隔被推向对侧,逐渐将半个阴道充分扩张后通过。部分纵隔常可妨碍胎头下降,若纵隔较薄时其会自然破裂,分娩不受阻遏;纵隔较厚时需将其剪断,待胎儿娩出后再切除剩余的纵隔。

(3)阴道闭锁:完全性阴道闭锁几乎全部是先天性的,不完全性闭锁可由发育异常或产伤、腐蚀性药物、手术感染造成的瘢痕挛缩狭窄引起。严重的阴道闭锁需剖宫产终止分娩。闭锁位置低、不严重者,妊娠后瘢痕软化,临产后胎头下降,对瘢痕有持续扩张作用,可完成分娩。接生时需做会阴切开,避免严重裂伤发生。

(4)阴道肿瘤:较小的阴道壁囊肿可以移到先露部的后方,不妨碍分娩的进行;囊肿较大时可阻碍先露部下降,则需在消毒情况下行囊肿穿刺吸出其内容物,待产后再处理。阴道肿瘤如纤维瘤、上皮瘤、肉瘤会阻碍胎头下降,一般需行选择性剖宫产。

(5)肛提肌痉挛性收缩:虽然少见,但由于在阴道中段出现硬的环状缩窄,严重妨碍胎头下降,一般需用麻醉解除痉挛。

3. **宫颈异常**

(1)宫颈病变:宫颈上皮内瘤变和宫颈癌的发病率呈逐年上升趋势,且年龄趋向年轻化,其中育龄期女性占多数。为预防宫颈病变恶化,大多数育龄期宫颈鳞状上皮内瘤变患者采取宫颈锥切术进行治疗,而宫颈锥切术后长时间出血、感染,加上宫颈瘢痕挛缩,常导致术后宫颈管粘连、狭窄以及宫颈功能不全等并发症。

(2)宫颈管狭窄:因前次分娩困难或宫颈手术造成宫颈组织严重损伤或感染,呈不规则裂伤瘢痕、硬结,引起宫颈管狭窄,一般妊娠后宫颈软化。临产后宫颈无法扩张或扩张缓慢者应行剖宫产。

(3)宫颈口粘连:分娩过程中宫颈管已消失但宫口不开大,宫颈包着胎头下降,先露部与阴道之间有一薄层的宫颈组织,如胎头下降已达+2,多数可经手有效扩张宫颈口,也可在子宫外口做长约1~2cm的放射状切口,若行产钳助产有宫颈撕裂的风险。

(4)宫颈水肿:一般常见于扁平骨盆和骨盆狭窄者,骨盆壁与胎头之间压迫造成宫颈下部水肿,长时间压迫可使分娩停滞。轻度水肿者可抬高孕妇臀部以减轻胎头对宫颈压力,也可通过局部药物注射和上推宫颈前唇以缓解宫颈水肿情况,使宫口开大而经阴道分娩;严重者行剖宫产术。

(5)宫颈坚韧:由于宫颈缺乏弹性或者孕妇精神过度紧张,宫颈常呈痉挛性收缩状态,多见于高龄初产妇。

4. **子宫异常**

(1)子宫畸形:常见的子宫畸形有纵隔子宫、双子宫、残角子宫、单角子宫等。子宫畸形影响胎盘和宫内胎儿正常发育,可引起胎位异常和胎盘位置异常等;子宫畸形合并宫颈和阴道畸形者易阻塞软产道,影响正常产程进展而致难产。

(2)子宫脱垂:子宫脱垂者妊娠后受胎盘激素的影响,盆膈和子宫韧带松弛,从早期妊娠即可出现原有脱垂症状加重的情况,如宫颈显露于阴道口或脱出,膀胱膨出伴有排尿困难,脱出部黏膜溃疡和出血。中期妊娠后,脱垂子宫可不同程度地回缩、上升,直至晚期分娩。因分娩会加重脱垂进展,一般建议行剖宫产术。

(3)子宫扭转:子宫扭转可因子宫发育不良、胎位异常、盆腹腔内病变使子宫倾斜或旋转。子宫扭转可发生于妊娠期或分娩期,可引起胎儿窘迫,母体急性腹痛、出血。

(4)子宫肌瘤:子宫肌瘤为性激素依赖性良性肿瘤,其对分娩的影响取决于肌瘤大小、生长部位及类型。黏膜下肌瘤合并妊娠,易发生流产或早产。较大的肌壁间肌瘤可引起子宫收缩乏力,产程延长。较大的宫颈肌瘤或子宫下段肌瘤,可阻遏胎先露的衔接和下降,应行剖宫产术,剖宫产时是否一并剔除肌瘤,目前并无定论,需根据手术医师经验、肌瘤部位、术中出血量等因素决定。

(5)瘢痕子宫:瘢痕子宫产生的原因有剖宫产术、子宫肌瘤剔除术、宫角切除术等,其中以剖宫产术最为常见。瘢痕子宫是分娩过程中子宫破裂的高危因素之一。近年来,剖宫产后再孕分娩者增加,但并非所有曾行剖宫产的妇女再孕后均需剖宫产,有阴道分娩意愿的患者经评估后可选择自然分娩(详见"剖宫产术后分娩方式的选择和管理"相关内容)。

5. 盆腔肿瘤

(1)卵巢囊肿:妊娠期卵巢随子宫提升,如果卵巢囊肿阻塞产道,可导致卵巢囊肿破裂,或使分娩发生梗阻。

(2)盆腔肿块:临床上比较少见,偶可有重度膀胱充盈、阴道膀胱膨出、阴道直肠膨出等阻塞盆腔,妨碍分娩,此时可行剖宫产。

(二)临床表现

软产道异常可使胎位异常或胎头旋转异常,导致胎膜早破,可引起产程延长,阵痛异常,孕妇疲劳,不利于分娩。同时还可引起胎儿缺氧、酸中毒、新生儿窒息。手术产率将增加,容易导致难产和产伤。

(三)诊断和预防

为预防软产道异常导致的难产,在孕前或妊娠早期应详细询问病史,并行阴道检查了解生殖道及盆腔情况。孕期有阴道出血时应做阴道检查,以了解外阴、阴道及宫颈情况以及盆腔有无其他异常等,尤其是注意宫颈情况,避免宫颈癌漏诊。

(四)处理

1. 外阴异常　外阴水肿者,临产前可局部予50%酒精局部湿敷;临产后可在严格消毒下进行多点针刺皮肤放液;分娩时行会阴侧切;产后加强局部护理,预防感染。对于外阴瘢痕者,若瘢痕范围不大,分娩时可做会阴后-斜切开或对侧瘢痕切开;若瘢痕过大,应行剖宫产术。会阴坚韧者分娩时,应做预防性会阴侧切。

2. 阴道异常　阴道瘢痕影响阴道的扩张性和弹性,严重者可导致阴道闭锁,影响先露下降和胎儿娩出,对于严重患者,应考虑剖宫产术。先天性阴道横隔,若隔膜薄弱而且不完全,由于先露的作用宫口仍能扩张,不影响胎儿娩出;若宫颈口开全时,横隔仍不退缩,可行放射状线状切开,待胎儿娩出后再将切缘锁边缝合;横隔高且厚者需行剖宫产。体积大范围广泛的阴道尖锐湿疣可阻碍分娩,易发生裂伤、血肿及感染,为预防新生儿喉乳头瘤发生,应行剖宫产术。

3. 宫颈异常　只做适当试产,密切观察产程;产程进展缓慢,危及母婴健康时行剖宫产尽快终止妊娠。宫颈癌

前病变及原位癌不影响阴道分娩,是否剖宫产只取决于有无产科指征,无特殊指征的患者仍可以阴道分娩。但妊娠期宫颈浸润癌患者阴道分娩可能增加癌细胞的播散几率,应选择剖宫产分娩。

4. 子宫肌瘤　如不阻塞产道,可经阴道试产,产后再处理肌瘤。若子宫肌瘤阻遏胎先露的衔接和下降,应行剖宫产术;剖宫产时是否一并剔除肌瘤,目前并无定论,需综合评估手术医师经验、肌瘤部位、术中出血量等因素再决定。

5. 卵巢囊肿　妊娠合并卵巢囊肿大多数属良性病变,确诊后根据患者情况进行随诊观察或择期手术,足月临产时发现卵巢肿瘤,只要不引起阻塞性分娩仍可自然分娩;如果临产后卵巢囊肿嵌顿在盆腔内影响产道时须行剖宫产。

【本节关键点】

1. 产道异常包括骨产道异常和软产道异常,以骨产道异常多见。

2. 骨产道异常分为狭窄骨盆和畸形骨盆。

3. 骨盆入口平面狭窄最常见的类型是扁平骨盆,骨盆出口平面狭窄中最常见的是漏斗骨盆。

4. 骨盆径线狭小可能不影响分娩,应对整个骨盆的大小和形态做全面衡量后再决定处理方案。

5. 处理软产道异常的关键在于早期发现,根据不同的软产道异常情况,结合患者以及其家属的意见,给予个体化处理。

(温弘　徐萌艳)

第三节　产程异常

产程指从临产到胎儿胎盘娩出的全过程,共分三个阶段,即第一产程、第二产程和第三产程。第一产程可以分为潜伏期和活跃期两个阶段。产程的任何一个阶段发生时限的异常或分娩受阻都称为产程异常,三个产程的异常可单独存在,亦可合并存在,产程异常是难产最重要的临床表现。

一、第一产程异常

(一)潜伏期延长

潜伏期延长是分娩过程中较为常见的产程异常。根据2014年中华医学会妇产科学分会产科学组提出的"新产程标准及处理的专家共识",潜伏期规定为从临产出现规律宫缩至宫口开大6cm的阶段,潜伏期延长是指初产妇潜伏期

＞20小时或经产妇潜伏期＞14小时。产力、产道、胎儿及产妇精神心理因素四个因素中任何一个或多个因素发生异常，都有可能导致潜伏期延长，其中子宫收缩乏力是潜伏期延长最常见的原因。

1. **诊断** 有规律宫缩伴有宫颈扩张及胎先露的下降即为临产的开始，活跃期和潜伏期的交界点是宫口开大6cm，自临产开始到宫口开大6cm时间段为潜伏期。初产妇潜伏期超过20小时，经产妇潜伏期超过14小时即可诊断潜伏期延长。为正确计算潜伏期，更好地观察产程，需与假临产相鉴别。用强镇静剂后宫缩能被抑制者为假临产。

2. **处理** 在排除头盆不称及胎儿窘迫的前提下，潜伏期延长不再作为剖宫产指征。如母胎情况稳定，缓慢但有进展的产程无需人工干预。如潜伏期延长是由产妇精神紧张或体力消耗引起的，可使用强镇静如哌替啶100mg肌注帮助产妇休息，同时加强支持治疗，如鼓励进食、精神安慰、适当补液。排除头盆不称的情况后若产程仍无进展，需明确有无胎方位异常，必要时通过调整孕妇体位来纠正胎儿枕位的异常。目前在潜伏期不建议常规破膜。排除头盆不称和产道异常后，如考虑为宫缩乏力引起的潜伏期延长，可使用缩宫素加强宫缩和（或）人工破膜。使用缩宫素静脉滴注至少12~18小时无进展时才考虑引产失败，选择剖宫产终止分娩。

（二）活跃期异常

1. **诊断** 活跃期指从宫口扩张6cm到宫口开全的阶段。目前我国对活跃期异常的定义为：破膜且宫口扩张＞6cm后，如宫缩正常，宫口停止扩张≥4小时；如宫缩欠佳，宫口停止扩张≥6小时，诊断活跃期停滞。活跃期异常的病因主要为胎位异常，同时影响分娩的其他因素亦会对活跃期造成影响。

2. **处理** 对活跃期异常的处理原则与潜伏期延长基本相同，同时应关注产妇及胎儿的情况，查明活跃期异常的原因。如患者疲劳，可先予镇静剂休息，这有利于宫缩协调。活跃期使用镇静剂时推荐地西泮，地西泮不仅对产妇有抗焦虑、镇静的作用，且有较强的平滑肌松弛作用，有利于宫口的扩张，促进产程进展。地西泮可透过胎盘屏障，生产时应用有导致新生儿肌张力下降的风险，因此地西泮禁用于估计2小时之内有分娩可能者。哌替啶不建议在活跃期使用。人工破膜及缩宫素静脉滴注加强宫缩也是常用的干预措施。

出现下列情况时，应考虑行剖宫产终止妊娠：①出现胎儿窘迫，经积极处理无改善，短期内不能经阴道分娩；②胎头下降停滞于+2或+2水平以上，考虑头盆不称可能；③胎位异常（如面先露、高直后位、不均倾位等），产程中不能纠正，且影响产程进展；④活跃期停滞，经积极处理后产程无进展。

二、第二产程异常

第二产程指自宫口开全到胎儿娩出，该阶段的产程异常表现为第二产程延长。第二产程异常的主要病因仍然是产力、产道、胎儿及产妇精神心理因素四个方面，脐带异常如脐带过短或脐带缠绕导致的脐带相对过短亦可影响胎头下降，导致第二产程延长。

（一）诊断

根据新产程专家共识，初产妇第二产程超过3小时，硬膜外麻醉镇痛分娩时超过4小时；经产妇第二产程超过2小时，硬膜外麻醉镇痛分娩时超过3小时，产程无进展（包括胎头下降和旋转），可诊断为第二产程延长。

（二）处理

第二产程胎头下降停滞时，注意有无膀胱充盈或尿潴留等情况导致的胎头下降受阻，并做相应处理。同时行阴道检查评估是否存在头盆不称，若存在明显头盆不称应选择剖宫产终止妊娠。若无明显头盆不称，则评估胎儿方位。对枕横位或枕后位，且胎头下降停滞者，可行手转胎头至枕前位。如产妇极度疲劳，宫缩乏力，可静脉滴注缩宫素加强宫缩。如处理得当，多数产妇可阴道分娩。积极处理后仍为第二产程延长者，根据胎先露的下降程度和胎方位，以及接生者的操作经验，选择器械助产或剖宫产终止分娩。

当出现以下情况时，建议剖宫产终止妊娠：①存在明显头盆不称；②不能纠正的孕妇异常或胎儿窘迫，短期内不能经阴道分娩；③胎头下降停滞于S+2水平以上，考虑头盆不称可能；④胎位异常（如面先露、高直后位、不均倾位等），产程中不能纠正；⑤枕横位或枕后位，手转胎头失败，胎头位于S+2水平以上，无法阴道助产。

三、第三产程异常

第三产程指从胎儿娩出后到胎盘娩出的过程，一般5~15分钟，不超过30分钟，超过30分钟则称为第三产程延长。胎儿娩出后30分钟胎盘仍未娩出即可诊断第三产程延长，同时需注意产后出血的发生。病因包括子宫收缩乏力、子宫不协调收缩、促宫缩药物的应用不当、胎盘粘连或植入、胎盘剥离不全、膀胱过度充盈等。

胎儿娩出后，尽量等待胎盘自然娩出。如胎儿娩出15分钟后胎盘仍无剥离征象，应立即寻找原因，积极处理，可徒手探查宫腔。如发现宫口回缩，胎盘嵌顿，可予强镇静剂肌内注射。松弛子宫颈口后，适当牵拉脐带娩出胎盘，牵拉不可暴力，以免造成子宫内翻；如产妇阴道出血超过200ml或一次性出血＞150ml，而胎盘未剥离，则施行人工剥离胎盘术；如剥离困难或阴道出血增多，不要强行剥离，需行超声检查确定有无胎盘植入后，再做进一步处理。

【本节关键点】

1. 对潜伏期延长的诊断,首先应该明确临产时间,在排除头盆不称后,如母胎情况稳定,缓慢但有进展的产程无需人工干预。

2. 对产程异常的处理,应明确导致异常的原因,同时根据产妇的具体情况,采取相应的措施。

3. 整个产程过程中都应该关注母亲的一般情况、生命体征和胎心情况,监测产程进展及宫缩情况,正确处理产程。

(温弘　徐萌艳)

第四节　胎方位异常

以头为先露的难产称为头位难产,是临床中最常见的难产类型。女性骨盆入口平面呈横椭圆形,头先露时胎头大多取枕横位或枕斜位入盆。产时绝大多数胎儿在有效产力作用下,在产妇骨盆腔内采取一系列适应性的动作而转成枕前位,最终以正常的枕前位分娩方式进行分娩。头先露不能以枕前位方式进行分娩者,称为胎头位置异常,包括持续性枕后位、持续性枕横位、胎头高直位、前不均倾位、颜面位、额位等。在头位分娩中,顺产和难产没有明显的界限,除有明确骨盆狭窄者外,绝大多数的头位难产都需经历一段产程后才能表现出来。因此,产时早期发现与正确处理胎头位置异常是目前降低围产期母婴发病率的关键。

(一)临床分型

1. **持续性枕后、枕横位**　临产后胎头以枕横或枕后位衔接,经充分试产后,胎头枕部仍位于母体骨盆后方或侧方,不能转向前方致使分娩发生困难者,称为持续性枕后位或持续性枕横位(图18-4-1)。常见病因有骨盆异常、胎头俯屈不良、子宫收缩乏力、头盆不称、胎儿发育异常等。

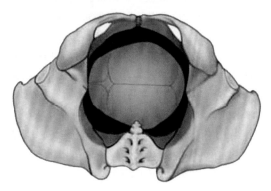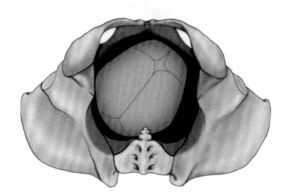

图18-4-1　持续性枕横位、枕后位
引自:刘兴会,漆洪波.难产.北京:人民卫生出版社.2015.

2. **额先露**　胎头以最大径线枕颏径入盆通过产道,持续以额为先露称为额先露。额先露是胎头枕先露与面先露之间的过渡姿势,若胎头俯屈良好可成枕先露;若仰伸则成面先露,多于临产后发生。额先露比较少见,且多见于经产妇,可分为额前位和额后位两种方位。导致额先露的可能原因包括头盆不称、胎头入盆前胎膜破裂、脐带绕颈等。

3. **面先露**　胎头以颜面部先露称为面先露,多于临产后发现,常由额先露仰伸形成。面先露以颏骨为指示点,有颏左(右)前、颏左(右)横、颏左(右)后6种胎位,以颏左前及颏右后较多见。我国发生率为0.08%~0.27%,国外资料为0.17%~0.2%,经产妇多于初产妇。

4. **胎头高直位**　胎头高直位是指胎头以不屈不伸的姿态进入骨盆入口平面,即胎头的矢状缝落在骨盆入口平面前后径上,大囟门及小囟门分别位于前后径两侧(图18-4-2)。其发病率仅次于持续性枕横位及枕后位,国外报道占分娩总数的0.06%~1.6%;国内报道占1.08%。胎头高直位分胎头高直前位及高直后位。高直位可因骨盆形态异常,尤其是横径狭窄,胎儿过大或过小等原因引起。

5. **前不均倾位**　枕横位中胎头以前不均倾势入盆者简称为前不均倾位(图18-4-3)。枕横位胎头可以前顶先入盆(前不均倾势)或后顶先入盆(后不均倾势),然后另一顶再下降成为均趋势,最后向前旋转90°,以枕前位娩出。但若骨盆入口面前后径缩短时,因耻骨联合后面直而无凹陷,前顶骨嵌顿于耻骨联合后方,使得后顶骨无法越过骶岬而无法入盆。前不均倾位不论是否伴有头盆不称,常需以剖宫产结束分娩。

(二)分娩机制

1. **持续性枕后分娩机制**　枕左(右)后位内旋转时向后旋转45°成正枕后位,胎头俯屈好,前囟抵达耻骨联合下时,以前囟为支点,胎头继续俯屈,先娩出顶、枕部,随后仰伸,相继娩出额、鼻、口、颏;若胎头俯屈不良,以鼻根为支点,胎头先俯屈,前囟、顶、枕部娩出后,胎头仰伸,相继娩出

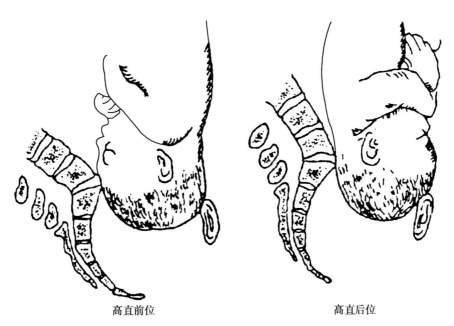

高直前位 高直后位

图 18-4-2 胎头高直位
引自:刘兴会,漆洪波. 难产. 北京:人民卫生出版社. 2015.

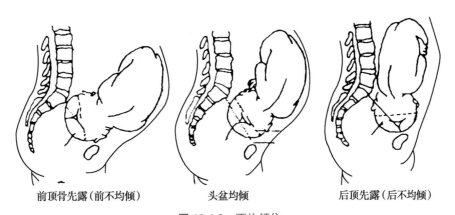

前顶骨先露(前不均倾) 头盆均倾 后顶先露(后不均倾)

图 18-4-3 不均倾位
引自:刘兴会,漆洪波. 难产. 北京:人民卫生出版社. 2015.

额、鼻、口、颏。枕横位多需用手或胎头吸引器将胎头转成枕前位娩出(图 18-4-4)。

2. **额先露分娩机制** 一般情况下,持续性额先露因枕颏径受阻于骨盆入口无法衔接而不能经阴道分娩。当胎儿很小骨盆很大时,或胎头明显变形使枕颏径明显缩小时,可经阴道分娩;若额先露自然转位俯屈为枕先露或面先露中的颏前位时,可经阴道分娩。

3. **面先露分娩机制** 以颏右前位为例(图 18-4-5):①衔接:胎头以前囟颏径衔接于母体骨盆入口左斜径上;②仰伸:降至中骨盆遇到盆底阻力,胎头后仰,颏成为先露部;③内旋转:颏部向左旋转45°成颏前位,使前囟颏径与中骨盆及骨盆出口平面前后径保持一致;④俯屈:颏部抵达耻骨弓下,以颏为支点胎头逐渐俯屈,自会阴前缘相继娩出胎儿的鼻、眼、额、顶、枕复位及外旋转后胎儿娩出。颏后位不能经阴道分娩。

(三)**临床表现**

临近足月的初产妇,胎头高浮或孕后期胎位经常变化而不能固定为头位、初产妇悬垂腹、孕妇身高<145cm 者,尤跨耻征阳性者应考虑是否有头盆不称的现象,产时应注意胎方位异常的可能。分娩期胎头位置异常的表现常见有胎头高浮、不衔接或延期衔接、胎膜早破、继发宫缩乏力、宫颈口位置异常、宫颈水肿等。胎膜早破的产妇可有头盆不称、骨盆形态异常(扁平、猿型骨盆等)、胎头位置异常(枕后位、前不均倾位、高直位等)。产程停滞于潜伏期,多因产妇精神紧张所引起,少数亦可因轻度头位异常所致。胎方位异常在头位分娩过程中常可导致各种异常产程图,主要表现有潜伏期延长、活跃期延缓、阻滞、胎头下降延缓、阻滞及第二产程延长等。

(四)**诊断与识别**

1. **病史与体格检查** 临产后详细询问病史及仔细的

271

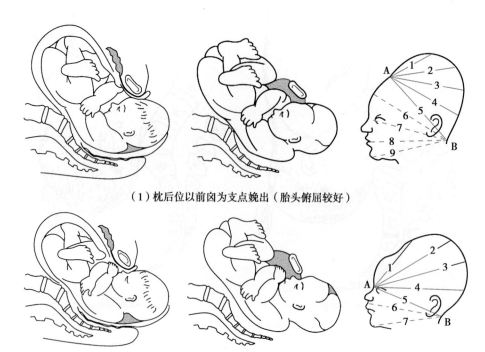

（1）枕后位以前囟为支点娩出（胎头俯屈较好）

（2）枕后位以鼻根为支点娩出（胎头俯屈不良）

图 18-4-4　枕后位分娩机制

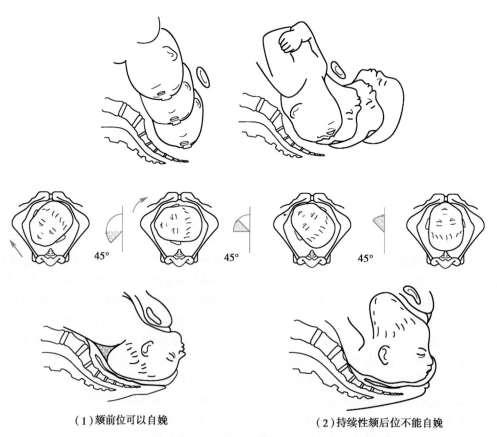

（1）颏前位可以自娩　　　　　（2）持续性颏后位不能自娩

图 18-4-5　面先露分娩机制

体格检查是及早识别胎方位异常的第一步。骨盆形状及骨盆各平面径线长短、胎儿体重是影响胎头能否在产时于骨盆腔内转成正常胎方位的重要因素。通过病史及细致的体格检查可了解骨盆形态、骨盆各径线狭窄程度及哪个平面狭窄,利用宫高、腹围、参考羊水量、胎头高低及结合 B 超检测双顶径、股骨长度、胎儿腹围等指标可初步估计胎儿体重。

2. 腹部检查　腹部四步触诊时需注意腹型、胎儿肢体、胎心音的位置。枕后位时,腹部较易触及小肢体;当胎背与胎儿肢体分别位于母亲腹部两侧时,应考虑为枕横位。

3. 阴道检查　阴道检查是确定胎头位置异常重要方法,破膜后检查结果更为准确。胎方位主要依靠矢状缝、囟门位置及耳廓方向决定。

(1) 枕后位:矢状缝在骨盆斜径上,大囟门在骨盆前方,而小囟门在骨盆后方。通常只能在宫颈完全扩张时才能判断耳廓方向,耳廓朝向后方可作枕后位的标记。

(2) 枕横位:矢状缝与骨盆横径基本一致,小囟门在左侧者为枕左横位,反之,为枕右横位。

(3) 胎头高直位:胎头矢状缝衔接于骨盆入口平面的前后径上,有时可略偏左或偏右,但不超过15°,小囟门靠近耻骨联合,大囟门靠近骶骨时为高直前位,反之为高直后位。

(4) 前不均倾位:枕横位中胎头以前不均倾势入盆者,阴道检查时会发现胎头前顶紧紧嵌于耻骨联合后,盆腔前半部被塞满,而盆腔后半部空虚,胎头后顶大部分留在骶岬之上,而胎头之矢状缝在骨盆横径上但向后靠近骶岬,这是由于胎头侧屈加深所致。

(5) 额先露:阴道检查可扪及额骨及额缝,额缝一端为大囟门的前半部,另一端为眼眶及鼻根部,这些是产时诊断额先露的可靠依据。

(6) 面先露:可触及高低不平、软硬不均的颜面部,而非圆而硬的颅骨。若宫口开大,还可触及胎儿口鼻、眼眶等,并可根据颏部所在位置确定其胎位。

4. 超声检查　利用产时 B 超及早确诊胎方位异常,B 超根据胎儿脊柱、胎枕、脑中线、眼眶、鼻及下颌等声像图综合判断胎方位。

(五) 预防及处理

针对不同的胎位异常及母胎情况,选择不同的处理方式,但都必须加强监护,积极处理产妇宫缩乏力、脱水、胎儿胎心异常,产程进展缓慢等问题,不可过度期待。此外,良好的分娩环境,正确的分娩体位,充足的水分与营养亦是十分有益的。近年采用导乐式分娩,对产妇提供一对一的持续性心理、生理护理和感情支持以协助分娩等措施,对防止头位难产有一定的帮助。

经试产确诊为以下异常胎方位者,为减少阴道分娩对母婴危害,主张以剖宫产分娩:①枕后位经充分试产后,胎头始终不衔接者;即使已衔接,但先露阻滞于+2 或+2 以

上;或经确诊有中骨盆狭窄,徒手旋转胎头失败者。②枕横位中的前不均倾位。③颏后位时,足月活胎一般不能自然分娩,应行剖宫产。④确诊为高直位,但经处理后产程进展慢者。

1. 持续性枕横位、枕后位　不推荐临产前的胎位干预,因为临产前胎头多未衔接和固定,大部分的枕后位胎儿可在临产后转为枕前位,同时目前报道临产前对枕后位进行的干预,并不能降低持续性枕后位的发生率。

对无明显骨盆不称、胎心音及产力异常的产妇,可适度地给予产妇、胎儿无损害的干预,适时的试产,以减少头位难产的发生,提高阴道分娩质量及阴道分娩率。对临产后确定为枕横或枕后位者,多采用产程中改变产妇体位方法纠正胎方位,即产妇取胎儿脊柱侧同侧卧位,通过胎背的向前内旋转带动胎头内旋转,并利用胎轴前移,避免胎轴与产轴成角来防止或纠正胎头俯屈不良。但也有资料表示,没有证据表明第一产程枕后位孕妇改变体位,可以降低持续性枕后位的发生率。密切监护母胎情况和产程进展情况,根据新产程专家共识标准进行产程处理,若加强宫缩、人工破膜处理无效,或出现胎窘时,应剖宫产终止妊娠。若母胎状况良好,可在第一产程进行期待和观察。但随着第二产程时间的延长,枕后位胎头自行转为枕前位的几率也逐渐减小,目前推荐在第二产程早期(初产妇 1 小时,经产妇30 分钟,行硬膜外分娩镇痛者,适当延长时限)进行预防性的徒手转胎位术。

2. 高直位　高直位前位时,若骨盆正常、胎儿不大、产力较强,应给予充分阴道试产的机会,胎头可能通过极度俯屈入盆,从而转为枕前位分娩方式。加强宫缩促使胎头俯屈,并给予足够的期待和观察,直到出现明确的干预指征为止。若确诊为高直后位,一般很难从阴道分娩,应行剖宫产术终止妊娠。

3. 前不均倾位　前不均倾位一旦确诊,除极少部分胎儿小、宫缩强、骨盆宽大者,给予短时间试产外,均应尽快行剖宫产术。因为产程延长不但给母儿带来危害,同时还增加了剖宫产时取出胎头的难度。对于前不均倾位,其预防远胜于处理,任何可能导致前不均倾位的危险因素都应在临产前或产程早期尽早去除。对腹壁松弛和悬垂腹的产妇,可通过腹带纠正胎儿前倾姿势,避免前顶骨先入盆;在临产后和产程早期,鼓励产妇取坐位或半卧位,以减小骨盆倾斜角度,尽量避免胎头以前不均倾位衔接。

4. 面先露　面先露均发生在临产后,目前认为,在无头盆不称、产力良好的情况下,大部分面先露还是可以经阴道分娩。但需密切关注母胎情况和产程进展,若产力较弱、产程进展较慢,积极处理仍无进展,出现活跃期停滞倾时,可适当放宽剖宫产指征;若出现宫缩乏力,第二产程延长,需行较大的会阴后-侧切开,必要时产钳助产;若为持续性颏后位时,难以经阴道分娩,应及时行剖宫产术。

【本节关键点】

1. 导致头位难产的异常胎方位包括持续性枕横位、枕后位、前不均倾位、高直位、面先露、额先露等,其中以持续性枕横位、枕后位多见。

2. 临产后,若出现原发性宫缩乏力、产程进展缓慢等情况,应检查判断有无胎方位异常及头盆不称。

3. 持续性枕横位、枕后位、高直前位、面先露等胎位异常,虽可能导致产程进展缓慢,但均可在密切观察下试产。

4. 前不均倾位对母儿危害较大,一旦确诊,应行剖宫产术终止妊娠。

（温弘 徐萌艳）

第五节 横 位

胎体纵轴与母体纵轴相互垂直者为横产式,因为横位先露部为肩,故又称肩先露。以肩胛骨为指示点,分为肩左前、肩左后、肩右前、肩右后。横位是对母胎最不利的胎位,除死胎及早产儿胎体可折叠自然娩出外,足月活婴不可能自然娩出,如不及时处理容易造成子宫破裂、脐带脱垂,危及母胎生命。

（一）病因

横位常见的病因与臀位相似,包括以下方面:①产次过多,腹壁松弛;②早产胎儿尚未转至头先露;③骨盆狭窄;④前置胎盘;⑤子宫形态异常或肿瘤,影响胎头衔接;⑥羊水过多。

（二）对母儿影响

胎儿肩膀不能紧贴子宫下段及宫颈内口,易发生宫缩乏力。由于胎肩处压力不均衡,易发生胎膜早破,破膜后羊水迅速外流,胎儿上肢或脐带脱出,导致胎儿窘迫或死亡。

临产后随着宫缩的增强,迫使胎肩下降,胎肩及胸廓的一部分被挤入盆腔内,胎体弯曲折叠,胎儿颈部被拉长,上肢脱出于阴道口外,但胎头和胎臀仍被阻碍于骨盆入口上方,形成忽略性横位(图18-5-1)。随着子宫收缩继续增强,易形成病理性缩复环,若不及时处理,将发生子宫破裂。忽略性横位时,足月妊娠无论死胎或活胎,均无法经阴道娩出,增加了手术产、出血和感染的几率,为对母体最不利的胎位。

（三）诊断

1. **腹部检查** 子宫呈横椭圆形,子宫横径较相应正常妊娠宽,子宫的高度比相应正常妊娠月份为低,耻骨联合上方较空虚,宫底部也触及不到胎头或胎臀。母体腹部一侧可触及胎头,对侧触及胎臀。肩前位时可在母体腹壁触及宽大而平坦的胎背,肩后位时在母体腹壁易触及不规则的

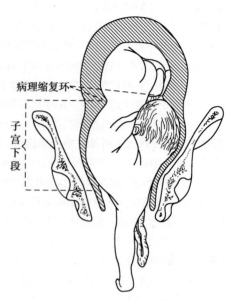

图18-5-1 忽略性横位

肢体。胎心在脐周两旁最清楚。

2. **阴道检查** 若胎膜未破,则先露位于骨盆入口以上,由于先露部高,所以不易查清胎位;若胎膜破裂,宫颈口已扩张,阴道检查首先明确有无脐带脱垂,然后通过触及胎儿肩胛骨、锁骨、肋骨及腋窝来判断胎姿势和方位。腋窝尖端指向胎头,可以根据腋窝尖端判断胎头在母体的左侧或右侧。肩胛骨朝向母体的前方或后方,提示为肩前位或肩后位。如胎儿手已脱落出于阴道口外,因检查者只能用同侧手与胎儿手相握,所以可采用握手法,鉴别是左手或右手。

3. **B型超声检查** 通过超声检查胎头、脊柱、胎心,能准确判断肩先露,并能确定具体胎方位。

（四）处理

横位以预防为主,加强孕期保健及产前检查,早期发现胎位异常。

1. **妊娠期** 定期产前检查,妊娠后期发现横位时,可通过膝胸卧位、艾灸至阴穴、外倒转术等方法纠正,最理想的是转成头位,如有困难亦可转成臀位。若纠正失败应在妊娠36～37周时入院待产。住院后注意观察,有无临产征兆及胎膜早破表现。

2. **分娩期** 可以根据胎产次、孕周、胎儿大小、胎儿是否存活、胎膜是否破裂、宫口扩张情况、有无妊娠并发症等综合判断,选择分娩方式。

（1）初产妇,胎儿存活,已足月,临产后均应行剖宫产。

（2）足月活产,伴有产科指征(前置胎盘、狭窄骨盆、子痫前期等)者,临产前择期剖宫产。

（3）经产妇,胎儿存活已足月,首选剖宫产;若胎膜已破,羊水未流尽,宫口开大在5cm以上,胎儿估计不大,可以在全麻下由有经验的产科医师行内倒转术,以臀位分娩。

（4）双胎妊娠足月活胎,第二胎位成肩先露,应立即行

内倒转术,使第二个胎儿转成臀先露娩出。

（5）早产肩先露,胎儿存活者选择剖宫产分娩。

（6）凡有子宫先兆破裂或部分破裂体征者,不论胎儿是否存活,宫颈口是否开全,严禁经阴道进行任何操作,应立即行剖宫产,并做好输血准备。根据术中子宫有无感染、裂口大小和位置、裂口对合度等情况决定是否保留子宫。

（7）胎儿死亡无先兆子宫破裂者,可在硬膜外麻醉或阴部神经阻滞后做断头术或除脏术,也可行内倒转术。操作困难时改行剖宫产术。

（五）围产期注意点

1. 指导胎位矫正方法,注意胎心变化,指导孕妇正确的监测胎动。

2. 肩先露分娩以剖宫产为主,做好留置导尿、备血。

3. 若如需要做内倒转术或外倒转术,应在超声引导、严密胎心监护下进行,并做好紧急剖宫产的手术准备,需要有经验的产科医师操作。

4. 胎儿娩出前呼叫有经验的新生儿医师到场,做好新生儿复苏抢救的各种准备,胎儿娩出后注意有无产伤。

5. 死胎或胎儿畸形者尽量在麻醉状态下通过毁胎术或内倒转成臀位,然后阴道分娩。若失败或操作困难也应及时改行剖宫产术,避免子宫破裂的发生。

【本节关键点】

1. 妊娠晚期应通过腹部检查和超声检查及时确诊横位。

2. 无论初产或经产妇,足月胎儿存活者首选剖宫产。

3. 死胎或胎儿畸形者,可行毁胎或内倒转术,经阴道分娩。

（温弘　徐萌艳）

第六节　臀　位

臀位（臀先露）是最常见的异常胎位,占足月妊娠分娩总数的 3%～4%。臀先露以骶骨为指示点,有骶左（右）前、骶左（右）横、骶左（右）后 6 种胎位。依据胎儿双下肢姿势分为单臀先露、完全臀先露、不完全臀先露。臀先露围产儿患病率及死亡率均远高于枕先露。

（一）病因

发生臀先露的可能因素包括:影响胎儿发育因素和胎儿活动空间的因素,如羊水过多或经产妇腹壁过于松弛,胎儿容易在宫腔内自由活动形成臀先露;双胎及多胎妊娠、子宫畸形、脐带过短,均可导致胎儿活动空间受限,而导致臀先露的发生;胎头衔接受阻,如狭窄骨盆、前置胎盘等,也可

导致臀先露发生。

（二）临床表现及诊断

妊娠晚期胎动时,孕妇常有季肋部的胀痛感。临产后胎臀不能紧贴子宫下段和宫颈内口,产程进展缓慢。四步触诊法可在宫底触及圆而硬、有浮球感的胎头;未衔接时可在耻骨联合上方触及不规则、较软的胎臀;胎心一般位于脐周部。临产后胎膜破裂情况下,阴道检查可触及胎臀、外生殖器或肛门,足先露时可触及胎足。需注意与面先露或横位的区分,超声检查能较精确地评估胎儿方位、臀先露类型及胎儿体重大小。

（三）处理

1. **妊娠期处理**　在 30 周前的臀位,不应视为异常,因为其往往存在自然回转的机会,34 周后胎儿自然回转的机会下降,虽然较少见,但仍有足月后自然回转的可能。若 30 周后仍为臀位,可予矫正。传统的矫正方法包括膝胸卧位、激光照射或艾灸至阴穴,其成功率不超过 40%,且没有证据表明单独的体位管理能够促进胎儿自然转为头位。2017 年,英国皇家妇产科医师学院（RCOG）指出,臀位外倒转术（external cephalic version,ECV）减少足月臀位的成功率约为 50%,且操作成功后,很少会再次恢复臀位。在妊娠 37 周时可行 ECV 操作,初产妇可提前至 36 周进行操作。ECV 操作具有一定的风险性,因此需在严密监测下,由训练有素的专业医师进行,并且应同时做好紧急剖宫产准备（图 18-6-1）。

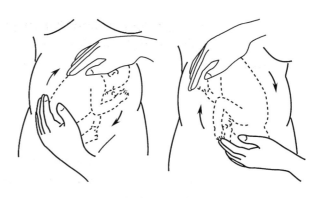

图 18-6-1　臀先露外转胎位术

2. **分娩期的处理**　应在保证母儿安全原则基础上,根据具体情况选择臀先露的处置方式及分娩方式,以最大限度地减少围产期并发症的发生。臀位在分娩时会有脐带脱垂、后出头困难、新生儿窒息和产伤等并发症,目前临床上多数臀位选择行计划性剖宫产,但也有部分臀位经阴道分娩。臀位阴道助产术包括臀位助产和臀位牵引术。臀位胎儿分娩时需要接生者协助完成部分机转才能经阴道分娩者,称为臀位助产术。助产前首先要明确是哪一种臀位,完全臀位需用臀位助产法助产。极少部分臀位分娩时,胎儿由下肢开始直至胎头全部由接生者手法牵引娩出,称臀牵引术。臀牵引术对胎儿损伤极大,在现代产科中已极少采

用。若为狭窄骨盆、软产道异常、胎儿体重>3500g、胎儿窘迫、有妊娠母体合并症、高龄初产、胎头过度仰伸、脐带先露或足先露、有难产史、不完全臀先露、瘢痕子宫等情况,均建议行剖宫产术。

(四) 臀位分娩

1. **臀位助产适应证**　①死胎或估计胎儿出生后不能存活;②具备下列条件:孕龄>34周、单臀或完全臀位、估计胎儿体重2000~3500g(尤适合于经产妇)、胎头无仰伸、骨产道及软产道无异常、无其他剖宫产指征;③无禁忌证而孕妇及其家属要求施行者。

2. **臀位助产禁忌证**　①骨盆狭窄或软产道异常;②足先露;③胎儿估计体重>3500g;④胎头仰伸位;⑤B超提示脐带先露或隐性脐带脱垂;⑥妊娠合并症或并发症如重度子痫前期、心脏病等。

3. **术前准备和注意事项**　第一产程时,对于臀位尽可能防止胎膜早破,嘱产妇侧卧,不灌肠,少做肛门及阴道检查,不使用缩宫素引产。如果胎膜早破,应让产妇立即住院,并判断是否存在脐带脱垂。临产后持续进行的胎儿电子监护,有条件者提供硬膜外麻醉。入院后通知高年资助产士和产科医师及麻醉师和手术室工作人员,再次与产妇及家人讨论分娩方式。对选择经阴道分娩者,建立静脉通

道和备血,备齐产房和新生儿复苏设备,确认阴道助产的器械,包括产钳等。

4. **臀位助产术**　临产后必须由医师和助产士严密监测产程进展。一旦破膜,立即听胎心,行阴道检查,对脐带脱垂者,应立即改为剖宫产抢救胎儿;若无脐带脱垂,则继续严密观察胎心及产程进展。

臀位时宫颈口是否开全,不能以检查者之手是否触及宫颈口边缘为准,而是以相当于胎头周径大小的胎儿臀部与下肢同时通过宫颈口,作为宫颈口已扩张完全的标准。因此,当宫缩时,如果在阴道外见胎足,不应判断为宫口开全,此时宫颈口往往仅扩张至4~5cm。消毒外阴后,在宫缩时以手掌堵住阴道口,使胎儿屈髋屈膝,促使臀部下降,充分扩张宫颈和阴道,同时持续胎心监测。接产前应导尿,并行会阴后-侧切开术。具体手术步骤如下:

(1)"堵"臀:即适度用力阻止胎足娩出阴道,使宫缩反射性增强,迫使胎臀下降,胎臀与下肢共挤于盆底,有助于宫口和软产道充分扩张(图18-6-2)。见胎儿下肢露于阴道口时,即用消毒巾盖住阴道口,并用手堵住。每次宫缩时以手掌抵住,防止胎足早期脱出。这样反复宫缩可使胎臀下降,充分扩充阴道,直至产妇向下屏气强烈,手掌感到相当冲力时,再准备助产。

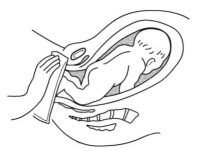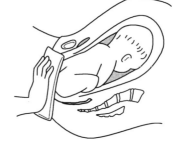

图 18-6-2　堵臀

(2)娩臀:胎儿后髋通常会从6点处娩出,由于压力大,常有黏稠的胎粪排出。然后,随着外旋转为骶前位,胎儿前髋娩出。由于这时脐带已经处于产道内很低的位置且受压,易引起胎心率过缓,所以应该鼓励产妇继续用力,使胎儿双下肢娩出。

(3)娩胎体:分娩胎儿下肢时,助产人员手指平行于胎儿股骨,夹住胎儿大腿中部,向侧面施加压力,使胎儿下肢越过中线。双下肢娩出后,助产人员双手垫一块湿热的无菌巾,抓住胎儿骨性骨盆,拇指放在胎儿骶骨上,其余四指放在胎儿髂前上棘上,使胎儿腹部软组织损伤的机会减到最小。嘱产妇屏气用力,助产人员同时轻柔地向下旋转牵引胎儿助产,同时左右180°旋转,使胎儿骨盆至骶横位。牵引时注意适当将脐带适度向外牵引,以免脐带绷得过紧影响胎儿循环。

(4)娩肩:当能够看到肩胛骨时,采用上述方法旋转胎

儿躯干,使胎儿前肩和上臂出现在外阴部,并且能够很容易地娩出(图18-6-3)。亦可采用滑脱法(Lovssett手法)助娩胎肩娩出,即术者右手握持上提胎儿双足,使胎体向上侧屈使后肩显露于会阴前缘,术者左手示、中指深入阴道顺胎儿肩及上臂滑行屈其肘关节,使上举的胎手按洗脸样动作顺胸前滑出阴道。然后通过下压胎儿身体,胎儿前肩出现在耻骨弓下方,手臂和手随之自动娩出。切勿钩住肱骨、尺骨和桡骨,以免造成胎儿上肢骨折。

(5)娩头:将胎背转至前方,使胎头矢状缝与骨盆出口前后径一致,助手迅速在母体耻骨联合上方加压,使胎头俯屈入盆,当胎头枕骨达耻骨联合下时,将胎体向母亲腹部方向上举,娩出胎头。或采用后出头法(Mauriceau手法),助产者一只手的示指和中指放在胎儿的上颌骨上,屈曲胎头,将胎儿身体放在同侧手掌和前臂上,双腿骑跨在前臂上。助产者另一只手的两手指钩住胎儿颈部,并抓住胎肩,向下

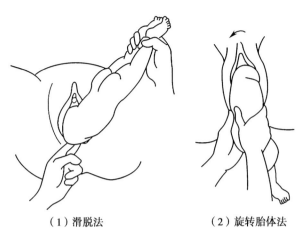

（1）滑脱法　　　　（2）旋转胎体法

图 18-6-3　臀位助产助娩胎肩

牵引,直到枕骨下部出现在耻骨联合下方。同时由助手在耻骨上方轻柔加压帮助胎头俯屈。然后,向母亲腹部方向抬起胎儿身体,随后胎儿口、鼻、额部,最后胎儿枕部成功娩出(图 18-6-4)。使用这种手法时,助产者双手应同时协调地在胎儿颈部和上颌部两个地方轻柔地施加持续向下的牵引力;同时,一名助手在耻骨上方施加适当的压力有助于胎头娩出。如仍存在后出头困难,可使用产钳助娩胎头,必须在轻柔牵引的同时给予耻骨上加压,在胎头已进入骨盆腔,且已衔接时方可操作;同时用无菌巾悬吊胎儿身体,保持胎儿上肢不妨碍操作。

（6）第三产程:胎盘娩出后肌内注射缩宫素或前列腺素制剂,徒手按摩子宫,促进子宫收缩,防止产后出血。有阴道器械助产或软产道损伤者,仔细检查并缝合创面,予抗生素预防感染。

以骶右前为例,臀先露的分娩机制如图 18-6-5 所示。

臀位阴道助产分娩成功的关键和难点在于后出头娩出是否顺利。后出头困难可由多种失误造成,这时及时正确的处理和技巧显得尤为关键。一旦发生后出头困难,处理上较为棘手,处理不当可引起诸多围产儿并发症,甚至死产。

5. 臀位牵引术　臀位牵引术在现代产科中已极少采用,仅在紧急情况下施行。臀位牵引术常在软产道未经充分扩张的条件下迫使胎儿娩出,增加了分娩的难度和并发症率,甚至造成死产,因此需严格掌握指征,只有在胎儿有紧急情况如宫内窘迫、脐带脱垂、母体危急等情况下选用,实施前需确定宫口已开全,甚至需要麻醉配合实施。目前多数专家认为,只要剖宫产还来得及抢救母子,宁愿采用剖宫产术,也不建议采用臀位牵引术。

臀位牵引术的适应证包括:①子宫颈口已开全或接近开全,出现脐带脱垂或胎儿窘迫,胎儿尚存活,为抢救胎儿无法及时进行剖宫产结束分娩者;②双胎妊娠,第 1 胎娩出后,第 2 胎儿出现脐带脱垂或胎儿窘迫须及时结束分娩者。实施时,根据臀先露的具体情况,采取单足或双足牵引法和腹股沟牵引法。

（五）臀位分娩并发症及防治

1. 母体并发症

（1）产道损伤:多与以下因素有关:①子宫口未开全行阴道助产、牵引或后出头产钳术;②堵臀时间不够或过长;③操作不规范,手法粗暴。胎儿胎盘娩出后常规检查宫颈,疑有子宫破裂应宫腔探查。有先兆或完全破裂者,应立即剖腹探查,按破裂程度与部位决定手术方式。

（2）产后出血:与臀先露不能均匀有力地压迫子宫下段,而不能诱发良好的子宫收缩有关,加之手术操作机会多,产后子宫收缩乏力及软产道损伤性出血的机会也增加。

2. 围产儿并发症

（1）颅脑及脊柱损伤:胎头仰伸未能入盆,应设法使其俯屈,并使胎头选择适当的径线(以枕横位)入盆,切忌在胎头未入盆时强行牵拉胎体,以免造成小脑幕撕裂、脊柱损伤或断裂。

（2）臂丛神经损伤:臀位胎头未入盆强行牵拉胎体,或强行牵拉胎臀都可造成臂丛神经损伤。臂丛神经损伤重在预防,避免暴力牵拉胎儿。

（3）骨折:是最常见的并发症,胎臂上举最易造成锁骨或肱骨骨折,违反分娩机制的助娩可导致下肢骨折。骨折损伤重在预防,切忌使用暴力。

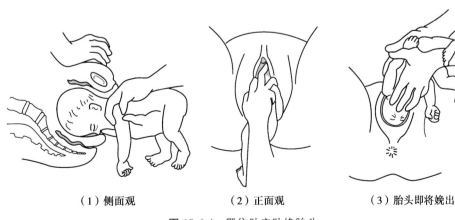

（1）侧面观　　　　（2）正面观　　　　（3）胎头即将娩出

图 18-6-4　臀位助产助娩胎头

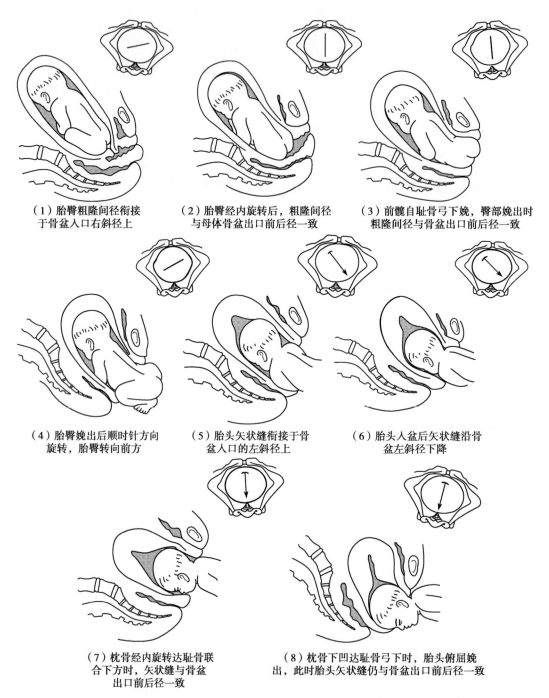

（1）胎臀粗隆间径衔接
　　于骨盆入口右斜径上

（2）胎臀经内旋转后，粗隆间径
　　与母体骨盆出口前后径一致

（3）前髋自耻骨弓下娩，臀部娩出时
　　粗隆间径与骨盆出口前后径一致

（4）胎臀娩出后顺时针方向
　　旋转，胎臀转向前方

（5）胎头矢状缝衔接于骨
　　盆入口的左斜径上

（6）胎头入盆后矢状缝沿骨
　　盆左斜径下降

（7）枕骨经内旋转达耻骨联
　　合下方时，矢状缝与骨盆
　　出口前后径一致

（8）枕骨下凹达耻骨弓下时，胎头俯屈娩
　　出，此时胎头矢状缝仍与骨盆出口前后径一致

图 18-6-5　臀先露的分娩机制

（4）胎儿及新生儿窒息：做好新生儿复苏准备。

【本节关键点】

1. 臀先露应根据骨盆类型、胎儿大小以及臀先露的类型等，于临产前或临产初期作出正确的分娩方式判断。

2. 在 30 周前的臀位，不应视为异常，若 30 周后仍为臀位，可予矫正。矫正方法包括膝胸卧位、激光照射、艾灸、臀位外倒转术等。

3. 臀位在分娩时会有脐带脱垂、后出头困难、新生儿窒息和产伤等并发症，目前临床上多数臀位选择行计划性剖宫产，但也有部分经臀位助产分娩。

4. 臀位牵引术常在软产道未经充分扩张的条件下迫使胎儿娩出，母胎损伤较大，现已较少采用。

（温弘 徐萌艳）

参考文献

［1］曹泽毅. 中华妇产科学. 第 3 版. 北京：人民卫生出版社，2014.

［2］马丁，沈铿. 妇产科学. 第 3 版. 北京：人民卫生出版社，2015.

［3］苟文丽，谢幸. 妇产科学. 第 8 版. 北京：人民卫生出版社，2013.

［4］F. Gary Cunningham K J L S. Williams Obstetrics 24th Edition. McGraw-Hill Education，2014：1358.

［5］时春艳，李博雅. 新产程标准及处理的专家共识（2014）. 中华妇产科杂志，2014，7：486-486.

［6］漆洪波，刘兴会. 难产. 北京：人民卫生出版社，2015.

［7］Zhang J，Landy HJ，Branch DW，et al. Contemporary patterns of spontaneous labor with normal neonatal outcomes. Obstet-Gynecol，2010，116(6)：1281-1287.

［8］JamesDK. 高危妊娠. 段涛，杨慧霞，译. 北京：人民卫生出版社，2008.

［9］中华医学会妇产科学分会产科学组. 孕前和孕期保健指南(第 1 版). 中华妇产科杂志，2011，46(2)：150-153.

［10］王冬梅. 忽略性横位的处理. 中国实用妇科与产科杂志，2010，11：822-824.

［11］苟文丽，李春芳. 助产技术现代观——臀位分娩方式及助产术问题. 中国实用妇科与产科杂志，2010，26(11)：814-816.

［12］RCOG. External Cephalic Version and Reducing the Incidence of Term Breech Presentation：Green-top Guideline No. 20a. 2017.

5

第十九章 异常分娩管理

第一节 异常分娩的早期识别与监测

分娩过程是产力、产道、胎儿及精神心理因素相互协调、相互适应的动态过程，其中任何一个或几个因素出现异常，均可导致分娩异常，形成难产。

臀位和横位仅胎位异常一项即可诊断为难产，处理原则也易于掌握。头位难产即以头为先露的难产，约占总分娩数的 23.98%，占难产总数的 81.63%，臀位和横位占18.37%。除绝对性骨盆狭窄等少数情况外，大多数的头盆不称、胎方位异常或产力异常等头位难产只有在临产后分娩过程中才逐渐显示出来。头位难产与顺产在一定条件下可以相互转化。若处理得当，可以使一些难产转为顺产，反之处理不当，则可以使顺产变难产。头位难产最常见，且诊断和处理相对较难掌握，因此下面重点阐述。

一、难产的因素及其相互间的关系

导致难产的因素虽不外影响分娩的产力、产道与胎儿三方面的异常，但此三方面又各有不同情况所造成的不同影响，如产力异常方面有原发性子宫收缩乏力与继发性子宫收缩乏力，产道方面有骨产道与软产道的异常，胎儿方面不仅有发育方面的异常（包括过度发育与畸形），还有胎位方面的异常。所有异常既可以单独存在，又可以相互影响

(图 19-1-1),其影响不仅可以发生于异常者之间,如胎儿发育异常与骨盆异常等,亦可发生于正常与异常之间,如胎儿发育正常与重度骨盆狭窄等。更值得注意的是有些异常并不明显,如轻度骨盆狭窄、头位异常等,其诊断与处理之正确与否,往往建立于医生对此类情况之基本要领与定义的认识与熟悉,如必须了解轻、中、重度骨盆狭窄的区分标准,枕后位之不同于持续性枕后位等。临床上由于医、护、助产士不能明辨影响分娩因素之正常与异常界限而诊治失当者,主要即在于对所遇情况的基本概念与定义认识与熟悉不足,此在难产因素及其间关系的判断上尤为重要。

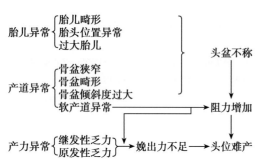

图 19-1-1　头位难产形成示意图
引自:华克勤,丰有吉. 实用妇产科学. 第 3 版.
北京:人民卫生出版社. 2013.

二、头位异常分娩的早期识别与监测

(一) 充分了解病史

认真复习产前检查及待产记录,了解孕妇年龄、孕产史、孕周、身高及既往病史、分娩、手术史、难产史及母儿预后,注意身高、体重、宫高、腹围、骨盆外测量及超声检查的结果。

(二) 全面检查产妇情况

了解产妇思想状态,对妊娠及分娩的认识。全身体检特别要注意心、肺、肝、肾等重要器官情况,测量血压、脉搏、呼吸、体温,了解有无妊娠并发症和内、外科合并症,有无脱水、酸中毒,以及排尿、排便情况。若仅注意产科情况而忽略产妇全身情况,常会造成诊断和处理上的重大失误,给母儿带来严重危害,故应引起产科医务人员的高度重视。

(三) 仔细观察临产经过,抓住难产的临床表现

1. 胎膜早破　胎膜早破最常见的原因是感染和头盆不称,因此,胎膜早破往往是难产的先兆征象。

2. 原发性宫缩乏力　临产开始即出现宫缩过弱或不协调,有时很难与假临产鉴别。可用哌替啶 100mg 肌注,4 小时后如果宫缩消失为假临产;如果宫缩变为规则、有力,产程很快进展即为不协调宫缩转为协调宫缩;如果宫缩既不消失也不转强,则应考虑是器质性因素(如头盆不称或胎头位置异常)引起的梗阻性难产的早期表现。

3. 胎头不衔接　国外多数学者报告,临产时胎头已衔接者在 90% 以上,而我国难产协作组早年研究发现,临产时胎头已衔接者仅占 45.2%,与国外报道相差很大。这可能是由于我国妇女骨盆入口前后径较短所致,对此不必过分担心,然而对胎头高浮者必须提高警惕。宫口扩张达3～5cm 且胎膜已破者,若胎头仍未衔接,说明存在严重的头盆不称或胎头位置异常。

4. 产程异常　出现任何的产程异常,包括潜伏期延长、活跃期停滞、第二产程延长等均因怀疑难产的可能,予以高度重视。

5. 过早屏气、宫颈阴道水肿及排尿困难　枕后位时由于枕部较早压迫直肠,在第一产程中就可出现产妇不自主的屏气。头盆不称,胎头长时间压迫宫颈出现弥漫性水肿。前不均倾位由于前顶骨先嵌入骨盆,压迫阴道前壁及尿道,出现阴道前壁、宫颈前唇水肿和排尿困难。

6. 其他　产程中出现的产妇烦躁不安、体力衰竭(如口干、唇裂、皮肤干燥失去弹性、体温升高等)、肠胀气、尿潴留,甚至出现血尿,腹部出现病理性缩复环、子宫下段拉长、宫底升高等先兆子宫破裂征象以及胎儿窘迫,胎儿颅骨过度重叠、胎头严重水肿和胎头血肿等都可以是难产的表现,都要与难产联系起来考虑。

(四) 仔细的产科检查和准确判断

出现上述的难产临床表现时应该予以高度重视,由经验丰富的产科医生进行仔细的产科检查和准确判断。

1. 腹部检查

(1) 再次准确评估胎儿体重:根据宫高、腹围,结合羊水量、腹壁的厚薄、是否破膜及胎先露的高低,结合 B 超结果,重新估计胎儿大小。

(2) 估计入口面头盆关系:孕妇排空膀胱,仰卧,两腿伸直。检查者将一手放在耻骨联合上方,另一手在宫底加压,将浮动的胎头向骨盆腔方向推压。若胎头低于耻骨联合平面,表示胎头可以入盆,头盆相称,称为跨耻征阴性;若胎头与耻骨联合在同一平面,表示可疑头盆不称,称为跨耻征可疑阳性;若胎头高于耻骨联合平面,表示头盆明显不称,称为跨耻征阳性。对出现跨耻征阳性的孕妇,应让其取两腿屈曲半卧位,再次检查胎头跨耻征,若转为阴性,提示为骨盆倾斜度异常,而不是头盆不称。若确定头盆不称,应行剖宫产术。

(3) 胎方位的检查:胎方位可根据胎体(胎儿躯体)与胎肢(胎儿肢体)的关系确定。腹部检查时,母体腹部的 2/3 被胎体占有,而胎肢占 1/3,为枕前位;胎体与胎肢各占一半,为枕横位;胎肢占 2/3 而胎体占 1/3,为枕后位;腹部触及部分皆为胎背者为高直前位;皆为小肢体者为高直后位。

胎心也是帮助决定胎方位的依据,枕左前位时胎心在母体左下腹听得,枕左横位时略靠外侧,枕左后位时胎心在孕妇右下腹听得最清楚。这是因为胎儿背部被母体脊柱阻

挡,胎心不能从胎背传出而从胎儿前胸传出,故在母体右下腹听得最清楚。高直前位时胎心在母体下腹部中线部或稍偏左处最响亮,而高直后位时在中线偏右处最响亮。

(4) 明确宫缩是否正常:通过触诊法或胎心监护仪监测法,结合产妇主诉,判断产妇宫缩情况。若有胎儿过大、羊水过多、骨盆异常等情况,包括产妇个人的精神因素,都可能影响到宫缩情况。

2. 阴道检查 阴道检查是产程中识别头位难产最主要的检查手段。

(1) 宫口扩张及宫颈情况:精确估计宫口扩张程度,以宫缩高峰时为准。观察宫缩高峰时胎头是否紧压宫颈,若宫颈与胎头间可容一指,则要怀疑有头盆不称可能。观察宫颈有无水肿、水肿程度及部位,若单纯的前唇水肿应当警惕前不均倾位。

(2) 胎头下降情况:准确了解胎头下降程度,尤其是出现胎头水肿或颅骨重叠时,应检查胎头双顶及胎耳的位置,以准确了解胎头位置的高低。出现胎儿颅骨重叠(表 19-1-1),说明试产时间已较长,重度颅骨重叠表明有头盆不称。

表 19-1-1　判断胎头颅骨过度重叠严重程度

分级	表现
变形(−)	颅骨正常
变形(+)	骨缝紧贴,但无重叠
变形(++)	骨缝重叠<0.5cm,手指压之可复位
变形(+++)	骨缝重叠>1cm,指压不复位

胎头水肿是头盆不称时胎头下降缓慢或停滞致使胎头软组织长时间受产道挤压,导致头部血液循环障碍而出现的水肿。胎头颅骨过度重叠与严重胎头水肿同时存在时,易误诊为胎头位置已很低。

(3) 胎方位的确定:胎方位对与产程的影响很大,持续性枕横位、枕后位可能导致胎儿下降受阻,枕后位分娩时可能导致严重的软产道裂伤。因此,应及早识别和判断胎方位,及早采取相应方式处理。

快速实践指导 19-1-1

阴道检查判断胎方位的方法:

1. 通过颅缝及囟门位置判断胎方位 在宫口扩张3~4cm 以上时,应该通过触及颅缝及囟门的位置查清胎方位。

①枕左后位:胎头矢状缝在左斜径上,小囟门在左后方时钟 4~5 点位置间,大囟门在右前方时钟 10~11 点位置间。

②枕右后位:胎头矢状缝在右斜径上,小囟门在右后方时钟 7~8 点位置间,大囟门在左前方时钟 1~2 点位置间。

③正枕前位和正枕后位:胎头矢状缝位于骨盆前后径上,小囟门位于耻骨联合后方,大囟门位于骶骨前方为正枕前位;大囟门位于耻骨联合后方,小囟门位于骶骨前方为正枕后位。

④枕横位:胎头矢状缝在骨盆横径上,大囟门在右侧,小囟门在左侧为枕左横位;大囟门在左侧,小囟门在右侧为枕右横位。

⑤前不均倾位:矢状缝横向后移近骶骨前方而远离耻骨联合后方,而胎头前顶部嵌入骨盆前半部成为先露最低部,胎头后顶部置于骶岬之前上方,骨盆腔后部空虚。

⑥前顶先露:如果检查时发现先露部大囟门较小囟门低,则提示胎头有仰伸。

⑦额先露:触及先露部为大囟门前部、额部及鼻根及眼眶时。

2. 骨缝重叠时囟门的判断 在胎头产瘤和颅骨重叠明显时,胎方位不易查清楚。菱形的大囟门缩小呈"十"字形,小囟门由于枕骨嵌入两顶骨下方形成凹陷并呈"Y"字形,应注意与大囟门鉴别。

3. 寻找枕骨位置帮助确定胎方位 在胎头产瘤和颅骨重叠时寻找囟门比较困难,可以寻找枕骨。首先找到胎儿矢状缝,顺着矢状缝向其两端触摸,一端为胎儿枕部,一块完整骨头(无颅缝)为枕骨,另一端为胎儿额部,中间有颅缝(额缝)为两块额骨,然后根据枕骨和母体骨盆的关系确定胎方位。

4. 胎儿耳廓确定胎方位 胎儿耳廓的方向也可帮助确定胎方位,耳廓的指向为枕骨的位置。不过由于耳廓位置较高,需要检查者的手完全进入阴道才能查清,多在宫口开全、阴道助产时使用。

(4) 骨盆内测量:阴道检查能准确了解骨盆内部情况包括对角径、耻坐径、中骨盆及出口前后径、耻联后角、骨盆是否内聚、坐骨棘是否突出,估计坐骨棘间径、骶骨弧度、骶尾关节活动度。

【本节关键点】

1. 导致难产的因素,既可以单独存在,又可以相互影响,其诊断与处理之正确与否,往往建立于医生对此类情况之基本要领与定义的认识与熟悉。

2. 头位异常分娩的早期识别与监测包括充分了解病史和产妇情况,仔细观察临产经过,抓住难产的临床表现,以及仔细的产科检查,以做出准确的判断。

(温弘　徐萌艳　徐焕)

第二节　异常分娩的预防和早期处理

头位难产在异常分娩当中最为常见，而造成这种难产的因素很多，如产道、胎儿本身、孕妇的精神状态等，若其中一项或几项发生异常，都会影响产程的顺利进行。头位难产在异常分娩中较为常见，且临床上头位顺产与头位难产之间没有明确界限。所以为了确保产妇的顺利分娩，保证产妇及婴儿的生命安全，应做到早发现、早预防，最大限度地保证产妇能顺利分娩及母婴的生命安全。难产一旦确诊，其处理取决于导致难产的原因以及当时的产程进展、母胎状况，及时、有效地处理难产，对降低母胎患病率和死亡率具有重要价值。

一、头位难产的预防策略

头位难产与顺产之间没有明确的界限，在某些情况下，两者甚至可以互相转换。这使得头位难产较难早期发现，一般发现时已经出现难产征象，增加了处理的难度，因此，预防难产非常重要。

（一）良好的孕期保健

通过孕期体重控制，尽量避免胎儿过大。了解产妇既往病史，并做常规体检，了解其骨盆大小和径线长度，检查骨产道形态和软产道是否存在异常，早期发现影响胎头旋转的原因，初步判断难产倾向。在临产前，对孕妇存在的发生难产的高危因素应有清楚认识，通过仔细地检查，如测量身高、体重，骨盆的外测量和内测量，软产道的状况，胎儿体重的估计，以及产妇的精神心理因素的评估，既往有无难产史等的了解，给出最佳分娩方式的医学建议。

（二）灵活运用超声检查

B型超声检查可以相对准确估计胎儿体重。针对产瘤和颅骨重叠明显的情况，当采用阴道检查不能对其胎位进行有效判断时，超声检查可帮助明确了解胎方位，同时还可能发现某些胎儿畸形。

（三）控制引产时机

在缺乏引产的医学指征或宫颈条件不成熟时，不建议进行引产。尽量不进行医学干预，严密监测母胎情况，等待其自然临产。如果存在医学指征，需要积极引产而宫颈条件不成熟时，可以先进行促宫颈成熟。依据母胎的具体情况选择适宜的促宫颈成熟方法。

（四）正确头位分娩评分

臀位和横位较易识别，但头位难产一般很难意识到，需较高水平的判断。往往在头位难产已形成，产程已延长，已存在对母儿危害的隐患这种时候才被发现。通过头位分娩评分表（表19-2-1）和骨盆狭窄评分表（表19-2-2）的评估，有助于判断是否有难产倾向及评价难产的严重程度如何，对选择分娩方式，有积极的指导意义。使用四项评分项目，即骨盆测量、胎儿体重、胎头位置、宫缩强度，进行综合评分。四项评分总和≥13分者为正常，≥10分者可以试产。该评分表简单实用，若评分结果提示难产倾向不高，可积极治疗促使其进展顺利，引导并选择由阴道结束分娩；若评分结果提示难产倾向高者，经短期试产无效后应考虑剖宫产。

表 19-2-1　头位分娩评分表

骨盆形态	评分	胎儿体重(g)	评分	胎头位置	评分	产力	评分
＞正常值	6	2500±250	4	枕前位	3	强	3
正常	5	3000±250	3	枕横位	2	中（正常）	2
临界狭窄	4	3500±250	2	枕后位	1	弱	1
轻度狭窄	3	4000±250	1	面位、额位	0		
中度狭窄	2			高直位	0		
重度狭窄	1			前不均倾位	0		

表 19-2-2　骨盆狭窄评分表

骨盆大小	骶耻外径(cm)	对角径(cm)	坐骨结节间径(cm)	坐骨结节间径＋后矢状径(cm)	出口前后径(cm)	评分
＞正常值	＞19.5	＞13.5	＞9.0	＞19.0	＞12.0	6
正常	18.5～19.5	12.0～13.5	8.0～9.0	15.5～19.0	11.0～12.0	5
临界狭窄	18.0	11.5	7.5	15.0	10.5	4
轻度狭窄	17.5	11.0	7.0	14.0	10.0	3
中度狭窄	17.0	10.5	6.5	13.0	9.5	2
重度狭窄	≤16.5	≤10.0	≤6.0	≤12.0	9.0	1

临产前只有 2 项指标,即骨盆大小和胎儿体重,故也称头盆评分。可初步了解胎头与骨盆大小是否相称,决定是否进行阴道试产及阴道分娩的可能性。头盆评分≥8 分为头盆相称,6～7 分为轻微头盆不称,≤5 分为严重头盆不称。头盆评分为 5 分者如系骨盆入口问题可予短期试产,否则行剖宫产。头盆评分 6 分可以行阴道试产,待临产后加入其他两项指标(产力和胎方位),进行 4 项评分,再进一步判断是否有头位难产倾向。

(五)关注产妇身心状况

通过产妇的身心调节来协助分娩,增强其阴道分娩的信心,如:

1. 提供舒适的待产环境,采用有利的待产与分娩的体势,提倡导乐陪伴式分娩,减轻产妇的恐惧心理。

2. 注意水分与营养的补给,必要时给以 5%～10%葡萄糖液 500～1000ml 静滴,可改善产力,促进产程进展。当产妇出汗过多时应补充一定量的生理盐水,避免失水和酸碱平衡失调。

3. 产程中随时注意督促和鼓励产妇排空膀胱。若无法自行解尿,出现尿潴留时,应予以导尿并警惕滞产的发生。

4. 中骨盆及出口狭窄,试产必须慎重,放宽剖宫产指征。

5. 临产后在产程早期建议给予镇痛分娩,以利于产程的进展,缓解母体疼痛和精神紧张对产程的影响。

(六)避免在潜伏期诊断难产

目前国内专家共识已不建议将潜伏期延长作为剖宫产的指征,实际上潜伏期延长对母体及胎儿影响较小,所以在潜伏期不应干预产程,避免人工破膜、缩宫素加强宫缩等主动干预措施。

(七)准确监测产程进展

准确监测产程进展,在头位难产的监测中至关重要。根据当代研究结果,传统的产程图已受到质疑,新产程专家共识对各个产程的异常诊断标准和处理,均做出了相关指导(详见第十四章"第一产程管理"相关内容)。为确保产程评价的质量,建议以阴道检查作为宫颈扩张的首选检查方式,同时最好由同一人进行,避免不同人员之间检查主观性导致对宫颈扩张、胎头下降程度的评价的误差。

二、头位难产的早期处理

(一)应用头位评分法处理

宫颈扩张 3cm 以上时,可以确定胎方位,结合此时的产力情况,进行头位分娩 4 项评分,以初步判断分娩的难易度并决定分娩方式。总分<10 分以剖宫产结束分娩为宜,10 分可在严密观察下短期试产,>10 分可阴道试产,12 分以上除个别情况外不会采用剖宫产,因此头位分娩 4 项评分总分 10 分是处理头位难产的界限值。

应用头位分娩评分法需要注意重视以下两点,即可变因素与不可变因素的分析,以及针对可变因素的处理。头位分娩评分法 4 项指标中,骨盆大小及胎儿体重是无法改变的,为不可变因素,只有产力和胎头位置通过积极处理可以改变,通过改善产力及胎方位,提高总分数,则阴道分娩的机会显著增加。而对于可变因素要积极处理,如出现继发性宫缩乏力时要采取有效措施,使产力恢复正常。良好的产力不但能促进宫颈扩张,同时能帮助不利的胎方位(如枕横位、枕后位)旋转为枕前位;如果加强产力后胎方位不能转为正常,可以进行徒手旋转胎头或者器械旋转胎头,成功后大多可经阴道分娩。

(二)应用新产程处理

根据新产程标准,潜伏期延长(初产妇>20 小时,经产妇>14 小时)不作为剖宫产指征。此外在除外头盆不称及可疑胎儿窘迫的前提下,缓慢但仍然有进展(包括宫口扩张及先露下降的评估)的第一产程不作为剖宫产指征,而活跃期停滞可作为剖宫产的指征。

1. **潜伏期异常** 有潜伏期延长倾向时应首先除外假临产,如确已临产可予盐酸哌替啶 100mg 或地西泮 10mg 肌内注射,纠正不协调性子宫收缩,当宫缩协调后通常可以进入活跃期。潜伏期不建议进行人工破膜,因为该操作并不会起到显著促进产程进展的目的。可给予分娩镇痛,除明显缓解分娩疼痛外,也可让产妇较好休息。若自然破膜后静脉滴注缩宫素至少 12～18 小时仍无进展,方可诊断为引产失败行剖宫产术。

2. **活跃期延缓或停滞** 首先应做阴道检查详细了解骨盆情况及胎方位,如无明显头盆不称,可行人工破膜加强产力,促进产程进展。在活跃期,推荐对所有排除头盆不称且未破膜的产妇给予人工破膜。这是由于破膜后可以增加局部前列腺素的释放,起到增强宫缩强度和宫缩频率的作用,从而缩短第一产程。严重的胎位异常如高直后位、前不均倾位、额位及颏后位,应立即行剖宫产术。破膜后如无头盆不称及严重的胎头位置异常,产力仍无明显改善者,可用缩宫素静滴加强宫缩,至少观察产程 4 小时。当破膜且宫口≥6cm,如宫缩正常,且宫口停止扩张≥4 小时或宫缩欠佳且宫口停止扩张≥6 小时方可诊断为活跃期停滞,行剖宫产术终止分娩。

3. **缩宫素的应用** 因为宫缩乏力所致产程异常,在排除头盆不称,明确母胎情况良好前提下,产妇经过充分休息及给予分娩镇痛后,及时有效使用缩宫素可以缩短产程、增加阴道自然分娩的几率,所以一旦明确诊断,就应尽早使用。当疑有头盆不称、产妇对缩宫素高度敏感、子宫胎盘血流灌注减少、胎心率异常和前次为剖宫产时,应谨慎使用缩宫素。

值得注意的是,缩宫素可引起子宫过强过快收缩。在

283

10分钟内子宫收缩频率超过5次而间歇期少于60秒,或者子宫一次收缩持续时间>2分钟,则定义为子宫收缩频繁。此种情况可伴或不伴有胎心率的异常,持续的子宫收缩频繁伴随胎心率异常可导致胎儿宫内缺氧。因此,临床上以最小剂量的缩宫素浓度和静脉点滴方式引起的有效宫缩为宜。

4. 胎头下降延缓或停滞 首先应行阴道检查,了解中骨盆平面或出口平面的情况,胎方位、胎头位置高低、胎头水肿或颅骨重叠情况,如无头盆不称或严重胎头位置异常,可用缩宫素加强产力,若为宫颈因素如宫颈水肿,可在宫缩间歇期上推宫颈,促进产程进展。

5. 胎心监护 一旦确诊难产,就需要进行持续胎心监护。此外使用缩宫素后也需要进行持续性的胎心外电子监护或胎心内监护。

6. 第二产程异常 在第二产程,由经验丰富的医师和助产士进行的阴道助产是安全的,并鼓励对阴道助产技术进行培训;当胎头下降异常时,在考虑阴道助产或剖宫产之前,应对胎方位进行评估,胎头为枕横位或枕后位,可徒手旋转胎头为枕前位,待胎头下降至+3水平,可行产钳或胎头吸引器助产术;如徒手旋转胎头失败,胎头位置在+2水平以上,应及时行剖宫产术。对存在子宫收缩乏力者,可应用缩宫素加强宫缩,但当存在头盆不称、对缩宫素高度敏感、子宫胎盘血供不足、异常胎心率、上胎剖宫产史等情况时,应谨慎使用缩宫素。

三、头位难产分娩方式的选择

(一) 择期剖宫产

以下情况应行择期剖宫产,不宜阴道试产:①严重的骨盆狭窄及头盆不称,头盆评分≤5分,总分<10分;②骨盆畸形;③特殊的胎儿畸形如双头畸形、联体双胎等。

(二) 阴道试产

凡不具备择期剖宫产指征的头先露,头盆评分≥6分

均可阴道试产。试产过程中避免不必要的产程干预(特别是在潜伏期),在整个产程中,为产妇提供全方位的优质服务,包括陪伴分娩、能量补充、充足休息、镇痛分娩、舒适的待产环境以及心理安慰等。一旦难产诊断成立,需要密切监护胎儿,同时进行阴道检查,明确宫口扩张、先露高低、胎方位、子宫收缩力等情况,为有效处理难产提供依据。

【本节关键点】

1. 头位难产在异常分娩当中最为常见,且临床上头位顺产与头位难产之间没有明确界限。这使得头位难产较难早期发现,因此,预防难产非常重要。

2. 头位分娩评分法是将骨盆大小、胎儿体重、胎头位置及产力强弱四项评分相加综合判断,四项评分总和≥13分者为正常,≥10分者可以试产。

3. 第一产程难产的处理重点在于排除头盆不称,保证休息,加强宫缩,补充能量和母胎监护;第二产程难产的处理重点仍是排除头盆不称,同时积极对宫缩乏力、胎位异常、胎先露下降停滞进行评估和处理,根据情况选择合适的分娩方式。

4. 难产处理的基础是难产的诊断,结合新产程处理理念,在保障母胎安全的前提下,正确处理产程,保证分娩的安全顺利。

(温弘 徐萌艳)

参考文献

[1] 曹泽毅. 中华妇产科学. 第3版. 北京:人民卫生出版社,2014.

[2] 漆洪波,刘兴会. 难产. 北京:人民卫生出版社,2015.

[3] 丰有吉. 妇产科学. 第3版. 北京:人民卫生出版社,2015.

[4] 华克勤,丰有吉. 实用妇产科学. 第3版. 北京:人民卫生出版社,2016.

第二十章　异常分娩常用处理技术

第一节　引产和加速产程

妊娠晚期引产是在自然临产前通过药物等手段使产程发动,达到分娩的目的,是产科处理高危妊娠常用的手段之一。引产是否成功主要取决于子宫颈成熟程度。但如果应用不得当,将危害母儿健康,因此,应严格掌握引产的指征、规范操作,以减少并发症的发生。

一、引产的适应证和禁忌证

(一) 适应证

1. **延期妊娠**　妊娠已达41周或过期妊娠的孕妇应予引产,以降低围产儿死亡率及胎粪吸入综合征的发生率。

2. **妊娠期高血压疾病**　妊娠期高血压、轻度子痫前期患者妊娠满37周,重度子痫前期妊娠满34周或经保守治疗效果不明显或病情恶化,子痫控制后无产兆,并具备阴道分娩条件者。

3. **母体合并症**　母体合并严重疾病需要提前终止妊娠,如糖尿病、慢性高血压、肾病等内科疾病患者并能够耐受阴道分娩者。

4. **胎膜早破**　近足月及足月妊娠(≥35周)胎膜早破2小时以上未临产者。

5. **胎儿及其附属物因素**　包括胎儿自身因素,如严重胎儿生长受限、死胎及胎儿严重畸形;附属物因素如羊水过少、生化或生物物理监测指标提示胎盘功能不良,但胎儿尚能耐受宫缩者。

(二) 禁忌证

1. **绝对禁忌证**　①孕妇有严重合并症或并发症,不能耐受阴道分娩或不能阴道分娩者,如心功能衰竭、重型肝肾疾病、重度子痫前期并发器官功能损害者等;②胎儿不能耐受阴道分娩者,如严重胎盘功能不良、脐带先露、隐性脐带脱垂等;③子宫手术史,主要是指古典式剖宫产术、未知子宫切口的剖宫产术、穿透子宫内膜的肌瘤剔除术、子宫破裂史等;④完全性及部分性前置胎盘、前置血管;⑤明显头盆不称,不能经阴道分娩者;⑥胎位异常,如横位、初产臀位,或生殖道畸形或手术史,软产道异常,产道阻塞,估计经阴道分娩困难者;⑦子宫颈癌;⑧某些生殖道感染性疾病,如未经治疗的单纯疱疹病毒感染活动期等;⑨未经治疗的HIV感染;⑩对引产药物过敏。

2. **相对禁忌证**　①臀位(符合阴道分娩条件者);②羊水过多;③双胎或多胎妊娠;④经产妇分娩次数≥5次者;⑤子宫下段剖宫产史。

二、引产前的准备

1. **仔细核对引产指征和预产期**　防止医源性的早产和不必要的引产。

2. **判断胎儿成熟度**　如果胎肺未成熟,情况许可,尽可能先行促胎肺成熟后再引产。

3. **详细检查骨盆情况**　包括骨盆大小及形态、胎儿大小、胎位、头盆关系等,排除阴道分娩禁忌证。

4. **胎儿监护**　在引产前应行胎心监护和超声检查,了解胎儿宫内状况。

5. **评估并发症情况**　妊娠合并内科疾病及产科并发症者,在引产前,充分估计疾病严重程度及经阴道分娩的风险,并进行相应检查,制订详细的处理方案。

6. **评价宫颈成熟度**　宫颈成熟度与引产的成功率密切相关。目前公认的评估宫颈成熟度常用的方法是Bishop评分法(详见"过期妊娠"相关内容),评分≥6分提示宫颈成熟,评分越高,引产的成功率越高;评分<6分提示宫颈不成熟,需要促宫颈成熟。孕妇宫颈bishop评分需要被记录在病历中。

7. **医护人员基本要求**　医护人员应熟练掌握各种引产方法及其并发症的早期诊断和处理,要严密观察产程,做好详细记录,引产期间需配备行阴道助产及剖宫产的人员和设备。

三、促子宫颈成熟

促子宫颈成熟的目的是促进宫颈变软、变薄并扩张，降低引产失败率、缩短从引产到分娩的时间。若引产指征明确但宫颈条件不成熟，应采取促宫颈成熟的方法。对于宫颈不成熟而实施引产的初产妇，剖宫产的风险会提高2倍。此外，引产的产程进展明显较自然临产慢。医务人员应对宫颈成熟度进行评价，以决定适合的引产方式并预测成功几率。

（一）前列腺素制剂促宫颈成熟

常用的促宫颈成熟的药物主要是前列腺素制剂。目前临床上常用的前列腺素制剂包括 PGE_1 类制剂（如米索前列醇）和 PGE_2 制剂（如可控释地诺前列酮栓）。

快速实践指导 20-1-1

前列腺素制剂促宫颈成熟：

1. 前列腺素制剂促宫颈成熟

（1）**适应证**：妊娠晚期需要引产而宫颈不成熟者。

（2）**禁忌证**：

1）心脏病、急性肝肾疾病、严重贫血、青光眼、哮喘、癫痫。

2）有剖宫产史或其他子宫手术史，以及子宫颈手术史或子宫颈裂伤史。

3）有急产史或有3次以上足月产史的经产妇。

4）前置胎盘或不明原因阴道流血。

5）胎膜早破。

6）已临产。

7）Bishop 评分≥6分。

8）同时使用缩宫素。

9）胎先露异常、胎儿窘迫等不适宜阴道分娩者。

10）对前列腺素过敏。

（3）**观察要点**：使用前列腺素促宫颈成熟时的主要副作用是宫缩过频、过强，因此用药期间需有专人观察，发现宫缩过频、过强、已临产、胎心异常者，应及时取药，必要时使用宫缩抑制剂。

2. 米索前列醇

（1）**药物特点**：

1）人工合成的前列腺素 E_1 制剂。

2）价格低、性质稳定、易于保存、作用时间长，尤其适合基层医疗机构应用。

3）主要用于防治消化道溃疡，大量临床研究证实可用于妊娠晚期促宫颈成熟。

4）母体和胎儿使用米索前列醇产生的多数不良后果与每次用药量超过 $25\mu g$ 相关。

（2）**米索前列醇在妊娠晚期促宫颈成熟的应用常规**：

1）每次阴道放药剂量为 $25\mu g$，放药时不要将药物压成碎片。

2）如6小时后仍无宫缩，重新评价宫颈成熟度，了解原放置的药物是否溶化、吸收。

3）必要时可重复用药，每天总量不超过 $50\mu g$，以免药物吸收过多。

4）如需加用缩宫素，应与最后一次置药至少间隔4小时并证实药物已吸收。

5）应在产房观察，监测宫缩和胎心率，一旦出现宫缩过强或过频，立即进行阴道检查，并取出残留药物。

3. 控释地诺前列酮栓

（1）**药物特点**：

1）可控制释放的前列腺素 E_2 栓剂，含10mg地诺前列酮，以 0.3mg/h 的速度缓慢释放。

2）需低温保存。

3）能有效控制药物释放，并可在出现宫缩过频或过强时方便取出。

（2）**应用方法**：

1）外阴消毒后，将其置于阴道后穹隆深处，旋转90°，使其横置于阴道后穹隆。

2）在阴道外保留 2～3cm 终止带，以便于取出。

3）药物置入后，平卧 20～30 分钟，以利栓剂吸水膨胀，2 小时后复查，仍在原位者可活动。

（3）**取药指征**：

1）临产。

2）出现规律宫缩并伴随有宫颈成熟度的改善，宫颈 Bishop 评分≥6分。

3）放置12小时后。

4）胎膜破裂。

5）出现宫缩过强、过频和（或）过敏反应。

6）有胎儿出现不良状况的证据：胎动减少或消失、胎动过频、电子胎心监护结果分级为Ⅱ类或Ⅲ类。

7）出现不能用其他原因解释的母体不良反应，如恶心、呕吐、腹泻、发热、低血压、心动过速或者阴道流血增多。

8）取出后宫缩过强、过频仍不缓解，可使用宫缩抑制剂。

9）取出至少30分钟后方可静脉点滴缩宫素。

（二）机械性促宫颈成熟

包括低位水囊、Foley 导管等，需要在阴道无感染及胎膜完整时才可使用（图 20-1-1）。主要是通过机械刺激宫颈管，促进宫颈局部内源性前列腺素合成与释放从而促进宫颈软化、成熟。与前列腺素制剂相比，成本低，室温下稳定，宫缩过频的风险低，但有潜在的感染、胎膜早破、子宫颈损伤的可能。

在宫颈条件不成熟的引产孕妇中，研究已经证实了机械性宫颈扩张器促宫颈成熟的有效性，与单独使用缩宫素

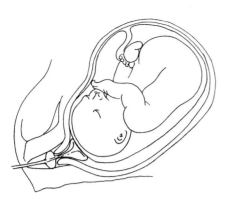

图 20-1-1　机械性促宫颈成熟

相比,可降低剖宫产率。在宫颈不成熟的孕妇中,使用缩宫素引产前放置 Foley 导管可显著缩短临产时间,降低剖宫产率。目前,尚无足够的研究进行机械方法与前列腺素制剂促宫颈成熟有效性的比较,与 Foley 导管相比,应用前列腺素制剂可能增加宫缩过频(伴或不伴胎心率改变)的风险。

四、常规引产方法

(一) 缩宫素静脉滴注

产前小剂量持续缩宫素滴入是一种安全的引产方法,也是产科最常见的引产和加速产程的方法(详见"缩宫素的使用"相关内容)。其优点是可随时调整用药剂量,保持生理水平的有效宫缩,一旦发生异常可随时停药。但在宫颈不成熟时,引产效果不好,因此在使用缩宫素前,应先进行宫颈成熟度的判断。

(二) 人工破膜术

用人工方法使胎膜破裂,刺激内源性前列腺素和缩宫素释放,诱发宫缩。但单独使用人工破膜术引产时,引产到宫缩发动的时间间隔具有较大的个体差异性,且尚无足够证据证实其疗效和安全性。相比单独使用人工破膜术引产,人工破膜术联合缩宫素的方法更能缩短从引产到分娩的时间。建议人工破膜术后 1 小时,如无规律性宫缩出现,应加用缩宫素。

人工破膜术相关的潜在风险包括:脐带脱垂或受压、母儿感染、前置血管破裂和胎儿损伤。因此,本方法应头先露、已衔接且宫颈调节良好的产妇应用,不适用于头先露未入盆的产妇。人工破膜术前要排除阴道感染、脐带先露、前置血管和前置胎盘。操作时,应在宫缩间歇期破膜,以避免羊水急速流出引起脐带脱垂或胎盘早剥;人工破膜术前应听取胎心率,术后观察羊水性状和胎心率变化情况。

五、足月妊娠胎膜早破孕妇的引产

目前,较大样本量的随机对照研究发现,缩宫素引产缩短了胎膜早破到分娩之间的时间,也减少了绒毛膜羊膜炎、产褥病率以及新生儿抗生素的应用,未增加剖宫产率和新生儿感染率。1 项包括 6814 例足月妊娠胎膜早破孕妇的 Meta 分析将使用前列腺素制剂或缩宫素引产与期待疗法对比,结果发现,前者患绒毛膜羊膜炎或子宫内膜炎的风险明显下降,入住 NICU 的新生儿数也明显下降。因此,建议对于未临产的足月妊娠孕妇,胎膜早破 2 小时以上未临产且无明显规律宫缩者,入院后使用小剂量缩宫素静脉滴注尽早引产,并加强静脉滴注过程中的母胎监护,以减少绒毛膜羊膜炎的风险。

六、特殊情况下的引产

特殊情况包括母体存在瘢痕子宫、前置胎盘、胎盘早剥、孕中期要求终止妊娠、胎死宫内及严重胎儿畸形者。引产应在具备相应条件的医疗机构进行。引产前应充分了解病情及引产适应证,除外禁忌证,术前应充分知情告知。

(一) 依沙吖啶引产术

1. **适应证**　妊娠 14～27 周要求终止妊娠而无禁忌证者,以及妊娠 27 周后产前诊断发现胎儿具有致死性畸形者。

2. **禁忌证**　有急慢性肝、肾疾病及肝肾功能不全者;各种急性感染性疾病;全身状态不佳,如严重贫血、心功能衰竭或凝血功能障碍;术前有两次体温在 37.5℃ 以上者禁用。子宫壁有手术瘢痕、宫颈陈旧性裂伤、子宫发育不良者慎用。

3. **观察要点**　在引产过程中应密切观察患者有无副作用、体温及宫缩等情况,10%～20% 的孕妇在应用依沙吖啶后 24～48 小时体温一过性上升达 37.5℃,1% 超过 38℃,偶有达到 39℃ 以上者。大多数不需处理,胎儿娩出后即可恢复正常;超过 38℃ 可对症降温治疗。注射药物 120 小时尚未发动宫缩者,为引产失败,应改用其他方法终止妊娠。

(二) 瘢痕子宫产妇的引产

既往子宫下段横切口剖宫产术史的产妇,可以选择宫颈管内应用 Foley 导管等机械方法促宫颈成熟引产。缩宫素可以应用于计划阴道分娩的既往有剖宫产术史的住院孕妇。既往有古典式剖宫产术史的孕妇的临床经验尚不足,引产方法应个体化。

孕 28 周内胎死宫内、胎儿畸形且有子宫瘢痕的孕妇,可以予(200～400)μg/(6～12)h 剂量的米索前列醇引产,不增加并发症的发生率,但尚需进一步研究来评价其疗效、安全性、最佳给药途径及剂量。有剖宫产术史或子宫大手术史且≥28 周的孕妇,使用米索前列醇等前列腺素制剂可能增加子宫破裂的风险,因此,妊娠晚期应避免使用。

(三) 轻度胎盘早剥的引产

在严密监测下可尝试阴道分娩。经产妇一般情况较好,出血以显性为主,宫口已开大,估计短时间内能迅速分娩者,可经阴道分娩,先行人工破膜术,使羊水缓慢流出,逐渐减低子宫压力,防止胎盘继续剥离,并可促进子宫收缩,必要时配合静脉滴注缩宫素缩短产程。分娩过程中,密切观察孕妇的血压、脉搏、宫底高度、宫缩及胎心率等的变化,有条件者可应用胎儿电子监测仪进行监护,能早期发现宫缩及胎心率的异常情况。

七、引产中的相关注意事项

1. 引产时应严格遵循操作规程,严格掌握适应证及禁忌证,严禁无指征的引产。如果引产不成功,则引产的指征及引产方法需要重新评价。

2. 可疑巨大儿不应作为独立的引产指征。

3. 所有孕妇最好在早孕期进行超声检查,以明确孕周。

4. 根据不同个体选择适当的引产方法及药物用量、给药途径;不能随意更改或追加药物剂量。

5. 操作应准确无误。

6. 密切观察产程,警惕相关并发症的发生,及时、正确处理并仔细记录。

7. 一旦进入产程,应常规行胎心监护,随时分析监护结果。

八、加强宫缩的措施

不论是原发性还是继发性协调性宫缩乏力,首先应寻找原因,确认无头盆不称和胎位异常,估计能经阴道分娩者,应采取加强宫缩的措施。

(一) 人工破膜

无头盆不称、胎头已衔接而产程延缓者,可行人工破膜。破膜后胎头紧贴子宫下段及宫颈,引起反射性子宫收缩,加速产程进展。也有学者主张胎头未衔接者也可行人工破膜,认为破膜后可促进胎头下降入盆,但必须慎重,以防脐带脱垂发生。应在宫缩间歇期进行破膜。破膜前后应当听胎心。破膜后操作者的手指应停留在阴道内,经过1~2次宫缩待胎头入盆后,再将手指取出,同时注意观察羊水量及其性状,破膜后观察30分钟,宫缩仍较弱时,用缩宫素加强宫缩。

(二) 缩宫素

1. 缩宫素加速产程方案选择　缩宫素是唯一被美国食品和药物管理局批准的用于促进产程的药品,可治疗子宫收缩乏力。由于不可能预测产妇对缩宫素的反应特定剂量,所以无论是使用大剂量或小剂量缩宫素的方案,都是通过滴入定量的缩宫素剂量来发挥作用。多项比较大剂量(每30分钟4.5mU/min)与小剂量(每30分钟1.5mU/min)缩宫素催产方案的研究显示,大剂量缩宫素催产对初产妇和经产妇都有益,通过纠正异常产程平均时间缩短近2小时,并且减少了对剖宫产分娩的需要,两组间的新生儿结局无差异。前瞻性研究显示大剂量(每20分钟6mU/min)与小剂量(每20分钟1~2mU/min)缩宫素催产的差异,大剂量方案出现难产导致的剖宫产率较低,平均产程时间减少3小时,绒毛膜羊膜炎发生率较低,新生儿脓毒血症病例较少等相关。大剂量方案与子宫过度刺激增加相关,但未观察到对胎儿的不良影响。因此,当前的有效数据不支持小剂量缩宫素催产比大剂量更有优势的观念。大剂量方案可用于经产妇,但对原先子宫有瘢痕的产妇,尚无有效数据支持使用大剂量缩宫素催产的方案。可以使用广泛多样化缩宫素方案,为满足促进分娩提供恰当的防范措施(表20-1-1)。值得注意的是,不协调性宫缩乏力恢复为协调性之前,严禁应用缩宫药物。

表20-1-1　催产素引产大剂量与小剂量方案

方案	开始时滴注量 (mU/min)	增加量 (mU/min)	间隔时间 (min)	最大滴注量 (mU/min)
小剂量	0.5~1	1	30~40	20
	1~2	2	15	40
大剂量	≈6	≈6	15	≈40
	6	6,3,1	20~40	42

2. 双胎的缩宫素使用　双胎妊娠不是催产的禁忌证,但用药时需特别注意。目前研究证明,双胎妊娠时使用缩宫素促进分娩的效力及有效性,也未发现不良的新生儿结局。目前没有研究发现,催产是双胎剖宫产或不良结局的重要危险因素,因此,双胎妊娠可以使用缩宫素催产。

3. 缩宫素加速产程的监护　目前尚无强有力的证据确定使用缩宫素催产时最有效的胎心监护方法。一项产时连续性胎儿电子监护评估胎儿状况的系统性回顾研究,纳入了13个随机对照试验,研究胎儿电子监护的有效性和安全性。发现常规胎儿电子监护与新生儿抽搐发作降低有关,但新生儿低Apgar评分、新生儿入重症监护室、围产期死亡或脑瘫没有差异,胎儿电子监护与剖宫产和阴道手术产的增加相关。控制良好的对照研究显示,当护士一对一陪伴产妇并按照特定的间隔时间执行时,胎心率间歇式听诊与连续性胎儿电子监护具有同等功效。在无危险因素存在时,没有比较数据提示间歇式听诊的最佳频率。

【本节关键点】

1. 必须严格掌握引产指征、做好充分准备、规范操作,以减少并发症发生。

2. 促宫颈成熟的方法包括前列腺素制剂和机械性扩张。

3. 小剂量静滴缩宫素是安全、常用的引产方法,但在宫颈条件不成熟时,引产效果不好。

4. 相比单独使用人工破膜术引产,人工破膜术联合缩宫素的方法更能缩短从引产到分娩的时间。

5. 不论是原发性还是继发性协调性宫缩乏力,首先应寻找原因,确认无头盆不称和胎位异常,估计能经阴道分娩者,应采取加强宫缩的措施。

（温弘　徐萌艳）

第二节　内　倒　转　术

内倒转术(internal version)是用手伸入宫腔牵下胎足,使横位或其他胎位的胎儿倒转成臀位娩出的手术。这种手术易致子宫破裂,母儿死亡率高,曾被认为是产科最危险的手术。内倒转术曾作为解决横位,特别是忽略性横位,挽救母儿的快捷而有效的手段之一;还曾用于头位脐带脱垂、额位、颏位和高直后位所致难产,及双胎第二胎儿为横位等情况。内倒转术对母胎相对危险大,对术者临床水平要求高,加之近年来围生保健使横位产大幅度减少,在部分大城市忽略性横位已近绝迹,且随着剖宫产技术的进步,目前该类手术产科临床应用很少。但在边远或贫困地区,忽略性横位的案例仍时有发生;当地的产科医师或助产士,仍应熟练掌握内倒转术及一些毁胎性手术的适应证和操作方法。即使身处大城市的医师也应了解有关知识,熟练操作技术,以便在紧急情况发生且无法立即行剖宫产术时(如双胎第二胎横位或忽略性横位),可采用内倒转术使横位转成臀位或足先露,使胎儿顺利经阴道分娩,对母儿濒危状态进行紧急抢救。

一、适应证和禁忌证

（一）适应证

1. 横位活胎,无条件行剖宫产者。

2. 额位、颏后位或高直位所致难产,无剖宫产条件者。

3. 头位未入盆并发脐带脱垂,不能立即阴道分娩,还纳失败,且无剖宫产条件者。

4. 经产妇横位,宫口开全,胎膜未破,无头盆不称,羊水流失不多者,仍可争取进行。

5. 双胎之第二孩为横位,或胎儿窘迫、脐带脱垂不能立即经阴道娩出者。

6. 个别横位死胎,胎儿较小,或颈部高,使断头术难以进行。

（二）必备条件

1. 先露胎肩尚未嵌顿于盆腔者,宫颈口开全或近开全,能容操作者的手完全能进入宫腔。

2. 胎膜未破或破膜不久,子宫腔内尚存在足量羊水。

3. 无先兆子宫破裂、子宫破裂的症状和体征。

4. 无骨盆狭窄或剖宫产术、子宫整形术、子宫修补术史。

（三）禁忌证

1. 估计头盆不称,不能经阴道分娩的活胎。

2. 瘢痕子宫患者,易发生子宫破裂。

3. 先兆子宫破裂或子宫破裂。

4. 子宫颈口未开全或未接近开全。

5. 胎膜破裂,宫腔内羊水量较少,无回旋余地。

二、操　作　步　骤

（一）术前准备

1. 复习病史,包括临产及胎膜破裂、肢体脱出时间,有无不洁阴道操作史,有无心脏病等重要合并症。

2. 腹部检查子宫轮廓,下段扩张程度,有无病理收缩环,宫缩频率和强度,有无压痛和反跳痛。

3. 查明胎头位置和胎背朝向,肢体是否清楚可及。

4. 测血压、脉搏,输液,备血,持续胎心、宫缩监护。

5. 做好就地急诊剖宫手术准备,活胎者做好新生儿复苏准备。

6. 膀胱截石位,消毒外阴,导尿观察尿量及颜色。

7. 阴道检查脱出肢体是手或是足,左手或右手,手心向上或向下,张力及自主活动如何,结合腹部检查大致判断为左肩胛前、左肩胛后、右肩胛前或右肩胛后位等;有无脐带脱垂及其张力和搏动;宫口开大程度,羊水是否流尽,宫体是否紧裹胎体。

8. 综合以上情况,术前由经验丰富高年资医师进行详细评估,明确诊断,掌握要点,判断内倒转术必要性和可行性。术者能胜任手术操作。术前讨论,模拟操作步骤,充分知情同意。

（二）麻醉与体位

麻醉是内倒转术的成败关键之一,若能令子宫完全放松,基本无宫缩,则手术操作常较顺利,子宫破裂的可能性小。可皮下注射间羟沙丁胺醇0.25mg后,静脉麻醉下进行手术。传统的乙醚吸入麻醉可随时调节麻醉深度,亦可以牵出一足后撤去麻醉等候自然分娩。硬膜外麻醉也可满

5

足麻醉要求,但内倒转后必须立即作臀牵引娩出胎儿。体位为膀胱截石位。

(三) 手术步骤

1. 子宫放松后,全麻下,术者戴无菌长筒手套。未破膜者先予破膜,一手经胎膜破口探入,尽量使羊水少流出,另一手经腹部轻按宫底,配合觅取胎足。

2. 术者的手经胎儿腹面觅取胎足。胎足与胎手的鉴别为:①胎足有足后跟,足趾短如豆状,五趾较平,不能卷曲于掌心。而胎手无后跟,手指细如棍状,拇指明显短于其他4指,并可卷曲于掌心;②胎足连腿接臀部,而胎手经臂连接腋窝及肩胛部。最好同时牵出双足,如不易则可先牵出一只胎足。原则上要使倒转后形成骶前位,以利臀位分娩。肩胛前位时取下足,术者手掌朝前,伸入骶窝,沿下面的大腿勾取腘窝或足踝,左肩胛前位取右足,右肩胛前位取左足。肩胛后位时取上足,伸手经胎体前面(腹面),沿上腿觅取胎足。左肩胛后位取右足,右肩胛后位取左足。头位难产行内倒转取足时若高不可及,可经腹加压儿臀使胎足下降(图20-2-1)。

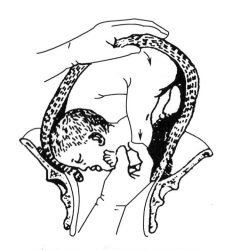

图 20-2-1　内倒转术-向下推胎臀
引自:刘兴会,漆洪波.难产.北京:人民卫生出版社.2015.

3. 抓取胎足后用示指和中指夹住足踝部,若牵双足,则用中指和无名指夹住另一足踝,缓缓下牵。同时另一手经腹壁上推胎头(图20-2-2)。只要牵足顺利,胎头往往自动滑向上方,顺利完成倒转。牵引中若遇阻力,切不可硬拉。阻力原因可能有三:①子宫收缩,或羊水干涩,宫壁紧裹在胎体上;②取错肢体,如误取胎手,或肩胛后位时取下足使另一侧臀部嵌在耻骨联合之上;③被其他肢体部分卡住。排除第一种可能后,可试者改变牵引方向,使阻力消除。若仍有阻力,应伸手探查有无肢体阻挡,可试用手拨开。牵错肢体应及时更正。遇肩胛后位取上足困难时可改取下足,但在向下牵引时引导旋转,以避免臀部嵌于耻骨上,并使儿背转向前方。遇宫壁紧裹胎体,应及时改行剖宫产。无剖宫产条件者,可调整麻醉,加用子宫肌松弛剂,暂停宫内操作,或

可向宫腔内注入500～1000ml无菌生理盐水,等候时机再试行牵引。胎儿已死者改用毁胎术。

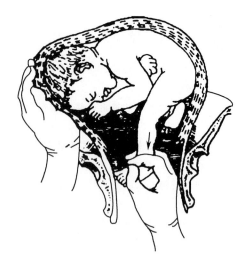

图 20-2-2　内倒转术-向上推胎头
引自:刘兴会,漆洪波.难产.北京:人民卫生出版社.2015.

4. 当被牵引的胎膝下达阴道口时,胎臀即已到达子宫口,胎头应已位于上腹。若宫口确已开全,即按臀位牵引法娩出胎儿。操作间歇时听胎心,注意避免脐带缠绕下肢或被骑跨于两腿之间。若为吸入麻醉,可停止吸入,换氧气吸入,静滴缩宫素,胎心监护下待宫缩加强后进行臀位助产。若宫颈口尚未开全,应暂停牵引,仅用手向下轻轻把扶胎足,使儿臀堵住宫口以防脐带脱垂,同时加强宫缩,等候宫口开全后行臀位助产或牵引术。

(四) 术后处理

内倒转术完成后,若宫口开全者,立即按臀牵引分娩机制娩出胎儿;若宫口未开全,应密切注意胎心变化,待宫口开全行臀位助产或臀牵引术。提前做好新生儿抢救准备,胎儿娩出后即交专人抢救。加强宫缩,娩出胎盘,控制产后出血。无论出血多少,都应仔细检查产道(包括宫腔)有无撕裂。术后给予抗生素及缩宫剂。

三、注意事项

1. 术中密切注意孕产妇一般情况、密切监测生命体征,导尿并观察尿的颜色及每小时尿量,如出现血尿提示可能子宫破裂。保持静脉通道通畅以备抢救时使用。

2. 术前应做好抢救新生儿的各项准备工作。

3. 牵引时切忌不可用暴力,操作轻柔,力量应均匀缓慢,以免损伤子宫下段。

4. 娩出胎盘后,需常规探查宫腔及检查宫颈,注意子宫下段及宫颈有无裂伤以便及时地相应处理。

5. 术后给予缩宫素止血,防止产后出血,术后严密观察6～8小时。

6. 术后给予抗生素预防感染。

【本节关键点】

1. 虽然目前内倒转术较少应用,但临床医师也应了解有关知识,熟练操作技术,以便在紧急情况发生且无法立即行剖宫产术时对母儿濒危状态进行紧急抢救。

2. 良好的麻醉是手术成功的关键之一,子宫若能完全松弛,则手术操作较顺利,子宫破裂几率较小。

3. 内倒转术临床应用经验少,对操作者技能要求高,母胎相对危险大,需严格掌握相关适应证和禁忌证,谨慎实施。

(温弘　徐萌艳)

第三节　产钳助产术

产钳助产术(forceps delivery)是利用产钳固定胎头合并牵引力或旋转力,以纠正胎头方位、协助胎头下降及胎儿娩出的产科手术,应用已有200多年历史。产钳(forceps)的种类较多,但各种产钳均由左、右两叶组成,每叶又分钳匙、钳颈、钳锁及钳柄四部分,钳匙中间有卵圆形窗孔,起减压作用。目前临床常用的产钳有Simpson短弯产钳(图20-3-1)、Kielland产钳(可用于枕横位时旋转及牵引胎头)(图20-3-2)、Piper产钳(一种长柄型产钳,专用于协助臀位后出头娩出)(图20-3-3)和剖宫产产钳(轻便灵活,用于剖宫产时协助胎头娩出)(图20-3-4)。

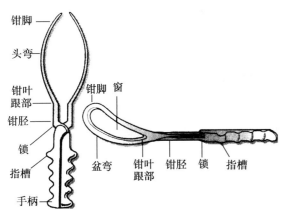

图 20-3-1　Simpson 产钳
引自:刘兴会,漆洪波.难产.北京:人民卫生出版社.2015.

一、产钳术的分类

根据手术时胎头最大横径及骨质最低部在骨盆内位置,美国妇产科医师协会(ACOG)2000年分类标准如下:

1. **出口产钳术**(outlet-forceps delivery)　胎头骨质部部分达到盆底,不需分开阴唇,可在阴道口见到头皮,胎头

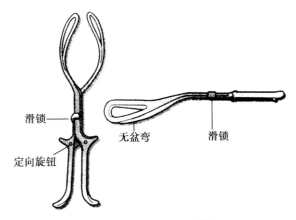

图 20-3-2　Kielland 产钳
引自:刘兴会,漆洪波.难产.北京:人民卫生出版社.2015.

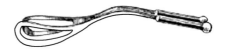

图 20-3-3　Piper 产钳
引自:刘兴会,漆洪波.难产.北京:人民卫生出版社.2015.

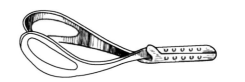

图 20-3-4　剖宫产产钳
引自:刘兴会,漆洪波.难产.北京:人民卫生出版社.2015.

的矢状缝在骨盆前后径上,左(右)枕前后枕后位,胎头旋转不超过45°。

2. **低位产钳术**(low-forceps delivery)　胎头骨质最低点已达或超过坐骨棘水平下2cm,尚未达盆底;旋转≤45°(左或右枕前转至枕前位,或者左或右枕后转至枕后位)或旋转>45°。

3. **中位产钳术**(mid-forceps delivery)　胎头已衔接,胎头先露部骨质在坐骨棘水平下2cm以上。

4. **高位产钳**(high-forceps delivery)　胎头未衔接。

高位产钳及中高位产钳常引起母亲及胎儿严重损伤,现已被剖宫产术替代。产钳助产术需要产科医师的经验和临床操作。

二、适应证和禁忌证

(一)产钳术的适应证

1. 因持续性枕横位或枕后位、临界骨盆、巨大胎儿及宫缩乏力等原因导致第二产程延长。

2. 因妊娠合并心脏病、妊娠期高血压疾病、剖宫产史及子宫有瘢痕等原因需要缩短第二产程。

3. 第二产程发生胎儿窘迫。

4. 因颜面位呈颏前位或臀位后出胎头娩出困难。

5. 吸引器助产失败,确认为无明显头盆不称,或胎头已入盆甚至已通过坐骨棘平面者。

（二）产钳术的禁忌证

1. 骨盆狭窄或头盆不称,胎头最大横径未达坐骨棘水平,胎先露在＋2以上。

2. 颏后位、额先露、高直位或前不均倾等其他异常胎位。

3. 严重胎儿窘迫,估计产钳术不能立即结束分娩者。

4. 宫口未开全。

三、操作步骤

（一）术前的基础评估

施行产钳术前需详细了解子宫收缩的频率、压力、持续时间和间歇期。评估母体的状态,了解有无心脏病、慢性肺部疾病、癫痫等需要缩短第二产程的基础疾病,评估产妇精神状态,有无脱水、极度疲劳表现。通过腹部检查和阴道检查明确胎儿与骨盆适应情况,排除头盆不称。

快速实践指导 20-3-1

产钳助产术前经阴道评价指标：

1. 胎方位:前、后、横。

2. 胎姿势:俯屈(直径较小)、仰伸。

3. 头盆倾势:胎头平面与骨盆关系。

4. 胎头位置:最低骨质部分与骨盆关系。

5. 胎儿头颅水肿:腱膜的浆液性渗出导致头皮肿胀＋/＋＋/＋＋＋。

6. 胎头可塑形可能导致先露下降的假象:

(1) ＋:颅骨相互接触,但不重叠。

(2) ＋＋:颅骨重叠,但手指压力可以轻易分离。

(3) ＋＋＋:颅骨重叠,手指压力不能将之分离。

（二）低位产钳术手术步骤

1. 家属告知,知情同意,注意监测胎心,必要时吸氧。

2. 开放静脉。

3. 准备抢救新生儿窒息药物及用品。

4. 取膀胱截石位,外阴消毒、铺巾,导尿。

5. 阴道检查要由外向内进行检查,观察外阴发育是否良好,有无炎症、瘢痕和水肿以及组织弹性,骨盆大小的检查,了解宫口是否开全及宫颈组织质地,是否存在水肿,同时了解胎儿最大横径的位置和先露骨质部分与坐骨棘水平的关系,了解胎方位情况,明确产瘤大小,以判断头盆是否相称和是否适合产钳术分娩。胎膜完整者应行人工破膜术。

6. 检查产钳并涂以滑润剂。

7. 双侧阴部神经阻滞麻醉,或持续性硬膜外麻醉。

8. 国内多在置钳前行会阴后-侧切开,酌情决定侧切大小。若不能确定能否经阴道产钳助娩,试拉产钳时,可先不剪侧切,试拉成功后,再剪侧切。国外侧切非必须,可在胎头伸展时再切开。我国初产妇通常选择左侧切,若产妇会阴左侧有炎症、肿物、瘢痕者,可行右侧切开。

9. 切开后再次行详细的阴道检查,通过胎儿耳廓指向确定胎方位,耳廓边缘所指方向即为枕骨所在部位。如为枕横位则徒手旋转胎头,使成为枕前位并固定。

10. 放置产钳多用双手置钳法,适用胎方位为枕前位或枕后位。而单手置钳法适用于枕横位。放置产钳时左手执笔式握钳柄,钳与地面垂直,右手引导。先放左叶再右叶,胎头位置低时示、中指作引导,胎头位置较高,手的大部分伸入阴道作引导。右叶可通过插入法、推入法、滑动法放置。

11. 扣锁产钳如两钳叶放置适当,则扣锁吻合,钳柄自然对合。第二叶"服从"第一叶。若扣锁稍有错位时,可略前后上下移动右叶钳使其合拢,但禁忌强行扣合,避免夹住其他组织。两柄间保持约一指尖宽的距离,不要紧靠。如扣合仍有困难,则应取出产钳,再次检查胎方位后重新放置。

12. 检查钳叶位置,理想位置为:钳叶在眼眶和耳朵之间的空隙,钳叶之间为双顶径和双颊部之间的径线;矢状缝垂直产钳柄的平面;后囟位于两叶中间,手柄平面上1指(高),人字缝与两钳叶距离相等缝隙;每边匙孔可触及一个相等的缝隙,约1指(深)。

13. 牵引时术者体位可分为坐位或站立。坐位牵引双臂稍弯曲,双肘挨胸,慢慢用力。切不可伸直双臂、用足蹬踩产床猛力进行牵引,以防失去控制,导致母婴重创。站立牵引适用于臂力不足者,但对用力及牵引方向应很好掌握。牵引时发力部位仅限于用肘关节屈曲时手腕关节及肩部和臂部的力量。牵引时需注意保持身体平衡。

14. 宫缩间歇期先行试牵引,若无脱钳,胎头可下降。正式行牵引术,临床情况许可时牵引与宫缩同步,与产妇用力配合。牵引力量尽可能小,达到合理下降,切忌左右摇晃或随意扭动,不能突然发力。牵引次数一般不要超过3次。牵引方向应循轴牵引,即沿骨盆轴向外、向下缓慢牵拉,低位产钳牵引方向为水平→向上,当胎头枕骨结节降到耻骨弓下,牵引方向逐渐改成向前和向上,最后应与水平线45°。当先露部着冠时,助手或右手保护会阴,见胎儿额部露出阴道口时,可将产钳柄渐渐向上提起,使胎头仰伸,当双顶径娩出时,可先放右叶产钳并将其取出,以减少产钳对母体软组织的损伤,随后左叶产钳顺着胎头慢慢滑出。以后按自然分娩机转用手牵拉胎头,先使前肩娩出,继而娩出后肩及躯干。

15. 胎盘娩出后,行宫颈阴道探查术,查看宫颈阴道有无撕裂,如有宫颈或阴道裂伤,应立即缝合,然后缝合会阴。

(三) Kielland 产钳手术步骤

Kielland 产钳在作为低位产钳或出口产钳使用时,其手术步骤与 Simpson 产钳相类似。但由于它的结构与 Simpson 产钳不同,左叶的钳锁可以与右叶钳颈的任何部位扣合,故对胎头位置较高或倾势不均时具有特殊作用。当胎儿需要产钳,胎方位不是枕前位时,可以徒手旋转胎头使成为枕前位,如徒手旋转失败可以使用 Kielland 产钳。但 Kielland 产钳操作有难度,需要的技巧与经验比 Simpson 产钳要高,故不适用在基层医院临床推广。具体操作步骤如下:

1. 放置术前准备,阴部稍微突出产床边缘,Kielland 钳安装并放置在骨盆外面,钳胫上的指示性隆起指向胎头枕部。

2. 放置方法有经典法(倒置法)、移动法和直接法。

(1) 经典法放置步骤:一示指和中指插入耻骨联合处并手心向上,另一手握住产钳钳叶并保持钳高于水平面 45°,头弯面朝上。钳脚沿着指尖的方向前进,向下压钳柄直到它处于胎儿前肩和胎头侧面指尖并占据了子宫下段空间,此时钳胫处于前顶骨上。然后旋转 180°,使之恰好向下贴紧前顶骨。

(2) 移动法放置步骤为(以左枕横位为例):左手入阴道右侧,手指在顶骨和胎儿脸部周围引导钳叶,右手握钳经阴道右后壁轻轻插入前叶,顺骨盆弯度逐渐逆时针旋转至耻骨联合后方,放妥后取出左手,此时叶柄与地面垂直。右枕横位入钳在阴道左侧,然后移向耻骨联合后方。

(3) 直接法:适用于胎头较低,尤其前不均倾者。步骤为一手的中指和示指掌心向下伸入阴道,置于前顶骨和耻骨联合之间;然后另一手阴道钳叶直接越过顶骨置于合适的头部位置。

3. 放置右叶产钳左手中,示指伸入阴道后壁与胎头之间,右手握右叶产钳柄以 45°慢慢进入到与左叶产钳相对应的位置。

4. 合拢产钳,由于骶尾骨关系,有时右叶产钳往往没有达到左叶产钳的程度,因此扣锁后双叶产钳有长短,因左叶产钳已先上并放置妥当,如做调整只动右叶产钳。此时一边产钳按顺时针方向旋转 90°,一边将右叶产钳上推,使双叶产钳长短一致并扣锁。

5. 左手伸入阴道,检查产钳叶的位置,钳叶与胎头之间有无宫颈组织,触摸后囟门应在两钳叶之间的中线上,若有偏离,应予纠正。旋转前尝试俯屈胎头,使钳柄向顶骨方向移动。扣锁产钳如果旋转有困难将产钳上推后再旋转胎头。

6. 检查钳叶位置胎头是否已经转成枕前位,产钳位置的部位是否正确,如胎头未转,按顺序取出产钳后重上,牵拉方法与低位产钳相同。

(四) 特殊类型产钳步骤

1. **剖宫产产钳术**　剖宫产产钳适应证为胎头高浮、子宫切口不足、胎儿大、麻醉不满意者。从子宫切口上钳,利用单叶产钳的杠杆作用娩出胎头或双叶产钳牵拉胎头娩出胎儿。

2. **枕后位产钳**　如为枕后位,在胎心很慢、胎儿中等大小、双耳均能触及的情况下,不必再旋转胎头,以枕后位牵拉。注意应行较大的会阴后-侧切开。上产钳的方法同低位产钳,但置钳叶朝向嘴,非朝向耳朵,后囟在钳胫下方一指宽。牵拉开始时需水平位向外牵拉,当前额或鼻根部抵达耻骨联合下缘时,略抬高钳柄使枕部徐徐自会阴部娩出,然后稍向下牵拉,使前额、鼻、面颊相继娩出。枕后位牵拉较枕前位困难,需有一定的临床经验。

3. **臀位后出胎头产钳**　臀位(助产及牵引术)后出胎头分娩困难时,可用臀位后出头产钳助产,有利于迅速娩出胎头,抢救胎儿,避免不必要的胎儿损伤。当臀位胎体娩出后,胎头娩出困难或手法娩出胎头失败,应立即采用后出头产钳,其操作特点是:①胎头必须达到盆底。②做较大会阴切开术。③由助手提起手术巾兜起的胎儿四肢、躯干和脐带,使术者便于操作,胎背朝上,胎儿枕骨位于耻骨联合下方。④放置产钳时,术者从胎儿腹侧按低位产钳术放入左叶产钳,使钳匙达胎头右侧面颊部,注意钳匙尖略朝上,钳柄略朝下,则钳匙纵轴与胎颏径一致;其后将右叶产钳置于胎头左侧,使与左钳匙位置相对;两钳匙尖端之内恰是胎头顶部。⑤钳锁扣合后,手术者采取跪式或低坐位牵引,向外向上牵引,使胎头俯屈,当枕骨达耻骨下方时,继续向上抬高钳柄,胎儿颏、鼻、额则由会阴部相继娩出。

4. **面先露产钳**　面先露颏后位时需剖宫产终止分娩,只有颏前位时才可能从阴道分娩。手术步骤特点:钳匙夹于胎头鼻根部至枕部径线上,采用普通产钳时,放置好的产钳钳匙凹面向着骨盆前方,右手从钳锁上方握住产钳,向外牵引同时向后下方压钳胫,左手从下面握住钳柄向上向外牵引,胎头向后并下降,颏部自耻骨弓下娩出,继续将钳柄向上提,使顶部与枕部自会阴前缘娩出。

(五) 产钳术后处理

1. 因产程长,胎头压迫膀胱颈部较久,易发生尿潴留,术后注意排尿,以免引起产后出血,如排尿困难,可放置留置导尿 24 小时。

2. 会阴易水肿,可以用硫酸镁或芒硝外敷。

3. 新生儿出生后,应仔细检查,是否有皮损。

4. 操作较多、时间较长者,术后应用抗生素预防感染。

四、产钳助产术并发症

(一) 母体并发症

1. **产道损伤**　包括会阴裂伤、阴道裂伤、宫颈裂伤、骨盆骨或关节损伤和血肿等,严重者可引起阔韧带和后腹膜血肿。产后应由内向外认真检查,如有血肿和裂伤,则由内向外仔细地按解剖结构缝合。

2. **产后出血** 产钳手术者多为产程较长,宫缩乏力多见;加之产道损伤导致出血增多,因此,产后出血的发病率较高。正确估计出血,及时纠正。

3. **感染** 产程延长,失血较多,产妇抵抗力下降;加之手术操作,组织挫伤,继发性感染的危险性很高,手术后可应用抗生素预防感染。

（二）新生儿并发症

1. **严重头皮水肿** 产钳术及胎头吸引术后,新生儿可产生轻度头皮水肿,48 小时内自然吸收。产钳操作时间长,旋转及牵引力较大或多次滑脱,均可造成严重头皮水肿,波及胎头顶部、颞部及枕部,头皮表面伴有擦伤。此新生儿出生后要少搬动。擦伤部位用消毒液预防感染。一般头皮水肿于 72 小时左右吸收。

2. **头部血肿** 与新生儿头皮水肿原因相同。可分为 2 种类型:帽状腱膜下血肿及骨膜下血肿。帽状腱膜下血肿不受骨缝限制,骨膜下血肿边界与骨缝走行一致,且张力较大。双侧或单侧顶骨部血肿较多见,枕骨部血肿少见。胎头部血肿在出生后数周或 3 个月内吸收。

3. **颅内出血** 如胎头位置高、胎方位不正,牵引产钳时间较长可引起颅内出血。体重较大的新生儿因操作困难,早产儿因组织脆弱,更容易发生颅内出血。故目前避免早产儿或中位以上产钳。

4. **其他损伤** 如产钳位置不正,钳匙尖压在耳前部,可引起面神经麻痹,轻者 1 周左右自然恢复,重者需理疗。枕横位时若钳匙尖压在眼眶部,可发生眶骨骨折,甚至眼球脱出。钳匙尖如直接压在眼球上,可发生角膜前弹力层破坏,生后出现角膜混浊,遗留视力障碍。亦可发生眼球后出血,使眼球凸出,此时应立即以手指压迫眼球止血 10 分钟左右,并注射止血剂,如眼球不再继续突出,表示出血停止。

五、注意事项

1. 把握适应证、应用好沟通方法。

2. 掌握产钳操作要领和技巧,需要掌握过硬的阴道检查术,能正确判断头盆关系。

3. 产科医师具有高度的责任感、稳重的胆识和熟练的产钳操作技能,操作者互相配合。

4. 术前仔细阴道检查,确认宫口开全,已破膜,正确了解胎头骨质最低部及最大横径的高低,以及矢状缝和胎耳位置以便产钳放置。

5. 术前常规导尿,如无镇痛分娩需双侧阴部神经阻滞麻醉。

6. 放置钳叶时,当遇阻力而不能继续插入时不要强行推进钳叶,必须取出以检查原因,否则可能引起严重的软产道损伤。

7. 放置产钳后,如钳锁不易合拢,可能是胎方位判断不正确,或放置产钳位置不正。应查明原因并做调整及处理。

8. 牵引产钳时用力在宫缩后期,用力均匀适当,速度不宜过快,切勿左右摇晃产钳牵引。

9. 牵引有困难,即胎头不见下降时,原因可能为牵引方向不正确、头盆不称或不适合的胎头方位,注意切勿用强力牵引,必须查明后进行纠正,否则易致胎儿及产道损伤。

10. 如牵引 2～3 次,胎先露仍不下降,应检查原因,适时改为剖宫产,以免错失抢救胎儿的时机。

11. 当胎头双顶径即将娩出时,应减慢牵引,与助手协作,保护会阴,防止会阴撕裂。

【本节关键点】

1. 正确掌握产钳实施的适应证和禁忌证,术前行仔细的阴道检查,确认宫口开全,同时判断胎先露的位置和胎方位。

2. 产钳最好在宫缩时牵引,用力要均匀、适当,速度不宜过快,不能将钳柄左右摇晃。

3. 钳锁不易合拢或牵引有困难时,必须查找原因,做适当调整进行纠正,切勿强行用力合拢或牵拉。

4. 如牵引 2～3 次,胎先露仍不下降,应及时检查原因,适时改为剖宫产,以免失去抢救胎儿的最佳时机。

（温弘 徐萌艳）

第四节 胎头吸引术

胎头吸引术和产钳术一样有着悠久的历史,早在 17 世纪中叶就有一些学者研究用负压器进行阴道助产。1848年,James Simpson 设计了一种杯接活塞气泵,随后许多学者对之进行改进,直到 1953 年 Tage Malstrom 所设计的胎头吸引器才得以推广。吸引器头的材质有塑料、橡胶、金属、硅胶等,目前多数医院使用的吸引器一端为扁杯状硅橡胶帽,杯罩顶端固定以空心金属管,管的另一端连接一橡皮管,备抽气用,杆上端有把手做牵引用。帽面内直径有 6cm和 9cm 两种,施术者把橡胶帽置于胎头合适部位,抽空气后获得所需负压,然后牵引把手,协助胎头娩出。

一、胎头吸引术的功能

胎头吸引术是用胎头吸引器置于胎头上,形成一定负压区吸住胎头,通过正常牵引协助胎儿娩出的手术。最合适的负压强度为 39.23～49.03kPa($0.4～0.5kgf/cm^2$),如用注射器抽气，一般抽吸 150～200ml 空气负压即可；如用负压吸引器吸引形成负压，则需维持 53.3kPa（400mmHg）。使用这一负压强度，其耐受牵引的力量可达 10kg 左右。负压不足，吸引器易滑脱；负压过大，易损伤胎儿头皮。胎头吸引术操作简单，容易掌握。胎头吸引可协助轻度胎头位置异常，如持续性枕横位转为正常胎位。胎头吸引术不同于产钳术，它不增加娩出胎头的径线，因此较少发生母体软产道损伤，但应严格掌握其适应证及使用吸引术的必备条件。

二、胎头吸引的分类

根据施术时胎先露骨质最低部分与坐骨棘水平的关系，将胎头吸引术分为高位、中位、低位和出口胎头吸引术。

1. **高位胎头吸引术**　是指胎头尚未衔接，胎头骨质在坐骨棘水平以上。

2. **中位胎头吸引术**　是指胎头双顶径已过骨盆入口平面，胎头骨质部分可达或刚过坐骨棘平面，即 S0 或 S+1。

3. **低位胎头吸引术**　是指胎头双顶径已达坐骨棘以下，胎头骨质部分已达盆底，S+3 或以下。

4. **出口胎头吸引术**　是指胎头着冠或近乎着冠，做侧切胎儿尚不能娩出者。

由于高位和中位胎头吸引术对母儿损伤大，因此现已废弃，基本被剖宫产替代，仅在紧急情况下使用。

三、适应证和禁忌证

(一) 胎头吸引术适应证

1. **母体方面适应证**　第二产程中产妇疲乏或宫缩乏力；由于药物镇痛等原因导致的第二产程延长；由于软产道阻力导致胎头下降困难；产妇合并呼吸、循环系统各种疾患或有颅内病变不适合用力屏气者；或由于瘢痕子宫妊娠者，需要助产缩短第二产程等。

2. **产妇-胎儿方面适应证**　相对头盆不称和胎方位异常(如枕后位或枕横位)。对于先露异常，如面先露、臀位后出头等，只能选择特殊产钳，而不能使用胎头吸引。

3. **胎儿方面适应证**　出现胎儿窘迫，需要尽快终止妊娠；胎心监护出现不可靠的情况等需要缩短第二产程。

(二) 胎头吸引的施术条件

1. 只能用于顶先露，而不适用于颜面位、胎头高直位及臀位等。

2. 胎膜已破，宫口已开全。

3. 无明显头盆不称，胎头先露的骨性部分达 S+3 以下，且无严重骨重叠者。

4. 使用前需先判断有无肩难产的可能。

(三) 禁忌证

1. 胎儿不适宜从阴道分娩者，如严重头盆不称、产道阻塞、产道畸形。

2. 非顶先露的胎儿，如面先露、臀位等。

3. 极早早产，胎儿凝血功能异常。

4. 确诊巨大儿。

5. 最近进行过头皮采血者。

四、操　作　步　骤

1. 家属告知，知情同意。

2. 取膀胱截石位，外阴消毒铺巾，双侧会阴部神经阻滞麻醉。

3. 导尿排空膀胱。

4. 再次阴道检查，确定完全符合胎头吸引术条件。阴道检查了解宫颈口是否开全，确定是否为顶先露，双顶径是否达坐骨棘水平或以下，确定胎方位，胎膜是否已破，如未破膜人工破膜。

5. 放置胎头吸引器

(1) 方法：先取胎头吸引器，安好导管，检查是否漏气，以无菌液态润滑剂润滑吸引器顶端及外缘，查清胎头位置，在阴部神经阻滞麻醉下行会阴切开术，以左手示中指掌侧撑开阴道后壁，右手将硅胶软胎头吸引器开口端提成竖椭圆形，沿阴道后壁放置至胎头顶骨部后松开，让吸引器开口端圆形包绕胎头先露部。放置成功后，一手固定，一手检查周围有无阴道壁及宫颈组织夹于胎头吸引器及胎头间。检查无误后调整吸引器横柄，使之与胎头矢状缝一致，作为旋转胎头的标记。

(2) 放置位置：大多数负压杯直径为 5～6cm，应放置在胎儿的俯屈点(图 20-4-1)，这样在该点进行牵引胎头将以最短的枕下前囟径娩出。前囟和俯屈点的距离估计为 6cm，俯屈点位于后囟前方 3cm 左右，故将放置杯后缘达到后囟，并超过了俯屈点，杯前缘和前囟之间应该有 3cm 的

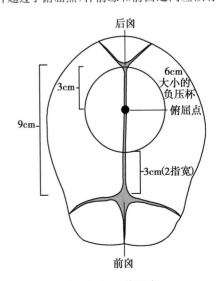

图 20-4-1　俯屈点
引自:刘兴会,漆洪波. 难产. 北京:人民卫生出版社.2015.

间隔。将吸引器放置在正确的俯屈正中点,头皮损伤的几率最小。

6. 抽吸负压至所需程度。用 50ml 注射器连接胎头吸引器导管,抽取空气形成负压,一般直径 6cm 吸引器头抽 30ml,直径 9cm 者抽 90ml,使负压在 300mmHg 左右,以血管钳钳夹,稍作停留,试牵感觉负压形成。

7. 牵引待宫缩屏气时,顺骨盆轴方向牵引,头位不正者边牵引边旋转,使胎头转为枕前位,宫缩停牵引亦停,待下一次宫缩时再牵引,使胎头俯屈、仰伸、旋转娩出。当胎头仰伸时,松开吸引器上面的血管钳,吸引器成正压后自然脱落,不要强行拔下,并保护会阴,时间一般限于 10～15 分钟。按正常分娩机转娩出胎儿。

五、胎头负压吸引术的并发症和预防

1. 头皮血肿由于负压过大或牵引力过大,牵引时间过长所致,可在一个月内自行吸收。

2. 抽出空气不宜超过 200ml,争取一次吸引成功,应与宫缩相配合,防止滑脱,因滑脱后突然转为正压,极易并发颅内出血。

3. 颅内出血与手术困难和缺氧有关,颅骨骨折由于负压过大或牵引力过大。

4. 母体宫颈损伤,多由宫口未开全施术所致,故施术时必须严格掌握条件。

5. 阴道裂伤,易引起外阴血肿,故术后要检查软产道,发现损伤应及时缝合处理。

六、注意事项

1. 吸引器头的材质不同,其有效性和安全性亦不同。研究显示,软杯罩吸引器失败率是金属杯罩的 1.65 倍,而金属杯罩致头皮损伤发生率是软杯罩的 2.22 倍。使用金属杯罩时应该以每两分钟增加 0.2kg/cm² 压力的速度缓慢抽吸,至负压达到 0.8kg/cm²;使用软杯罩时,可以在 1 分钟内使负压达到 0.8kg/cm²。有学者认为 0.6kg/cm² 为最佳压力,继续增加负压只增加胎儿头皮和颅内损伤的发生,而不增加阴道分娩成功率。

2. 正确放置吸引器,仔细检查吸引器的导管装置,不可漏气以免形成负压不足。

3. 吸引器头的放置位置应保证牵引后有利于胎头俯屈,使胎头以最小径线通过骨盆。因此,把吸引器放置在"俯屈点"上是胎头吸引术成功的关键,一般"俯屈点"位于矢状缝上后囟前大约 3cm 处。

4. 正确牵引始终保持吸引器与胎头垂直,不可左右摇摆晃动。

5. 如遇牵引滑脱,应进一步查找原因设法予以纠正,

重新吸引。常见的滑脱原因包括:负压形成后急于牵引,此时胎头与吸引器尚未形成紧密衔接,如吸后等待 3 分钟,待产瘤形成后牵引则不易滑脱;牵引方法不当;胎先露过高,胎头越高失败率越高,且易发生副损伤;胎头位置异常,如持续枕横位及枕后位,用吸引器不能完成内向转,可用手法协助转为枕前位。

6. 如果吸引器滑脱 3 次,连续 3 次宫缩产程没有进展,就应该停止胎头吸引器助产,胎头吸引器助产最好在 10 分钟以内,最长不应该超过 20 分钟。

7. 术后注意检查软产道有无损伤。

七、胎头吸引术与产钳术的比较

胎头吸引术使用方法简便,易于掌握,且可以准确地放置胎头上,不必向阴道内插入钳叶占据本就狭窄的产道空间,也不会对胎儿面部造成损伤。此外,胎头吸引术可以在不接触母体组织的情况下旋转胎头,对母体的损伤明显小于产钳;胎头位置异常,如枕后位、枕横位,可以利用胎头吸引术矫正胎头。但由于胎头吸引术力量相对小,需要的时间比产钳长;放置位置不当滑脱率高,因此更适合出口或低位的操作,在中、高位使用成功率低,这时需要实施产钳术。吸引部位胎头血肿发生率高,严重者会出现致命的并发症,如帽状腱膜下血肿或颅内出血,若吸引器突然滑脱,还可能造成头皮损伤。

【本节关键点】

1. 胎头吸引术不增加娩出胎头的径线,较少发生母体软产道损伤,但应严格掌握其适应证及使用吸引术的必备条件。

2. 胎头吸引术只能用于顶先露,对于先露异常,如面先露、臀位等,只能选择特殊产钳,而不能使用胎头吸引。

3. 胎头吸引器中心应位于"俯屈点",即矢状缝上后囟前方 3cm 处。

4. 使用间歇性牵引,宫缩时牵引,与产妇自主屏气相配合,宫缩间歇期放松。

(温弘 徐萌艳)

第五节 剖宫产术

凡是孕龄达 28 周,通过剖腹切开子宫并娩出胎儿的手术可称为剖宫产术(caesarean section),剖宫产是产科临床中最常使用的手术之一,对于解决难产以及因母儿问题难

以经阴道分娩时具有重要作用。剖宫产术的目的是为保证母婴健康及安全,因此应尽量避免在母胎都健康安全、没有受到损害的情况下贸然实施剖宫产术。严格掌握手术指征、规范手术操作是剖宫产术的最基本要求。

剖宫产术式有多种,古典式剖宫产术(亦称子宫体部剖宫产术)因并发症多,目前已极少采用,只用于特殊情况下的剖宫产,如前壁前置胎盘时偶尔使用。腹膜外剖宫产术因操作复杂、并发症较多,目前也很少采用,但当有严重腹腔感染性疾病存在时也可使用。经腹子宫下段剖宫产术是目前临床普遍采用的术式。

近年来,剖宫产手术在处理难产、妊娠合并症和并发症、降低母儿死亡率和发病率中起了重要作用。随着围产医学的发展,手术、麻醉技术及药物治疗条件的改进,剖宫产手术的安全性不断提高,但与此同时,剖宫产率在世界各国也随之升高。我国的剖宫产率从 20 世纪 60 年代的 5% 左右上升到 90 年代初的 20%;且近 20 年来,呈现持续上升的状况。文献报道显示,国内多数医院的剖宫产率在 40%～60% 之间,个别医院甚至高达 70% 以上。剖宫产率的上升可导致母体并发症及死亡率增加。WHO 在全球剖宫产率的调查报告中指出,阴道助产和剖宫产的产妇发生严重并发症及死亡的危险度明显高于阴道自然分娩的孕妇。因此需严格规范剖宫产手术的实施,明确剖宫产手术指征、术前准备、手术步骤及术后管理等。在参考英国、美国等国家剖宫产临床指南的基础上,2014 年中华医学会妇产科分会产科学组结合我国现状制定了我国剖宫产手术的专家共识,对剖宫产的手术指征、手术时机、手术前准备和麻醉等方面做了详细阐述。本章以该指南为主要内容对剖宫产进行介绍。

一、手术指征

剖宫产手术指征是指不能经阴道分娩或不宜经阴道分娩的病理或生理状态。

1. **胎儿窘迫**　妊娠晚期因合并症或并发症所致的急、慢性胎儿窘迫和分娩期急性胎儿窘迫短时间内不能经阴道分娩者,应立即行剖宫产术。值得注意的是,若出现严重的胎儿宫内窘迫,胎心持续下降到 70bpm 以下,剖宫产应慎重,应告知胎儿可能在剖宫产取出之前死亡。

2. **头盆不称**　绝对头盆不称或相对头盆不称,经充分阴道试产失败者。

3. **瘢痕子宫**　2 次及以上剖宫产手术后再次妊娠者;既往子宫肌瘤剔除术穿透宫腔者。

4. **胎位异常**　胎儿横位、初产足月单胎臀位(估计胎儿出生体质量＞3500g 者)、足先露,以及其他难以从阴道分娩的胎位异常。

5. **前置胎盘及前置血管**　胎盘部分或完全覆盖宫颈内口者及前置血管者。

6. **双胎或多胎妊娠**　第 1 个胎儿为非头位、复杂性双胎妊娠、连体双胎、三胎及以上的多胎妊娠应行剖宫产手术。

7. **脐带脱垂**　胎儿有存活可能,评估结果认为不能迅速经阴道分娩,应行急诊剖宫产手术以尽快挽救胎儿。

8. **胎盘早剥**　胎儿有存活可能,应监测胎心率并尽快实行急诊剖宫产手术娩出胎儿。

9. **孕妇存在严重合并症和并发症**　如合并心脏病、呼吸系统疾病、重度子痫前期或子痫、急性妊娠期脂肪肝、血小板减少及重型妊娠期肝内胆汁淤积症等,不能承受阴道分娩者。若合并严重的内、外科疾病,致使母体暂时不能耐受手术时,应进行积极有效的治疗,待病情好转后再行手术。

10. **巨大儿**　妊娠期糖尿病孕妇估计胎儿出生体质量＞4250g 者。

11. **产道畸形**　如高位阴道完全性横隔、人工阴道成形术后等。

12. **外阴疾病**　如外阴或阴道发生严重静脉曲张者。

13. **生殖道严重的感染性疾病**　如严重的淋病、尖锐湿疣等。

14. **妊娠合并肿瘤**　如妊娠合并子宫颈癌、巨大的子宫颈肌瘤、子宫下段肌瘤等。

15. **特殊情况的处理**

(1) 孕妇要求的剖宫产:美国妇产科医师协会(ACOG)将孕妇要求的剖宫产(cesarean delivery onmaternal request,CDMR)定义为足月单胎、无医学指征因孕妇要求而实行的剖宫产。对于 CDMR 有以下几点需要注意:①仅是孕妇个人要求,不作为剖宫产手术指征,如有其他特殊原因须进行讨论并详细记录。②当孕妇在不了解病情的情况下要求剖宫产,应详细告知剖宫产手术分娩与阴道分娩相比的整体利弊和风险并记录。③当孕妇因恐惧阴道分娩的疼痛,而要求剖宫产手术时,应提供心理咨询,帮助减轻其恐惧;产程过程中应用分娩镇痛方法,以减轻孕妇的分娩疼痛,并缩短产程。④临床医师有权拒绝没有明确指征的剖宫产分娩的要求,但孕妇的要求应该得到尊重,并提供次选的建议。

(2) 胎死宫内:原则上经阴道分娩。但若胎儿过大或因其他原因无法通过产道以及母亲有严重出血,如前置胎盘、重度胎盘早剥等情况,胎儿已死亡,也应行剖宫产手术。

二、手术时机

剖宫产手术时机的选择十分重要,是影响母儿预后的重要因素。

(一)择期剖宫产术

择期剖宫产术是指具有剖宫产手术指征,孕妇及胎儿状态平稳,在有计划、有准备的前提下,先于分娩发动的择期手术。因妊娠 39 周前的剖宫产手术,新生儿发生呼吸道感染并发症的风险较高,除双胎或多胎妊娠及前置胎盘等外,不建议在 39 周前实施择期剖宫产手术。

(二) 急诊剖宫产术

急诊剖宫产术是指在威胁母儿生命的紧急状况下实施的剖宫产手术,需要产妇与家属,以及产科、新生儿科和麻醉科医护人员共同的沟通与配合,争取在最短的时间内结束分娩,以获得满意的母婴结局。

三、术前准备

(一) 术前谈话

术前谈话需结合孕妇及家属的文化背景、受教育程度和对分娩方式的选择意向。产科医师需充分告知孕妇及家属术中及术后可能出现的不良结局,对 CDMR 更应解释清楚。术前谈话的内容主要包括:①向孕妇及家属详细交代病情,解释剖宫产手术的指征和必要性;②介绍剖宫产相关母儿并发症,如母体切口感染、产后出血、子宫切除、羊水栓塞等,新生儿产伤,呼吸窘迫综合征等,剖宫产对再次妊娠的影响以及子宫内膜异位症和子宫憩室等远期影响;③医患双方签署知情同意书。

(二) 术前准备

术前应完善血常规、尿常规、血型、凝血功能、感染性疾病筛查、检查、生化检查等实验室检查,以及母体心电图和胎儿超声检查,并根据病情选择需要的其他检查。手术前先剃去腹部汗毛及阴部阴毛。术前应做好备血,对前置胎盘、胎盘植入、多胎妊娠等可能术中出血较多的产妇,需在备血充足的医疗单位实施手术,有条件者可在术中采取自体血回输设备。剖宫产手术为Ⅱ类切口,按照国家卫生健康委员会抗菌药物规范预防性使用抗菌药物,可减少手术后切口感染的发生。术前按无菌导尿法插入保留导尿管。

(三) 术前评估

术前评估的内容包括孕龄及胎儿成熟度、胎儿大小、胎位、胎盘位置、先露高低情况。若有内科、外科合并症及并发症,应请相关专业医师共同商定手术中可能出现的意外情况的处理对策。对重症孕妇做好充分的术前评估,做好术前讨论并记录,决定麻醉方式及手术方式(如合并严重盆腔感染孕妇,是否应该做腹膜外剖宫产等)。详细询问孕妇生育及手术史,充分估计剖宫产术中可能出现的意外情况,如腹腔粘连、胎盘植入、前置胎盘、胎位异常、先露位置异常等。择期手术者首先应核实孕龄保证胎儿成熟。

(四) 麻醉方式的选择及其注意事项

应根据孕妇与胎儿的状态、医疗机构的条件以及麻醉技术来作出决定。剖宫产手术的麻醉方式包括椎管内麻醉(蛛网膜下腔麻醉＋硬膜外阻滞的联合麻醉或连续性硬脊膜外阻滞)、全身麻醉、局部浸润麻醉等。

1. 与孕妇及家属的麻醉前谈话 介绍麻醉的必要性、麻醉方式及可能的并发症,并签署麻醉知情同意书。

2. 禁食水 麻醉前 6～8 小时禁食水。

3. 麻醉前的生命体征监护 监测孕妇的呼吸、血压、脉搏,监测胎心率等。

四、手术中的重要步骤

(一) 腹壁切口的选择

1. 腹壁横切口 与纵切口相比,横切口手术后孕产妇切口不适感的发生率更低,外观比较美观。腹壁横切口包括:①Joel-Cohen 切口:切口位于双侧髂前上棘连线下大约 3cm 处,切口呈直线,缺点是位置偏高,外观不太美观;②Pfannenstiel切口:切口位于耻骨联合上 2 横指(3cm)或下腹部皮肤皱褶水平略上,切口呈浅弧形,弯向两侧髂前上棘,其切口位置偏低较为美观,切口张力小,术后反应轻微,切口更容易愈合。

2. 腹壁纵切口 位于脐耻之间腹白线处,长约 12cm。其优点为盆腔暴露良好,易掌握与操作,手术时间短;其不足之处为术后疼痛程度较重,切口愈合时间较长,外观不够美观。

(二) 膀胱的处理

一般情况下,当子宫下段形成良好时,不推荐剪开膀胱腹膜反折而下推膀胱;除非是子宫下段形成不良或膀胱与子宫下段粘连者。

(三) 子宫切口的选择

多选择子宫下段中上 1/3 处的横切口,长约 10cm。子宫下段形成良好时建议钝性分离打开子宫,这样可减少失血以及产后出血的发生率。前置胎盘或胎盘植入孕妇应避开胎盘附着部位,酌情选择切口位置。

(四) 胎儿娩出

子宫切口扩大后,继续吸净羊水,移除拉钩,一手进入宫腔,四指从胎头侧方越过头顶,到达胎头后下方,托胎头于掌心,手掌要达到枕额周径平面;另一手向下往孕妇足侧用力(图 20-5-1)。同时助手一手向上向孕妇头方轻提起子宫切缘上方,另一手在宫底辅助加压,利用杠杆原理,合力缓慢将胎头娩出子宫切口。当胎头娩出困难的时候,可考虑应用剖宫产产钳助产。胎头娩出后,立即用手挤出胎儿口鼻腔中液体,继而顺势牵引娩出胎儿。新生儿娩出后应常规进行断脐、保暖、清理呼吸道等处理(详见"新生儿娩出后即时护理"相关内容)。

(五) 缩宫素的应用

胎儿娩出后予缩宫素 10～20U 直接行子宫肌壁注射和(或)缩宫素 10U 加入 500ml 晶体液中静脉滴注,可以有效促进子宫收缩和减少产后出血。

(六) 胎盘娩出方式

建议采取控制性持续牵拉胎盘,而非徒手剥离娩出胎盘,可减少出血量和子宫内膜炎的发生风险。不建议胎儿娩

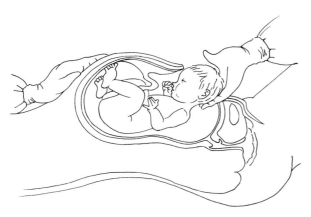

图 20-5-1　剖宫产娩出胎头

出后立即徒手剥取胎盘,除非存在较明显的活动性出血或5分钟后仍无剥离迹象。当子宫收缩差,胎盘尚未剥离时,应先促进子宫收缩,待子宫收缩后胎盘自行剥离,切忌徒手剥离,以免出血过多。娩出后仔细检查胎盘、胎膜是否完整。

（七）缝合子宫切口

单层缝合子宫方法的安全性和效果尚不明确。目前,建议采用双层连续缝合子宫切口。注意子宫切口两边侧角的缝合,缝合应于切口侧角外 0.5～1.0cm 开始;第一层全层连续缝合,第二层连续或间断褥式缝合包埋切口;要注意针距、缝针距切缘的距离及缝线松紧度。

（八）缝合腹壁

1. 要清理腹腔,检查是否有活动性出血、清点纱布和器械。

2. 酌情缝合脏层和壁层腹膜。

3. 连续或间断缝合筋膜组织。

4. 酌情缝合皮下组织。

5. 间断或连续皮内缝合皮肤。

五、并发症的预防

（一）切口感染

伤口感染原因较多,但多为患者自身皮肤表面的细菌所致。因而,严格按外科手术无菌原则操作极为重要。手术前的皮肤消毒要严格规范,如需按不同消毒剂要求进行,同时要保证足够的消毒范围。腹壁缝合时要注意做到各层解剖对合整齐,不留无效腔,止血彻底,减少不必要的异物残留。

（二）子宫切口血肿

子宫切口血肿是剖宫产术中比较多见的并发症,若术中规范操作多可避免。首先,子宫切口第一针应缝合在切口顶端外侧 0.5～1cm,必要时两侧做一次单纯"8"字缝合以防回缩的血管漏扎;其次,打结宜紧勿松,缝合的间距要恰当;最后,子宫切口缝合完毕仔细检查针眼处及切口两侧有无血肿。必要时加强缝合止血。

（三）子宫切口愈合不良

在缝合子宫切口时打结应松紧适度,以达到止血为佳,

针距一般以 1.5cm 为宜,子宫切口上下段对合整齐,尤其是对于子宫上下段厚薄不一更应注意,因为子宫切口下段多较薄,缝合时可以切口下缘全层与上缘子宫肌层对合缝合。

（四）胎儿损伤

胎儿损伤多为切开子宫时先露部误伤、胎儿娩出时骨折等。前者可以小心切开子宫切口,切开方法采用"漂切法",即用刀腹分次轻轻划开(切勿用刀尖做深切,以免损伤胎儿,对羊水过少及再次剖宫产时尤其应小心),边切边用左手示指触摸感觉,当感觉仅有极薄的肌纤维未切开时,改用 Kelly 钳切开肌纤维及胎膜,或用 Kelly 钳钝性撑开胎膜,助手立即吸羊水。必要时适度上推胎先露以助形成小的羊膜囊,这样可以避免胎儿损伤。胎儿娩出时动作应轻柔,不用暴力,按正确的分娩机转娩出胎儿。尤其是异常胎位行内倒转时更应动作轻柔缓慢。

（五）其他并发症

羊水栓塞、子宫收缩乏力出血、盆腹腔脏器损伤也时有发生,尤其是对二次剖宫时损伤更为多见。外科手术的各种并发症在剖宫产手术过程中都有可能发生。因此,在手术过程中应仔细、谨慎,尽量避免不必要的损伤,对难以避免的并发症应做到及时发现、及早处理。

六、术后管理

（一）术后监测

1. **生命体征监测**　术后 2 小时内每 30 分钟监测 1 次心率、呼吸频率以及血压,此后每小时监测 1 次直至孕产妇情况稳定。如果生命体征不平稳,需增加监测次数和时间。对于应用硬膜外阻滞镇痛泵的产妇,应每小时监测 1 次呼吸频率、镇静效果和疼痛评分,直至停止用药后的 2 小时。

2. **宫缩及出血情况**　术后 15 分钟、30 分钟、60 分钟、90 分钟、120 分钟应监测子宫收缩情况及阴道出血量,若出血较多应增加监测次数。术后常规应用缩宫素,促进子宫收缩。必要时监测血常规、尿常规、凝血功能及肝肾功能,直至出血量稳定在正常情况。

（二）预防血栓形成

深静脉血栓形成的预防是必须重视的,剖宫产术后孕产妇深静脉血栓形成的风险增加,因此建议采取预防措施。鼓励尽早下床活动,可根据产妇有无血栓形成的高危因素,个体化选择穿戴弹力袜、预防性应用间歇充气装置、补充水分以及皮下注射低分子肝素等措施。

（三）术后护理

1. **饮食**　产妇进食进水的时机,应根据麻醉方式酌情安排进食进水。可进食后,饮食应以清淡、易消化为主,可先从半流质饮食开始,少量多次,逐步恢复至正常饮食。

2. **活动**　剖宫产术后应鼓励产妇尽早活动,无法下床时,可在床上适当翻身。术后次日,酌情拔除留置的导尿管,鼓励产妇适当多饮水,尽快恢复自主排尿,下床完成如厕。

3. 疼痛管理 术后可根据产妇的需要给予含有阿片类镇痛药物的镇痛泵,以缓解剖宫产术后的切口疼痛。

七、减少剖宫产手术的措施

1. 孕期宣教 了解阴道分娩与剖宫产手术的优缺点、分娩过程及注意事项,产前模拟分娩,增强孕妇自然分娩的信心,可减少 CDMR。

2. 分娩期人性化护理措施 通过导乐陪伴持续支持,给予产妇心理安慰及情感支持、专业指导,可能会降低剖宫产率。

3. 引产时机 无妊娠合并症的孕妇妊娠达 41 周应给予引产处理,有利于降低围产儿死亡率和剖宫产率。

4. 分娩镇痛 可减轻分娩疼痛,副作用小,增强产妇阴道分娩的信心。常见连续硬膜外镇痛、产妇自控硬膜外镇痛、腰麻-硬膜外联合阻滞麻醉等。

【本节关键点】

1. 经腹子宫下段剖宫产术是目前临床普遍采用的术式。

2. 剖宫产手术的实施需明确剖宫产手术指征,充分做好术前准备及预估手术中可能出现的困难,明确手术步骤,注意并发症的防治,同时规范术后管理,以获得满意的母婴结局。

3. CDMR 不作为剖宫产指征,需详细告知剖宫产手术分娩的整体利弊和风险,提供必要的措施帮助产妇缓解对阴道分娩的恐惧,并提供相关的次选建议。

(温弘 徐萌艳)

参考文献

[1] 中华医学会妇产科学分会产科学组. 妊娠晚期促子宫颈成熟与引产指南(2014). 中华妇产科杂志,2014,49(12):881-885.

[2] 曹泽毅. 中华妇产科学. 第 3 版. 北京:人民卫生出版社,2014.

[3] ACOG Practice Bulletin No. 107:Induction of labor. ObstetGynecol,2009,14:386-397.

[4] 崔金晖,滕奔琦,伍玲,等. 宫颈扩张球囊与控释地诺前列酮栓用于足月妊娠促宫颈成熟的临床研究. 中华围产医学杂志,2013,16:622-626.

[5] 漆洪波,刘兴会. 难产. 北京:人民卫生出版社,2015.

[6] 刘兴会,徐先明,段涛,等. 实用产科手术学. 北京:人民卫生出版社,2014.

[7] 刘新民. 妇产科手术学. 北京:人民卫生出版社,2003.

[8] 王珺,陈惠池. 胎头吸引与产钳术临床应用及比较. 中国实用妇科与产科杂志. 2010,26:829-831.

[9] Thomas FB. 产科手术学. 第 11 版. 段涛,杨慧霞,译. 北京:人民卫生出版社,2009:80-108.

[10] 中华医学会妇产科学分会产科学组. 剖宫产手术的专家共识(2014). 中华妇产科杂志,2014,49(10):721-724.

[11] 中华医学会妇产科学分会产科学组,中华医学会围产医学分会妊娠合并糖尿病协作组. 妊娠合并糖尿病诊治指南(2014). 中华妇产科杂志,2014,49(8):561-569.

[12] 侯磊,李光辉,邹丽颖,等. 全国剖宫率及剖宫产指征构成比调查的多中心研究. 中华妇产科杂志,2014,49(10):728-735.

[13] Hofmeyr JG, Novikova N, Mathai M, et al. Techniques for cesarean section. Am J ObstetGynecol,2009,201:431-444.

第六篇 产后保健篇

第二十一章 正常产褥管理

第一节 产褥期母体变化

从胎盘娩出至产妇全身各器官(除乳腺外)恢复或接近正常未孕状态,包括形态和功能,这一阶段称为产褥期(puerperium),这个时期约需6周,最近的研究表明,对某些产妇而言,适应母亲的身份,从分娩后恢复可能需要更多时间。

产褥期是产妇在妊娠、分娩后,逐步恢复到以往生理、心理状况的一个时期,介于分娩及完全性生理恢复及精神调节适应之间,有妊娠第四阶段之称。产褥期产妇不仅要经历较大的生理变化,还将面对初为人母的喜悦,照料新生儿的紧张及分娩后不适等相互交织的复杂身心体验与精神压力,其重要性毋庸置疑。

一、产褥期妇女的生理变化

(一) 生殖系统的变化

1. 子宫及附件 产褥期子宫变化最大。子宫在胎盘娩出后逐渐恢复至未孕状态的全过程,称为子宫复旧(involution of uterus),需6~8周,其主要变化为宫体肌纤维缩复和子宫内膜修复,同时伴宫颈变化、子宫血管变化及输卵管和卵巢变化等。

(1) 子宫体肌纤维缩复:胎盘娩出后,子宫立即开始收缩。子宫肌层的缩复是子宫肌纤维的独特之处,随着连续的收缩,子宫肌纤维的缩复能使子宫保持缩短后的长度。交错的子宫肌层肌束在缩复时压迫子宫肌层内的血管,从而阻断血流,这是预防出血的主要机制。在此过程中肌细胞数量无明显变化,但肌细胞长度和体积却明显缩小。但子宫收缩不是子宫复旧的唯一因素。肌细胞胞质蛋白质通过肌层细胞、子宫血管内皮细胞、巨噬细胞被分解,由肾脏

排出。但是这个过程通常是不完全的,会有一些弹性组织残留,所以子宫不会恢复到未生育的状态,肌纤维被蛋白水解酶消化吸收,这个过程被称为自身溶解。在子宫复旧过程中,孕期潴留于子宫的大部分水分和电解质随之消失。随着宫体肌纤维不断缩复,子宫收缩成为硬而略扁的球状体,子宫体积及重量均逐渐缩小。

分娩后子宫的重量大约是1000g,可在脐周被触及。随着子宫进一步的收缩,它会沿着轴100°~180°的旋转,在产后7天旋转到一个垂直的位置。产后1周,子宫的重量大约是500g,仍然可以在耻骨联合上方被触及。产后2周,子宫重量约为300g,子宫基本回到未孕时在骨盆中的位置,大多数妇女子宫是前倾的,基本不再被触及。产后6~8周时可达到非妊娠时的正常大小,此时子宫的重量由产后即刻的大约1000g减少至约60g。该过程受到产次和分娩方式(经产妇和剖宫产后的女性子宫会略大)以及是否母乳喂养(母乳喂养的女性子宫会略小)的影响。虽然产后早期会常规评估子宫大小,但是没有证据表明,这种方法能够预测并发症。

(2) 子宫内膜修复:胎盘、胎膜从子宫内膜(底蜕膜)海绵层分离娩出后,蜕膜分为两层,表层发生退行性变、坏死直至脱落,形成恶露的一部分;深层子宫内膜腺体及间质细胞增生形成新的子宫内膜,约于产后第3周,除胎盘附着部位外宫腔表面内膜基本修复,产后6周胎盘附着部位内膜全部修复。

产后随子宫蜕膜(特别是胎盘附着处蜕膜)的脱落,含有血液、坏死蜕膜等组织经阴道排出,称恶露,其平均持续时间为一个月。根据颜色及内容物的变化,恶露进一步被描述为血性恶露、浆液恶露和白色恶露。颜色的变化取决于在子宫内膜重建的过程中所产生的蜕膜组织和排出物的混合物的变化。

未哺乳者,月经一般于产后6周恢复。部分产妇在整个哺乳期可能无月经,是由于长期哺乳引起子宫内膜萎缩导致。

（3）宫颈变化：产后子宫下段逐渐缩复为非孕时的子宫峡部。胎盘娩出后，宫颈松软，壁薄皱起，紫红色，水肿，厚约1cm，宫颈外口保留扩张状态，如袖口状。子宫颈慢慢回缩，在产后最初几天仍扩张约为2～3cm，1周时扩张小于1cm。宫颈外口永远无法恢复到妊娠前的形状，由于分娩引起宫颈3点及9点处轻度裂伤，产妇的宫颈外口由产前的圆形（未产型），变为产后"一"字形（已产型）。而在组织学方面，子宫颈在分娩后长达3～4个月也不能恢复基线水平。

（4）子宫血管变化：胎盘娩出后，由于子宫收缩，胎盘附着面立即缩小，开放的螺旋动脉和静脉都被压缩变窄，使胎盘附着面得以有效止血，加之凝血反应在胎盘娩出后马上开始，这对胎盘附着面的止血有更进一步的帮助。产妇高凝状态，数小时后血管内形成血栓，出血量逐渐减少直至出血停止。若在新生内膜修复期间胎盘附着面出现血栓脱落，可导致产后晚期出血。

（5）输卵管、卵巢变化：妊娠期输卵管被牵拉变长、充血、水肿，随着产后子宫回到骨盆腔内，卵巢和输卵管重新成为盆腔内的器官。

2. **阴道**　分娩后阴道黏膜及周围组织水肿、淤血，阴道呈紫红色，黏膜皱襞减少甚至消失，阴道壁松弛及肌张力低。阴道壁肌张力于产褥期间逐渐恢复，使阴道逐渐缩小，但阴道于产褥期结束时仍不能完全恢复至未孕时的紧张度。在产后3周，当水肿和丰富血供逐渐减退时，阴道黏膜皱襞重新恢复。可在产后尽早开展盆底康复锻炼，以促进阴道功能恢复。

3. **外阴**　分娩后外阴轻度水肿，于产后2～3天内逐渐消退。会阴部血液循环丰富，若有轻度撕裂或会阴切口缝合，一般在3～5天内愈合。处女膜在分娩时撕裂，被多重组织所取代，形成残缺痕迹，称为处女膜痕。

4. **盆底组织**　分娩过程中，由于胎先露长时间压迫，使盆底肌及其筋膜过度伸展，弹性减弱，且常伴有盆底肌纤维的部分断裂。如无严重损伤，产后1周内水肿和淤血可迅速消失，组织张力逐渐恢复。产褥期坚持产后健身操，结合盆底康复训练，盆底肌有可能恢复至接近未孕状态，否则极少能恢复原状。若盆底肌及筋膜发生严重损伤而又未及时修补，可造成盆底松弛。产褥期过早参加重体力劳动、便秘、多次分娩或分娩间隔过短，均可影响盆底组织修复，是以后形成女性张力性尿失禁、阴道壁膨出、子宫脱垂的重要原因，严重影响中老年女性生活质量。

（二）乳房的变化

在怀孕期间，乳房为准备哺乳发生了重大的变化。乳房主要的变化为泌乳。胎盘娩出后雌激素、孕激素及胎盘生乳素水平急剧下降，抑制下丘脑分泌的催乳素抑制因子释放，在催乳素的作用下，乳房开始泌乳。婴儿吮吸利于乳汁分泌。泌乳量还与产妇的睡眠、营养、心情及健康状况密切相关。乳房恢复的时间和进程取决于母乳喂养的情况。在产后第一周，不哺乳的妇女由于没有婴儿吮吸的刺激，催乳素下降。不哺乳的妇女和突然断奶的妇女在乳腺炎方面风险更高。无论妇女是否喂奶，在怀孕期间产生的一些乳腺上皮仍然保留着，所以乳房不能回到非孕期的状态。

（三）循环系统的变化

1. **循环血量**　随着子宫胎盘血液循环结束及子宫的缩复，大量血液从子宫涌入产妇体循环。在产后的10～15分钟内，母亲的循环血量增加80%。由于血液从子宫流入体循环，心脏负荷加重。在产后1小时内，回心血量仍然增加，心率降低，但动脉血压保持不变。此外，妊娠期潴留的细胞外液回到体循环中，这补偿了分娩中的正常失血量。但对于有先天性心脏病、高血压、子痫前期的妇女，这些液体的转移使产褥期成为其心血管系统的不稳定期，同时一些并发症的风险增加，包括肺水肿、心力衰竭甚至死亡。循环血量大约在产后2～3周恢复至未孕状态。

2. **心脏**　分娩后3～6天，产妇心率、体重、体表面积、心肌重量、每搏输出量、心输出量、射血分数等均较分娩前显著下降，而平均动脉压和外周总阻力明显升高，主动脉内径、收缩内径及最大射血速度等明显降低，说明正常产妇的心脏对于妊娠和分娩的负荷有强大的代偿能力。产后心脏功能逐渐恢复，但恢复的速度较慢。在产后1周内，心血管功能的恢复在某种程度上取决于尿量；产后12周心脏的输出量只恢复至孕前水平的80%左右。

（四）血液系统的变化

1. **凝血系统**　产褥早期，血液处于高凝状态，有利于胎盘剥离面形成血栓，减少产后出血量。妊娠晚期血小板下降，但在产褥期很快回升，血中纤维蛋白原仍处于高水平，凝血酶和凝血酶原功能增强，有利于防止产后出血。此种高凝状态及下肢静脉血流缓慢，易导致血栓形成，一旦发生肺栓塞、脑栓塞将危及产妇生命。血纤维蛋白原、凝血酶、凝血酶原于产后2～4周内降至正常。因此，产后高凝状态在产后2～4周逐渐恢复正常。分娩后体内抗凝和纤溶功能增强，有利于恶露排出。

2. **血常规**　产褥期常见贫血，可能是妊娠期贫血的继续，也可能与产后出血、产后72小时内血液稀释有关。通常血红蛋白水平于产后1周左右回升。白细胞总数在产褥早期较高，特别是产后24小时左右，可达$(15\sim30)\times10^9$/L，通常在产后1～2周内恢复至正常水平；血象中性粒细胞比例增加而淋巴细胞比例下降可能是由于产后子宫缩复和产时组织损伤，代谢产物进入血液循环引起的反应，因此，不建议产后单凭血象盲目使用抗生素。

3. **红细胞沉降率**　产后红细胞沉降率加快，可能与高水平的血浆大分子蛋白（主要是免疫球蛋白）和纤维蛋白原使红细胞聚集性增加有关，通常于产后3～4周左右降至正常。

（五）消化系统的变化

妊娠期胃肠张力及蠕动均减弱，胃液中盐酸分泌量减少，产后1～2周逐渐恢复。产后1～2天内，产妇常感到口渴，喜进流食或半流食，食欲不佳，以后逐渐好转。产褥期间卧床时间多、活动少、腹直肌及盆底肌松弛,加之肠蠕动减弱,易引起便秘。

（六）泌尿系统的变化

妊娠期体内潴留的大量水分主要经肾排出,故产后一周内尿量增多。妊娠期发生的肾盂及输尿管扩张,产后需2～8周恢复正常。在产褥期,尤其在产后12小时内,由于膀胱肌张力降低,对膀胱内压力的敏感性降低,加之外阴疼痛、不习惯卧床排尿、区域阻滞麻醉等,均可增加尿潴留的发生。

（七）内分泌系统的变化

1. **垂体功能**　在整个怀孕期间,下丘脑-垂体-卵巢轴始终是被抑制的,所以卵泡刺激素和黄体生成激素也同样被抑制,在产后2周,卵泡刺激素和黄体生成素仍然在一个较低的水平,但随后快速增加。产后雌激素和孕激素水平快速下降,约于产后1周,降至未孕时水平;胎盘生乳素一般于产后6小时消失;血hCG于产后10～14天已测不出。催乳素水平与是否哺乳有关,哺乳产妇的催乳素水平在产后下降,但仍高于非妊娠时水平,新生儿吸吮乳汁时催乳素明显增高;不哺乳产妇的催乳素水平与产后2周降至非孕时水平。

2. **月经复潮及排卵时间**　月经复潮及排卵时间与是否哺乳及哺乳时间长短有关。不哺乳产妇通常在产后4～6周恢复垂体对促性腺释放激素的反应,6～8周月经复潮,产后10周左右恢复排卵;产后哺乳者月经复潮延迟,有的在哺乳期间月经一直不来潮,平均在产后4～6个月恢复排卵。产后较晚月经复潮者,首次月经来潮前多数有排卵,故哺乳产妇虽未见月经来潮,却有受孕的可能。

（八）呼吸系统的变化

呼吸系统的变化是由于肺叶不再被增大的子宫所挤压。胸壁顺应性、潮气量和呼吸频率在1～3周内回到正常状态,产后产妇由胸式呼吸变为腹式呼吸,使妊娠晚期和分娩时造成的轻度碱中毒很快消失。

（九）免疫系统的变化

妊娠期母体免疫系统发生重大变化,孕妇体内产生大量免疫抑制物和抗父系细胞毒抗体,以保护胎儿免受排斥。孕妇血中IgG浓度在妊娠晚期较妊娠中期降低5%,而补体、中性粒细胞数和单核细胞数增加。此外,妊娠胎盘和胎膜还产生很多免疫抑制因子,以维持局部免疫抑制状态。分娩结束后,上述变化迅速消失,产妇由维持妊娠免疫状态转为增强机体的抵抗力。但总体来说,产褥期仍是机体免疫防御系统较为脆弱的时期。

（十）皮肤的变化

妊娠期出现的下腹正中线色素沉着,在产褥期逐渐消退。腹壁原有的紫红色妊娠纹,变成永久性银白色妊娠纹。腹壁皮肤受妊娠子宫增大的影响,部分弹力纤维断裂,腹直肌呈不同程度分离,使产后腹壁松弛明显,其紧张度需产后6～8周恢复。

二、产褥期妇女的心理适应

对于女性而言,妊娠和分娩属于重大的应激事件。分娩后产妇需要从妊娠期和分娩期的不适、疼痛、焦虑中恢复,需要接纳家庭新成员及新家庭模式,需要心理调适的过程。此过程中产妇的心理处于脆弱和不稳定状态,并且面临着潜意识的内在冲突以及为人母所需的情绪调整等问题。产妇既为新生命的到来和做母亲的神圣使命感而喜悦,同时,很多新的、不曾预料到的育儿任务及产后不适又常常令其手足无措、紧张焦虑。产妇产褥期的心理状态对其机体恢复和哺乳有重要影响。因此,产褥期是充满压力的母亲角色适应期,如何适应新角色和合理育儿是产妇面临的最具挑战性的任务。（详见"产褥期心理保健"相关内容）

【本节关键点】

1. 产褥期是产妇在妊娠、分娩后,逐步恢复到未孕状态的一个时期,除了要经历巨大的生理变化,还要完成母亲角色适应的心理转变。

2. 产褥期子宫变化最大,子宫复旧主要表现为子宫体肌纤维缩复、子宫内膜再生及宫颈复原。

3. 产后母乳喂养对产褥期母亲乳房变化、激素分泌和月经复潮等方面均有影响。

（徐萌艳）

第二节　产褥期护理和保健

一、产褥期的临床表现

（一）生命体征

1. **体温**　产后体温多在正常范围内,若出现产程延长致过度疲劳等情况,体温可在产后24小时内略升高,一般不超过38℃。产后3～4天出现乳房血管、淋巴管极度充盈,乳房胀大,也可伴发热,称为泌乳热（breast fever）,一般仅持续数小时,最多不超过24小时,体温即下降,不属病态,但需排除其他原因尤其是感染引起的发热。在产褥期间,若产妇处于高热、高湿和通风不良的环境中,体内余热不能及时散发,易产生产褥中暑,表现为高热,水电解质代谢紊乱,循环衰竭和神经系统功能损害。

2. **脉搏**　产后由于子宫胎盘循环停止及卧床休息等原因,产妇的脉搏略缓慢,但一般正常,每分钟约60～80次。产后脉搏加快应注意体温、恶露等情况。产后体温不高而脉

6

搏加快,常是产后出血的早期表现,应引起足够重视。

3. **呼吸**　产后腹压降低,膈肌下降,产妇由妊娠期的胸式呼吸变为胸腹式呼吸,使呼吸深慢,每分钟约14～16次。

4. **血压**　正常分娩出血不多者,血压于产褥期平稳,变化不大。产后血压下降的最常见原因为产后出血,严重者可发生休克甚至死亡。有妊娠合并症的产妇应注意血压的变化。妊娠期高血压疾病产妇的血压于产后逐渐恢复,但仍应监测血压;子痫前期产妇,产后血压不稳定,有发生产后子痫的可能,但血压大幅度下降可能导致休克。妊娠合并心脏病者需严密观察产妇生命体征,产后心力衰竭易造成血压下降,严重时将危及生命。

5. **疼痛**　对于经阴道分娩后有产后疼痛和会阴疼痛的妇女,疼痛来自于撕裂伤、会阴切开术及修复,罕见的水肿引起的会阴不适和疼痛。在产褥早期因子宫收缩引起下腹部阵发性疼痛称产后宫缩痛(after-pains)。子宫强烈收缩,子宫肌肉相对缺氧,于产后1～2天出现,持续2～5天自然消失。这种现象在经产妇和哺乳的妇女中更常见。多次的分娩会降低子宫张力,与初产妇相比,经产妇的产后宫缩痛感觉更加明显。对于哺乳的妇女,婴儿吸吮促进神经垂体分泌缩宫素。缩宫素的释放不仅引起泌乳反射,同时也引起子宫收缩造成疼痛,不需特殊用药。

(二)子宫复旧

胎盘娩出后,子宫收缩,子宫体圆而硬,产后当日宫底一般在脐耻之间。产后第1天由于盆底肌肉张力恢复,使宫底稍上升,达脐部水平,以后每天下降1～2cm,至产后1天左右子宫降入骨盆腔内。哺乳者较不哺乳者子宫下降速度快。

(三)恶露

产后随子宫蜕膜(特别是胎盘附着处蜕膜)脱落,含有血液、坏死蜕膜等组织经阴道排出,称恶露(lochia)。恶露因其颜色、内容物及时间不同,可分为以下几种:

1. **血性恶露**(lochia rubra)　量多,色鲜红,含大量血液,有时有小血块及含少量胎膜及坏死蜕膜组织。镜下见大量红细胞、坏死蜕膜及少量胎膜。一般持续3天后出血逐渐减少。浆液增加,转为浆液恶露。

2. **浆液恶露**(lochia serose)　含多量浆液,色淡红。镜下可见较多坏死蜕膜组织、宫颈黏液、阴道排液,较少量红细胞、细菌及白细胞。浆液恶露一般持续10天左右,其后浆液逐渐减少,白细胞增多,变为白色恶露。

3. **白色恶露**(lochia alba)　由于子宫内膜修复,子宫出血停止,恶露呈白色、质黏稠。镜下见大量白细胞、坏死蜕膜组织、表皮细胞及细菌等。白色恶露约持续2～3周左右。

正常恶露有血腥味,无臭味,一般持续4～6周,总量个体差异较大,通常为200～500ml,子宫复旧不全(subinvolution)或宫腔内有胎盘残留、多量胎膜或合并感染时,恶露量增多,血性恶露持续时间延长并有臭味。

(四)褥汗

产褥早期皮肤的排泄功能旺盛,产妇常在饭后、活动后、睡觉时和醒后大量出汗,尤以夜间睡眠和初醒时更为明显,称为"褥汗"。这是产妇自身调节的生理现象,机体将妊娠期间积聚在体内的水分通过皮肤大部分排出体外,这是产后的正常现象,不属病态,无需特殊处理,但需保持干燥和清洁,适量补充水分。一般在产后1～3天较为明显,常于产后1周内自行好转。

(五)排泄

1. **排尿增多和排尿困难**　产后2～3天内,由于机体排出妊娠时潴留的液体,产妇往往多尿。但因分娩过程中膀胱受压使其黏膜水肿、充血、肌张力降低,加之会阴切口疼痛,产后容易发生排尿困难,特别是产后第1次排尿,容易发生尿潴留。

2. **便秘**　由于产妇卧床时间长而活动少、肠蠕动减弱、腹直肌及骨盆底肌松弛,产褥期产妇容易发生便秘。

3. **痔疮**　在第二产程期间,痔疮可能会破裂或变得水肿。在产后24～48小时内,先前存在的痔疮会变得疼痛。

(六)乳房改变

1. **乳头皲裂**　哺乳产妇尤其是初产妇在最初几天哺乳后容易产生乳头皲裂。大多数是因为产前乳头准备不足或产后哺乳姿势不当引起。乳头皲裂时,表现为发红、裂开,有时有出血,哺乳时疼痛。

2. **乳房胀痛**　乳房的肿胀多因淋巴回流障碍和乳腺管排出不畅所致。乳房肿胀大约发生在产后第3天,持续将近24～48小时。乳房变得膨胀、紧张,不能被触碰。乳房皮肤发烫,有可见的血管。乳头更加坚硬,使其更难被婴儿含住。对于一些妇女尤其是那些在照顾婴儿方面有困难或没有很好的乳房支托的妇女而言,乳房的敏感会变成疼痛。

(七)其他改变

1. **体重减轻**　由于胎儿及胎盘的娩出、羊水排出及产时失血,产后体重约减轻6kg左右。产后第1周,由于子宫复旧、恶露及汗液、尿液的大量排出,体重又下降4kg左右。

2. **疲乏**　由于产程中体力消耗及不适、频繁的检查、哺乳及新生儿护理活动导致睡眠不足,使得产妇在产后的最初几天感到疲乏。表现为精神不振、自理能力降低及不愿亲近新生儿等。

3. **下肢静脉血栓**　较少见。由于产妇的血液处于高凝状态,加之产后疲惫虚弱、切口疼痛致卧床时间较多,使得下肢静脉血液循环缓慢,血液易淤积于静脉内,形成静脉血栓。表现为下肢体表温度下降或感觉麻木,患侧肢体有胀痛感。

二、产褥期护理的目的及核心内容

(一)产褥期护理的目的

1. 帮助产妇更好地适应母亲的角色,更好地履行母亲

的职责。

2. 促进和监控产妇和新生儿的身体健康,预防并发症的发生。

3. 监测和促进产妇的心理健康。

4. 提供健康教育,满足产妇和其家庭的需要。

5. 促进产妇生理功能恢复,保护产妇的哺乳功能。

（二）产褥期护理的核心内容

专业的健康护理涉及产妇和新生儿,应该在产前或产后尽早开始。护理的核心方面是保持母婴的健康。可通过各项报告和检查监测产妇分娩后的恢复。助产士执行医嘱时,应尽可能地考虑到产妇的需求,在做任何身体检查之前,应该取得她们的同意。

1. **产后24小时**　①记录阴道出血量;②产后6小时内监测血压;③治疗设施中必须提供卫生的、私人的卫生间设施;④6小时内记录小便的排放;⑤鼓励下床活动;⑥早吸吮,早接触。

2. **2~7天**　根据健康部门的指导方针,在产后48小时内给新生儿提供维生素K注射;提供卡介苗、乙肝疫苗及乙肝免疫球蛋白等疫苗注射;调查一些普遍存在的健康问题,包括:尿频和尿失禁、肠道功能、会阴伤口的愈合、头痛、疲劳、背部疼痛;鼓励产妇运用一些有助于自己身心健康的技巧,比如温和的运动、适当的休息、照顾新生儿、向他人倾诉自己的感受,确保她们拥有的家庭和社会支持。

护士或助产士应在产后3天内向所有产后的妇女提供宣教手册,并进行讨论。产妇应该在以下方面得到信息和保障:母乳喂养、会阴疼痛和会阴卫生、尿失禁和尿频、肠道功能、疲劳、头痛、背部疼痛、产后正常的情绪变化模式、避孕、避孕工具的选择、饮食、运动等方面。

3. **第2~8周**　继续评估产妇整体恢复情况和常见健康问题。产后10~14天,需要评估妇女精神抑郁的表现和症状,若症状未消失,将被评定为产后抑郁,继续观察有无家庭虐待的迹象;在产后2~6周,将妇女性行为的恢复情况和可能存在的性交障碍作为评估是否完全恢复的一部分;作为产后个性化护理的一部分,在产后6~8周,回顾妇女在身体、情绪和社交方面恢复情况。建议妇女告知专业人员自身存在的健康问题;讨论性行为的开始和可能存在的性交障碍。

三、产褥期护理要点

产褥期母体各系统均发生较大的变化,虽属生理范畴,但由于子宫内有较大创面,乳腺分泌功能旺盛,容易发生感染和其他病理情况,因此,及时发现异常并进行处理十分重要。

（一）生命体征的观察

产后1周内应注意体温变化,每天至少测量1次,同时监测脉搏、呼吸、血压的变化。对高血压、心血管系统疾病

产妇应遵医嘱增加监测次数,发现异常情况及时处理。

（二）子宫复旧评估与恶露观察

产后1周内,应在每天同一时间手测宫底高度,以了解子宫复旧情况。测量前嘱产妇排空膀胱,取仰卧位,两腿屈曲放松。先按摩子宫使其收缩后,再测耻骨联合上缘至宫底的高度,可用皮尺测量（以厘米表示）,也可以体表标志表示,如脐下几横指、耻骨联合上几横指等。

观察恶露的量、颜色及气味。若子宫复旧不全、恶露增多、色红且持续时间延长时,应行B型超声、血常规、血hCG等检查,排除异常情况,并及早给予子宫收缩剂,同时建议产妇食疗中注意避免用活血、逐淤等中成药。若合并感染、恶露有腐臭味且有子宫压痛、血象高者应给予抗生素控制感染,并根据细菌培养和药敏试验结果调整抗生素。产后当日,禁止用热水袋外敷止痛,以免子宫肌肉松弛造成出血过多。提倡母乳喂养,由产妇亲自喂哺,这有利于子宫复旧和产后恢复。

（三）饮食与营养

产后第一个月,俗称"月子"。在这段时间内,产妇一方面要愈合生产过程中产道的损伤,一方面要准备分泌乳汁,还要补足孕期可能出现的营养储备亏空,对各种营养素的需求水平极高。此时需补充蛋白质、泌乳和恢复骨骼矿物质密度所需的钙,愈合伤口和分泌乳汁所需要的各种B族维生素以及弥补失血和重建肝脏铁储备所需要铁元素。但食物总能量不需要很高,重在提高微量元素的供应。由于生育过程十分疲劳,部分产妇体力较弱。产后1小时内可让产妇进流食或清淡半流食,之后可进普通饮食,产后一周的食谱应注意容易消化吸收。乳母的营养状况是乳汁分泌的物质基础,直接关系到乳汁分泌的质和量。需要合理安排膳食以保证充足的营养供给。每天除三餐外可加餐2~3次,以利于机体对营养的吸收。饮食应以清淡、高蛋白质饮食为宜,并注意补充水分。烹调方法应多用炖、煮、煨、炒等,少用油煎、油炸。

2016年《中国居民膳食指南》中关于乳母的膳食指南,在一般人群的膳食指南基础上增加五条关键推荐:①增加富含优质蛋白质及维生素A的动物性食物和海产品,选用碘盐;②产褥期食物多样不过量,重视整个哺乳期营养;③愉悦心情,充足睡眠,促进乳汁分泌;④坚持哺乳,适度运动,逐步恢复适宜体重;⑤忌烟酒,避免浓茶和咖啡。

（四）排尿与排便

阴道产的产妇,分娩后鼓励督促尽早排尿,最好于分娩4小时内就排尿,最多不超过产后6小时。如有尿意不能自排者,适时采取措施帮助排尿,如热敷下腹部、温开水冲洗外阴、按摩膀胱等;产后6小时有尿仍不能自主排尿者,应给予相应处理,必要时导尿。24~48小时排便,增加粗纤维饮食的摄入,多饮水果、蔬菜,保持排便通畅,必要时给予粪便软化剂。

6

（五）产后活动

产后卧床休息时应床上活动，如翻身、抬腿、收腹、提肛等，并尽早下床活动，按时做产后保健身操。由于产妇产后盆底肌肉松弛，应避免负重劳动或蹲位活动，以防子宫脱垂。

（六）会阴护理

1. 保持外阴清洁，协助和指导产妇更换消毒卫生巾。此期间建议产妇穿着纯棉衣服、勤更换，避免受凉。

2. 观察伤口愈合情况，发现红、肿、硬结者通知医师及时处理，可用 50% 硫酸镁湿热敷或红外线照射等理疗方法。

3. 有侧切伤口者，指导健侧卧位，以保持伤口清洁干燥。

4. 产妇自我会阴护理前清洁双手，用流动水冲洗会阴，原则是从前往后，按照先清洁的地方后污染的地方的顺序。冲洗干净后用干净的毛巾擦干，换清洁的棉质内裤和卫生巾。平时应勤换内裤及卫生巾，卫生巾更换不超过 4 小时。

（七）乳房的护理

1. **乳胀** 增加哺乳次数，缩短间隔时间。生理性水肿期间可用冷敷，如卷心菜叶冷敷。挤出或吸出乳汁，排空乳房。

2. **乳汁分泌不足** 鼓励产妇树立信心，指导哺乳方法，实行按需哺乳。保证产妇充分的休息、足够的营养和水分的摄入。

3. **回奶** 产妇因病或其他原因不能哺乳，应尽早回奶。不哺乳妇女可以用一些方法减轻不适，抑制乳汁的生成，如穿带有支托性的内衣、减少刺激乳房、少进汤水等，还可使用生麦芽煎服、芒硝敷乳房、遵医嘱使用药物等。

4. **乳头皲裂** 哺乳时姿势要正确，婴儿要将乳头及大部分乳晕含入口中。哺乳前挤出少量乳汁，使乳晕变软，哺乳后挤出少许乳汁涂在乳头和乳晕上。

（八）疼痛的护理

1. **会阴疼痛** 在产后 24～72 小时可用冰袋、冷敷垫、冷冻的胶体等冷敷疼痛处。冰袋需用纱布（干净的毛巾）包裹，以免冻伤和感染。冷敷时间为 30 分钟左右，时间不宜过长，以免冻伤，如感不适随时取下。疼痛时使用冷敷，每天 2～3 次。注意观察会阴伤口局部血液循环及自我感觉。注意包裹冷敷物品的清洁，防止冷冻液体外渗，防止感染。必要时，可遵医嘱口服对乙酰氨基酚 500～1000mg，不超过 4000mg/d，治疗会阴疼痛。

2. **痔疮痛** 减轻痔疮疼痛的方法有冰敷、冷水坐浴、金缕梅敷布、痔疮膏、止痛药、麻醉喷雾或膏剂、温水坐浴、安那素栓等，除了冷水坐浴和温水坐浴之外，其他方法常被联合应用。分娩后外痔可能会转移到直肠内。在痔疮嵌入后，直肠括约肌的收缩可以向它们提供支持，同时使它们停留在直肠内。

3. **宫缩痛** 嘱产妇经常排尿，防止膀胱上升到子宫的位置，可以减轻宫缩疼痛。用加热垫或在俯卧时在下腹部放置枕头或毯子也可以减轻疼痛。

四、产后避孕

避孕是选择合适的药具，用科学的方法影响受孕条件，达到不受孕的目的。避孕主要是抑制精子与卵子产生，阻止精子与卵子结合，使子宫环境不利于精子获能、生存或不适宜受精卵着床和发育。避孕方法可以是可逆的或永久的，目前我国常见避孕方法有宫内节育器、激素避孕、屏障避孕、绝育术、自然避孕、紧急避孕等。

分娩后妇女必须经过至少 6 周时间，生殖道的解剖和生理功能才能逐渐恢复到未孕的状态，因此在产后 6 周内应严禁性生活，避免生殖道感染。在未进行母乳喂养的女性中，产后第一次排卵的平均时间范围为分娩后的 45～94 天；哺乳期妇女有生理性闭经，女性通常会在月经复潮之前恢复性生活，而此时排卵活动可能已经恢复。及时提供产后/流产后的避孕健康教育可以降低意外妊娠的风险，特别是妊娠间隔时间较短的妊娠，它会使不良结局风险升高。在哺乳期内选择避孕方法，应注意不影响乳汁的质量，对婴儿健康无不良影响。

（一）屏障避孕

阴道隔膜和宫颈帽均有不同的尺寸，需与使用者匹配。妊娠相关的宫颈改变复旧之后，才能进行合适的配置，而分娩后的这种复旧大概要 6 周的时间。其他的屏障方法（男用避孕套、女用避孕套或避孕海绵）只要恢复性交即可使用，该方法一般不会产生全身性影响。

（二）宫内节育器

一般来说，宫内节育器在阴道分娩后 3 个月、剖宫产后 6 个月放置。但也可在分娩或剖宫产后立即放置，产后即刻放置宫内节育器需关注宫内节育器脱落的问题，加入固定装置可以明显地降低产后即刻放置宫内节育器的脱落率，目前我国使用较多的吉娜环用于产后即时避孕，效果较好。对于哺乳期的妇女放置宫内节育器，因哺乳期卵巢功能低下、子宫小而软等特点，在放置宫内节育器时应避免子宫穿孔，哺乳期闭经妇女在放置宫内节育器时应先排除妊娠以后才能放置。

（三）绝育术

阴道分娩或剖宫产分娩可进行绝育术，或作为与妊娠无关的择期手术而进行绝育术。理想情况下，应在分娩后立即或分娩后 24 小时内实施产后绝育术。延迟操作至超过分娩后 7 天，会因子宫复旧而增加操作难度，同时增加感染风险。

（四）含孕激素避孕药物

产后 6 周以后可以选择含孕激素的避孕药物避孕，如长效避孕针、皮下埋植剂，该方法使用方便，不影响乳汁的质量，不良反应小。

（五）雌激素-孕激素联合避孕

排卵最早可在分娩后 25～26 天出现，因此，WHO 和中国疾病预防控制中心（Chinese Center for Disease Control and Prevention,China CDC）推荐，非母乳喂养的女性在产后 21 天或以后，开始使用雌激素-孕激素避孕产品。但这一推荐并不常规适用于有产后静脉血栓栓塞（venous thrombus embolism,VTE）及其他危险因素的女性，如年龄 ≥35 岁、既往血栓栓塞、易栓症、不活动、分娩时输血、BMI ≥30kg/m² 、产后出血、近期剖宫产、子痫前期或吸烟，产后感染、贫血和严重内科并发症可能也是需要考虑的其他危险因素。如果存在产后 VTE 及其他危险因素的非母乳喂养女性符合适用于非妊娠女性的联合激素避孕使用标准，则可在产后第 6 周（此时 VTE 风险较之前低）开始使用雌激素-孕激素避孕。

（六）母乳喂养避孕方法

一方面，哺乳为婴儿提供理想和无菌的营养品，可增加婴儿对一些疾病的免疫力；另一方面，哺乳可抑制排卵，有避孕的效果。但是产后较晚月经复潮者，首次月经来潮前多数有排卵，故哺乳产妇虽未见月经来潮，却有受孕的可能。母乳喂养抑制排卵的程度，由母乳喂养的程度、母亲的基础营养状况及母亲的 BMI 来调节。虽然母乳喂养与生育能力低下有关，但只有当满足下列所有特定条件，才有可能会出现停止排卵：①产后不到 6 个月；②完全母乳喂养；③闭经。满足上述条件后，母乳喂养可提供约 98% 的保护以使女性免于妊娠；如果没有满足这些条件，则哺乳期意外妊娠的风险很高。

对于母乳喂养女性，非激素避孕法有不会产生全身性影响的优点。如果仅含孕激素的避孕方法是最佳的避孕防护措施，则可立即开始使用。无静脉血栓栓塞及其他危险因素的女性，应延迟至产后 1 个月使用雌激素-孕激素避孕，存在其他危险因素的女性应延迟至产后 6 周。

五、产后家庭访视

产后访视的对象为产后 30 天内的产妇及出生婴儿，通过社区妇女保健人员上门了解产妇康复、新生儿喂养情况及对产妇、婴儿体检，及时发现产妇、婴儿的一些异常情况，并予以处理及宣教指导，以达到保护母婴健康和安全的目的。

上门访视的社区妇女保健人员必须具有执业医师资格，并经过注册，同时必须经过区级及以上妇幼保健机构上岗前培训才能胜任。第一次访视，在产妇出院后 7 天内或收到访视单 3 天内进行；如果是产妇要求的访视，应在告知后 3 天内进行第一次访视。第二次访视在距第一次访视间隔 5～7 天内进行，如有异常应根据需要另行增加。

社区访视人员上门访视时应统一社区卫生中心着装，佩戴上岗证，访视前事先电话联系，进门后自我介绍、说明来访的目的，清洗双手后，依次检查婴儿和产妇。原则上先访视健康人群，再访视传染人群。

市、区妇幼保健所应每年对产后访视人员开展培训和指导，或根据本区、县的访视工作存在的薄弱环节及质量问题，开展有针对性的培训工作。一般要达到产后访视率≥ 98%，产后访视及时率≥98% 的水平。产后访视的考核方法可用自查和抽查相结合的方式进行，自查法即由社区卫生服务中心妇保所负责人或质控组负责人，每月抽查产后访视质量；抽查法可由区妇幼保健所定期抽查，如下社区查阅资料、抽样调查接受访视的产妇等。

快速实践指导 21-2-1

产后家庭访视要点：

（一）检查项目

1. 婴儿检查

（1）观察一般情况、面色、精神、呼吸、哭声有无异常。

（2）测体温、称体重、听心肺、检查头颅部（口、眼、鼻、耳）、脐部及臀部有无感染。

（3）询问新生儿出生情况、出生体重、疫苗接种情况、出院后的喂养、睡眠、大小便等情况，并记录在访视单上。

2. 产妇检查

（1）了解本次胎产次、妊娠合并症、分娩方式、产后并发症、会阴及腹部伤口情况。

（2）测量体温，必要时测量血压。

（3）检查乳房、乳头情况，询问喂养情况。

（4）检查子宫底高度、有无压痛，检查腹部或会阴部伤口情况。

（5）观察恶露的色、质、量。

（二）异常情况的处理

1. 脐部感染　有分泌物或少量渗血用碘酒或 75% 酒精擦干，脐带根部红肿或分泌物有臭味时到医院就诊。

2. 黄疸　生理性黄疸注意观察皮肤及巩膜，7～10 天自然消退；母乳性黄疸消退较慢，但若新生儿一般情况好，即可继续哺乳，一般 3 周～3 个月消退。

3. 红臀　保持臀部皮肤清洁干燥，每次大便后用温水清洗臀部，可用护臀膏涂于臀部。

4. 子宫复旧不全　产后 10 天仍能在腹部摸到子宫或恶露持续时间长且量多，常伴有腰痛、下腹坠胀感，多为子宫复旧不全。

（1）鼓励产妇适当下床活动。

（2）休息时取半卧位，以利于恶露流出。

（3）鼓励母乳喂养，有利于子宫收缩。

（4）必要时就医。

5. 会阴伤口愈合不良　注意清洗会阴，勤换内裤，必要时用 95% 酒精或 50% 硫酸镁湿敷。

6

6. 产后便秘 鼓励产妇下床活动,多吃水果蔬菜。

(三) 宣教与指导

1. 宣教要点

(1) 观察阴道出血,预防晚期产后出血。

(2) 产后营养宣教。

(3) 新生儿喂养、护理的宣教。

(4) 产褥期卫生宣教。

(5) 产褥期计划生育知情选择,避孕宣教。

(6) 预防产后抑郁,加强产妇心理健康宣教。

(7) 产后康复操。

2. 指导要点

(1) 根据婴儿喂养情况,有针对性地进行母乳喂养或人工喂养指导。

(2) 产妇及婴儿沐浴指导。

(3) 婴儿抚触指导。

(四) 疫苗接种及复查提醒

1. 预约产后 30 天儿童健康检查的日期。

2. 督促其乙肝疫苗的复接种。

3. 提醒其产后 42 天到生产医院复查。

临床思考 21-2-1

妊娠期和哺乳期妇女膳食营养中对钙的需求量增加。很多孕妇非常注意孕期补钙而忽略产后哺乳期补钙,而事实上乳母最容易缺乏的是钙。因此建议乳母每天摄入 3 种以上富含钙的食材,请思考乳母最推荐的补钙食物有哪些?

【本节关键点】

1. 产褥期的临床表现属生理变化,包括生命体征变化、子宫复旧、褥汗、乳房改变等各方面。

2. 产后恶露的颜色及内容物随时间而变化,可分为血性恶露、浆液恶露和白色恶露,一般持续 4~6 周。

3. 产褥期护理的核心是保持母婴的健康,包括饮食起居、活动、产后恢复和避孕等方面。

4. 目前我国常见的产褥期避孕方法有宫内节育器、激素避孕、屏障避孕、绝育术、自然避孕、紧急避孕等。

(徐萌艳 王靖 王娜)

第三节 产后盆底康复

产后盆底康复是指在科学的健康理念指导下,综合运用现代康复治疗技术,恢复、改善或重建女性在妊娠和分娩过程受到不同程度损伤的盆底有关功能,预防和治疗盆底功能障碍相关疾病。

一、产后盆底康复的意义

盆底功能障碍性疾病(pelvic floor dysfunction,PFD)是由于盆底的支持结构损伤或缺陷以及功能障碍所引起的一组疾病,其中主要包括压力性尿失禁(stress urinary incontinence,SUI)、盆腔脏器脱垂(pelvic organ prolapse,POP)、女性性功能障碍(female sexual dysfunction,FSD)及慢性盆腔痛(chronic pelvic pain,CPP)等。目前已成为影响女性生活质量及身心健康最常见的慢性疾病之一。

女性盆底功能障碍性疾病发病率高,发病原因较多,流行病学资料显示:年龄、妊娠和分娩次数以及绝经、糖尿病、尿路感染、肥胖、盆腔手术等,是女性发生 PFD 的确定发病因素,而妊娠和分娩是其独立的高危因素,尤其是首次妊娠与分娩。妊娠期随着子宫的逐渐增大,重心前移,直接压迫盆底。阴道分娩时,盆底肌肉被极度牵拉,伸展率(牵拉后组织长度/组织初长度)为 3.26,而正常盆底骨骼肌最大伸展率仅为 1.5,肌肉组织、筋膜、韧带发生断裂与损伤。临产以及阴道分娩都可能导致不同程度的阴部神经的损伤,甚至一部分产妇可能发生永久性的不可逆的神经损伤。这些影响可以造成盆底组织结构和功能上的改变,从而发生盆底功能障碍性疾病。

产后是盆底康复的重要时机。多项研究显示,产后 PFD 可通过盆底康复治疗得到恢复。妊娠及产后出现的盆底生理性损伤如不能及时得到纠正,随着年龄的增长,这些女性盆底功能会进一步损伤,容易导致不易恢复的盆底功能障碍性疾病而不得不进行手术治疗,带来经济损失及身心受害。所以产后早期及时进行盆底康复治疗,对预防及治疗盆底功能障碍性疾病有很大作用,这在国内外盆底康复治疗方面也越来越受到人们的重视。

二、产后盆底功能评估与检测

产后盆底功能评估目的在于客观地评定盆底功能障碍的性质、部位、严重程度、预后和转归,为制订产后盆底康复治疗计划打下牢固的基础。盆底功能评估应尽量减少人为干扰因素,争取做到专业化、定量化和自动化,根据产妇具体情况,选择不同的评估方案,进行系统全面的评估。盆底功能评估内容包括病史采集、临床症状、专科体检、盆底功能电生理及生物力学检查、盆底影像学检查等。

(一) 病史采集

除对产妇进行常规病史采集外,还应包括产科病史的采集,如孕期及产后泌尿、生殖、消化道相关症状,生育史,分娩方式,产程时间,分娩时有无阴道撕裂、阴道助产、胎盘残留等情况,婴儿出生体重,月经恢复情况等。

（二）盆底功能有关症状评估

盆底功能障碍因涉及下尿路、生殖道、下消化道、疼痛、性功能等多个方面，临床表现复杂多变，为了更客观地反映产妇情况，一般采用问卷形式进行评估。根据产妇具体病情，可酌情选择 PFD 相关症状及对生活质量影响情况问卷。常用问卷包括盆底功能障碍问卷、尿失禁生活质量问卷、排尿日记、便秘生活质量量表、疼痛问卷、性生活质量问卷等。

（三）专科体格检查

1. **外阴** 小阴唇分离情况、会阴体长度、阴裂长度。

2. **阴道** 检查阴道松弛度，并按照以下标准进行分度：

①正常：阴道横径能并列容纳 2 指以下；②轻度松弛：阴道横径能并列容纳 2～3 指；③中度松弛：阴道横径能并列容纳 3～4 指；④重度松弛：阴道横径能并列容纳 4 指以上，或合并有陈旧性会阴Ⅱ度撕裂或阴道前后壁中度以上膨出者。

3. **盆腔器官脱垂定量**（pelvic organ prolapse quantitation，POP-Q） 嘱产妇做 Valsalva 运动，在最大力屏气时，评估阴道前后壁、宫颈和阴道穹隆的位置，记录盆腔器官脱垂情况。POP-Q 具体评分见表 21-3-1、表 21-3-2，同时检测有无尿道下移、尿液溢出、粪便或气体自肛门排出、会阴体活动情况。

表 21-3-1 盆腔脏器脱垂评估指示点（POP-Q）

指示点	解剖描述	定位范围（cm）
Aa	阴道前壁中线距尿道外口 3cm 处，相当于尿道膀胱沟处	$-3\sim+3$
Ba	阴道顶端或前穹隆到 Aa 点之间阴道前壁上段中的最远点	在无阴道脱垂时，此点位于 -3。在子宫切除术后，阴道外翻时，此点为 $+$ TVL*
C	宫颈外口最远处；子宫切除者则相当于阴道残端最远处	$-$ TVL$\sim+$TVL 之间
D	有宫颈时阴道后穹隆的位置，它提示子宫骶韧带附着到近端宫颈后壁的水平（子宫切除术无宫颈者，D 点无法测量，D 点用于鉴别宫颈延长的程度）	$-$ TVL 至 $+$TVL 之间或空缺（全子宫切除者）
Ap	阴道后壁中线距处女膜缘 3cm 处，Ap 与 Aa 点相对应	$-3\sim+3$
Bp	阴道顶端或后穹隆到 Ap 点之间阴道后壁上段中的最远点，Bp 点与 Ba 点相对应	在无阴道脱垂时，此点位于 -3。在子宫切除术后，阴道外翻时，此点为 $+$ TVL
gh	阴裂长度，尿道外口到阴唇后联合中点的距离	无限定值
pb	会阴体长度，阴唇后联合到肛门开口中点的距离	无限定值
tvl	阴道总长度，当 C、D 在正常位置时阴道顶部至处女膜缘的总长度	无限定值

注：* TVL 阴道总长度（total vaginal length）

表 21-3-2 盆腔脏器脱垂分度（POP-Q 分类）

分度	内容
0	无脱垂，Aa、Ap、Ba、Bp 均在 -3cm 处，C 点或 D 点位置在 $-$ TVL$\sim-$(TVL$-$2)cm 处
Ⅰ	脱垂的最远端在处女膜平面内侧 $>$1cm 处，脱垂的最远端定位于 $<-$ 1cm，即量化值为 $<-$ 1cm
Ⅱ	脱垂的最远端在处女膜平面内或外侧 $<$1cm 处，脱垂的最远端定位于 $-$ 1$\sim+$1cm，即量化值为 $\geqslant-$ 1cm，但 $\leqslant+$1cm
Ⅲ	脱垂的最远端在处女膜缘外侧，距处女膜缘 $>$1cm，但小于（TVL$-$2)cm，脱垂的最远端定位于 $>+$1$\sim$(TVL-2)cm
Ⅳ	全部脱出，脱垂的最远端即宫颈或阴道残端脱垂缘 $>$（TVL$-$2)cm，脱垂的最远端定位于 $>$（TVL$-$2)cm

6

4. 其他 如产妇存在产后慢性疼痛,应进行盆底肌痉挛环或扳机点、耻骨分离、腹直肌分离、盆腹肌肉收缩不协调、体态异常等检测。如存在下尿路症状,进行指压试验、棉签试验等检测。如存在下消化道症状,进行肛门括约肌力检测。

(四)辅助检查评估

盆底三维超声或 MRI 等盆底组织影像学检查可以比较客观地了解盆底及盆腔器官解剖情况,了解盆底组织具体损伤情况。如产妇存在下尿路症状,进行超声检查、尿垫试验及尿动力学检查等辅助检查,了解尿失禁程度,了解膀胱排尿速度和排空能力等情况。

(五)盆底电生理及生物力学评估

盆底电生理及生物力学评估可以通过收集产妇相关信息,使用适宜的方法有效和准确地评定盆底功能障碍的种类、性质、部位、范围和严重程度,定性和(或)定量描述盆底组织的功能状况及水平,从而制订康复治疗计划和评定疗效。

1. 盆底肌力测定 盆底肌属于骨骼肌,根据肌纤维的形态和代谢特点分为 Ⅰ 类和 Ⅱ 类肌纤维。Ⅰ 类肌纤维又称慢肌纤维,收缩较慢,产生的张力较低,但持续时间长,不易疲劳,盆底肌中的深层肌大多为此类肌纤维,对维持盆底的支撑功能起重要作用;Ⅱ 类肌纤维又称快肌纤维,收缩快,产生的张力高,但易疲劳,盆底肌中的浅层肌中含此类肌纤维较多,在控尿、控便及性功能等方面发挥重要作用。

肌力是指肌肉收缩产生最大的力量,又称绝对肌力。耐力是指肌肉持续性地维持一定强度的等张收缩或做多次一定强度的等张收缩的能力,其大小用开始收缩至出现疲劳时已完成的收缩总次数或所经历的时间来衡量。肌张力是指人体在安静休息状态下,肌肉保持一定紧张状态的能力。目前常用的肌力评定主要采用手法测定和仪器测量两种。

(1)手法肌力测定:专业人员将示指和中指放入阴道两个指节,手指与阴道肌肉接触,让产妇尽最大力量收缩。

一般临床采用 Laycock 改良牛津评分法(Modified Oxford Scale,MOS)进行初步筛查:0 级=没有收缩;1 级=收缩感;2 级=微弱收缩;3 级=中等度收缩伴有盆底肌的上提;4 级=良好的收缩伴有盆底肌的上提;5 级=强有力的收缩伴有盆底肌的上提。

分类型盆底肌测试可了解盆底肌收缩能力,同时可以了解盆底肌 Ⅰ 类肌纤维的持久收缩能力和 Ⅱ 类肌纤维在一定时间内的快速重复收缩能力,用于个体化治疗前的评估(表 21-3-3)。

(2)仪器测量:可以避免手法测量中的人为因素,还可以数字化显示具体数值,便于分析、对比。

表 21-3-3 盆底肌力分级

分级	收缩质量	保持时间 (Ⅰ类肌,秒)	收缩次数 (Ⅱ类肌,次)
0 级	无	0	0
1 级	颤动	1	1
2 级	不完全收缩	2	2
3 级	完全收缩,没有抵抗力	3	3
4 级	完全收缩,具有轻微抵抗力	4	4
5 级	完全收缩,具有持续抵抗力	5	>5

压力测量最常用,通过气囊、传感器、专用描记仪等,运用生物力学原理,测量尿道、阴道和肛门内压力,评估盆底肌肉的控制力和强度。肌电测量使用特殊腔内(阴道或直肠)电极,通过专用仪器描记盆底肌动态肌电图,经相关指标分析,客观显示各量化指标,可以观察肌肉收缩时的生理变化、较好地评定肌张力、间接评定肌力、客观评定肌肉的疲劳程度,从而了解盆底肌整体功能以及各类型肌纤维功能。常用测量指标有:最大收缩肌电位、Ⅰ类肌纤维耐力及疲劳度、Ⅱ类肌纤维耐力及疲劳度、盆底肌与腹肌收缩协调性。

2. 盆底控尿功能评估 常用评价指标包括控尿反射、动态压力检测等。

(1)控尿反射:使用阴道腔内电极,嘱患者按照场景模块进行盆底肌肉收缩,通过专用仪器描记反应曲线图,从而评估控尿功能是否正常。

(2)阴道动态压力:将压力球囊置于阴道中部,嘱患者最大力量收缩盆底肌肉,应用专用仪器描记其压力值。阴道动态压正常值为 80~150cmH$_2$O。如果压力下降,则有盆底肌控尿异常、性功能障碍可能。

3. 性功能评估 使用阴道腔内表面电极及盆底肌肉探头,让患者观看测试视频,通过专用仪器描记盆底肌肉反应曲线,从而评估性功能是否正常。常用评价指标包括性高潮障碍、性欲低下、性唤起障碍检测。

三、产后盆底康复方案

(一)产后盆底康复防治目标

帮助每个产妇盆底恢复到更好的状态,努力降低盆底功能障碍性疾病发生机会;及时干预治疗盆底功能障碍性疾病,帮助妇女摆脱盆底功能障碍性疾病烦恼;让妇女养成终生防治好习惯,提高妇女生活质量。

(二)产后盆底康复时间规划

盆底康复应遵循整体康复、终生随访的原则,根据产后妇女不同时期的生理特点制订不同的盆底康复治疗方案。

1. 产后 42 天内 一般不能进行器械辅助的盆底康复,只能通过自行适应性盆底肌锻炼促进产后盆底功能的恢复。也可以进行盆底功能恢复有关的健康指导,当出现相关盆底功能障碍(如尿潴留)时及时对症处理。

2. 产后 42 天～产后 3 个月 该时期是盆底组织及肌肉康复关键时期,在检查评估后,可以对产妇开始进行以电刺激及生物反馈等为主要手段的系统个性化盆底康复治疗措施,同时可让产妇在家中进行自我盆底肌康复锻炼作为辅助,有条件的产妇可使用盆底康复器辅助训练。

3. 产后 3 个月～产后 1 年 该时期产妇的身体康复更接近理想状态,应注重康复后效果的评估及随访,以及康复效果的巩固。如仍存在盆底功能障碍,应进行必要的补充或强化性盆底康复。

(三)产后盆底康复措施

在对产妇做好相关的盆底康复健康教育的基础上,产后及时对产妇的盆底功能情况进行系统筛查评估分析后,根据产妇具体情况、不同时期、治疗目的制订相应的康复治疗方案。在盆底康复治疗过程中可选择或联合使用以下康复措施:盆底肌锻炼、手法按摩、盆底康复器辅助训练、电刺激、生物反馈治疗,同时辅以心理干预及行为治疗。

1. 做好产后盆底功能康复的健康教育 产后盆底康复的健康教育是重要的基础性工作,让更多产妇了解盆底功能障碍性疾病危害及产后盆底康复防治的重要意义,积极主动参与到防治工作中,让更多产妇受益。宣教的内容主要是针对盆底功能障碍性疾病防治知识的健康教育,包括生理解剖常识、盆底功能障碍性疾病发病概况、危害、临床表现、防治常识、产后预防的重要价值等内容。

定期组织产后盆底功能健康教育讲座,专门由熟悉盆底肌肉功能锻炼的健康教育护士宣传产妇盆底肌肉锻炼的重要性,指导进行盆底肌肉锻炼,介绍盆底肌肉锻炼的目的、方法、注意事项及锻炼时机。解答产妇在运动过程中出现的疑问,并进行产后生活及饮食上的指导:如避免负重、过早进行高强度体力劳动、久蹲久坐等增加腹压的活动,清淡饮食。指导其抱、背婴儿及喂奶的正确姿势及持续时间。定期进行电话随访并开设咨询专线,解答妇女盆底肌肉锻炼的相关问题。

2. 盆底肌肉锻炼 凯格尔训练(Kegel 训练)为最经典的锻炼方法,1940 年由美国妇产科医师 AmoldKegel 首次提出。该运动通过有意识地自主收缩以肛提肌为主的盆底肌肉群,以达到锻炼盆底肌肉的目的,使尿道括约肌及肛门括约肌功能得到改善。持续性指导孕(产)妇进行正确的 Kegel 训练对于产后盆底康复是有效的,有助于降低产后压力性尿失禁的发生率。Kegel 训练简便易行,缺点是孕(产)妇有可能无法正确控制盆底肌收缩,而且不能够长期

坚持。产后第 1 天责任护士就应向产妇介绍盆底肌功能训练的目的、方法及注意事项,取得产妇的配合,即可开始训练。

(1)方法:嘱产妇做收缩肛门和阴道的动作或憋尿的动作(图 21-3-1)。过程一:收缩 1 秒,放松 1～2 秒,连续收缩 5 次后,休息 10 秒,肌肉工作:休息=1:2;过程二:收缩维持 5 秒,放松 10 秒,肌肉工作:休息=1:1。两个过程交叉或分别进行均可,从第 1 次训练做 15 次收缩开始逐渐增加收缩次数,10～15 分钟/次,3 次/天。一般 6 周以后有明显改善。该方法为主动锻炼方式,采取站、坐、躺不同姿势均可,坚持进行训练,可持续终生。责任护士在产妇住院期间每天到床边督促产妇训练,并检查指导训练方法的正确性,出院后每周 1～2 次电话随访产妇的训练情况。

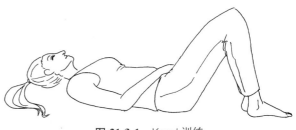

图 21-3-1 Kegel 训练

(2)注意事项:对肌力很差或者收缩方法不对者,可以用抬臀训练(图 21-3-2)加以辅助,在排尿的过程中中断排尿的方法仅用于检测盆底肌,或者用于寻找正确的收缩方式,不可作为常规训练经常使用。

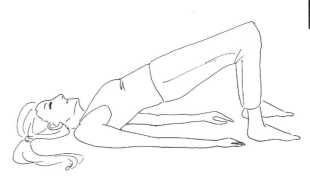

图 21-3-2 抬臀训练

3. 手法按摩 通过专业的手法按摩唤醒产妇肌肉的本体感觉,教会产妇盆底肌肉的自主收缩,缓解盆底肌肉的痉挛和疼痛。可由专业人员或产妇亲密的家人在专业指导下进行。

(1)方法:取膀胱截石位或平卧位膝关节外展。戴上手套,手涂润滑油,以大拇指指腹的力量按摩会阴中心腱外侧,示指与中指置于阴道内进行按摩,同样的方法来回按摩两侧大小阴唇,用大拇指指腹置于阴道内肛提肌,或示指和中指指腹置于阴道内肛提肌,沿骶骨至肛门处来回进行按摩。每次 30 分钟,每个疗程 10～15 次。

（2）注意事项：建议产后 4~6 周后开始，按摩过程中找到盆底肌肉的痛点，效果较好。按摩时力度适中，由轻至重，由浅至深，以产妇感觉舒适有热胀感为宜。在手法按摩过程中指导产妇进行盆底肌收缩训练，帮助产妇学会盆底肌收缩训练。

4. 盆底康复器（阴道哑铃）辅助训练　利用康复器的重力作用，刺激盆底肌进行收缩，从而达到锻炼盆底肌肉的目的。

（1）方法：阴道哑铃由带有金属内芯的医用材料塑料球囊组成，尾部有一根细线（图 21-3-3），球囊的形状和体积相同，质量 20~68g，分为 5 个重量级，由轻到重逐渐练习。每天将阴道哑铃清洗干净后放入阴道，成站立状态，维持 15 分钟左右，1~2 次/天。循序渐进逐渐增加重量，使用熟练后，可进行走路、抬腿、咳嗽、轻跳等技巧性训练。一般 3 个月后评估康复效果。

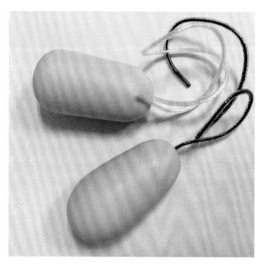

图 21-3-3　阴道哑铃

（2）注意事项：使用时保持清洁，不可塞入过深，须注意尾部胶绳应留于阴道外以便取出。如使用过程中细线断裂，可下蹲用力向下屏气（解大便的感觉）将其屏出。

5. 电刺激联合生物反馈疗法　生物电反馈刺激仪通过对产妇盆底进行电刺激，唤醒盆底肌肉本体感觉，修复神经和肌肉；并将盆底肌肉活动的信息转化成听觉和视觉信号反馈给产妇，同时接受产妇的肌电或生物反馈信号，从而达到改善肌肉紧张、治疗肌肉松弛的作用。专业人员可根据产妇具体情况制定或随时修正适合该产妇的个体化治疗程序及方案。目前认为电刺激联合生物反馈对产后盆底功能障碍相关症状，特别是盆腔疼痛具有明显改善作用。

（1）方法：将专用的阴道探头置入阴道内，连接仪器（图 21-3-4），根据个体化治疗方案，将电极片贴在不同的部位，先给予不同频率和脉宽的电刺激 15 分钟，再给予生物反馈 15 分钟。30 分钟/次，2~3 次/周，10~15 次/疗程。

恢复不佳者，可于治疗结束 3 个月后进行下一个疗程。

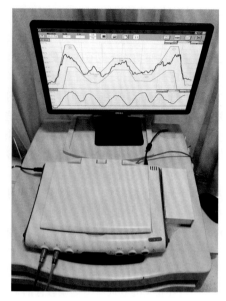

图 21-3-4　生物电反馈刺激仪

（2）注意事项：原则上先给予电刺激治疗再进行生物反馈治疗；先给予Ⅰ类肌纤维电刺激和生物反馈，再给予Ⅱ类肌纤维电刺激和生物反馈。

6. 心理干预及行为治疗　随着医学的发展以及人们健康意识的日益提高，心理健康已经成为人们生活中一个很重要的部分。产后抑郁症（postpartum depression，PPD）也越来越被人们所重视。PFD 产妇往往合并一些心理问题，甚至 PPD，所以进行有效的心理干预是产后盆底康复的一种必要的补充手段。通过与产妇耐心的交流、了解产妇的一般情况、详细病史以及心理状况，制定个体化心理干预措施。向产妇讲解 PFD 发生的原因、各种临床表现、具体康复方法及预期可达到的康复效果，对产妇的焦虑紧张情绪进行疏导，消除其顾虑，使其积极配合治疗，指导其养成良好的饮水及排尿习惯等。并定期随访，督导产妇坚持盆底肌康复训练。盆底功能障碍性疾病与产妇的心理状态具有一定的相关性，心理干预作为一种补充治疗，对于改善产妇焦虑、巩固治疗效果具有积极的作用。

（四）产后盆底康复方案的选择

根据产妇具体情况，可选择不同的产后盆底康复方案：

1. 普遍性指导方案　即向每一位产妇介绍，争取产妇人人能够享有的措施。具体内容是宣教、手法辅助、凯格尔训练等盆底肌锻炼。

2. 重点预防方案　即争取有更多产妇能选择的方案。具体内容是宣教、手法辅助、使用盆底康复器辅助的盆底肌锻炼。

3. 推荐性预防方案　即推荐有条件的产妇选择的方案。具体内容是在系统的盆底电生理检查及预防性干预措施的实施下，产妇居家进行盆底康复器辅助下的盆底肌锻炼。

4. 针对性治疗方案　即针对特定病情的产妇选择的方案。具体内容是在系统的盆底电生理检查及预防性干预措施基础上,针对特定病情进行的强化性盆底电生理治疗。

四、盆底康复治疗效果评估及随访

产妇应定期进行评估随访,随访内容包括症状、体检、功能恢复等情况(图 21-3-5)。随访时间一般以产后 6 周为基线,产后 3 个月、产后 6 个月、产后 12 个月各随访一次,后续可在育龄期、围绝经期、绝经后等时期进行终生随访。康复疗效评价见表 21-3-4。

表 21-3-4　产后盆底康复疗效评价

疗效	主观性评价	客观性评价
有效	症状缓解	体征恢复
	有关症状问卷及生活质量问卷改善	POP-Q 评分改善
		辅助检查指标改善
无效	症状未见缓解甚至加重	体征未恢复
	有关症状问卷及生活质量量问卷未见改善	POP-Q 评分未改善
		辅助检查指标未改善

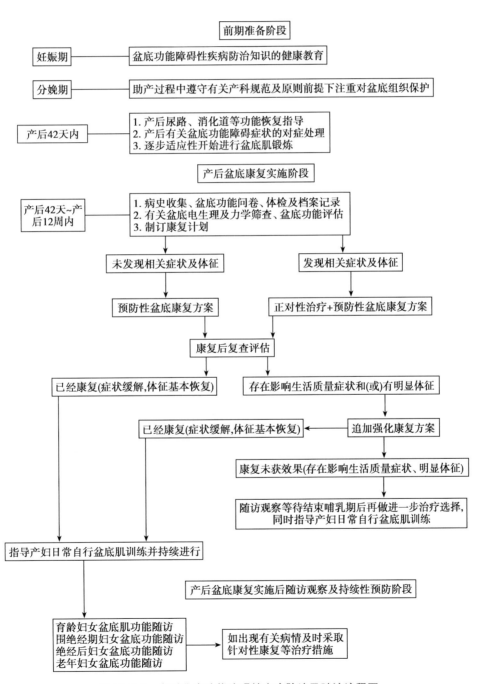

图 21-3-5　产后盆底功能障碍性疾病防治及随访流程图

A女士，G_1P_1，顺产后第二天，请思考：为帮助A女士更好地恢复盆底功能，助产士应对她做好哪些健康宣教工作，目前该产妇可以做哪些盆底功能康复锻炼？

【本节关键点】

1. 妊娠和分娩影响PFD的发生发展，是导致PFD的独立危险因素，且由此引起的盆底组织损伤是不完全可逆的，应尽早开始盆底康复治疗。

2. 盆底康复评估内容包括病史采集、临床症状、专科体检、盆底功能电生理及生物力学检查、盆底影像学检查等。

3. 盆底康复应根据产妇个体具体情况，选择不同的评估方案进行系统全面的评估分析，后续再根据产妇具体情况、不同时期、治疗目的制定或修改个体化的康复治疗方案，并对康复治疗效果进行客观评价及随访观测。

（王素珍　李玲玲）

第四节　母乳喂养

母乳喂养（breast feeding）和母乳（breast milk）是婴儿喂养方式和营养来源的规范标准。母乳喂养对母婴双方的健康均具有明确的短期及长期优势，因此，婴儿喂养也被视为重要的公众健康问题。鉴于母乳喂养与母儿的健康有关，帮助女性实现自己的母乳喂养目标成为了医疗卫生保健工作的重点，助产士应具备扩大自身在婴儿喂养中所肩负的公众健康知识传播角色的影响力的能力，主动帮助产妇及其家庭了解关于母乳喂养的好处及其对婴儿未来健康的积极影响，鼓励母亲坚持母乳喂养，帮助母亲在产后初期尽早开始母乳喂养，提供预期指导和持续支持。

2002年，世界卫生组织（WHO）和联合国儿童基金会（United Nations International Children's Emergency Fund, UNICEF）共同提出了婴幼儿喂养全球化策略，其目标为：通过最佳的喂养改善婴幼儿的营养、生长发育以及健康状况，从而提高婴幼儿存活率。具体包括：提倡婴儿出生后纯母乳喂养至6个月，之后在及时、充足、安全、适当辅食添加的基础上持续母乳喂养至24个月甚至更久，同时它还强调要提供对母亲营养的支持、社区支持以及社会支持。

一、婴幼儿喂养的重要意义

无论是在发达国家还是发展中国家，研究都证明母乳喂养能最终促进母婴健康，且母乳喂养的好处呈"剂量效应"，即长期纯母乳喂养的成效会持久显现。

（一）对婴儿的直接影响

母乳是最适合婴儿的食物，随着婴儿的需求不断变化，能提供婴儿生长发育所需的营养元素。母乳喂养能改善婴儿胃肠道功能及防御机制，预防急性疾病的发生。母乳喂养与非特异性胃肠道感染的发病率下降相关，且此效应可延续至停喂母乳后2个月。4个月以上的纯母乳喂养能使婴儿1岁以内发生须住院治疗的下呼吸道感染的风险降低72%。纯母乳喂养6个月以上，就能降低63%患重感冒以及耳和咽喉部感染的风险。母乳喂养的婴儿患中耳炎的几率比完全配方奶喂养的婴儿降低23%。

（二）对婴儿的长期影响

母乳喂养与降低儿童肥胖、癌症、某些过敏性疾病、1型糖尿病的发病率有关。婴儿期母乳喂养过的青少年和成人，其肥胖症发病率与从未获得母乳喂养者相比能降低15%～30%。纯母乳喂养3～4个月可减少临床哮喘、特应性皮炎和湿疹的发生，在低风险人群中能降低27%的发病率，而对于有确定的家族病史的婴儿，发病率能降低42%。据报道，出生后纯母乳喂养至少3个月，且避免接触牛奶蛋白的婴儿，其1型糖尿病和2型糖尿病的发病率都有所降低。另外，母乳喂养的持续时间越长，白血病发病率越低。

（三）母乳喂养对早产婴儿的重要性

母乳有利于提高早产儿未发育成熟的机体防御能力，从而降低败血症和坏死性小肠结肠炎的发病率。通过喂母乳还能增强早产儿的临床喂养耐受能力，可帮助婴儿尽快接受完全肠道内喂养。新生儿重症监护期间哺喂母乳，可降低严重的早产儿视网膜病的发病率，对改善早产儿神经发育的作用同样显著。

（四）母乳喂养对母亲的重要性

哺乳母亲产后出血量更少、子宫复旧更快，体重降低更快，持续母乳喂养引起的哺乳期闭经，在一定程度上能起到自然避孕作用。一些研究发现，不喂母乳或过早结束母乳喂养的母亲产后抑郁症的发病率增高。

在没有妊娠期糖尿病史的产妇中，母乳喂养持续时间与2型糖尿病的风险降低相关。累计的哺乳经历也和罹患乳腺癌（主要是绝经前的女性）和卵巢癌的风险降低有关。

（五）母乳喂养对家庭及社会的影响

提高母乳喂养率可以在节约国家医疗资源的同时，也给家庭带来直接利益。母乳喂养更经济、更方便，节约购买配方奶、奶瓶的支出；此外，母乳喂养有助于亲子关系的建立，让整个家庭更和谐。

二、乳汁的成分与功能

在生命的其他阶段,没有任何一种单一的食物能够像人类乳汁那样,为婴儿早期阶段提供足够的营养。人乳是不断变化的、复杂的液体,它包含婴儿健康和生长所需的全部营养及生物活性成分。

母乳的成分由泌乳阶段的不同、一天的不同时段、每一次哺乳及母亲的不同而变化。母乳成分的变化,适应婴儿成长不同阶段的所需的营养,同时乳汁会随着母亲每次进餐的不同而改变口味,这有助于刺激婴儿感官。理解母乳对人类婴儿专属性、独特性非常重要。乳汁中许多成分扮演着双重角色,可以同时起到增强营养及宿主防御或是提供营养及促进神经发育的作用,乳汁中的成分以恰到好处的比例相互影响,以达到最佳的消化、吸收、利用效果,即最佳的生物利用率。不同阶段乳汁的特点为:

(一) 初乳

初乳从孕 16 周开始产生,一直持续至产后 3～4 天。它是一种黄橙色、黏稠的液体,这样的颜色与初乳含有丰富的 β-胡萝卜素有关。初乳量较少,一天中每次哺乳时乳汁产量在 2～29ml,蛋白质、脂溶性维生素以及矿物质含量比成熟乳高,碳水化合物和脂肪的含量则较低。初乳最独特之处就在于它含有高浓度的免疫保护成分:如免疫球蛋白、巨噬细胞、中性粒细胞等,初乳中生长因子的浓度比成熟乳高出 5 倍。初乳的量少,但它是和婴儿的胃容量相匹配的,随着乳汁量的增加,新生儿的胃容量也随之增加。

(二) 过渡乳

过渡乳介于初乳与成熟乳之间,持续至产后 10 天～2 周。这段时间的乳汁在量增加的同时,乳汁成分也会随着婴儿生长发育的需要发生一些变化:蛋白质和免疫球蛋白水平下降,而碳水化合物和脂肪的水平上升;水溶性维生素增加而脂溶性维生素含量下降。

(三) 成熟乳

成熟乳中水分的含量占 90%,另外 10% 包括蛋白质、碳水化合物、脂肪以及维生素和矿物质。脂肪是乳汁中主要的固体成分,乳汁中 50% 的热量是由它提供的,脂肪在每次哺乳过程中都会随着婴儿的需求而发生变化。乳汁中的成分主要有:

1. **碳水化合物**　母乳中的碳水化合物主要包括乳糖和少量的寡糖、半乳糖、果糖。乳糖能促进钙、铁的吸收和代谢,且易代谢为葡萄糖和半乳糖,这是满足大脑发育的必需能量。碳水化合物在母乳中相对恒定,不受母亲膳食的影响。同时它还能促进双歧杆菌的生长,保护婴儿肠道,预防疾病的入侵。

2. **蛋白质**　成熟乳中蛋白质比例大约占到 0.9%,且以更易消化的乳清蛋白为主。在不同的哺乳阶段,乳清蛋白与乳酪蛋白的比例会发生变化,从 9∶1 到 6∶4 不等。乳清蛋白更易消化,具有抗感染、抗病毒、抗癌、抗高血压的作用,其主要的成分包括:α-乳清蛋白、血清白蛋白、免疫球蛋白、乳铁蛋白、溶菌素等。乳酪蛋白在蛋白质的构成中只占较少的一部分。牛乳的蛋白质构成与人乳完全相反,乳酪蛋白占 80%,乳清蛋白占 20%。乳汁中含有 20 种氨基酸,8 种是必需氨基酸,其中胱氨酸和牛磺酸是最丰富的 2 种氨基酸。胱氨酸对生长发育至关重要,牛磺酸在牛乳中缺乏,但它却在大脑和视网膜的发育中发挥着重要的作用。

3. **脂肪**　母乳中的脂肪会不断变化,在一天中的不同时间,一次哺乳的过程中,它的成分都是不同的,在一次哺乳的最后阶段它的含量最高。早产儿母亲的乳汁中脂肪含量较足月儿母亲的乳汁会高出 30%。长链不饱和脂肪酸对于大脑和视觉的发育是非常重要的,它在配方奶中是缺乏的。长链不饱和脂肪酸主要来自母亲体内的储备,而母亲的日常饮食主要影响乳汁中的脂肪酸的构成。素食母亲乳汁中含较高的花生四烯酸(AA)和二十二碳六烯酸(DHA)。DHA 和长链不饱和脂肪酸联合,可以改善视觉及神经系统功能。

脂肪中大约 98% 的成分是甘油三酯,剩余的脂肪成分有磷脂、胆固醇和其他的脂类分解产品。母乳中的脂肪酶能够将甘油三酯分解成脂肪酸和单甘油酯,甘油三酯首先在胃部通过脂肪酶的作用开始分解,然后在肠道通过胰腺脂肪酶作用,最终产生的单甘油酯具有强力的杀菌特性,能够保护胃肠道,避免疾病的侵袭。

4. **维生素**　①脂溶性维生素:维生素 A、β-胡萝卜素、维生素 D、维生素 E、维生素 K,脂溶性维生素受母亲饮食影响较小,主要依靠母亲的储备;②水溶性维生素:维生素 C、维生素 B_1、维生素 B_2、维生素 B_6、叶酸、维生素 B_{12}、泛酸,部分受母亲饮食影响。若母亲出现严重营养不良的情况,可能需要额外补充维生素 B_{12}。

5. **矿物质**　母乳中的矿物质主要包括:钠、钾、氯、钙、镁、磷等。枸橼酸结合的矿物质是能溶于水的,因此它即使不是一种矿物质,但也是非常重要的。母乳中微量元素包括:铁、锌、铜、锰、硒、碘和氟等,但碘和氟在初乳中并不存在。

母乳中高水平的乳糖和维生素 C 促进铁的吸收,有高达 70% 的吸收率。若为混合喂养,来自配方奶的外源性铁的吸收是有限的,反而可能会影响肠道中来自母乳的乳糖的作用。在配方奶喂养的婴儿中,未被吸收的铁则成为胃肠道疾病的一种影响因素。

三、泌乳生理

乳头周围的乳晕中分散着蒙哥马利腺(Montgomery's glands),分泌油脂维持乳晕处皮肤健康,此外还会分泌特殊的气味,诱导婴儿寻乳。分布在乳房内的是乳腺腺泡,由乳腺细胞组成。连接乳腺腺泡的小管道,称为乳导管,是输送乳汁的途径,也是存放乳汁的地方,汇总在乳头开口处的乳导管有4~9个不等。乳腺腺泡及乳导管由结缔组织及脂肪支撑着,分布于乳房中。乳房的大小,在孕前是由脂肪组织的多少决定,孕期是由腺体组织生长发育决定。不同大小乳房中其腺体的数量都差不多。

(一) 乳汁的产生与调节

1. **泌乳素**(prolactin)　婴儿吸吮乳房,刺激脑垂体前叶分泌泌乳素,泌乳素刺激乳腺细胞制造乳汁(图21-4-1)。婴儿吸吮得越多(包括时间和频率),乳房就会制造更多的乳汁。如果乳房上吸吮刺激减少,乳房的产奶量便会下降。夜间泌乳素分泌较多,所以夜间哺乳有利于乳汁分泌。

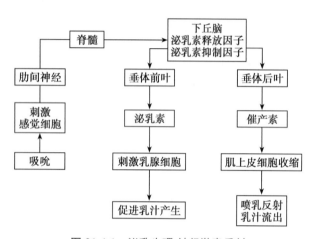

图21-4-1　泌乳生理-神经激素反射

2. **催产素**(oxytocin)　婴儿吸吮刺激脑垂体后叶分泌催产素,催产素使乳腺腺泡周围的肌细胞收缩,使乳腺腺泡及乳导管中储存的乳汁流出,有时会喷出,这称为催产素反射或喷乳反射。

催产素反射抑制时会阻碍乳汁流出,并非乳房停止制造乳汁,而是乳房内有乳汁,但因催产素反射抑制,使乳汁流出不顺畅。所有的负性情绪会抑制此反射,如疼痛、焦虑、疲惫、担忧等情绪;而自信、放松、舒适、喜欢婴儿等正向的感受,能够促进催产素反射。医务人员要促进母亲产生正向感受,运用咨询沟通技巧,提供适时的帮助,传授放松技巧等,使乳汁流出顺畅。

(二) 乳汁生成三阶段

乳汁的分泌可以分为三个阶段,孕期乳腺组织的发育使乳房具有分泌乳汁的能力;胎儿娩出后,随着胎盘娩出,乳房开始有大量乳汁的产生;之后,随着婴儿的需求及时间推移,乳房维持乳汁分泌。

1. **泌乳Ⅰ期**　孕中期大约孕16周到产后3天,由于激素的作用,乳房再发育且外形增大,乳房也开始产生初乳,此期少量的初乳在乳腺导管中积聚。有的母亲在孕期就有溢乳的现象。因高浓度的孕激素抑制乳汁分泌,所以初乳量很少。

2. **泌乳Ⅱ期**　分娩后3~8天,孕激素水平骤然下降,反之泌乳素和催产素水平占主导,从而触发乳汁的生成和流出。在泌乳素的影响下,乳房开始生成大量的乳汁,它通常发生在婴儿出生后30~40小时内。若产后72小时都没有产生大量的乳汁,即称为泌乳Ⅱ期延迟,这种情况常常与母亲是初产妇、产程延长、分娩干预、剖宫产、胎盘残留、高血压、糖尿病、产后出血、肥胖有关。

3. **泌乳Ⅲ期**　自产后9天到断奶,是持续泌乳阶段,也称乳汁自分泌控制阶段,即乳汁的产生由乳房自己控制,乳汁的移出是控制乳汁分泌的关键。乳汁产生受泌乳反馈抑制因子(FIL)影响。如果乳汁不被移出,乳房充盈时FIL水平增高,降低乳汁的产量;反之,则FIL水平下降,乳汁产量增加。

四、建立母乳喂养

正常、自然的分娩与哺乳是一个连续的生理过程,非必要的医疗干预措施会影响新生儿行为及最初哺乳的建立。助产士有责任鼓励、支持、协助母亲尽量减少不必要的医疗干预,使产程更自然、哺乳更顺利、新生儿更健康。

(一) 最初的母乳喂养

除非母亲或婴儿有医疗原因不适宜立即进行母乳喂养,应在产后最初的1小时,尽早开始最初的母乳喂养。婴儿娩出后,立即放在母亲胸腹部进行早接触至少1小时,这能够有效地促进母乳喂养的建立。研究表明,在产房即早期开始哺乳的母亲,其持续哺乳2~4个月的比例,显著高于那些推迟第一次哺乳的母亲。

尽管母亲可能在孕期学习了有关正确哺乳姿势与含接技巧的相关知识,但产后的真实情况也许会与想象的不同。许多新生儿在分娩后放在母亲胸腹部时警醒而活跃,会自发地寻找并含住乳头乳晕,但另一些婴儿则需要帮助。产后常规的一些工作,如注射维生素K、婴儿沐浴等,可推迟到第一次哺乳成功后。在保证医疗安全的情况下,应让婴儿和母亲不分离,尽早开始肌肤接触,帮助建立最初的母乳喂养。

肌肤接触(skin-to-skin contact)是指将未包裹的新生儿放在产妇裸露的胸腹部,新生儿与母亲直接肌肤接触。在肌肤接触时新生儿会有自发的本能行为,会爬向并吸吮乳房乳头。研究发现,肌肤接触能够促进新生儿体温、呼吸、血糖的稳定,减少能量消耗;同时可以减少母亲的焦虑感,增加催产素的分泌,增加乳汁的分泌并促进亲子关系的建立。早期实施肌肤接触能够促进婴儿持续有效的吸吮乳汁,增加初乳的摄入及婴儿体重的增加。助产士应提供一个安静私密的环境,帮助母亲找到一个舒适的姿势,指出婴儿寻乳行为,需要时指导或协助完成第一次哺乳,建立母亲信心,协助母亲顺利完成产后初次的肌肤接触。寻乳行为指的是新生儿将手放到口中,做吸吮的动作;发出吸吮的声音;运用爬行反射和触觉朝向乳房移动和寻乳动作;发现乳头范围并张大嘴巴含乳。

在执行肌肤接触时,要注意识别是否有危险因素,落实安全措施,避免新生儿猝死。具体的实施,包括但不限于以下几点:①在执行肌肤接触前,要确定母亲清醒,新生儿生命体征稳定;②避免婴儿趴睡,要将头偏向一侧保持呼吸道通畅;③注意新生儿及母亲的体位,可将母亲床头抬高,改善婴儿整个趴睡的姿势;④在初次肌肤接触的过程中,医务人员应适当地监护并教导新生儿的父母学习新生儿的正常表现,有适度的警觉性,提供适当的监督。

(二)母乳喂养技巧

尽管母乳喂养是自然本能的行为,但也还是需要学习相关的技巧。教授母亲正确哺乳的基本技巧,能够减少日后哺乳问题的发生,改善婴儿含接乳房的姿势,增加乳汁排出及婴儿的有效喂养。除演示指导外,应采取纸质、视频材料等形式加强教育,使母亲能够在医院或家里回顾学习。

1. **哺乳姿势** 母亲可以采用许多不同的姿势进行母乳喂养,但无论采取何种哺乳姿势,都先要让母亲放松舒适,可使用枕头靠垫等支托母亲的背部、腰部、手臂等。移去婴儿的包裹、指套,使其手部可以自由活动。手部的触感可以促进新生儿神经系统发育。

(1)摇篮式(cradle hold):摇篮式哺乳是一种常用的哺乳姿势。母亲用哺乳乳房同侧的手臂怀抱婴儿,婴儿头面向乳房,胸腹部与母亲紧贴。使婴儿鼻尖对乳头的位置进行含接,避免头颈部弯曲着含乳(图 21-4-2)。

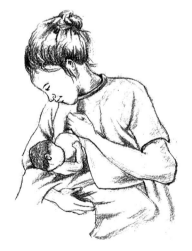

图 21-4-2 摇篮式(cradle hold)

(2)交叉式(cross-cradle):交叉式哺乳常用于早产儿、低体重儿或是早期哺乳时,因母亲手臂的支撑可以很好地帮助小婴儿固定,促进婴儿有效含乳。母亲用对侧的手臂支撑婴儿后颈部、肩部、背部,另一只手在需要时可支托乳房,在婴儿含接时帮助乳房塑形(图 21-4-3)。

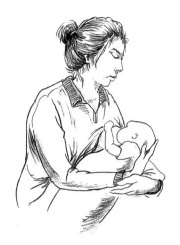

图 21-4-3 交叉式(cross-cradle)

(3)橄榄球式(football hold):橄榄球式哺乳常用于剖宫产术后头几天,因可以避免婴儿的体重直接压在剖宫产切口上。将婴儿放在母亲的一侧哺乳,婴儿身体及腿部自然弯曲,母亲手臂支撑婴儿颈肩部(图 21-4-4)。

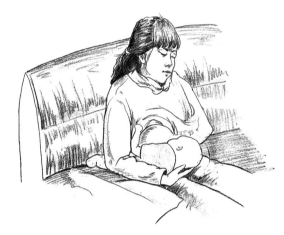

图 21-4-4 橄榄球式(football hold)

(4)侧躺式(side-lying position):侧躺式哺乳是顺产后头几天及夜间哺乳常用的姿势。母亲和婴儿面对侧躺。注意避免婴儿头周围有松散的衣物或寝具,以免母亲疲乏时婴儿发生窒息(图 21-4-5)。

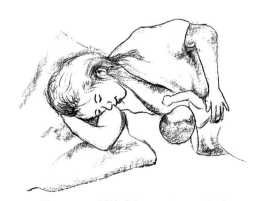

图 21-4-5 侧躺式(side-lying position)

2. **哺乳姿势要点**　①抱婴儿呈三点一线式：即婴儿的耳朵、肩膀及臀部呈一直线，避免婴儿颈部扭曲。②母亲手臂托着婴儿肩颈部（新生儿需要支托整个身体），使婴儿头部微微后仰。③使婴儿鼻尖对着母亲的乳头，待婴儿张大嘴。④母亲快速移动手臂，婴儿含住乳房。婴儿肩膀、胸腹部都紧贴母亲。⑤哺乳结束时，婴儿会自行放开乳房或是母亲轻轻下压婴儿下巴或是把手指深入婴儿嘴角退出乳头，避免强拉出乳头造成损伤。无论何种姿势，避免将婴儿的头部推向乳房，这样会使婴儿拒接乳房。

3. **婴儿含接姿势要点**　正确的含接姿势，哺乳时母亲不感到乳头疼痛。应注意以下几点：①婴儿嘴巴张大，下唇外翻，下巴贴着乳房；②可以看到婴儿嘴巴上方露出的乳晕较下方多；③婴儿鼻子可以自由呼吸。

4. **哺乳的频率及时间**　哺乳间隔是从一次哺乳的开始到下一次哺乳开始的时间。母乳的消化速度要比奶粉快近2倍，新生儿的胃容量小，所以出生后早期需要频繁的哺乳。每24小时至少哺乳8～12次，每侧乳房至少哺乳10～15分钟。早期频繁的哺乳能够减少婴儿体重下降，降低黄疸的发生水平，帮助建立良好的乳汁供应。尽管平均每2～3小时喂养一次，但实际上每个婴儿的进食形态是不同的：有些婴儿一次吸乳时间短，需要频繁喂哺；有些婴儿一次吸乳很长时间，可间隔几个小时后再进食；即使同一个婴儿，进食形态也可能每天不同。尽管每次哺乳时间不尽相同，但在早期的喂养中平均的哺乳时间少于20分钟，每24小时的哺乳次数少于8次的哺乳是不足够的。对于那些不知道确切的哺乳时间就会感到不安的母亲，可以指导每次哺乳20～40分钟。

乳头疼痛是因为含接不良，而不是哺乳太频繁或时间过长。指导母亲在一侧乳房上哺乳结束后，再换到另一侧继续哺乳。如果只是在一侧乳房上哺乳很短的时间就换向另一侧乳房，使婴儿只吃到含水分多的前奶，而未吃到脂肪含量多的后奶，会导致婴儿体重增长不良。

（三）按需哺乳

按需哺乳（breastfeeding on demand）即根据婴儿的需求进行哺乳，婴儿在需要喂养时会发出哺乳信号（饥饿信号），这时就要开始哺乳，而不是严格地按照时间表进行喂养。哺乳信号可表现为：舔嘴唇、咂嘴、吃手、快速动眼、触碰婴儿嘴唇即张开嘴，哭是最后信号。有些父母会等婴儿哭的时候再进行哺乳，这时往往需要花很多时间让婴儿平静后才能再含乳。

按需哺乳能够促进泌乳的建立，达到与婴儿需求相匹配的乳汁产量。乳汁的生产取决于乳汁排出的多少，乳房要持续制造乳汁，就需要将乳汁频繁地排出乳房。婴儿有效的含接乳房、频繁的吸走乳汁，是产生乳汁最重要的因素。

（四）医疗结构实践措施

医院的一些实践措施会影响母乳喂养的成功。尽管大多母亲在分娩前都希望母乳喂养，但事实上许多婴儿在分娩后无任何医疗原因的情况下被添加了奶粉。奶粉添加前需要进行评估，从哺乳开始到结束直接观察整个母乳喂养过程。对于晚期早产儿需要特别注意，许多时候这些婴儿需要补充喂养。

医院及分娩机构可以通过完成WHO和UNICEF联合声明（1989）的"促进母乳喂养成功的十点措施"（快速实践指导21-4-1）以促进母乳喂养的成功。医院制定相应的政策很重要，应建立能够常规支持母乳喂养的体系（快速实践指导21-4-2）。

快速实践指导 21-4-1

促进母乳喂养成功的十点措施

所有的产科服务提供者应该：

1. 有母乳喂养的书面政策，常规传达给所有卫生保健人员。

2. 对所有卫生保健人员进行必要的技术培训，使他们能实施这一政策。

3. 要把有关母乳喂养的好处及处理方法告诉所有的孕产妇。

4. 帮助母亲在产后立即进行初次的母乳喂养。

5. 指导母亲如何进行母乳喂养，以及在需要与其婴儿分开时如何保持泌乳。

6. 除母乳外，禁止给新生儿喂任何食物或饮料，除非有医学指征。

7. 实行母婴同室——让母亲与婴儿一天24小时在一起。

8. 鼓励按需哺乳。

9. 不要给母乳喂养的婴儿使用人工奶嘴、橡皮奶头。

10. 促进母乳喂养支持组织的建立，并将出院母亲转给这些组织。

快速实践指导 21-4-2

产科医院促进健康足月儿建立母乳喂养的管理建议：

1. 加强孕期教育，让母亲了解纯母乳喂养6个月的重要性。

（1）推荐母乳亲喂；特殊情况下，泵出的母乳或捐献的母乳也可作为选择。

（2）至少在第一年内继续母乳喂养，之后可根据母子双方的意愿，尽可能持续更长时间。

（3）6个月后添加富含铁及其他微量营养素的辅食。

2. 围产期的政策和措施要有利于母乳喂养的顺利开始以及持续，新生儿出生后，建议采取下列措施保护母乳喂养，新生儿必须接受临床治疗的情况除外：

（1）婴儿出生后应即刻与母亲进行肌肤接触，直到完成首次喂养，并应在整个产后阶段鼓励母婴之间的肌肤接触。

（2）婴儿在完成首次喂养之前，可以延迟其他常规医学措施（如称重、测量、洗澡、疫苗注射以及眼部清洁等）。

（3）确保每24小时内亲喂8～12次。

（4）确保至少在每次护理交班时，由经过培训的护理人员对母乳喂养进行正规的评估和记录（包括姿势、含乳、乳汁移出情况及其他相关检查）。

（5）对母乳喂养的新生儿不应添加任何补充食物（水、葡萄糖水、婴儿配方奶，或其他液体），除非有医疗指征。

（6）避免产后常规使用安抚奶嘴。

3. 尽可能安排母婴同室，以促进母乳喂养。

4. 母婴分离时，指导如何保持泌乳；教会母亲乳汁收集、储存、转运的方法。

（五）母乳喂养评估

1. 婴儿体重　新生儿在出生后2～4天会发生生理性体重下降，在泌乳Ⅱ期开始后，体重不会继续下降。如果新生儿体重下降超过出生体重的8%～10%，需要评估母乳喂养的有效性。正常母乳喂养的新生儿，一般在出生后10～14天恢复出生体重，6个月以内每天增重15～30g，在最初2个月每周增重150～210g。

2. 排便　大便排出的量及性状是乳汁摄入是否足够的一个指标。出生后3～5天，新生儿大便应从黑色胎粪，到绿色过渡样便，再到黄色松软籽状的排便，每天排便次数至少3次。一些婴儿在每次喂奶后都会排便。在出生6周后，婴儿的排便次数减少，每次排便的量增加。乳汁摄入不足时，婴儿5天还未转成黄色大便，排便次数每天少于3次，或是单次排便量很少。

3. 排尿　出生后5天，每天排尿次数不少于6次，尿色清或淡黄色。如排尿次数减少、尿色深，则提示喂养不足。

五、泌乳支持技巧

在婴儿或母亲生病时、当婴儿为早产或低体重儿时、当母亲外出工作时等导致母亲和婴儿分离时或是婴儿不能有效吸吮乳房和母亲乳汁量不充足时，需要用手挤奶或是使用吸奶器，来建立及维持乳汁分泌，医务人员要帮助母亲掌握挤奶及泵乳技巧，以利于持续哺乳。

（一）手挤奶

手挤奶可以帮助母亲在哺乳早期收集初乳、缓解乳胀，特别在早期乳汁分泌并不充足时，手挤奶往往比吸奶器更容易挤出乳汁，同时在哺乳时加上手挤奶的方式，能够刺激乳汁分泌。医务人员要协助指导母亲手挤奶的方法及技巧，使母亲在一些练习后能够掌握这一简便的方法。

快速实践指导 21-4-3

手挤奶方法及技巧（图 21-4-6）：

1. 彻底清洁双手。

2. 准备清洁的宽口容器，便于收集乳汁。

3. 准备好需要的用品，如毛巾、一杯水。

4. 采取一个舒适的位置，环境温暖。

5. 可以用手先轻轻地按摩乳房、温毛巾敷乳房几分钟再开始挤奶。

6. 手呈C字形握住乳房，手指放在乳晕后，大拇指在上方，其余手指与相对在下方托住乳房（注意避免将手指分开）。拇指、示指距乳头根部约3～4cm。

7. 拇指和示指朝向胸壁方向轻轻下压，然后再两指相对挤压，然后手指放松。注意手指并不移动，而是滚动（类似盖指印般）。

8. 反复下压-挤压-放松，并以相同的方式，从各个方向挤奶，使不同部位的乳腺管内乳汁流出。

（1）刚开始并没有乳汁流出，反复挤压几次后，乳汁开始滴出。

（2）当喷乳反射活跃时，奶水才会喷出。

（3）当一侧乳房流量减慢时可换到另一侧。

9. 两次轮流挤奶5～6次，总共挤奶时间20～30分钟。

视频 1　手挤奶

（二）吸奶器

吸奶器用于需要长期规律挤奶，如重返职场、早产儿不能有效吸奶等情况。吸奶器工作原理是模拟婴儿吸吮乳房的节奏及模式，促进乳汁排出。对于新生儿在新生儿重症监护室（neonatal intensive care unit，NICU）的母亲，使用医用吸奶器比手动或是电池的吸奶器能够更有效建立乳量。双泵的吸奶器可以同时两侧乳房吸乳，这能够帮助母亲节约时间并增加乳汁产量。

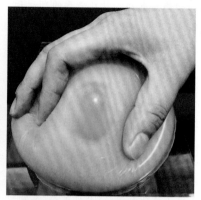

1. 拇指、示指距乳头根部约3~4cm　　2. 拇指和示指超胸壁方向轻轻下压

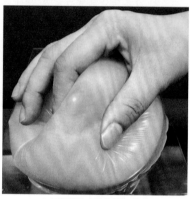

3. 两指相对挤压并下压　　4. 恢复原位,注意手指不要移动

图 21-4-6　手挤奶方法

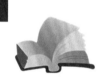

快速实践指导 21-4-4

吸奶器使用方法及技巧:

1. 在使用吸奶器前要彻底清洁双手。

2. 使用按摩放松技巧帮助乳汁流出。

3. 将乳头放置在吸乳器护罩中间的位置。护罩大小要合适,吸奶时乳头可随着吸奶器的抽吸可以自由移动。

4. 吸乳模式开始使用快节奏、低吸力模式,开始有乳汁流出后逐渐调整为慢节律、吸力适当增加,以母亲能吸出乳汁,而乳头不感到疼痛为宜。

5. 吸乳持续时间总的吸奶时间以 10~15 分钟为宜或是看到乳流停止。

6. 再吸 1~2 分钟。吸奶时看到乳流停止,可以按摩乳房,暂停几分钟,比持续吸乳能够收集到更多的乳汁。

7. 吸奶频率

(1) 因新生儿住院母婴分离时,为了建立及维持乳汁产量,需要产后尽快泵乳(最好在产后 6 小时内),每 24 小时 8~12 次的泵乳汁频率,每次 15~20 分钟。

(2) 在乳汁产量建立稳定后可以减少泵乳每天吸奶 6~8 次,每次 10~15 分钟。

(3) 如果母亲想要达到更高的乳汁产量,需要频繁吸奶,增加喷乳反射并注意休息。

8. 妥善储存乳汁。

9. 根据吸奶器说明书的要求彻底清洗消毒吸奶器各配件。

(三) 乳汁储存

不论何种容器,乳汁中物质的活性会随着储存时间而降低,但储存的母乳仍优于配方奶。每一个容器中不要放太多的乳汁,以免浪费。存储时在容器外要注明挤奶的日期和时间。挤奶过程中要注意清洁,避免污染储奶容器内部。

1. **乳汁的储存时间**　和配方奶不同的是,母乳有一定的抗菌功能,因此,储存过一段时间的母乳仍有极大的营养价值。但乳汁会随着温度、新生儿的情况不同,而有不同的存储要求(表 21-4-1)。

表 21-4-1　乳汁储存时间表(北美母乳库,HMBANA)

储存环境	足月儿	早产儿 或病患儿
清洁环境室温(≤25℃)	6～8 小时	≤4 小时
绝缘冰桶/冰包(15℃)	24 小时	24 小时
冰箱冷藏(0～4℃,放在 冰箱内部到底)	5 天	2～4 天
冰箱冷藏(0～4℃,解冻 过的乳汁)	24 小时	24 小时
冰箱冷冻,双门冰箱 3～6 个月 (－18℃)		3 个月
冰柜(－20℃)	6～12 个月	6 个月

2. 储存乳汁的使用　解冻的乳汁可以放在装有温水的碗中(温度不超过 60℃)回温 1～2 分钟,水位不要超过瓶盖;或是在流动的温水下解冻。注意不可用微波炉解冻或加热乳汁;解冻过的乳汁不可再冰冻;婴儿吃过的那瓶乳汁,剩余部分应弃去,不可再储存。

六、哺乳期常见问题的管理

（一）乳房肿胀

1. 生理性涨奶(fullness)　泌乳Ⅱ期(常发生在产后2～4 天)因泌乳素增加,血流迅速地流向乳腺组织,乳量增加,母亲会突然觉得乳房变重,皮肤发紧,触摸时无疼痛感或感觉轻微的疼痛,乳汁流出顺畅。这种情况无需治疗,只要轻柔的按摩乳房并让新生儿频繁有效的吸奶,乳房胀满感在哺乳后会减轻,乳房感觉较软而舒适。

2. 乳胀(engorgement)　乳房过度充盈肿胀,因乳腺导管被压缩而导致乳流缓慢、乳汁淤积、乳房水肿。母亲会感觉乳房发热、肿胀变硬、疼痛,乳汁不能顺畅流出。乳胀可以发生在分娩后前 2 周的任何时候,常在产后 3～6 天达到高峰,可持续 48 小时。持续加重的乳胀会导致乳腺炎及乳房脓肿的发生。

（1）乳胀的原因:乳胀一方面由于乳汁没有效排出;另一方面,由于组织液及血液的增加,组织水肿。在分娩过程中,过多输液会导致组织水肿,也可能加重产后的乳胀。当乳房肿胀时,乳头变得平而短,新生儿不易含住乳头吸出奶水,而浅含接又会造成母亲乳头疼痛及破损。

（2）预防:要指导产妇在分娩后立即开始早接触、早吸吮,每天至少 8～12 次的哺乳,采取正确哺乳及含乳姿势,不设限的哺乳,这些措施是预防乳胀的关键。

（3）处理:①促进乳汁排出是治疗乳胀的根本,如果婴儿可以吸吮,应频繁哺乳,调整哺乳姿势使其有效吸吮。乳房肿胀时可以用反式按压法,软化乳晕后再哺乳。②如婴儿无法吸乳,可以使用手挤奶或吸奶器使乳汁流出。吸奶

前使用放松的方法刺激母亲缩宫素反射,使乳汁流出,乳房变软,方便婴儿吸吮。③两次哺乳间期可用卷心菜叶或是冷毛巾冷敷乳房,减轻乳房肿胀,注意避开乳晕及乳头,以免降低喷乳反射。④热敷会使血管充盈,加重乳房肿胀,只能在喂奶前温敷 2～3 分钟。

（二）乳腺炎

乳腺炎即乳腺组织发生的炎症,乳房上有一块区域变硬、红肿、发热、感觉疼痛,部分产妇会伴随发热、发冷、乏力等类似感冒的症状。有相当一部分母亲,在产后某个时段都有过乳腺炎的经历。乳腺炎最容易发生于产后 12 周内,持续时间从几小时到几天不等。严重乳腺炎会导致乳房脓肿、乳汁产量下降,是婴儿早期离乳最主要的原因。

1. 乳腺炎分类　①非感染性乳腺炎:是因乳汁受到压力而回渗到周围的组织,而这些组织视乳汁为外来物;同时乳汁中含有的会引起发炎的物质,即使没有细菌感染也会造成疼痛、肿胀及发热。②感染性乳腺炎:是乳房组织发炎合并细菌感染。

2. 哺乳期乳腺炎发生的原因　发生乳腺炎的根本原因为乳汁未能有效地从乳房中排出。哺乳次数不频繁、婴儿哺乳时没有有效含接吸吮、乳管阻塞、乳头皲裂,则会导致乳腺炎的发生。

快速实践指导 21-4-5

哺乳期乳腺炎管理:

1. 指导母亲充分休息,避免紧张与压力。

2. 摄取足够的水分,避免咖啡及高脂食物。

3. 频繁的哺乳乳腺炎不需停止哺乳,而是应该更加频繁地哺乳,包括夜间哺乳。充分的喂奶和吸奶,使淤积的乳汁排出。

4. 帮助婴儿有效的吸吮,能够保护母亲的乳头,促进乳汁的排出。哺乳时,可以让婴儿下巴对着阻塞的乳腺管位置,来帮助疏通乳腺管。

5. 冷敷对炎症会有帮助。

6. 热敷可在喂奶前和喂奶时,使用温热敷的方法,同时,热水浴能够帮助母亲舒适,促进乳汁流出。

7. 温柔地按摩乳房,可以顺着乳腺管的方向温和地打圈按摩。

8. 如症状严重,积极处理 24 小时症状仍未缓解,需要抗生素治疗。正确地治疗乳腺炎,可预防乳房脓肿的发生。

（三）乳头疼痛

乳头疼痛在产后极易发生(发生率达 34%～96%),最常见于产后 3～6 天。乳头疼痛虽然常见,但这并非是哺乳的常态。许多母亲在开始哺乳时,会有轻微的"衔乳痛",这

种疼痛并不强烈,持续时间不超过30秒~1分钟,不会引起乳头损伤。但严重持续的疼痛会导致乳头皲裂、感染、乳房胀痛、精神抑郁、紧张、情绪失调,降低母乳喂养的满意度,甚至终止母乳喂养。

哺乳期乳头疼痛的最常见的原因是哺乳及婴儿含乳姿势不良。哺乳时母亲乳头被拉长,位于婴儿口腔中软硬腭之间,而当含接不良时(婴儿未做到深含接),乳头位于硬腭处不断摩擦,导致损伤疼痛。婴儿舌系带短、乳房乳头肿胀也是造成婴儿浅含接的原因。含乳不好的表现为:婴儿在吸奶时乳头被拉近拉出,吸乳后乳头被压扁,有一条线横跨乳头顶部。持续这种方式的吸吮,母亲会感到疼痛难忍,造成乳头皲裂。

此外,使用人工奶嘴、吸奶器使用不当、乳头局部过度清洁、乳头血管痉挛、乳头感染等原因,也可能导致乳头疼痛的发生。

快速实践指导 21-4-6

哺乳期乳头疼痛的管理:

1. 婴儿采取正确的哺乳姿势及含接姿势最重要。不对称的含接,即婴儿鼻尖对乳头,哺乳时头微微后仰,能够促进婴儿深含接乳房。婴儿肩膀及身体要紧贴母亲,含住更多的乳房组织。

2. 避免使用人工奶嘴。含接姿势不良常发生在婴儿使用奶瓶奶嘴后,婴儿吸吮人工奶嘴与母亲乳房的模式完全不同,会造成乳头混淆。

3. 哺乳结束时,应该让婴儿自行松开乳房或用手指轻轻将乳头退出,避免强行拉出乳头。

4. 吸奶器使用合适罩杯口径和适宜吸力。

5. 避免过度清洁乳头。

6. 如每次哺乳结束后乳头发白,可以在乳头上用毛巾温敷片刻缓解乳头血管痉挛(雷诺综合征)。

7. 乳胀或乳导管堵塞让婴儿频繁地吸奶。

8. 注意检查是否念珠菌感染的征象。

七、早产儿的母乳喂养

帮助早产儿建立母乳喂养是一项具有挑战的工作。早产儿喂养的核心在于,既能给早产婴儿提供能够吸收和利用的充足营养,又能避免给早产儿带来不必要的压力。母亲自己的乳汁是最适合保护婴儿的食物,因此所有早产儿都应接受母乳喂养。不管是新鲜或者冷冻的母乳,都应当是婴儿最主要的食物。对于出生体重少于1500g的新生儿,可能需要对母乳进行适当的强化;如果早产儿的母亲无法分泌母乳,则建议使用经巴氏杀菌的捐助母乳。

当早产儿不能自发启动母乳喂养的时候,促使成功母乳喂养的关键是通过支持和适当的管理去建立和保持泌乳量。

(一)重症监护室母乳喂养支持措施

1. 增加母婴相处　安排母亲和新生儿尽可能多地在一起。鼓励母亲尽可能多地注视、触摸和照顾她的孩子。

2. 袋鼠式护理　皮肤对皮肤接触也称"袋鼠母亲护理",鼓励母亲抱着新生儿(只穿尿布)靠近她的乳房。每当新生儿想要吸奶时,就可以去觅食。皮肤对皮肤的接触有助于调节婴儿的体温和呼吸,有助于增加乳汁产量。

3. 照顾母亲　母亲对婴儿的健康和生存是非常重要的。当她的孩子住院时,允许母亲留在医院。确保母亲有一个合适的座位靠近新生儿。鼓励医疗机构提供食物和液体给予母亲。回答家长的问题,并耐心解释,同时应当告知母亲,母乳喂养对其新生儿的恢复是非常重要的。

(二)帮助建立母乳喂养

1. 在分娩后6小时之内协助母亲开始挤奶,24小时内≥6次。

2. 即使早产儿不能很好地含接乳房,也应鼓励其尽早接触乳房。

3. 早期的乳房接触旨在"结识乳房",而非希望早产儿从乳房上获得所有的营养。

4. 即使早产儿处于鼻饲状态也可以和乳房接触,帮助建立感情。

5. 早产儿的体重不是判断哺乳能力的精确指标,成熟度是一个比较重要的因素。

6. 在早产儿能够接受母乳喂养之前,可以通过管子和杯子喂哺挤出的母乳给早产儿,避免使用人工奶嘴。

(三)早产儿的哺乳姿势

常用哺乳姿势是交叉式,由母亲的手支撑婴儿的头。母亲的手臂可以支持早产儿的身体。早产儿能在母亲的身边,或母亲可以用她的手支撑早产儿,喂哺对侧的乳房。母亲可以用另一只手支持她的乳房,并帮助早产儿含接乳房。同时,母亲可以在婴儿每次的吸吮停止间隙,用手按摩,挤压乳房来增加乳汁流量,除非流量超过婴儿已经可以吞咽的能力。

(四)早产儿母亲在哺乳期间常见问题的处理

每次哺乳,早产儿可能会吸吮很长时间,有时会暂停,经常在喂哺中休息。早产儿的肌张力低及一些不协调的吸吮,导致在哺乳时囫囵吞咽和呛咳。如果早产儿看上去较困或太烦躁,建议母亲停止喂养。此时,母亲可以继续与婴儿肌肤接触,但不要尝试再次启动哺乳。哺乳期间,尽可能保持平静,避免大声喧哗及明亮的灯光,可以轻轻地抚摸、摇动着婴儿。

(五)早产儿出院前准备

1. 婴儿被有效地喂养且体重增长正常,达到医院的标准即可出院。

2. 鼓励医疗机构提供场所,让母亲和即将出院的新生儿待在一起 1～2 天。这有助于建立母亲信心以及帮助她增加母乳产量,以配合新生儿的需要。

3. 确保母亲可以识别新生儿需要喂养和摄入足够的迹象,同时,能怀抱新生儿较好地进行母乳喂养。

4. 确保母亲知晓母婴回家后遇问题如何寻求帮助,并预约母亲和婴儿的随访时间。

快速实践指导 21-4-7

早产儿母乳喂养管理建议:

1. 所有早产儿都应接受母乳喂养

(1) 出生时体重少于 1500g 的新生儿应喂食强化了蛋白质、矿物质和维生素的母乳,以确保其营养摄入得以优化。

(2) 如果母亲不能泌乳,或者母亲因禁忌证不能用自己母亲的母乳喂新生儿,则应使用适当强化的经巴氏杀菌的捐助母乳。

2. 应当向母亲提供手动挤奶或机器挤奶的方法和训练方案。

3. 新生儿重症监护病房应当基于循证证据制定母乳采集、储存和正确标记的母乳管理制度及规范。

4. 新生儿重症监护病房必须重视母乳管理,避免发生因管理不善而导致的严重后果。

5. 没有研究数据支持定期培养检测母乳中的细菌或者病毒等。

八、母乳喂养禁忌证

母乳喂养对于婴儿和母亲来说,很少有绝对的禁忌证,只有少数疾病是不适合母乳喂养的。

(一) 新生儿禁忌证

1. 半乳糖血症　给婴儿的特殊配方奶粉须去除半乳糖。

2. 枫糖尿症　给婴儿的特殊配方奶粉须去除亮氨酸、异亮氨酸、缬氨酸。

3. 苯丙酮尿症　在定期监测血液指标的情况下,可以通过母乳和专用的无蛋白质的食品或者其他改进的配方奶交替喂养的方法来解决。

(二) 母亲禁忌证

1. 艾滋病　在发达国家,卫生保健部门会建议:如果有安全的、足够的母乳替代品(如婴儿配方奶),则不建议感染艾滋病病毒的妇女母乳喂养。我国不建议感染艾滋病病毒母亲母乳喂养。

世界卫生组织(WHO)及联合国儿童基金会(UNICEF)建议:在替代喂养不被接受、无法实现、负担不起、也不安全

的一些国家,感染艾滋病病毒的妇女应该纯母乳喂养 6 个月后在合理添加辅食的情况下,持续母乳喂养至出生后 12 个月。纯母乳喂养 6 个月后,如果有营养充足和安全的饮食,则可以停止母乳喂养。最近的研究证明,前六个月纯母乳喂养结合抗反转录病毒治疗 6 个月,可以显著降低婴儿出生后感染艾滋病的比例。

此外,研究发现母亲感染艾滋病病毒,其纯母乳喂养 4 个月的婴儿与部分母乳喂养的婴儿相比,婴儿艾滋病病毒感染率下降 50%,因此,针对母亲艾滋病病毒阳性者,最不建议的就是混合喂养。

2. 治疗性用药　当哺乳母亲处于诊断阶段或药物治疗阶段时,有关其母乳喂养的建议,应在母婴双方的利益和婴儿接触药物的潜在危险之间作出权衡。只有一部分的药物是被禁止用于哺乳女性的,而且通常可以找到合适的替代品。美国国立医学图书馆和美国国立卫生研究院联合发布的名为 LactMed 的网络数据库中,提供了关于哺乳女性安全用药的最新最全面的信息资料,美国儿科学会也提供了一些补充建议,要求特别关注于精神药物、草药、催乳剂、麻醉剂和止痛药。一般而言,当母亲在使用以下药物时不建议母乳喂养:抗精神病类药物、化疗药、放射性碘、抗癫痫类药等。

3. 不良生活习惯

(1) 滥用药物:母亲滥用药物并不是母乳喂养的绝对禁忌证。一个营养状况良好有麻醉镇静药依赖的母亲,例如使用美沙酮维持治疗的母亲,在严密的医学观察下,并且 HIV 和其他违禁毒品检测呈阴性,也是鼓励其母乳喂养的。

关于毒品,比如致幻剂(苯环己哌啶)、可卡因和大麻都可以在母乳中检测出来,哺乳母亲使用这些毒品应引起关注,这些药物尤其会对婴儿的神经系统发育造成长久的影响,所以这些母亲禁止哺乳。

(2) 饮酒:酒精没有催乳作用,相反它可能会导致母亲身体对婴儿的吸吮反应迟钝,影响泌乳素的分泌,还会影响婴儿的运动发育。因此,母亲应该尽量减少摄入含酒精饮料,在偶尔一次饮用时也应该控制酒精摄入量,即每千克体重摄入量小于 0.5g 酒精。同时,为了保证婴儿摄入的母乳中酒精含量最少,母亲饮酒后应该至少超过 2 小时才可以进行哺乳。

(3) 吸烟:哺乳的母亲抽烟也不是母乳喂养的绝对禁忌证,但是应该被极力劝阻,因为它与婴儿呼吸道过敏和婴儿猝死综合征的发病率增加有着一定的关系。为了尽可能降低婴幼儿被动吸入二手烟的负面影响,不应该在他们面前抽烟。吸烟也是导致乳汁分泌量减少和婴儿体重增加缓慢的风险因素之一。

4. 母亲可以继续母乳喂养,但应关注相关健康问题

(1) 肝炎:甲型肝炎以粪口为主要传播途径,病毒不会

6

通过乳汁传播，母乳喂养可以继续进行。乙型肝炎婴儿出生后立即（或12小时内）注射乙肝疫苗和乙肝免疫球蛋白，母亲可以持续母乳喂养。有研究表明丙型肝炎血清病毒阳性妇女通过乳汁将病毒传播给婴儿的风险很低，建议可以持续母乳喂养。

（2）梅毒：梅毒母亲可以母乳喂养。因乳汁中没有梅毒螺旋体，母乳喂养原则上不会传染梅毒，只有乳头严重破溃出血时，才有可能传染。

（3）巨细胞病毒（CMV）感染：巨细胞病毒感染可以分后天和宫内感染，一旦感染，会一直留在体内。巨细胞病毒感染不是母乳喂养的禁忌证。一般足月的健康的婴儿是可以母乳喂养的。但是，对于早产儿，需要谨慎，有研究发现，极低体重（出生体重<1500g）的早产儿罹患迟发性类败血症性综合征可能与从母乳中感染CMV病毒有关。可通过巴氏灭菌可以杀灭乳汁中的病毒。

（4）甲状腺功能异常：目前暂无证据显示，甲状腺功能异常母亲的用药会影响母乳喂养。但母亲的甲状腺功能异常会影响自身乳汁分泌。若母亲服用放射性碘，婴儿需要暂时的离乳。

九、助产士在母乳喂养中的角色

支持促进母乳喂养不仅仅是护士或者非医疗人员的工作，助产士也应成为母乳喂养的倡导者和教育者。助产士应具备与母乳喂养家庭进行沟通的能力，让他们了解到母乳喂养是医学上的首选喂养方式并受到所有医院工作者的积极推荐，这可以在产后最初几周给予母亲极大支持和信心。

在分娩期间及产后持续随访中，助产士承担着倡导和支持成功母乳喂养的重要角色。尽管助产士具有这些重要作用，但是临床助产士在母乳喂养指导方面还缺乏准备与知识。因此，必须为助产士提供母乳喂养知识培训和教育提供支持，帮助助产士掌握母乳喂养知识，认识到母乳喂养对母亲和婴儿的重要作用，树立自己对母乳喂养的态度和信念，并积极地向母亲及其家庭分享母乳喂养知识及技能。

临床思考 21-4-1

A女士，剖宫产术后，新生儿出生时孕周40⁺¹周，出生体重3450g，一直混合喂养中，现产后第4天，妈妈双侧乳房胀痛，乳汁流出不畅，体温37.8℃，请思考：A女士可能发生了什么情况？预防和处理措施有哪些？

【本节关键点】

1. 母乳喂养能最终促进母婴健康，且母乳喂养的好处呈"剂量效应"，即长期纯母乳喂养的成效会持久显现。

2. 正常、自然的分娩与哺乳是一个连续的生理过程，助产士有责任鼓励、支持、协助母亲尽量减少不必要的医疗干预，使产程更自然、新生儿更健康、哺乳更顺利。

3. 尽管母乳喂养是自然本能的行为，但它还是需要学习的技巧。助产士应教授母亲正确哺乳的基本技巧，以减少日后哺乳问题的发生。

4. 助产士应成为母乳喂养的倡导者和教育者，支持促进母乳喂养，发现临床上母乳喂养问题，并及时给予解决。

（王靖　张俊平　周菲菲　盛佳）

参考文献

[1] 苟文丽,谢幸.妇产科学.第8版.北京:人民卫生出版社,2013.

[2] 魏碧蓉.高级助产学.北京:人民卫生出版社,2009.

[3] Macdonald S, Magill-Cuerden J. Mayes' Midwifery. Baillie? re-Tindale/Elsevier,2011.

[4] King TL, Brucker MC, Kriebs JM, et al. Varney's midwifery. Jones & Bartlett Learning,2013.

[5] 马丁,沈铿.妇产科学.第3版.北京:人民卫生出版社,2015.

[6] Pamela Berens著.葛宝兰译.产后保健概述.UpToDate. 2017-06-30.

[7] Cerruto MA, D'Elia C, Aloisi A, et al. Prevalence, incidence and obstetric factors' impact on female urinary incontinence in Europe:a systematic review. Urol Int,2013,90(1): 1-9.

[8] Shin GH, Toto EL, Schey R. Pregnancy and postpartum bowel changes:constipation and fecal incontinence. Am J Gastroenterol,2015,110(4):521-529,530.

[9] Fall M, et al. EAU guidelines on chronic pelvic pain. Eur Urol,2004,46(6):681-689.

[10] Oblasser C, Christie J, Mccourt C. Vaginal cones or balls to improve pelvic floor muscle performance and urinary continence in women postpartum:a quantitative systematic review and meta-analysis protocol. J Adv Nurs,2015,71(4):933-941.

[11] Sangsawang B, Sangsawang N. Stress urinary incontinence in pregnant women:a review of prevalence, pathophysiology, and treatment. Int Urogynecol J,2013,24(6):901-912.

[12] Bo K, Hilde G, Staer-Jensen J, et al. Postpartum pelvic

floor muscle training and pelvic organ prolapse—a randomized trial of primiparous women. Am J Obstet Gynecol,2015,212(1):31-38.

［13］Yamakawa M,Yorifuji T,Kato T,et al. Long-Term Effects of Breastfeeding on Children's Hospitalization for Respiratory Tract Infections and Diarrhea in Early Childhood in Japan. Matern Child Health J,2015,19(9):1956-1965.

［14］Manrique TJ,CM Figuerol,DFA Cuellar. Breastfeeding As a Method of Breast Cancer Prevention. Rev Enferm,2015,38 (12):32-38.

［15］Morales E,Garçıaesteban R,Guxens M,et al. Effects of prolonged breastfeeding and colostrum fatty acids on allergic manifestations and infections in infancy. Clinical & Experimental Allergy,2012,42(6):918-928.

［16］Buchanan TA,Xiang AH,Page KA. Gestational diabetes mellitus:risks and management during and after pregnancy. Nat Rev Endocrinol,2012,8(11):639-649.

［17］MRWalker. P J M. Core Curriculum for Lactation Consultant Practice(3th Edition). Burlington:Jones & Bartlett Publishers,2012.

［18］中国营养学会.中国居民膳食指南 2016.北京:人民卫生出版社,2016.

［19］范志红.食物营养与配餐.北京:中国农业大学出版社,2014.

［20］孙智晶,朱兰,郎景和,等.产后盆底康复锻炼对女性盆底功能障碍性疾病的预防作用.中华妇产科杂志,2015,6:420-427.

第二十二章　异常产褥管理

第一节　产褥感染

产褥感染(puerperal infection)指产褥期内受病原微生物侵袭生殖道引起的局部或全身感染,是导致产妇死亡的重要原因之一。产褥感染的发生率为 2%～8%,产妇的社会经济条件越差,发生率就越高。产褥病率(puerperal morbidity)是指分娩 24 小时后的 10 天内,按标准方法测量体温,每天至少测量 4 次,每次间隔 4 小时,其中有 2 次体温≥38℃。产褥病多由产褥感染引起,少部分由生殖道以外的原因,如乳腺炎、上呼吸道感染、泌尿系统感染等引起。

一、感染机制及病原微生物

正常女性生殖道对病原微生物的侵袭有一定的抵抗力。当生殖道的自然防御功能受到破坏、机体抵抗力下降或外源性病原微生物侵袭时,就有可能出现生殖道感染。

（一）产褥感染的诱因

正常分娩一般不增加生殖道感染的几率,但如果分娩过程中生殖道的自然防御功能受到破坏、产妇抵抗力下降或大量致病微生物侵袭,就可能导致产褥感染的发生。常见的产褥感染诱因包括产妇贫血、营养不良、慢性疾病、胎膜早破、羊膜腔感染、产程延长、产后出血和产科手术操作等。

（二）感染来源

1. **内源性感染**　往往由产妇体内的条件致病菌感染引起。正常女性阴道内有大量细菌寄生,其中不少是条件致病菌,如果产后机体抵抗力下降就可能致病。另外,寄生在身体其他部位如呼吸道、消化道、泌尿道或皮肤的细菌异位到生殖道也可致病。

2. **外源性感染**　即由外界的病原微生物引起的感染。外源性感染往往与无菌操作不当有关。另外,临近分娩前性交或产后不注意卫生,也可使外界病原菌侵入产道引起产褥感染。

（三）病原微生物

许多病原体可引起产褥感染,具体见表 22-1-1。

表 22-1-1　产褥感染的常见病原体

需氧菌	
链球菌	外源性感染的主要致病菌，以 β 溶血链球菌致病性最强
肠球菌	
杆菌	以大肠埃希菌、克雷伯杆菌、变形杆菌常见，平时寄居在生殖道内，能产生内毒素
葡萄球菌	包括金黄色葡萄球菌和表皮葡萄球菌，前者多为外源性感染，可引起伤口感染。后者感染症状较轻
阴道加德诺菌	
厌氧菌	
球菌	以消化球菌和消化链球菌最常见，存在于正常阴道内。常合并大肠埃希菌感染，阴道分泌物往往有恶臭
脆弱类杆菌	多与需氧菌和厌氧性球菌混合感染，形成局部脓肿
梭状芽胞杆菌	主要是产气荚膜杆菌，轻者引起子宫内膜炎、腹膜炎和败血症，重者可引起溶血、急性肾衰竭、循环衰竭及死亡
其他	
人型支原体	可寄居在生殖道内，症状不明显
沙眼衣原体	可寄居在生殖道内，症状不明显

二、临床表现

发热、腹痛和异常恶露是产褥感染三大主要症状。

（一）发热

产褥期体温持续升高多数是由生殖道感染引起，因此对产后体温持续≥38.0℃的妇女应首先考虑产褥感染，但也要注意与其他原因引起的发热相鉴别。另外，产后 24 小时内就出现的高热往往与 A 族或 B 族链球菌引起的严重盆腔感染有关。

（二）腹痛

腹痛的程度和部位与感染的严重程度及部位有关，炎症局限于子宫内膜或肌层时以子宫压痛为主；当炎症扩延至子宫、卵巢、输卵管及其周围组织形成盆腔腹膜炎时，下腹部会出现压痛和反跳痛。

（三）异常恶露

软产道及子宫内膜感染时，恶露会增加，呈脓血性，常常有臭味。子宫复旧不良或有胎盘胎膜组织残留伴感染时，常表现为恶露淋漓不净。厌氧菌感染时，恶露往往有恶臭。

三、病理类型

根据感染部位，产褥感染可分为会阴、阴道、子宫颈、剖宫产伤口感染，子宫感染，急性盆腔结缔组织炎，急性输卵管炎，急性盆腔腹膜炎，弥漫性腹膜炎，血栓性静脉炎，脓毒血症和败血症等。

（一）急性会阴、阴道、子宫颈、剖宫产伤口感染

虽然在正常分娩中常有不同程度的细菌污染，但很少发生会阴伤口感染。分娩时会阴部损伤和手术操作引起的感染，以葡萄球菌和大肠埃希菌感染为主，临床上主要表现为会阴部疼痛，严重时会影响产妇的活动。由于病变局限，体温很少超过 38.5℃。会阴检查发现伤口有充血、水肿和触痛，脓肿形成时有波动感。

阴道裂伤处感染可由致病菌直接入侵或由外阴感染扩散引起，表现为阴道黏膜充血、水肿、溃疡和脓性分泌物增多，严重时可累及阴道旁结缔组织。宫颈裂伤感染多数症状不明显，少数严重的可经淋巴播散或直接蔓延引起急性盆腔结缔组织炎。

剖宫产腹部伤口感染，一般常发生于术后 4～7 天，临床上表现为抗生素治疗后体温仍较高，同时伴有伤口疼痛和局部红肿等。

（二）子宫感染

产褥感染时子宫内膜是最常受累的部位，致病菌经胎盘剥离面侵入，累及子宫蜕膜层时称为子宫内膜炎，累及子宫肌层时称为子宫肌炎，两者常伴发。分娩方式是引起产褥期子宫感染最重要的因素，与剖宫产相比，阴道分娩很少引起子宫感染。

若为子宫内膜炎，子宫内膜充血、坏死，阴道内有大量脓性分泌物，且有臭味；若为子宫肌炎，腹痛、恶露增多呈脓性，子宫压痛明显，子宫复旧不良；严重者可伴有高热、头痛、白细胞增多等全身感染症状，如伴有全身中毒症状应警惕败血症的发生。

（三）急性盆腔结缔组织炎和急性输卵管炎

致病菌经淋巴管或血行播散到子宫旁结缔组织，引起

盆腔结缔组织炎。炎症同时累及输卵管,造成急性输卵管炎。临床表现有寒战、高热、腹痛、肛门坠胀及里急后重感等。检查发现腹部压痛、反跳痛明显,宫旁组织增厚或触及包块等。脓肿形成后局部变软,有波动感。

（四）急性盆腔腹膜炎和弥漫性腹膜炎

炎症扩散至子宫浆膜层形成盆腔腹膜炎,进一步扩散超过盆腔范围时称为弥漫性腹膜炎。患者全身中毒症状明显,全身持续性疼痛且伴有呕吐,体温稽留于40℃左右,呼吸急促,肠蠕动减弱或消失。急性弥漫性腹膜炎是产褥感染导致死亡的主要原因。如急性期治疗不彻底可发展成盆腔炎性疾病后遗症而导致不孕。

（五）血栓性静脉炎

盆腔静脉炎多由厌氧菌感染引起,炎症局限于盆腔静脉,包括卵巢静脉、子宫静脉、髂内静脉、髂总静脉和阴道静脉。多为单侧,产后1～2周发病,表现为寒战、高热。由于病变部位较深,局部体征不明显,仅有局部深压痛。

炎症累及下肢静脉,包括股静脉、腘静脉和大隐静脉等时称为下肢血栓性静脉炎,多继发于盆腔静脉炎,表现为弛张热,患肢疼痛、肿胀,局部静脉压痛或触及硬索状,皮肤发白,称为"股白肿"。

（六）脓毒血症和败血症

感染性血栓脱落进入血液循环可引起脓毒血症,随后可并发感染性休克和迁徙性脓肿。若致病菌在血液循环里大量繁殖会形成败血症,脓毒血症和败血症导致的感染性休克严重威胁产妇的生命安全。感染性休克是由细菌及其产生的内毒素或外毒素引起的全身炎症反应,最常见的致病菌是能产生外毒素的大肠埃希杆菌。其他需氧和厌氧性链球菌、类杆菌、梭状芽胞杆菌和金黄色葡萄球菌等也可引起感染性休克。

四、诊断与鉴别诊断

产后发热主要由产褥感染引起,因此对产后发热的病人应首先考虑产褥感染,通过仔细的体格检查排除产褥感染后,再考虑其他系统的感染。一旦产褥感染诊断成立,就需要通过各种检查了解感染部位及致病菌类型。

1. **全身及局部检查**　记录生命体征。仔细检查腹部、盆腔及会阴伤口,以确定感染部位及严重程度。

2. **医学影像学检查**　包括超声、CT和MRI等,目的是了解有无炎性包块及包块的位置、大小和性状等。

3. **细菌培养及药敏试验**　对宫腔分泌物、脓肿穿刺液等做细菌培养及药敏试验,以指导治疗。

4. **鉴别诊断**　主要与上呼吸道感染、急性乳腺炎和泌尿系感染相鉴别。

五、治　疗

（一）一般治疗

加强营养,提高产妇抵抗力;病情严重或贫血者可给予输血或白蛋白;产妇取半卧位使炎症局限于盆腔内,并有利于恶露的排出;保持外阴清洁。

（二）抗生素治疗

在使用抗生素前,应考虑收集标本进行细菌培养和药敏试验。在细菌培养结果出来前,根据临床表现和经验选用广谱高效抗生素,然后根据细菌培养及药敏试验的结果进行调整。

（三）局部病灶处理

局部热敷可促进炎症吸收,外阴或腹部伤口局部中药热敷或红外线照射,可使早期炎症消散。如会阴部切口或剖宫产腹部伤口已化脓,应尽早拆除缝线扩创引流,同时对伤口处分泌物进行细菌培养,切口化脓引流后不一定需要二次缝合。如剖宫产腹部切口出现筋膜层裂开,就一定需要二次缝合。对抗生素治疗无效的患者,应考虑有腹腔、盆腔脓肿可能,脓肿可切开引流。胎盘胎膜残留者在经有效抗感染治疗后应及时行清宫术。

（四）血栓性静脉炎的治疗

血栓性静脉炎在使用大剂量抗生素治疗的同时可以加用肝治疗。肝素50mg置于5%葡萄糖液500ml中静脉滴注,每6小时一次,连用4～7天。

（五）中毒性休克的治疗

产褥感染的产妇有低氧血症、低血压或尿量减少时应考虑中毒性休克。此时应进一步完善检查,在积极抗生素治疗的同时立即采取抗休克治疗。

1. **扩容**　快速静脉输注晶体液,补充血容量,恢复肾脏血灌注量。维持尿量30ml/h左右。根据具体情况决定是否补充胶体溶液,应避免患者出现高氯血症和使用淀粉类胶体液,以减少患者肾功能损伤的风险。

2. **升压**　血流动力学不稳定时,考虑使用肾上腺素、异丙肾上腺素和多巴胺等血管活性物质。使用升压药物的目标是将平均动脉压维持在65mmHg以上,使用时机在发病后1～6小时或者已经在1小时内输入至少1L晶体液后再接受升压药物治疗。药物选择上首选去甲肾上腺素,因其起效迅速,对心脏和平滑肌作用都相对较弱。仍不能维持血压时,可加用肾上腺素和血管加压素。多巴胺在患者有快速心律失常或者相关心动过缓风险低的情况下可以考虑。

3. **血糖控制**　患者往往会出现高血糖症,血糖控制在10mmol/L(180mg/dl)是较理想水平。

4. **肺保护性通气**　对于有急性呼吸窘迫的患者,低潮气量通气(6ml/kg)可显著提升患者生存率。

5. 手术治疗　持续性败血症有时会危及生命,治疗的关键在于清除坏死组织和引流脓液。子宫感染严重,抗生素积极治疗后感染继续发展,并出现严重的脓毒血症或败血症时,应及时行子宫切除术。

六、护 理 措 施

（一）心理疏导

在产褥感染时产妇的心理压力往往比较大,一方面产妇担心自己的状况,另一方面还担心婴儿的健康。因此,产妇容易产生焦虑、紧张、恐惧和对抗等不良情绪。此时护理人员应积极主动地与产妇进行交流,了解产妇的顾虑并对其进行有针对性的开导,实现让产妇积极面对产褥感染并配合治疗的目的。

（二）一般护理

1. 环境　经常开门开窗,保持室内空气新鲜、流通。但要避免对流风直接吹在产妇身上。使用空调时,注意室内温度不可过高或过低。

2. 饮食　指导产妇进食高热量、高蛋白、高维生素、易消化的食物,补充足够的营养,促进早日康复。发热期间鼓励产妇多饮水,多进食果汁或新鲜水果。

3. 活动与休息　鼓励产妇尽早下床活动,促进子宫复旧和恶露排出,以减少子宫腔内炎症的发生。严重感染者卧床休息,以半卧位为主,这样可以使炎症局限于盆腔。

（三）病情观察

观察并记录产妇的生命体征,了解体温变化情况。观察并记录恶露的量及性状变化。观察子宫复旧情况和腹部压痛情况,了解炎症的范围及严重程度。严重感染的病人应加强监护,注意意识及各种体征的变化。

1. 意识　出现烦躁不安、意识淡漠和昏迷等症状,提示存在脑部灌流不足,产妇由昏迷转为清醒时提示病情好转。

2. 体温　突然升高到40℃或突然降至正常往往提示病情恶化。

3. 血压　休克早期血压基本正常,血压明显下降提示病情恶化,血压回升提示病情好转。

4. 心率　心率加快提升循环血量不足。

5. 呼吸　休克时呼吸急促,过度换气。

6. 皮肤温度、色泽　通过对皮肤温度和色泽的观察可了解微循环灌注情况。

7. 尿量　观察休克病情变化简单而有效的指标,尿少或无尿表示循环血量不足,尿量增加表示循环血量恢复。

8. 中心静脉压　是指导补液扩容的重要指标,偏低提示循环容量不足;偏高提示补液量过多。

（四）发热护理

产褥感染产妇可能出现发热情况,密切监测产妇的体温变化和出入量的同时,告知产妇可能出现的发热情况,鼓励产妇多饮水,补充水分。出现高热时可先行物理降温,如用温水、酒精擦浴等;也可根据医嘱给予药物降温。物理降温的产妇应注意保暖,防止受凉。药物降温的产妇往往出汗较多,应注意观察脉搏血压情况,防止低血容量性休克的发生。

（五）会阴护理

为避免会阴切口感染,应教育产妇大小便后用温开水清洗会阴,保持会阴部干燥、清洁。会阴水肿者可以用浓度为50%的硫酸镁溶液进行湿敷,会阴切口感染者可用1:5000的高锰酸钾溶液、安尔碘或聚维酮碘等消毒剂擦洗。

（六）抗生素治疗的护理

正确执行医嘱,做好细菌培养及药敏试验。了解所使用的抗生素的作用机制、使用方法、剂量及副作用,对青霉素类和头孢类抗生素要注意在使用前做皮试。密切观察用药后的病情变化。

七、预 　 防

1. 加强孕期保健,治疗各种孕期并发症,增强孕妇抵抗力。

2. 临产前2个月内禁盆浴和性生活。

3. 正确处理产程,避免产程延长和不必要的阴道检查及过多肛诊。

4. 严格无菌操作,避免发生产后出血和胎盘、胎膜的残留。

5. 对有指征者,给予抗生素预防感染。

八、健 康 教 育

1. 指导产妇注意休息,增加营养,进行适当活动。讲解产褥感染的原因及预防措施。保持会阴清洁,勤换卫生巾。

2. 指导孕妇进行自我观察,识别产褥感染的征象,如发热、下腹痛和恶露异味等。

3. 指导母乳喂养,协助暂停哺乳的产妇定时吸奶。吸奶前先热敷乳房,疏通乳腺管,防止乳汁淤积,保持乳腺管通畅。

【本节关键点】

1. 根据感染部位,产褥感染可分为会阴、阴道、子宫颈、剖宫产伤口感染,子宫感染,急性盆腔结缔组织炎,急性输卵管炎,急性盆腔腹膜炎,弥漫性腹膜炎,血栓性静脉炎,脓毒血症和败血症等。

2. 发热、腹痛、异常恶露是产褥感染的三大主要症状。

3. 对产后发热者,首先考虑为产褥感染,再考虑其他系统的感染。

（李儒芝）

第二节 晚期产后出血

产后 24 小时以后至产后 6 周内发生的阴道大出血称为晚期产后出血(late puerperal hemorrhage),晚期产后出血多发生于产后 1～2 周内,也有产后 2 个月余发病者。文献报道发生率小于 1%。此时产妇往往已出院,大多发生在家中,可少量持续出血,亦可一次性大量出血,可因失血过多导致严重贫血或休克,很难对出血量作较为准确的估计。

一、病因及临床表现

晚期产后出血的病因有胎盘胎膜残留、蜕膜残留、宫腔感染、剖宫产术后子宫切口裂开和产道损伤等。

(一)胎盘、胎膜残留

是引起晚期出血最常见的病因,多发生于产后 10 天左右。一方面,胎盘、胎膜残留本身影响子宫复旧,阴道出血较多。另一方面,残留的胎盘组织变性、坏死、机化形成胎盘息肉,坏死组织脱落使基底血管暴露基底,引起大出血。

临床上表现为较长时间的血性恶露后的反复阴道出血或突然大量出血,阴道检查发现子宫复旧不良、宫口松弛,超声检查提示宫腔内有残留组织。

(二)蜕膜残留

正常情况下,蜕膜在产后一周内全部脱落并随恶露一起排出。蜕膜剥离不全、残留时会出现子宫复旧不良,如果继发感染就容易发生晚期产后出血。蜕膜残留的临床表现与胎盘、胎膜残留相似,但较少见,可根据清宫后的病理检查对两者进行鉴别诊断。

(三)子宫内膜炎

常继发于胎盘、胎膜残留和蜕膜残留,部分病例未见残留。感染可以导致胎盘附着部位复旧不良、血栓脱落和血窦开放,从而引起晚期产后出血。临床上表现为恶露时间长、有异味、腰酸、下腹坠痛等。检查发现子宫大而软、有压痛。

(四)剖宫产后子宫切口裂开

是非常严重的晚期产后出血,多发生于剖宫产术后 2～3 周。剖宫产后子宫下段切口愈合不良并不少见,发生率约 4%～8%,典型临床表现为经期延长,超声检查发现有子宫憩室;但在产褥期因子宫切口愈合不良而出现子宫切口裂开的情况还是非常少见。

关于子宫切口愈合不良的具体原因尚不清楚,目前推测可能与切口血供、血肿和感染有关,子宫切口处主要供血血管被切断或缝合过密都会使子宫切口处血供减少,造成切口愈合不良。如果止血不彻底,出现活动性出血和血肿,也会影响子宫切口的愈合。另外,感染也是造成切口愈合不良的重要因素。在缝合线吸收脱落后,愈合不良的切口处血窦会重新开放,造成大量阴道出血,产妇往往会出现失血性休克。

(五)会阴切开缝合术后感染裂开

此种情况较少见,多发生在分娩后 5～7 天,根据阴道检查结果不难诊断。主要由于阴道壁伤口感染,局部坏死,肠线松弛脱落,使阴道壁血管内血栓脱落而出现阴道大量出血。

(六)其他

黏膜下子宫肌瘤、大的肌壁间子宫肌瘤、子宫腺肌病和滋养细胞肿瘤、子宫动静脉瘘、子宫假性动脉瘤等也可引起晚期产后出血。

二、诊断与鉴别诊断

根据病史及临床表现,很容易对晚期产后出血作出诊断。关键是在确定晚期产后出血后的进一步的鉴别,以明确引起出血的具体病因。

1. **实验室检查** 血常规、C 反应蛋白、降钙素原等,了解贫血严重程度和感染情况;血 β-hCG 测定对鉴别胎盘残留及滋养细胞肿瘤有一定的意义。

2. **宫腔分泌物** 培养了解感染的致病菌类型,以指导治疗。

3. **超声检查** 可了解子宫大小、有无宫腔残留和子宫器质性疾病等。

4. **清宫术** 对有宫腔残留者来说是最主要的止血方法,同时对刮出物送检,也可做病因鉴别。

三、治 疗

(一)宫腔残留

无论是胎盘、胎膜残留,还是蜕膜残留,都应在使用抗生素和子宫收缩剂的同时进行刮宫术。术中动作要轻柔,以免子宫穿孔。刮出物送病理检查,术后继续使用抗生素和子宫收缩剂。

(二)单纯性子宫内膜炎

如果临床上表现为持续性少量或中等量流血,超声检查未见残留,考虑为单纯性子宫内膜炎时,给予子宫收缩剂和抗生素治疗,以促进子宫收缩和控制感染。

(三)剖宫产后伤口裂开

若产妇一般情况好、出血不多、伤口裂开不严重,可给予抗生素、子宫收缩剂和止血药物等进行保守治疗,密切观察病情变化。若产妇已有大出血或处于失血性休克状态,应在积极抗休克和抗感染治疗的同时行剖腹探查。若切口周围组织坏死范围小、感染程度较轻,可以进行清创缝合,同时行子宫动脉或髂内动脉结扎术;若组织坏死范围大,应行次全子宫切除术或全子宫切除术。

6

近年来介入治疗也被广泛用于产后出血的治疗,介入治疗时通过导管对子宫动脉实行栓塞以达到止血的目的。与传统的剖腹探查术相比,介入治疗具有创伤小和保留子宫成功率高等优点。

四、护 理 措 施

(一)心理护理

由于出血时间长、出血量多,严重影响产妇的产后恢复,产妇容易产生抑郁、紧张、恐惧、焦虑等不良心理反应。这可能导致产妇及其家属把晚期产后出血的发生归咎于医护人员,从而出现不配合治疗的情况。医护人员应向产妇和家属仔细解释关于晚期产后出血的病因、治疗及预后等知识,安慰和关心产妇,消除其不良情绪,使其配合治疗,这有助于产妇早日康复。

(二)病情观察

注意观察产妇的意识和生命体征,同时注意产妇阴道出血的颜色、性状、量、气味及有无排出物等,必要时留取标本送检,估计出血量和速度,并判断有无感染。判断产后子宫的收缩及复旧情况。对失血性休克的病人应加强监护,注意意识及各种体征的变化:

1. **意识** 意识改变反映了脑血液灌流及供氧情况,休克早期脑部轻度灌流障碍时表现为烦躁不安,病情恶化脑部灌流严重障碍时表现为反应迟钝、昏迷等;昏迷程度减轻、好转提示病情好转。

2. **体温** 体温升高往往提示合并感染。

3. **血压** 休克早期血压基本正常,但脉压缩小;病情进展时,血压会明显下降,休克晚期血压甚至测不到,休克好转时血压回升。

4. **心率** 心率变化较早,常常在血压变化之前就出现心率加快,可结合收缩压计算休克指数,用以判断休克程度。

5. **呼吸** 休克时呼吸急促,过度换气。

6. **皮肤温度、色泽** 皮肤温度和色泽是体表微循环灌注情况的标志,皮肤色泽由苍白转为青紫,甚至有瘀点、瘀斑,提示休克病情加剧,相反则好转。轻压指甲或口唇,局部暂时苍白,按压后色泽迅速转为红润,表示微循环好转,休克减轻。

7. **尿量** 尿量是观察休克病情变化简单而有效的指标。对疑似休克病人留置尿管,尿少或无尿表示休克加剧,尿量增加表示休克好转。

8. **中心静脉压** 中心静脉压是指导补液扩容的重要指标,正常值为 $5\sim12cmH_2O$;中心静脉压偏低提示循环容量不足;偏高提示补液量过多。

(三)抢救护理

1. 为迅速补充循环血量,应尽快建立 2 条以上可进行输血的静脉通路,必要时行静脉切开置管。

2. 立即检测血型,交叉配血,尽快输血以补充血容量。完善各项实验室检查。

3. 心电监护仪监测生命体征及血氧饱和度,给产妇高流量吸氧。留置导尿管,准确记录出入量。观察并记录阴道出血量及产妇的病情变化。

4. 做剖腹探查术前准备并转运产妇至手术室进行抢救。

(四)介入治疗术后护理

1. 术后取平卧位,穿刺点加压包扎 6 小时,穿刺侧下肢制动 24 小时。

2. 严密观察产妇的意识和生命体征。观察穿刺部位有无渗血及血肿形成。

3. 注意观察穿刺侧下肢血液循环情况:皮肤颜色、温度、足背动脉搏动情况。如发现下肢疼痛、感觉迟钝,应报告医师及时处理。

4. 介入治疗可能引起局部血管血栓形成,小的血栓可自行吸收,大血栓可能引起相应部位血管阻塞,而出现下肢肿胀、疼痛。因此,应加强护理,及早发现,及时治疗。

5. 观察阴道出血量阴道出血量多少直接反映了子宫动脉栓塞治疗的疗效,如果栓塞治疗后阴道出血量明显减少提示疗效好。

五、预 防

1. 引起晚期产后出血的主要原因是胎盘、胎膜残留,因此产后应仔细检查胎盘、胎膜,如有明显残留时应及时取出。

2. 剖宫产切口裂开引起的产后大出血严重威胁产妇的生命安全,降低剖宫产率、减少无医学指征的剖宫产能有效降低该并发症的发生。另外,剖宫产手术时选择合适的子宫切口、止血彻底同时又不缝合过密可有效降低子宫切口愈合不良的发生率。

六、健 康 教 育

1. 孕期教育孕妇正确认识顺产及剖宫产的利弊,应根据医师的建议选择适合的分娩方式。

2. 指导产妇注意休息,进食高热量、高蛋白、高维生素、易消化饮食,注意空气流通,做好口腔、皮肤、会阴及乳房的护理。

3. 禁止性生活 3 个月,指导产妇选择合适的避孕方法,坚持母乳喂养,以利于子宫复旧。

4. 定期复查,出现腹痛、阴道出血量多于月经量等情况时及时到医院就诊。

【本节关键点】

1. 晚期产后出血较难准确估计出血量。

2. 胎盘、胎膜残留是阴道分娩者晚期产后出血最常见的原因。因此产后应仔细检查胎盘、胎膜。如有明显残留时应及时取出。

3. 晚期产后出血的处理应在积极对症治疗的同时，尽快明确出血原因。

(李儒芝)

参考文献

[1] 华克勤,丰有吉. 实用妇产科学. 第3版. 北京:人民卫生出版社,2013.

[2] 苟文丽,谢幸. 妇产科学. 第8版. 北京:人民卫生出版社,2013.

[3] 郑修霞. 妇产科护理学. 第5版. 北京:人民卫生出版社,2013.

[4] Deutscher M, Lewis M, Zell ER, et al. Incidence and severity of invasive Streptococcus pneumoniae, group A Streptococcus, and group B Streptococcus infections among pregnant and postpartum women. Clin Infect Dis,2011,53(2):114-123.

[5] Tuncalp O, Souza JP, Gulmezoglu M. New WHO recommendations on prevention and treatment of postpartum hemorrhage. Int J GynaecolObstet,2013,123(3):254-256.

[6] Say L, Chou D, Gemmill A, et al. Global causes of maternal death: a WHO systematic analysis. Lancet Glob Health, 2014,2(6):e323-e333.

第二十三章 孕产妇心理保健

随着围产医学的发展,孕产妇的心理保健显得越来越重要,受到人们的普遍关注。妊娠期、分娩期和产褥期虽然都是育龄妇女自然的生理时期,但巨大的生理变化会诱发出各种心理问题。孕产妇的心理问题不仅严重危害其自身的健康,影响婴幼儿的发育、情绪、智力和行为的发展,而且还会影响到婚姻、家庭和社会的稳定。故在围产期做好孕产妇的心理保健非常重要。现围绕妊娠期、分娩期和产褥期这三个生理时期,阐述孕产妇常见的心理问题及如何做好心理保健。

第一节 妊娠期心理保健

虽然妊娠是一个自然生理过程,但对妇女而言,这仍是一个特殊时期,它不仅会让妇女的体形发生巨大的变化,甚至会诱发一些妊娠相关的疾病,导致妇女出现一系列不良的情绪和心理变化。如果妇女在这个时期适应不良,就会进一步加重心理负担,引发更严重的心理问题。现代医学、心理学研究证明:母亲孕期的心理状态,如紧张、悲伤、抑郁等,均在一定程度上影响胎儿的正常成长和健康发育。因此应提高临床医护人员对孕期心理的重视,熟悉妊娠期妇女常见的心理问题并做好相应的心理保健,及时发现并疏导有心理问题的孕妇,积极引导其向健康的心理发展。

一、常见心理症状

有人按孕期内分泌活动状态将妊娠妇女生理与心理变化分为三个时期:孕早期称为不可耐受期,孕妇主要表现为情绪不稳定,容易接受暗示,依赖性增强;孕中期称为适应期,随着妊娠的进展,早期的不适症状逐渐消失,对各种营养物质的需求大大增加,此期的孕妇在生理和心理上都处于相对平和状态;孕晚期称为过度负荷期,胎儿的迅速生长发育使孕妇的各器官功能负荷接近最高值,以致影响其心理活动,并对即将面临的分娩感到恐惧、紧张、焦虑,也容易发生一些并发症。有调查显示,孕期的抑郁症状比产褥期抑郁更常见,并且直接影响产褥期抑郁的发生。

二、影响因素

引起孕妇产生心理问题的原因有多种且因人、因环境而异。孕期不良心理状态产生的机制尚不十分明确。目前国内外学者普遍认为,孕期心理应激所导致的身心障碍是生物、心理和社会等多种因素综合作用的结果。

（一）生物学因素

在中枢神经系统中,许多神经递质在介导心理应激产生的生理与病理反应中起到极其重要的作用。与心理应激相关的神经递质主要包括:去甲肾上腺素、多巴胺、皮质醇、5-羟色胺、谷氨酸、天冬氨酸等。研究表明,神经递质水平上调或下降都可能导致抑郁、焦虑等的发生。妊娠期妇女体内的激素水平会发生剧烈波动,特别是雌激素、孕激素、催产素、催乳素等会随着孕期进展而不断变化。有研究显示,孕妇心理应激的不同表现与激素变化有关,如焦虑、强迫状态与雌激素、皮质醇变化有关,抑郁、躯体化则与雌激素变化有关。

（二）心理因素

初产孕妇缺乏妊娠经验,容易产生紧张、恐惧心理。有不良妊娠史的孕妇,容易联想起之前不愉快的经历,从而产生更多忧虑。调查显示,孕妇心理障碍容易发生在不成熟型人格特点的妇女当中,认真、保守、固执、与人相处不融洽、情绪不稳定、幼稚的孕妇孕期容易发生焦虑、抑郁等心理障碍,而外向、情绪稳定、控制力强、自信心与自尊心强、乐观的孕妇心理稳定性高,孕期心理健康状态则较好。

（三）社会因素

孕期复杂的社会因素导致了孕妇情绪的改变,包括非意愿妊娠、家庭关系不和谐、缺乏配偶或家庭其他成员的支持、家庭低收入、妊娠后影响就业、处于无业状态、生活负性事件、社交生活的剥夺或在意胎儿性别等。另外,年龄和文化程度、居住环境的满意度对孕妇的心理状态也会产生一定的影响。

（四）其他

自身患有精神疾病及有家族精神病史是产生或加重围产期心理疾病的高危因素。妊娠期高血压疾病、妊娠合并心脏病等高危疾病,存在既往多次流产史、不孕不育史、辅助生殖技术受孕,以及担心食品安全,孕前有不良生活习惯如吸烟,妊娠发展中各种不适症状的加重都容易使孕产妇产生或加重焦虑和抑郁情绪。

三、对妊娠的影响

（一）对孕妇的影响

焦虑和抑郁等心理状态可激活胎盘和母体垂体-肾上腺素轴,使母体血浆内和胎盘中的促肾上腺皮质激素释放激素水平升高,诱发早产和手术产的危险性。焦虑还是影响宫内环境的直接原因,导致全身小动脉痉挛,血管阻力增大,可致先兆子痫等孕期并发症的发生。一项大型横断面的调查中发现,妊娠期间存在抑郁症状的孕妇更容易吸烟,

并且不容易戒断。严重的心理状态还会导致孕妇忽视自身和胎儿健康,不愿意进行社交活动。

（二）对胎儿的影响

有资料表明,孕妇的不良心理状况,如紧张、敏感、焦虑、恐惧或抑郁均可导致交感神经兴奋,影响妊娠子宫的血流供应,继而影响胎儿的氧供,导致胎儿低氧或营养不良,增加早产、低体重儿和胎儿生长受限的风险,甚至死胎。不良情绪还会影响胎儿中枢神经系统的发育,甚至造成大脑发育畸形。抑郁孕妇的后代日后更易出现暴力行为,可能会面临长期问题。

四、孕期心理保健

孕期良好的心理调适可有效减轻心理障碍,改善不良心理情绪,对整个怀孕过程以及产后机体康复都有积极影响。

（一）心理评估

早期评估孕产妇心理危险因素和心理状态,并给予针对性的预防干预措施,能在一定程度上减少心理异常或者严重问题的发生,也有助于预测和防治产褥期抑郁。常用的筛查量表有抑郁自评量表(SDS)、焦虑自评量表(SAS)、贝克抑郁量表(BDI)、广泛性焦虑量表(GAD-7)、综合性医院焦虑/抑郁量表(HAD)、SCL-90症状自评量表等。对于筛查出的高危人群,虽然药物治疗和心理干预在一般有症状表现的人群中得到广泛应用,但出于对母儿安全健康考虑,除了严重症状需要采取以药物治疗为主的治疗方案,轻中度症状的孕妇一般不采取药物治疗,而以心理治疗和其他一些放松训练的方法为主。出现自杀倾向等症状严重者需立即转诊至精神科医师处,2周内应及时进行评估治疗。

（二）健康教育

依据其相关影响因素,有针对性地制订孕妇学校授课计划,专人负责管理,由有丰富临床经验的产科医护人员讲解孕期保健知识、分娩过程及分娩镇痛相关知识、母乳喂养、新生儿护理和家庭支持等内容,涉及心理保健内容,并且督促孕妇定期进行产前检查,使其意识到产前检查的重要性。形式大多为集体授课,针对个别人群采用个体干预。提倡夫妻共同参与,对生男生女均持正确的态度。不仅要教授围产期保健知识,还要传授情绪管理的方法。告知孕妇适度的焦虑能对危险信号处于相对警觉状态,以保护自身及胎儿,但是不要过于关注自己的焦虑,否则只会强化焦虑状态,在整个妊娠期尽量保持乐观稳定的情绪状态。对于服用精神药物的孕妇不要突然停药,应咨询医师,权衡利弊后再调整。

（三）心理干预

当孕妇发展为产前抑郁,目前应用最广泛的方法是心理干预,其疗效肯定,可由经过培训的医务人员或社区卫生

工作人员等实施,最常用的措施包括认知行为疗法和人际心理治疗,以及近年来欧美心理治疗界流行的正念干预。认知行为疗法(cognitivebehaviouraltherapy,CBT)是通过改变思维、信念和行为来改变不良认知,从而达到改善情绪和调整行为的短期心理疗法;人际心理治疗(interpersonalpsychotherapy,IPT)是一种短程、限时,旨在解决个体人际问题、提高人际交往能力的心理治疗方法;正念(mindfulness)是指通过对当下事物有意的注意和不评判的方式而产生的一种觉察能力,包括正念减压疗法、正念认知疗法、接纳与承诺疗法等,通常采取团体干预形式。这些干预方法可以单独使用,也可以综合到一个项目中进行。

(四) 生活调整

妊娠期间应加强心理疏导,可针对孕妇的心理状况,介绍几种放松心情的方法,以减轻孕期的焦虑和抑郁症状。

1. **家庭环境**　在家中适当添置一些婴儿用的物品,提醒自己一个小生命即将来到你的身边,同时可以在一些醒目的位置贴一些美丽动人的画片,可把喜欢的漂亮宝宝的照片贴在卧室里。亦可通过语言传递心声,每天花几分钟和宝宝说几句悄悄话,比如"宝贝,我爱你""你知道吗? 我是你的妈妈"等等。利用外出散步的时间也可以时常与肚子里的宝宝进行语言的沟通和交流,以放松心情,提升自己做妈妈的信心。

2. **音乐疗法**　音乐对大脑皮质有多方面刺激作用,能唤起孕妇对快乐的思想及情感联系,暂时遗忘目前面临的问题;而且音乐能够提高皮层神经的兴奋性,改善孕妇的情绪状态,提高应激能力。可以指导孕妇每天聆听一些自己喜欢的歌曲,放松自己心情的同时也有助于早期胎教,播放音乐时建议以轻柔和舒缓的轻音乐为宜。

3. **孕期瑜伽**　不强求动作的标准和规范,更注重舒适的体位和平稳的呼吸,配合冥想使身心达到最放松的状态,长期练习可减轻孕期腰背疼痛、睡眠障碍等生理不适,缓解抑郁焦虑情绪。孕期瑜伽应排除孕妇瑜伽运动禁忌证,以其能够耐受为宜,一般可从孕12周后开始练习,此时早孕反应消失,胎儿发育稳定,同时尽量避免长期站立式和扭转式体位。

4. **家庭支持**　多项研究表明,缺乏家庭支持的孕妇更容易产生焦虑和抑郁等心理问题。故建议孕妇的家庭成员,尤其是丈夫,应陪同妻子一起参加孕妇学校,共同学习孕产期的生理卫生、育儿方面的知识和技巧,纠正对胎儿性别的苛求,以减轻孕妇的心理负担;同时全家上下应积极配合,营造出温馨和谐的家庭氛围。另外,医护人员应加强围产期心理健康的宣教,进一步提高家庭成员对产后抑郁症的认知度,使其在围产期能更好地配合医护人员,开展孕妇焦虑和抑郁的筛查和诊治。

【本节关键点】

1. 妊娠妇女生理与心理变化可分为三个时期,孕早期为不可耐受期,孕中期为适应期,孕晚期为过度负荷期。

2. 妊娠期心理应激所导致的身心障碍是生物、心理和社会等多种因素综合作用的结果。

3. 及时发现妊娠期存在的心理问题有助于预测和防治产褥期抑郁的发生。

4. 积极开展孕期心理评估、健康教育、放松训练、适当的心理干预是妊娠期妇女心理保健的关键。

(赵　缨)

第二节　分娩期心理保健

分娩对于产妇来说是一种持久而强烈的应激源,往往会引起不同程度的心理变化,不良的心理状态对分娩的顺利进行产生一定的影响。因此,了解产妇在临产时的精神状态,对保证母婴安全,最大限度地减少心理因素造成的难产起着十分重要的作用。

一、常见心理症状

由于对分娩的不正确认识,致使产妇对分娩普遍存在紧张、恐惧的心理。产妇在分娩期处于一种矛盾的心理状态,一方面对即将出生的小生命充满着期待,另一方面又因对分娩的恐惧、担心分娩不顺利、担心胎儿安危等因素感到忧虑和紧张。产房陌生的分娩环境、周围待产妇痛苦的呻吟声都会形成恶性刺激,让经历宫缩疼痛的产妇处于强烈不安的紧张状态。

二、影响因素

(一) 分娩准备程度

分娩期产妇的恐惧心理往往与分娩相关的信息与指导、个人经历、既往分娩的体验是否愉悦有关。分娩前,除了在物质上的准备以外,必要的心理准备也不可或缺。分娩前,若产妇缺乏对产程进展及分娩疼痛的正确认识,往往会引发严重的焦虑、恐惧和抑郁等心理问题。

(二) 产妇支持系统

医院环境的舒适与否、医护患关系是否和谐、是否有家人的陪伴与支持等,均能影响产妇在分娩期的情绪和心理状态。此外,产妇个人的适应机制、性格特征、文化背景、知识水平以及对自己应对能力的信心等也与其恐惧和紧张等不良心理有关。

6

三、对分娩的影响

产妇的心理状态是决定分娩是否顺利的四大因素之一，适度的焦虑可提高个体适应环境的能力，过度的焦虑和恐惧可导致机体内分泌改变，可使痛阈下降，从而加重分娩时的疼痛感受，而加剧的疼痛感受反过来又会加剧产妇的焦虑情绪，阻碍整个产程的顺利进行。焦虑不但可使子宫收缩力减弱，还可引起自主神经紊乱，出现协调性子宫收缩乏力而致产程延长，甚至难产等分娩并发症，增加了手术产几率。产后也易引起大出血及感染，思想紧张造成心理不平衡也易发生产褥期抑郁症。此外，紧张能使交感神经处于兴奋状态，母体代谢显著增高，使胎儿面临缺氧状态，容易发生胎儿宫内窘迫，严重者可导致缺氧缺血性脑病。

四、分娩期心理保健

心理护理是减轻宫缩疼痛和产妇紧张情绪的一种非药物分娩镇痛方法，通过有效的心理干预可减轻因心理因素引起的产痛，降低因疼痛而导致的剖宫产率。

（一）提供舒适环境

应提供安静、舒适的产房环境，使之尽量家庭化，减少陌生环境对产妇心理的影响。保证产房每天通风 2～3 次，每次 20～30 分钟，湿度 50%～60%，室内光线柔和，避免强光刺激。每张待产床尽量采用屏风隔断成独立单元，以充分保护产妇的隐私，使其有安全感。

（二）心理评估

助产士应认真评估产妇在分娩期的焦虑和抑郁状况，一般可通过量表评估，亦可通过观察或交谈评估。目前常用的评估分娩期产妇心理的量表主要包括焦虑自评量表（SAS）、抑郁自评量表（SDS）、状态焦虑量表（SAI）、恐惧评定量表（QRS）等，根据评估的结果，助产士可随时了解产程中产妇的动态心理变化，并根据每一位产妇存在的不同心理问题，给予个性化的心理干预和指导。

（三）建立良好护患关系

医护人员的工作态度是产妇分娩期间的压力来源之一，因此应提高助产人员的整体素质和接产技术。通过良好的语言和行为消除其陌生感，同产妇建立相互信任的人际关系。

刚进产房时，主动向产妇介绍产房的环境，采用鼓励性语言与产妇沟通交流，帮助产妇表达自己的感受，经常陪伴产妇，减少其无助感。向产妇介绍分娩的整个过程及有关分娩过程中配合的注意事项，告知其可能产生的疼痛及原因，使其更好地理解分娩的相关知识，做好充分的心理准备，并教会其减轻疼痛的技巧，如放松的技巧、呼吸控制的技巧和转移注意力的技巧等。除了主动提供非药物分

娩镇痛外，若无禁忌产妇已在分娩前提出药物镇痛的申请，专业人员应介绍麻醉方法及注意事项，助产人员提供相应护理。根据制订的分娩计划，提供针对性护理来尽量满足需求。

进入产程后，及时告知产妇产程进展程度，并耐心倾听产妇关于疼痛的诉说，分担其感受，可以采用听音乐、交谈等方式分散产妇对疼痛的注意力，阵痛时可以握住产妇的手，也可通过按摩产妇的腰骶部和子宫下段，增加产妇的舒适感。若产妇无胎膜早破或其他限制活动的情况，应鼓励其取舒适自由的体位，在助产士监护下，在室内做适量活动。有条件的话可采用导乐陪伴分娩服务，即医护人员和（或）导乐为产妇提供专业化、人性化的服务，在产前、产时及产后陪伴产妇，给予生理上、心理上、感情上的支持，从而促进分娩顺利完成。

通过助产士扎实的理论和娴熟的专业技能，能增进产妇的心理安全感，减轻其对分娩的紧张和恐惧情绪。但出现胎儿娩出异常或胎儿性别不符合产妇预期时，可暂不告知，以避免影响产妇情绪，导致产后宫缩乏力引起大出血。

（四）家庭支持

产妇在分娩期往往存在特定的心理需求，特别是初产妇，依赖性强，需要丈夫或家人的陪伴。绝大多数产妇希望分娩时丈夫在场，家人或丈夫的陪伴可以为产妇提供精神上的安慰、鼓励和体力上的支持，以减轻产妇在分娩过程中的恐惧和疼痛感。若医院条件允许，助产士应鼓励产妇配偶及家属在分娩过程中陪伴产妇，满足产妇的情感和心理需求，在产妇疼痛及不安时给予她爱抚和安慰；同时主动给家属提供分娩相关的知识，使其更好地配合助产士接产，以保证整个产程的顺利进展。

【本节关键点】

1. 分娩的准备程度、产妇的支持系统及产妇的性格特征、文化背景等均影响分娩期妇女的心理变化。

2. 产妇的心理状态是决定分娩是否顺利的四大因素之一。

3. 心理护理是减轻宫缩疼痛和产妇紧张情绪的一种非药物分娩镇痛的方法。

（赵　缨）

第三节　产褥期心理保健

对女性而言，从妊娠到分娩经历了一次非常强烈的生理和心理应激过程。在分娩后到产后 6 周的产褥期阶段，产妇不仅要适应全身各个脏器在复旧过程中发生的巨大生

理变化,同时,伴随着新生儿的出生和新的家庭模式建立,产妇及其家庭成员都要经历一番心理和社会的适应过程。这当中不免会出现一些矛盾和心理冲突,如果不及时进行心理调适,则可能导致严重的心理问题,不仅影响到家庭功能和产妇亲子关系的建立,严重者还可危及产妇和婴儿的健康与安全。

产褥期的心理调适一般需要经历三个时期:①依赖期:产后1~3天,在这一时期产妇还处于分娩后的疲惫阶段,需要依赖于他人的帮助完成对孩子的养护。充分休息、丰富营养、和孩子密切接触会帮助产妇较快地进入第二期。②依赖-独立期:产后4~14天,产妇表现出较为独立的行为,改变依赖期中接受特别的照顾和关心的状态,学习自我护理和练习照护自己的孩子。这一时期产妇情感脆弱,容易产生心理异常,如焦虑、抑郁,应对其进行鼓励、支持、指导,及时进行心理评估、干预,解决孩子喂养和护理上的问题以助其平稳度过此期。③独立期:产后2周~1个月,新家庭形成并运作,开始逐渐恢复分娩前的家庭生活。此期产妇及丈夫往往会承受许多压力,需要家庭成员间的相互关心、合作支持。

产褥期抑郁症(postpartumdepression,PPD),又称产后抑郁症,是女性精神障碍中最为常见的类型。女性生产后由于性激素、社会角色及心理变化所带来的身体、情绪、心理等一系列变化而出现的抑郁症状,通常表现为持续和严重的情绪低落以及一些其他症状,如失眠、悲观、易激惹、失去自我照顾及照顾婴儿的能力等。我国报道的产褥期抑郁症患病率为1.1%~52.1%,平均为14.7%,与目前国际上比较公认的10%~15%的患病率基本一致。通常在产后2周内出现症状,产后4~6周症状明显,并且再次妊娠约有20%的复发率。近年来产褥期抑郁症已引起国内外医学界的广泛重视与关注,本节主要就产褥期抑郁症进行介绍。

一、临床表现和诊断标准

(一)临床表现

产褥期抑郁症是一种非精神病性的抑郁综合征,持续时间长,主要表现有:①情绪改变:心情压抑、沮丧、淡漠、恐惧、焦虑、易怒,夜间加重,社会退缩行为,有时表现为孤独或伤心、流泪等;②自我评价降低:自责、自罪,对身边的人充满敌意,与家人、丈夫关系不协调;③创造性思维受损:主动性降低;④对生活和家庭缺乏信心:出现疲劳、失眠、厌食、性欲减退。严重者甚至有绝望、自杀或杀婴倾向,有时陷入错乱或昏睡状态。

(二)诊断标准

目前最常用的诊断标准是1994年美国精神病学会在《精神疾病的诊断与统计手册》第4版中(DSM-Ⅵ)制定的

"产褥期抑郁症的诊断标准",即产后2周内具备下列5条或5条以上的症状,其中前两条是必备条件,具体包括:①出现抑郁情绪;②几乎对所有事物失去兴趣或愉悦;③食欲改变:大增或大减,致体重增加或减轻;④睡眠不佳、严重失眠或睡眠过度;⑤精神焦虑不安或呆滞;⑥疲劳或虚弱;⑦遇事均感毫无意义或有自罪感;⑧思维能力减弱或注意力不集中;⑨反复出现自杀想法。这些症状持续2周以上,且每天中的多数时间均存在。

二、影响因素

产褥期抑郁的具体发病机制还未知,但其心理变化和孕期、分娩期的大部分影响因素有关,如经济收入、家庭关系(尤其是对婚姻和婆婆的满意度)、妊娠过程、分娩经历等。此外,还包括以下影响因素:

(一)遗传因素

遗传因素是产褥期抑郁症的一个重要的诱发因素,遗传物质基础发生病理性改变,如染色体数目和结构异常以及基因突变等均可发挥致病作用。有精神病家族史,特别是有抑郁症家族史的产妇,其产褥期抑郁的发病率高于无抑郁症家族史的女性人群。

(二)神经内分泌因素

产后体内激素水平的急剧变化是产褥期抑郁症发作的生物学基础。怀孕期间,孕妇血液中雌、孕激素浓度逐渐升高,孕晚期达高峰;分娩后,雌、孕激素水平迅速降低,致使大脑单胺氧化酶活性降低,影响多巴胺释放和传递的同时也影响了脑内5-羟色胺受体功能,从而导致产褥期抑郁症状的出现。此外,有研究显示产褥期抑郁症的发病可能与甲状腺功能的变化也有关系。

(三)心理因素

产褥期抑郁多见于以自我为中心或成熟度不够、对外界反应敏感、好强、社交能力不良等个性特点的人群中。当对母亲角色产生冲突和适应不良时,也会导致产褥期抑郁的发生。心理退化现象亦是产褥期抑郁发病的心理学基础,妇女在怀孕期和产后第一个月,均有暂时性的心理退化现象,即在行为上变得更原始或更具有孩子气,因此,一旦在产褥期遇到应激性事件,情绪波动往往较大,难以自控。

(四)社会因素

相比产前社会支持,产后社会支持对产褥期抑郁的影响更大,缺乏产后社会支持是生育女婴的产妇产褥期抑郁危险性增加的主要原因之一。传统的社会支持一般是指来自家人、朋友和医务人员的帮助,负性生活事件如单亲、夫妻分离、新移民等,均可增加产妇对产褥期抑郁的易感性。

(五)其他

既往有抑郁症病史是产褥期抑郁症的高危因素之一,

6

并且再次怀孕分娩时具有较高的复发率。分娩后的慢性疼痛、伤口愈合情况、产时和产后并发症、婴儿是否足月出生及健康状况、哺乳问题、睡眠、体态恢复等都会对产妇心理调适产生不同程度的影响。

三、对产褥期的影响

（一）对产妇的影响

抑郁导致神经内分泌显著变化,影响了乳汁的分泌,同时由于情绪低落,容易疲劳,饮食睡眠欠佳,自认为乳汁分泌不足,不积极进行早吸吮和按需哺乳,从而导致乳汁分泌始动时间延迟,乳汁分泌量不足,使母乳喂养更困难,进一步加重了产褥期抑郁。另外,产妇产褥期抑郁或焦虑时,去甲肾上腺素分泌往往减少,从而导致宫缩减弱,增加了产后出血的发生率。

患有产褥期抑郁症的母亲会发生短期记忆力变差,注意力下降,思维变慢,表现出不愿抱婴儿、不能给婴儿有效地喂食、不能及时对婴儿的反应做出合适的应答、不能有效地与婴儿进行目光交流等,甚至出现一些妄想,不利于建立母亲和婴儿间的情绪纽带。严重者出现自杀或伤害婴儿及周围亲人,给家庭带来了巨大的伤害。

产褥期抑郁会降低夫妻对婚姻的满意度并出现一系列婚姻问题,比如夫妻间亲密度下降,性生活减少,其丈夫也常常会出现抑郁症状,有些夫妻甚至会分居或婚姻破裂。

（二）对婴儿的影响

产后抑郁母亲的子代由于出生后没有得到充足的营养,在成长过程中生长发育落后、免疫力低下等几率增加,还可能引发学龄期哮喘的发作。良好的母婴互动和交流会对婴儿大脑产生良性刺激,促进其智力和行为能力的发育。抑郁母亲无法敏感地察觉并回应婴儿的暗示并及时有效地舒缓婴儿的不适,也无法向婴儿提供足够的成长和学习的机会,对婴幼儿情绪、智力发育和心理行为发展产生消极的影响。有研究显示,在婴儿出生10个月内可以探查到神经发育延迟。由于忽视对孩子的教育问题,不能给孩子正确的引导,可能会增加青少年时期暴力行为的风险。

四、产褥期心理保健

为了减轻产褥期抑郁对家庭和社会的危害,医护工作者应该加强对产妇产后的观察及相关的各项检测,做好防治措施,并和社区卫生人员对接,对有潜在患病因素的产妇定期进行随访,开展延续护理,及时排除产妇的负面情绪。发现可疑产褥期抑郁症的产妇时,应首先进行确诊,然后根据病情的严重程度选择合适的治疗方案(图23-3-1)。

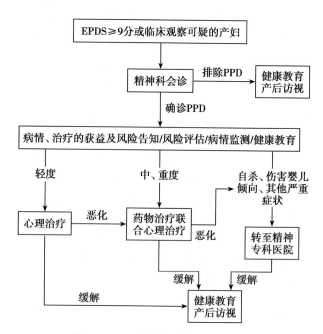

图23-3-1　产褥期抑郁症诊疗流程

（一）心理评估

产后最常用的筛查量表是爱丁堡产后抑郁量表(EPDS),主要评定心境低落、愉快感缺失、焦虑及睡眠障碍等,其灵敏度和特异性好。其次有产后抑郁筛查量表(PDSS)、患者健康问卷抑郁量表(PHQ-9)、贝克抑郁量表(BDI)、汉密尔顿抑郁量表(HAMD)等,可由经过相关培训的产科医护人员及社区工作人员完成,做到早期发现,重点干预。英国NICE指南建议,可以使用两个问题来识别产妇是否有患产褥期抑郁症的可能(详见"妊娠期常见症状管理"相关内容)。此外据报道,大约70%的母亲会出现产后早期心绪不良,表现产后第一周内出现短暂的、轻度的情感痛苦或一过性哭泣或忧郁状态,其与产褥期抑郁之间存在着非常显著的相关性,可能是产褥期抑郁的先兆。因此,产后心绪不良的筛查也尤为必要。

产褥期抑郁症应注意与产褥期精神病相鉴别。在产后期产妇精神病的发生率为0.2%,是一种危害母婴、需要紧急医治的精神病,通常在产后1个月内发病,典型症状为失眠、兴奋和渐进性妄想或幻觉、非常紧张孩子。这些产妇需要紧急收入院来保持稳定。

（二）健康教育

向产妇及其家人进行健康宣传教育,包括产后形体恢复训练、乳房护理、会阴侧切口护理、膳食营养指导、个人卫生保健、家属陪伴和情感支持、新生儿喂养、抚触、新生儿常见疾病预防及护理等产褥期母儿照护,并进行现场指导,减少产妇因产后知识、技能匮乏而引起的焦虑与抑郁,增加其处理问题的能力。家庭成员可能在许多事情上意见不一致,但婴儿健康通常是共识,在此目标下,努力改善主要照

6

顾者——母亲的身心健康,让家属积极参与安慰疏导,帮助其缓解压抑情绪。为激发产妇的母亲情怀,产后立即给予早接触,早吸吮,早开奶,新生儿和产妇同返病房后,实行母婴同室 24 小时一起。

有些人会认为抑郁是一种羞耻,因此,在与产妇及其家人交谈时,掌握沟通技巧,避免使用诸如"抑郁""疾病""紊乱"等词,而用"压力""负担"这样的日常用语代替。

（三）心理治疗

心理治疗可以使产褥期抑郁产妇得到宣泄,感到支持、尊重、理解、信心增强,加强自我控制及建立与他人良好交流的能力,激发产妇的内在动力去应付自身问题。心理治疗对产后抑郁症显著有效,同时不会给母乳喂养的婴儿造成任何危险,是轻中度产褥期抑郁首选的治疗方案,而且推荐心理治疗在任何可能的时候都要成为产褥期抑郁产妇治疗方案的一部分,主要包括认知行为疗法、支持性心理疗法、人际心理治疗和音乐治疗等,其中认知行为疗法被认为具有良好的近期和远期疗效。

（四）社区干预

社区医务工作者可以通过咨询、健康教育的形式传授家属和产妇关于心理支持和照顾的健康知识,或定期到家庭中进行产后访视,随时了解产妇思想动态。产后访视一般安排在产后 1～10 天内进行,访视的工作内容归纳有心理咨询、营养指导、卫生指导、健康宣教、母乳喂养技术等,同时关注产褥期抑郁产妇的丈夫或伴侣,其他照护者和新生儿的需求。

（五）药物治疗

由于抗抑郁药物在母亲和胎儿或婴儿中的不良反应,所以药物治疗不是产褥期抑郁的首选方法。但当抑郁症状加重时,须遵医嘱进行药物治疗。可选用选择性 5-羟色胺再摄取抑制剂,具有毒副作用小、服用简便等特点,代表药物有氟西汀、帕罗西汀、舍曲林、氟伏沙明、西酞普兰。也可选择服用一些新型的抗抑郁药,如曲唑酮、度洛西汀、文拉法辛、米氮平、吗氯贝胺等。考虑到哺乳和药物副作用等情况,对于药物的选择,产妇需和医师仔细沟通,原则上尽量避免在哺乳期用药。若必须在哺乳期用药,应采取最小有效剂量,并建议尽可能单一用药。

（六）物理治疗

物理治疗与药物治疗相比,具有无副作用、疗效显著的特点。最常用的物理疗法为改良电抽搐治疗（MECT）及重复经颅磁刺激（rTMS）,通过电流刺激直接调节大脑,使之分泌一系列有助于改善抑郁症状的神经递质和激素,提高5-羟色胺的分泌量,从而起到缓解抑郁情绪的效果。对急性重度产褥期抑郁产妇,如具有强烈自杀及伤害婴儿倾向时,可作为首选治疗。

【本节关键点】

1. 产褥期抑郁症主要症状为情绪改变、自我评价降低、创造性思维受损、对生活和家庭缺乏信心。

2. 心理治疗是首选治疗手段,药物治疗主要用于中重度产褥期抑郁症产妇。

3. 对产妇而言,家庭支持、信息支持及社会支持能有效缓解其不良情绪。

（赵缨 徐萌艳）

参考文献

［1］张为远,黄醒华. 中华围产医学. 北京:人民卫生出版社,2012.

［2］郑修霞. 妇产科护理学. 第 5 版. 北京:人民卫生出版社,2013.

［3］刘芳,李乐之. 不同心理治疗方法对产后抑郁症干预效果的 Meta 分析. 中华行为医学与脑科学杂志,2010,19（10）:923-926.

［4］陈志红,付冰,米春梅,等. 产前抑郁干预措施的研究进展. 中国护理管理,2017,17（5）:686-691.

［5］Awoke AT,Telake A,Kassahun A,et al. Prevalence and Associated Factors of Antenatal Depression among Women Attending Antenatal Care Service at Gondar University Hospital,Northwest Ethiopia. Plos One,2016,11（5）:e155125.

［6］Sidebottom AC,Hellerstedt WL,Harrison PA,et al. An examination of prenatal and postpartum depressive symptoms among women served by urban community health centers. Archives of Womens Mental Health,2013,17（1）:27-40.

［7］Siu BW,Leung SS,Ip P,et al. Antenatal risk factors for postnatal depression:a prospective study of chinese women at maternal and child health centres. BMC Psychiatry,2012,12（1）:1-9.

［8］Vigod SN,Stewart DE. Postpartum Depression. N Engl J Med,2017,376（9）:895.

［9］徐阳,李元涛. 围产期抑郁的影响及危险因素研究进展. 实用医学杂志,2017,33（3）:340-342.

［10］韩静,王洪侠,王强,等. 延续护理对产褥期产妇心理状态及健康技能的影响. 护理研究,2016,30（26）:3266-3269.

［11］NICE. Antenatal and postnatal mental health:clinical management and service guidance｜Guidance and guidelines｜NICE. 2017-07-05.

［12］闻芳. 产后抑郁治疗新进展. 中国妇幼保健,2014,04:644-646.

［13］丁辉,陈林,邸晓兰. 产后抑郁障碍防治指南的专家共识（基于产科和社区医师）. 中国妇产科临床杂志,2014,6:572-576.

［14］刘彩霞,徐晓明,那全. 围产期抑郁对子代的影响. 中华围产医学杂志,2012,15（6）:329-330.

［15］侯永梅,胡佩诚,张咏梅. 产后抑郁对初产妇的母亲角色适应及婴儿体格和行为发育的影响. 中国妇幼保健,2011,08:1193-1196.

6

第七篇 新生儿照护篇

第二十四章 新生儿的照护

第一节 新生儿评估和护理

一、新生儿各系统发育特点

正常新生儿(normal newborn infant)从出生后脐带结扎开始到整28天前的一段时间定为新生儿期(neonatal period)。绝大多数新生儿为足月分娩,即胎龄满37周(259天)以上,42周(294天)以下,出生体重在2500~4000g之间,无任何疾病或畸形的活产婴儿。新生儿期是胎儿的继续,出生后各系统生理功能需进行有利于生存的重大调整,因此必须很好掌握新生儿期的特点,针对性护理,以保证新生儿健康成长。

(一)呼吸系统

1. 胎儿呼吸处于抑制状态 出生时,由于本体感受器及皮肤温度感受器受刺激,反射地兴奋了呼吸中枢,产生呼吸运动发出第一声啼哭。大多数新生儿开始时呼吸比较规则。胎儿肺泡中含有小量液体,因肺泡壁上液面的存在,第1次吸气所需胸腔负压可达3.92kPa(29.4mmHg),以后正常呼吸的维持,则需有足够的肺表面活性物质存在。

2. 新生儿肋间肌薄弱 新生儿呼吸主要依靠膈肌的升降,若胸廓软弱,随吸气而凹陷,则通气效能低。新生儿呼吸运动较浅表,但频率快(35~45次),故每分钟相对呼吸量并不比成人低。初生2周呼吸频率波动大;当快动眼睡眠相时,呼吸常不规则,可伴有3~5秒的暂停;在非快动眼睡眠相时,呼吸一般规则而浅表。这是新生儿的正常现象。

(二)循环系统

出生后新生儿血液循环发生重要动力学变化,与解剖学的变化互为因果:①脐血管的结扎;②肺的膨胀与通气使肺循环阻力降低;③卵圆孔的功能性关闭。此时血液仍经过动脉导管自左向右分流,起着提高周围血氧分压的作用。有的新生儿最初数天听到心脏杂音,可能与动脉导管暂时未闭有关。

正常足月新生儿的心率一般是规则的,为120~160bpm。血压在50/30mmHg~80/50mmHg的范围。

(三)体温调节

因室温较宫内温度低,婴儿出生后体温明显下降,据研究,在22~24℃室温条件下,刚分娩的新生儿体核温度平均下降0.1℃/min,体表温度平均下降0.3℃/min,生后30分钟深部体温平均下降2~3℃,皮肤温度下降4.6℃,故出生时的保暖非常重要。出生时体温的不稳定是由于体温调节中枢功能未完善及皮下脂肪较薄,体表面积相对较大,容易散热所导致。新生儿寒冷时无颤抖反应,而由棕色脂肪产热。寒冷时,受去甲肾上腺素的调节,而发挥化学产热作用。肩胛间区有特殊的静脉网引流,故寒冷时脊髓上部重要中枢能得到较温暖的血液保护。

室温过高时,足月儿能通过增加皮肤水分的蒸发散热,炎热时有的新生儿发热,因水分不足,血液溶质过多之故,故称脱水热。室温一般应维持在22~24℃。

适中温度(neutral temperature),又称适中温度带(thermoneutral zone),是指在这一环境温度下机体耗氧、代谢率最低,蒸发散热量亦最少,而能保持正常体温。

(四)胃肠系统

新生儿消化道面积相对较大,肌层薄,能适应较大量流质食物的消化吸收。吞咽功能完善,生后不久胃囊中就见空气。咽-食管括约肌吞咽时不关闭,食管不蠕动。食管下部的括约肌也不关闭,故易发生溢乳。

新生儿唾液分泌少,常呈中性甚至酸性反应,新生儿消化道能分泌足够的消化酶,唯有胰淀粉酶要到生后 4 个月才达成人水平。新生儿消化蛋白质的能力好,其胃中的凝乳酶起了较大作用。肠壁有较大的通透性,有利于初乳中免疫球蛋白的吸收。新生儿胃解脂酶对脂肪的消化起较大作用,人乳脂肪 85%～90% 能被吸收,牛乳脂肪吸收率较低。

婴儿出生后不久,即可排出墨绿色胎粪,3～4 天转为过渡性大便,若生后 24 小时未见胎粪,宜进行检查以排除先天性畸形如肛门闭锁或巨结肠等症。

（五）泌尿系统

胎儿出生时肾脏已具有与成人数量相同的肾单位,但组织学上还不成熟,滤过面积不足,肾小管容积更不足,因此肾功能仅能适应一般正常的代谢负担,潜力有限。新生儿由于肾功能不足,血氯及乳酸含量较高。人工喂养者血磷、尿磷均高,易引起钙磷平衡失调,产生低血钙。大多数新生儿出生后不久便排尿,如果喂养不足,生后第 1 天可仅排少量的尿。新生儿一般排尿量为 40～60ml/(kg·d)。生后 24 小时未见小便,宜进行检查排除泌尿系统先天性畸形。

（六）免疫系统

新生儿 6 周时胸腺已形成,12 周左右,在淋巴细胞表面出现分化抗原,成为 T 辅助细胞(CD3+、CD4+)和 T 抑制细胞(CD3+、CD8+)。但由于 T 辅助细胞的功能尚较弱,其产生的 IL-2 活力也较低,因而尚不能发挥细胞免疫的防御反应,较易被一些病毒和真菌引起严重感染。

B 淋巴细胞的发育早在胚胎 7.5 周,出生时血清中的 IgA 含量极低,IgM 一般均在 200mg/L 以下,只有 IgG 由于有来自母体,故出生时已达正常人水平,但实质上由新生儿自己合成的 IgG 含量很低。

在新生儿非特异性免疫反应中,虽然在胎龄 20 周已有各种补体形成,但出生时各种补体成分的含量,仅为成人含量的 1/2 左右,调理素也较缺乏,中性粒细胞的储备较少,趋化能力低,因而容易导致感染扩散而成为败血症。

（七）血液系统

新生儿血容量的多或少与是否延迟断脐有关。新生儿血红蛋白与成人比较有质的不同,出生时胎儿血红蛋白占 70%～80%,出生 5 周后降为 55%,以后逐渐为成人型血红蛋白所取代。

（八）酶系统

新生儿肝内葡萄糖醛酸转移酶不足,早产儿尤甚,故多数新生儿生后第 2 天开始表现不同程度的生理性黄疸。此酶的不足还使新生儿不能对多种药物进行代谢处理,产生过量现象,如氯霉素可引起“灰婴综合征”。

（九）内分泌系统

新生儿出生后腺垂体已具有功能,神经垂体分泌稍不足。甲状腺功能良好,甲状旁腺常有暂时性功能不足。肾上腺在胚胎第 6 周开始形成,出生后胎儿带开始退行性变,

到 4～35 天间成人带则增宽至皮质的 50%,到 1 周岁前胎儿带完全消失。新生儿出生时皮质醇较高,可能是通过胎盘从母体得来,也可能是婴儿自身对分娩的应激反应。肾上腺髓质分泌和存储的激素以去甲肾上腺素为主。

（十）特殊感知系统

1. 大脑　新生儿脑相对大,占体重的 10%～12%(成人为 2%),但脑沟、脑回仍未完全形成。出生时大脑皮质和纹状体发育尚未完善,神经鞘没有完全形成,故常出现兴奋泛化反应。

2. 脊髓　相对较长,其下端在第 3、4 腰椎水平上。新生儿脑的含水量较多,髓质化不完全,髓鞘未完全形成,因而在 CT 检查时,足月儿在双侧额部、早产儿在双侧额部和枕部可呈现与发育有关的正常低密度现象。通常在胎龄 48 周,即生后 2 个月,这些低密度现象才消失。

3. 条件反射　新生儿呈现下列各种非条件反射,即觅食、吸吮、伸舌、吞咽、恶心、拥抱及握持反射等;佛斯特征、巴宾斯基征、凯尔尼格征呈阳性;腹壁反射及提睾反射生后几个月不稳定,紧张性颈反射可能要待数周后出现。

4. 味觉　发育良好,甜味引起吸吮运动。

5. 嗅觉　较弱,但强烈刺激性气味能引起反应。

6. 对光反应　有,但因缺乏双眼共济运动,视觉仍不清晰。

7. 听觉　出生 3～7 天后听觉开始增强,响声常可引起眨眼及拥抱反射。

8. 其他　如触觉及温度觉灵敏,痛觉较钝。

（十一）正常新生儿的特殊表现

正常新生儿中普遍存在着一些特殊表现,属于正常范围。但有些则只限于个别新生儿,这些特殊表现或在短时期内存在,或可持续终生。但在实际工作中我们也必须注意鉴别一些特殊表现与正常和异常之间的关系。新生儿的一些特殊表现将可能包括以下三种情况:①属正常范围,实质却为异常;②看似异常,却属正常现象;③介于正常和异常之间,一时或永久难以区分。

二、生　长　发　育

一般用“生长”表示形体的增加,可测出其量的变化,用“发育”表示功能的演进,为质的改变。目前倾向于统称发育,体格发育是新生儿生长发育中的一个重要组成部分。一般常用的形态指标有体重、身长、顶臀长、头围、胸围、上臂围、头部径线、肩宽、臂围、臀围、腹围、大腿围、小腿围、上肢长、前臂长、下肢长、小腿长、手长、足长及皮折厚度等。另外,根据不同的目的,对新生儿的某些骨骼发育和某些功能的指标进行测定(详见本节“新生儿体检”相关内容)。

（一）发育特点

1. 与胎龄的关系　由于各胎龄组间均值的差异均有

显著性,故在判断各项指标是否正常时,应按不同的胎龄进行评价才为合理。

2. **性别差异**　出生时及新生儿期足月儿各项指标,如体重、身长、头围等,均为男大于女。各个不同胎龄组间除少数几个小胎龄儿组外,亦为男大于女。

3. **产次差异**　出生时足月经产儿的体重平均比足月初产儿重,各胎龄组间有显著性差异。但在早产儿中,经产儿的体重常小于初产儿。足月经产儿的身长比足月初产儿略长,其差异一般无显著性。

4. **城乡及城郊差异**　新生儿期足月儿各项指标在城郊及城乡之间非常接近,差别不大。新生儿期后,随着新生儿年龄的增加,其体格发育水平目前我国城区仍大于郊区及农村,农村儿童的生长发育水平仍存在较大改善空间。

5. **时期或年代差异**　国内外不少学者对人类体格发育总趋势的研究发现,随着时间的推移,环境条件(包括社会环境、经济条件、生活水平、营养及健康水平等)的改善,生长发育有逐渐加速的现象。

6. **其他差异**　除上述各项差异外,还与遗传因素(种族、家族中父母体型等)及环境因素的营养、疾病、气候、季节、居住区海拔高度、社会经济文化和生活环境等有关。

(二)增长规律

新生儿体格发育各项指标在宫内每周增长的速率,大多数在30、31及34周时各出现一个生长高峰。从34周以后,其增长的速率渐缓,至43～44周,还可出现负值。新生儿体重从生后第2周起增长迅速。至生后4周,早产、足月及过期产儿体重的定基增长速度分别为29.2%、26.7%及25.2%,以早产儿增长的速率最快。2个月时,体重增长的速度分别可达84.6%、68.3%及63.3%,仍以早产儿最快。这表明,早产儿体重的正常追赶生长,从生后4周时已明显显示出来。其余指标,在第4周时,早产、足月及过期产儿三者之间的增长速度比较接近,但至2个月时,则以早产儿为最快。

三、新生儿体检

体格发育测量方法,新生儿体检除基本与一般小儿体检相同,但应注意以下几点:

(一)体重

出生体重应在生后1小时内完成,最好用电子秤,最大载重限15kg,准确读数至5～10g,不应超过50g。首次测量时,应将娩出的新生儿身体擦干,裸体测量。

(二)身长

首次测量时可在生后24～72小时内进行。可用标准量床或量板,或特制的测量器,不要用软尺。测长最小分度为1cm。

(三)头围、胸围及上臂围

首次测量时间同身长。可用标准软尺(2m长的软尺

与2m长精确到1mm的标准钢尺校正,误差在0.5cm以内)或特制的体围尺。测胸围时除记录平静吸、呼气时的均数外,同时记录呼气末读数。准确记录到1mm。上臂围的测量部位可取鹰嘴突到肩峰之间的中点。

四、新生儿疾病筛查

(一)筛查意义

新生儿筛查是指通过血液检查,对某些危害严重的先天性代谢病及内分泌病进行群体筛查,使它们在临床症状尚未表现或表现轻微,而其生化、激素等变化已比较明显时,得以早期诊断,早期治疗,避免患儿脑、肝、骨等重要脏器不可逆性的损害所导致的死亡或生长、智能发育的落后,是行之有效的提高人口质量、降低弱智儿发生的重要措施。新生儿筛查是一个集组织管理、实验技术、临床诊治及宣传教育为一体的系统工程。我国由国家卫生健康委员会妇幼司直接领导、各省市卫生局间接管理新生儿筛查工作。

(二)常见筛查疾病种类

1. **苯丙酮尿症**　苯丙酮尿症(phenylketonuria,PKU)是体内缺乏苯丙氨酸羟化酶所致的先天性氨基酸代谢病,我国PKU的发病率约1/11 180。由于苯丙氨酸羟化酶缺乏,使血中苯丙氨酸(phenylalanine,Phe)不能正常羟化而使其浓度增高,过高的Phe可影响脑发育而致智能发育落后。若无蛋白负荷,血中Phe不会上升,易造成假阴性,因此,筛查标本应于新生儿出生喂奶后48～72小时采集;采血时应避免重复一处滴血,或未等干燥立即测定,否则同样易造成假阳性结果。正常新生儿血Phe浓度<120μmol/L(2mg/dl),如>240μmol/L(4mg/dl)时应复查,也有人提出>120μmol/L即复查。经筛查诊断的PKU患儿,及时治疗疗效满意。血Phe浓度>600μmol/L(10mg/dl)者,应立即停止母乳或牛奶喂养,接受特殊的低或无苯丙氨酸奶方治疗。至少饮食治疗至10岁,如能继续治疗至青少年期后,对患者的行为及心理等发育有益。

2. **先天性甲状腺功能减退症**　先天性甲状腺功能减退症(congenital hypothyroidism,CH)多由于先天性甲状腺缺如或甲状腺发育不良引起,极少数是由于甲状腺激素合成过程中代谢障碍引起,其发病率多在1/7000～1/4000,近几年我国发病率有上升趋势至1/3600。CH表现为血液中甲状腺素减少,我国仍采用TSH作为甲低的筛查指标。新生儿TSH在出生后有生理性增高,一般认为与寒冷刺激有关,2天后恢复正常。筛查的血标本应在生后48～72小时收集。

CH患儿接受治疗越早,效果越好,生后1个月内得到正规治疗,智能发育接近正常。国际上多用左甲状腺素治疗,国内有用甲状腺素片替代治疗。经超声或放射性核素检查,确定为甲状腺缺如及异位者,需终生治疗;如怀疑暂

7

时性甲减者,在治疗至2~3年可考虑停药1~2个月,如停药后 T_4、TSH 正常,则可诊断为暂时性甲减,不需治疗,但仍应定期随访;如停药后 T_4 下降,TSH 升高,则终生治疗。某些患儿虽经早期治疗,但智商仍明显落后,这可能与宫内存在甲减有关。

（三）筛查内容及方法

1. **内容**　筛查对象为每例活产新生儿。作为筛查疾病的条件有下列几点:①有一定的发病率;②早期缺乏特殊症状;③危害严重;④可以治疗;⑤有可靠的并适合于大规模进行的筛查方法。其中包括苯丙酮尿症、糖尿病、组氨酸血症、半乳糖血症、胰腺纤维囊肿、先天性肾上腺皮质增生症及葡萄糖磷酸脱氢酶缺陷病（G-6-PD）等。我国目前仍以苯丙酮尿症及先天性甲状腺功能减退症为主。

2. **方法**　1958 年,Guthrie 首创用干滤纸血片,采用细菌抑制法来测定血片中苯丙氨酸浓度进行 PKU 的筛查,此法不仅专业性高,准确性强,且方法简单,不需特殊仪器设备,可在人群中大规模进行,在这之后用此法也进行了其他一些代谢病的筛查。PKU 除用经典的 Guthrie 细菌抑制法筛查外,还有荧光分析法、高效液相色谱法、高效毛细管电泳法。CH 筛查方法有酶联免疫法、放射免疫法、时间分辨免疫荧光法、酶免疫荧光法及自动化分析仪器法等。

五、新生儿评估和护理

（一）常规护理

1. **保暖**　出生后头 24 小时尤为重要,第 1 天测体温 4 次直至正常,后每天测 2 次,36.5℃≤正常新生儿体温 <37.5℃。

2. **面色**　正常新生儿面色应红润,如面色苍白或唇周青紫、全身发凉、皮肤发花,提示呼吸系统、心功能不全、低血糖、败血症等病理情况。

3. **哭声**　新生儿不会讲话,临床医务人员及家属应从哭声中来了解新生儿的需求。

快速实践指导 24-1-1

新生儿哭声的解读:

1. 正常性啼哭　哭声洪亮,啼哭时面色红润,啼哭数声后可自行停止,呼吸平稳,表情安静。吸吮、体温及睡眠正常。

2. 饥饿性啼哭　在啼哭间隙可见吮指啃拳现象,啼哭时间相对较长,哭久声音渐变弱,哺乳后哭声立即停止。

3. 刺激性啼哭　在受到疼痛、过热、过冷等强刺激后,突然出现强有力的啼哭,啼哭时伴有肢体扭动、急躁不安等表现,排除刺激后啼哭很快停止,一般情况良好,哺乳正常。

4. 神经系统疾病性啼哭　新生儿颅内出血、感染等因颅内压高常发生尖叫性啼哭,哭声高调,发生急,消失快,可伴喷射性呕吐,面色苍白或青紫,反应差,哺乳能力差或拒乳,个别伴有四肢肌张力增高。

5. 心肺功能异常性啼哭　哭声低弱伴呻吟,且唇周发绀、面色青灰、呼吸急促、精神萎靡、哺乳困难。

4. **呼吸**　新生儿出生后呼吸浅、快,以腹式呼吸为主,每分钟约 40~60 次,如呼吸加快>60 次/分,呼吸困难或有呻吟声,要考虑湿肺、呼吸窘迫综合征等疾病,尤其是出生后 6 小时内呼吸窘迫呈进行性加重通常提示呼吸窘迫综合征。

5. **排便**　新生儿第一次大便多在出生 12 小时以内,为墨绿色黏稠的胎粪,如 24 小时未解,应注意检查是否有消化系统发育异常。正常新生儿出生后不久即排小便,如 48 小时未解要引起重视。初次大小便应记录并交班。新生儿小便有时表现为粉红色,为尿酸盐结晶,鼓励多哺乳即可。

6. **溢乳**　大多数于喂奶后即有 1~2 口乳汁反流入口腔及口角边,少数在喂乳后不久,因改变体位而引起,婴儿一般情况好不影响生长发育。注意喂奶后拍背,予以侧卧位。

7. **新生儿黄疸**　生理性黄疸由于胆红素代谢的特点,大多数出生后 2~3 天出现黄疸,5~7 天达高峰期,10~14 天消退,早产儿可延迟到 3~4 周消退,一般情况好,多不需要治疗。

8. **沐浴**　每天或隔天一次,清洁皮肤,评估全身情况,促进舒适。如新生儿体温不稳定或者体温较低,一般不宜沐浴。

9. **脐部护理**　严格执行消毒隔离制度,接触新生儿前后洗手;保持脐部清洁干燥,每天脐部护理 1~2 次。

10. **测体重**　每次沐浴后测体重并记录在婴儿体重单上,画曲线示意,生理性体重下降不超过 10%。如出现体重下降过多等情况应加强喂养、及时处理,纯母乳喂养者可增加喂养次数。

11. **五官护理**　每天观察新生儿口眼耳鼻,如有异常,及时处理。

12. **皮肤及臀部护理**　定时更换尿布,一般在哺乳前更换,用温水清洗臀部,擦干后涂鞣酸软膏,以防红臀发生。

13. **产瘤与头血肿**　产瘤是生产时头皮受挤压发生弥漫性水肿所致,一般 24 小时内自然吸收,不需特别处理;头血肿为生产时胎头在产道受挤压或产钳等手术,导致骨膜下血管破裂,而引起的骨膜下血肿。出生时小,出生后增大,1~2 个月甚至更长时间后消退。

14. **母乳喂养指导**　关注母乳喂养恰当指标,如不够,易发生低血糖。多数新生儿低血糖表现为无症状,出现症状也无特异性。

15. **预防接种**　在取得监护人知情同意后,正常新生儿生后 12 小时内常规注射乙肝疫苗,24 小时后接种卡介苗,做好相关记录,将疫苗接种单交给家属,并做好相应的宣教工作。

16. 新生儿出院宣教　随母亲出院的新生儿作好出院当日晨沐浴,与家属共同核对母亲姓名、婴儿性别、确认无误后,取下手、脚腕带,将新生儿交予家属。同时,再次评估新生儿全身情况、奶量、预防接种、各种筛查情况等,针对问题进行健康宣教。

（二）安全管理

1. 严格遵守新生儿护理常规,房间应阳光充足、空气流通、室温应保持在 20～24℃,并保持适当的湿度（55％～65％）,遵循消毒隔离制度。

2. 严格遵守新生儿身份识别程序,做好母婴室新生儿身份识别工作。

3. 加强产妇或家属住院期间新生儿监护方面的安全知识教育,向产妇发放相关的安全事项资料,家属确认后签字。

4. 新生儿一般应单独睡婴儿床,取合适体位;婴儿床应固定放置,远离热源,避免放床头柜或衣柜下。避免将新生儿处于危险的环境,如高端台面、长时间受压、接触尖锐物品等;哺乳后取侧卧位,一旦发现呕吐、脸色青紫等异常情况立即报告医务人员。

5. 护士护理或转送新生儿时应严格按操作规范,认真核对母亲胸牌、新生儿腕带及性别,转送过程中新生儿始终不离转送者视线。

6. 护士巡视病房时,关注新生儿是否安全,并提醒家属监护好新生儿。发现病房有形迹可疑的陌生人及时报告相关部门。

7. 有新生儿护理安全防范程序及应急处理流程,如新生儿坠床、烫伤、窒息等,人人知晓,并熟练应用。

【本节关键点】

1. 从出生后脐带结扎开始到整 28 天前的一段时间定为新生儿期。

2. 新生儿出生后,其体温调节中枢功能尚未完善,皮下脂肪较薄,体表面积相对较大,容易散热,因此出生时的保暖非常重要。

3. 新生儿体重从生后第 2 周起增长迅速,但早产儿体重存在追赶生长的现象,至出生后 2 个月时,其体重及其他体格发育指标的增长速率最快。

4. 新生儿疾病筛查是指通过血液检查对某些危害严重的先天性代谢病及内分泌病进行筛查的过程,常见筛查疾病如苯丙酮尿症、先天性甲状腺功能减退症等。

（徐鑫芬　李秋芳）

第二节　新生儿喂养

新生儿尤其是早产儿营养需求高,但消化代谢功能有限,各脏器功能不够成熟,因此对待营养既要求需要量足够,又要考虑新生儿的生理特点适当掌握。

一、热能及各类营养素需要量

（一）总热能需要量

新生儿总热能需要量＝基础代谢＋活动消耗＋生长所需＋食物特殊动力＋排泄损失,其中基础代谢所需的能量约为 50kCal/（kg·d）。足月儿第一周总热能需要量由 20～40kCal/（kg·d）逐渐增至 60～80kCal/（kg·d）;第二周时约达到 80～100kCal/（kg·d）,第三周及以上约达到 100～120kCal/（kg·d）。早产儿总能量需求于生后第三周时应达到 120～150kCal/（kg·d）,以后随日龄增加渐增。

一般来说,热卡摄入量在 50～60kCal/（kg·d）时可维持体重,如要获得体重增长,足月儿摄入的能量应达到 100～120kCal/（kg·d）,早产儿则需 110～140kCal/（kg·d）,FGR 新生儿和早产儿在应激状态下摄入量应较正常早产儿高。不论是足月儿还是早产儿,在寒冷、手术、感染时都应增加热能供给。而在适宜温度或胃肠外营养时可减少热能供给的 10％～25％。

（二）脂肪需要量

足月儿脂肪总需要量约为 3.6～7g/（kg·d）,其中中长链不饱和脂肪酸易于吸收且生理作用较大。必需脂肪酸包括亚麻油酸（LNA）和亚油酸（LA）,均为长链不饱和脂肪酸。LNA 可代谢成 20 碳 5 烯酸（EPA）和 20 碳 6 烯酸（DHA）,LA 可代谢成花生四烯酸（AA）。

必需脂肪酸（尤其是 DHA）对脑组织和视网膜的发育起促进作用;EPA 对肠黏膜起保护作用。初乳中 AA 和 DHA 显著高于成熟乳,有利于初生婴儿的发育,缺乏时易导致生长迟缓,皮肤损害,头发稀疏,大便次数增多。

（三）糖类需要量

足月儿糖类总需要量约为 10～12g/（kg·d）,新生儿糖酶的发育从胎龄 14 周起就已开始。14 周时,胎儿开始有肠道双糖酶活性;26 周时,双糖酶活性迅速升高,孕 6～8 个月时,胎儿体内已存在有足够分解蔗糖、麦芽糖的酶;但至胎儿足月时,乳糖酶活性仍较低。因此,我国早产儿乳糖酶活性容易长期低下,易出现乳糖不耐受症;早产儿最初几天给予乳糖含量高的乳制品可造成吸收不良,腹胀、大便次数增多等。

（四）蛋白质需要量

对于新生儿而言,乳清蛋白是一种优质蛋白,它容易被消化、生物利用度高,从而有效减轻肾脏负担。母乳及近似母乳代乳品中的乳清蛋白:酪蛋白比例约为 70:30,足月儿约需摄入母乳蛋白 1.2～1.8g/(kg·d)；而牛乳中乳清蛋白：酪蛋白比例约为 18：82，乳清蛋白比例偏低，因此足月儿约需摄入蛋白 2～3g/(kg·d)。早产儿蛋白摄入需要略高，约为 2～3g/(kg·d)，或可高达 4g/(kg·d)。

若摄入过多蛋白，则易发生氮质血症、高氨基酸血症、代谢性酸中毒等。早产儿摄入蛋白质或氨基酸供给能量，应既能满足生长和组织更新需要，又不超过其代谢能力。蛋白质摄入<2g/(kg·d)时，可影响生长发育和脑发育，导致低蛋白血症和水肿；若>5g/(kg·d)时，则会增加肝肾代谢，引起嗜睡、脱水、腹泻、代谢性酸中毒、氮质血症、高氨基酸血症等。

同时，补充氨基酸时应注意，除 9 种必需氨基酸外，由于早产儿合成功能发育较晚，酪氨酸、胱氨酸、氨基乙磺酸（牛磺酸）也是早产儿所必需的。牛磺酸在初乳中含量最为丰富，它与神经传导及视网膜、心肌、运动肌功能密切相关；谷氨酸是母乳中第二丰富的氨基酸，它是供给肠道代谢的主要能源，并能够提高锌的吸收，缺乏时可能会导致肠黏膜萎缩。

（五）矿物质需要量及缺乏症

1. **钠**　早产儿易出现低钠血症，且需要量较足月儿高，血清钠<130mmol/L 时，予以纠正。

2. **钾**　不论是足月儿、早产儿及极低出生体重儿，乳品中的钾含量均能满足需要。

3. **钙和磷**　由于母乳和牛乳钙磷比例不同，母乳钙吸收率高，而牛乳由于高磷，大量磷吸收入血液后可导致高磷血症、低钙惊厥、低镁血症、心律不齐和腹胀等。早产儿有生理性骨质疏松，缺钙多为无症状性低钙血症，钙的摄入量不能>140mg/(kg·d)；否则反而会引起脂肪吸收障碍、肠道内钙沉积、高血钙、代谢性酸中毒、磷消耗。

4. **镁**　缺乏时影响钙平衡，使钙水平也降低，低镁主要表现为肌软弱、腹胀和抽搐等。

5. **铁**　足月儿铁储存量可供 4～6 个月之用；而早产儿补铁原则是最早从出生 2 周后开始补充，不能迟于生后 2 个月，持续 12～15 个月。补铁同时应补充维生素 E 和促红细胞生成素。婴儿期缺铁会影响智力和行为发育，治疗铁缺乏可以减少呼吸道和消化道感染的发生。

6. **锌**　除极低出生体重早产儿可能发生锌缺乏外，正常新生儿极少发生缺锌症。缺锌时可生长迟缓、免疫能力低下、易发生呼吸道感染和慢性腹泻。新生儿锌需要量约为 0.5mg/(kg·d)，过多补锌或长时间小剂量补锌（达 6 个月）将抑制免疫功能，故补充需适量。

7. **铜**　缺乏时可出现贫血症，近似于缺铁性贫血。X线表现为坏血病。

（六）维生素的需要量及其缺乏症

1. **维生素 A**　缺乏时出现角膜软化、生长减慢、表情淡漠、智力低下、黏膜角化、夜盲症等。

2. **维生素 B 复合物**　新生儿期很少缺乏维生素 B 复合物，仅见于精白米和面粉喂养的婴儿。早产儿中以叶酸缺乏多见。维生素 B_2 缺乏时出现口角炎和畏光等症状。

二、母乳喂养及护理

母乳是新生儿的最佳食物，除提供必要的营养元素以满足婴儿生长发育需求外，还有其他诸多生物活性，可提高婴儿免疫防御能力，促进胃肠道成熟和智力发育。世界卫生组织倡议，至少纯母乳喂养 6 个月，并在添加辅食的基础上坚持哺乳 24 个月以上。且对哺乳产妇而言，母乳喂养可以促进产后恢复，预防疾病的发生，降低癌症的发生率，增进宝宝和妈妈的情感联系。（详见"母乳喂养"相关内容）

正常新生儿产后建议母婴同室，分娩后 1 小时内实行早接触、早吸吮，新生儿母乳喂养恰当的指标有：①喂奶时听见吞咽声；母亲有下乳的感觉；喂奶前乳房丰满，喂奶后乳房较柔软。②新生儿 24 小时内小便 6 次或以上；经常有软的大便；两次喂奶之间婴儿很满足、安静。③新生儿体重平均每天增加 18～30g 或每周增加 125～210g。

【本节关键点】

1. 新生儿总热能需要量＝基础代谢＋活动消耗＋生长所需＋食物特殊动力＋排泄损失，其中基础代谢所需的能量约为 50kCal/(kg·d)。

2. 新生儿喂养需要结合新生儿的营养需求和新生儿的生理特点综合考虑。

3. 母乳是新生儿的最佳食物。

（徐鑫芬　李秋芳）

第三节　早产儿和小于胎龄儿

一、早　产　儿

胎龄<37 周出生的活产婴儿称为早产儿（preterm infant），又称未成熟儿。其出生体重多数在 2500g 以下，头围 33cm 以下。器官功能和适应能力均较足月儿差，应给予早产儿特殊护理。

（一）病因及发病机制

1. **母体感染**　各种微生物造成的绒毛膜羊膜炎可能是难以解释的胎膜早破或早产的原因，传播途径可通过上行性感染和血液传播。

2. **子宫内压高**　多胎妊娠、羊水过多等导致子宫内压增高导致早产。

3. **子宫颈内口关闭不全**　羊膜囊向宫颈管膨出，导致胎膜早破引起早产。

4. 子宫发育不良 各种子宫畸形导致早产。

5. 医源性早产 发生率占全部早产的1/3左右,妊娠并发症和妊娠合并症是导致医源性早产的最直接原因。

6. 牙周疾病 牙周炎发生在早产之前,牙周炎越严重,早产发生的孕周越早,可能是引起牙周炎的G⁻细菌释放的内毒素,刺激细胞因子和前列腺素的产生。

7. 胎儿因素 以双胎为多,此外尚可由于胎儿畸形而导致早产。

（二）分类

1. 根据出生体重分类 ①低出生体重儿,出生体重<2500g;②极低出生体重儿,出生体重1000~1499g之间;③超低出生体重儿,出生体重<1000g。

2. 根据胎龄和出生体重的关系分类 ①适于胎龄早产儿:出生体重在相同胎龄平均体重第10~90百分位之间;②大于胎龄早产儿:出生体重大于相同胎龄平均体重第90百分位;③小于胎龄早产儿:出生体重小于相同胎龄平均体重第10百分位。

（三）临床表现

1. 早产儿的外观特点 见表24-3-1。

表24-3-1 早产儿外观特点

项目	特 征
皮肤	皮下脂肪缺乏,皮肤较薄,极易看到血管,上面并覆有一层较厚的胎脂,肤色苍白或粉红色
胎毛	覆盖皮肤的细毛,随着妊娠周数的增加而减少。妊娠28~30周时,胎毛量最多,早产儿的背部及脸部常覆盖有胎毛,其头发很细
耳朵	早产儿耳朵软而平,无形状可言;妊娠36周时,耳壳上半部已出现些软骨并且有稍微内曲的现象,折叠后放松会缓慢地弹回原状
乳晕	早产或体重低于妊娠周数的新生儿其乳房组织没有或减少(<0.2cm)
躯干	胸部很小,其横径宽,但前后径小,腹肌松弛,腹壁薄弱,使腹部呈圆形,比胸部大,且易在脐部及腹股沟产生疝气
四肢	瘦小、活动力弱,躺姿如青蛙,指甲短而软,脚掌缺乏掌纹
足底皱褶	足部的最前端开始,周数越大皱褶就会向足跟延伸,还可能脱皮
生殖器官	女婴:会阴部及大阴唇发育不全,故小阴唇及阴蒂突出 男婴:妊娠36周以前,阴囊小且只有少许皱褶,睾丸未降至阴囊

2. 生理特点

（1）体温调节:早产儿体温调节中枢发育不成熟,调节功能差,对外界环境适应能力也很低,保暖不当极易发生低体温;严重者可能发生硬肿症。早产儿汗腺发育差,在环境温度高时也可发生高热。

（2）呼吸功能:早产儿呼吸中枢发育不成熟,呼吸常不规则,喂奶中或喂奶后常有暂时性青紫,甚至发生呼吸暂停。肺泡表面活性物质少或缺乏,易发生肺透明膜病及肺不张。

（3）消化功能:早产儿吸吮能力差,吞咽反射弱,幽门括约肌较紧张,胃容量小,易产生喂养困难、呛奶、溢奶,如护理不当可导致吸入性肺炎;各种消化酶不足,易发生消化不良、腹泻,缺氧缺血或喂养不当情况下,可发生坏死性小肠结肠炎;肝功能发育较差,高胆红素血症出现早、消退迟。

（4）免疫功能:对感染抵抗力弱,容易发生各种感染性疾病,甚至败血症。

（5）肾功能:早产儿易产生钠潴留、水肿,容易发生代谢性酸中毒。

（6）代谢功能:易产生低血糖和低蛋白血症,甲状旁腺功能不成熟,加上肾脏排磷少,容易形成高磷低钙症和低钙惊厥。

（7）神经系统:其成熟度与胎龄密切相关,胎龄愈小,各种反射愈差。早产儿肌张力亦低,四肢呈伸直位,拥抱反射常不完善。由于脑生发层组织血管丰富,无明显外伤和窒息情况下,亦常发生脑室管膜下出血和脑室内出血。

（四）处理要点

各阶段的早产儿因胎龄、体重不同,其生活能力亦不同,但均需要加强照护,同时需要根据具体情况采取相应的处理。对出生体重<2000g的低出生体重儿,同样应送入高危新生儿室。

1. 体温管理 出生后即予有效保暖,根据不同胎龄和体重调节环境温度和湿度(表24-3-2),保持早产儿处于合适中性温度。

表24-3-2 早产儿体重和暖箱温湿度对照

新生儿体重(g)	暖箱温度(℃)	暖箱湿度
<1000	34~35	55%~65%
1001~1500	33~34	55%~65%
1501~2000	32~33	55%~65%
>2000	28~30	55%~65%

2. 呼吸管理 吸入室内空气时血氧饱和度<85%时给予氧疗。根据血气分析调整氧浓度,遵循早产儿上氧原则。无法维持有效呼吸及早机械通气。

3. 营养支持 保持血糖稳定和液体平衡,能量摄入早期30kCal/(kg·d),以后增加10kCal/(kg·d),直至100~

120kCal/(kg·d)，喂养量见表24-3-3。脂肪、糖和蛋白质需要量按比例分配，同时补充维生素和微量元素等。

表24-3-3　早产儿喂奶量表

体重(g)	开始奶量(ml)	每天隔次增加奶量(ml)	间隔时间
<1000	1～2ml	1ml	1小时
1000～1499	3～4ml	1～2ml	2小时
1500～1999	5～10ml	51～10ml	2～3小时
200～2499	10～15ml	10～15ml	3小时

4. 控制感染　早产儿感染以预防为主，严格遵守消毒隔离制度，尽量减少侵袭性操作。

5. 预防并发症　减少医源性失血，防止早产儿贫血；做好早产儿视网膜病的防治。

（五）护理要点

1. 出生时护理　早产儿分娩时，应提高产房室温，提早开启开放式远红外辐射台，并对新生儿包布进行预热。同时通知新生儿室预温早产儿暖箱，新生儿医师到产房。胎儿娩出后，立即擦干水分，并用已预热的毛巾包裹至远红外辐射台，及时清理口鼻黏液。

2. 维持早产儿体温恒定　根据早产儿的体重、成熟度及病情，给予合适的保暖措施，每2～4小时测体温1次。体温偏低者，每30分钟测体温1次，直至体温正常。

3. 维持有效的呼吸　每2～3小时更换体位，保持气道的通畅，有呼吸暂停者根据程度不同给予拍打足底、托背、刺激皮肤等处理，反复发作可给予氨茶碱等药物治疗，注意用药安全。

4. 合理喂养　无特殊禁忌应及早喂哺，有吞咽能力但吸吮欠协调者予针筒或滴管滴喂。无吸吮吞咽能力、胎龄<34周或呼吸急促，均应胃管喂养。喂养时观察患儿对喂哺的耐受程度。需静脉营养者，保证静脉输液通畅，按时正确使用各种药物。

5. 密切观察病情　常规床边24小时生命体征监测，观察患儿哺乳情况、精神反应、哭声、反射、面色、皮肤颜色、肢体末梢温度，保持患儿安静。操作尽量集中、就地进行，避免抱离暖箱或辐射床。

6. 严格执行消毒隔离制度　工作人员相对固定，严格控制入室人员，室内物品定期更换消毒，一人一用，强化洗手意识，每次接触前后要洗手或用快速消毒液擦手，严格控制医源性感染。体重在1000g以下者，被服须经消毒后使用。

7. 严格遵循早产儿用氧指南　积极治疗早产儿各种并发症，减少对氧的需要，严格控制吸入氧浓度和持续时间，经皮血氧饱和度监测不宜超过95%，避免血氧分压波动过大。

8. 早产儿出院标准　当达到以下标准，可考虑早产儿/低体重儿出院继续观察：①体重1.8～2.3kg以上；②矫正胎龄≥35周；③出保温箱/辐射床后体温正常1天以上；④具有正常的吸吮和吞咽能力，摄入奶量正常；⑤有早产儿呼吸暂停发作者，停药后至少3天无呼吸暂停。

（六）健康教育

1. 加强围产期保健，积极防治孕妇相关并发症，避免早产。

2. 早产儿在新生儿期后应进行体格发育、神经发育、精神发育以及有无后遗症方面的定期随访。

3. 加强父母关于早产儿相关知识教育和技能培训，提高父母的护理能力。

4. 出现神经发育损伤的早产儿如脑瘫、癫痫、视听障碍以及发育迟缓等，给予早期干预，最大范围内改善早产儿的生存质量。

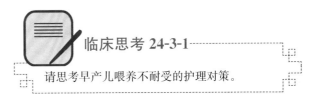

临床思考 24-3-1

请思考早产儿喂养不耐受的护理对策。

二、小于胎龄儿

小于胎龄儿(small for gestational age，SGA)又称宫内生长迟缓儿或小样儿，是指出生体重在同胎龄平均体重第10百分位以下，或低于平均体重2个标准差的一组新生儿。

（一）病因与发病机制

部分SGA原因不明，一般认为SGA与以下各种导致胎盘功能不全的因素相关：

1. 母亲因素　母亲身材矮小、营养不足，维生素A缺乏、孕期叶酸缺乏等；母亲妊娠高血压综合征、慢性高血压、慢性心肾病、妊娠期宫内病毒感染等；母亲应用肾上腺皮质激素或其他免疫抑制剂；母亲有烟酒毒瘾。

2. 胎儿因素　染色体异常、先天性遗传代谢病、宫内感染、双胎、多胎等。

3. 胎盘及脐带因素　胎盘结构异常，胎盘炎症、纤维化、梗死、血管瘤，脐带附着部位异常，单根脐动脉等。

（二）分类

1. 根据成熟度分为足月SGA或早产SGA。

2. 根据有无营养不良分为消瘦型SGA或不消瘦型SGA。

3. 根据体重与身长比例，SGA可分为匀称型(体重减轻与身长减少成比例)与不匀称型(体重减轻较多，身长减少较少)和混合型，两者鉴别见表24-3-4。

表 24-3-4　小于胎龄儿的分型及鉴别

	非匀称型	匀称型
病因	多发生妊娠中期后,双胎、妊娠期高血压疾病多见	妊娠早期、染色体异常、特殊基因缺陷、宫内感染
身长/头围比	<1.36	>1.36
营养	呈营养不良状态	无营养不良状态
病理	器官细胞体积减小,细胞数目正常或轻度减少	器官细胞大小正常,但数目减少
胎盘	大小正常,有退行性变化,胎盘功能减低	胎盘小,组织上无病理变化
先天畸形	不常见	常见,易患 TORCH 感染
眼底检查	正常	脉络膜视网膜炎
血细胞比容	常升高	正常
低血糖	常见	不常见
低蛋白血症	常见	不常见
预后	较好,常伴缺氧窒息神经创伤	较差,常有脑神经发育障碍

(三) 临床表现

多数 SGA 有皮下脂肪缺乏特征,呈舟状腹,皮肤苍白,出生后迅速变干,裂开,易在手心、脚底、前腹壁及肢体伸侧面发生脱皮;小于胎龄儿常有宫内缺氧,大多数有不同程度的酸中毒,出生时可表现为面色苍白、衰弱无力、循环不良、肌张力降低、呼吸困难等。脐带常细而黄染,神态与正常体重儿比则相对老练。

(四) 诊断与鉴别诊断

1. 产前诊断　产前诊断 FGR 一般比较困难,许多 FGR 的新生儿直到足月甚至是出生后才能明确诊断。超声影像学检查是明确是否有胎儿生长受限的主要方法,包括超声进行生物生理评分(呼吸运动、大的躯体运动、胎儿张力等)分析、体格指标(头围、双顶径、腹围、股骨长等)分析以及畸形检查和羊水量分析。

2. 出生后诊断　出生体重在同胎龄平均体重第 10 百分位以下;外表观察对胎龄评估较为重要;骨骼成熟度评估。

3. 小于胎龄儿与早产儿鉴别　一般根据胎龄与体重鉴别即可,两者在外观特征已有一定区别(表 24-3-5)。

(五) 处理和护理要点

1. 维持体温恒定　根据体重、成熟度及病情,给予不同的保暖措施,每 2～4 小时测体温 1 次,维持适中温度。保持适中温度,防止热量过度丢失和促进体重增长。

2. 监测血糖　小于胎龄儿常呈无症状性低血糖,必须定期监测血糖。密切观察、及早喂养或静脉补充葡萄糖是防止 SGA 低血糖的关键,及早发现无症状性低血糖,减少对 SGA 的脑损伤。

3. 维持有效的呼吸　每 2～3 小时更换体位,保持气道的通畅。

4. 合理喂养　无特殊禁忌应及早喂哺,母乳喂养最为合适,如经口喂养不能满足营养需要,考虑静脉补充葡萄糖或全静脉营养。观察患儿对喂哺的耐受程度,如有无腹胀、呕吐、胃内残留量等不耐受。需静脉高营养者,保证静脉输液通畅,按时正确使用各种药物。

5. 密切观察病情　常规床边 24 小时生命体征监测,保持患儿安静,治疗、护理尽量集中进行。

6. 消毒隔离　执行消毒隔离制度,严格控制医源性感染。

表 24-3-5　早产儿和小于胎龄儿外观特征比较

	早产儿	小于胎龄儿
一般状态	哭声弱,活动能力差,吸吮力弱	哭声大,较活泼,吸吮力强
皮肤	鲜红菲薄,半透明状,可见血管	薄,较干燥,手足可有脱皮
毳毛	背、肩、面、额部较多	无
胎脂	全身分布	较少
头发	纤细,如棉花绒样,不易分开	稍粗,较稀疏,一根根可分开
指(趾)甲	较软,达不到指(趾)端	已达指(趾)端
足底纹理	前 1/3 有 1～2 条横纹	整个足底有较清楚的纹理
颅骨	囟门大,骨缝宽,囟门边缘软	较坚硬
耳壳	缺乏软骨,紧贴颅旁,耳舟不清楚	坚硬有弹性,耳舟清楚
乳腺	<3mm,无结节,乳头刚可见	4～7mm,有结节,乳头突出
外生殖器	睾丸未降入阴囊,阴囊皱襞少,大阴唇未遮盖小阴唇	睾丸已降入阴囊,大阴唇遮盖小阴唇

（六）健康教育

1. 加强围产期保健,积极防治孕妇和胎儿相关并发症,避免胎儿生长受限。

2. 加强小于胎龄儿新生儿期的体格发育和神经发育,关注有无后遗症,定期门诊随访。

【本节关键点】

1. 早产儿根据体重分类可分为低出生体重儿(出生体重<2500g);极低出生体重儿(出生体重1000~1499g);超低出生体重儿(出生体重<1000g)。

2. 早产儿处理要点包括体温管理、呼吸管理、营养支持、控制感染、预防并发症等。

（徐鑫芬　李秋芳）

第四节　新生儿高胆红素血症

新生儿高胆红素血症以高未结合胆红素血症较为常见,是指新生儿的胆红素代谢及排泄的正常途径改变,导致胆红素生成过多、肝胆对胆红素的摄取和结合能力低下、肝肠循环增加,使新生儿血清内胆红素值超过正常范围。

新生儿高胆红素血症的病因包括四点,分别是:①胆红素生成过多;②血浆白蛋白联结胆红素的能力不足;③肝细胞处理胆红素能力差;④肝肠循环重吸收胆红素多。

一、分　　类

（一）生理性黄疸

新生儿生理性黄疸(physiologic jaundice)是新生儿早期,由于胆红素代谢的特点所致,除外各种病理因素,血清未结合胆红素增高到一定范围内的新生儿黄疸,是新生儿正常发育过程中发生的一过性胆红素血症,也称为生理性高未结合胆红素血症(physiologic unconjugated hyperbilirubinemia)。

足月儿生理性黄疸多于生后2~3天出现,4~5天达高峰,黄疸程度轻重不一,轻者仅限于面颈部,重者可延及躯干、四肢和巩膜,粪便色黄,尿色不黄,一般无症状,如血清总胆红素(total serum bilirubin,TSB)超过136.8μmol/L(8mg/dl),也可有轻度嗜睡或食欲缺乏。黄疸持续7~10天消退。早产儿由于血浆白蛋白偏低,肝功能更不成熟,黄疸程度较重,消退也较慢,可延长到2~4周。

实验室检查血清胆红素主要是未结合胆红素增高,其增高的生理范围随日龄变化而变化。足月儿脐血TSB<42.7μmol/L(2.5mg/dl),红细胞、血红蛋白、网织红细胞都在正常范围,尿中无胆红素或过多的尿胆原,肝功能正常。新生儿血清胆红素浓度随日龄的变化见表24-4-1。

表24-4-1　新生儿血清胆红素浓度的生理范围

	24小时内	48小时内	72小时内
早产儿	<136.8μmol/L (8mg/dl)	<205.2μmol/L (12mg/dl)	<256.5μmol/L (15mg/dl)
足月儿	<102.6μmol/L (6mg/dl)	<153.9μmol/L (9mg/dl)	<220.6μmol/L (12.9mg/dl)

（二）病理性黄疸

新生儿黄疸出现下列情况之一时要考虑为病理性黄疸:①黄疸出现过早,一般在24小时以内出现;②TSB浓度过高,足月儿>220.6μmol/L(12.9mg/dl),早产儿>255μmol/L(15mg/dl);③黄疸持续过长,足月儿>2周,早产儿>4周;④血清结合胆红素>26μmol/L(1.5mg/dl);⑤TSB每天上升>85μmol/L(5mg/dl);⑥黄疸退而复现或进行性加重。新生儿病理性黄疸的病因见表24-4-2。

表24-4-2　新生儿病理性黄疸病因分类

分类	病因
胆红素产生过多	1. 新生儿溶血病　ABO、Rh血型不合等 2. 红细胞缺陷　G-6-PD、丙酮酸激酶等缺乏 3. 红细胞形态异常　球形、椭圆形、固缩、口形细胞增多症 4. 感染　败血症、TORCH感染 5. 体内出血　头颅血肿、颅内出血、皮下出血等 6. 红细胞增多症　胎-胎、胎-母间输血、扎脐延迟 7. 肝肠循环增多　肠闭锁、幽门狭窄、喂养延迟等
胆红素结合障碍	1. 暂时性结合胆红素抑制物的存在　母乳性黄疸、Lucey-Driscoll综合征 2. 先天性非溶血性高胆红素血症　Criger-Najjar综合征、Gilbert综合征 3. 其他　糖尿病母亲的婴儿、克汀病、21-三体综合征等
胆红素排泄异常	1. 肝炎(病毒性、寄生虫性、中毒性) 2. 先天代谢病　α₁-抗胰蛋白酶缺乏、半乳糖血症、果糖耐受不良症、Dubin-Johnson综合征 3. 先天性胆道闭锁 4. 胆总管囊肿 5. 胆道受压引起梗阻性黄疸:环状胰腺、肠旋转不良 6. 胆汁黏稠综合征、Byler病、先天性肝内小胆管发育不良

7

（三）母乳性黄疸

母乳性黄疸（breast milk jaundice）可分为早发型和晚发型两类。早发型发生在出生后一周内，又称母乳喂养性黄疸（breast feeding jaundice）或母乳喂养失败性黄疸。母乳喂养性黄疸的出现时间和高峰时间均与生理性黄疸相似，但血胆红素峰值高于生理性黄疸，且消退时间较晚。其发生多由于母亲缺乏喂哺知识、乳房肿胀、新生儿无效吸吮等原因，导致新生儿最初3~5天摄入母乳量不足，胎粪排出延迟，使得肝肠循环增加，使其胆红素水平升高，甚至达到需要干预的标准；母乳喂养性黄疸常有生理性体重下降>12%。母乳喂养性黄疸的处理主要包括，帮助母亲建立成功的母乳喂养，确保新生儿摄入足量母乳，必要时补充配方乳。

晚发型母乳性黄疸临床出现时间稍晚，常出现在出生1周后，2周左右达到高峰，然后逐渐下降。可紧接着生理性黄疸发生，亦可在生理性黄疸消退后再加重。若继续母乳喂养，黄疸可延续4~12周方消退；若停母乳喂养，黄疸在48~72小时明显消退。当TSB<257μmol/L（15mg/dl）时不需要停乳；>257μmol/L（15mg/dl）时可暂停母乳3天，改人工喂养；TSB>342μmol/L（20mg/dl）时则加用光疗。母乳性黄疸的婴儿若一般情况良好，没有其他并发症，则不影响常规预防接种。

二、临床表现与诊断

黄疸在整个新生儿期都是一个需要重视的症状，由于其产生的原因及机制是多方面的，做好诊断和鉴别诊断非常重要（图24-4-1）。

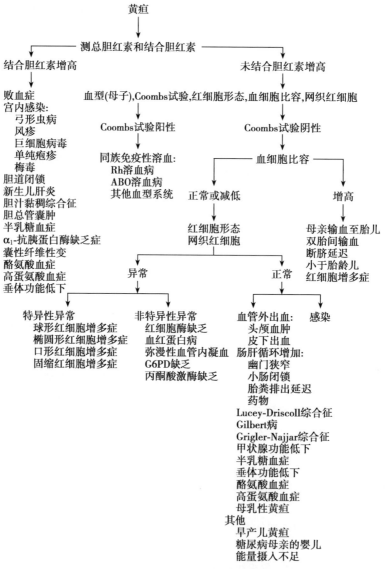

图24-4-1 新生儿黄疸的诊断步骤
引自：邵肖梅、叶鸿瑁、丘小汕. 实用新生儿学. 第4版. 北京：人民卫生出版社. 2011.

（一）病史

母体有异常妊娠史，如不明原因的死胎、死产、水肿胎儿等；曾有重症高胆红素血症或诊断为新生儿溶血病的患儿，及母子血型不合等病史。

（二）临床症状

新生儿高胆红素血症的轻重程度与溶血程度有关，一般 Rh 血型不合较 ABO 血型不合更为严重。

1. **胎儿水肿**　多见于病情严重者，出生时全身水肿，常有胸腹腔积液，肝脾大及贫血性心力衰竭，如不抢救大多死亡，严重者为死胎。

2. **黄疸**　胎儿胆红素主要通过母亲代谢，故出生时常无明显黄疸。Rh 溶血病约 77％以上在 24 小时内出现黄疸，而 ABO 溶血病仅为 27.7％，后者多在第 2～3 天出现黄疸。黄疸均迅速加重，于 3～4 天达高峰值。一般间接胆红素增高，少数严重者亦可结合胆红素增高，表现为"胆汁淤积综合征"，系与肝脾髓外造血、胆管增生、胆栓淤积、肝细胞坏死等因素有关。

3. **贫血**　Rh 溶血者一般贫血出现早且重；轻度血红蛋白（Hb）>140g/L，中度<140g/L，重度常<80g/L，甚至低于 30～40g/L，易发生贫血性心衰。部分溶血性患儿在生后 2～6 周发生明显贫血（Hb<80g/L），称为晚发性贫血，系血型抗体持久存在（超过 1～2 个月）继续溶血所致。

4. **肝脾大**　程度不一，轻者无明显肿大，重度胎儿水肿患儿肝脾大明显，甚至因脾大而发生脾破裂，肝脾大与髓外造血有关。

5. **急性胆红素脑病**　急性胆红素脑病是基于临床的诊断，主要见于 TSB>342μmol/L（20mg/dl）和（或）上升速度>8.5μmol/L（0.5mg/dl）、>35 周的新生儿。胆红素神经毒性所致的中枢神经系统损害，早期表现为肌张力减低、嗜睡、尖声哭、吸吮差，而后出现肌张力增高，角弓反张，激惹，发热，惊厥，严重者可致死亡。低出生体重儿发生胆红素脑病时通常缺乏典型症状，而表现为呼吸暂停、循环呼吸功能急剧恶化等，不易诊断。

6. **核黄疸**　指出生数周以后出现的胆红素神经毒性作用所引起的慢性、永久性损害及后遗症，包括锥体外系运动障碍、感觉神经性听力丧失、眼球运动障碍和牙釉质发育异常。核黄疸的临床分期见表 24-4-3。

表 24-4-3　核黄疸的临床分期

分期	表现
警告期	肌张力减低、嗜睡、吸吮反射减弱或消失，持续 12～24 小时
痉挛期	出现痉挛或迟缓、角弓反张、发热等，严重者因呼吸衰竭而死亡 此期持续 12～24 小时，早产儿或低出生体重儿发生核黄疸时常缺乏典型的痉挛症状
恢复期	存活病例在约 2 周内上述症状逐渐消退
后遗症期	出现黄疸四联症：手足徐动症、眼球运动障碍、听力障碍和牙釉质发育不全 此外尚有智力低下、癫痫、运动发育障碍等

（三）实验室检查

1. **胆红素检测**　是新生儿黄疸诊断的重要指标。传统采用静脉血偶氮法测血总胆红素值（TSB）及结合胆红素值。由于新生儿采血困难，不易做到反复取血，随时监测，故现以微量血胆红素测定代替 TSB。采血和送血时需避光，采集后立即送检。直接胆红素和结合胆红素临床常作为同义词而通用，但事实上两者在临床评估时的意义略有不同。当 TSB≥85.5μmol/L（5mg/dl），直接胆红素>20％ TSB，或 TSB<85.5μmol/L（5mg/dl），直接胆红素>17.1μmol/L（1mg/dl），属不正常；但是若采用结合胆红素评估，无论 TSB 的值是多少，只要结合胆红素>17.1μmol/L（1mg/dl），即属不正常。

2. **血常规检查**　作红细胞计数、血红素测定、网织红细胞计数及有核红细胞计数检查。有溶血病时，血红细胞和血红蛋白降低，网织红细胞增多，特别是 Rh 溶血病时，增加更为明显。

3. **血型鉴定**　包括父母及新生儿的血型（ABO 及 Rh 血型），特别是当可疑新生儿溶血病时。

4. **红细胞脆性试验**　怀疑黄疸由溶血引起，但又排除了 Rh、ABO 溶血病，可行本试验。若脆性增高，考虑遗传性球形红细胞增多症、自身免疫性溶血症等；若脆性降低，可见于地中海贫血等血红蛋白病。

5. **尿三胆检查**　正常尿液中不含胆红素，若尿胆红素阳性，提示血清结合胆红素增高。

6. **其他**　疑为感染所致的黄疸，可测 C 反应蛋白、血沉、血培养等检查。G-6-PD 缺乏者，高铁血红蛋白还原率减低。检查新生儿肝功能指标，了解肝功能受损情况。必要时，可行基因检测，了解与胆红素代谢有关的基因突变情况，以协助诊断。

三、临床治疗和处理

产前治疗可采用孕妇血浆置换术、宫内输血和考虑提前分娩。产后治疗包括换血疗法、蓝光疗法、纠正贫血及对症治疗。对症治疗的主要措施有输注血浆、白蛋白，纠正酸中毒、缺氧症状，加强保暖，避免快速输入高渗性药物等。

7

（一）换血、输血疗法

1. **目的和作用**　一是去除体内的间接胆红素,使其降低到安全水平,以防止胆红素脑病的发生;二是去除附着有抗体的婴儿红细胞和存在于血液中的抗体,阻止溶血的进展及胆红素的进一步形成;三是部分纠正贫血,防止严重缺氧与心力衰竭。除新生儿溶血病外,换血、输血在临床上也偶用于药物中毒、败血症以及早产儿较严重的生理性黄疸。

快速实践指导 24-4-1

换血、输血疗法:

1. 指征

（1）产前诊断基本明确,而新生儿出生时脐血胆红素＞68.4μmol/L,血红蛋白低于 120g/L,伴水肿、肝脾大、充血性心力衰竭。

（2）血清胆红素达 342μmol/L。体重较大的 ABO 溶血病患儿或其他原因导致高胆红素血症情况良好、无嗜睡拒食症状的,胆红素可达425μmol/L 或以上。

（3）不论血清胆红素浓度高低,凡有胆红素脑病症状者。

（4）早产儿及前一胎病情严重者,需适当放宽指征。

2. 血源的选择

（1）Rh 溶血病换血选择 Rh 血型同母亲,ABO 血型同患儿,紧急情况下也可以选择 O 型血。

（2）ABO 溶血病如母亲 O 型血,子为 A 型或 B 型,首选 O 型红细胞和 AB 型血浆的混合血。紧急情况下也可选择 O 型血或同型血。建议红细胞与血浆比例为(2～3)∶1。

3. 换血要求　以新鲜血液为宜,一般用枸橼酸钠抗凝。库存血因部分红细胞破坏,使血浆中钾浓度增高,不宜使用。

4. 换血量　根据临床情况决定,一般为新生儿血容量的 2 倍(150～160ml/kg)。

5. 换血途径　可选用脐静脉或其他较粗的外周静脉,也可选用脐动脉或外周动脉、外周静脉同步换血。

6. 换血步骤

（1）患儿卧于远红外线辐射床上,固定好手脚并安置心肺监护。术前停止喂奶一次,以防止呕吐。

（2）选取好外周静脉并常规消毒,从动脉端抽出血,从静脉端输入血,抽与注同时进行,同步、等量、等时。可根据新生儿体重确定换血每次抽出和输注的血量,一般控制整个换血全程时间在 90～120 分钟内。

2. **护理**　换血宜在手术室内或清洁环境中进行。应加强治疗过程中的监护,根据临床需要做静脉压测定及心电图检查等。在换血过程中必须注意防止心力衰竭、高钾血症(用库血时)以及低钙血症(用枸橼酸盐抗凝时)等的发生。换血前后各留血标本 1 次,供测定胆红素用。用于

输血及抽血的注射器,需先以含肝素的生理盐水湿润。在换血过程中,若推注阻力较大,如是堵管或留置针移到血管外,应重新更换静脉通路,同时慎用肝素。

治疗结束后,应注意保暖,必要时给予氧气吸入。防止切口出血及感染。加强监测,每 0.5 小时测心率、呼吸 1 次,共 4 次;以后每 2 小时/次,共 4 次。禁食 6 小时后喂糖水,每 4 小时喂食 1 次,共 3 次,若吸吮正常改正常喂养。换血后黄疸消退,而贫血明显者,可输给婴儿同换血时所用血型的全血或红细胞。

（二）光照疗法

光照疗法(phototherapy,简称光疗)是一种降低血清未结合胆红素的简单易行的方法。光疗能改变间接胆红素的化学结构,从而形成水溶性、能从胆汁排出的物质。胆红素能吸收光源,以波长 450～460nm 的光线作用最强,因为蓝光的波长主峰在 425～475nm,被认为是最好的人工照射光源。光疗可分为连续照射或间断照射,后者照 6～12 小时后停止 2～4 小时再照,或照 8～12 小时后停 12 小时或 16 小时再照,具体方法应该根据临床病情决定。一般高胆红素血症,只需光疗 24～48 小时多可获得满意效果,若为 Rh 溶血病或 ABO 溶血病情较重,则所需时间增加。光疗相对安全,虽可能发生发热、腹泻、皮疹等副作用,但一般并无危险。

（三）药物治疗

1. **中药**　茵栀黄有助黄疸消退。国内曾进行大样本的前瞻性多中心随机对照试验,评价茵栀黄口服液对足月新生儿高未结合胆红素血症的治疗效果和安全性,发现茵栀黄口服液联合光疗对于足月儿高未结合胆红素血症具有较好的疗效,尽早服用茵栀黄口服液可以抑制胆红素水平进一步上升,使部分患儿避免光疗。研究发现应用茵栀黄口服液除大便次数增加和皮疹以外,未观察到其他严重不良反应。

2. **酶诱导剂**　苯巴比妥可诱导肝细胞微粒体增加,葡萄糖醛酸转移酶生成;增加肝细胞 Y 蛋白含量及肝细胞膜的通透性,从而增加肝细胞对胆红素的摄取能力;并能改善毛细血管的通透性,增加胆汁流量,以利结合胆红素的排泄。该药产生作用较慢,黄疸发生后应用效果较差。

3. **白蛋白和血浆**　新生儿白蛋白低者,应提高血中白蛋白浓度,增加白蛋白与胆红素的结合,降低血清中游离胆红素的含量,从而减少核黄疸的发生。同时应纠正缺氧和酸中毒,因酸中毒时影响白蛋白和胆红素的联结。

4. **奶、琼脂等**　可减少胆红素从肠道回吸收,对降低血中胆红素也有帮助。

四、健康教育

应加强健康教育,使家长了解病情,取得配合;对于新生儿溶血症,作好产前咨询及孕妇预防性服药;发生胆红素脑病者,注意后遗症的出现,给予康复治疗和护理;若为母

乳性黄疸,嘱可继续母乳喂养,如吃母乳后仍出现黄疸,可改为隔次母乳喂养逐步过渡到正常母乳喂养。若黄疸严重,患儿一般情况差,可考虑暂停母乳喂养,黄疸消退后再恢复母乳喂养;若为G-6-PD缺陷者,需忌食蚕豆及其豆制品,患儿衣物保管时勿放樟脑丸,并注意药物的选用,以免诱发溶血。

临床思考 24-4-1

产妇A之女,G_1P_1,胎龄 35^{+2} 周,出生体重 2410g,生后 2 天体重下降至 2190g,TCB 12.5mg/dl,排过一次胎粪样大便,小便 3 次,色略黄;考虑婴儿发生何种情况,如何处理?

【本节关键点】

1. 新生儿胆红素代谢及排泄正常途径的改变,会导致胆红素生成过多、肝胆对胆红素的摄取和结合能力减弱、肝肠循环增加,使新生儿血清内胆红素值超过正常范围,极易发生黄疸。

2. 生理性黄疸一般在生后 2～3 天出现,4～5 天达高峰,足月儿 2 周内消退,早产儿消退时间可延迟到 3～4 周。

3. 黄疸在整个新生儿期都是一个需要重视的症状,由于其产生的原因及机制是多方面的,做好诊断和鉴别诊断非常重要。

(徐鑫芬　李秋芳　羊芸)

参考文献

[1] 张玉侠. 实用新生儿护理学. 北京:人民卫生出版社,2016.

[2] 邵肖梅,叶鸿瑁,丘小汕. 实用新生儿学. 第 4 版. 北京:人民卫生出版社,2011.

[3] 崔焱. 儿科护理学. 第 5 版. 北京:人民卫生出版社,2013.

[4] 编辑委员会中华儿科杂志,中华医学会儿科学分会新生儿学组与中华医学会儿科学分会儿童保健学组. 早产/低出生体重儿喂养建议. 中华儿科杂志,2009,47(7):508-510.

[5] 中华医学会肠外肠内营养学分会儿科学组,等. 中国新生儿营养支持临床应用指南. 中华小儿外科杂志,2013,34(10):782-787.

[6] Moyses HE, et al. Early parenteral nutrition and growth outcomes in preterm infants: a systematic review and meta-analysis. Am J Clin Nutr,2013,97(4):816-826.

[7] The British Dietetic Association. Guideline for Making Special Feeds for Infants and Children in Hospital. 2012.

[8] Davies P. Infant feeding guidelines:information for health workers. National Health & Medical Research Council,2012,10:468-470.

[9] Lauer BJ, ND Spector. Hyperbilirubinemia in the newborn. Pediatr Rev,2011,32(8):341-349.

[10] Maisels MJ, et al. An approach to the management of hyperbilirubinemia in the preterm infant less than 35 weeks of gestation. J Perinatol,2012,32(9):660-664.

[11] 茵栀黄口服液临床研究协作组. 茵栀黄口服液治疗足月新生儿高间接胆红素血症的多中心随机对照研究. 中华儿科杂志,2011,49(9):663-668.

[12] 中国母乳喂养婴儿生长速率监测研究组. 中国六省经济较好地区城乡母乳喂养婴儿体格发育纵向比较研究. 中华儿科杂志,2012,50(7):484-492.

7

第二十五章　新生儿产时护理与转运

第一节　宫内至宫外的过渡

胎儿从宫内"寄生"生活到子宫外独立生活的过渡,发生在娩出过程及出生后数天内。分娩时子宫收缩,胎儿头部、胸部、四肢、臀部和脊椎受到挤压,以及可能遭受暂时的缺氧。分娩后新生儿离开子宫的幽暗环境,遇到光线、噪音、寒冷、重力等众多因素影响,使新生儿不得不进行呼吸、循环、体温等调节,以过渡的方式适应新的生存环境。这种过渡是决定新生儿生命质量的重要过程,如果此过程发生异常,将出现相关病症,重者留有远期残疾甚至失去生命。因此,了解生命中这一关键时段的病理生理基础,保护胎儿安全过渡到新生儿阶段十分重要。

一、胎儿向新生儿过渡的关键

胎儿从母体获取氧气和营养素。某些营养素不足时,胎盘会根据胎儿需要从母体无偿输送给胎儿,这也是人类在生物进化过程中保护胎儿的一种本能。随着分娩的进展,脐带的中断,母体的保护机制逐步丧失,胎儿各系统为适应独立生存将发生一系列转变。

（一）胎儿呼吸系统的转变

1. 胎儿向新生儿过渡中呼吸系统的变化　①气体代谢由胎盘完成转为由新生儿的肺来完成;②完成胎儿液体肺向气体肺的过渡;③肺循环阻力下降,肺血流增加。

2. 首次呼吸触发　多因素相互作用触发了新生儿首次呼吸,其中包括化学和物理两大类。化学因素是指生后突然的血气变化,特别是当 pH 和 PaO_2 下降,$PaCO_2$ 上升时,外周化学感受器受刺激;物理因素包括生后环境温度变化和接生时的触觉、光照、疼痛等外周感受器的刺激及来自肺实质、肌肉、肌腱和关节等本体感受器的刺激,这些刺激信号能传至延髓呼吸中枢,致呼吸中枢产生神经冲动,使吸气肌发生收缩,触发产生首次呼吸。

总之,新生儿第一次呼吸建立的条件包括:①发育完善的呼吸系统;②健全成熟的呼吸中枢;③足够的肺泡表面活性物质(pulmonary surfactant,PS),良好的肺顺应性;④低的气道阻力,肺液及时清除;⑤足够的刺激。

（二）胎儿循环向新生儿循环的过渡

胎儿出生前依赖胎盘进行气体交换和代谢产物的排泄,从母体分离后,胎儿的循环系统必须调节过渡到新生儿循环,将未经氧合的血液输送到肺进行氧合。这一过程能否顺利启动,受脐带断开和肺血管床阻力的影响。

1. 胎儿出生后循环的改变　胎儿娩出脐带结扎后,脐血管搏动停止,胎儿胎盘循环中断,体循环阻力上升,肺循环阻力下降,使动脉导管的分流量明显下降。加之前列腺素的作用,生后 4~12 小时动脉导管功能性关闭,生后 1 年左右完成解剖学关闭。此外,胎儿娩出后体循环阻力上升,肺循环阻力下降,使左心房压力上升,右心房因胎盘循环中断,回心血量减少,压力下降,生后数分钟卵圆孔功能性关闭。

2. 影响循环正常过渡的因素　缺氧(新生儿窒息、新生儿呼吸窘迫综合征)使肺动脉压增高;持续右向左分流;其次如寒冷、酸中毒、感染(特别是呼吸系统感染)、先天性心血管和(或)呼吸系统畸形等均可致持续胎儿循环右向左分流,使缺氧加重且难以纠正,是围产儿死亡重要原因之一。

（三）胎儿至新生儿过渡的体温调节

胎儿浸在子宫内温度较恒定的温暖羊水中,处于适中

温度环境。在子宫内无蒸发失热,过多的热量主要通过胎盘血液循环的对流,其次是胎儿皮肤、羊水及子宫壁的传导作用向母体发散,维持胎儿产热与散热的平衡和胎儿体温的相对稳定。胎儿的体温随着母亲体温变化而变化。胎儿体温比母体高 0.5℃,羊水温度高于孕妇肛温。出生后该保护机制失效,新生儿体表面积大,皮下脂肪薄,姿势伸展,体表暴露面积大,无自主保护能力,散热多。如处理不当,极易造成体温不升等相关并发症。因此,根据不同出生体重新生儿,选择合适的适中温度(中性温度)非常重要。中性温度是使机体在安静状态下深体温保持在(36.7~37.3℃)之间,且深体温及皮肤平均温度每小时变化分别低于 0.2℃及 0.3℃时的环境温度。中性温度时机体耗氧低,代谢率低,蒸发散热量少。

二、胎儿娩出过程中面临的挑战

分娩是一个复杂的生理过程,在此期间,产科医师及助产士需要足够的信息来及时准确地分析、判断胎儿及母体的状况,以及产程进展的情况,有利于得出正确的处理方案。

（一）母体胎盘循环的血流动力学改变

正常胎儿可耐受 100mmHg 以上的压力,但慢性缺氧胎儿常不能承受高于 50mmHg 的压力。正常宫缩具有极性、对称性和节律性,如出现病理性宫缩,胎儿就会缺氧。当胎儿 PaO_2 低于 18~20mmHg、血氧饱和度低于 30% 时胎心率就有变化,发生胎便早泄。

（二）胎儿胎盘血流动力学改变

产程中 40%~80% 的胎儿脐带会有不同程度受压,脐静脉受压时,胎儿血容量减少,心率代偿性加快;当脐动脉也受压时,胎儿与胎盘循环中断,胎儿缺氧。如这种受压是短暂可逆的,胎儿可从缺氧状况恢复,如压力不能缓解,可致严重缺氧甚至死亡。

（三）绒毛间隙血容量改变

绒毛间隙血容量在宫缩时减少,影响母胎间交流。正常绒毛间隙血流达 500ml/min 时可对胎儿供氧 80ml/min;但当血流减少到 300ml/min 时,供氧仅 48ml/min;血流量减少到 100ml/min 时,供氧仅 16ml/min。

（四）血液流变学改变

临产后母体血液浓缩,血细胞比容升高,血液黏滞度升高,血流速度减慢,母亲血细胞比容与新生儿窒息发生率呈正相关。

（五）产程中母胎营养与代谢变化

正常母胎间 pH 差值 0.1,母血浆 pH7.35~7.45,胎儿头皮血气 pH7.25~7.35 为正常。pH<7.20 时,1/3 新生儿 Apgar 评分<7;pH<7.10,则 2/3 新生儿 Apgar 评分<7;pH<6.9~7.0,胎儿脑损伤开始,宫内缺氧不可逆。

胎儿头皮血气 pH 的测定可反映胎儿酸碱状态,为确

定胎儿有无酸中毒提供一个有效的检查手段,至今仍然是评价胎儿体内酸碱状况、气体代谢及物质代谢的一个金标准。但胎儿头皮血气 pH 测定并不是一种连续的测量方法,而是在一个时点上的检查,只能反映当时胎儿的酸碱状态,不能预测以后的变化,目前临床上较少使用。

(六)产程中机械力及产道阻力的影响

第一产程末期和第二产程,宫缩压力可高达 $100\sim200mmHg$,骨产道、软产道阻力直接作用于胎先露部,先露如为胎头可使胎头变形,颅内压增高,脑浅静脉充血、扩张,是造成机械性脑损伤的重要基础。枕位异常、产道狭窄时胎头塑形超过正常限度,可致脑膜撕裂,产伤性颅内出血。

(七)产程中药物、感染、心理因素的影响

镇静剂、镇痛剂、麻醉剂等抑制胎儿呼吸中枢神经;滴注高张葡萄糖(输入速度 $>20g/h$)可致胎儿高血糖,损伤神经系统;恐惧、焦虑情绪使母体分泌大量血管活性物质,影响子宫、脐带、胎盘血流,影响宫缩,使产程延长,胎儿缺氧;感染因素可通过上行或直接感染的方式感染胎儿,严重时可诱发胎儿炎症反应综合征。

(八)助产操作的影响

手术助产如产钳、胎头吸引、臀牵引、剖宫产等操作不当均可造成胎儿各系统的产伤。

(九)产程中体位的影响

孕妇仰卧待产或分娩,可造成仰卧位低血压综合征,减少下腔静脉血液回流,减少回心血量,使心搏出量降低,血压下降,子宫胎盘灌注量下降,造成胎儿缺血缺氧;下腔静脉压增高,可造成胎盘早剥。

(十)分娩时环境温度的影响

如分娩室环境温度为 $22\sim24℃$,则新生儿体表温度下降 $0.3℃/min$,深体温下降 $0.1℃/min$。0.5 小时内深体温可下降 $2\sim3℃$,皮肤温度下降 $4\sim6℃$。

三、胎儿应对分娩过程的相关保护机制

人类胎儿在生物发展过程中有极好的适应能力。胎儿在分娩动因中的作用尚无定论,但研究发现,胎儿肾上腺分泌大量硫酸去氢表雄酮,通过胎盘合成雌激素,转变子宫雌孕激素比例,使子宫敏感,引起收缩。此外,胎儿神经垂体在妊娠晚期含有缩宫素,有一种假设,成熟胎儿以某种方式提供信息,最终引起分娩发动,并利用相关保护机制适应分娩过程。

1. 胎儿具有独特的心血管系统解剖与功能特点,能够适应产程中血流动力学的变化。

(1)静脉导管的调节:静脉导管位于胎儿肝门静脉、脐静脉和下腔静脉之间。正常情况下,由静脉导管进入下腔静脉的血量占脐静脉血流量的 55%,胎儿缺氧时静脉导管括约肌舒张,血流量可上升至 65%,使下腔静脉回心血量增加。

(2)卵圆孔:卵圆孔位于左右心房之间,由下腔静脉流入右心房的含氧量高的静脉血,2/3 可直接进入左心房,然后进入左心室,经主动脉分支(冠状动脉、颈动脉、锁骨上动脉),直接供应心和脑。1/3 的右心房血液流入右心室,输送至肺动脉。

(3)动脉导管:右心室输出量的 2/3 经动脉导管至降主动脉和脐动脉,经脐动脉进入绒毛细血管内,与母体绒毛间隙中的血液进行物质交换。

2. 胎儿应激时交感神经-肾上腺系统反应增强,分泌儿茶酚胺,使胎儿在低氧负荷时血液重新分配,主要供应重要生命器官(心、脑、肾上腺),同时可使心率加快,血压升高。

3. 胎儿的心搏出量是成人的 $3\sim4$ 倍,还可以通过增加心率(胎儿心率正常范围达 $120\sim160$ 次/min)和心肌收缩力增加心搏出量。

4. 胎儿红细胞 $(5\sim6)\times10^9/L$,血红蛋白也高达 $160\sim200g/L$,每克血红蛋白携氧 1.39ml,比成人 1.34ml 高。胎儿血红蛋白与氧的结合能力比成人高,缺氧状态时氧离曲线右移,使氧不易解离。

5. 胎儿具有可有效对抗酸中毒的缓冲系统。

6. 胎头有较大的可塑性,在一定范围内可缓冲在产道中受到的机械压力。

四、宫内宫外过渡时可能产生的新生儿危急重症

无论是母体还是胎儿,应对分娩这个复杂的生理过程,均有一系列的保护机制,但分娩是一个动态的过程,影响分娩的因素有很多,其主要因素是产力、产道、胎儿及母体精神心理因素,这些因素在分娩过程中相关协调、相互适应,胎儿才能顺利分娩过渡到新生儿。任何一个或以上因素发生异常,均可能使分娩进展受阻,导致新生儿适应不佳甚至发生意外。

(一)新生儿窒息

慢性宫内缺氧的胎儿不能经受子宫收缩时母体胎盘及胎儿胎盘两个循环的血流动力学改变,出现严重宫内缺氧或酸中毒,继发新生儿窒息,甚至死亡。出生后第一口呼吸未处理好、未做好初步快速评估及初步处理致新生儿窒息。

(二)新生儿失血性贫血或休克

妊娠期或分娩期胎盘血管合体膜有破损时,可发生胎儿胎盘输血和(或)胎儿母体输血;前置血管破裂、绒毛膜血管瘤导致母胎输血或双胎间急性输血综合征。除免疫性贫血外,新生儿贫血还可见于产伤造成的大量颅内出血、肝脾出血、帽状筋膜下出血等。严重时胎儿或新生儿可发生失血性休克或死亡。

7

（三）产伤

新生儿产伤是指分娩过程中因机械因素对胎儿或新生儿造成的损伤。新生儿产伤包括产伤性颅内出血、神经、肌肉、骨骼、内脏、软组织损伤等。轻者可以恢复，重者可留有终生残疾或死亡。

（四）产程中感染

胎膜早破、产程长、过多医疗干预等，可造成绒毛膜羊膜炎及胎儿宫内感染，致出生后窒息或败血症、呼吸系统感染等。

（五）胎儿炎症反应综合征

胎儿炎症反应综合征（systemic inflammatory response syndrome，SIRS）是指胎儿或新生儿在各种因素（感染、缺氧、创伤等）刺激下产生的失控性全身炎症反应，可对胎儿各器官功能造成损伤。胎儿在炎症反应初期不出现明显的炎症体征，临床症状不明显或呈亚临床状态，常需到近足月以后才表现症状，与早产、围生儿死亡、中枢神经系统损伤、新生儿坏死性小肠结肠炎有关。

五、为胎儿向新生儿平稳过渡创造条件

母亲安全与子代健康是围产医学永恒的主题，加强围产期的保健，运用围产医学的理论、适宜技术和工作方法，为胎儿向新生儿平稳过渡创造条件。以孕产妇及胎婴儿为主体，保障母子健康、促进两代人的生命质量就是围产团队永远的目标。

（一）减少早产

为新生儿宫内生长发育提供充足的时间，减少早产的危险因素，如良好的孕期保健、生殖道感染的防治、自身免疫性疾病的治疗、早产的预测、治疗等。

（二）促进胎儿肺成熟

在胎儿向新生儿过渡中关键是呼吸系统的成熟。从胎儿呼吸系统发育看，22～24周已初具气体交换功能，所以此期出生的新生儿称有生机儿，即在精细的支持及护理下有存活的可能，这也是发达国家围产期的起点。表面活性物质及肺脏充分成熟则至少到34～35周后，因此药物促进肺成熟就成为提高早产儿存活率及降低远期残疾率的重要措施之一。早产保胎的初级目标就是设法使孕周延长48小时，以完成促进肺成熟疗程或实施宫内转运；中级目标使孕周延长7天以上，使胎儿全身发育更完善；最高目标是延长孕周到≥35周，提高早产儿生存率，减低发病率及残疾率。对于自发早产常不能从容完成治疗。但当出现医源性早产时，可以有计划进行促进胎儿成熟的治疗。

（三）抗生素治疗

因感染是早产主要原因之一，所以有学者建议常规使用抗生素产前治疗，但循证医学结果证明对无胎膜早破之早产没有降低新生儿期患病率的作用。胎膜早破时使用，可减少产褥感染，但对减少新生儿感染的作用并不明显。

（四）预防颅内出血

防控重点是助产时动作轻柔，减少不必要的干预，减少宫内缺氧、酸中毒，避免产程延长或急产。

（五）对分娩时机及方式的选择

医源性早产分娩时机及方式应由产科及新生儿科共同研究决定。首先，准确评估以下内容：胎龄、有无先天畸形、生长发育情况；肺成熟情况，羊水 L/S 比值、PG、PC（DPPC）或板层小体；胎盘成熟度；胎儿宫内储备力（胎动、胎儿听诊、NST、BPS、羊水量、胎儿心电图、头皮 pH、PO_2、PCO_2、BE、胎儿脉搏氧饱和度），早期发现异常及早处理。其次，评估本单位新生儿处理水平，是否可采取宫内运输至有条件的 NICU 等。如母亲条件允许，胎儿无缺氧等情况，可经阴道分娩，但产程不宜延长。第二产程可用会阴侧切或保护性产钳，如母婴情况危重、胎位异常、孕周＜32周，或合并 SGA、宫内缺氧等可考虑剖宫产，一切处理要尊重产妇及家属意愿。孕期监测胎儿的生长发育，成熟度，有无先天畸形及宫内储备能力，早期发现异常，客观科学评估胎儿在产程中的耐受能力，合理制订分娩计划。

（六）人性化产时护理

了解过渡期的生理、病理特点，提高对异常情况的预测及诊断能力，力求保护生理过渡。严密监测产程进展、母胎情况，及时处理异常。提供人性化产程服务，以产妇及胎婴儿为主体，保证每次分娩都有能熟练进行新生儿复苏的人员在场；及时发现新生儿过渡时期的异常，及时处理。

【本节关键点】

1. 胎儿向新生儿过渡过程中，其呼吸系统、循环系统、体温调节系统等都会发生变化来适应这一过程。

2. 胎儿娩出过程中，母体和胎儿胎盘的血流动力学均改变，但胎儿具有独特的心血管系统解剖与功能特点，能够适应产程中血流动力学的变化。

3. 胎儿宫内至宫外过渡时有可能发生新生儿危急重症，如新生儿窒息、失血性贫血或休克、产伤、感染、炎症反应综合征等。

4. 减少早产、促胎肺成熟、抗感染、预防颅内出血、人性化的产时护理等都是使胎儿顺利进行宫内宫外过渡的关键点。

（李秋芳）

第二节　新生儿娩出后即时护理

助产士职责是多样的。有些地区，助产士基本只负责

产房的分娩工作,实践经验指出,在分娩后未来的几周时间里,助产士需继续负责护理产妇和新生儿。因为新生儿出生后就面临着深刻的生理性转变,助产士需有效地管理他们的健康。基本的助产护理实践的核心能力强调了助产士应具备"独立照护刚出生的婴儿,并持续性给予其整个新生儿时期的护理"的能力。不是所有的新生儿都是健康的,偶尔新生儿会出现某些体征和症状,可能表明其健康存在问题。因此,如何判别新生儿正常的生理现象和新生儿疾病行为的体征,是助产士核心能力的一个重要组成部分。助产士的职责包括异常体征和症状的识别、足够的支持性照顾和家长的教育。

一、新生儿健康管理

在出生后的一小时内,新生儿必须成功地完成从宫内环境到宫外环境的生理转变,这一小时被称为"黄金一小时"。"黄金一小时"的概念起源于危急重症突发和意外伤害的患者的创伤救治,对患者来说,这60分钟的护理往往预测死亡或生存。现在,这个词也被应用于出生后的重要时间和救治行为。

(一) 初次评估

新生儿一旦出生,助产士立即进行首次初步体检。这一过程时间短且通常不被认为是一个正式的体检,但是仍能获得许多重要的评估信息。助产士借助新生儿的哭声、肤色、心率(触诊脐带搏动)来判断新生儿的生理状态,同时初步识别有无先天性畸形。此外,助产士观察新生儿及其母亲行为与相应的生理反应,时刻关注警惕产妇可能出现的健康问题。这一套最初复杂的观察和评估应早于一分钟Apgar评分,新生儿复苏也同样早于Apgar评分。

(二) 二次评估

第二次评估即对新生儿Apgar评分。一般情况下,建议结合Apgar评分和脐动脉血气分析结果,共同诊断新生儿窒息,以降低Apgar评分的误诊率。

(三) 呼吸管理

务必保证每一次分娩均有能熟练进行新生儿窒息复苏的人员在场,可及时有效地施行新生儿窒息复苏。分娩中,胎肩娩出前助产者用手将新生儿口咽、鼻中的分泌物挤出。娩出后置新生儿头轻度仰伸位,用洗耳球或吸管先口咽后鼻清理分泌物。应限制吸引时间(10秒)、吸引深度和吸引压力(负压不超过100mmHg,即13.3kPa),避免过度导致喉痉挛和迷走神经性心动过缓并使自主呼吸出现延迟。当确认呼吸道通畅而仍未啼哭时,用手拍打或手指轻弹新生儿足底后摩擦背部2次,以诱发自主呼吸,如无效表明新生儿处于继发性呼吸暂停,需要正压人工呼吸。

(四) 袋鼠式护理

新生儿出生后,应立即擦干并安置于母亲的腹部,这一措施将会为其提供明显的好处。母亲的体温能够减少新生儿的寒冷感觉。早期皮肤接触(skin-to-skin contact,SSC)的袋鼠式护理,与被放置在辐射床上的新生儿相比,能够促进更长的母乳喂养和减少其哭闹。SSC也具备其他潜在优势,在这敏感时期,能够促进母亲和新生儿之间的信任关系的建立。

(五) 脐带处理和身份识别

在开始早期皮肤接触后的2~5分钟里,助产士会进行断脐。通过近年来的研究观察,学者们认识到了延迟脐带结扎(delayed cord clamping,DCC)对新生儿的益处,即对不需要复苏的有活力的足月儿和早产儿在出生后至少等待30~60秒再钳夹脐带。DCC降低新生儿期贫血的发病率,使新生儿产后有良好的心肺适应性等。虽然有一些证据表明延迟断脐的新生儿黄疸的危险性增加,但并未增加产后出血的发生率。对于早产儿而言,延迟断脐在预防贫血的优势也是同样明显的。

脐带处理后助产士用左手托着新生儿头部及背部,用右手夹持新生儿双足将新生儿托起,让产妇观察其性别和一般情况,之后采取新生儿足印和母亲拇指印于新生儿出生记录单上,并系上代表新生儿身份的腕带,腕带上清晰记录母亲姓名、住院号、婴儿性别、出生日期,多胎者以A/B/C类推标识。腕带松紧合适,避免对婴儿不必要的伤害。

(六) 新生儿体温管理

新生儿易发生低体温,这是由于新生儿体表面积相对大(足月新生儿每千克体重的体表面积是成人的2倍)。头部占体表面积的25%,容易向周围环境散热,应在新生儿刚娩出瞬间即重视保暖。新生儿棕色脂肪主要位于循环位置(颈、腋窝、肩胛间区以及胸腹部大血管周围),进行分解代谢负责化学产热。但是,当在神经系统功能障碍、低血糖、代谢性酸中毒、呼吸困难、呼吸窘迫、外周低灌注时,这种化学产热过程障碍,易导致体温过低。

预防是避免低体温发生最好的方式,而早期皮肤接触可为新生儿提供最好的热源。由于新生儿头部的体表面积较大,因此头部保暖尤为重要。为新生儿带帽子可减少热量散失,给新生儿戴布帽比弹力帽更有效。临床常规的正常体温通常是指腋下温度(高于36.5℃)。目前,早期皮肤接触被认为不仅能降低低体温风险,而且相当于暖箱功效,能够进行低体温新生儿的复温。对于体重<1500g、孕周<32周的极低出生体重儿可置于事先预热、铺无菌巾的自控式辐射床内保暖和处理,将头部以下躯干和四肢放在灭菌的塑料袋内置于辐射保暖台上,但注意避免医源性高温,因会引发呼吸抑制。

(七) 新生儿血糖管理

低血糖可能出现在新生儿的任一时间,特别高发于生后最初几天,及时且频繁的喂养是重要的预防措施。母亲患有糖尿病的新生儿、早产儿、小样儿等人群发生低血糖的风险相对较高。当新生儿与产妇进行皮肤接触时,新生儿会积极主动地寻找乳房,这一哺乳现象被称为"乳腺爬行",

有效的母乳喂养可降低低血糖风险。低血糖的症状包括震颤、易怒、嗜睡,甚至拒食。足底微量血检测可用于对低血糖诊断。血糖值 2.5~2.8mmol/L(450~500mg/L)或更低时,应立即通知儿科医师跟进治疗。口服或静脉注射葡萄糖方式取决于其他临床因素,如吸吮吞咽能力、体重、低血糖等危险因素,长时间低血糖对神经发育造成影响。

(八) 新生儿治疗

有两种预防治疗建议在新生儿出生后 2 小时内进行:眼部预防性用药和维生素 K 防止新生儿出血性疾病。

1. 眼部治疗　预防性药物治疗最初是用于淋病奈瑟菌感染的产妇分娩的新生儿,意在防止新生儿失明。新生儿结膜炎则是更常见的一类新生儿眼科疾病,主要是由沙眼衣原体微生物引起的。通常在出生后 5~14 天出现症状,携带该病原体的母亲生下的婴儿获得结膜炎风险是 20%~60%。淋病奈瑟菌性的结膜炎症状大概在生后 1~5 天出现,而携带该病原体的母亲生下的婴儿结膜炎发生率为 30%~40%。红霉素眼药膏用于新生儿眼部疾病预防。这类药物可能发生化学性结膜炎,但这种情况在 24~48 小时内自发消退。

2. 维生素 K 的预防用药　新生儿没有足够量的维生素 K。同时,母乳中的维生素 K 含量低,而新生儿的肠道菌群往往合成维生素 K 极少。缺乏维生素 K 会导致新生儿出血症(neonatal hemorrhagic disease,HDN)又称维生素 K 缺乏性出血(vitamin K deficiency bleeding,VKDB)。HDN 分为三型:早发型(生后 24 小时发病)、经典型(生后 1~7 天发病)、迟发型(2~12 周发病)。早期新生儿出血症最常见于服用过抗惊厥类药物的孕妇分娩的新生儿。经典型 HDN 则最常用发生于出生后未进行预防性注射维生素 K 的新生儿,其常见出血部位一般集中于胃肠道、皮肤等。而迟发型 HDN 则多见于出生后未进行预防性注射维生素 K 和母乳喂养的新生儿。迟发型可能是维生素 K 缺乏最严重的类型,许多患儿往往发展为颅内出血。目前临床将维生素 K_1/1mg 肌注作为预防经典型 HDN 的方式。对于母乳喂养的婴儿,也应采取维生素 K_1/1mg 肌注进行预防。

临床思考 25-2-1

如何在出生后黄金一小时落实早产儿保暖策略,做好体温管理?

二、新生儿突发的健康问题

虽然医疗工作者采用多种方式对胎儿和新生儿进行评估,包括对新生儿的主要健康风险(早产、已知的遗传异常或明显的先天异常)有所预期,方案会结合出生地点、分娩方式和儿科/新生儿队伍考虑提前制定。但是没有任何产前评估是完美的,新生儿仍可能存在着意想不到的健康问题。主要可能是先天畸形和意外产伤,而其中有些"产伤"可能发生在分娩前。当意外发生时,助产士应该能够准确地评估形势,进行迅速且适当的转运治疗。

(一) 先天缺陷

一些躯体异常,如唇腭裂和多指,可以引起父母的情绪不稳,但或许会相对放心,因为部分躯体异常可以通过手术进行矫正,且无长期后遗症。但有部分类型的先天性缺陷,如果没有进行妥善的医疗管理,可能会导致新生儿迅速恶化,并可能有着高发病率和死亡率。其中,腹壁缺损和脊髓缺陷对于医护人员和新生儿及其家庭而言都是严峻的挑战。

1. 腹壁缺损　腹壁缺损分为腹裂、脐膨出,但往往病因不明。腹裂是腹腔脏器不受腹壁和腹膜限制而脱出;脐膨出患儿的腹腔脏器向外突出但被腹膜覆盖。这两种腹腔脏器大面积暴露,使得新生儿时刻面临着感染、低体温、脱水等情况。新生儿腹壁缺损的管理包括:立即呼叫援助和及时转运至三级儿科医院或单位;将新生儿放在一个尽可能无菌的、温暖的环境中;用温热的无菌生理盐水纱布覆盖于患처腹腔脏器;同时患儿躯干用无菌纱布包裹;不进行母乳喂养,而是禁食禁饮,同时置入胃管进行胃肠减压;建立静脉通道,进行静脉补液治疗。

2. 脊膜膨出和脊髓脊膜膨出　是两大最常见的神经管缺陷。脊膜膨出为(胚胎时期神经管闭合发生障碍引起)脊柱、椎管闭合不全,使硬脊膜及蛛网膜从裂隙处膨出,形成的囊性肿物。而脊髓脊膜膨出是(胚胎期神经管闭合障碍导致)椎板融合不全,脊髓和(或)神经根自骨裂处膨出的先天发育畸形。脊髓脊膜膨出常见于腰椎和骶部。对神经管缺陷新生儿的管理类似于腹壁缺陷,将温热的无菌生理盐水敷料装于干燥的无菌袋并覆盖于膨出部位,加强体温管理和静脉输液;新生儿给予俯卧位,并小心使得膨出部位避开大便污染。

3. 新生儿膈疝　是由于腹腔内脏器疝入胸腔并影响肺发育,限制肺膨胀的疾病,多由横膈发育缺损导致,并以左后外侧多见。其呼吸窘迫程度直接取决于肺组织受损数量,部分新生儿的膈疝特别严重,甚至阻碍了患侧肺的生长。膈疝体征包括左侧呼吸音减弱、心音偏右侧和严重的呼吸窘迫,部分继发持续性肺动脉高压。根据横膈缺损的程度,腹腔内脏器可能疝入胸腔,造成舟状腹。救护时禁用加压面罩吸氧以免因胃肠道充气加重心肺受压,应选择气管导管给氧;氧疗同时要立即给予胃肠道减压,减低胸腔内压力来改善呼吸;并立即给予专业熟练的儿科护理。

(二) 出生创伤

出生创伤可能发生于经历过长的产程或者分娩困难的新生儿,如巨大儿、胎方位异常等所导致的分娩困难。臂丛神经损伤一般被认为是产伤,通常发生于肩难产的新生儿。

但正常分娩的新生儿也会出现臂丛神经损伤,这种损伤可能在宫内就已发生。

1. **面神经麻痹与臂丛神经损伤**　脸部受伤包括面部擦伤和面部神经麻痹。面神经麻痹往往由产钳的钳压或胎儿从产道下降过程中受到母亲骶骨压迫所致,其典型症状为面部不对称(哭时口角偏斜伴鼻唇沟变浅)。

臂丛神经麻痹可能是分娩时过度牵拉和屈曲胎儿颈部所致,这一损伤往往发生在臀位分娩或分娩时肩难产。臂丛神经麻痹的新生儿表现为疼痛,而病理症状表现取决于受伤的神经根和损伤程度。臂丛神经由颈神经5~8及胸1脊神经组成,根据受累神经可大致划分为杜氏麻痹(颈神经5和颈神经6)、克氏麻痹(颈神经8和胸1脊神经)或者两者均受损。杜氏麻痹体征表现为手臂下部内收运动受限,手指和腕臂的下部内旋转弯曲,但患侧的抓握反射是完整的,但拥抱反射弱;而克氏麻痹表现为抓握反射消失和手成爪状。

若发生臂丛神经麻痹,应将患儿患侧手臂用夹板固定于身侧,然后进行转运。鼓励家长在生后一周的照护中,尽可能减少新生儿患肢活动。绝大多数臂丛神经麻痹会在3~6个月内消失,尤其是刚开始周内初步改善会很明显。在患侧肿胀开始消退后,物理治疗有利于进一步的康复。但若损伤发生在臂丛神经($C_3 \sim C_5$),则有可能导致呼吸难,这是因为该损伤引起的膈神经麻痹和膈肌受累。这一类型损伤的新生儿呼吸浅且受限困难,故而在出生后需积极给予呼吸支持。

2. **骨折**　分娩过程中的压力和操作可能都会导致骨折,有时也会出现宫内骨折。锁骨和四肢是最常见的骨折部位。骨折的体征一般表现为肿胀、皮下瘀斑、功能障碍、反常活动和疼痛。触诊时偶可有骨擦感,拥抱反射不协调。发现骨折时,将患侧手臂用夹板固定进行转运。锁骨或手臂骨折通常愈合很快,无后遗症。

3. **头血肿和颅骨骨折**　头部损伤包括头血肿、帽状腱膜下血肿、颅内出血、头皮擦伤、视网膜出血、颅骨骨折等。大约有16%借助胎头真空吸引器分娩的新生儿,会发生头血肿,而阴道自然分娩的新生儿则较少发生,较严重的脑出血往往与产钳分娩相关。头颅血肿是颅骨骨膜下出血而淤积血液,其中顶骨骨膜下血肿最为常见。与胎头水肿或全身性水肿相比,头血肿是骨膜下出血的原因,血肿不会跨越骨缝。一些头血肿伴有颅骨线性骨折,其中大多愈合良好。膜下出血很少见但可危及生命,因为这个部位较大,新生儿可在短时间内大量出血。新生儿表现为休克和血容量减少。如果是膜下出血,儿科的支持治疗是迫切需要的。颅内出血的症状经常在生后几小时出现,包括易激惹、呼吸暂停、喂养欠佳、嗜睡和囟门膨胀。颅骨骨折的明显标志是胎儿头骨的被压迫,尤其在顶叶的骨头。被压的头骨碎片可能会穿透硬脑膜、覆盖大脑。处理包括仔细定位受伤区域,进行影像检查,与儿科团队协商合作。

【本节关键点】

1. 新生儿出生后一小时内,助产士要对其进行两次Apgar评分,同时对新生儿进行呼吸管理、袋鼠式护理、脐带处理和身份识别、体温和血糖管理等。

2. 由于新生儿体表面积相对大,容易向周围环境散热,因此应在新生儿刚娩出瞬间即需重视保暖。

3. 早期皮肤接触被认为不仅能减少新生儿哭闹、促进母乳喂养和亲子关系的建立,降低低体温风险,还能够进行低体温新生儿的复温。

4. 虽然已采用多种方式对胎儿和新生儿进行评估,但新生儿仍可能存在先天畸形或意外产伤等意想不到的健康问题,助产士应该能够准确迅速地评估和处理。

(李秋芳)

第三节　新生儿外科疾病的产时宫外治疗

产时宫外治疗(ex-utero intrapartum treatment,EXIT)是在子宫切开后,在母体吸入麻醉和静脉用药协助下保持子宫松弛,先娩出胎头和胎肩,其余胎体部分仍留于子宫内,脐带继续维持子宫-胎盘的血液循环和气体交换,胎儿在母体血氧供应的情况下进行子宫外的气管插管或手术治疗。由此可见,这种产时处理的治疗技术是建立在胎儿手术与母体剖宫产术基础上的技术,即在保持胎儿-胎盘血液循环的同时进行胎儿缺陷矫正治疗的手术方法。

一、产时宫外治疗的适应证

(一)产时宫外治疗的适应证

产时宫外治疗适用于经产前诊断明确的胎儿气道阻塞或心血管疾病。适应证主要如下:①先天性膈疝;②内源性喉、气管畸形所致的先天性高位气道阻塞(喉部瓣膜、喉闭锁、喉部囊肿、喉狭窄、气管狭窄、气管闭锁等);③外源性气道压迫(颈部畸胎瘤、淋巴管瘤、甲状腺肿、肺部肿块等);④经口腔气管插管障碍(上颌寄生胎、口腔畸胎瘤、鼻咽部起源或口腔起源的肿物等);⑤肺部先天性囊腺瘤所致严重积水;⑥双侧张力性胸腔积液;⑦先天性乳糜胸;⑧单侧肺发育不良;⑨先天性膈疝合并先天性心脏病;⑩联体分离手术(胸脐联体婴儿)等。

(二)产时宫外治疗的手术方法

产时宫外治疗手术时间最长可达3小时,而不会引起母体子宫的明显出血和收缩,为手术操作保证了充足的时间。可开展直接喉镜检查、支气管镜检查、气管切开术、肺表面活性物质的注入、颈部或肺部肿物的切除、气管插管等。使胎儿潜在的心肺危机得到有效控制,在解除气道阻塞、确保气道通畅、充分氧合后结扎脐带,再将胎儿从母体分离。

胎儿娩出后的处理与正常新生儿的处理相同,即使是气管插管困难的胎儿也可安全处置,这是产时宫外治疗的最大优点。母体方面的处理应按妇产科常规处理,一般与通常的剖宫产产妇没有太大的区别。

产时宫外治疗的主要手术方法有:①产时胎儿手术:将胎儿取出宫外,不中断脐带在保持胎儿胎盘循环的情况下,直接对出生缺陷儿进行手术治疗;②子宫外产时处理后行产房外科手术:在不断脐带保持胎儿胎盘循环的情况下去除阻碍胎儿呼吸诱因,解除呼吸道梗阻,然后切断脐带在产房对出生缺陷新生儿进行的手术;③产房外科手术:分娩后在产房对出生缺陷新生儿立即进行的手术。

二、产时宫外治疗常用的治疗方案

(一)先天性膈疝

通过胎儿镜下放置可分离的气囊,在 EXIT 时,采用胎儿支气管镜刺破气囊,通过气管镜吸出,再进行气管插管。这种新的方法可避免颈部的解剖、神经损伤和由于气管夹造成的气管损伤。

(二)颈部巨大肿块

颈部巨大肿块是 EXIT 最好的适应证。常见有畸胎瘤和淋巴管瘤,患儿由于出生后肿块压迫气道无法通气,此时如能在胎儿胎盘循环下先进行气管插管或气管切开,建立人工气道通气,再断脐,接着处理肿块,如此就能挽救患儿的生命。

(三)先天性高气道阻塞综合征

先天性高气道阻塞综合征包括喉部瓣膜、喉闭锁、喉部囊肿、气管闭锁和狭窄等。特征为肺部和远端气道扩大,膈肌外翻,腹水乃至胎儿水肿。这种综合征非常罕见,但是能致死的疾病。目前施行了 EXIT,文献报道的病例均存活。

(四)胸部异常及其他

双侧胸水引流,单侧支气管发育不全等,EXIT 下气管内插管,先天性囊状腺瘤应用 EXIT 摘除腺瘤后分娩。EXIT 下进行体外膜肺氧合(extracorporeal membrane oxygenation,ECMO)治疗先天性膈疝合并肺发育不良。

三、产时宫外治疗的预后

(一)母体方面

在产时宫外治疗手术中,母亲最严重或可能立即出现的危险就是术中出血,原因可能是子宫收缩乏力。遇到这种情况,可以通过减少吸入麻醉药剂量、应用特殊的子宫止血装置等措施减少出血。产时宫外治疗的子宫切口最好选

择在子宫下段,因为这对今后再次妊娠后分娩影响较小。但遇到低位的前壁胎盘,或者巨大的胎儿颈部肿物时,选择子宫下段切口显然不合理,需行传统的子宫切开术,但增加了以后再次妊娠及分娩时子宫破裂的危险。

产科处理过程中,需保持子宫处于松弛状态,维持胎儿胎盘血液循环,保证胎儿血液供应的同时,减少对产妇生命体征及产后宫缩情况的影响是 EXIT 过程中的难点。产科医师在术中应用硫酸镁或硝酸甘油抑制宫缩,根据产妇和胎儿的生命体征变化调节用药量。如果宫缩抑制不充分,胎盘可能提前剥离,胎儿血液供应不足,可导致胎儿窘迫,严重者致胎儿脑损伤和严重的新生儿后遗症。如果宫缩抑制剂应用过度,一方面容易导致产妇血压下降,生命体征不稳定,并间接地影响胎盘血流量;另一方面可能导致胎儿娩出后宫缩乏力,增加产后出血的风险,影响产妇的恢复甚至威胁产妇生命。

(二)胎儿方面

由于产时宫外治疗手术的开展,死亡率较高的先天性高位气道阻塞以及巨大颈部肿物的胎儿预后已经得到显著改善,因为产时宫外治疗对解除颈部气管梗阻是非常有效的。但对于其他上述提到的适应证,还需要进一步探索和研究。

四、产时宫外治疗的后续护理

(一)家长心理护理

新生儿刚出生就要进行手术,会造成家长的焦虑、紧张情绪。因此在给有先天性疾病新生儿进行相关治疗的时候,要提前做好家长的心理护理工作,根据新生儿家长的文化程度及家庭背景进行心理护理,缓解患儿家长的思想压力。通过沟通,了解患儿家长的想法和需求,尽量满足或加以解释,取得其理解和配合。

(二)环境温度与湿度

新生儿体温调节中枢功能不成熟,皮下脂肪较薄,体表面积相对较大,基础代谢率低,易散热;产热依靠棕色脂肪的氧化代谢,故体温易受外界环境的影响而出现体温不稳定,室温维持在 24~26℃,相对湿度 55%～65%。手术室内保持适当温度对手术的成功非常重要,一般应维持在 25℃左右。

(三)术后病情观察

新生儿病情变化快,需定时监测体温、脉搏、呼吸和血压,密切观察动态变化。对于危重患儿,尤其注意其循环、呼吸及肾功能的监测和维护。注意观察患儿的进食情况、精神反应、哭声、反射、面色、皮肤颜色、肢体末梢的温度及大小便等情况。

新生儿手术一般实施全麻,术后患儿易发生呕吐,有误吸引起窒息的危险,故于麻醉清醒前,必须专人护理,并备好吸痰器及吸痰用物。胃肠道手术患儿,术后均应留置胃

肠减压，并保持其通畅直至肠鸣音恢复，肛门排气排便为止。在减压过程中应详细记录引流物的性质和量，有异常时及时处理。

（四）预防感染

新生儿抵抗力低，消毒隔离要求更高，护理人员要强化洗手意识，严格执行消毒隔离制度，严格执行无菌操作技术，住室地板、床架及保温箱等应湿式清洁，室内物品定期更换、消毒，严格控制探视人数，防止医院感染，防止术后发生并发症。

五、产时宫外治疗手术成功的关键

（一）准确可靠的产前诊断

准确的产前诊断是做好产时宫外治疗手术的保证。由于产时宫外治疗并不是标准的治疗手段，治疗的选择要经过慎重考虑和权衡利弊。其中最重要的辅助诊断技术就是影像学检查，包括超声检查及近几年发展起来的胎儿磁共振检查，能够准确发现胎儿的头颈部和肺部肿物、胸腔积液、喉和气管畸形、先天性膈疝、连体胎儿等，了解疾病的严重程度和气道受压情况，判断是否需要及时切除或建立通畅气道等，以决定是否需要进行产时宫外治疗。

（二）有效的麻醉处理

产时宫外治疗手术与普通剖宫产术最主要区别在于产妇的麻醉处理。产时宫外治疗手术要用吸入麻醉的方法，吸入的麻醉药异氟烷能使子宫处于松弛状态，同时可使胎儿完全麻醉以利于手术操作。胎盘-子宫气体交换的良好维持能使胎儿得到有效的血液循环和气体交换，以保障长达3小时的手术操作。

（三）术中的止血及其他

与产时宫外治疗手术不同的是，剖宫产术由于胎儿迅速娩出，子宫很快恢复张力，因此不需要采取特殊措施预防出血。而产时宫外治疗则需要一种特制的子宫止血装置，需要行皮肤的低位横切口。如果胎盘附着于子宫后壁或底部，在原位就可行子宫下段切开；如果胎盘附着在子宫前壁或为前置胎盘，就需要把子宫移出腹腔或盆腔，子宫切口也不应选择在下段。因此，手术前借助超声检查判断胎盘的位置很重要。

如果存在羊水过多，需先行羊水减量处理，以避免低估胎盘边缘和子宫切口的接近程度。剖宫产术前，在超声指导下确认胎盘位置和胎儿体位，然后再进行手术。手术切口通常要足够大，以保证能顺利娩出胎头及胎儿上半身，仅将必要的胎儿部分（如头部和胎肩）娩出才能保证避免强烈的子宫收缩和胎盘剥离。在手术过程中要注意由于脐带外露导致的血管痉挛，并注意是否有脐带打结。子宫切开后马上在胎儿肩处注射麻醉药（芬太尼）和肌肉松弛剂（泮库溴铵）。

在手术后，要确保胎儿气道恢复和通畅，结扎脐带，把

胎儿转移到复苏台上。然后娩出胎盘，按传统方法缝合子宫。同时注意，结扎脐带后要立即注射缩宫素，以加强子宫收缩。手术过程中，静脉输液要尽可能减少，以免引起母体肺水肿的发生，同时注意母体血压的维持。

（四）人员和设备要求

成功的产时宫外治疗手术需要全部手术人员的精确分工和共同努力，需要一支具有专业知识的专家队伍，包括小儿外科、产科、放射科、新生儿科、麻醉科、耳鼻喉科医师和护理人员等。与传统的剖宫产术相比，还需准备包括喉镜、支气管镜、气管切开装置、含有肺表面活性物质的注射器等一系列用于胎儿手术的设备和物品。

"The fetus as a patient"是国际胎儿学会宣言的标题，强调的是对胎儿生命权的尊重，对患有疾病的胎儿进行积极的救治，这一理念在胎儿医学领域已深入人心。产时宫外治疗的开展即是基于这一理念，其优势主要体现在：①实现"无菌转运及零转运"，外来感染机会明显降低。②简化了术前准备：较少的胃肠道气体，为横膈和腹壁缺陷性疾病的内脏复位或其他消化道梗阻疾病手术提供有利条件；保留的胎盘循环为麻醉师或耳鼻喉科医师从容进行气管插管和气管切开赢得时间、创造条件。③切口愈合后瘢痕反应小，胎儿期皮肤愈合快，瘢痕反应小。④脐血采集可供患儿以后围术期专用，这不仅节约了血源，也减少了输血反应；脐血还可作为干细胞移植专用。

【本节关键点】

1. 产时宫外治疗胎儿娩出后的处理与正常新生儿的处理相同，即使是气管插管困难的胎儿也可安全处置，这是其最大的优点。

2. 产时宫外治疗过程中，既要保持子宫处于松弛状态，维持胎儿胎盘血液循环，保证胎儿血液供应，又要减少对产妇生命体征及产后宫缩情况的影响。

3. 成功的产时宫外治疗手术需要多学科保健人员的精确分工和共同努力。

（李秋芳）

第四节　新生儿窒息

新生儿窒息（neonatal asphyxia）是指由于产前、产时或产后的各种病因，使胎儿缺氧而发生宫内窘迫或娩出过程中发生呼吸、循环障碍，导致生后1分钟内无自主呼吸或未能建立规律呼吸，以低氧血症、高碳酸血症和酸中毒为主要病理生理改变的疾病。严重窒息是导致新生儿伤残和死亡的重要原因之一，正确的复苏是降低新生儿窒息死亡率和伤残率的主要手段。

一、病　因

凡能使胎儿或新生儿血氧浓度降低的任何因素都可引起窒息(表25-4-1),发病机制主要为母体与胎儿间血液循环和气体交换障碍,导致新生儿呼吸衰竭继而引起循环、中枢神经、消化系统和代谢方面的改变。往往先有过度呼吸,随之迅速转入原发性呼吸暂停,不久即出现节律性喘息状呼吸,最后进入继发性呼吸暂停。心率和血压的变化一致,在过度呼吸时心率加快、血压稍升,至原发呼吸暂停时心率减慢,血压下降,喘息状呼吸时心率血压稍上升,进入继发呼吸停止后又随之下降。由于呼吸循环的停止,影响全身缺氧和代谢,发生各种并发症。

表25-4-1　引起新生儿窒息的常见因素

分类	常见因素
母亲因素	母亲缺氧:呼吸功能不全、严重贫血、CO中毒等 胎盘-脐带循环障碍:充血性心脏病、妊娠期高血压疾病、特发性高血压、慢性肾炎、低血压、糖尿病、过期妊娠等 孕母年龄>35周岁,吸毒、吸烟或被动吸烟史
分娩因素	脐带并发症:脐带脱垂、脐带打结、绕颈等 难产:各种手术助产,如产钳、臀位、胎头吸引不顺利、剖宫产、急产、产程延长 分娩时不恰当使用镇静剂、镇痛剂使新生儿呼吸中枢受抑制
胎儿因素	早产、胎儿生长受限;呼吸道梗阻;呼吸中枢受抑;各种畸形;羊水或胎粪吸入;宫内感染或宫内失血所致神经系统受损

二、病理生理机制

(一)呼吸改变

1.原发性呼吸暂停　新生儿缺氧时最初的表现为呼吸深快,若缺氧未得到及时的纠正,则呼吸随后受到抑制,反射性地导致心率减慢,此为原发性呼吸暂停。若此时予以吸氧并给予一定的刺激多能恢复自主呼吸。

2.继发性呼吸暂停　缺氧持续存在,胎儿出现深度喘息样呼吸、血压下降、心率继续降低、血氧饱和度下降、肌张力消失、面上苍白,最后在一次深呼吸后进入继发性呼吸暂停,此时胎儿对外界刺激无反应,必须予以人工正压通气。

(二)出生前后肺和肺循环的改变

分娩前胎儿的氧气供应主要来自于胎盘,肺内充满液体,血液由肺动脉经动脉导管流出主动脉,胎儿娩出后空气进入肺泡,呼吸建立肺泡张开,约1/3的肺内液体在胎儿娩出时因产道挤压经口鼻排出,余下液体经肺泡进入肺周围淋巴管,肺液的排出取决于最初几次的呼吸强度。胎儿娩出后动脉导管关闭,肺小动脉开放流经肺部的血液增加。

(三)窒息缺氧肺灌注减少

窒息的新生儿在出生后无法正常呼吸,肺泡不扩张,肺液无法排除,新生儿无法进行气体交换导致缺氧。窒息后缺氧酸中毒导致新生儿肺内小动脉持续处于收缩状态,血液不经过肺而仍经动脉导管进入主动脉,即使肺泡开放,氧气也难以进入血液,血液无法氧合,新生儿缺氧加重。

窒息导致的缺氧和酸中毒引起多器官功能受损,呼吸中枢在缺氧的状态下会加重呼吸抑制程度,因此,人工正压通气纠正缺氧状态是窒息复苏的关键。

三、临床表现

(一)宫内缺氧表现

胎心率、胎动有异常变化,早期表现为胎动增加,胎心率加快≥160bpm;晚期为胎动减少或消失,心率减慢,心率<100bpm,心律不规则,羊水被胎粪污染呈黄绿色或墨绿色,提示胎儿宫内缺氧。

(二)出生后缺氧表现

经过抢救,多数婴儿呼吸很快好转,哭声响亮,皮肤转红,四肢活动。少数严重者常呈休克状态,新生儿面部与全身皮肤青紫或皮肤苍白,口唇暗紫;呼吸浅表或不规律,无呼吸或仅有喘息样微弱呼吸;哭声微弱、呻吟、吸气性三凹征;心跳不规则,心率可<60bpm且弱,对外界刺激无反应,肌张力松弛,喉反射消失等。

(三)体征

缺氧缺血造成多器官性损伤,部分患儿可根据窒息的程度发生全身各系统不同的损伤(表25-4-2),甚至衰竭表现,但发生的频率和程度则常有差异。

表25-4-2　窒息对各系统可能的损伤

系统	损害
中枢系统	缺血缺氧性脑病、颅内出血、脑水肿
肾	肾小球滤过率和(或)肾小管重吸收功能下降、肾小管坏死、肾衰竭
心血管	三尖瓣关闭不全、心肌坏死、心力衰竭、休克
肺	肺动脉高压、胎粪吸入综合征、肺出血、肺表面活性物质减少、呼吸衰竭
消化道	应激性溃疡、坏死性小肠结肠炎、肝功能损害
代谢	酸中毒、低血糖、低血钙、抗利尿激素分泌增加
皮肤	皮下脂肪坏死
血液	弥散性血管内出血

四、诊断标准

（一）Apgar评分

目前临床上多采用 Apgar 评分法来确定新生儿窒息程度，内容包括心率、呼吸、对刺激的反应、肌张力和皮肤颜色五项，每项 0～2 分，共 10 分（详见"第三产程的基本处理"相关内容）。如低于 6 分，神经系统损伤较大，预后较差。既往认为 Apgar 评分在 0～3 分为重度窒息、4～7 分为轻度窒息、8～10 分为正常，但近年来有研究显示，1 分钟 Apgar 评分提示酸中毒存在的敏感性和阳性预测值均较差，敏感度高而特异性低，常导致窒息诊断扩大化，因此不能作为诊断窒息的唯一标准。

（二）脐动脉血气分析

脐动脉血气代表新生儿在产程中血气变化的结局，能揭示有无缺氧、酸中毒及其严重性，反映窒息的病理生理本质，因此，也是新生儿窒息诊断最主要的实验室检查。我国新生儿脐动脉血气指标研究协作组通过多中心的临床研究，得出我国新生儿窒息的脐动脉血 pH 临床校正值分布范围为 7.00～7.20，碱剩余分布范围为 -10～-18mmol/L，诊断新生儿窒息的血气指标可在上述范围内灵活掌握。中华医学会围产医学分会新生儿复苏学组在 2016 年的《新生儿窒息诊断的专家共识》中建议 pH<7 及剩余碱<-14～-16mmol/L，可作为诊断新生儿窒息的标准。

（三）Apgar评分与脐动脉血气 pH 结合诊断新生儿窒息方案

Apgar 评分诊断新生儿窒息的敏感性高而特异性低，脐动脉血气（pH 和碱剩余）特异度较高而敏感性较低，两者结合可增加准确性。因此，建议在有条件的医院，对出生后怀疑有窒息的新生儿常规做脐动脉血气分析，若单纯 Apgar 评分低但脐动脉血气 pH 正常，不诊断新生儿窒息，可诊断"低 Apger 评分"，但考虑到这一诊断并未取得相关的国内外编码，因此对于"低 Apger 评分"目前仍可纳入新生儿窒息的诊断。

目前国际上多用必须同时具备严重代谢性酸中毒、低 Apgar 评分、多器官损害、有神经系统症状等 4 个表现的新生儿窒息诊断标准。但对于我国来说，条件过于苛刻，全部符合以上 4 条者，应属于严重窒息。若严格按照此标准执行，会造成部分的漏诊，因此中华医学会围产医学分会新生儿复苏学组组织相关专家讨论，提出关于结合 Apgar 评分及脐动脉血气 pH 诊断新生儿窒息，具体如下：

1. **轻度窒息**　Apgar 评分 1min≤7 分，或 5min≤7 分，伴脐动脉血 pH<7.2。

2. **重度窒息**　Apgar 评分 1min≤3 分，或 5min≤5 分，伴脐动脉血 pH<7.0。

五、治疗原则

（一）早期预测

估计胎儿娩出后有窒息危险时，应做好充分准备工作，积极抢救和正确处理，以降低新生儿死亡率和预防远期后遗症。

1. **医务人员的配备**　至少要有 1 名熟练掌握复苏技能的医务人员，应掌握正压人工呼吸、气管插管、胸外按压及药物的使用等技能。

2. **吸引器械**　吸引球囊、吸引器和管道、吸引管、注射器、胎粪吸引管。

3. **正压人工呼吸器械**　新生儿复苏气囊、不同型号的面罩、配有气流表和导管的氧气源。

4. **气管内插管器械**　喉镜、不同型号气管导管、剪刀、气管导管的胶布或固定装置。

5. **其他**　辐射保暖台或其他保暖设备、温暖的毛巾、无菌手套、听诊器、胶布、脉搏血氧饱和度仪。药品和给药的准备：肾上腺素、等渗晶体液、纳洛酮、10% 葡萄糖、注射用水。脐血管插管用品。

（二）复苏方案

新生儿复苏方案按照 A、B、C、D、E 步骤进行：

A=**畅通气道**（air way）新生儿生后即放在辐射保暖台上，快速擦干头部及全身，摆好体位，使颈部轻微仰伸，立即吸尽口、咽、鼻黏液。

B=**建立呼吸**（breathing）触觉刺激，拍打足底或摩擦背部来促进新生儿呼吸出现。触觉刺激后如出现正常呼吸，心率>100bpm，肤色红润或仅手足青紫可予观察。如无自主呼吸建立或心率<100bpm，应立即用复苏气囊进行面罩正压给氧，面罩应密闭遮盖口鼻，通气频率 40～60 次/分，压力以可见胸部起伏和听诊呼吸音正常为宜。15～30 秒后再评估，如心率>100bpm，出现自主呼吸可予观察；如无规律性呼吸或心率<100bpm，需进行气管插管正压通气。

C=**维持循环**（circulation）气管插管正压通气 30 秒后，心率<60bpm 或心率 60～80bpm 不再增加，应继续正压通气并同时行胸外心脏按压。可采用双拇指法或中、示指法。按压频率每分钟 120 个动作（即 90 次心脏按压，30 次正压通气），按压深度为胸廓前后径的 1/3。

D=**药物**（drug）治疗新生儿复苏术中很少需用药物，新生儿期的心肌功能障碍和休克一般是由深度缺氧引起，药物包括肾上腺素、血容量扩充剂和碳酸氢钠。

E=**评价**（evaluation）评价贯穿新生儿窒息复苏整个过程，通过呼吸、心率、肤色的不断评估，采取相应的处理措施。

六、新生儿复苏

图 25-4-1 是中国新生儿复苏项目专家组参考国际新的指南和共识，结合我国国情修订的中国新生儿复苏指南流程图，以下复苏步骤按照此图进行实施。

（一）快速评估

出生后立即用几秒钟的时间快速评估 4 项指标：①足月吗？②羊水清吗？③有哭声或呼吸吗？④肌张力好吗？以上 4 项中有 1 项为"否"，则进行初步复苏。

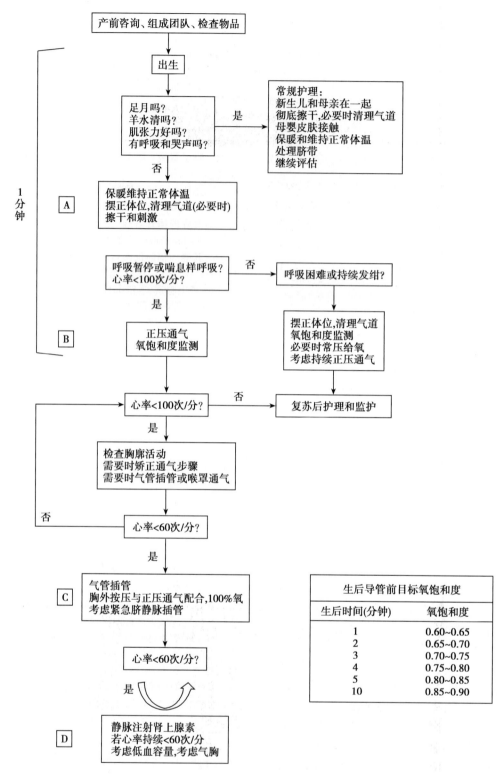

图 25-4-1　中国新生儿复苏流程图

（二）初步复苏

1. 保暖　提前预热辐射台，足月儿辐射保暖台温度设置 32～34℃，早产儿根据其中性温度设置。同时注意分娩环境的室温，保持在 25～28℃为宜。将新生儿放在辐射保暖台上（图 25-4-2），尤其需注意头部擦干和保暖，无条件者可因地制宜采取保温措施，如用预热的毯子裹住新生儿以减少热量散失等。对体重＜1500g 的极低出生体重儿（very low birth weight infant，VLBWI），有条件的医疗单位可将其头部以下躯体和四肢放在清洁的塑料袋内，或盖以塑料薄膜置于辐射保暖台上（图 25-4-3），摆好体位后继续初步复苏的其他步骤。因会引发呼吸抑制，也要避免高温。

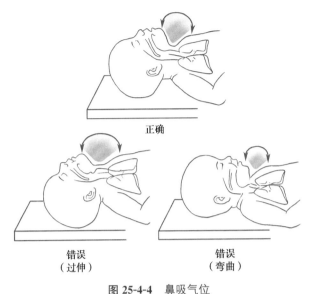

正确

错误
（过伸）

错误
（弯曲）

图 25-4-4　鼻吸气位
引自：张玉侠.实用新生儿护理学.北京：人民卫生出版社.2015.

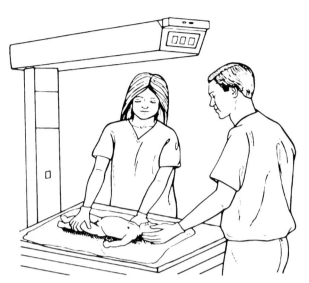

图 25-4-2　将新生儿放在辐射保暖台上保暖
引自：刘兴会，漆洪波.难产.北京：人民卫生出版社.2015.

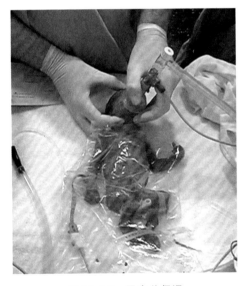

图 25-4-3　早产儿保温
引自：刘兴会，漆洪波.难产.北京：人民卫生出版社.2015.

2. **体位**　置新生儿头轻度仰伸位（鼻吸气位），注意勿使颈部伸展过度或不足以防阻碍气体进入（图 25-4-4）。

3. **清理呼吸道**　立即吸净口和鼻腔的黏液，因鼻腔较敏感，受刺激后易触发呼吸，故应先吸口腔，后吸鼻腔。过度吸引可能导致喉痉挛和迷走神经性心动过缓，并使自主呼吸出现延迟。应限制吸管的深度和吸引时间（10 秒），吸引器的负压不应超过 100mmHg（1mmHg＝0.133kPa）。

4. **羊水胎粪污染时的处理**　对于羊水胎粪污染的新生儿，我国新生儿复苏指南结合我国国情和经验推荐：当羊水粪染时，仍首先评估新生儿有无活力，当新生儿有活力

时，继续初步复苏；无活力时应在 20 秒内完成气管插管及胎粪吸引管吸引胎粪；若新生儿无活力且不具备插管条件时，应快速清理口鼻后开始正压通气。与我国处理方案不同，2017 年 ACOG 建议羊水粪染的新生儿，无论有无活力，均无需接受常规的插管和气道吸引，但需要由具备气管插管等专业技能的团队进行管理，其复苏过程与非羊水粪染的新生儿相同。

5. **擦干和刺激**　快速擦干全身，拿掉湿毛巾。如仍无呼吸，轻拍或轻弹足底 1～2 次，或沿长轴快速摩擦腰背皮肤 1～2 次，切忌粗暴拍打，如出现正常呼吸，心率＞100bpm，肤色红润可继续观察。上诉干预实施后新生儿仍未恢复自主呼吸表明新生儿处于继发性呼吸暂停，需要正压通气。

（三）正压通气

触觉刺激后无规律呼吸建立或心率＜100bpm，应用面罩正压通气，存在上述指征的新生儿应在 1 分钟内实施有效的正压通气。无论足月儿或早产儿，正压通气均要在氧饱和度仪的监测指导下进行。足月儿可用空气复苏，早产儿开始给 30％～40％的氧，用空氧混合仪根据氧饱和度调整给氧浓度，使氧饱和度达到目标值。胸外按压时给氧浓度要提高到 100％。脉搏氧饱和度仪的传感器应放在导管前位置（即右上肢，通常是手腕或手掌的中间表面）。在传感器与仪器连接前，先将传感器与婴儿连接，有助于最迅速地获得信号。

1. **评估心率**　可触摸新生儿脐带搏动或用听诊器听诊新生儿心跳，计数 6 秒，将得数乘以 10，即得新生儿每分钟心率的快速计算。若进行氧饱和度监测，可在脉搏氧饱和度仪上直接观察到心率和氧饱和度变化。

2. **气囊面罩正压通气通**　气压力需要 20～25cmH$_2$O（1cmH$_2$O＝0.098kPa），少数病情严重的新生儿可用 2～3

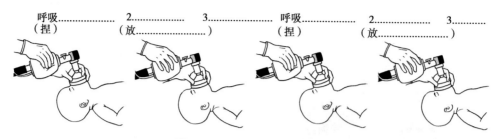

图 25-4-5　面罩正压通气操作

引自:刘兴会,漆洪波.难产.北京:人民卫生出版社.2015.

次 30～40cmH₂O,以后维持在 20cmH₂O。通气频率 40～60bpm(胸外按压时为 30bpm),为了帮助维持 40～60 次/分的呼吸频率,在给新生儿实施正压通气时应边念边操作,在念"呼吸"时挤压气囊或堵塞 T-组合复苏器的 PEEP 帽,在念"二、三"的时候放开气囊,已获得适合的呼吸频率(图 25-4-5)。

持续气囊面罩正压通气(>2 分钟)可产生胃充盈,应常规插入 8F 胃管,用注射器抽气和通过在空气中敞开端口来缓解。国内使用的新生儿复苏气囊为自动充气式气囊(250ml),使用前要检查减压阀,最好配备有压力表。自动充气式气囊不能用于常压给氧。

3. T-组合复苏器(T-Piece 复苏器)　该装置容易操作、使用灵活、压力输出安全正确及操作者不易疲劳适用于足月儿和早产儿正压通气,尤其对早产儿的复苏更能提高效率和安全性。使用时需接压缩气源,氧气由 T-组合复苏器的新生儿气体出口经一个管道输送到新生儿端,与面罩相连使与口鼻密封或与气管导管相连。预先设定吸气峰压 20～25cmH₂O、呼气末正压 5cmH₂O、最大气道压(安全压)30～40cmH₂O。操作者用拇指或示指关闭或打开 T 形管的开口,控制呼吸频率及吸气时间,使氧气直接流入新生儿气道。

4. 判断有效通气　开始正压通气时,即刻连接脉搏血氧饱和度仪,并观察胸廓是否起伏。有效的正压通气表现为胸廓起伏良好,心率迅速上升。如正压通气达不到有效通气,需矫正正压通气步骤,检查面罩和面部之间的密闭性,是否有气道阻塞(可调整头位,清除分泌物,使新生儿的口张开)或气囊是否漏气。面罩型号应正好封住口鼻,但不能盖住眼睛或超过下颌。

5. 评估及处理　经 30 秒充分正压通气后,如有自主呼吸,且心率≥100bpm,可逐步减少并停止正压通气。如自主呼吸不充分,或心率<100bpm,须继续用气囊面罩或气管插管施行正压通气,并检查及矫正通气操作。如心率<60bpm 予气管插管正压通气并开始胸外按压。

(四)喉镜下经口气管插管

1. 指征　新生儿喉镜下经口气管插管的指征为:①需要气管内吸引清除胎粪;②气囊面罩正压通气无效或要延长;③胸外按压;④经气管注入药物;⑤需气管内给予肺表

面活性物质;⑥特殊复苏情况,如先天性膈疝或超低出生体重儿。

2. 准备　选择喉镜,使用带直镜片(早产儿用 0 号,足月儿用 1 号)的喉镜进行经口气管插管,根据新生儿体重选择适合的气管导管型号(表 25-4-3)。

表 25-4-3　气管导管内径的选择

导管内径(mm)	新生儿体重(g)	妊娠周数(W)
2.5	<1000	<28
3.0	1000～2000	28～34
3.5	2000～3000	34～38
3.5～4.0	>3000	>38

根据新生儿体重计算气管导管的插入深度(表 25-4-4)。抢救时可以出生体重千克数加 6cm 来快速计算插入深度,不足 1kg 者插入 6cm。

表 25-4-4　气管插管的插入深度

新生儿体重(kg)	管端至口唇的长度(cm)
1	6～7
2	7～8
3	8～9
4	9～10

3. 方法　气管插管过程中,保持新生儿头部呈鼻吸气位,并由助手在旁全程常压给养。我国 2016 年修订《中国新生儿复苏指南》中提出,气管插管的关键在于暴露声门,并要强调小指的 3 个用处。

(1)插入喉镜:左手持喉镜,将喉镜夹在拇指与前 3 个手指间,镜片朝前,小指靠在新生儿颏部提供稳定性(小指的第一个用处)(图 25-4-6)。喉镜镜片应沿着舌面右侧滑入,将舌头推至口腔左侧,推进镜片直至其顶端达会厌软骨谷。

(2)暴露声门:轻轻将整个镜片平行朝镜柄方向移动,使会厌软骨抬起,即可暴露声门和声带,声带看起来像倒置

7

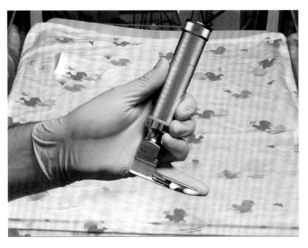

图 25-4-6　喉镜的正确持法
引自:张玉侠. 实用新生儿护理学. 北京:人民卫生出版社.2015.

的字母"V"(图 25-4-7)。如未完全暴露,操作者用自己的小指(小指的第二个用处)或由助手的示指,向下稍用力压环状软骨,使气管下移暴露声门。在暴露声门过程中,一定要将整个镜片平行抬起,不可上撬镜片顶端。

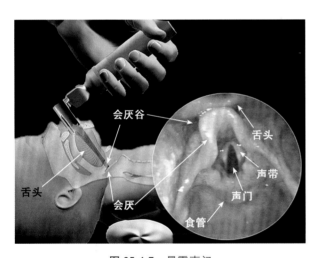

图 25-4-7　暴露声门
引自:张玉侠. 实用新生儿护理学. 北京:人民卫生出版社.2015.

(3)插管:插入气管导管,将管端置于声门与气管隆凸之间,接近气管中点。必要时,吸引分泌物,改善视野。

(4)撤出喉镜:气管导管插入成功后,将导管紧贴新生儿上颚,撤出喉镜。如有金属芯,握住导管,将金属芯从管中撤出。

(5)操作技巧:插入导管时,如声带关闭,可采用 Hemlish 手法,助手用右示、中 2 指在胸外按压的部位向脊柱方向快速按压 1 次促使呼气产生,声门就会张开。整个操作要求在 20 秒内完成,如无法暴露声门并在规定时间成功插入导管,应撤出喉镜,用气囊面罩给新生儿正压人工通气,使新生儿稳定,然后重试。

4. **胎粪吸引管的使用**　施行气管内吸引胎粪时,将胎粪吸引管直接连接气管导管,以清除气管内残留的胎粪。吸引时复苏者用右示指将气管导管固定在新生儿的上腭,左手示指按压胎粪吸引管的手控口使其产生负压,边退气管导管边吸引,3～5 秒将气管导管撤出。

5. **判断导管管端位于气管中点的常用方法**
(1)声带线法:导管声带线与声带水平吻合。
(2)胸骨上切迹摸管法:操作者或助手的小指尖垂直置于胸骨上切迹,当导管在气管内前进过程中,小指尖触摸到管端(小指的第三个用处),则表示管端已达气管中点。
(3)体重法:根据插的深度,体重 1、2、3kg 的新生儿唇-端距离分别为 6～7、7～8、8～9cm。头位改变会影响插入深度。

6. **确定导管位置的正确方法**　确定导管位置的方法有:①胸廓起伏对称;②听诊双肺呼吸音一致,尤其是腋下,且胃部无呼吸音;③无胃部扩张;④呼气时导管内有雾气;⑤心率、肤色和新生儿反应好转;⑥有条件者可使用呼出气 CO_2 检测仪。

（五）喉罩气道

喉罩气道(laryngeal mask airway,LMA)是一个用于正压人工呼吸的气道装置。对于新生儿复苏时如气囊-面罩通气无效,气管插管失败或不可行时,喉罩气道能够作为气管插管的替代装置。喉罩气道由一个可扩张的软椭圆形喉罩与弯曲的气道导管连接而成(图 25-4-8),弯曲的喉罩越过舌得到比面罩更有效的双肺通气。采用"盲插"法,操作者用示指将此装置插入新生儿口腔,并沿其硬腭将喉罩安放在声门上方。当喉罩完全插入,注入空气使边圈扩张,扩张的喉罩覆盖喉口,并使边圈与咽下区的轮廓一致。该气道导管有一个 15mm 接管口,可连接复苏囊或呼吸器进行正压通气。喉罩气道是气管插管的替代装置,但若存在需吸引胎粪污染的羊水、胸外按压、需要气道内给药或极低出生体重儿时,应选择气管插管而不是喉罩气道。

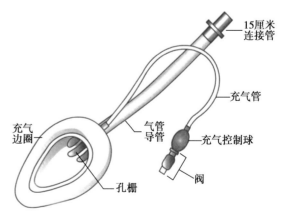

图 25-4-8　喉罩气道
引自:刘兴会,漆洪波. 难产. 北京:人民卫生出版社.2015.

（六）胸外心脏按压

充分正压通气 30 秒后心率<60bpm，应在继续正压人工通气的同时开始胸外按压。为了保证与胸外按压的有效配合，应进行气管插管正压通气。

1. 按压手法

（1）双指法：用一手的中指加示指或中指加无名指，用指尖压迫胸骨。无硬垫时用另一手支撑患儿背部。

（2）拇指法：用两个拇指按压胸骨，两手环绕婴儿胸廓，其余手指支撑其脊柱。拇指法能产生更高的血压和冠状动脉灌注压，操作者不易疲劳，加之采用气管插管正压通气后，拇指法可以在新生儿头侧进行，不影响脐静脉插管，是胸外按压的首选方法（图 25-4-9）。

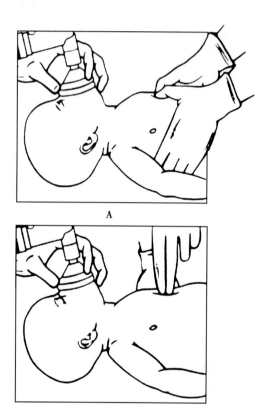

图 25-4-9　胸外心脏按压的两种方法
引自：刘兴会，漆洪波. 难产. 北京：人民卫生出版社. 2015.

2. 胸外心脏按压位置与深度　按压位置为新生儿两乳头连线的正下方，即胸骨体下 1/3 处，按压时应避开剑突（图 25-4-10），按压深度为胸廓前后径的 1/3。

3. 胸外心脏按压的操作要点　胸外按压的下压时间应稍短于放松时间，使心脏输出量达到最大。按压时，拇指稍弯曲，按压和放松的过程中，手指始终不应离开胸骨的压迫区。要保证有效的按压深度，亦不能用力过大，以免造成损伤。

4. 胸外按压和正压通气需默契配合　通气障碍是新生儿窒息的首要原因，因此胸外按压时，需要两人默契配合共同完成，一人胸外按压，一人气管插管进行正压通气。胸

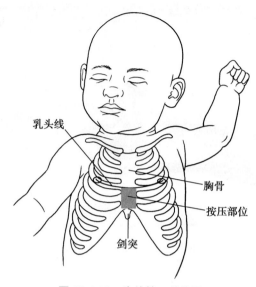

图 25-4-10　胸外按压的位置
引自：刘兴会，漆洪波. 难产. 北京：人民卫生出版社. 2015.

外按压和正压通气的比例应为 3∶1，即 90bpm 按压和 30 次/分呼吸，达到每分钟约 120 个动作。因此，每个动作约 0.5 秒，2 秒内 3 次胸外按压加 1 次正压通气。40～60 秒重新评估心率，如心率仍<60bpm，除继续胸外按压外，考虑使用肾上腺素。

（七）药物治疗

新生儿复苏时，很少需要用药。新生儿心动过缓通常是由于肺部通气不足或严重缺氧，纠正心动过缓的最重要步骤是充分的正压通气。若 100% 氧气正压人工呼吸及胸外心脏按压 45～60 秒后心率仍<60bpm 应予以药物治疗，目的是改善心脏功能、增加组织灌流和恢复酸碱平衡。

1. 肾上腺素　新生儿复苏过程中所使用的肾上腺素需首先进行稀释，稀释比例为 1∶10 000（0.1mg/ml）。给药途径首选脐静脉给药，每次 0.01～0.03mg/kg（即 1∶10 000溶液 0.1～0.3ml/kg），不推荐大剂量给药。在静脉通道未建立或正在建立时可先气管内给药，剂量大于静脉剂量，为 0.05～0.1mg/kg（即 1∶10 000 溶液 0.5～1.0ml/kg），最大量不得超过 0.1mg/kg。

2. 扩容治疗　有低血容量的新生儿，已怀疑失血或新生儿休克（苍白、低灌注、脉弱），且对其他复苏措施无反应时，考虑扩充血容量。可选择等渗晶体溶液，推荐使用生理盐水。首次剂量 10ml/kg，经外周静脉或脐静脉缓慢推入，推注时间>5～10 分钟。窒息新生儿和早产儿不恰当的扩容可导致血容量超负荷或发生并发症，如颅内出血。大量失血则需要输入与患儿交叉配血阴性的同型血或 O 型红细胞悬液。

3. 纳洛酮　不推荐纳洛酮作为产房呼吸抑制新生儿开始复苏努力的药物，心率和氧饱和度应该通过支持通气来恢复。在使用纳洛酮前，必须首先完成建立通畅的气道

和气囊面罩正压通气。如需应用纳洛酮,必须满足以下两个条件:①正压人工通气使心率肤色恢复后,出现严重的呼吸抑制;②母亲在分娩前4小时内应用过麻醉、镇静药物。对母亲吸毒者或使用美沙酮者,不能使用纳洛酮,否则会导致新生儿惊厥。

4. 碳酸氢钠 新生儿复苏时一般不推荐使用碳酸氢钠。

5. 脐静脉置管 脐静脉是静脉给药的最佳途径,用于注射肾上腺素以及扩容剂。可插入3.5F或5F的不透射线的脐静脉导管,导管尖端应仅及皮下进入静脉,轻轻抽吸就有回血。插入过深,则高渗透性和影响血管的药物可能直接损伤肝脏。务必避免将空气推入脐静脉。

七、新生儿窒息的后续护理

(一)温度管理

1. 保温 根据情况因地制宜使用提高室温、袋鼠式保暖、预热包被、辐射保温台等保暖措施。指南推荐<32周的早产儿用塑料袋或塑料保鲜膜包裹颈部以下,再常规放置在辐射保温台上能显著改善体温。

2. 避免高温 缺血时及缺血后高体温与脑损伤有关,需要复苏的新生儿应以达到体温正常为目的,避免医源性体温过高。

3. 局部亚低温 国际指南推荐使用全身性或选择性脑部亚低温,保护和改善脑损伤。

(二)新生儿持续监测生命体征及维持内环境稳定

监测内容包括氧饱和度、心率、血压、血细胞比容、血糖、血气分析及血电解质等。复苏后护理尤其要定时监测血糖,维持血糖60~80mg/dl,防止低血糖脑损伤。

(三)根据指征用氧

新生儿正常出生后无窒息、无发绀不需吸氧,已经证明新生儿由宫内到宫外的转变是一个逐渐的过程,健康足月新生儿出生后要用10分钟才能达到导管前氧饱和度>95%,而需近1小时达到导管后氧饱和度>95%。中心性发绀表现为面、躯干和黏膜发绀。周围性发绀(仅手足发绀)在出生时发现通常是正常的,不代表缺氧,而是由于其他原因如寒冷所致。苍白或花斑常是心排出量减少、严重贫血、低血容量、低体温或酸中毒所致。足月儿出生后复苏用正压通气时,开始用空气而不是100%氧。<32周的早产儿用空气复苏不能达到要求的氧饱和度,应用空氧饱和仪并在脉搏氧饱和度的指导下进行调节,开始用30%~40%的氧,然后根据氧饱和度调整氧浓度,这样可避免氧过高。临床应用时需根据具体情况进行调整。

(四)复苏后器官功能监测

复苏后立即血气分析有助于估计窒息的程度。新生儿可能有多器官功能损害的危险,应及时对脑、心、肺、肾及胃肠等器官功能进行监测,早期发现异常并适当干预,以减少窒息后的死亡率和伤残率。

八、窒息复苏中的组织管理

(一)产房设备管理

产房内复苏设备的准备非常重要,以便急救时能快速正确的取用,基本要求包括:

1. 齐全 即急救用品的品种和型号必须齐全,尤其如面罩、气管插管等急救物品备用应包括极低超低体重儿型号也应准备巨大儿型号,以避免应急复苏时延误婴儿的使用。

2. 消毒 所用物品设备必须达到灭菌保存以备复苏时立即使用。

3. 在场 复苏设备应置于复苏台或复苏场所附近,以利复苏人员正确快速使用。

4. 备用状态 所用设备应班班交接清点检查,保证处于备用状态,尤其如吸引装置、喉镜等,以便应急复苏能顺利进行。

(二)人员培训

产房内工作的产科儿科医务人员的复苏技能水平决定了窒息复苏的效果。专业人员的复苏技能培训和定期考核是复苏管理的重要内容。培训应作为经常性工作,定期开展不同形式的培训和考核,不断提高复苏水平和复苏质量;基层医院应与市以上医院培训内容有所区别,应以基础复苏内容为主;院内培训讲究实用性。

(三)复苏时的组织管理

医院应根据级别不同制定相应的产房内复苏管理制度,如:高危产房产前产科儿科会诊制度、产时儿科医师进产房制度、窒息复苏人员责任分工制度、双胎及多胎分娩时复苏人员的组成规定制度、复苏后的监护和处理制度、危重新生儿复苏后转运制度,包括院内和院外转运等。

窒息复苏中的组织管理是否有效与复苏成功率正相关,如管理环节出现问题势必造成复苏失败,导致医疗纠纷。因此加强产房的复苏管理对新生儿窒息防治工作有十分重要的意义。

九、母婴同室新生儿窒息

发生在母婴同室的新生儿窒息常常为喂养不当造成内容物反流,新生儿、婴幼儿神经系统发育不完善,易造成会厌失灵,发生呛奶阻塞气道。呛奶窒息的婴儿可出现颜面青紫、全身抽动、呼吸不规则、吐出奶液或泡沫、鲜血、黑水等。婴儿的大脑细胞对氧气十分敏感,如抢救不及时,极易造成婴儿猝死。

(一)新生儿窒息发现人

发生在母婴同室的新生儿窒息,如果及时发现可以得到良好预后,如果未能及时发现,往往错过最佳抢救时间而造成不良预后。而产妇和家属往往是母婴同室新生儿窒息的第一发现人,因此,对于家属来说,最重要的任务是发现新生儿窒息并立即呼救。此外,病区医务人员也是母婴同室新生儿窒息的重要发现人,一旦发现,需要立即呼救并准备抢救。

(二)抢救措施

根据病区的环境条件和新生儿情况,决定抢救的地点和步骤,如果当时无抢救条件,则需要医务人员就地进行新生儿抢救。

1. **体位引流**　如果新生儿饱腹呕吐发生窒息,应将平躺新生儿脸侧向一边或侧卧,以免吐物流入咽喉及气管;如果新生儿吃奶之初咽奶过急发生呛奶窒息(胃内空虚),应将其俯卧在抢救者腿上,上身前倾 45°～60° 以利于气管内的奶倒空引流。

2. **清除口咽异物**　以最快的方式清除异物,如有吸引器最佳,如来不及准备可以使用自动吸乳器,立即开动,只用其软管,插入新生儿口腔咽部,将溢出的奶汁、呕吐物吸出;没有抽吸装置,可用手指缠纱布伸入新生儿口腔,直至咽部,将溢出的奶汁吸除,避免婴儿吸气时,再次将吐出的奶汁吸入气管。

3. **刺激哭叫咳嗽**　拍打孩子背部或刺激脚底板,刺激其哭叫或咳嗽,有利于将气管内奶咳出,缓解呼吸。

4. **辅助呼气**　重点是呼气,带有喷射力量。方法是抢救者用双手拢在患儿上腹部,冲击性向上挤压,使其腹压增高,借助膈肌抬高和胸廓缩小的冲击力,使气道呛奶部分喷出;待手放松时,患儿可回吸部分氧气,反复进行使窒息缓解。

5. **抢救设备**　当准备好新生儿的抢救设备时,立即转向抢救设备。按照国际 ABCDE 复苏方案进行进一步抢救并评估,有条件的情况下转入新生儿科。

十、预防

1. 加强围产保健,及时处理高危妊娠。

2. 加强胎儿监护,避免和及时纠正宫内缺氧。

3. 密切监测临产孕妇,避免难产。

4. 熟练掌握复苏技术,培训接产人员熟练掌握复苏技术。

5. 医院产房内需配备复苏设备,并保证齐全、消毒、在场、呈备用状态。

6. 临床复苏时应予注意,气道未清理干净前,勿刺激新生儿使其大哭,以免将气道内吸入物进一步吸入肺内。

7. 正确喂养,预防发生新生儿呛奶窒息。

8. 加强产科与儿科之间的团队合作,儿科医师参加高危产妇分娩前讨论,在产床前等待分娩,一旦发生新生儿窒息即刻进行抢救。

【本节关键点】

1. 新生儿 Apgar 评分敏感度高而特异性低,常导致窒息诊断扩大化,因此不能作为诊断新生儿窒息的唯一标准。

2. 新生儿复苏方案按照 A(airway,畅通气道)、B(breathing,建立呼吸)、C(circulation,维持循环)、D(drug,药物)、E(evaluation,评价)五步进行。

3. 新生儿复苏过程中最重要和关键的干预措施为正压通气,有效正压通气的表现是胸廓起伏和心率迅速恢复。

4. 新生儿复苏后需进行体温管理,还需根据指征用氧,持续监测生命体征维持内环境稳定,避免多器官功能损害。

5. 发生在母婴同室的新生儿窒息,如果及时发现并处理,一般预后良好。

(罗太珍　李秋芳)

第五节　新生儿 STABLE 转运模式

为了适应急诊医学及新生儿重症监护医学的发展,危重新生儿的转运应运而生。新生儿转运(neonatal transport,NT)是新生儿重症监护病房(neonatal intensive care unit,NICU)的重要工作内容之一,其概念是指将危重新生儿从基层医院转往三级医院 NICU 做进一步监护、诊断及治疗的过程。目的是安全地将高危新生儿转运到 NICU 进行救治,充分发挥优质卫生资源的作用。然而,转运工作也可能存在患儿出现病情变化和死亡的风险,要实现安全、快速的转运,必须规范和优化 NT 工作,充分防范转运风险,以达到降低新生儿病死率的目的。

危重新生儿的转运工作主要分 3 个环节:转运前期准备工作,转运中期监护措施,转运后期病区接收危重新生儿以及对转运工作的评价。如何将基层医院危重新生儿安全地转到三级医院监护中心,如何提高转运成功率,已经成为医护人员共同关心、亟需解决的问题。而转运中护理 STABLE(sugar,temperature,assisted breathing,blood pressure,labworks,emotional support)程序的提出,是转运经验的总结,是系统地应用各项操作及监测技术来维持患儿在转运全程中的生理稳定,为转运成功及患儿今后的康复提供有力保证。

一、准 备 阶 段

（一）转运联络

转运联络系统在整个转运过程中至关重要，需要随时保证转运信息沟通无障碍。转运中心最少应设2条专线电话和1部移动电话，24小时值班接受转运信息。转运医护人员分别配置移动电话1部，保证信息联络通畅。

当班护士接到基层医院通信联系时，首先了解对方医院的名称、患儿的年龄、性别和原发病、患儿现病情严重程度及家长的态度，要求转诊医师的姓名和电话号码，转诊是否被家属接受，交代大致的转运及今后治疗的费用，同时记录询问的情况和联系方式，并报告值班医师。在确认患儿需转运时紧急通知相关人员在10～15分钟内携相应设备出诊。

（二）转运前准备

需要转运的患儿多为病情危重者，争取时间是抢救患儿生命的关键，而做好转运前准备工作是争取时间的关键。

1. **人员准备**　新生儿转运小组成员应为经过专门培训的新生儿科和NICU中高年资医师、工作3年以上的专职护士及驾驶员各1名组成。要求他们具有熟练的专业和操作技术水平，急诊意识强，能够随时组织、实施抢救患儿，可准确判断病情和协助当地医院进行急救处理任务。三级医院应对转运小组成员的资格进行审定并报护理部备案，每天安排转运值班。根据区域内转运工作量的大小，有时需要设立多个转运小组以保证转运工作的及时和顺利完成。

转运小组成员必须掌握的技术有：①能识别潜在的呼吸衰竭，掌握气管插管和T-组合复苏器的使用技术；②熟练掌握转运呼吸机的使用与管理；③能熟练建立周围静脉通道；④能识别早期休克征象，掌握纠酸、扩容等技术；⑤能正确处理气胸、窒息、惊厥、低血糖、发热、呕吐等常见问题；⑥能熟练掌握儿科急救用药的剂量和方法；⑦掌握转运所需监护、治疗仪器的应用和数据评估。

2. **转运设备**　救护车、可调台架的转运暖箱、手动式负压吸引器、呼吸机、便携式氧气筒、多功能监护仪、微量输液泵、血气分析仪、微量血糖仪、急救箱（内有各种型号的气管插管、喉镜、面罩、复苏囊、静脉留置针、一次性注射器、新生儿胃管、常用急救药品）等。每次转运出发前检查各种仪器设备完好并处于备用状态。另外，根据需要另行准备其他物品（如头罩或需隔离患儿的隔离衣、手套等，或多胎转运的其他物质等）。

3. **转运指征**　区域性新生儿转运网络（regionalneonataltransportnetwork，RNTN）的建立与完善，制定合理标准化的转运指征实属必要。但目前条件下，我国各省市、地区以及基层医院的NICU的设备、技术力量差异较大，较难在全国范围内建立统一的不同级别的RNTN转运指征。实际上，即使制订了较统一的转运指征，也往往因为部分上级NT中心实际救治危重新生儿的能力不足，而导致将患儿转运到距离较远的能胜任的NICU，增加了转运风险。危重新生儿转运成功与否与基层医院对危重新生儿转运时机的掌握明显相关，各地各级RNTN应以《中国新生儿病房分级建设和管理指南（建议案）》定义的各等级NICU的业务范围为依据，即按照初级、高级和特级NT中心的救治能力分别制定相应的转运指征逐级转运，既能够实现优质卫生资源的充分利用，又可以防止NT中心超负荷转运，指征过严或过宽均不利于患儿的救治。特殊病情的危重新生儿可以根据需要越级转运，尽可能将危重新生儿集中到能胜任的NT中心进行救治。

鼓励实施宫内转运，将具有高危妊娠因素的孕妇（即高危产妇）转运至有条件的NT中心或附近的高危孕产妇转诊救治中心进行分娩，一般首选转运至高级或特级NT中心。高危妊娠因素主要包括：①孕妇年龄<16岁或>35岁；②孕龄<34周可能发生早产者；③既往有异常妊娠史者；④各种妊娠合并症和并发症；⑤产前诊断胎儿先天畸形生后需外科手术者；⑥可能发生分娩异常者；⑦胎盘功能不全；⑧妊娠期接触过大量放射线、化学毒物或服用过对胎儿有影响的药物者；⑨盆腔肿瘤或曾有过手术史者。

二、转运的三个环节

（一）转运前保证患儿病情的稳定

1. **转出医院的准备工作**　符合转运指征者，由主管医师向转运中心提出转运的请求，并负责完成以下工作：①保持与上级NT中心电话联系；②填写新生儿转运单；③告知家长转运的必要性，在转运途中患儿可能发生的危险，征得患儿家长知情同意，签订转运同意书；④经济准备；⑤再次通知上级NT中心，正式启动转运程序；⑥在转运队伍到达之前，对患儿进行初步复苏急救，稳定病情。

2. **STABLE模式**　转运前患儿病情的稳定与预后密切相关，转运前采取救护措施使患儿病情稳定，可大大降低转运病死率。转运小组到达基层医院后，不宜急于转运，应详细询问患儿病史，作全面体检，应用新生儿危重评分法评估患儿状况，同时采取STABLE救护模式使患儿病情达到稳定，然后再着手考虑转运的适宜性与安全性。

（1）S(sugar)：指维持患儿血糖的稳定和安全护理，确保患儿的血糖维持在2.5～7.0mmol/L。到达当地医院后，运用微量血糖仪监测患儿足跟血糖，确保患儿血糖维持在正常范围，必要时用葡萄糖液静脉维持，并根据血糖值调节输液速度。患儿由于缺乏成熟、正常的生理系统，无能力去应付宫外生活的过渡，应在任何时候提供安全的护理，促进生理和行为的稳定。因此，操作时动作应轻柔，尽可能集中治疗和护理,使四肢呈屈曲位,给予非营养性吸吮、减少噪音和光的刺激。

(2) T(temperature):指保持患儿体温的稳定,保持早产儿体温正常,可以增加50%的成活率,寒冷可导致低血糖和严重的呼吸窘迫。因此,应密切监测体温,确保患儿体温在36.5~37.5℃,做各项操作及抢救时注意保暖,如患儿体温不升,可予患儿戴绒布帽,放置在远红外辐射床上,既方便抢救又可保暖,而转运暖箱已经提前预热,并根据患儿胎龄、日龄及体重调节暖箱温度。

(3) A(assisted breathing):指保持患儿呼吸道的通畅,清除患儿呼吸道的分泌物,确保呼吸道通畅,必要时协助医师进行气管插管,维持有效通气。放置吸痰管时动作要轻柔、准确,减少对气管的刺激。如有呕吐及胃食管反流严重者,予插胃管抽净胃内容物并给予左侧卧位。

(4) B(blood pressure):指维持患儿血压的稳定,连接心电监护仪监测血压、心率及血氧饱和度,必要时予外周动脉置管行持续血压监测,血压偏低时应用多巴胺和多巴酚丁胺静脉维持。

(5) L(labworks):指确保患儿各项实验室指标处于正常范围,应用便携式血气分析仪监测患儿的各项指标,确保患儿水、电解质及酸碱平衡,并根据结果予纠正酸中毒或静脉补液等相应的处理。

(6) E(emotional support):指情感支持,转运人员应尽可能提供支持和援助,帮助家庭应对这场危机。转运人员在转运前要认真进行风险评估,由医师向患儿的法定监护人讲明目前患儿的病情及转运过程中可能发生的各种意外情况,在征得其理解和支持并履行风险法律文书签字同意后及时转运。

(二) 转运途中恰当的处理与救护

1. **保持安静、保证安全**　在转运过程中声音和震动会影响患儿的心率,可以给患儿戴上耳罩,以减少声音的刺激。患儿置转运暖箱后,以安全带缚好患儿身体,松紧适宜,身下垫水垫,身体四周与暖箱侧壁之间用棉褥子填充,以增加安全感和减少震动,保持患儿安静。将转运暖箱与救护车呈垂直方向放置,锁定箱轮,以减少途中颠簸对患儿脑部血流的影响,颅内出血患儿车速要平稳。

2. **保持呼吸道通畅**　患儿颈部垫软枕,头偏向一侧或侧卧位,防止呕吐。尽管转运前已常规清理呼吸道,但在转运途中对部分患儿(如食管闭锁、先天性喉软骨发育不良等)而言,仍有必要再次甚至多次清理呼吸道,以确保呼吸道通畅并保证氧气的供给。

3. **保暖**　转运途中适宜的环境温度及有效的保暖措施十分重要,转运途中尽量减少开箱门的次数,暖箱侧门安装袖套,一切操作尽量从侧门内进行,以保证转运途中新生儿体温维持正常,有效地减少低体温的发生。新生儿体表面积相对较大,皮肤颇薄,血管较多,易于散热,加之体温调

节中枢发育不完善,以致调节功能不全。当环境温度较低、保温措施不全或热量摄入不足时极易使患儿发生低温症。低体温不仅可引起患儿皮肤硬肿,还可使其体内各重要脏器组织损伤,甚至死亡,尤其早产儿在转运过程中,为了减少新生患儿低体温的发生,降低新生儿死亡率,在转运中将暖箱温度控制在32~35℃。在冬季,对于出生体重<2500g,尤其体重<1000g的早产患儿应给予棉布包裹,头戴小棉帽再放入暖箱中防止散热;也可用塑料薄膜包裹。其他患儿可根据体温、体重、胎龄和日龄调节暖箱温度。

4. **保持静脉通路通畅**　为了确保血糖稳定及药物及时供给,应选择外周静脉留置针建立静脉通道,接上三通管并采用微量输液泵输入,以做到方便、快捷、牢固、准确。在转运途中,由于路途颠簸、车速较快可能会出现针头移位或其他一些输液故障,因此要求转运医护人员必须具备良好的心理素质和高超的穿刺技术,密切观察并保持转运途中静脉通道的畅通。

5. **病情观察**　严密观察患儿病情,监护血压、心率、呼吸、血氧饱和度、意识及肌张力等,做好文书记录。并根据病情变化及时纠正低血压、酸中毒,降低颅内压,控制惊厥等。

(三) 转运后的衔接护理

1. **绿色通道转运危重症**　患儿转运至目的地后无障碍地通过绿色通道直接收NICU,对提高危重新生儿的抢救成功率具有重大意义,转运途中随时用移动电话与NICU保持联系,以便做好接诊的充分准备。

2. **严格交接班**　到达NICU后,转运小组向主管医师和护士汇报患儿病情,转运途中抢救、治疗、用药情况等,填写转运记录,小结转运工作,补充急救药品及物品,消毒擦拭转运暖箱并充电,使之处于备用状态。主管医师和护士应用STABLE模式评价患儿病情,为以后的治疗和护理提供依据,并与患儿法定监护人谈话,使其积极配合后续的治疗与护理。

三、转运工作的评估与质控

RNTN工作的顺利开展,以更好地保证转运质量,离不开正确的评估和质量控制管理。转运队伍的每一位都应该清醒地认识到,转运危重新生儿是一个充满危险的过程,患儿随时都有恶化倾向。因此,RNTN系统必须以循证医学为基础,收集新生儿转运的资料,建立数据库,实施连续的转运培训和健全的风险报告机制,对转运质量定期进行评估。评估的内容应当包括转运时间(即转运所需的所有时间)、转运的规范程度、转运有效性、满意度等。应制定转运的质控标准和质控计划,以保证危重新生儿的转运质量,定期对转运设备进行核查,对转运资料进行总结分析,必要时进行年度总结,找出存在的问题和解决办法,不断优化RNTN的运行。

危重新生儿及时、有效地转运是保证其生命及预后的关键。在 STABLE 救护模式的应用下，危重新生儿的转运是一种有预见性的、积极的转运，是一连续的监护治疗过程，在了解患儿的生命体征，给予生命支持的同时，还考虑到患儿今后可能出现的后遗症，并在转运开始积极采取措施来预防后遗症的发生。在危重新生儿的转运中运用 STABLE 模式，可以提高患儿的安全系数和改善最终结局，为危重新生儿的救护提供了强有力的保障，在降低危重新生儿的病死率与致残率上发挥了强大的作用。

【本节关键点】

1. 新生儿转运工作包括转运前期准备工作、转运中期监护措施、转运后期病区接收危重新生儿以及对转运工作的评价。

2. 区域性新生儿转运网络的建立与完善，制定合理标准化的转运指征对危重新生儿的转运很有必要。

3. STABLE 模式包括六个原则，包括：维持患儿血糖稳定，保持患儿体温的稳定，保持呼吸道通畅，维持血压稳定，确保患儿各项实验室指标处于正常范围，给予患儿家庭情感支持。

（李秋芳）

参考文献

［1］任辉，常青，刘兴会，等. 助产理论与实践. 北京：人民军医出版社，2011.

［2］卡屯科. 新生儿复苏教程. 北京：人民卫生出版社，2012.

［3］ Albanese CT. The EXIT Strategy. Neoreviews，2005：e431-e435.

［4］邵肖梅，叶鸿瑁，丘小汕. 实用新生儿学. 北京：人民卫生出版社，2011.

［5］张玉侠. 实用新生儿护理学. 北京：人民卫生出版社，2016.

［6］黄醒华. 保护从胎儿到新生儿的安全过渡——初生时并发症的预防. 中华围产医学杂志，2011，14（3）：142-145.

［7］中国新生儿复苏项目专家组. 中国新生儿复苏指南（2016年北京修订）. 中华围产医学杂志，2016，19（7）：481-486.

［8］ Karlsson BM，Lindkvist M，Lindkvist M，et al. Sound and vibration：effects on infants' heart rate and heart rate variability during neonatal transport. Acta Paediatr，2012，101（2）：148-154.

［9］ Kendall AB，Scott PA，Karlsen KA. The S. T. A. B. L. E.® Program：the evidence behind the 2012 update. Journal of Perinatal & Neonatal Nursing，2012，26（2）：147.

［10］ Lighthall G，Harrison TK，Chu LF. Videos in clinical medicine：Laryngeal mask airway in medical emergencies. N Engl J Med，2013，369（20）：e26.

［11］叶鸿瑁. 新生儿复苏国际指南和教材的进展及国内实施策略. 中华围产医学杂志，2013，16（12）：705-708.

［12］ Saugstad OD. New guidelines for newborn resuscitation--a critical evaluation. Acta Paediatr，2011，100（8）：1058-1062.

［13］田芳玲，岳云. 剖宫产术患者局部注射与静脉注射硝酸甘油子宫松弛效应的比较. 中华麻醉学杂志，2010，30（9）：1142-1143.

［14］中国医师协会新生儿专业委员会. 中国新生儿转运指南（2013）. 中华实用儿科临床杂志，2013，28（2）：153-155.

［15］张志涛，刘彩霞，周阳子，等. 产时手术在治疗出生缺陷儿及改善其预后中的价值. 中华妇产科杂志，2010，45（9）：652-657.

［16］ Committee Opinion No 689：Delivery of a Newborn With Meconium-Stained Amniotic Fluid. ObstetGynecol，2017，129（3）：e33-e34.

［17］余志碧，朱小瑜，叶鸿瑁，等. 喉罩在新生儿复苏应用中的循证医学研究进展. 中华围产医学杂志，2015，18（1）：67-69.

［18］贺晶，张珂. 产程中胎儿安全监测. 中国实用妇科与产科杂志，2012，28（2）：87-89.

［19］沈军，沈尧娟，生启芳. 延迟断脐对新生儿黄疸的影响. 实用医学杂志，2013，29（6）：910-912.

［20］中华医学会围产医学分会新生儿复苏学组. 新生儿窒息诊断的专家共识. 中华围产医学杂志，2016，19（1）：3-6.

7

第八篇 助产急救篇

第二十六章 产科急救管理

重症孕产妇病情进展迅速,参与救治的医护人员需具备迅速而准确的判断与识别病情的能力,同时保持清晰的抢救思路,遵循急救处理原则及流程有条不紊地开展重症孕产妇的抢救工作。

一、处理原则

(一)先救后治

首要任务是稳定孕产妇生命体征,如血压持续升高时需使用降压药、呼吸困难可采用辅助呼吸等,即紧急情况下,医护人员应从病情出发,先考虑"是否危及生命",再寻找病因。处置原则为:对症,可暂不对因;救命,可暂不治病。

(二)重视疾病救治的时间窗

时间窗是指某一疾病的最佳救治时间范围。对于产科急救而言,时间窗的判断既要考虑到孕产妇的病情变化,还应考虑到胎儿的子宫内环境,这要求急救人员具有深厚扎实的临床基本功以及丰富的临床经验。产科危急重症分为三级:第一级最危险,孕产妇短时间内可能死亡,如孕产妇心搏呼吸骤停,其救治时间窗非常短,需要即刻心肺复苏,同时展开抢救工作;第二级非常严重,若不及时展开救治可能发展成第一级,如妊娠合并心脏病并发心力衰竭,妊娠合并严重支气管哮喘、产后出血导致的失血性休克等;第三级比较危险,要在时间窗内完成检查、治疗,尽可能缩短院前和(或)院内救治时间,避免不必要的繁杂检查。要做到边救治、边检查、边诊断。

(三)突出重点兼顾全局

重症孕产妇往往并发多种疾病或病理现象,或在疾病的进展或处理中出现其他危险情况,应分清轻重缓急,先处理最危及母儿安全的情况。等病情适当缓解时再聚焦于稍轻的病情。重点突出并不意味着可以忽略疾病的全身影响,若不在有限的时间内兼顾全局,失衡的内环境将反过来加重局部的病情。

(四)遵守诊疗常规

产科危急重症常涉及法律纠纷,必要时需有家属、执法人员、其他医护人员的陪同下进行,在抢救室及隔离室进行诊治时,注意隐私保护,杜绝无关人员进入抢救室。必要时向行政负责部门汇报。及时正确如实书写抢救病历,做好抢救记录。及时与孕产妇及其家属沟通,做好知情同意工作。

(五)加严密观察、动态评估

危急重症患者极易发生各种并发症,如急性肺水肿、肺炎、尿路感染等,使原有病情加重,因此应加强严密的观察与护理,动态评估,减少或及时发现不必要的并发症,尽早干预与处理。

(六)开通畅通的院间转诊通道

开通畅通的院间转诊通道并保证其正常运转,必要时联系转院。转诊条件包括:① 产妇生命体征平稳,能够耐受转诊;② 转诊前与接诊单位充分的沟通、协调;③ 接诊单位具有相关的抢救条件。对不宜转诊者,应当就地抢救,可请上级医院会诊。

二、救治流程

为方便临床工作,重症孕产妇救治可参考 ABCDEF 的救治流程:

A(airway) 开放气道(昏迷的前提下)。

B(breathing) 给氧,保证氧供充足。

C(circulation) 保证血流动力学的稳定。

D(drug)　主要为镇静、降压、强心、促宫缩等药物的选择与使用。

E(evaluation)　评估病情,主要是评价治疗效果,主要观察指标为生命指标、胎心率等。

F(fetus)　胎儿评估。

三、临床经验

(一)组建产科快速反应团队并实行三色分级预警管理

助产士/护士是与孕产妇接触最紧密的医务人员,产科重症的救护中强调建立"以护士为主导的产科快速反应团队",密切跟进病例,按预警级别启动快速反应团队并进行三色管理(表26-1-1),由在场的最高级别医务人员担任组长进行指挥,首先医护合理分工,做到抢救有序及时。

1. **红色预警**　病情危重,严重危及母儿生命,甚至需要高级生命支持,估计6小时内病情会有变化(图26-1-1)。

2. **黄色预警**　病情较危重,可能危及母儿生命,估计12小时内病情会有变化(图26-1-2)。

3. **蓝色预警**　病情严重度一般,暂时不会危及母儿生命,估计24小时内病情会有变化(图26-1-3)。

表 26-1-1　启动快速反应团队的标准

预警项目	如若病人出现下列任何预警迹象之一,启动快速反应小组		
	红色预警	黄色预警	蓝色预警
意识改变	淡漠;谵妄;烦躁不安;神志不清;乱语	反应迟钝,懒言少语,嗜睡	1. 中心 ICU 治疗后,经本科室医师评估,转入本科的所有病人
呼吸	SPO_2≤90%;R≤16 次/分或≥30 次/分;氧合指数≤150,不能一口气完成一句话	SPO_2 90%～95%;R 25～30 次/分;氧合指数范围 150～200,语音表达时明显气促	2. 产后出血经保守或手术治疗,出血基本控制的病人
循环	BP≤90/60mmHg≥180/120mmHg;HR≤50 次/分或≥120 次/分,血压较基础压下降或上升≥30%	BP(180/120～160/110)mmHg;HR<60 次/分或>110 次/分,血压较基础下降或上升 20%～30%	3. 重度子痫前期,本院规范诊治产后 48 小时后
泌尿	尿量≤5ml/h　24 小时尿量≤100ml	尿量<17ml/h　24 小时尿量≤400ml	
运动	肢体活动受限;抽搐发作	膝反射减弱或消失,肢体活动受限	
血液	血小板≤20×10⁹/L;Hb≤60g/L;APTT 延长 2 倍以上;不明原因的单次阴道流血≥200ml	血小板(20～50)×10⁹/L;Hb(80～60)g/L;APTT 延长 1.5～2 倍;不明原因的阴道流血	
实验室检查	pH<7.3 或>7.5　[K⁺]<2.5 或>6mmol/L　[Na⁺]<125 或>155mmol/L　[Mg⁺]<0.4 或>3mmol/L　血糖<3 或>12mmol/L　血肌酐>445μmol/L	pH<7.3 或>7.5;[K⁺]<3 或>5.5mmol/L;[Na⁺]<130 或>145mmol/L　[Mg⁺]<0.4 或 2.0～3mmol/L　血糖<3.5 或>11mmol/L　血肌酐(445～176.8μ)mol/L	
胎心率	胎心≤100bpm 或≥180bpm;CST 阳性	胎心<110bpm 或>160bpm;NST 无反应型	
腹痛	急腹症	不明原因的腹痛	

(二)组建多学科救治团队

医务科牵头建立重症孕产妇救治专家库,包括产科、儿科、重症医学科、麻醉科、输血科、内科、外科、影像科等多个部门,紧急情况随叫随到,密切合作,保障重症孕产妇的救治及生命安全。

(三)情景模拟演练培训

设立模拟产房,配置各种教学模具,设置产科常见危急重症案例,每周或每月定期小组专题模拟演练,以培训医护

8

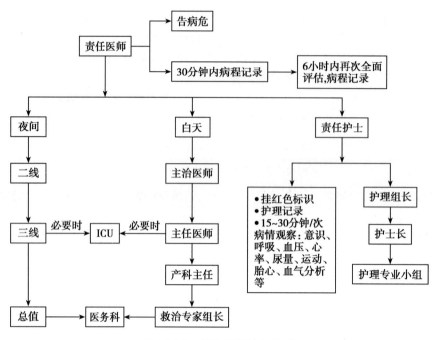

图 26-1-1　红色预警处理流程

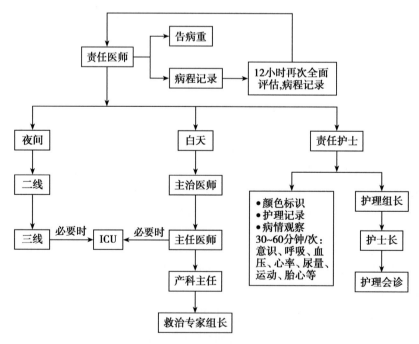

图 26-1-2　黄色预警处理流程

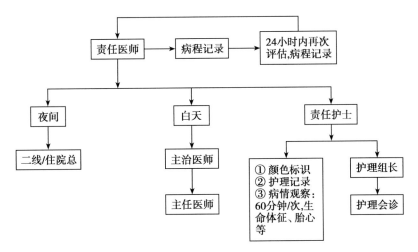

图 26-1-3　蓝色预警处理流程

应急、合作与沟通能力等。

（四）严把转诊关

当孕产妇生命体征不平稳、暂时不具备转诊条件时不应急于转诊，待稳定病情后再考虑转至 ICU 或外院。如心衰、呼衰、低血容量性休克、活动性出血、意识改变、反复抽搐等引起生命体征极不平稳等情况，要权衡转院治疗的利与弊，原地抢救，维护生命体征平稳。

（五）注意沟通技巧

转诊时向转送人员或家属交代病情应如实说明病情严重程度及初步救治情况，切勿轻易作出预后判断。注意谨慎言辞，以免予患者精神上的打击而加重病情。

（六）及时召开病例讨论

优秀的救护团队，最好的学习素材来自病例。及时总结归纳经验，发现问题，不断改进，才能锻造出一支临危不惧的产科救护团队。

【本章关键点】

1. 危重孕产妇的病情进展迅速，医务人员应及时准确地判断疾病的进展，制定有效的临床抢救措施。

2. 抢救过程中突出重点先处理危急孕产妇及新生儿生命的状况。

3. 抢救过程中遵循临床诊疗常规，及时准确地记录病情进展及抢救措施，重视多学科合作。

（罗太珍）

第二十七章　助产急救各论

第一节　即刻剖宫产

分娩过程中有时会遇到一些非常紧急的情况，比如脐带脱垂、子宫破裂、子痫、胎心严重减速、胎盘严重早剥等等，最危急的当属产妇心搏骤停（包括羊水栓塞），此时需要争分夺秒进行相应的紧急处理，并尽快让胎儿娩出，当不可能立刻阴道分娩时，需要立即实施剖宫产手术来改善母婴的预后。

一、即刻剖宫产的时限

即刻剖宫产这个概念其实是强调时间的紧迫性，对于多数紧急情况，胎儿娩出的时间越快越好，而对于最危急的情况——产妇心搏骤停，如果常规的心肺复苏（CPR）不能在4分钟内恢复自主循环,则必须立刻启动即刻剖宫产,抢救团队应该一方面持续不断地进行CPR,另一方面努力争取在心搏骤停后4分钟内划皮、5分钟时娩出胎儿。胎儿的迅速娩出,除了有利于胎儿预后,也对产妇恢复自主循环有帮助,其机制包括下腔静脉压迫解除后静脉回流改善和心输出量增加、氧耗量减少、呼吸力学改善(视频2)。

视频2　即刻剖宫产

即刻剖宫产以5分钟作为努力的目标,但实际要做到非常困难。因此,即刻剖宫产的"5分钟"其实是一种折中的说法,是从临床决定紧急手术开始算起。从发生心搏骤停到决定紧急手术需要经过"判断—决定"这样一个过程,这个过程的长短因人而异,这里面的"人"既包括产妇(病情变化),也包括医务人员(判断和处理能力)。另外,影响胎儿预后的因素太多,即使实施了"5分钟即刻剖宫产",也不能完全保证胎儿的良好预后。

心搏骤停后尽快娩出新生儿可能有利于改善预后。虽然持续的CPR可以提供一定的血流,但这种低血流状态下延长胎儿娩出时间,毫无疑问会增加其神经功能永久残疾甚至死亡的风险。因此,围产医学抢救团队的每个成员,包括助产士、产科医师、麻醉医师都应努力提高自己对产科危急情况的认识和判断能力,尽可能地缩短胎儿娩出的时间。图27-1-1和表27-1-1列出了产妇心搏骤停后早期抢救团队人员和抢救要点,掌握它并按照这个清单经常演练,才能提高抢救质量、改善母婴预后。

二、即刻剖宫产的实施地点

即刻剖宫产的实施可以在产科手术室,也可以在产床上。其实,一旦发生危急情况,任何一个医院内场所都可以成为临时手术室,在最短时间内、最大限度地保障母婴安全。通常如果产妇的情况还不是最危急,且产科手术室就在附近,那么转运至手术室进行剖宫产手术是合适的,但如果产房区域内没有手术室或产科手术室距离较远,决定是否转运至手术室就要非常谨慎,此时原则上属于即刻剖宫产的手术应该就地实施。

如果产妇在分娩室发生心搏骤停,即使产科手术室就在附近,也不建议转运产妇至手术室实施即刻剖宫产,因为转运过程既分散了抢救团队的精力,也妨碍了高质量的持续的胸外按压,拖延了胎儿娩出的时间,此时应该就地实施即刻剖宫产手术。当然,如果即刻剖宫产后产妇恢复了自主循环,在情况允许时可以考虑将产妇转运至最近的手术室进行进一步处理。同样,如果在胎儿娩出前心搏骤停的产妇经紧急CPR恢复自主循环,为了避免产妇或胎儿的情况再次恶化,也应考虑将产妇转运至手术室进行剖宫产手术。

三、即刻剖宫产的无菌要求

即刻剖宫产手术时,虽然无菌原则并不是优先考虑的内容,但在心搏骤停的最初几分钟内急救团队中的成员应该快速进行皮肤消毒准备。此外,尽早的皮肤消毒准备对急救团队的全体成员都是一个看得见的提示,这代表即刻剖宫产已经迫在眉睫。

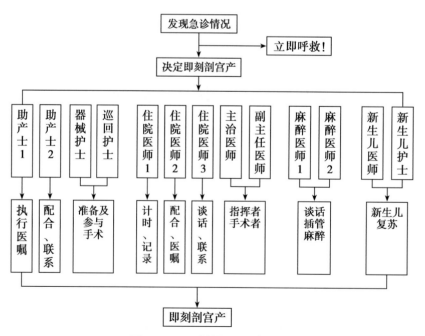

图27-1-1　即刻剖宫产抢救团队

表 27-1-1　孕妇心搏骤停早期抢救关键
任务清单 (CAB-DE)

流程	内　　容
呼救 即刻心肺复苏	• 呼叫同伴 • 通知新生儿抢救 • AED/除颤仪 • 即刻基本生命支持 • 成人抢救车 • 成人呼吸机 • 抢救平板 • 手术刀/剖宫产包 • 定时器/记录文档
C-Circulation 循环胸外按压	• 徒手经腹壁子宫左牵,子宫左斜位 • 手按胸骨中段 • 用力按压,按压频率 100～120 次/分钟 • 每隔 2 分钟更换按压人员 • 获取横膈以上的静脉通路
A-Airway 气道	• 抬下巴/举下颌角 • 100% O_2,10～15L/min • 使用自动复位呼吸气囊 • 口咽气道 • 专业气道人员:气管插管(6～7.0) • 声门上气道(如喉罩) • 不要中断胸外按压
B-Breathing 呼吸	• 没有插管孕产妇:2 次呼吸/30 胸外按压 • 气管插管孕产妇:10 次呼吸/分钟,潮气量 500～700ml • 每次呼吸超过 1 秒
D-Defibrillate 除颤	• 贴上正面和背面除颤垫片 • 每 2 分钟一次 AED 或正规除颤器除颤 • 立即恢复胸外按压 2 分钟 • 准备分娩
E-Extract Fetus 娩出胎儿	• 目标:4 分钟划皮 　　　　5 分钟内胎儿分娩(划皮后 1 分钟)

四、即刻剖宫产团队合作

产妇发生危急情况时,除了正确的处理方法,另一个关键点在于抢救团队。围产医学急救团队中多学科的密切沟通和协作,对于提高抢救质量、缩短即刻剖宫产时间、改善母婴预后是至关重要的。急救团队包括产科医师、麻醉科医师、产房/手术室护士和新生儿医师。团队中各个成员的角色分配,在紧急情况下可能会忙乱,而使抢救工作低效,比如产妇发生心搏骤停,需要有人胸外按压、有人将子宫左移、有人取除颤仪进行除颤、有人取垫板塞进产妇背部、还有人准备皮肤消毒等,要做到井然有序、各司其职、在最短的时间内完成各项关键任务,团队中每个岗位的成员就需要事先明确分工,并在平时定期反复进行演练,来提高多学科合作的默契程度。

即刻剖宫产的演练可以模拟临床上可能遇到的任何一种产前危急情况,比如脐带脱垂、子宫破裂、子痫、胎心严重减速、胎盘严重早剥以及产妇心搏骤停(包括羊水栓塞)等。不同的学科之间,应定时对产科急症的相关处理进行讨论,以便在抢救发生时,能够对处理方案达到足够的默契。手术环境根据不同的危急情况和医院布局相应地分为产房手术室和产床边两种选择。演练细则反映的是各种紧急情况处理中一些共性的要求,实际演练时模拟某一种具体的危急情况,演练细则就应该做相应的适当调整或补充。

每次演练需记录关键时间点(图 27-1-2),并在演练结束后,进行演练评价和讨论,评价内容包括需包含超时分析、家属谈话认知度、胎儿出生情况、团队合作等方面。为提高演练质量,增强团队合作的默契程度,最终提高围产医学团队的急救水平,演练应该设有专门的观察者,从旁观者的角度观察和记录演练的过程,并在最后的讨论中提出意见。有条件的话可针对每一个关键任务全程录像,演练结束后将录像回放并进行评定,分析不足,每个成员都应该从中总结经验和教训,以便在下一次演练时做得更好,最终目的是为了在临床实际工作中遇到危急情况时能做得更好。

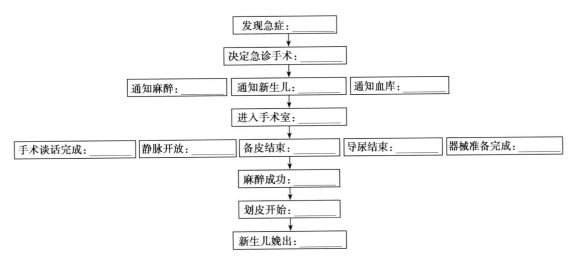

图 27-1-2　即刻剖宫产演练时间记录

【本节关键点】

1. 产妇心搏骤停,若常规的心肺复苏不能在4分钟内恢复自主循环,则必须立刻启动即刻剖宫产,抢救团队应该一方面持续不断地进行CPR,另一方面努力争取在心搏骤停后4分钟内划皮、5分钟时娩出胎儿。

2. 即刻剖宫产的实施地点,应该根据产妇的危急情况、事发地与手术室的距离综合选择,如果情况紧急,可就地开展剖宫产。

3. 产妇发生危急情况时,除了正确的处理方法,围产医学急救团队中多学科的密切沟通和协作,对于提高抢救质量、缩短即刻剖宫产时间、改善母婴预后是至关重要的。

4. 团队中各个成员的角色分配,在紧急情况下可能会忙乱,而使抢救工作低效,需事先明确分工,并在平时定期反复进行演练,来提高多学科合作的默契程度。

（黄绍强　闵辉　肖喜荣）

第二节　羊水栓塞

羊水栓塞(amniotic fluid embolism,AFE)是指羊水进入母体血液循环引起的急性肺栓塞、休克、弥散性血管内凝血、肾衰竭甚至骤然死亡等一系列病理生理变化过程。以起病急骤、病情凶险、难以预料、死亡率高为临床特点,是极为严重的产科并发症。近年研究认为,羊水栓塞主要是过敏反应,是羊水进入母体循环后,引起母体对胎儿抗原产生的一系列过敏反应,故建议命名为"妊娠过敏反应综合征"(anaphylactoid syndrome of pregnancy)。

羊水栓塞的发生率国外为2.0/10万,我国为(2.18~5.00)/10万。足月妊娠时发生羊水栓塞孕产妇死亡率高达70%~80%,占我国孕产妇死亡率的4.6%。羊水栓塞多数发生在分娩过程中,尤其是胎儿娩出前后的短时间内;少数产妇可在阴道分娩或剖宫产后1小时内,出现不典型的羊水栓塞症状;部分中孕引产者以及妊娠10~14周钳刮术时,亦可出现羊水栓塞,但因为妊娠早、中期羊水内容物少,相对症状轻,预后好。

一、病　　因

发生羊水栓塞的病因与羊水进入母体循环有关是学者们的共识。羊水可通过宫颈内静脉、胎盘附着处或其附近的静脉窦以及胎膜周围血管进入途径进入母体。一般情况下羊水很难进入母体循环,但当以下情况存在时,则可能导致羊水直接进入母体循环:

（一）羊膜腔内压力过高

双胎、多胎、羊水过多、巨大儿等情况,均会使羊膜腔压

力增高;临产后,特别是第二产程子宫收缩过强时,羊膜腔内压力升高可达100~175mmHg,明显超过静脉压。一旦羊膜腔压力超过静脉压羊水就有可能被挤入破损的微血管进入母体循环系统。因此,应避免产程中不恰当或不正确地使用缩宫素或米索前列醇片等其他引产药物,导致子宫收缩过强或强直性子宫收缩;以及第二产程中强力压迫子宫以迫使胎儿娩出等情况,避免人为增加羊水栓塞的发生风险。

（二）血窦开放

羊水进入母体的途径有宫颈内静脉、胎膜周围血管以及胎盘附着处及其附近的静脉窦。宫颈扩张过速或某些手术操作时易损伤宫颈内静脉;剥离胎膜时蜕膜血窦容易破裂。前置胎盘、胎盘早剥、胎盘边缘血窦破裂时羊水也可通过破损血管或胎盘后血窦进入母体血液循环。剖宫产或钳刮术时,羊水也可从胎盘附着处血窦进入母体血液循环,发生羊水栓塞。

（三）胎膜破裂

大部分羊水栓塞发生在胎膜破裂后,胎膜破裂后胎膜下蜕膜血窦易开放,强烈的宫缩有可能将羊水挤入子宫蜕膜血窦或宫颈管破损的小血管中,进入母体血液循环。剖宫产或羊膜腔穿刺时,羊水可从手术切口或穿刺处进入母体血液循环。

二、病　理　生　理

羊水进入母体血液循环后,通过多种机制引起机体过敏反应、肺动脉高压和凝血功能异常等一系列的病理生理变化(图27-2-1)。

三、临　床　表　现

羊水栓塞起病急骤、来势凶险。典型的临床表现是不难辨认的,母体主要表现为突发的心肺功能衰竭、脑缺氧及凝血功能障碍,胎儿出现宫内窘迫、缺氧窒息,甚至胎死宫内。典型的临床经过可分为心肺功能衰竭和休克、DIC和肾衰竭3个阶段,这3个阶段可按顺序出现,也可不按顺序出现,甚至不全部出现,部分临床表现不典型的产妇可仅表现为休克和凝血功能障碍。

（一）心肺功能衰竭和休克

分娩过程中,尤其是破膜不久,产妇突然发生寒战、呛咳、气急、呕吐、烦躁不安等前驱症状,继而出现呼吸困难、发绀、心率加快、血压骤降、抽搐、昏迷。肺部听诊可闻及湿啰音,若有肺水肿产妇可咳血性泡沫状痰。发病急骤者,甚至惊叫一声或打一次哈欠后血压迅即下降甚至消失,并在几分钟内死亡。

（二）凝血功能障碍

羊水栓塞的产妇多数会出现DIC,不同产妇的临床表现也存在差异,DIC可能在心功能衰竭后立即出现,也可能

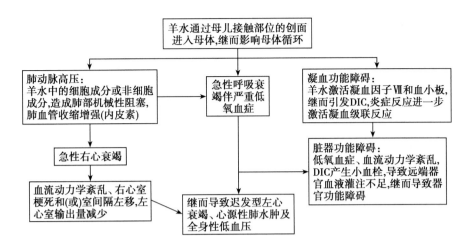

图 27-2-1　羊水栓塞病理生理改变

会在其他症状出现后，晚期再出现。凝血功能障碍主要表现为产后大出血、血液不凝固，会阴切口、子宫切口、腹壁切口等均可发生渗血，并可伴有消化道或泌尿道大量出血，出现呕血、便血或血尿等，以及皮肤黏膜出血。

（三）急性肾衰竭

由于全身循环衰竭，肾脏血流量减少，出现肾脏微血管栓塞，肾脏缺血引起肾组织损害，表现为少尿、无尿和尿毒症征象。肾实质一旦受损，可致肾衰竭。在此同时，可发生脑、肝等其他脏器功能的衰竭。

中孕妊娠引产或人工流产孕妇因羊水成分比较简单，发生羊水栓塞的临床表现常相对不典型，可出现烦躁、发绀、低血压、心率加快等症状，但经积极处理后，一般能迅速恢复，很少发生心肺功能衰竭及 DIC。也有少数产妇（10％）在阴道分娩或剖宫产后 1 小时内，不经心肺功能衰竭及肺水肿阶段，直接进入凝血功能障碍所致的大量阴道出血或伤口渗血阶段，称为迟发型羊水栓塞（delayed AFE）。

四、诊　断

临床上诊断羊水栓塞，主要是根据发病诱因和临床表现，作出初步的判断并立即进行抢救，并同时进行必要的辅助检查。但目前而言，羊水栓塞缺乏行之有效、实用的实验室指标，通过辅助检查明确诊断仍较困难，因此，羊水栓塞的确诊主要是依靠临床诊断。对非典型的病例，在排除其他可能的原因后，即可诊断羊水栓塞。美国的羊水栓塞诊断标准为：急性低血压或心搏骤停；急性缺氧，出现呼吸困难、发绀、呼吸停止；凝血功能障碍或不明原因的严重出血；以上症状发生在宫颈扩张、宫缩、分娩、剖宫产时或产后 30 分钟内；对以上症状不能用其他疾病或异常解释。

（一）临床表现及病史

凡在病史中存在羊水栓塞各种诱发因素及条件，如胎膜早破、子宫收缩过强、产程短及高龄初产，产程中使用过缩宫素或曾在腹部加压，在胎膜破裂后、胎儿娩出后或手术

过程中产妇突发寒战、烦躁不安、呛咳、尖叫等前驱症状，继而出现气急、发绀、呼吸困难、抽搐、昏迷、大出血、凝血障碍、循环衰竭及不明原因休克等表现，应首先考虑为羊水栓塞。初步诊断后，应立即实施抢救，同时辅以必要的检查。由于羊水栓塞当前仍是一项临床诊断，因此不建议等待任何特异性的实验室检查结果，用于确诊或排除羊水栓塞，以免延误抢救时机。

（二）实验室检查

1. 血涂片寻找羊水有形物质　抽取下腔静脉血 5ml，离心沉淀或静置沉淀后，取上层物作涂片用 Wright-Giemsa 染色镜检，见到鳞状上皮细胞、毳毛、黏液或脂肪球等羊水有形物质。过去认为这是羊水栓塞的确诊标准，但近年来研究发现，这一方法既不敏感也不特异，因为在正常产妇血液中也可发现羊水有形物质。

2. 凝血功能检查　①血小板计数$<100\times10^9$/L，特别是进行性血小板下降，对诊断 DIC 极为重要；②纤维蛋白原<2g/L，提示有出血倾向，应引起重视；③凝血酶原时间若延长至 15 秒以上，有临床意义；④3P 试验阳性。

3. Siay1 Tn 抗原检测　胎粪及羊水中含有神经氨酸-N-乙酰氨基半乳糖（Siay1 Tn）抗原，羊水栓塞时母血中 Siay1 Tn 抗原浓度明显升高。应用放射免疫竞争法检测母血 Siay1 Tn 抗原水平，是一种敏感且无创性的诊断羊水栓塞的手段。

（三）胸部 X 线检查

90％产妇可出现胸片异常。双肺出现弥散性点片状浸润影，并向肺门周围融合，伴有轻度肺不张和右心扩大，有助于诊断。

（四）心功能检查

心电图、彩色多普勒超声检查可提示右心房、右心室扩大，心排出量减少及心肌缺氧、心肌劳损等。超声心动图通常表现为严重的右心室扩张（急性肺源性心脏病）伴室间隔左移。

（五）肺动脉造影

目前认为，肺动脉造影是诊断肺动脉栓塞最可靠的方

法,可以确定栓塞的位置和范围。但由于羊水栓塞起病急、发展快,一旦发生迅速发展为循环衰竭和DIC,因此临床应用较少。

五、处　理

羊水栓塞一旦确诊,应立即抢救,其主要原则为:改善低氧血症;抗过敏和抗休克;防治DIC和肾衰竭;预防感染。病情稳定后立即终止妊娠。对于突发心搏骤停,可疑羊水栓塞的产妇应立即实施高质量的心肺复苏。羊水栓塞的抢救治疗,应该是包括麻醉、重症监护、母胎医学、护理等团队在内的多学科协同协作过程(图27-2-2)。

(一)改善低氧血症

1. **给氧、保持呼吸道通畅**　出现呼吸困难、发绀者,立即高浓度面罩给氧5～10L/min,对呼吸症状严重或昏迷者行气管插管人工呼吸机正压给氧,如症状严重,应行气管切开,保证呼吸道通畅。保证氧气的有效供给,是改善肺泡毛细血管缺氧、预防肺水肿的关键。同时也可改善心、脑、肾等重要脏器的缺氧。

2. **解除肺动脉高压**　应用解痉药物缓解肺动脉高压及改善肺血流灌注,是预防右心衰竭、呼吸衰竭及末梢循环衰竭的有效措施。

(1)罂粟碱:直接松弛血管平滑肌,使冠状动脉、肺血管、脑血管扩张,降低其阻力,为解除肺动脉高压的首选药物。用法:30～90mg加于50%葡萄糖液20～40ml中缓慢静脉推注,每天最大使用量为300mg。罂粟碱与阿托品合用可阻断迷走神经反射,扩张肺动脉效果更好。

(2)阿托品:既可阻断迷走神经反射引起的肺血管及支气管痉挛,解除迷走神经对心脏的抑制,又可改善微循环,兴奋呼吸中枢,但心率>120次/分者应慎用。用法:

1～2mg加入5%葡萄糖液10ml中,每隔15～30分钟静脉注射一次,直至产妇面部潮红、症状好转为止。

(3)氨茶碱:可解除肺血管及支气管平滑肌痉挛,有利于冠状动脉扩张。用法:250～500mg加于25%葡萄糖溶液10ml中缓慢推注,必要时重复应用。

(4)酚妥拉明:α肾上腺能抑制剂,可解除肺血管痉挛,减低肺动脉阻力,加强心肌收缩能力,改善肺动脉高压,同时具有抗休克作用。用法:5～10mg加于5%～10%葡萄糖液250～500ml中静脉滴注,以0.3mg/min滴速为佳。

(5)一氧化氮(NO):是一种天然血管扩张因子,可选择性地扩张肺血管。用法40～50ppm,使用过程中避免突然停用,突然停用一氧化氮可促发通气-血流灌注匹配快速恶化和(或)肺高压。

(二)抗过敏

羊水栓塞本身为可能与过敏有关的疾病,在改善缺氧的同时,应迅速抗过敏。肾上腺皮质激素可改善、稳定溶酶体,保护细胞以对抗过敏反应。用法:首选氢化可的松:剂量500～1000mg,先以200mg静脉缓注,随后300～800mg加入5%葡萄糖液500ml静脉滴注;也可用地塞米松:20mg加于25%葡萄糖液中静脉推注后,再将20mg加于5%～10%葡萄糖液中静脉滴注。

(三)抗休克

1. **补充血容量**　在抢救过程中,应尽快输注新鲜血和血浆以补充血容量。扩容可选用低分子右旋糖酐葡萄糖注射液250～500ml静脉滴注。抗休克时滴速为20～40ml/min,每天不超过20ml/(kg·d)。在抢救过程中应测定中心静脉压,既可了解心脏负荷情况,又可抽取血液寻找羊水有形成分,并作相关DIC实验室检查。

2. **升压**　补充血容量同时,给予血管活性物质升高血压。

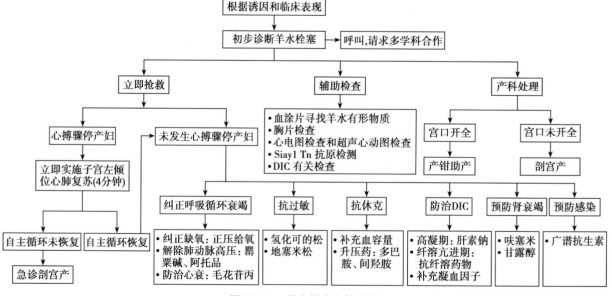

图27-2-2　羊水栓塞急救流程

（1）多巴胺：10～20mg 加于 5%～10% 葡萄糖液 250ml 中静脉滴注，开始滴速为 20 滴/分钟（75～100μg/min），之后根据血压情况调整滴速。

（2）间羟胺：20～80mg 加入 5%～10% 葡萄糖液 250～500ml 中静脉滴注，滴速为 20～30 滴/分钟。

（3）纠正心衰：常选用毛花苷丙 0.2～0.4mg 加入 25% 葡萄糖液 20ml 中静脉推注，必要时 4～6 小时可重复使用一次，同时可用营养心肌药物如辅酶 A、三磷酸腺苷和细胞色素 C 等以保护心肌。

（4）纠正酸中毒：在抢救过程中，应及时做动脉血气分析及血清电解质测定。用法：若有酸中毒首次可用 5% 碳酸氢钠 250ml 静脉滴注，滴速为 20～30 滴/分钟，2～4 小时后根据动脉血气分析及酸碱测定以决定是否再用。

（四）防治 DIC

防治 DIC 的问题很复杂，至今对是否使用肝素或如何使用肝素仍存在争议，一般主张高凝期使用，但该时期往往被忽略，发现羊水栓塞时可能已处于消耗性低凝血期或更晚。最安全的措施是在使用肝素的基础上输新鲜血液，并补充纤维蛋白原、血小板悬液及新鲜冻干血浆、凝血因子等。

1. **肝素** 用于治疗羊水栓塞早期的高凝状态，尤其在发病后 10 分钟内使用效果更佳。用法为肝素 25～50mg（3125～6250U）加入 0.9% 氯化钠溶液 100ml 中，静脉滴注 1 小时，之后再以 25～50mg 肝素加于 5% 葡萄糖液 200ml 中静脉缓滴，并以试管法测定凝血时间控制在 15 分钟左右。24 小时肝素总量应控制在 100mg（12500U）以内为宜。肝素一次用量为 0.5～1mg（62.5～125U）/kg。

2. **抗纤溶药物** 羊水栓塞由高凝状态向纤溶亢进发展时，可在肝素化的基础上使用抗纤溶药物。用法为氨基己酸 4～6g 加入 5% 葡萄糖液 100ml 中，15～30 分钟内滴完，维持量 1g/h；氨甲环酸 0.1～0.3g 加入 5% 葡萄糖液或 0.9% 氯化钠注射液 20ml 稀释后缓慢静脉注射。氨甲环酸每次 0.5～1.0g，加入 5% 葡萄糖液 100ml 静脉滴注。

（五）预防肾衰

羊水栓塞的第三阶段为肾衰竭期，部分产妇往往死于尿毒症，在抢救过程中应注意尿量。当血容量补足后仍少尿，可用 20% 甘露醇 250ml 静脉滴注（滴速 10ml/min），以扩张肾小球前小动脉。有心衰者慎用。尿量仍少，可给予呋塞米 20～40mg 加入 25% 葡萄糖液中静脉缓注，同时应定时监测电解质。如用药后尿量无改善，说明已经肾功能不全或衰竭，应尽早行血液透析。

（六）预防感染

羊水栓塞产妇可能会出现持续性的炎症反应，重症监护室住院治疗时间较长的产妇，可能会发生非医源性的感染或严重败血症导致的非心源性肺水肿，因此在抢救羊水栓塞过程中，应选用对肾脏毒性小的广谱抗生素预防感染。

（七）产科处理

产前羊水栓塞，原则上应先抢救母亲，积极治疗急性心衰、肺功能衰竭，同时密切监护胎心率变化，待病情好转后再处理分娩问题。若在第一产程发生羊水栓塞，应考虑剖宫产以终止妊娠，术中根据出血情况，考虑是否同时切除子宫。如第二产程期间发病，在条件允许的情况下，可行阴道助产尽快结束分娩。分娩后若出血较活跃，应积极采取措施，短时间内无法止血可行子宫切除术，以减少胎盘剥离大面积血窦开放出血，以争取有力的抢救时机。

（八）突发心搏骤停的处理

分娩时或产后突发心搏骤停的产妇，应高度怀疑羊水栓塞，并立即实施高质量的心肺复苏，根据现场条件选择基础生命支持（basic life support，BCLS）或高级生命支持（advancedlifesupport，ACLS），无需等待羊水栓塞的确诊；对羊水栓塞抢救过程中发生心搏骤停的产妇，应立即实施 ACLS。

孕妇的胸外按压手法与正常成人相似，操作者手掌置于胸骨下段，用力快速地进行按压，按压深度大于 5cm，并确保下次按压前胸廓已经复位。未分娩产妇应使子宫处于左倾位，可让助手左推子宫，以防止子宫压迫下腔静脉。在实施心肺复苏的同时完成急诊剖宫产的准备，若实施心肺复苏 4 分钟后，产妇仍未恢复自主的循环功能，则立即使用已经准备完毕的手术器械进行急诊剖宫产，并在心搏骤停 5 分钟内娩出胎儿，以降低新生儿脑损伤的风险；同时胎儿的娩出也能减轻母体的心脏负担，提高母体的血液灌注。

六、预　　后

（一）母体

羊水栓塞的母体预后很差，大多数产妇死于呼吸循环衰竭，其次死于难以控制的凝血功能障碍，死亡者的存活时间自发病后的 30 分钟～2 个月不等。存活者常合并有不同程度的神经功能损害、肝肾功能损害、严重感染等。

（二）新生儿

70% 的羊水栓塞发生在产程中胎儿娩出前，产程中发生的羊水栓塞围产儿死亡率高达 50%，存活新生儿常合并有神经系统后遗症。

【临床经验】

1. 临床中遇到可能的羊水栓塞时，可进行凝血试验自行观察：抽患者静脉血 5ml，6 分钟内凝固者其纤维蛋白原水平正常，10～15 分钟者纤维蛋白原约在 1～1.5g/L，超过 30 分钟不凝固者纤维蛋白原<1g/L。

2. 遇不明原因的血压骤降或呼吸急促，可予地塞米松 10～20mg 静脉推注。

3. 肺动脉高压和心肺衰竭时期，尽早正压通气供氧，

8

抗休克、抗过敏。必要时补充凝血因子,及时切除子宫止血是DIC阶段重要救治手段。

【安全管理点】

1. 严格掌握缩宫素应用指征,合理使用缩宫素。

2. 严格掌握羊水穿刺指征和操作技术,避免反复操作。

3. 中晚期妊娠引产、钳刮术需在放净羊水后操作。

4. 人工破膜避免在宫缩时进行,并且避免剥膜。

【本节关键点】

1. 羊水栓塞是指羊水进入母体血液循环引起的急性肺栓塞、休克、弥散性血管内凝血、肾衰竭甚至骤然死亡等一系列病理生理变化过程。

2. 一旦在产时或分娩后产妇出现循环衰竭、心搏骤停、痉挛、严重的呼吸困难、低氧血症,特别是之后继续出现无法解释的凝血功能障碍时应高度怀疑羊水栓塞。

3. 羊水栓塞的诊断缺乏有效、实用的实验检查,当前仍是以临床诊断为主,因此不建议等待任何特异性的实验室检查结果,用于确诊或排除羊水栓塞,以免延误抢救时机。

4. 羊水栓塞的抢救治疗,应该是包括麻醉、重症监护、母胎医学、护理等团队在内的多学科协同协作过程。

5. 羊水栓塞一旦确诊,应立即抢救孕妇,其主要原则为:改善低氧血症;抗过敏和抗休克;防治DIC和肾衰竭;预防感染。

6. 分娩时或产后突发心搏骤停的产妇,应高度怀疑羊水栓塞,并立即实施高质量的心肺复苏,无需等待羊水栓塞的确诊。

（罗太珍　陈敦金）

第三节　脐带脱垂

脐带是胎儿与母体间进行气体交换、营养物质供应及代谢物质排出的唯一通道。胎膜未破时,脐带位于胎先露部前方或一侧,称脐带先露(presentation of umbilical cord),也称隐性脐带脱垂。胎膜破裂后,脐带脱出于胎先露的下方,或经宫颈进入阴道内,甚至经阴道显露于外阴部,称为脐带脱垂(prolapse of umbilical cord)(图27-3-1)。一旦发生脐带脱垂,脐带在胎儿与母体子宫、宫颈或骨盆入口处受到挤压,脐带血管血流受阻,往往会导致胎儿发生急性或慢性缺氧,甚至胎死宫内。

一、病　　因

胎先露部位不能完全衔接时易发生脐带脱垂,常见原因有:

1. **胎位异常**　非头先露是脐带脱垂的高危因素,脐带易脱落至胎先露部位与骨盆入口之间的间隙。多见于肩先露、臀先露及足先露。

2. **胎头高浮或头盆不称**　胎头与骨盆入口间存在较大间隙。

3. **早产或低出生体重**　早产儿体积较小,且早产儿胎先露异常的发生率较足月儿高。

4. **多胎妊娠**　足月双胎妊娠,第二胎娩出前。

5. **胎膜破裂**　胎膜破裂后大量羊水涌出冲刷脐带致脐带脱垂。

6. **羊水过多**　羊水过多常伴胎先露异常并且羊膜腔压力较高,破膜时脐带随羊水冲出。

7. **经产妇**　由于经产妇胎头的衔接往往发生在临产后,若发生临产前的胎膜破裂,则脐带脱垂可能性增加。

8. **产科干预**　破膜后实施内转胎位术、人工破膜、宫腔内植入压力导管、宫颈球囊引产、手法旋转胎位等产科干预,可能导致胎头暂时脱离衔接状态,但是否是由于这些产科相关干预措施导致的脐带脱垂很难判断。

9. **其他**　低置胎盘、球拍状胎盘、脐带过长等。

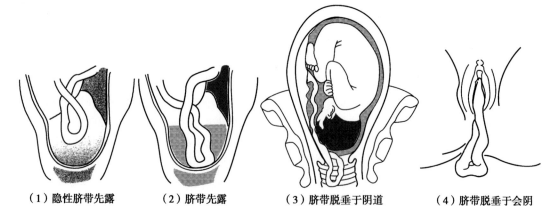

（1）隐性脐带先露　　（2）脐带先露　　（3）脐带脱垂于阴道　　（4）脐带脱垂于会阴

图27-3-1　脐带先露和脐带脱垂

二、诊　　断

如有脐带脱垂的危险因素存在,须警惕其发生。胎膜未破,胎动或宫缩后胎心率突然变慢,改变体位、上推胎先露及抬高臀部后迅速恢复者,应考虑脐带先露的可能。可行胎儿电子监护,超声及彩色多普勒超声检查,有助于明确诊断。胎膜已破,胎心率异常,或胎儿电子监护出现胎心基线慢、平直等,应立即进行阴道检查,在胎先露旁或前方及阴道内触及有搏动的条索状物,或脐带脱出于外阴,即可确诊。检查时应轻柔迅速,以免延误处理时机和加重脐带受压。

三、对母儿的影响

对母体而言,脐带脱垂基本不会造成直接的伤害,但是却会为了抢救胎儿而增加产妇剖宫产及手术助产的机会。对胎儿而言,脐带脱垂的危害可能是致命的。胎先露部尚未衔接、胎膜未破者,因宫缩时胎先露部下降,脐带一过性受压导致胎心率异常。胎先露部已衔接、胎膜已破者,脐带持续受压于胎先露部与骨盆之间,引起胎儿缺氧,出现胎心过缓、羊水胎粪污染,甚至胎心完全消失;以头先露最严重,肩先露最轻。脐带脱出阴道,由于温度的改变,可导致脐带血管痉挛性收缩,胎儿循环受阻,若脐带血液循环阻断超过7~8分钟,可导致胎死宫内。

四、处　　理

脐带脱垂的最佳处理方式是立即结束分娩,以防止位于胎先露及骨盆入口处的脐带受到挤压,脐血流减弱或消失继而导致胎儿受损或死亡。脐带血流受阻时,胎儿可在数分钟内死亡,因此一旦发生脐带脱垂,应立即进行抢救(图27-3-2)。快速评估阴道分娩和剖宫产所需的胎儿娩出时间,选择用时最短的方式尽快结束分娩。脐带脱垂的过程中,应重视多学科团队合作,尽快结束分娩改善新生儿分娩结局(图27-3-3),同时在抢救过程中做好记录。

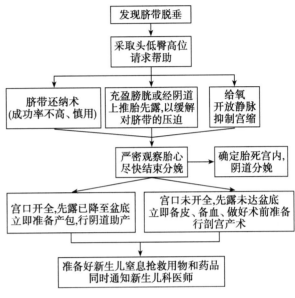

图 27-3-2　脐带脱垂急救流程

胎心正常、胎儿存活者,应争取尽快娩出胎儿。若产妇宫口已开全,胎先露在＋2及以下,立即行产钳助产,臀先露者行臀牵引术。宫口未开产妇立即取头低臀高位,将胎

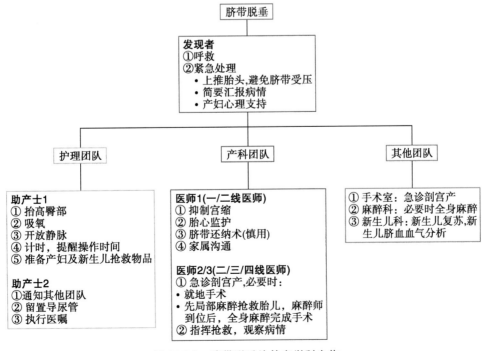

图 27-3-3　脐带脱垂抢救多学科合作

先露部上推,立即准备急诊剖宫产术,同时使用宫缩抑制剂,以缓解脐带受压,面罩吸氧,严密监测胎心。

【临床经验】

1. 妊娠晚期或临产后,超声检查有助于尽早发现脐带先露。

2. 有脐带脱垂高危因素者,除加强观察外,宜在具备紧急剖宫产条件的产房待产。

3. 使用人工操作或充盈膀胱等抬高胎先露的位置可预防脐带压迫,也可通过孕妇采用膝胸位或左侧卧位(同时保持头朝下,将枕头放于左髋部下)来预防。

【安全管理点】

1. 严格掌握人工破膜的指征,避免宫缩时破膜,羊水过多者应在有准备的情况下采取高位破膜,使羊水缓慢流出。

2. 胎膜已破胎头未衔接者应绝对卧床以防止发生脐带脱垂。

3. 存在脐带脱垂高危因素时,应减少不必要的阴道检查或肛诊。

4. 发生脐带脱垂,手推胎头时,注意手不要压迫脐带,以免加重胎儿循环受阻的严重程度。

5. 在准备分娩过程中,可采用上推胎先露、膀胱充盈等方法减轻脐带受压,同时积极宫内复苏。

6. 为了防止血管痉挛的发生,应尽量减少对阴道外脱垂脐带的操作。

7. 建议具有熟练新生儿复苏操作技能的儿科医师参与整个分娩过程。

8. 抢救过程中及时准确的记录包括:通知医师及医师到场时间、抢救过程中的干预措施、胎心率变化、抢救时间等。

【本节关键点】

1. 胎膜未破前,有脐带脱垂高危因素的产妇,应密切关注胎心变化,当出现异常时,应立即阴道检查以排除脐带脱垂。

2. 脐带脱垂早期的主要临床表现为胎儿电子监护显示胎心率异常,通过阴道检查可明确诊断。

3. 脐带脱垂的最佳处理方式是立即结束分娩,以防止位于胎先露及骨盆入口处的脐带受到挤压,脐血流减弱或消失继而导致胎儿受损或死亡。

(罗太珍)

第四节　胎盘滞留

胎盘滞留(retained placenta)是指胎儿娩出后30分钟

胎盘未能排出,是产后出血的重要原因之一。滞留在子宫内的胎盘可影响产后子宫的正常收缩,进而导致出血。如胎盘完全未从子宫壁剥离,虽然胎盘滞留,可能在一段时间内无明显出血,但若盲目剥离,则可能导致出血,严重者甚至危及产妇生命。因此,正确处理胎盘滞留,对预防产后出血、降低产妇的死亡率有重要意义。

一、病　　因

胎儿娩出后,子宫与胎盘接触部位的子宫肌层收缩,进而促使胎盘娩出,任何导致子宫收缩乏力的因素都有可能导致胎盘滞留。胎盘子宫收缩不协调,宫颈内口痉挛性收缩形成狭窄环,可导致已剥离的胎盘嵌顿于宫腔内无法娩出。此外,既往宫腔操作史、子宫手术史等造成子宫内膜损伤、宫腔感染等,可导致妊娠期间原发性蜕膜发育不全或创伤性内膜发育缺陷,底蜕膜完全或部分性缺失,胎盘绒毛植入子宫肌层,从而导致分娩时的胎盘滞留。

二、临床表现及其分类

(一)临床表现

90%的胎盘在胎儿娩出后15分钟内娩出,若胎儿娩出后30分钟以上胎盘尚未娩出,伴或不伴有阴道出血(时多时少、血色暗红),排除凝血功能障碍及软产道裂伤,应高度警惕胎盘滞留。

(二)胎盘滞留分类

1. 胎盘剥离不全　多见于子宫收缩乏力,或子宫收缩不协调,以致胎盘一部分与子宫蜕膜层分离,另一部分尚未剥离,影响子宫全面收缩,部分子宫松弛,胎盘剥离面血窦开放,阴道出血不止。

2. 胎盘剥离后滞留　出现典型的胎盘剥离征象,此时胎盘可能已全部从子宫壁剥离。多因子宫收缩乏力,产妇体弱腹肌收缩不良或膀胱充盈,导致胎盘虽已全部从子宫壁剥离,但仍滞留于子宫腔内,进一步影响子宫收缩而出血。

3. 胎盘嵌顿　胎盘已经与子宫完全剥离,但是在自然状态或是轻轻牵拉脐带的情况下无法娩出,宫颈内口触及胎盘边缘时,可诊断为胎盘嵌顿。子宫收缩不协调,子宫内口附近呈痉挛性收缩,形成狭窄环,使已完全剥离的胎盘嵌顿于子宫腔内,妨碍子宫收缩而出血,如血块积聚于子宫腔内,进一步影响子宫收缩而出血。

4. 胎盘粘连　胎盘全部或部分粘连于子宫壁上,不能自行剥离者,称为胎盘粘连。胎盘粘连相对较容易人工剥离。全部粘连者可无出血,部分粘连者,可引起大出血。多因子宫内膜炎、子宫内膜损伤等所致。

5. 胎盘植入　于子宫蜕膜层发育不良或完全缺如,胎盘绒毛直接植入子宫肌层内,称为胎盘植入(placenta implantation)。包括任何程度的紧密黏附于子宫肌层的异常胎盘种植,完全植入者不伴有出血,胎盘部分植入者可自剥离面发生出血。根据植入的深度可分为粘连性胎盘、植入性胎盘和穿透性胎盘;根据植入位置可分为正常部位的胎盘植入和前置胎盘合并胎盘植入。上胎剖宫产史的产妇,此次妊娠合并前置胎盘,称为凶险性前置胎盘,发生胎盘植入的风险极高,应格外警惕。

6. 胎盘部分残留　胎盘部分残留(retained placenta fragment)是指部分胎盘小叶或副胎盘残留于宫腔。残留的部分胎盘可能影响子宫收缩,或导致血窦无法关闭而出血。

三、处　　理

胎盘多在胎儿娩出后15分钟内剥离,应严密观察胎盘剥离征象,一旦剥离则轻压子宫下段轻轻牵引脐带帮助胎盘完整娩出,并仔细检查胎盘的胎膜是否完整,如牵拉娩出困难,阴道出现狭窄环,此时不要刺激子宫,待子宫收缩间歇松弛时及时娩出。

胎儿娩出30分钟后胎盘仍未娩出,且无胎盘剥离征象者,可诊断为胎盘粘连或胎盘植入。若胎盘滞留伴严重出血,应尽可能快速实施人工剥离胎盘,胎盘娩出会促进子宫收缩,必要时可联合使用促宫缩药物,并给予相应的对症治疗,若出血难以控制,应果断切除子宫。若无明显出血,产妇生命体征平稳,可尝试宫腔探查,以判断是何种原因导致的胎盘滞留,进而决定选择相应的处理方式,必要时可通过超声判断。人工剥离胎盘时,应提前开通静脉通路,排空膀胱,动作应轻柔,避免强行剥离胎盘,同时做好产后出血相关预防与治疗准备。值得注意的是,如果胎儿娩出后30~45分钟内,没有胎盘剥离征象,也无阴道出血,积极处理并不会减少产后出血的风险。特别是对于胎盘植入,若处理不当,可能造成难以逆转的产后大出血,危及母亲生命。因此,在处理上一定要谨慎。

对于胎盘滞留的处理,针对不同产妇的临床情况,方案均有不同(图27-4-1),常见临床干预措施如下:

(一)控制性脐带牵引

一手置于腹壁保护宫底以防止子宫内翻,另一手持续向下牵拉脐带。控制性牵引脐带是促进胎盘娩出的较好的方法,仅这一项操作,就可能促使嵌顿的胎盘成功娩出或促进粘连的胎盘剥离。牵拉的力度十分关键,避免暴力牵拉扯断脐带,或造成胎盘不完全剥离导致出血。

(二)处理子宫因素

1. 子宫收缩乏力　子宫收缩乏力时胎盘剥离或娩出困难,此时,静脉滴注缩宫素可能有助于胎盘的娩出。

2. 子宫颈或子宫下段收缩过强　子宫颈或子宫下段收缩过强会阻碍胎盘的娩出,此时不要刺激子宫,待子宫收缩间歇松弛时及时娩出。可先用0.1%肾上腺素0.3ml宫

颈注射,亦可用阿托品针0.5mg或哌替啶针100mg皮下注射,使之自然放松。有研究发现,硝酸甘油可用于胎盘嵌顿时的子宫松弛,但尚无高质量的研究给出关于硝酸甘油给药途径和剂量的具体推荐。

(三)判断胎盘滞留的类型

对有胎盘植入高危因素者,如凶险性前置胎盘,应于分娩前行超声检查,判断有无胎盘植入及其具体情况,必要时可用磁共振检查,同时于分娩前做好胎盘植入相关处理准备。对产后发生的胎盘滞留,首先应该确定胎盘滞留的类型,并根据不同类型的特点,采取相应的处理方式。常用的方法是采用宫腔探查以区分:宫颈内口触及胎盘边缘时,可诊断为胎盘嵌顿;若易于剥离,且整个胎盘与蜕膜间可形成光整的剥离面,诊断为胎盘粘连;若区域性子宫肌层侵入使部分胎盘剥离面不光整,或无法剥离,则诊断为局灶性胎盘植入。

(四)尝试人工剥离胎盘

若尝试以上方法,不能成功娩出胎盘,或出血较多时,建议进行人工剥离胎盘。右手四指并拢成圆锥形,沿脐带伸入宫腔,左手放腹壁上,固定和下推宫体,触到胎盘边缘后,右手掌面向胎盘母体面,以手掌尺缘插入胎盘与子宫壁之间,做拉锯样向上剥离。待整个胎盘全部剥离后,将胎盘握在手中一次性取出,一般胎膜均能与胎盘一起被取出;胎盘娩出后应仔细检查胎盘是否完整,防止副胎盘或手取不全胎盘小叶残留于宫内,引起出血。术后积极促进宫缩。徒手剥离胎盘会增加产妇子宫内膜炎的发生风险,建议使用广谱抗生素预防感染。

一般情况下,胎盘粘连较易于人工剥离。当发现宫壁与胎盘没有界限或胎盘与子宫壁牢固粘连应考虑胎盘植入,此时绝不可强行剥离胎盘,避免用力牵拉脐带或按压子宫,以免发生失血性休克、子宫内翻和破裂,更不可分块钳夹胎盘,以免造成难以遏止的出血。若剥离困难疑有植入,停止剥离,根据出血情况及胎盘剥离面积行保守治疗或子宫切除术。

(五)保守治疗

适应于基本生命体征稳定、无活动性出血、无感染征象的产妇,如胎盘部分剥离后,剩余胎盘植入面积小、子宫壁厚、子宫收缩好、出血少的产妇。保守治疗可采用局部切除、髂内动脉栓塞术、甲氨蝶呤等方案。保守治疗过程中应用彩色多普勒超声密切监测胎盘大小及周围血流变化、观察阴道出血情况以及是否有感染。如出血增多或感染,应用抗生素同时行清宫或子宫切除术。

对于确诊胎盘植入的产妇,胎儿娩出后,在无明显出血的情况下,结合产妇具体情况,如未来对生育的需求,可考虑将胎盘留在原位,随后进行保守治疗。将植入的胎盘保留原位能够避免因剥离胎盘时造成的大出血,并保留其生育功能,但术后有感染和再出血的风险,因此在临床使用上仍有一定顾虑。目前对胎盘留于原位的产妇选择,尚无明

8

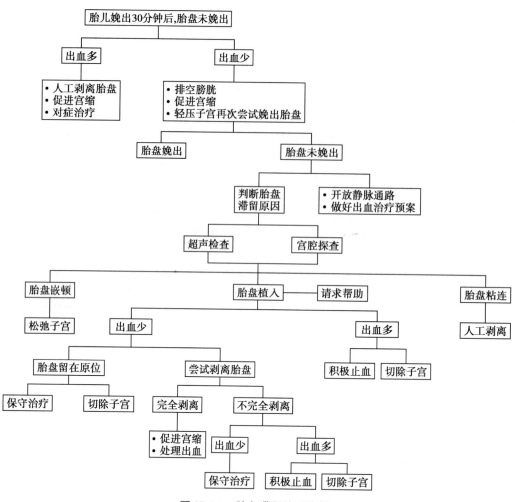

图 27-4-1 胎盘滞留处理流程

确标准,其最基本的指标是生命体征稳定,无继续出血和感染征象。

(六) 切除子宫

目前,子宫切除术仍是治疗难治性产后出血的有效方法。若胎盘滞留合并活动性大出血,积极处理无效,病情加重或恶化时,应及时切除子宫。胎盘植入可无活动性出血或出血较少,此时切忌强行剥离胎盘,最安全的处理是将胎盘留在原位,同时切除子宫。

四、预　　防

胎盘滞留几乎没有有效的、针对性的预防方案,但可以通过以下方式来减少导致胎盘滞留可能的危险因素:①加强妇女孕期宣传及保健工作,做好计划生育,避免反复刮宫,以免宫内感染;②严格掌握刮宫的指征,减少不必要的子宫瘢痕;③助产前要检查膀胱是否充盈,充盈而不能自行排尿者应进行导尿,以防尿潴留使已剥离的胎盘滞留子宫内;④胎儿娩出后不要急于揉压子宫或牵拉脐带,避免盲目静脉推注强效缩宫剂,以免引起子宫下段出现狭窄环,导致

胎盘嵌顿。

【临床经验】

1. 胎盘滞留的常见原因包括:宫颈口闭合胎盘排出受阻导致的胎盘嵌顿;胎盘与子宫壁粘连,但易于剥离即为胎盘粘连;胎盘绒毛侵入子宫肌层者为胎盘植入,确诊需行病理检查。

2. 胎盘未能娩出而出血量多,徒手取出胎盘后,出血停止者为胎盘滞留出血;检查取出的胎盘胎膜有缺损或有副胎盘存在的可能,且阴道仍流血者应考虑为胎盘残留出血。

【安全管理点】

1. 胎儿娩出后严密观察胎盘剥离征象,出现胎盘剥离征象后轻压子宫下段并轻轻牵拉脐带协助胎盘娩出,勿暴力协助胎盘娩出。

2. 胎盘滞留出血量较多时,可尝试人工剥离胎盘,人工剥离胎盘前,应建立静脉通路,并做好产后出血抢救准备。

3. 胎盘滞留合并活动性大出血,积极治疗无效后,应

及时切除子宫,以免危及产妇生命。

【本章关键点】

1. 胎儿娩出后30分钟胎盘尚未娩出,伴有或不伴有阴道出血,排除凝血功能障碍及软产道裂伤后,应高度警惕胎盘滞留。

2. 对一般情况好,阴道出血少的胎盘滞留产妇,短期内的积极处理并不减少产后出血的风险。

3. 胎盘滞留的主要病因为:胎盘嵌顿、胎盘粘连及胎盘植入。

4. 对产后发生的胎盘滞留,首先应该确定胎盘滞留的类型,并根据不同类型的特点,采取相应的处理方式。

5. 胎盘植入的处理需绝对谨慎,若处理不当,可能造成难以逆转的产后大出血,危及母亲生命。

(罗太珍 陈敦金)

第五节 肩 难 产

肩难产是产科一种十分危急的分娩并发症。胎头娩出后,胎儿前肩嵌顿于耻骨联合后上方,用常规助产方法(向下牵引和会阴切开)不能娩出胎儿双肩,称为肩难产(shoulder dystocia)。肩难产一旦发生,如处理不当将发生严重的母婴并发症。助产士和产科医师应掌握肩难产的相关知识,早期识别并镇定、熟练地运用解除胎肩嵌顿的各种技能,减少肩难产母婴并发症的发生风险。

一、对母儿影响

(一) 对母体影响

1. **产后出血和会阴裂伤** 最常见,会阴裂伤主要指切开延裂或会阴Ⅲ度及Ⅳ度裂伤。同时会阴严重裂伤,增加了产后伤口感染的机会。

2. **其他** 包括阴道裂伤、宫颈裂伤、膀胱麻痹、子宫破裂、生殖道瘘和产褥感染等严重并发症。

(二) 对胎儿及新生儿的影响

1. **臂丛神经损伤** 最常见,其中2/3为Duchenne-Erb麻痹,由第5、6颈神经根受损引起。多数为一过性损伤。肩难产时产妇的内在力量对胎儿不匀称的推力可能是造成臂丛神经损伤的主要原因,而非助产造成。

2. **其他** 包括锁骨骨折、股骨骨折、胎儿窘迫、新生儿窒息,严重时可导致颅内出血、神经系统异常,甚至死亡。

二、高 危 因 素

如存在以下因素,应高度警惕,并做好肩难产的抢救准备。

(一) 产前因素

1. **胎儿体重** 肩难产发生率因胎儿体重而异,胎儿体重2500～4000g时发生率为0.3%～1%,4000～4500g时发生率为3%～12%;≥4500g时发生率为8.4%～14.6%,为了避免肩难产的并发症尤其是不可逆性臂丛神经损伤,妊娠期糖尿病产妇新生儿体重≥4500或非糖尿病产妇新生儿体重≥5000g时,建议剖宫产终止妊娠,但超过50%的肩难产发生于正常体重的新生儿,且事先无法预测。

2. **既往肩难产病史** 既往有肩难产史的产妇,此次分娩再次发生肩难产几率为11.9%～16.7%,这可能是因为再次分娩时的新生儿体重往往大于前次妊娠,同时肥胖或合并糖代谢异常的产妇,肩难产的发生风险增加。但既往有肩难产史并不是剖宫产的手术指征,应综合考虑其此次是否存在产前或产时的高危因素,与产妇及其家属充分沟通后,再选择最终以何种方式完成此次分娩。

3. **妊娠期糖尿病** 妊娠期糖尿病产妇血糖过高,胎儿长期处于高血糖状态,刺激胎儿自身分泌大量胰岛素,糖代谢紊乱,胎儿过度生长,因胎肩部组织对胰岛素更敏感,胎肩异常发育,使其成为胎儿全身最宽的部分,加之胎儿过重、胎体体型改变使妊娠糖代谢异常,产妇有发生肩难产的双重危险。因此,孕期重视对产前人群行血糖筛查,及时发现糖代谢异常,尽早对其实施饮食管理和适当运动,合理治疗,控制孕期体重异常增长,对减少巨大儿发生、预防肩难产意义重大。

4. **产妇骨盆解剖结构异常** 包括骨盆狭窄,尤其是扁平骨盆,耻骨弓位置过低,骨盆倾斜角度过大等,此时就算胎儿较小,亦有可能发生肩难产。

(二) 产时因素

第一产程活跃期延长和第二产程延长,使用胎头吸引器或产钳助产,均有可能增加肩难产的发生风险。尤其是巨大儿合并第二产程延长,肩难产的发生率明显上升,可作为肩难产的预警信号。

三、诊 断

当较大胎头娩出后,胎颈回缩,使胎儿颏部紧压会阴(乌龟征),胎肩娩出受阻,排除胎儿畸形,即可诊断为肩难产。

四、处 理

缩短胎头、胎肩娩出的时间间隔,是新生儿能否存活的关键。一旦诊断肩难产,应立即请求援助,指导产妇暂时停止屏气用力,必要时进行会阴侧切或加大切口,做好新生儿复苏抢救准备,同时要避免因粗暴操作而引起的母胎损伤。医疗机构应制定相应的肩难产急诊处理流程(图27-5-1)。肩难产目前多使用"HELPERR"处理方法作为处理指导,

8

具体如下：

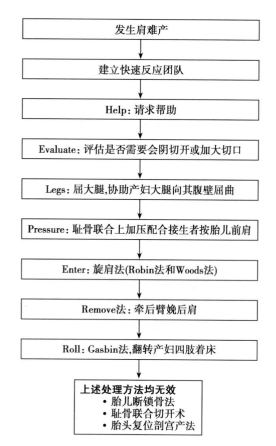

图 27-5-1　肩难产急诊处理流程

流程图内容：
发生肩难产 → 建立快速反应团队 → Help：请求帮助 → Evaluate：评估是否需要会阴切开或加大切口 → Legs：屈大腿，协助产妇大腿向其腹壁屈曲 → Pressure：耻骨联合上加压配合接生者按胎儿前肩 → Enter：旋肩法（Robin法和Woods法）→ Remove法：牵后臂娩后肩 → Roll：Gasbin法，翻转产妇四肢着床 → 上述处理方法均无效
• 胎儿断锁骨法
• 耻骨联合切开术
• 胎头复位剖宫产法

（一）请求援助（Help）

一旦诊断肩难产，立即召集有经验的高年资产科医师、助产士、儿科医师、麻醉科医师到场援助。

（二）评估是否需要会阴切开（Evaluate for Episiotomy）

呼叫同时先试行牵引，切忌暴力；若膀胱充盈，应予导尿。评估是否需要进行会阴切开或加大会阴切口，为后续的内部操作增加空间。

（三）屈大腿法（Legs-The McRobetts Maneuver）

让产妇双腿极度屈曲贴近腹部，双手抱膝或抱腿，减小骨盆的倾斜度，使腰骶部前凹变直，骶骨位置相对后移，骶尾关节稍变宽，使嵌顿于耻骨联合上方的前肩自然松懈，同时适时用力向下牵引胎头而娩出前肩。在严重肩难产时反复尝试此法会增加臂丛神经损伤的风险，也有导致产妇耻骨联合分离和暂时股神经病变的个案报道。因此，在操作时要警惕屈曲过度和母亲大腿在腹部过度外展（图 27-5-2）。

（四）压前肩法（Suprapubic Pressure）

助手在产妇耻骨联合上方触到胎儿前肩部位，并向后下加压，使双肩径缩小，同时助产者牵拉胎头，两者相互配合持续加压与牵引，注意不能用暴力（图 27-5-3）。实施该方法前需排空膀胱。压前肩法常与 McRoberts 法同时应用，可以解决超过 50% 的肩难产，持续加压、间断加压均

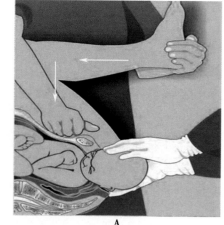

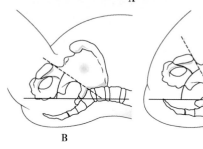

图 27-5-2　屈大腿法

A. 产妇体位；B. 屈大腿前骨盆倾斜度；C. 屈大腿后骨盆倾斜度　引自：刘兴会，漆洪波. 难产. 北京：人民卫生出版社. 2015.

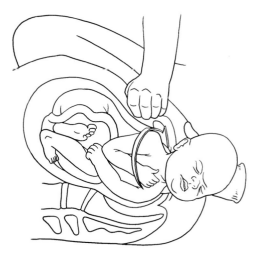

图 27-5-3　压前肩法

引自：刘兴会，漆洪波. 难产. 北京：人民卫生出版社. 2015.

可。应注意避免在实施处理肩难产操作过程中加腹压，因为产妇直接用力已经不能娩出胎肩，增加腹压只会进一步冲击耻骨联合后的胎肩，加剧胎肩的嵌顿；另外，增加腹压还可能使新生儿 Duchenne-Erb 麻痹、胸髓损伤风险增加。

（五）内部操作（Enter Maneuver）

进入阴道操作，旋肩法包括：Robin 法和 Woods 法。

1. Robin 法　一手沿骶凹处进入阴道内，在胎儿前肩后方推动肩胛使肩内收，以缩小双肩径并旋转至斜径上（图

27-5-4）。

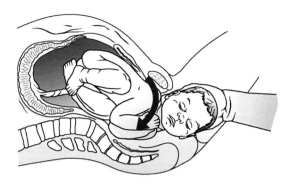

图 27-5-4　Rubin 法（箭头表示胎肩的旋转方向）
引自：刘兴会，漆洪波. 难产. 北京：人民卫生出版社.
2015.

2. Woods 法　①旋肩至斜径上：助产者以示、中指伸入阴道，放在胎儿前肩肩峰与肩胛间，加压旋转胎肩达骨盆斜径上，使前肩入盆，嵌顿的前肩得以松动娩出。②将后肩旋转180°：助产者以示、中指伸入阴道紧贴胎儿后肩的背面，将后肩向侧上旋转，助产协助将胎头同方向旋转，当后肩逐渐旋转至前肩位置时娩出。操作时胎背在母体右侧用左手，胎背在母体左侧用右手。旋转后肩娩出时注意勿旋转胎颈及胎头，以免损伤臂丛神经（图 27-5-5）。

（六）牵后臂娩后肩法（Remove the Posterior Arm）

助产者手顺骶骨伸入阴道，将示指、中指尖放入胎儿后肘窝，然后以手压后肘窝，使胎儿肘关节屈曲于胸前，然后握住胎儿后上肢，沿胸的方向以洗脸的方式娩出后臂，从而协助后肩娩出。切忌抓胎儿的上臂，以免肱骨骨折（图 27-5-6）。同时注意保护会阴，防止严重会阴裂伤。

（七）四肢着床法（Roll the Patient）

如以上方法均失败，采用 Gasbin 法。产妇翻转至双手和双膝着地，重力作用或这种方法产生的骨盆径线的改变可能会解除胎肩嵌顿状态（图 27-5-7）。

如无效，可先借助重力轻轻向下牵拉胎头，先娩出靠近尾骨的后肩；如胎肩仍无法娩出，可与上文提到的肩难产操作手法（压前肩法除外）相结合进行助产。其中最常用到的就是四肢着床法联合牵后臂法，当产妇翻转后，后肩变成了前肩，但是应该注意体位改变后，一般术者不适应产妇体位改变，常发生接生者对胎儿定向错误。正确操作手法是：不再行会阴保护，操作者从胎儿面部、胸部一侧，将同侧手掌进入阴道（如胎儿面部朝向术者右侧，则进入右手；否则术者左手进入阴道），找到胎儿在母体骶尾关节下方的手臂（多选择后臂，此时后肩已变成前肩），并使胎儿手臂肘关节屈曲，紧接着将胎儿后臂掠过胎儿胸部呈"洗脸式"并通过会阴娩出（图 27-5-8）。

操作时应注意：①将产妇翻转后迅速放低产床便于操作；②选择从阴道一侧进入，术者需根据胎儿面、胸部朝向选择左手或右手进入阴道助娩，术者进入阴道的手与母体

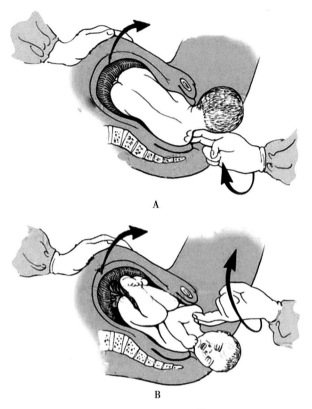

图 27-5-5　Woods 法
A. 压后肩前面的锁骨，旋转后肩，箭头表示旋转的方向；B. 前肩从耻骨下解除嵌顿，在母体腹部旋转胎体，以配合胎肩的旋转　引自：刘兴会，漆洪波. 难产. 北京：人民卫生出版社. 2015.

骶尾关节下方胎儿的手呈左右配对；③进入阴道后如胎儿肘关节呈伸直状，难以屈曲，术者应将手指放置胎儿腋下，顺产道先将一侧胎肩娩出。

上述每项操作所用时间应为30～60秒。要注意口诀有先后顺序，但操作不一定按照口诀先后顺序完成，可以同时应用多项操作，有效且合理地使用每项操作比按部就班地完成口诀重要。

（八）在上述方法都失败后考虑采用

1. 胎儿断锁骨法　国内专家不提倡用器械行锁骨切断法，在万不得已的情况下，可实施三指法压断锁骨。

2. 耻骨联合切开术　耻骨联合切开术与膀胱颈损伤、感染等产妇并发症明显相关，因此，只能在尝试挽救胎儿生命时才能使用。施行耻骨联合切开术时，产妇应处于过度外展的膀胱截石位，放置导尿管。局部麻醉后，医师切开或剪开耻骨联合。由于操作者经验不足和产妇合并症的担忧，紧急耻骨联合切开术对抢救肩难产中的价值仍不明确。这项操作在国内应用尚未见报道。

3. 胎头复位法（Zavanelli 法）　即胎头复位剖宫产。对于处理困难的肩难产，胎头复位、子宫切开术和耻骨联合切开术是最后可求助的手段。Zavanelli 法是一种必要的分娩过程的逆转，那时胎儿颈部俯曲，胎头旋转恢复到枕前

8

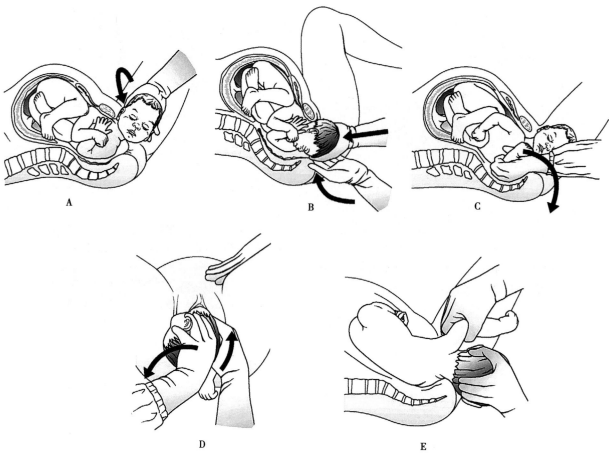

图 27-5-6　牵后臂娩后肩法

A. 操作者手进入阴道；B. 一只手托住胎头，另一只手滑向后方；C. 屈胎儿肘窝，抓住胎儿后臂；D. 娩出后臂使胎儿旋转，松解嵌顿前肩；E. 旋转，娩出胎儿　引自：刘兴会，漆洪波. 难产. 北京：人民卫生出版社. 2015.

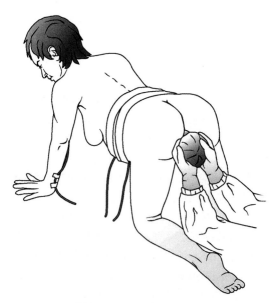

图 27-5-7　四肢着床体位

引自：刘兴会，漆洪波. 难产. 北京：人民卫生出版社. 2015.

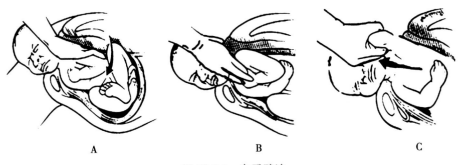

图 27-5-8　牵后臂法
A. 手从一侧阴道进入；B. 术者手与骶尾关节下方胎儿的手呈左右配对；C. 术者将手指置于胎儿腋
下，将一侧胎肩娩出　引自：刘兴会，漆洪波. 难产. 北京：人民卫生出版社. 2015.

位,应用指压使胎头在宫腔内恢复。宫缩抑制剂可与其他麻醉剂联合应用手法成功完成,然后行剖宫产结束分娩。此手法与明显增加的胎儿发病率、死亡率及母亲死亡率相关,只有在严重的肩难产其他常规方法无效的情况下才能使用。

肩难产是产科一种十分危急的分娩并发症,一旦发生肩难产如处理不当将发生严重母婴并发症。因此,为了降低因肩难产导致的产科诉讼的发生率,医务人员在肩难产的抢救处理过程中应及时准确地完成病例的书写和记录。Acher 推荐肩难产干预措施的记录应该包括以下信息：难产被诊断的时间及方法；产程(活跃期和第二产程)；胎头位置及旋转；会阴切开术的记录；麻醉方法；牵引力量的估计；所使用手法的顺序、持续时间和结果；肩难产持续时间；在开始分娩诱导和加强产前骨盆测量记录；胎儿娩出后新生儿评分；分娩前及肩难产发生后告知产妇出现肩难产信息。

【临床经验】

1. 临产前应根据宫高、腹围、先露高低,腹壁脂肪厚度以及羊水量等正确推算胎儿体重。估计胎儿体重≥4500g,骨盆测量为临界性狭窄骨盆,发生肩难产的可能性大,可考虑行剖宫产结束分娩。

2. 超声正确测量胎头双顶径、胸径及双肩径,胸径大于双顶径 16mm 者发生肩难产的可能性增加。超声检查还应注意胎儿有无畸形,如联体双胎、胎儿颈部有无肿瘤等。

3. 凡产程延长,尤其是活跃期及第二产程延长时应警惕肩难产的发生,必要时行剖宫产。

4. 骨盆狭窄、扁平骨盆应警惕肩难产,适时剖宫产终止妊娠。骨盆倾斜度过大及耻骨弓过低的高危产妇,分娩时应让其采用屈曲大腿或抬高臀部的姿势,以预防肩难产的发生。

5. 屈曲产妇大腿时,放低床头,以产妇骶尾部抬起离开床面为最佳。操作过程中要警惕屈曲过度和母亲大腿在腹部过度外展。

6. 肩难产为胎肩嵌顿于骨盆入口上方,并非软组织梗阻,故会阴切开不是常规,通常初产妇或需进入阴道操作时才切开。

7. 对于阴道内操作不太熟练的新助产士而言,曲大腿和压前肩未能娩出胎体时,如果上级医师或助产士未能到达,可以直接采取 Gasbin 法,产妇翻身,取四肢着床呈跪式,以争取时间,提高抢救成功率。

8. 若存在以下情况时：①妊娠期糖尿病产妇胎儿体重估计＞4500g；②非妊娠期糖尿病产妇胎儿体重估计＞5000g；③既往有严重的肩难产史,并发生了因肩难产导致的严重妊娠期并发症；④宫口开全后胎头位于坐骨棘上2cm,第二产程无进展,可考虑选择剖宫产。

9. 肩难产可增加严重会阴裂伤的发生风险,产后应常规检查肛门括约肌的完整性。

10. 肩难产时必须立即呼叫儿科医师,新生儿娩出后进行系统的检查,此外,肩难产时新生儿窒息的发生风险增加,应常规进行脐带血血气分析的检查。

【安全管理点】

1. 常规助产时胎头娩出后,切忌急于协助进行复位和外旋转,应让胎头自然复位及外旋转,并继续指导产妇屏气,使胎肩同时自然下降。

2. 肩难产操作过程中,避免在宫底加压,同时告知产妇避免屏气增加腹压,以免进一步压迫胎肩、增加嵌顿、增加胎儿永久性神经损伤和骨损伤的风险。

3. 胎头娩出后,一旦疑诊肩难产,胎儿有脐带绕颈时,勿切断或钳夹脐带。因为即使伴有脐带绕颈的肩难产,仍有一些脐带血液循环会继续,一旦剪断脐带,因仅有胎头娩出,无法建立正常有效的呼吸,将加重胎儿缺氧和低血压。

4. 肩难产难以预测,关键是加强医护人员的培训,使助产士养成良好的胎头娩出习惯,具备早期识别肩难产、懂得及时呼叫和团队分工合作的能力(图 27-5-9)。

5. 准确及时地完成医疗记录的书写包括：肩难产的发生时间、产妇及家属的沟通事宜、肩难产的干预措施、胎儿娩出时间、胎儿娩出后评分及血气分析情况等。

8

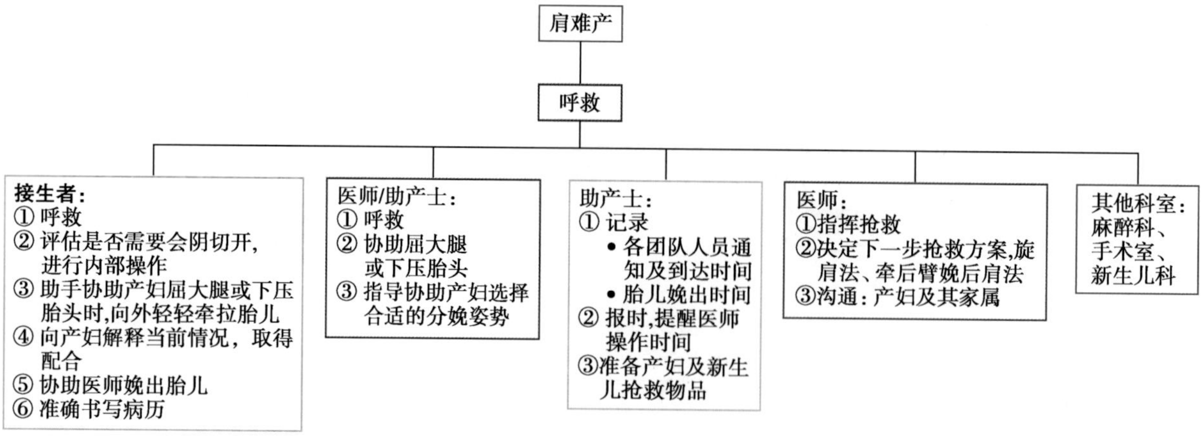

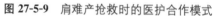

图 27-5-9 肩难产抢救时的医护合作模式

图中内容：

肩难产 → 呼救

接生者：
① 呼救
② 评估是否需要会阴切开，进行内部操作
③ 助手协助产妇屈大腿或下压胎头时，向外轻轻牵拉胎儿
④ 向产妇解释当前情况，取得配合
⑤ 协助医师娩出胎儿
⑥ 准确书写病历

医师/助产士：
① 呼救
② 协助屈大腿或下压胎头
③ 指导协助产妇选择合适的分娩姿势

助产士：
① 记录
• 各团队人员通知及到达时间
• 胎儿娩出时间
② 报时，提醒医师操作时间
③ 准备产妇及新生儿抢救物品

医师：
① 指挥抢救
② 决定下一步抢救方案，旋肩法、牵后臂娩后肩法
③ 沟通：产妇及其家属

其他科室：
麻醉科、手术室、新生儿科

【本节关键点】

1. 肩难产仍是无法预测的产科急症，一旦发生可导致严重的母婴并发症，助产人员要熟练掌握"HELP-ERR"处理方法，尽量降低母婴损伤。

2. 分娩时一旦发生肩难产，助产人员应尽快呼救产科医师、儿科医师等，同时做好新生儿窒息复苏的准备。

（罗太珍 陈敦金）

第六节 子宫破裂

子宫破裂（uterine rupture）是指发生在妊娠晚期或分娩过程中的子宫体部或下段裂伤，其发生率为 1∶2900 分娩例数（0.035%）。子宫破裂是产科急症中最严重的并发症之一，威胁母儿生命，可导致包括严重出血、子宫切除、新生儿缺血缺氧性脑病甚至孕产妇及新生儿死亡等灾难性的分娩结局。如能做到产前及产时有效的监测，及早发现子宫破裂的早期迹象并进行临床干预，多数因子宫破裂导致的不良分娩结局是可以避免的。

一、病因

发达国家子宫破裂大多与剖宫产后阴道试产有关，医疗资源相对不足的国家子宫破裂的常见原因是梗阻性难产及无法实施手术分娩，在我国梗阻性难产及宫缩剂使用不当是导致子宫破裂的主要原因。

（一）子宫手术史

瘢痕子宫是导致子宫破裂较为常见原因。既往有子宫肌瘤剔除（特别是既往有穿透子宫内膜的肌瘤挖除史）或剖宫产史（特别是术后瘢痕愈合不良或古典式剖宫产）的女

性，妊娠晚期或临产后由于宫腔内压力增加，易导致子宫瘢痕处破裂。

（二）头盆不称

头盆不称产妇，胎头下降困难，导致梗阻性难产。若此时子宫收缩较强，可造成子宫下段过度牵引延伸，子宫下段变薄，最终导致子宫下段破裂。

（三）胎位异常

横位产妇临产后，胎肩搁置于骨盆入口不能入盆，为克服阻力，宫体肌层强烈收缩并不断缩短增厚，致使子宫下段过度拉伸、变薄，最终发生破裂。此外，额先露、胎儿脑积水等情况，亦有可能导致子宫破裂。

（四）缩宫剂使用不当

缩宫剂使用指征及使用剂量不当，或由于个体对宫缩剂过于敏感，而导致子宫强直收缩，造成子宫破裂。

（五）子宫畸形

子宫畸形也是导致子宫破裂的因素，如宫角妊娠可引起子宫破裂和胎盘附着异常。此外，子宫发育不良、局部肌层菲薄、多次宫腔操作、严重宫腔感染史等情况，亦有可能导致子宫破裂。

（六）产科手术损伤

分娩时腹部加压不当，导致宫腔压力升高子宫破裂；宫口未开全时使用产钳或臀部牵引术娩出胎头；手术过程中操作不当手术器械损伤或穿透子宫壁；胎盘植入时强行剥离胎盘导致子宫壁破裂。

二、高危因素

虽然子宫破裂会导致严重的不良分娩结局，但是在分娩过程中，医务人员若能认真观察产程，及早识别先兆子宫破裂的迹象并进行临床干预，多数子宫破裂产妇分娩结局较好。当有以下因素存在时，应加强观察，高度警惕子宫破裂的发生：①胎先露下降受阻、梗阻性难产，尤其是骨盆狭窄、头盆不称、软产道阻塞（如阴道横隔、宫颈瘢痕等）、胎位

8

异常、胎儿异常(脑积水、联体儿);②可能导致急产的因素,如缩宫素使用不当,特别是经产妇使用的缩宫素引产时;③使用前列腺素促宫颈成熟,出现宫缩时,特别是瘢痕子宫产妇;④宫颈裂伤向上延伸至子宫下段,特别是宫口未开全行产钳术;⑤子宫手术史,如穿过或达到子宫内膜的肌瘤挖出术、输卵管间质部及宫角切除术、子宫成形术。上胎剖宫产史合并以下情况时,应特别加强观察:前次剖宫产子宫切口是单层缝合而非双层缝合;妊娠间隔时间过短,前次剖宫产与此次妊娠的时间间隔小于 12 个月;有 2 次及以上剖宫产史的产妇;合并前置胎盘或胎盘植入者。

三、临床表现

因病史、子宫破裂的孕周、部位、范围、出血量、胎儿及胎盘的情况不同,子宫破裂的临产表现也不尽相同。腹痛和胎心异常是最常见的子宫破裂的临床表现。典型的临床表现为病理性缩复环、子宫压痛及血尿、腹腔游离液体。子宫破裂的发生通常是渐进的,多数由先兆子宫破裂发展成子宫破裂。

(一)先兆子宫破裂

常见于剖宫产后阴道试产、产程较长以及梗阻性难产的产妇。临产后,当产程延长、胎先露下降受阻时,强有力的宫缩使子宫下段逐渐变薄而子宫上端逐渐增厚变短,两者间形成明显环状凹陷,称病理缩复环(pathologic retraction ring)。随着产程的进展,此凹陷会逐渐上升达脐平甚至脐上(图 27-6-1)。此时子宫下段膨隆、压痛明显、子宫圆韧带极度紧张,可明显触及并有压痛。产妇自述下腹剧痛难忍、烦躁不安、呼吸脉搏加快。膀胱受胎先露部压迫充血,出现排尿困难、血尿。对硬膜外麻醉下尝试剖宫产后阴道试产(trialoflaborafter cesarean,TOLAC)的产妇,这种疼痛的表现可能会被掩盖,但产妇可表现为要求频繁给药。由于过频宫缩,胎儿供血受阻,胎心率改变或听不清。这种状况若不迅速解除,子宫将在病理缩复环处及其下方发生破裂。

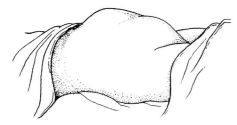

图 27-6-1 先兆子宫破裂时腹部外观
引自:华克勤,丰有吉. 实用妇产科学. 第 3 版. 北京:人民卫生出版社. 2013.

(二)子宫破裂

1. 不完全性子宫破裂 指子宫肌层全部或部分破裂,浆膜层尚未穿破。宫腔与腹腔未相通,胎儿及其附属物仍在宫腔内(图 27-6-2)。多见于子宫下段剖宫产瘢痕破裂,常缺乏先兆破裂症状,症状和体征不明显,仅在不全破裂处有明显压痛。若破裂累及子宫两侧血管,可形成阔韧带内血肿,此时在宫体一侧可扪及逐渐增大且有压痛的包块,伴频发胎心晚期减速。

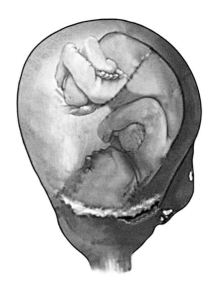

图 27-6-2 不完全性子宫破裂
引自:华克勤,丰有吉. 实用妇产科学. 第 3 版. 北京:人民卫生出版社. 2013.

2. 完全性子宫破裂 指子宫壁全层破裂,使宫腔与腹腔相通。子宫破裂时,产妇突感腹部如撕裂样剧痛,破裂后产妇感觉腹痛骤减,宫缩停止,但不久腹痛又呈持续性。由于破裂导致的出血,产妇可迅速进入休克状态:面色苍白、出冷汗、呼吸表浅、脉搏细数、血压下降。检查时有全腹压痛及反跳痛,在腹壁下清楚地扪及胎体,缩小的宫体位于胎儿侧方,胎心消失,阴道可能有鲜血流出,量可多可少。拨露或下降中的胎先露部消失(胎儿进入腹腔内)(图 27-6-3),已扩张的宫口可回缩。子宫前壁破裂时裂口可向前延伸致膀胱破裂。若已确诊为子宫破裂,则不必再经阴道检查子宫破裂口。若因缩宫素注射所致子宫破裂者,产妇在注药后感到子宫强烈收缩,突然剧痛,胎先露部随即上升、消失。

子宫瘢痕破裂者可发生在妊娠后期,但分娩过程中最为常见。开始时腹部压痛较轻,子宫切口瘢痕部位有压痛,此时可能已有部分瘢痕组织裂开,但胎膜未破,胎心良好。若不立即行剖宫产,瘢痕裂口会逐渐扩大,出现典型的子宫破裂的症状和体征。

四、诊 断

典型的子宫破裂,根据病史、症状和体征,诊断较为容易。对于不完全性子宫破裂、瘢痕子宫切口破裂和子宫后壁破裂等症状体征不明显的情况,可根据病史、子宫下段压

8

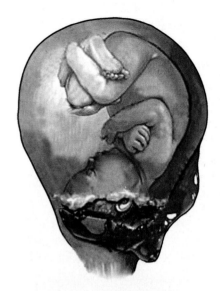

图 27-6-3　完全子宫破裂

引自：华克勤,丰有吉.实用妇产科学.第 3 版.北京:人民卫生出版社.2013.

痛、胎心异常、宫颈口缩小、胎先露上升等表现判断,B 型超声可协助诊断。

五、处　　理

（一）先兆子宫破裂

立即采取措施抑制宫缩,给予吸入或静脉全身麻醉,肌注哌替啶 100mg 缓解宫缩,同时做好术前准备,尽快行剖宫产术,防止子宫破裂。

（二）子宫破裂

一旦确诊,无论胎儿是否存活,均应抢救休克同时尽快手术治疗,以抢救产妇生命(图 27-6-4)。根据产妇当前状态、子宫破裂程度、有无感染以及今后的生育需求决定是否保留子宫。若破口小且整齐,感染轻微,有再生育需求者,可行裂口修补术;对破口大且不整齐或感染明显者,多行子宫次全切除术;若破口延长至宫颈,应行子宫全切术。无论

有无感染,术后均应给予抗生素预防感染。

对子宫破裂伴休克者尽可能就地抢救。若必须转院,应在大量输血、输液、抗休克及腹部包扎后,再行转院。

六、预　　防

子宫破裂严重危及孕产妇及胎儿的生命,故积极预防十分重要。关键是及早发现和处理子宫破裂的高危因素,及时识别先兆子宫破裂。做好各项预防工作,绝大部分子宫破裂是可避免的:①建立完善的孕产妇系统保健手册,加强围产期保健,及时诊断胎位异常、胎儿异常及产道异常。②有子宫破裂高危因素者,应在预产期前 1～2 周入院待产,并及时处理。③严格掌握引产指征:产前应用缩宫素前,要先行阴道检查,了解产道有无异常;缩宫素引产时要有专人观察或仪器监控;头盆不称胎位异常者禁用缩宫素引产、瘢痕子宫产妇禁用前列腺素制剂引产。④瘢痕子宫或子宫畸形产妇试产过程中严密观察产程进展,试产时间不宜过长,适当放宽剖宫产指征,并随时做好急诊剖宫产的准备。⑤严密观察产程,尤其对先露高、有胎位异常的产妇更应仔细观察。⑥避免损伤性较大的阴道助产及操作,如中高位产钳;宫口未开全时尽量避免助产;忽略性肩先露不宜做内转胎位术;人工剥离胎盘困难时,严禁用手强行挖取。

【临床经验】

1. 对有子宫破裂高危因素的产妇,分娩过程中应由有相关经验的助产士和医师进行产程管理。瘢痕子宫产妇阴道试产过程中,一旦出现以下任意一项临床表现(临床表现可能会有所不同,可从轻微到严重):①子宫压痛;②胎心改变;③异常产程或无进展;④宫腔内压力消失或触摸不到宫缩;⑤局部严重腹痛;⑥阴道出血;⑦产妇低血容量性休克;⑧行硬膜外麻醉的产妇试产过程中频繁要求硬膜外给药等,应立即启动产科快速反应团队(rapid response team,RRT),快速做出有效的应答。

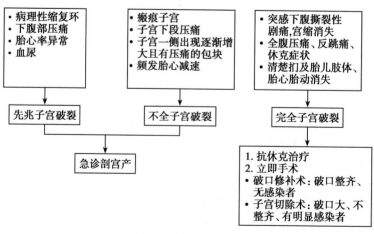

图 27-6-4　子宫破裂抢救流程

2. 子宫破裂经常首先表现为胎心的变化,尤其是瘢痕子宫产妇在待产的过程中,对早期的、细小的胎心减速都要高度警惕,适当放宽剖宫产的指征。

3. 瘢痕子宫产妇待产时建议常规备血、备皮、留置静脉通道;活跃期持续胎心监护。

4. 如果没有特殊的禁忌证,瘢痕子宫产妇待产时宜提倡自由体位,以减少异常胎方位的发生率,加快产程,同时以减少腹压的使用。

5. 阴道分娩后不提倡常规子宫探查,除非出血多或有先兆子宫破裂的症状。

6. 子宫破裂后大量血液积聚于腹腔内,可能无阴道出血或阴道出血较少。

7. 一旦确诊子宫破裂,应在立即抗休克治疗的同时积极手术。

【安全管理点】

1. 有子宫破裂高危因素的产妇,建议在预产期前1~2周入院待产。

2. 瘢痕子宫产妇阴道试产时,床头悬挂醒目标识牌,并在病人信息版上对瘢痕子宫阴道试产的产妇做出显著标识。

3. 产后使用缩宫剂后,仍有腹痛并伴有持续性阴道出血的产妇,应怀疑存在子宫破裂的可能。

【本章关键点】

1. 子宫破裂的常见原因是既往有子宫手术史、梗阻性难产、缩宫剂使用不当、子宫畸形等。

2. 腹痛和胎心异常是最常见的子宫破裂的临床表现。

3. 预防子宫破裂的关键是及早发现和处理子宫破裂的高危因素,及时识别先兆子宫破裂。

4. 一旦发现子宫破裂,应尽早进行临床干预,尽快结束分娩。

5. 对有子宫破裂高危因素的产妇,分娩过程中应由有相关经验的助产士和医师进行产程管理。

（罗太珍　陈敦金）

第七节　产后出血

产后出血是分娩期严重的并发症,但不同国家对产后出血的定义稍有不同。我国2014年发布的《产后出血预防与处理指南》将产后出血(postpartum hemorrhage,PPH)定义为胎儿娩出后24小时内,阴道分娩者出血量超过500ml,剖宫产者超过1000ml;而法国妇产科医师学院

(CNGOF)和法国麻醉及重症学会(SFAR)却在2015年发布的处理产后出血临床指南中指出,产后出血大于500ml即可定义为产后出血,无关于分娩方式;但两者对于严重产后出血的定义是相同的,均是指出血量超过1000ml。难治性产后出血是指经宫缩剂、持续性子宫按摩或按压等保守措施无法止血,需要外科手术、介入治疗甚至切除子宫的严重产后出血。产后出血是导致我国孕产妇死亡的首要原因,若产后出血早期能够正确地诊断并进行积极的临床治疗,绝大多数由产后出血导致的孕产妇死亡是可以避免的。

一、病　　因

子宫收缩乏力、胎盘因素、软产道裂伤及凝血功能障碍是导致产后出血的最常见的四大因素。这些因素可共存、相互影响或互为因果,如有这些原因存在,应高度警惕产后出血的发生。

（一）子宫收缩乏力

子宫收缩乏力是产后出血的首要原因。妊娠足月时,血液以平均500~700ml/min的速度通过胎盘。胎儿娩出后,子宫肌纤维收缩和缩复使胎盘剥离面迅速缩小。同时,其周围的螺旋动脉得到生理性结扎,血窦关闭,出血控制。因此,任何影响子宫收缩和缩复功能的因素,均可引起子宫收缩乏力性出血。

1. **全身因素**　产妇精神过度紧张,对分娩恐惧,脑垂体后叶缩宫素的分泌量会减少,引起子宫收缩乏力;体质虚弱或合并慢性全身性疾病等也会导致子宫收缩乏力。

2. **产科因素**　产程延长本身及由此带来的产妇体力消耗过多均会导致产后出血,其中若第3产程>18分钟,发生产后出血的风险开始增加;若超过30分钟,发生产后出血的风险可增加6倍;此外,前置胎盘、胎盘早剥、妊娠期高血压疾病、宫腔感染等产科并发症或合并症可引起子宫肌层水肿或渗血,进而影响子宫收缩。

3. **子宫因素**　①子宫肌纤维过分伸展:如多胎妊娠、羊水过多、巨大胎儿等;②子宫肌壁损伤:多产、剖宫产、肌瘤剔除术、子宫穿孔等手术史;③子宫病变:子宫肌瘤、子宫肌纤维变性等;④子宫畸形:双子宫、残角子宫等;⑤子宫内翻。

4. **药物因素**　临产后过多使用镇静剂、麻醉剂或子宫收缩抑制剂。

（二）胎盘因素

近年来,因胎盘因素导致的产后出血的发生率呈上升趋势,成为产后出血的第二位原因。胎盘原因导致的产后出血主要包括以下方面:

1. **胎盘滞留**　胎盘多在胎儿娩出后15分钟内娩出,若>18分钟,发生产后出血的风险开始增加;若30分钟后胎盘仍未娩出,发生产后出血的风险可增加6倍。导致胎

8

盘滞留的常见原因有：①膀胱充盈或子宫收缩乏力：已剥离胎盘滞留宫腔；②胎盘嵌顿：子宫收缩药物应用不当，宫颈内口附近子宫肌层出现环形收缩，使已剥离的胎盘嵌顿于宫腔内，妨碍子宫收缩导致出血；③胎盘剥离不全：第三产程中过早牵拉脐带或按压子宫，影响胎盘正常剥离，引起胎盘已剥离部位血窦开放而出血。

2. 胎盘植入　胎盘绒毛在其附着部位与子宫肌层紧密连接，剥离胎盘时胎盘剥离面血窦开放导致产后出血，出血量大且迅速。

3. 胎盘部分残留　多为部分胎盘小叶、副胎盘或部分胎膜残留于宫腔，影响子宫收缩继而导致出血。

（三）软产道裂伤

软产道裂伤，尤其是裂伤后未及时发现或处理，可导致产后出血。常见原因有阴道手术助产（如产钳助产、臀位牵引术等）操作不规范、巨大胎儿分娩、急产、软产道静脉曲张、外阴水肿、软产道组织弹性差而产力过强、缝合时止血不彻底等。

（四）凝血功能障碍

原发或继发的凝血功能异常，均能造成产后出血。原发性血小板减少、再生障碍性贫血、肝脏疾病等导致的凝血功能障碍，均可引起手术创伤处及子宫剥离面出血。胎盘早剥、死胎、羊水栓塞、重度子痫前期等产科并发症可引发DIC，从而导致产后大出血。

中华医学会妇产科学分会产科学组于《产后出血预防与处理指南（2014）》中，将导致产后出血的各种病因和高危因素总结如下（表27-7-1）。

表27-7-1　产后出血的原因及对应的高危因素

原因或病因	对应的高危因素
子宫收缩乏力	
全身因素	产妇体质虚弱、合并慢性全身性疾病或精神紧张
药物	等过多使用麻醉剂、镇静剂或宫缩抑制剂等
产程因素	急产、产程延长或滞产、试产失败等
产科并发症	子痫前期等
羊膜腔内感染	胎膜破裂时间长、发热等
子宫过度膨胀	羊水过多、多胎妊娠、巨大儿等
子宫肌壁损伤	多产、剖宫产、子宫肌瘤剔除术后等
子宫发育异常	双子宫、双角子宫、残角子宫等
产道损伤	
子宫颈、阴道或会阴裂伤	急产、手术产、软产道弹性差、水肿或瘢痕形成
剖宫产子宫切口延伸或裂伤	等胎位不正、胎头位置过低等
子宫破裂	子宫手术史
子宫体内翻	多产、子宫底部胎盘、第三产程处理不当
胎盘因素	
胎盘异常	多次人工流产或分娩史、子宫手术史、前置胎盘
胎盘、胎膜残留	胎盘早剥、胎盘植入、多产、既往有胎盘粘连史
凝血功能障碍	
血液系统疾病	遗传性凝血功能疾病、血小板减少症
肝脏疾病	重症肝炎、妊娠期急性脂肪肝
产科DIC	羊水栓塞、Ⅱ～Ⅲ度胎盘早剥、死胎滞留时间长、重度子痫前期及休克晚期

（引自中华医学会妇产科学分会产科学组. 产后出血预防与处理指南（2014）. 中华妇产科杂志，2014，49（9）：641-646）

二、临床表现

胎儿娩出后，出现阴道流血及失血性休克、贫血等相应症状，是产后出血的主要临床表现。

（一）阴道流血

胎儿娩出后立即发生阴道流血，色鲜红，应考虑软产道裂伤；胎儿娩出后数分钟出现阴道流血，色暗红，多考虑胎盘因素导致;胎盘娩出后阴道流血较多,应考虑子宫收缩乏力或胎盘、胎膜残留;胎儿娩出后阴道持续流血,且血液不凝固,应考虑凝血功能障碍;失血表现明显,伴阴道疼痛而阴道流血不多,应考虑隐匿性软产道损伤,如阴道血肿。剖宫产时若胎儿胎盘娩出后胎盘剥离面的广泛出血,宫腔不断被血液充满或切口裂伤持续出血,应高度警惕产后出血的发生。

(二)休克症状

阴道流血量大,或虽然量小,但持续出血时间较长,导致血容量不足,产妇可出现低血容量性休克表现,如头晕、面色苍白、出现皮肤湿冷、烦躁不安、意识模糊、呼吸困难、脉搏细数、脉压缩小、少尿、低血氧饱和度等。

三、出血量评估

诊断产后出血的关键在于对出血量正确的测量和估计,错误低估将会丧失抢救时机。突发大量的产后出血易得到重视和早期诊断,而缓慢、持续的少量出血和血肿容易被忽视。同时,出血量的绝对值对不同体质量者临床意义不同。因此,最好能计算出产后出血量占总血容量的百分比[妊娠末期总血容量的简易计算方法为:非孕期体质量(kg)×10%]。由于临床上对如何收集测量和估计出血量存在一定困难,致使临床估计的出血量往往较实际出血量少,甚至有学者主张不以出血量,而是以分娩前后的血细胞比容变化或是否需要输血,来定义产后出血。

常用的估计出血量的方法有:

1. **称重法** 胎儿娩出后接血敷料重量(g)-敷料本身重量(g)/1.05(血液比重 g/ml)。

2. **容积法** 产后接血容器收集出血量并测量。

3. **面积法** 根据接血敷料的血液浸透面积 10cm× 10cm 约 10ml 出血,粗略估计失血量。

4. **休克指数** 休克指数(shock index,SI)用于未做失血量收集、外院转诊或怀疑内出血的产妇的失血量估计,为粗略计算(表 27-7-2)。休克指数=心率/收缩压(mmHg)。

5. **血红蛋白水平测定** 血红蛋白水平每下降 10g/L 失血 400~500ml。但需要注意,在产后出血早期,由于血液浓缩,血红蛋白值常不能准确反映实际出血量。

表 27-7-2 休克指数与估计出血量

休克指数	估计出血量 (ml)	占总血容量的百分比 (%)
0.5	血容量正常	
1.0	500~1500	10%~30%
1.5	1500~2500	30%~50%
2.0	2500~3500	50%~70%

值得注意的是,在估计出血量的同时,也应密切关注产妇的生命体征、尿量和精神状态变化,同时注意出血的速度。出血速度也是反映病情轻重的重要指标,重症产后出血情况包括:①出血速度>150ml/min;②3 小时内出血量超过总血容量的 50%;③24 小时内出血量超过全身总血容量。

四、预 防

(一)加强产前保健

产前积极治疗基础疾病,如积极治疗贫血或凝血功能障碍性疾病,充分认识可能会导致产后出血的高危因素,高危孕妇尤其是凶险性前置胎盘、胎盘植入者应于分娩前转诊到能够大量输血同时具备产科抢救条件的医院分娩。

(二)积极处理第三产程

积极正确地处理第三产程,能够有效降低产后出血量和产后出血的危险度(详见"第三产程管理"相关内容)。

(三)重视产后出血的观察

产后出血多在产后 2 小时内发生,因此胎盘娩出后,医务人员应密切关注产妇生命体征变化并准确记录,观察产后阴道出血量及其颜色、出血速度、宫底高度、子宫质地、膀胱充盈程度等,及早发现产后出血的危险因素、早期临床表现并积极地进行干预。

五、对 症 处 理

强调多学科合作,在寻找出血原因的同时积极抗休克治疗,是产后出血处理的首要前提。临床抢救过程中应包括:有经验的产科医师、麻醉师、助产士、重症医学在内的多学科团队合作,同时还需要血库、检验科、医务科等辅助科室的协助。

建立双静脉通道,积极补充血容量;进行呼吸管理,保持气道通畅,必要时给氧;监测出血量和生命体征,留置尿管,记录尿量;交叉配血;进行基础的实验室检查(血常规、凝血功能、肝肾功能等)并行动态监测,启动产后出血抢救流程(图 27-7-1)。病因治疗是最根本的治疗,检查宫缩情况、胎盘、产道及凝血功能,针对出血原因进行积极处理。

(一)子宫收缩乏力的处理

1. **按摩子宫** 子宫按摩可刺激子宫收缩,助产人员手掌置于产妇宫底部位,压迫子宫促使瘀滞在宫腔内部的积血排除;若此项操作无效可使用腹部-阴道双手子宫按摩法:助产人员一只手握拳置于阴道前穹隆处,顶住子宫前壁,另一只手在腹部按摩宫底的同时与置于阴道处的手配合,两手相对紧压(图 27-7-2)。按摩时间以子宫恢复正常收缩,并能保持收缩状态为止,应配合应用宫缩剂。

2. **应用宫缩剂**

(1) 缩宫素:为预防和治疗产后出血的一线药物。治

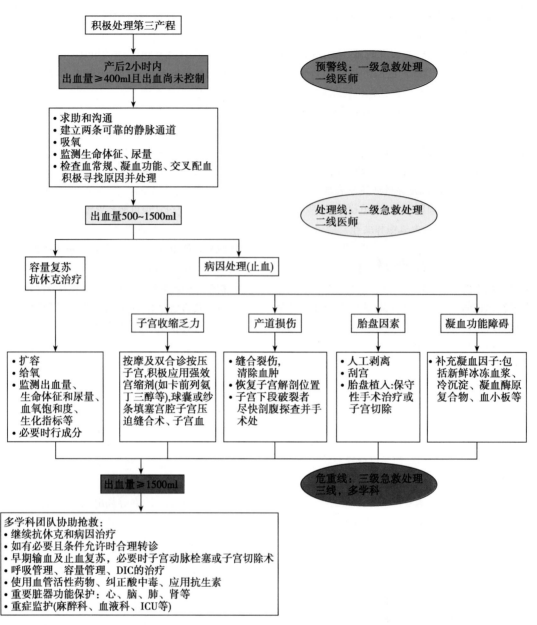

图 27-7-1　产后出血处理流程

图中文字：

积极处理第三产程

产后2小时内
出血量≥400ml且出血尚未控制

预警线：一级急救处理
一线医师

- 求助和沟通
- 建立两条可靠的静脉通道
- 吸氧
- 监测生命体征、尿量
- 检查血常规、凝血功能、交叉配血
  积极寻找原因并处理

出血量500~1500ml

处理线：二级急救处理
二线医师

容量复苏
抗休克治疗

病因处理(止血)

子宫收缩乏力　　产道损伤　　胎盘因素　　凝血功能障碍

- 扩容
- 给氧
- 监测出血量、生命体征和尿量、血氧饱和度、生化指标等
- 必要时行成分

按摩及双合诊按压子宫,积极应用强效宫缩剂(如卡前列氨丁三醇等),球囊或纱条填塞宫腔子宫压迫缝合术、子宫血

- 缝合裂伤,清除血肿
- 恢复子宫解剖位置
- 子宫下段破裂者尽快剖腹探查并手术处

- 人工剥离
- 刮宫
- 胎盘植入:保守性手术治疗或子宫切除

- 补充凝血因子:包括新鲜冰冻血浆、冷沉淀、凝血酶原复合物、血小板等

出血量≥1500ml

危重线：三级急救处理
三线，多学科

多学科团队协助抢救：
- 继续抗休克和病因治疗
- 如有必要且条件允许时合理转诊
- 早期输血及止血复苏,必要时子宫动脉栓塞或子宫切除术
- 呼吸管理、容量管理、DIC的治疗
- 使用血管活性药物、纠正酸中毒、应用抗生素
- 重要脏器功能保护：心、脑、肺、肾等
- 重症监护(麻醉科、血液科、ICU等)

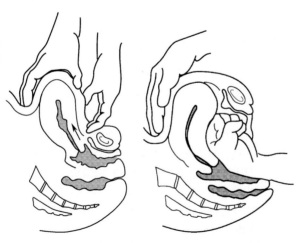

图 27-7-2　腹部子宫按压法及腹部-阴道子宫按压法

疗产后出血方法为:缩宫素 10U 肌内注射或子宫肌层或子宫颈注射,之后 10～20U 缩宫素加入 500ml 晶体液中静脉滴注,给药速度根据患者的反应调整,常规速度 250ml/h,约 80mU/min。静脉滴注能立即起效,但半衰期短,故需持续静脉滴注。但应注意缩宫素的受体饱和现象,无限制加大用量并不能增强效果,反而可能出现副作用。对于缩宫素的最大剂量,我国指南认为 24 小时总量应控制在 60U 内,而 CNGOF 指南认为不超过 40U。

缩宫素应用相对安全,但大剂量应用时可引起高血压、水中毒和心血管系统副作用;快速静脉注射未稀释的缩宫素,可导致低血压、心动过速和(或)心律失常,禁忌使用。必要时可使用卡贝缩宫素,属长效缩宫素,100µg 缓慢静脉推注或肌内注射,其效果相当于持续静滴缩宫素 16 小时。

(2)卡前列素氨丁三醇:为前列腺素 F2α 衍生物(15-

甲基 PGF2α），能引起全子宫协调强有力的收缩。用法为250μg 深部肌内注射或子宫肌层注射，3 分钟起作用，30 分钟达作用高峰，可维持 2 小时。必要时重复使用，总量不超过 2000μg。哮喘、心脏病和青光眼患者禁用，高血压患者慎用；副作用常见的有暂时性的呕吐、腹泻等。

（3）米索前列醇：系前列腺素 E 的衍生物，可引起全子宫有力收缩，在没有缩宫素的情况下，可作为治疗子宫收缩乏力性产后出血的一线药物，应用方法：米索前列醇200～600μg 舌下或直肠给药。但米索前列醇的副作用较大，恶心、呕吐、腹泻、寒战和体温升高较常见。高血压、心、肝、肾疾病及肾上腺皮质功能不全者慎用，青光眼、哮喘及过敏体质者禁用。

（4）麦角新碱：直接作用于子宫平滑肌，作用强而持久，对子宫体和宫颈都有兴奋作用，2～5 分钟起效，稍大剂量可引起子宫强直性收缩。用法：0.2～0.4mg 肌内注射或缓慢静脉推注，必要时 2～4 小时重复，由于静脉用药有较大的副作用，仅在紧急情况下使用。部分患者用药后可发生恶心、呕吐、出冷汗等反应，妊娠期高血压患者慎用。

（5）其他：治疗产后出血的宫缩剂还包括卡前列甲酯栓（可直肠或阴道给药，偶有一过性胃肠道反应或面部潮红

但会很快消失）、垂体后叶素（兴奋子宫平滑肌，并使其收缩）等。

3. 止血药物　如果宫缩剂止血失败，或者出血可能与创伤相关，可考虑使用止血药物。推荐使用氨甲环酸，其具有抗纤维蛋白溶解的作用，1 次 1.0g 静脉滴注或静脉注射，1 天用量为 0.75～2.0g。

（二）手术治疗

在上述处理效果不佳时，可根据患者情况和医师的熟练程度选用下列手术方法。若合并凝血功能异常，除手术外，还需补充凝血因子，常见的手术治疗方法如下：

1. 宫腔填塞术　有宫腔水囊压迫和宫腔纱条填塞两种方法：

（1）球囊填塞：阴道分娩后宜选用水囊压迫，将水囊导管插入宫腔内，超过宫颈内口水平，用温热的无菌液体充盈球囊，一般注入 250～300ml 的生理盐水，水囊放置成功后在腹部宫底水平处用笔标记。虽然没有明显的阴道出血，但子宫大小增大至超出标记线，并伴随脉搏、血压、呼吸频率和尿量的变化，提示水囊之上的宫腔内有血液积聚。此外，水囊最长放置时间不应超过 24 小时（图27-7-3）。

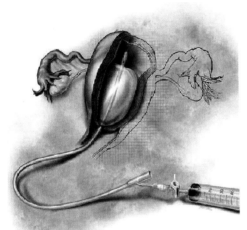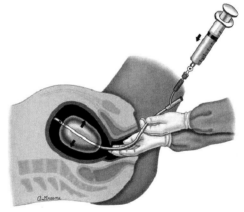

图 27-7-3　宫腔球囊填塞

（2）宫腔纱条填塞：一般采用特制的长 4～6m、宽 7～8cm 的 4～6 层无菌脱脂纱布条进行宫腔内填塞（图 27-7-4）。宫腔填塞术后应密切观察出血量、子宫底高度、生命体征变化等，动态监测血红蛋白、凝血功能状况，以避免宫腔内积血，水囊或纱条放置 24～48 小时后取出，注意预防感染。子宫纱布填塞后，应密切监测生命体征、阴道出血、血红蛋白、电解质（尤其是钾和钙离子）和尿量等情况的变化，因为血液可能会浸透纱布却无阴道出血的表现，从而掩盖持续性失血的迹象。

2. 子宫压迫缝合术　最常用的是 B-Lynch 缝合术，适用于子宫收缩乏力、胎盘因素和凝血功能异常导致的产后出血。子宫按摩和宫缩剂无效并有可能切除子宫的患者，

先试用两手加压，观察出血量是否减少，以估计 B-Lynch 缝合术成功止血的可能性，应用可吸收线缝合。B-Lynch 缝合术后并发症的报道较为罕见，但有感染和组织坏死的可能，应掌握手术适应证（图 27-7-5）。除此之外，还有多种改良的子宫缝合技术如方块缝合等。

3. 盆腔血管结扎术　包括子宫动脉结扎和髂内动脉结扎，子宫血管结扎术适用于难治性产后出血，尤其是剖宫产术中子宫收缩乏力或胎盘因素引起的出血，使用宫缩剂和按摩子宫无效，或子宫切口撕裂而局部止血困难者。推荐实施 3 步血管结扎术法：双侧子宫动脉上行支结扎；双侧子宫动脉下行支结扎；双侧卵巢子宫血管吻合支结扎（图27-7-6）。髂内动脉结扎术操作困难，处理不当可导致严重

8

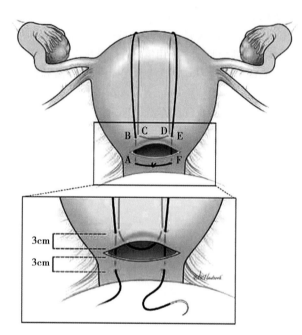

图 27-7-4　宫腔纱条填塞

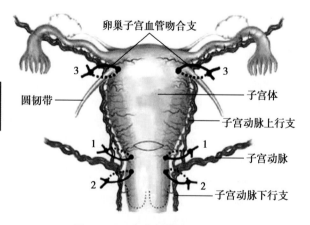

图 27-7-5　B-Lynch 缝合术

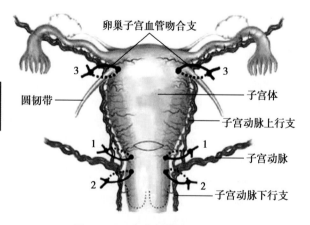

图 27-7-6　盆腔血管结扎三步法
1. 双侧子宫动脉上行支结扎；2. 双侧子宫动脉下行支结扎；3. 双侧卵巢子宫血管吻合支结扎
引自：刘兴会，漆洪波. 难产. 北京：人民卫生出版社. 2015.

的盆底出血，需要对盆底手术熟练的妇产科医师操作。

4. 经导管动脉栓塞术　经导管动脉栓塞术（transcatheter arterial embolization，TAE）适用于有条件的医院。适应证：孕妇生命体征稳定，且经保守治疗无效的各种难治性产后出血（包括子宫收缩乏力、产道损伤和胎盘因素等）。禁忌证：生命体征不稳定、不宜搬动的患者；合并有其他脏器出血的 DIC；严重的心、肝、肾和凝血功能障碍；对造影剂过敏者。

5. 子宫切除术　经各种保守治疗仍无法控制，并可能危及产妇生命的产后出血，应尽早实施子宫切除，以免延误抢救时机。一般为子宫次全切除术，如前置胎盘或部分胎盘植入子宫颈时行子宫全切除术。操作注意事项：由于子宫切除时仍有活动性出血，故需以最快的速度"钳夹、切断、下移"，直至钳夹至子宫动脉水平以下，然后缝合打结，注意避免损伤输尿管。对子宫切除术后盆腔广泛渗血者，可用大纱条填塞压迫止血并积极纠正凝血功能障碍。

（三）产道损伤的处理

阴道分娩者胎盘娩出后，子宫收缩良好，却阴道持续出血者，可能存在产道损伤，应充分暴露手术视野，在良好照明下，查明损伤部位，注意有无多处损伤。缝合时注意恢复解剖结构，并应在超过裂伤顶端 0.5cm 处开始缝合，缝合过程中不可留有无效腔，避免缝合过程中损伤直肠黏膜，若存在外阴及阴蒂损伤时需用细丝线进行缝合，必要时应用椎管内麻醉。发现血肿尽早处理，可采取切开清除积血、缝扎止血或碘伏纱条填塞血肿压迫止血。

如发生子宫体内翻，产妇无严重休克或出血，子宫颈环尚未缩紧，可立即将内翻子宫体还纳，还纳困难者可在麻醉后还纳。还纳后静脉滴注缩宫素，直至宫缩良好后将手撤出。如经阴道还纳失败，可改为经腹子宫还纳术，如果患者血压不稳定，在抗休克同时行还纳术。

既往有剖宫产史或子宫肌瘤剥除史的产妇，分娩过程中出现子宫破裂的指征，或临床表现或可疑子宫破裂者，应立即启动子宫破裂紧急处理流程，必要时开腹行手术修补或切除子宫。

（四）胎盘因素的处理

1. 胎盘嵌顿　控制性牵引，一手置于腹壁保护子宫底以防止子宫内翻，另一手持续向下牵引脐带，子宫下段或宫颈已收缩者，使子宫松弛后再娩出胎盘。

2. 胎盘滞留伴出血　胎盘未娩出伴活动性出血者可立即行人工剥离胎盘术，并加用强效宫缩剂。阴道分娩者术前可用镇静剂，手法要正确、轻柔，勿强行撕拉，以防胎盘残留、子宫损伤或子宫体内翻的发生。

3. 胎盘残留　胎盘、胎膜残留者应用手或器械清理，动作要轻柔，避免子宫穿孔。

4. 胎盘植入　胎盘植入伴活动性出血，剖宫产产妇可先采用保守治疗方法,如盆腔血管结扎、子宫局部楔形切除、介入治疗等;阴道分娩产妇应在输液和(或)输血的前提下,进行介入或其他保守性手术治疗。如果保守治疗不能有效止血,则应考虑及时行子宫切除术。

5. **凶险性前置胎盘** 如果保守治疗措施,如局部缝扎或楔形切除、血管结扎、压迫缝合、子宫动脉栓塞等无法有效止血,应早期做出切除子宫的决策,以免发展为失血性休克和多器官功能衰竭而危及产妇生命。对于有条件的医院,也可采用预防性髂内动脉球囊阻断术,以减少术中出血。

(五) 凝血功能障碍的处理

一旦确诊为凝血功能障碍,尤其是DIC,应迅速补充相应的凝血因子,如新鲜冰冻血浆、冷沉淀、纤维蛋白原、凝血酶原复合物、红细胞、单采血小板等,以改善微循环和抗凝治疗,维持和保护重要脏器的功能。在药物和手术治疗都无法有效止血且出血量较大并存在凝血功能障碍的情况下,有条件的医院还可考虑使用重组活化Ⅶ因子(rFⅦa)作为辅助治疗的方法,但由于临床研究证据不足而不推荐常规应用。补充凝血因子的主要目标是维持凝血酶原时间及活化凝血酶原时间均<1.5倍平均值,并维持纤维蛋白原水平在1g/L以上。

六、输 血 治 疗

成分输血在治疗产后出血,尤其是严重产后出血的治疗中起着非常重要的作用,输血的目的在于增加血液的携氧能力和补充丢失的凝血因子。应结合临床实际情况掌握好输血的指征,既要做到输血及时、合理,又要做到尽量减少不必要的输血及其带来的相关不良后果。

(一) 输血指征

根据产妇出血量的多少、临床表现、血红蛋白水平、止血情况以及继续出血的风险等因素来综合考虑是否输注红细胞。一般情况下,血红蛋白水平<70g/L应考虑输血,血红蛋白水平<60g/L几乎都需要输血。如果出血较为凶险且尚未完全控制,或继续出血的风险较大,可适当放宽输血指征。每输注两个单位红细胞悬液可使血红蛋白水平提高约10g/L,应尽量使血红蛋白水平>80g/L。另外,剖宫产术中如果出血量超过1500ml,有条件的医院还可考虑自体血过滤后回输。

(二) 止血复苏及产科大量输血

止血复苏(hemostatic resuscitation)强调在大量输注红细胞时,早期、积极的输注血浆及血小板以纠正凝血功能异常(无需等待凝血功能检查结果),同时限制早期输入过多的液体扩容,允许在控制性低压的条件下进行复苏。过早输入大量的液体容易导致血液中凝血因子及血小板的浓度降低而发生"稀释性凝血功能障碍",甚至发生DIC及难以控制的出血。过量的晶体液积聚于第三间隙中,可能造成脑、心、肺的水肿及腹腔间隔室综合征等并发症。

产科大量输血在处理严重产后出血中的作用越来越受到重视,但目前并无统一的产科大量输血方案(massive transfusion protocol,MTP),按照国内外常用的推荐方案,建议红细胞:血浆:血小板以1:1:1的比例(如10U红细胞悬液+1000ml新鲜冰冻血浆+1U机采血小板)输注。如果条件允许,还可以考虑及早应用rFⅦa。

七、处 理 流 程

产后出血的处理可分为预警期、处理期和危重期,分别启动一级、二级和三级急救方案(图27-7-1)。产后2小时出血量达到400ml且出血尚未控制者为预警线,应迅速启动一级急救处理,包括迅速建立两条畅通的静脉通道、吸氧、监测生命体征和尿量、向上级医护人员求助、交叉配血,同时积极寻找出血原因并进行处理;如果继续出血,应启动相应的二、三级急救措施。病因治疗是产后出血的最重要的治疗,同时应抗休克治疗,并求助麻醉科、ICU、血液科医师等协助抢救。在抢救产后大出血时,团体协作十分重要(图27-7-7)。

如果缺乏严重产后出血的抢救条件,应尽早合理转诊。转诊条件包括:①产妇生命体征平稳,能够耐受转诊;②转诊前与接诊单位充分的沟通、协调;③接诊单位具有相关的抢救条件。对于已经发生严重产后出血且不宜转诊者,应当就地抢救,可请上级医院会诊。

【临床经验】

1. 积极处理第三产程,可以减少产后出血量,降低产后出血的发生率。

2. 当病人出血接近血容量的10%时,血液将重新分配以满足脑、心、肾等重要脏器的血供。应注意放低床头、面罩吸氧、保暖、安慰病人,以减少由于血容量减少导致的并发症。

3. 当病人出血接近血容量的20%时,应给予早期的容量复苏,15~20分钟内快速补足相当于孕妇产前血容量20%的晶体液(如产妇孕前体重50kg,则补足1000ml),然后根据止血的效果,决定后一步的复苏计划。

【安全管理点】

1. 快速、准确评估失血量是早期识别产后出血的关键。

2. 第三产程应常规使用子宫收缩剂,以预防产后出

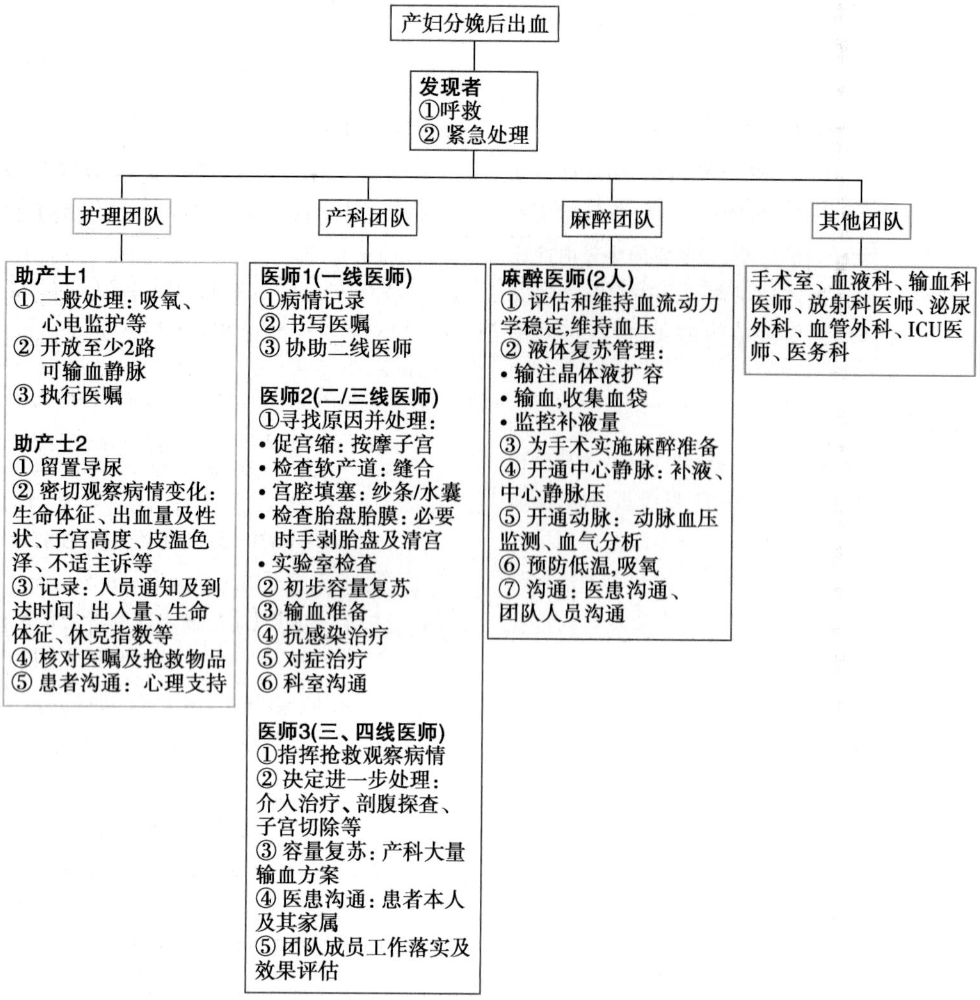

```
                           ┌──────────────┐
                           │  产妇分娩后出血  │
                           └──────┬───────┘
                           ┌──────┴───────┐
                           │    发现者     │
                           │  ① 呼救      │
                           │  ② 紧急处理   │
                           └──────┬───────┘
        ┌────────────────┬────────┴───────┬────────────────┐
   ┌────┴────┐      ┌────┴────┐      ┌────┴────┐      ┌────┴────┐
   │  护理团队  │      │  产科团队  │      │  麻醉团队  │      │  其他团队  │
   └─────────┘      └─────────┘      └─────────┘      └─────────┘
```

护理团队

助产士1
① 一般处理：吸氧、心电监护等
② 开放至少2路可输血静脉
③ 执行医嘱

助产士2
① 留置导尿
② 密切观察病情变化：生命体征、出血量及性状、子宫高度、皮温色泽、不适主诉等
③ 记录：人员通知及到达时间、出入量、生命体征、休克指数等
④ 核对医嘱及抢救物品
⑤ 患者沟通：心理支持

产科团队

医师1(一线医师)
① 病情记录
② 书写医嘱
③ 协助二线医师

医师2(二/三线医师)
① 寻找原因并处理：
• 促宫缩：按摩子宫
• 检查软产道：缝合
• 宫腔填塞：纱条/水囊
• 检查胎盘胎膜：必要时手剥胎盘及清宫
• 实验室检查
② 初步容量复苏
③ 输血准备
④ 抗感染治疗
⑤ 对症治疗
⑥ 科室沟通

医师3(三、四线医师)
① 指挥抢救观察病情
② 决定进一步处理：介入治疗、剖腹探查、子宫切除等
③ 容量复苏：产科大量输血方案
④ 医患沟通：患者本人及其家属
⑤ 团队成员工作落实及效果评估

麻醉团队

麻醉医师(2人)
① 评估和维持血流动力学稳定,维持血压
② 液体复苏管理：
• 输注晶体液扩容
• 输血,收集血袋
• 监控补液量
③ 为手术实施麻醉准备
④ 开通中心静脉：补液、中心静脉压
⑤ 开通动脉：动脉血压监测、血气分析
⑥ 预防低温,吸氧
⑦ 沟通：医患沟通、团队人员沟通

其他团队

手术室、血液科、输血科医师、放射科医师、泌尿外科、血管外科、ICU医师、医务科

图 27-7-7　产后出血多学科合作

血,首选缩宫素。

3. 寻找原因止血治疗与容量管理同样重要,应同时进行。

4. 非手术方法无法止血时,应及时采用介入或手术方法止血,必要时切除子宫。

5. 输液/血时,应根据产妇情况控制速度,同时准确记录出入水量,根据出血量确定补液量,避免肺水肿等并发症的发生。

6. 阴道纱布填塞时,应双人核对塞入纱条的长度或塞子的数量,并准确记录。

7. 经各种保守治疗仍无法控制,可能危及产妇生命的产后出血,应尽早实施子宫切除,以免延误抢救时机。

8. 产后出血抢救过程中及时准确地完成病历书写,包括：出血量、生命体征、干预措施、各级医务人员到场时间等。

9. 制定产后出血预警流程,并按照预警流程组织多学科演练,以掌握产妇大出血的处理流程和各项措施。

【本节关键点】

1. 子宫收缩乏力、胎盘因素、软产道裂伤及凝血功能障碍是导致产后出血的最常见的四大因素。

2. 诊断产后出血的关键在于对出血量正确的测量和估计,错误低估将会丧失抢救时机。

3. 强调多学科合作,在寻找出血原因的同时积极抗休克治疗,是产后出血处理的首要前提。

4. 成分输血在治疗产后出血,尤其是严重产后出血的治疗中起着非常重要的作用,输血的目的在于增加血液的携氧能力和补充丢失的凝血因子。

5. 产后出血的处理可分为预警期、处理期和危重期,分别启动一级、二级和三级急救方案。

6. 救治团队成员间分工明确、有效沟通、协同配合,可有效降低因医疗卫生服务延误导致的孕产妇和围产儿的死亡率。

（罗太珍）

第八节 子　痫

子痫(eclampsia)是子痫前期基础上发生不能用其他原因解释的抽搐或伴有昏迷,是中枢神经系统缺血缺氧的表现,也是妊娠期高血压疾病最严重的阶段,是导致孕产妇及新生儿死亡的主要原因。多数在子痫前期的基础上发作,亦可不经过子痫前期阶段而突发子痫。子痫发生在妊娠晚期或临产前,称为产前子痫,较多见;发生在分娩过程中,称为产时子痫,较少见;发生在产后称为产后子痫,其中25%的子痫发生在产后24~48小时内。

一、病理生理

子痫前期患者发生子痫的病理生理机制尚不明确,目前主要有两种模型被广泛接受,高血压导致脑循环调节障碍,大脑过度灌注、血管内皮功能障碍及脑水肿;第二种模式:血压过高激活自身调节系统,脑血管收缩,导致灌注不足引发局部缺血。

二、临床表现

(一)前驱症状

在子痫发作的前几个小时,大多数女性有前驱症状和体征。一项纳入59项研究共21 149位子痫妇女的系统评价结果显示,最常见的子痫前驱症状为高血压、持续的额部或枕部头痛、视力模糊、复视、视力丧失等视觉障碍表现,以及上腹部疼痛,但也有一部分病人无明显的前驱症状。有一部分病人在抽搐前,仅表现为情绪的改变,应引起警惕。

(二)临床表现

子痫抽搐进展迅速,前驱症状短暂。其典型发作过程为突然意识丧失、眼球固定、瞳孔散大、头偏向一侧,牙关紧闭;继而口角及面肌颤动,数秒后发展为全身及四肢肌肉强直,双手紧握,双臂屈曲,迅速发生强烈抽搐,持续约1~1.5分钟,期间患者呼吸暂停;此后抽搐停止,呼吸恢复。抽搐次数少,间隔时间长者,抽搐过后短期即可恢复意识,但困惑、易激惹、烦躁;抽搐频繁且持续时间长者,往往陷入深昏迷。抽搐过程中易发生各种创伤,如唇舌咬伤、摔伤甚至骨折,昏迷中呕吐可造成窒息或吸入性肺炎。

胎心监护的常见表现为,痉挛发作期间或痉挛发生后即刻出现胎儿心动过缓,至少持续3~5分钟,抽搐停止后常伴胎儿心动过速和胎心率变异缺失,有时伴胎心率短暂减速。胎儿症状可随着干预治疗而改善,若对母体积极干预以及胎儿复苏后,仍然频繁出现胎心减速,应警惕胎盘早剥。

三、诊断与鉴别诊断

(一)诊断

子痫的诊断通常基于子痫前期患者并发不能用其他原因解释的全身性强直性痉挛,而作出临床诊断。可通过以下辅助检查协助诊断:

1. 脑电图　子痫发作后脑电图异常较常见,但随着随访时间的延长,脑电图逐渐恢复正常。

2. 神经影像学　小型病例系列研究发现,超过90%的患者的神经影像学表现符合可逆性后部脑白质病综合征(reversible posterior leukoencephalopathy syndrome, RPLS)。RPLS是由临床和影像学特征,如头痛、意识模糊、视觉症状、癫痫发作、主要位于大脑半球后侧的血管源性水肿等表现的一种神经综合征,这些表现是子痫的标志性变化。对于有抽搐发作的妊娠女性,即使没有子痫前期特征,RPLS典型的临床和神经影像学表现也提示子痫。

(二)鉴别诊断

对于不典型病例,如不符合子痫前期诊断标准,有持续神经系统异常、长时间意识丧失、产后48小时以上发生抽搐、抽搐发作发生在妊娠20周之前,或给予充足的硫酸镁治疗仍有抽搐发作的患者,医师应评估抽搐发作的其他病因。确定抽搐是否由其他原因导致(脑瘤、脑血管破裂出血);是否因其他妊娠期疾病加重导致抽搐痉挛(血小板减少性紫癜);还应与糖尿病高渗性昏迷以及低血糖性昏迷相鉴别。

四、处　理

处理原则为控制抽搐,保证气道通畅,防止误吸,防止外伤,纠正缺氧和酸中毒,控制血压,抽搐控制后终止妊娠,预防并发症,评估是否需要立即结束分娩(图27-8-1)。同时,应监测心、肝、肾、中枢神经系统等重要器官的功能、凝血功能和水电解质及酸碱平衡,抢救过程中做好临床记录。若控制高血压和抽搐后10~20分钟病情无改善,或出现神经系统损伤的患者,应申请神经科医师会诊。

(一)一般急诊处理

子痫发作时患者一般取侧卧位、保持气道通畅。抽搐发作时予以吸氧、维持呼吸与循环功能稳定、密切观察生命体征、尿量(必要时留置导尿管)、神志等,避免声、光等刺激,拉起床栏,加防护垫,预防患者坠地外伤,同时注意预防患者唇舌咬伤。

(二)控制血压

脑血管意外是子痫病人死亡的最常见原因。当收缩压持续≥160mmHg、舒张压≥110mmHg时要积极降压,以预防心脑血管意外和胎盘早剥等严重母胎并发症的发生。降压过程力求平稳,不可波动过大,血压不低于

8

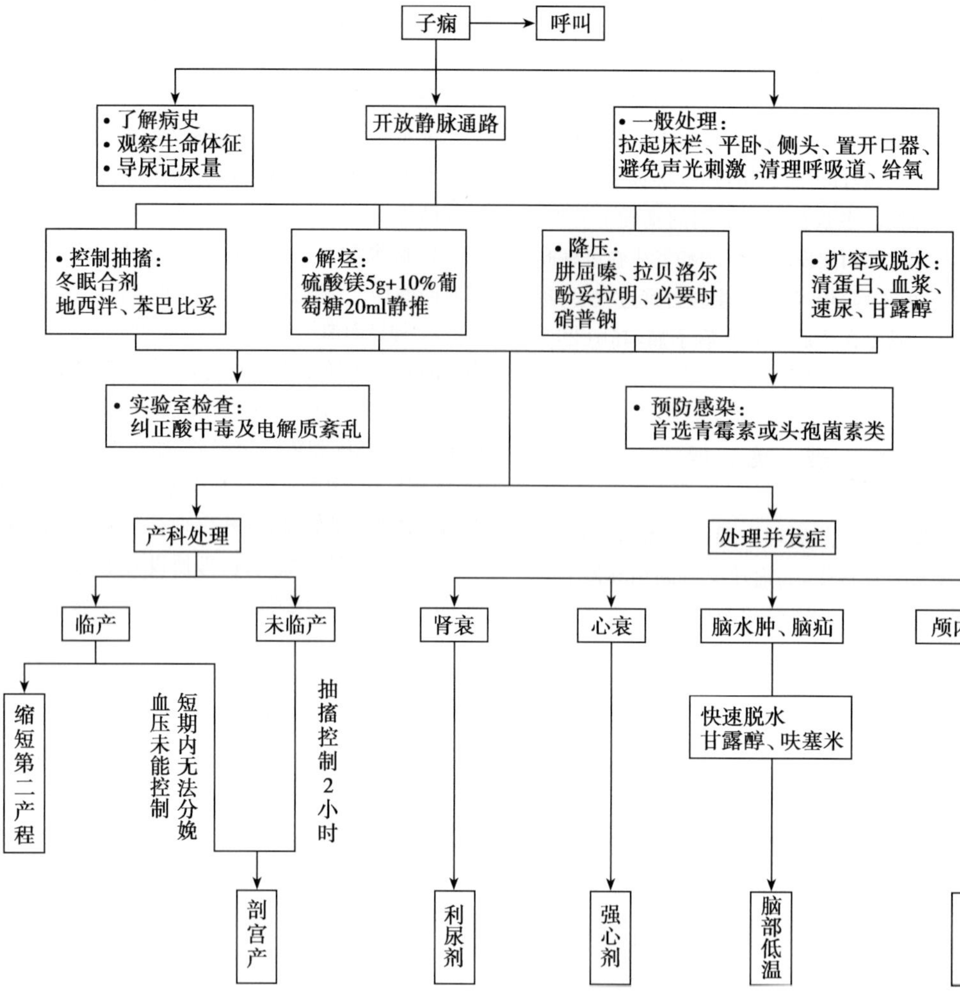

```
                    子痫 ──→ 呼叫

  • 了解病史          开放静脉通路        • 一般处理:
  • 观察生命体征                         拉起床栏、平卧、侧头、置开口器、
  • 导尿记尿量                           避免声光刺激,清理呼吸道、给氧

  • 控制抽搐:      • 解痉:         • 降压:          • 扩容或脱水:
    冬眠合剂      硫酸镁5g+10%葡     肼屈嗪、拉贝洛尔      清蛋白、血浆、
    地西泮、苯巴比妥   萄糖20ml静推      酚妥拉明、必要时      速尿、甘露醇
                               硝普钠

  • 实验室检查:                    • 预防感染:
    纠正酸中毒及电解质紊乱              首选青霉素或头孢菌素类

        产科处理                        处理并发症

    临产        未临产        肾衰    心衰   脑水肿、脑疝   颅内出血

  缩短第二产程  血压未能控制  抽搐控制2小时            快速脱水
           短期内无法分娩                      甘露醇、呋塞米

              剖宫产        利尿剂   强心剂   脑部低温     止血剂
```

图 27-8-1　子痫抢救流程图

130/80mmHg,保证子宫胎盘血流灌注。紧急降压到目标血压范围时,还要注意降压幅度不宜过大,以平均动脉压(mean arterial pressure,MAP)的 10%～25% 为宜,24～48 小时达到稳定。

(三)控制抽搐

硫酸镁是治疗子痫及预防复发的首选药物。当患者存在硫酸镁应用禁忌或硫酸镁治疗无效时,可考虑应用地西泮、苯妥英钠或冬眠合剂控制抽搐。用药的负荷剂量可以 2.5～5.0g,依据孕妇个体和病情而定;维持剂量为静脉滴注 1～2g/h;24 小时硫酸镁总量 25～30g。强调用药期间每天评估病情变化,决定是否继续用药。引产和产时可以持续使用硫酸镁,若剖宫产术中应注意产妇心脏功能。产后需继续应用硫酸镁 24～48 小时。

(四)纠正缺氧和酸中毒

面罩和气囊吸氧,根据二氧化碳结合力及尿素氮值,给予适量 4% 碳酸氢钠纠正酸中毒。

(五)适时终止妊娠

在分娩前进行宫内复苏,对胎儿是有利的,子痫控制且病情稳定 2 小时后,可考虑终止妊娠。子痫的确定性治疗是终止妊娠,但并不一定只能选择剖宫产,可根据孕龄、宫颈条件、是否临产、胎儿情况等来决定分娩方式。

【临床经验】

1. 患者抽搐时去枕平卧将头偏一侧,保持呼吸道通畅,勿强行上牙垫,以免刺激使抽搐加重或损伤牙齿、牙龈。

2. 若无明显的痰鸣音,不建议在使用镇静剂前常规吸痰。

3. 抽血、导尿、备皮等刺激性的动作,建议在使用镇静剂后执行。

4. 药物使用技巧冬眠 2 号(哌替啶 50mg＋异丙嗪 25mg),用 20ml 注射器先抽吸哌替啶和异丙嗪,再从生理盐水袋内(100ml/袋)抽吸盐水至 20ml,混匀后推 10ml 进生理盐水袋内,将注射器内的 10ml 余液静脉泵入(至少 5 分钟),待泵入结束时接上盐水袋内的另外一半冬眠合剂缓慢静脉滴注(8 滴/分起),根据病人症状调整滴数,以患者可以唤醒但又马上可以入睡为宜。

5. 产后 24 小时至产后 10 天内都有发生产后子痫的可能,故应警惕产后子痫的发生。

【安全管理点】

1. 硫酸镁中毒的首要表现是腱反射消失，使用硫酸镁前产妇腱反射必须存在；用药过程中应注意监测膝反射、呼吸、尿量，同时备有 10% 的葡萄糖酸钙。

2. 子痫产妇经积极治疗和复苏后，胎心电子监护仍出现频繁的胎心减速表现，应警惕胎盘早剥的发生。

3. 抽搐控制后，产妇病情仍无好转或随之出现神经系统损伤的临床表现，应申请神经科医师会诊。

 【本节关键点】

1. 子痫是子痫前期基础上发生不能用其他原因解释的抽搐或伴有昏迷。

2. 在子痫发作的前几个小时，大多数女性有前驱症状和体征。

3. 子痫的处理原则为：保证气道通畅、纠正缺氧和酸中毒、控制血压、控制抽搐、适时终止妊娠。

4. 硫酸镁是子痫发作时控制抽搐的首选药物。

（罗太珍）

第九节　肺　栓　塞

肺栓塞（pulmonary embolism，PE）是以各种栓子阻塞肺动脉系统为其发病原因的一组疾病或临床综合征的总称，包括肺血栓栓塞症、脂肪栓塞综合征、羊水栓塞、空气栓塞等。肺血栓栓塞症（pulmonary thromboembolism，PTE）为来自静脉系统或右心的血栓阻塞肺动脉或其分支所致的疾病，为肺栓塞中最常见的类型，占肺栓塞中的绝大多数，通常所称的肺栓塞即指肺血栓栓塞症。妊娠期和产褥期已经是确定的静脉血栓栓塞危险因素，孕产妇静脉血栓栓塞的风险是非孕妇女的 4～5 倍，是孕产妇死亡的主要原因之一。临床需要对肺栓塞保持高度警惕，以便及时启动合适的抗凝治疗，预防妊娠期肺栓塞导致的死亡。

一、高危因素

（一）产前高危因素

产前高危因素包括：高龄（＞35 岁）、长期卧床、肥胖、多产、感染或败血症、子痫前期和严重的内科疾病（机械性心脏瓣膜病需抗凝治疗、炎症性肠疾病、肾病综合征等）、糖尿病、非分娩原因住院治疗、静脉曲张等。

（二）产后高危因素

产后高危因素包括：①术后长期卧床引起肢体静脉回流瘀滞；②手术创伤造成血流的高凝状态；③麻醉下静脉壁平滑肌松弛，使内皮组织受牵拉而胶原纤维暴露；④高龄、肥胖、多产、吸烟、感染及大量输血，特别是输库存血等；⑤分娩孕周较小（＜36 周）；⑥死产；⑦产科出血；⑧内科疾病（如静脉曲张、心脏病、炎症性肠病）。

若存在以上高危因素的患者出现呼吸加快、心动过速、血压下降、面色苍白、发热等症状时，则及时进行以下检查进行筛查，及早发现，及时处理。

二、病　　因

血栓栓塞性疾病是多种危险因素相互作用的结果，其经典三联好发因素，即高凝状态、静脉瘀滞和血管内皮细胞损伤，在每次妊娠中都不同程度的存在。多种疾病可以通过这 3 种因素而增加深静脉血栓形成的风险，从而增加肺血栓栓塞症的发病风险。栓子通常来源于下肢和骨盆的深静脉，通过循环到肺动脉引起栓塞，很少来源于上肢、头和颈部静脉。

妊娠期的生理改变是发生静脉血栓的生理基础，妊娠期血液凝集因子增加、纤维溶解活性降低，孕妇处于高凝状态，加之妊娠期增大的子宫压迫髂静脉及下腔静脉，使静脉回流发生障碍，血流淤积，引起血管内皮细胞受损，血管壁发生改变，可导致血栓形成。

三、临床表现

肺血栓栓塞的临床表现均不具备特异性，诊断的敏感性和特异性都不高。相应的临床症状和体征的差异也很大，轻的基本无临床表现，重的可以发生休克，甚至发生猝死。

肺栓塞发生时的临床表现，主要取决于栓子栓塞的部位及栓子的大小。临床表现可从无症状到突然死亡。主要的临床表现包括呼吸过快、气短、胸痛、烦躁不安、咳嗽、心动过速、咯血等，各病例可出现以上症状的不同组合。临床上有时出现"肺梗死三联症"，即同时出现呼吸困难、胸痛及咯血，但仅见于不足 30% 的患者。

四、诊　　断

（一）临床表现

在妊娠期出现呼吸困难急性发作、胸膜炎性胸痛和咯血中任何一项或多项症状时，应引起警惕并增加对肺栓塞的临床怀疑。

（二）辅助检查

1. 动脉血气分析　肺栓塞重要的筛选方法。动脉血气分析的典型表现为：低氧血症、低碳酸血症与呼吸性碱中毒，但并不是所有患者都会出现典型表现。例如，伴有低血压及呼吸衰竭的大面积 PE 可致高碳酸血症、呼吸性合并

8

代谢性酸中毒(后者由于乳酸酸中毒所致),此外患者可能仅有轻微低氧血症的表现或无低氧血症表现,并且少数肺栓塞患者肺泡气-动脉氧梯度可能是正常的。

2. 血浆 D-二聚体　在血栓栓塞时因血栓纤维蛋白溶解使其血中浓度升高。D-二聚体对急性肺血栓栓塞症诊断的敏感性高达 92%～100%;但其特异性较低,仅为 40%～43%,因此在临床上主要将其用于排除诊断的指标。对于 D-二聚体含量升高,且临床表现提示肺血栓栓塞症者,应行 CT 肺血管造影检查以明确诊断。

3. 胸部 X 线平片　肺栓塞患者的胸片可能有以下表现:①肺梗死的 X 线平片表现;②肺动脉高压的表现;③Hampton 驼峰征及 Westernmark 征;④广泛的肺小动脉栓塞时,出现急性肺源性心脏改变,右心影扩大,伴上腔静脉及奇静脉增宽。但胸片上的发现对诊断妊娠期肺栓塞的准确性较差。胸片上的异常往往出现在非妊娠期的患者中,妊娠期患者大多为年轻女性,较一般常见的肺栓塞患者更为健康,因此,她们的胸片很可能是正常的。虽然胸片的诊断准确性较差,但每一例疑似肺栓塞的妊娠患者仍应行胸片检查。这样可以评估其他诊断的准确性,并使通气/灌注扫描(V/Q)结果得到准确的解读。

4. 多排 CT 肺血管造影　CT 用于诊断急性肺血栓栓塞症价值极高。多排 CT 肺血管造影除了诊断质量较高外,还有无创伤性、迅速、简便等诸多优点,是临床怀疑肺血栓栓塞症患者首选的确诊检查项目,已逐步取代肺动脉造影而成为肺血栓栓塞症临床诊断的"金标准"。其局限性在于对碘造影剂过敏者不能进行该项检查。

5. 磁共振成像(MRI)　对段以上肺动脉内栓子诊断的敏感性和特异性均较高,避免了注射碘造影剂的缺点,适用于碘造影剂过敏的患者。MRI 具有潜在的识别新旧血栓的能力,有可能为将来确定溶栓方案提供依据。

五、处　理

识别有血栓栓塞性疾病风险的孕产妇,根据其情况提供个体化的预防措施很重要。除吸氧、止痛、纠正休克和心力衰竭以及舒张支气管等对症治疗措施外,对于发生威胁生命的大的肺动脉栓塞的非妊娠患者可行溶栓治疗、局部导管溶栓治疗和栓塞切除术。但是这些治疗措施被认为对妊娠具有高风险,溶栓药物可致出血及胎儿丢失,对孕产妇相对禁忌,只用于孕产妇抢救生命(图 27-9-1)。

(一)一般处理

绝对卧床休息,监测呼吸、心率、血压、心电图及血气的变化;高浓度氧吸入或气管插管给氧;有严重胸痛时注射吗啡止痛,但休克者禁用;放置中心静脉压导管,测量中心静脉压,并可通过此途径给药,控制输液剂量和速度。抗休克治疗可使用异丙基肾上腺素或多巴胺。防止用力大便引起栓子脱落,必要时用通便药或灌肠。解痉可用氨茶碱类

药物。

(二)抗凝治疗

对高危人群进行抗凝治疗,能明显降低深静脉血栓形成的发生和复发风险。

1. 适应证　①血压正常且无右心室功能不全的急性肺血栓栓塞的低危险组患者,应给予抗凝治疗。②伴有血压下降和右心室功能不全的大块肺血栓栓塞症患者,应先行溶栓治疗,随后使用抗凝治疗;血压正常而右心室功能不全的次大块肺血栓栓塞患者,无论是否溶栓,都应该进行抗凝治疗。

2. 禁忌证　活动性出血、凝血功能障碍、未予控制的严重高血压等,在急性肺血栓栓塞症时,多不是绝对禁忌证。

3. 抗凝治疗并发症　妊娠期间抗凝治疗存在出血和致畸的风险。

4. 常见的抗凝治疗的药物

(1) 肝素(heparin):分子量为 12 000～16 000Da。肝素不能通过胎盘,不进入乳汁,对胎儿及哺乳期的婴儿安全,不增加流产、早产及围产儿的死亡率。主要的用药并发症是出血,尤其是手术或分娩期,在实验室数据的监察下,严格控制用量,可减少出血的危险。使用肝素时的其他并发症还包括血小板减少及骨质疏松,血小板减少常在用药后 2～3 周出现,发生率约 3%～6%;骨质疏松发生于长期用药(>6 个月)且剂量达 15 000～20 000U/d 的患者,尤其是吸烟患者。个别有注射部位的局部过敏(瘙痒性皮疹)。骨折的发生率小,多数骨密度改变在停止治疗和哺乳 1 年内逆转。

(2) 低分子肝素(low-molecular heparin):是肝素家族衍生物,为妊娠期间首选的抗凝药物,平均分子量是 400～5000Da。小于常规肝素的剂量给药,有较长的半衰期,可有效地治疗及预防血栓的形成,很少有出血的并发症。其他的优点是每天只给药一次,皮下给药许多都不需监护。目前,低分子肝素在孕产妇中的应用尚有限。与肝素相比血小板减少、骨质疏松的发生风险较低。

(3) 华法林(warfarin):口服抗凝剂,华法林通常避免在妊娠期间使用。华法林能够通过胎盘,孕早期使用会造成胚胎异常。母乳中出现的量少,因此哺乳期可以使用。华法林和其他维生素 K 拮抗剂可以自由通过胎盘并且具有致畸性,在妊娠 6～12 周之间给药致畸风险最高,可引起"华法林特异性胚胎病变",包括有:胎儿鼻骨发育不良、骨骺发育不良和生长受限;还可以引起妊娠任何阶段的胎儿出血。华法林的主要并发症是出血,可用维生素 K 拮抗。

5. 预防性抗凝

(1) 血栓栓塞疾病的低危患者:既往仅有一次血栓栓塞病史,可用小剂量阿司匹林 75mg/d 或整分子肝素 5000～10 000U 每 12 小时皮下注射,从确诊妊娠开始至分娩结束。分娩后改为连续使用肝素 6 周,或 2～7 天后换为

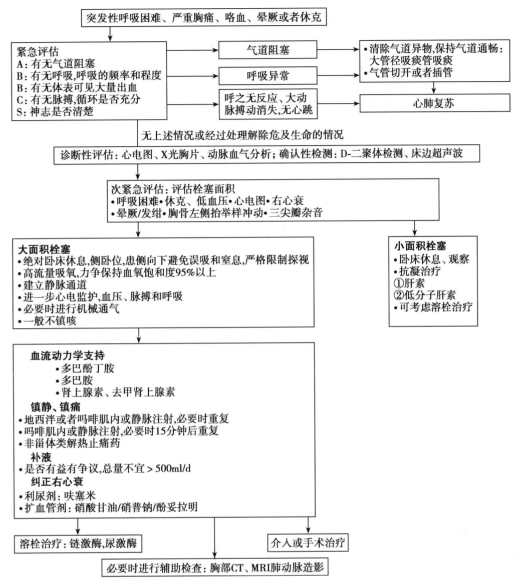

突发性呼吸困难、严重胸痛、咯血、晕厥或者休克

紧急评估
A：有无气道阻塞
B：有无呼吸，呼吸的频率和程度
B：有无体表可见大量出血
C：有无脉搏，循环是否充分
S：神志是否清楚

气道阻塞 → •清除气道异物，保持气道通畅：大管径吸痰管吸痰 •气管切开或者插管

呼吸异常

呼之无反应、大动脉搏动消失，无心跳 → 心肺复苏

无上述情况或经过处理解除危及生命的情况

诊断性评估：心电图、X光胸片、动脉血气分析；确认性检测：D-二聚体检测、床边超声波

次紧急评估：评估栓塞面积
•呼吸困难•休克、低血压•心电图•右心衰
•晕厥/发绀•胸骨左侧抬举样冲动•三尖瓣杂音

大面积栓塞
•绝对卧床休息，侧卧位，患侧向下避免误吸和窒息，严格限制探视
•高流量吸氧，力争保持血氧饱和度95%以上
•建立静脉通道
•进一步心电监护，血压、脉搏和呼吸
•必要时进行机械通气
•一般不镇咳

小面积栓塞
•卧床休息、观察
•抗凝治疗
①肝素
②低分子肝素
•可考虑溶栓治疗

血流动力学支持
 •多巴酚丁胺
 •多巴胺
 •肾上腺素、去甲肾上腺素
镇静、镇痛
•地西泮或者吗啡肌内或静脉注射，必要时重复
•吗啡肌内或静脉注射，必要时15分钟后重复
•非甾体类解热止痛药
补液
•是否有益有争议，总量不宜＞500ml/d
纠正右心衰
•利尿剂：呋塞米
•扩血管剂：硝酸甘油/硝普钠/酚妥拉明

溶栓治疗：链激酶，尿激酶

介入或手术治疗

必要时进行辅助检查：胸部CT、MRI肺动脉造影

图 27-9-1 肺栓塞抢救流程

华法林，连续用5周以上。

（2）血栓栓塞疾病的高危患者：既往仅有一次以上血栓栓塞病史，或虽然既往仅有一次血栓栓塞病史，但有血栓栓塞的家族史或血栓症化验检查阳性者。每12小时肝素7500～10 000U皮下注射，或低分子肝素依诺40mg/d。确诊妊娠开始时或在前次妊娠发生血栓栓塞的孕期前4～6周开始抗凝治疗，产后继续用肝素6～12周或2～7天后改为华法林。

6. 治疗性抗凝 美国妇产科学会推荐的剂量为：静脉输入负荷量80U/kg（最低为5000U），接以15～25U/（kg•h），4小时后测活化部分凝血活酶时间（activated partial thromboplastin time，APTT）。若为皮下给药，在末次给药后6小时测APTT，应为对照的1.5倍。其他可接受的方法还有：开始冲击量5000～10 000U静脉给药后，接以1000U/h，维持此量至APTT 2倍延长。间断静脉给药

5000U每4小时一次，或7500U每6小时一次，皮下给药可10 000U每8小时一次，或20 000U每12小时一次。总之，每天药物使用量在25 000～40 000U。低分子肝素依诺的使用剂量：体重＜50kg的孕妇需要20mg的依诺肝素；＞80kg的孕妇，每天需要的剂量多于40mg。

静脉给药后继续使用固定的或调整剂量的皮下肝素直至分娩。固定的剂量皮下注射10 000U/12h，调整剂量方案的目的是使APTT值在一定的范围内。用低分子肝素代替皮下肝素治疗产前血栓性疾病在不断地发展，但目前没有充分的证据支持低分子肝素的常规用法。每天2次低分子肝素时，硬膜外麻醉的安全性值得担心，应在末次注射24小时后方可进行。产后肺栓塞可用静脉注射肝素5～10天，在治疗第一天开始使用华法林。每天检测国际标准比（INR），调整华法林用量，使国际标准比在2.0～3.0之间。当INR持续处于治疗范围4～7天后，停用肝素。华法林

至少要连续使用 3 个月。

（三）分娩期处理

除非处于最高风险情况（如，心肺储备减少和近期肺栓塞），应避免在临产过程中进行抗凝。分娩时，抗凝治疗是否引起出血，取决于多种因素：①肝素使用剂量、途径及给药的时间；②切口及撕裂的程度；③产后子宫收缩的强度；④是否有其他凝集缺陷的存在。若行正中切开并深度适当，无软产道撕裂，子宫迅速地变硬收缩，不会增加太多的失血，但有时也可能发生大量的出血。尤其是在行剖宫产时，若术前 48～72 小时仍用药者，出血危险大。此外，事先存在凝血机制缺陷时，如血小板减少性紫癜，或服用阿司匹林损伤了血小板的功能，可增加肝素出血的可能性。

若近期发生肺栓塞，但又必须剖宫产的患者，减少肝素的用量有再次发生血栓的风险，充分剂量的肝素治疗亦可发生危及生命的大出血，因此抗凝治疗过程中调整好肝素的使用剂量十分重要。使用肝素时需准备硫酸鱼精蛋白，静脉注射可快速有效地对抗肝素，其目的仅为中和肝素，不能过量，否则有再引起栓塞的可能。产后无大的切口，子宫收缩良好，最早产后数小时可再用肝素抗凝，但产后 1～2 天再用药较为安全。一般产后用肝素 4～6 周改为华法林或香豆素治疗。

（四）分娩后处理

产后无明显出血患者，应在剖宫产 12 小时或阴道分娩 6 小时后，重新开始使用肝素进行抗凝治疗。抗凝治疗一般至少持续到产后 6 周，具有静脉血栓栓塞性疾病持续危险因素的患者，可能需要更长的治疗时间。

（五）既往妊娠存在血栓栓塞史患者处理

对于该类患者，美国 NIH 提出整个孕期用肝素 5000U，皮下，2～3 次/天。美国妇产科学会推荐：5000～1000U 皮下注射，每 12 小时一次，持续整个孕期。亦有研究认为停用肝素后，栓塞再发的几率较低，不必要常规预防给予肝素。长期应用肝素需注意预防骨质疏松。

【临床经验】

1. 妊娠期间出现突发呼吸困难、胸痛或咯血等任意一项临床表现时，应怀疑肺栓塞的发生。

2. 除非存在肺栓塞的高危因素，一般不建议在临产过程中使用抗凝剂，以免引起出血。

3. 肺栓塞产妇可考虑放置中心静脉导管，在监测中心静脉压的同时，可通过该通路给药并监测输液速度和输液量。

【安全管理点】

1. 血栓栓塞产妇避免用力排便，以免栓子脱落，必要时可给予通便剂。

2. 妊娠期间避免使用华法林进行抗凝治疗，以免导致胚胎发育异常胎儿畸形。

3. 血栓栓塞风险较低的剖宫产术后产妇，建议术后早期下床活动。

【本章关键点】

1. 预防妊娠期肺栓塞导致死亡的关键是对肺栓塞保持高度怀疑，以便及时启动合理的抗凝治疗。

2. 妊娠期的生理改变是发生静脉血栓的生理基础，妊娠期间静脉血流停滞、内皮细胞损伤以及高凝状态是促成妊娠期肺栓塞的主要原因。

3. 肺血栓栓塞症的临床表现均不具备特异性，对诊断的敏感性和特异性都不高。临床病情轻重差异很大，轻的基本无临床表现，重的可以发生休克，甚至发生猝死。相应的临床症状和体征的差异也很大。

4. 对高危人群进行抗凝治疗，能明显降低深静脉血栓形成的发生和复发，但应避免在分娩期进行。

5. 产后无明显出血患者，应在剖宫产 12 小时或阴道分娩 6 小时后，重新开始使用肝素进行抗凝治疗。

（罗太珍）

第十节　产科休克

休克（shock）是一种由于组织灌注不足所产生的综合征，最基本的病理变化是由于血管内有效循环血容量绝对或相对不足及微循环灌流量剧减导致重要脏器缺氧，发生代谢性和功能性障碍的病理过程，可出现在各种疾病中。常见的休克类型包括低血容量休克、感染性休克、过敏性休克、血管源性休克、心源性休克和梗阻性休克等。产科休克是指产科所特有的、与妊娠直接相关的休克，是产科领域中一种急性而严重的并发症，是威胁孕产妇和围产儿生命的重要原因之一。产科休克以失血导致的低血容量性休克为主，其次为感染性休克及其他特殊原因导致的休克。本章节主要讲述低血容量性休克。低血容量性休克主要是血容量的减少，包括急性失血、脱水、失盐和内分泌紊乱引起的急性微循环灌注障碍。

一、病　　因

（一）妊娠期

常见有流产、异位妊娠破裂、子宫破裂、前置胎盘、胎盘早剥、子宫颈妊娠、凝血机制障碍等出血，妊娠期子宫血管破裂较为少见。

（二）分娩期

会阴、阴道损伤或静脉曲张破裂出血，子宫颈、子宫体损伤或破裂出血，子宫旁静脉丛破裂，阔韧带血肿，帆状胎盘等出血。

（三）胎儿娩出后

子宫收缩乏力、胎盘滞留或残留、胎盘植入、软产道损伤、凝血机制障碍、剖宫产术后子宫切口愈合不良等。

二、病理生理

有效循环血容量锐减及组织灌注与氧供不足,炎症介质的产生是各类休克共同的病理生理基础。根据休克的病理生理进程将其分为三期:休克代偿期、可逆性失代偿期、难治性休克期。

(一)休克代偿期

即休克早期。由于有效循环血容量显著减少,引起循环容量降低、动脉血压下降,其主要特点是:为了确保心脑等重要器官的血流灌注量,皮肤及腹腔内脏器官血流灌注降低;毛细血管管腔内压力降低利于组织液向血管内转移;肾脏血流量减少,尿量减少。若能在此时去除病因积极复苏,休克常较容易得到纠正。

(二)可逆性失代偿期

若休克仍未得到纠正,随着失血量的增加,机体代偿机制逐渐失效,此期的主要特点是:毛细血管血流灌注继续减少,组织因严重缺氧处于无氧代谢状态,产生大量酸性代谢物质,同时组胺及缓激肽等大量舒张血管的物质释放量增加,血液大量瘀滞于毛细血管网内,血管内压力增加,血浆外渗,血液浓缩,黏稠度增加,回心血量进一步减少,血压下降,心脑等重要脏器血液灌注减少。当血压降至 $50 \sim 60$mmHg 时,代偿机制不足以维持心排出量和血压的稳定,临床状况进一步恶化。

(三)难治性休克期

即不可逆性休克。微循环的毛细血管前动脉和毛细血管后静脉均舒张,微循环几乎处于无灌流状态,常导致 DIC。由于组织缺少血液灌注,细胞处于严重缺氧和缺乏能量的状况,易引起大片组织、整个器官功能受损及障碍,甚至发生多系统器官功能衰竭(multiple systemic organ failure,MSOF)。

三、临床表现

出现以下情况应警惕休克的发生:血氧饱和度低于 90% ;呼吸 <16 次/分或 >25 次/分;Bp<90mmHg;尿量<17ml/h;血红蛋白<60g/L;胎心<110 次/分;pH<7.3 或 $K^+<3$mmol/L。并结合患者的临床表现进行早期识别,预防休克的发生。根据休克的病理生理分期进行分类,不同时期休克的临床表现如下:

(一)休克代偿期

休克早期(失血量$<20\%$),机体尚有一定的代偿功能。此期患者的主要临床表现为精神紧张,烦躁不安,面色苍白,四肢湿冷,脉搏及呼吸增快,血压轻度下降,脉压减小,尿量正常或减少。

(二)可逆代偿期

休克中期($20\%<$失血量$\leqslant40\%$),患者神志尚清楚,但是神情淡漠反应迟钝,口渴,脉搏细速,呼吸浅促,表浅静脉萎陷。

(三)休克失代偿期

休克晚期(失血量$>40\%$),此期患者意识模糊表现为嗜睡或昏迷,四肢及口唇冰冷发绀青紫,脉搏细弱,血压进行性下降,少尿或无尿,可能会出现多系统器官功能障碍的表现。

四、诊　断

既往临床常以血压来判断休克及其严重程度,但是,血压的降低与休克并没有必然关系。由于休克的病理生理基础是组织的灌注与氧供不足,因此在临床判断休克时,应选择与组织血供或氧供相关的指标。

(一)症状体征

1. **休克指数**　休克指数=脉率/收缩压,休克指数>1即提示休克存在,指数越大提示休克越严重。

2. **呼吸频率**　由于回心血量的减少,呼吸频率会逐渐加快,休克时可能超过 22 次/分。在机械通气的患者中,可观察到呼气末二氧化碳分压降低。

3. **尿量**　休克早期,为保证心脑等重要器官的血流灌注,肾血流量减少,从而导致尿量减少。休克时尿量<0.5ml/(kg·h)。

4. **神志状态**　可反映机体缺氧的状态,早期可表现为烦躁,随缺氧的加重逐渐淡漠,最后昏迷。

(二)辅助检查

1. **动脉血气分析**　动脉血氧分压(PaO_2),若 $PaO_2<60$mmHg 且吸氧后仍无改善常提示发生呼吸窘迫综合征。二氧化碳分压($PaCO_2$)为通气换气指标,常提示是否存在酸中毒。

2. **血尿常规**　血细胞计数、血红蛋白含量降低、血细胞比容升高、尿比重增加等。

3. **血生化检查**　肝肾功能、电解质、动脉血乳酸盐值(判断缺氧严重程度及治疗效果的重要指标)及血糖等指标。

4. **凝血功能**　血小板计数,凝血酶原时间,血浆纤维蛋白原,D-二聚体等。血小板计数$<100\times10^9$/L;血浆纤维蛋白原含量<1.5g/L 并呈进行性下降;血浆鱼精蛋白副凝固试验(3P 试验)阳性或血浆纤维蛋白降解物>20mg/L 或血浆 D-二聚体水平升高;凝血酶原时间较正常延长 3 秒以上时,提示可能发生 DIC。

五、紧急处理

低血容量性休克的治疗重点是补充血容量及改善心功能,尽可能早地消除出血原因控制出血。在休克早期有效地补充血容量是治疗失血性休克的关键,因此准确估计出血量是早期诊断、处理出血性休克的第一步。根据出血量多少,患者血流动力学变化及血电解质结果,选择补充血容量的液体、多少、数量和速度。

8

表27-10-1　中国紧急输血方案

临床判断		紧急输血治疗流程						治疗后总结			
血容量欠缺比例	欠缺血容量 ml	治疗原则	序号	红细胞 u	血浆 ml	血小板 u	冷沉淀 u	RBC总u 公式a	FFP总ml 公式b	PLT总u 公式c	CR总u 公式d
20%	1000	输液	0								
20%~40%	1000~2000	输液、RBC	1	5				5			
40%~80%	2000~3000	输液、RBC	2	5	500			10	500		
	3000~4000	血浆	3	5	500			15	1000		
80%~100%	4000~5000	输液、RBC、血浆、血小板	4	5	500	1		20	1500	1	
	5000~6000		5	5	500			25	2000		
	6000~7000		6	5	500		10	30	2500		10
	7000~8000		7	5	500			35	3000		
	8000~9000		8	5	500	1		40	3500	2	
>100%	9000~10 000	输液、RBC 血浆、血小板 冷沉淀	9	5	500			45	4000		
	10 000~11 000		10	5	500	1		50	4500		
	11 000~12 000		11	5	500			55	5000		
	12 000~13 000		12	5	500	1	10	60	5500	3	20
	13 000~14 000		13	5	500			65	6000		
	14 000~15 000		14	5	500			70	6500		

备注：公式 a：红细胞输入 U=(失血 ml-1000ml)/200ml，输注量包括血液回收输注的红细胞及异体红细胞悬液。
公式 b：新鲜冰冻血浆输入 ml=(失血量-2000ml)/2。
公式 c：输入血小板单位 U=红细胞输入 U/2。每10U为1治疗量，且一次输入。
公式 d：输入冷沉淀 U=红细胞输入/3。每10U为1次治疗量，且一次输入

（一）快速建立静脉通路

建立 2 条以上的静脉通路,有条件可以快速建立中心静脉通路。当不具备中心静脉通道建立条件时可作静脉切开,保证静脉通畅以备输血、输液。

（二）补充血容量

迅速补充血容量以维持循环系统的正常容量和功能,尽快恢复各系统和器官的血流灌注,根据患者失血情况进行输血,可参照中国紧急输血方案(表 27-10-1)。液体复苏时首选平衡液,液体输注时遵循"先晶后胶,凝血因子优先"的原则,起初应快速输注,如果达到"两个一百、一个三十",即:血压>100mmHg、心率<100 次/分、尿量>30ml/h,则减慢输液速度。

（三）吸氧

一般面罩给氧即可满足患者对氧的需求。当发生产前出血时,为满足胎儿的氧供给,动脉血 PaO_2 低于 70mmHg 行气管插管给氧或机械通气,必要时行气管切开。但应避免供过于求或者供小于求的情况发生,防止氧过量或者不足造成的一些不良反应发生。

（四）血管活性药物的应用

血管活性药物的使用指征:严重低血压或者仅以容量治疗不能迅速纠正的低血压,目的是维持合理的外周血管阻力和血管腔容积。常用血管活性药物有:去甲肾上腺素,肾上腺素、间羟胺、多巴胺、多巴丁胺等。在纠正血容量的基础上使用血管活性药物,初始时小剂量使用,逐渐增加药物的使用剂量,停药时也应逐步减量。最好单独静脉用药,以防止药物外渗,复合给药时避免盲目增加一种药物的使用剂量。

（五）纠正酸中毒

酸性环境有利于氧合血红蛋白的解离,增加组织氧供,因此轻度酸中毒时无需积极纠正,休克症状改善后轻度酸中毒可自行缓解。重度休克积极治疗后仍伴有严重酸中毒者,使用碱性药物纠正酸中毒,首选 5% 碳酸氢钠。

（六）局部止血处理

止血是抢救出血性休克的关键。针对出血原因进行治疗,例如,积极清除残留胎盘,修复损伤的软产道,加强子宫收缩,按压子宫,子宫动脉结扎或栓塞,宫腔纱条填塞,横向环形压缩缝合法,介入治疗等方法,以减少出血,防止休克继续加重。

经药物及上述保守治疗失败,急诊行子宫全切或次全切是最为有效的方法。

【临床经验】

1. 早发现,早呼叫,早处理,抢救过程中团队分工明确。

2. 静脉通道的建立技巧选择一侧上肢的桡静脉、肘窝的静脉,另一侧上肢提供采血、测血压。

3. 在抢救过程中,注意患者保暖及心理安慰。

4. 对有产后出血高危因素的患者提早干预,避免失血性休克的发生。

【安全管理要点】

1. 输液/输血时,根据患者情况控制速度,避免肺水肿等并发症的发生。

2. 阴道填塞纱布时,双人查对塞入纱条或塞子的数量并准确记录。

3. 在建立静脉通路的同时,及早进行体温和有创血压的监测,准确地监测尿量以判断肾脏的血流灌注情况。

4. 失血性休克抢救时首先要纠正循环血量异常,其次纠正血红蛋白浓度与电解质异常,最后纠正各系统器官功能异常。

5. 产科休克多表现为血容量骤减,因此血红蛋白水平并不能准确地反映血容量的缺失程度。

【本节关键点】

1. 休克的病理生理进程将其分为三期:休克代偿期、可逆性失代偿期、难治性休克期。

2. 休克的病理生理基础是组织的灌注与氧供不足,因此在临床判断休克时,应选择与组织血供或氧供相关的指标。

3. 低血容量性休克的治疗重点是补充血容量及改善心功能,尽早补充血容量、治疗出血原因是纠正产科休克的关键。

（罗太珍）

参考文献

[1] 华克勤,丰有吉. 实用妇产科学. 第 3 版. 北京:人民卫生出版社,2013.

[2] Pacheco LD, Saade G, Hankins GD, et al. Amniotic fluid embolism:diagnosis and management. Am J ObstetGynecol,2016, 215(2):B16-B24.

[3] Knight M,Tuffnell D,Brocklehurst P,et al. Incidence and risk factors for amniotic-fluid embolism. ObstetGynecol,2010,115 (5):910-917.

[4] 漆洪波,刘兴会. 难产. 北京:人民卫生出版社,2015.

[5] 马丁,沈铿. 妇产科. 第 3 版. 北京:人民卫生出版社, 2015.

[6] Melissa Bush,Keith Eddleman,Victoria Belogolovkin 著. 罗欣译. 脐带脱垂. UpToDate. 2016-01-29.

[7] F. Gary Cunningham K J L S. Williams Obstetrics 24th Edition. McGraw-Hill Education,2014:1358.

[8] 黄醒华. 中华围产医学. 北京:人民卫生出版社,2011.

[9] Gynaecologists R C O G. Umbilical cord prolapse. Greentop Guideline No. 50. 2014.

8

［10］Andrew Weeks 著.徐友娣译.经阴道分娩后胎盘滞留. UpToDate.2017-08-24.

［11］Abdel-Aleem H,Abdel-Aleem MA,Shaaban OM. Tocolysis for management of retained placenta. Cochrane Database Syst Rev,2011,1:D7708.

［12］Cheung WM,Hawkes A,Ibish S,et al. The retained placenta:historical and geographical rate variations. J ObstetGynaecol, 2011,31(1):37-42.

［13］Chibueze EC,Parsons AJ,Ota E,et al. Prophylactic antibiotics for manual removal of retained placenta during vaginal birth:a systematic review of observational studies and meta-analysis. BMC Pregnancy Childbirth,2015,15:313.

［14］Herman A,Weinraub Z,Bukovsky I,et al. Dynamic ultrasonographic imaging of the third stage of labor:new perspectives into third-stage mechanisms. Am J ObstetGynecol,1993,168(5): 1496-1499.

［15］Lim PS,Singh S,Lee A,et al. Umbilical vein oxytocin in the management of retained placenta:an alternative to manual removal of placenta?. Arch GynecolObstet,2011,284(5):1073-1079.

［16］Weeks AD,Alia G,Vernon G,et al. Umbilical vein oxytocin for the treatment of retained placenta（Release Study）:a double-blind,randomised controlled trial. Lancet,2010,375(9709): 141-147.

［17］Bullarbo M,Bokstrom H,Lilja H,et al. Nitroglycerin for management of retained placenta:a multicenter study. ObstetGynecolInt,2012,2012:321207.

［18］苟文丽,谢幸.妇产科学.第 8 版.北京:人民卫生出版社,2013.

［19］邓黎,常青,刘兴会.助产理论与实践.第 2 版.北京:人民军医出版社,2015.

［20］Overland EA,Vatten LJ,Eskild A. Pregnancy week at delivery and the risk of shoulder dystocia:a population study of 2,014,956 deliveries. BJOG 2014,121(1):34-41.

［21］Gynaecologists. R C O O. Shoulder Dystocia. Green-top Guideline No. 42. 2012.

［22］张为远.中华围产医学.北京:人民卫生出版社,2012.

［23］Gynaecologists R C O G. Umbilical cord prolapse. Green-top Guideline No. 50. 2014.

［24］Abdel-Aleem H,Abdel-Aleem MA,Shaaban OM. Tocolysis for management of retained placenta. Cochrane Database Syst Rev,2011,1:D7708.

［25］Cheung WM,Hawkes A,Ibish S,et al. The retained placenta:historical and geographical rate variations. J ObstetGynaecol, 2011,31(1):37-42.

［26］Chibueze EC,Parsons AJ,Ota E,et al. Prophylactic antibiotics for manual removal of retained placenta during vaginal birth:a systematic review of observational studies and meta-analysis. BMC Pregnancy Childbirth,2015,15:313.

［27］Lim PS,Singh S,Lee A,et al. Umbilical vein oxytocin in the management of retained placenta:an alternative to manual removal of placenta?. Arch GynecolObstet,2011,284(5):1073-1079.

［28］Weeks AD,Alia G,Vernon G,et al. Umbilical vein oxytocin for the treatment of retained placenta（Release Study）:a double-blind,randomised controlled trial. Lancet,2010,375(9709): 141-147.

［29］Bullarbo M,Bokstrom H,Lilja H,et al. Nitroglycerin for management of retained placenta:a multicenter study. ObstetGynecol Int,2012,2012:321207.

［30］Overland EA,Vatten LJ,Eskild A. Pregnancy week at delivery and the risk of shoulder dystocia:a population study of 2,014,956 deliveries. BJOG,2014,121(1):34-41.

［31］Gynaecologists. R C OG. Shoulder Dystocia. Green-top Guideline No. 42. 2012.

［32］Fitzpatrick KE,Kurinczuk JJ,Alfirevic Z,et al. Uterine rupture by intended mode of delivery in the UK:a national case-control study. PLoS Med,2012 9(3):e1001184.

［33］Landon MB. Predicting uterine rupture in women undergoing trial of labor after prior cesarean delivery. Semin Perinatol, 2010,34(4):267-271.

［34］Harper LM,Cahill AG,Roehl KA,et al. The pattern of labor preceding uterine rupture. Am J ObstetGynecol,2012,207 (3):210-211.

［35］Michael A Belfort 著.沈杨译.阴道分娩产后出血的处理. UpToDate. 2017-05-17.

［36］Younes N Bakri,Sabaratnam Arulkumaran 著.彭婷译. 子宫腔内球囊填塞控制产后出血. UpToDate. 2017-02-17.

［37］Frank Silverman,Eran Bornstein 著.何津译.第三产程的药物处理. UpToDate. 2016-12-28.

［38］中华医学会妇产科学分会产科学组.产后出血预防与处理指南(2014).中华妇产科杂志,2014,49(9):641-646.

［39］中华医学会妇产科学分会妊娠期高血压疾病学组.妊娠期高血压疾病诊治指南(2015).中华妇产科杂志,2015,50(10): 721-728.

［40］Hypertension in pregnancy. Report of the American College of Obstetricians and Gynecologists' Task Force on Hypertension in Pregnancy. ObstetGynecol,2013,122(5):1122-1131.

［41］Abbasi N,Balayla J,Laporta DP,et al. Trends,risk factors and mortality among women with venous thromboembolism during labour and delivery:a population-based study of 8 million births. Arch GynecolObstet,2014,289(2):275-284.

［42］Donnelly JC,D'Alton ME. Pulmonary embolus in pregnancy. Semin Perinatol,2013,37(4):225-233.

［43］David R Schwartz,Atul Malhotra,Steven E Weinberger 著.陈虹译.妊娠期肺栓塞:流行病学、发病机制及诊断. UpToDate.2017-02-15.

［44］David R Schwartz,Atul Malhotra,Steven E Weinberger 著.陈虹译.妊娠期深静脉血栓形成和肺栓塞的预防. UpToDate. 2016-04-14.

［45］Kenneth A Bauer 著.杨洁译.妊娠期间及产后抗凝剂的应用. UpToDate. 2016-10-18.

［46］David R Schwartz, Atul Malhotra, Steven E Weinberger 著. 梁硕译. 妊娠期深静脉血栓形成和肺栓塞: 治疗. UpToDate. 2016-04-14.

［47］Sultan AA, West J, Tata LJ, et al. Risk of first venous thromboembolism in and around pregnancy: a population-based cohort study. Br J Haematol, 2012, 156(3): 366-373.

［48］Fukuda W, Chiyoya M, Taniguchi S, et al. Management of deep vein thrombosis and pulmonary embolism (venous thromboembolism) during pregnancy. Gen ThoracCardiovascSurg, 2016, 64(6): 309-314.

［49］Ezzati M, Shamshirsaz AA, Haeri S. Undiagnosed heterotopic pregnancy, maternal hemorrhagic shock, and ischemic stroke in the intrauterine fetus. PrenatDiagn, 2015, 35(9): 926-927.

［50］Knight AR, Fry LE, Clancy RL, et al. Understanding the effects of oxygen administration in haemorrhagic shock. Nurs Crit Care, 2011, 16(1): 28-35.

［51］Klein AH, Wendroth SM, Drewes LR, et al. Small-volume d-beta-hydroxybutyrate solution infusion increases survivability of lethal hemorrhagic shock in rats. Shock, 2010, 34(6): 565-572.

［52］Huh JW, Choi HS, Lim CM, et al. Low-dose hydrocortisone treatment for patients with septic shock: a pilot study comparing 3days with 7days. Respirology, 2011, 16(7): 1088-1095.

［53］Seehase M, Jennekens W, Zwanenburg A, et al. Propofol administration to the maternal-fetal unit improved fetal EEG and influenced cerebral apoptotic pathway in preterm lambs suffering from severe asphyxia. Mol Cell Pediatr, 2015, 2(1): 4.

［54］Lopez E, de Courtivron B, Saliba E. [Neonatal complications related to shoulder dystocia. J GynecolObstet Biol Reprod (Paris), 2015, 44(10): 1294-1302.

［55］Bolbol-Haghighi N, Keshavarz M, Delvarianzadeh M, et al. Evaluation of the alert line of partogram in recognizing the need for neonatal resuscitation. Iran J Nurs Midwifery Res, 2015, 20(5): 560-564.

［56］Iqbal Q, Younus MM, Ahmed A, et al. Neonatal mechanical ventilation: Indications and outcome. Indian J Crit Care Med, 2015, 19(9): 523-527.

［57］Berhan Y, Berhan A. Should magnesium sulfate be administered to women with mild pre-eclampsia? A systematic review of published reports on eclampsia. J ObstetGynaecol Res, 2015, 41(6): 831-842.

［58］CNGOF, SFAR. Postpartum hemorrhage: guidelines for clinical practice from the French College of Gynaecologists and Obstetricians (CNGOF): in collaboration with the French Society of Anesthesiology and Intensive Care (SFAR). Eur J ObstetGynecol Reprod Biol, 2016, 198: 12-21.

8

临床思考参考答案

一、临床思考 1-4-1
（健康促进和健康教育）

1. 在你的工作场所，目前应用较多的是哪种助产健康教育的方法？

2. 除了上述方法，在你的工作场所，还采用过其他方法进行助产健康教育吗？效果如何？

3. 在阅读以下内容之前，你认为助产领域中的健康促进包括哪些方面的内容？你认为还有哪些内容是下面的介绍没有包括的？

参考答案：

1. 无

2. 无

3. 助产领域的健康促进主要包括：心理健康促进、性健康促进、膳食与营养、孕期运动指导、孕期生活方式指导（吸烟、饮酒、用药等）、孕期工作、旅行指导、关注及预防家庭暴力和少女妊娠等社会问题、开展准父母教育等。

二、临床思考 1-5-1
（助产的循证实践）

1. 在你的工作中，有没有碰到临床上的疑惑和困难？

2. 这些疑惑和困难是如何解决的？

3. 有哪些问题是通过循证的方式解决的？

参考答案： 无

三、临床思考 1-5-2
（助产的循证实践）

1. 助产士想了解有剖宫产史的妇女再次妊娠是否能够进行阴道分娩，应该如何构建循证护理问题？

2. 助产士想了解妇女在妊娠期是否需要常规补充维生素，应该如何构建循证护理问题？

参考答案：

1. P：有剖宫产史的妊娠妇女

I：阴道试产

C：剖宫产

O：重复剖宫产、子宫破裂

2. P：妊娠期妇女

I：常规补充维生素

C：有需要时补充维生素

O：胎儿畸形、胎儿体重

四、临床思考 5-1-1
（妊娠诊断）

A 女士，28 岁，结婚 3 年，目前正积极备孕中。末次月经 6 月 12 日，次月 20 日未见月经来潮，并伴有轻度晨起恶心、呕吐。请思考：

1. 是否可以确定 A 女士已经妊娠？

2. 若可以，A 女士现妊娠几周？下一步需要进行哪些妊娠保健？

3. 若不可以，A 女士下一步应怎样明确诊断呢？

参考答案：

该题干并未说明 A 女士既往的月经情况，单凭月经过期未来潮及晨起轻度恶心、呕吐，并不能确定妊娠。A 女士可通过检测尿液中 hCG 的方法，来初步确定是否妊娠。若尿检 hCG（＋），则需去卫生保健机构行超声检查妊娠囊确诊妊娠，同时确定胚胎的数量、位置和胎龄。

五、临床思考 5-2-1
（妊娠期保健）

1. 哪些运动项目是适合于孕产妇来选择的？

2. 是否所有的孕产妇都适合孕期运动？不同的孕产妇在孕期运动的选择上有何不同？

3. 你是否能够制定一套较完善的孕期运动计划？

参考答案：

1. 散步、游泳、瑜伽等中低强度的锻炼，对孕妇而言，都是很好的选择。若孕妇在妊娠前有规律的运动习惯，还可以在专业人士的指导下进行慢跑和力量训练。但是对于一些可能造成身体或腹部损伤的运动、可能摔倒的运动、高温环境下的运动以及可能导致静脉回流减少或低血压的运动,如拳击、足球、滑雪、高温瑜伽等,均不适合在孕期进行锻炼。此外,需使用水中呼吸装置的潜水,在孕期亦是不适合的,因为胎肺无法过滤掉潜水形成的泡沫,可能导致胎儿受到气体栓塞和压力的伤害。

2. 向孕妇推荐锻炼前,需进行全面的临床评估,以确保孕妇没有孕期锻炼的禁忌证。若孕妇合并较严重的心脏病、有早产风险等,则不建议进行孕期锻炼;若孕妇合并贫血、慢性支气管炎等,在进行孕期锻炼时,须有专业人员的指导和监测,并须严格控制运动的强度。

3. 孕期锻炼的方式和强度取决于每一位孕妇在妊娠之前的身体情况、运动规律,以及妊娠后的母胎状况。孕期运动计划应根据每一位孕妇的具体情况进行个性化的定制,包括确定恰当的运动种类和运动强度,告知并确保孕妇能够监测自己的运动情况,如怎样开始锻炼、如何判断运动强度是否恰当、何时应该停止锻炼、何时应该寻求专业人员的帮助等。

六、临床思考 5-2-2
(妊娠期保健)

A 女士,26 岁,G_1P_0,单胎,身高 160cm,体重 74kg。现孕 13 周来院初次产检,一般情况良好,自诉孕前体重 68kg,无规律运动习惯,怀孕后每日加餐一次,以保证胎儿发育。请问:

1. 助产士应对该孕妇及其家属做哪些健康宣教?

2. 针对该孕妇的情况,需重点关注和强调的问题是什么?

3. 你能为该孕妇做一份合适的孕期保健计划吗?

参考答案:

1. 对于初次产检的孕妇,助产士应首先提供关于产前检查的相关信息,如定期产前检查的重要性、产前检查的次数和主要内容等。然后,应给予孕妇孕期营养和生活方式的指导,如孕期体重控制、避免接触有害物质、改变不良生活习惯、孕期营养的补充、孕期心理调适、孕期运动方案等。

2. A 女士的孕前 BMI 为 26.56kg/m²,属于超重范围,目前孕期总增重建议为 7～11.5kg。目前 A 女士孕 13 周已增重 6kg。因此,对于 A 女士,孕期应重点关注和强调的问题是孕期的体重管理。

3. 对于 A 女士的孕期保健计划,除了常规的保健内容,如定期产前检查、营养的补充等,还应针对 A 女士的特殊情况,制定相应的处理方案。

首先,A 女士的体重基数较大,体重增长较快,因此,在孕期保健计划中应特别强调孕期体重管理,通过饮食与运动的结合,保证体重的合理稳步增长。

然后,孕妇孕早期的能量摄入与非孕期妇女相同,而 A 女士在妊娠后每日加餐,说明 A 女士对妊娠期的营养需求缺乏了解,因此除了需要向其介绍妊娠期饮食与营养的相关知识,还可与营养师讨论后,制定一份适合 A 女士的孕期饮食推荐方案。

其次,A 女士既往无规律运动习惯,因此在制定孕期运动计划时,应注意循序渐进。以短时间、低强度运动开始,根据 A 女士的适应情况,逐步增加运动量。

最后,孕期保健计划不是一成不变的,需根据孕妇不同阶段的需求和孕妇对前一阶段保健计划的执行情况进行调整。

七、临床思考 5-3-1
(妊娠期管理)

1. A 女士,平日月经规则,月经周期 28 日,停经 35 日发现妊娠,末次月经 2017 年 12 月 12 日,她的预产期该如何确定?

2. B 女士,平日月经不规则,月经周期约 30～45 日,停经 60 日左右发现妊娠,末次月经 2017 年 12 月 12 日,她的预产期该如何确定?

参考答案:

预产期的推算方法为:从末次月经第一天起,月份减 3 或加 9,日期加 7(农历加 14)。题中 A 女士与 B 女士的末次月经均为 2017 年 12 月 12 日,则理论上预产期应为 2018 年 9 月 19 日。

1. A 女士平日月经规则,停经 35 日发现妊娠。可在孕早期的常规超声检查中,通过妊娠囊经线测定确定妊娠龄,并于原预产期进行比较。若两者相差小于 5 日,则按原预产期计算。

2. B 女士平日月经不规则,排卵日亦有可能不确定,且发现妊娠时距末次月经已 60 日。因此,应立即行超声检查,确定胚胎的宫内生长发育情况,根据妊娠囊径线、头臀长等测量数值,确定妊娠龄。同时可结合早孕反应出现时间、hCG 测定数值等情况,综合推算预产期。

八、临床思考 5-4-1
(胎儿健康评估)

观察并分析下面这张胎心监护图纸,探讨以下问题:

1. 这是一张正常的胎心监护吗?

2. 如果是,它的胎心率基线是多少?

3. 如果不是,它存在哪些异常?分别可能是由哪些原因引起的?

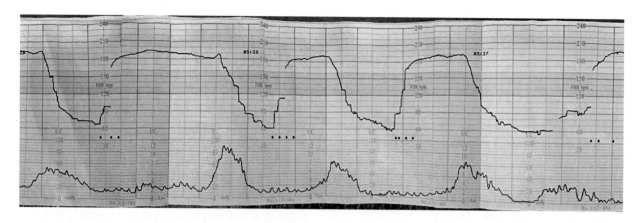

参考答案：

1. 这不是一张正常的胎心监护。

2. 它的胎心基线为180～190bpm。

3. 该胎心监护存在的异常包括：重度心动过速、晚期减速、重型变异减速。通过该监护图纸，可明确胎儿存在重度缺氧症状，需紧急处理。

九、临床思考5-5-1
（妊娠期常见症状管理）

1. 在你的周围，还有哪些方法可以帮助孕妇缓和妊娠期恶心、呕吐症状？

2. 你是否遇到过妊娠期恶心、呕吐的孕妇，你曾给过她们怎样的建议？

参考答案：无

十、临床思考5-5-2
（妊娠期常见症状管理）

哪些食物或生活习惯可以帮助孕产妇缓解便秘的症状？

参考答案：

首先要了解引起便秘的原因，常见的影响因素有：进食量过少或食物缺乏膳食纤维、水分，不足以刺激肠道的正常蠕动；肠道蠕动能力减弱；各种原因的肠梗阻以及腹肌、膈肌、盆底肌张力减弱等。孕妇在排除器质性病变后，应注意：①在饮食上多摄入含膳食纤维比较多的食物如谷物、蔬菜、水果和适量水；②孕期适当活动，可促进肠蠕动；③养成良好的排便习惯，按时排便，促进排便反射的建立。

十一、临床思考5-5-3
（妊娠期常见症状管理）

1. 为什么妊娠期腰背疼痛在妊娠后期更为常见？

2. 妊娠期体重的增加对妊娠期腰背疼痛的发展，产生了什么影响？

参考答案：

1. 某些妊娠早期就存在激素或骨骼肌肉变化，可能在妊娠早期压迫不明显，而不出现临床症状。在妊娠后期，子宫明显增大，对骨盆及腰背部的压迫亦增强，从而导致了症状的出现。

2. 妊娠会对女性带来激素水平的改变和一系列骨骼肌肉的变化。随着孕周的增加，孕妇的体重也在不断增长，而这些体重增长大部分集中在上半身。这使得某些关节的压力增加，同时为了代偿子宫增大和身体重心改变，脊柱的腰段过度前凸、颈部前屈以及双肩向下移动，导致脊旁肌群张力增加，可能导致或加重妊娠期腰背痛的症状。

十二、临床思考5-5-4
（妊娠期常见症状管理）

1. 在你平时的工作中，你是否关注过孕产妇的睡眠障碍问题？

2. 你还有什么好的方法来帮助孕产妇，解决她们的睡眠障碍问题呢？

参考答案：无

十三、临床思考7-2-1（流产）

孕妇A，女，29岁，月经规律，现来医院进行产前咨询。既往有3次自然流产史，流产均发生在孕2月左右。请思考该孕妇流产最可能的原因是什么？

参考答案：胚胎染色体异常。

十四、临床思考7-2-2（流产）

孕妇A，25岁，停经9周，腰痛，阴道流血多于月经量1天，子宫如9周妊娠大小，宫口有组织物堵塞，宫颈无举痛。请思考目前最恰当的处理是什么？

参考答案：立即行刮宫术。

十五、临床思考 7-2-3
（前置胎盘）

初产妇,27 岁,妊娠 29 周。半夜睡醒发现自己卧在血泊之中,入院检查:HR 120 次/分,BP 80/40mmHg,胎儿心率 100bpm。腹部软,无压痛。请思考:

1. 此时最可能的诊断是什么?
2. 目前最恰当的处理是什么?

参考答案:

1. 该产妇于妊娠 29 周发生了无痛性大出血,最可能考虑的诊断应该是完全性前置胎盘出血。

2. 根据病情介绍,该产妇目前心率 120 次/分,血压 80/40mmHg,已经出现了休克症状,胎儿心率亦有所下降。因此此时最恰当的处理是,边抗休克边剖宫产终止妊娠。

十六、临床思考 7-2-4
（胎盘早剥）

初产妇,22 岁,妊娠 36 周。产前检查无特殊。因自觉腹胀来就诊。检查:HR 110 次/分,BP:160/105mmHg。胎儿心率持续在 170bpm 左右。产科检查:子宫张力高,宫底压痛明显。胎膜未破,宫口未开。请思考:

1. 目前的诊断是什么?
2. 主要治疗是什么?

参考答案:

1. 重度子痫前期、胎盘早剥和胎儿宫内窘迫。
2. 剖宫产。

十七、临床思考 7-3-1（早产）

孕妇 A,25 岁,G_1P_0,妊娠 33 周,因阴道流水 5 小时,规律宫缩 4 小时入院。体格检查:BP 110/70mmHg,HR 90bpm,T 37.2℃。产科检查:胎膜已破,宫口扩张 2cm,胎心率 140bpm。请问目前的处理包括什么?

参考答案:静滴抗生素预防感染、促胎肺成熟治疗和抑制宫缩治疗。

十八、临床思考 7-3-2
（妊娠高血压疾病）

请思考子痫前期的基本病理生理变化是什么?
参考答案:全身小动脉痉挛。

十九、临床思考 7-3-3
（妊娠高血压疾病）

孕妇 A,30 岁,G_1P_0,妊 38 周,规律宫缩 4 小时入院。产科检查:宫口扩张 3cm,胎心率 140 次/分,胎头已衔接。突发抽搐,继之意识消失,血压 170/120mmHg,尿蛋白(＋＋＋)。请思考最可能的诊断是什么?基本处理原则是什么?

参考答案:子痫。子痫是妊娠期高血压疾病最严重的阶段,是妊娠期高血压疾病所致母儿死亡的最主要原因,应积极处理。子痫发作时的紧急处理包括一般急诊处理、控制抽搐、控制血压、预防再发抽搐以及适时终止妊娠等。

二十、临床思考 7-3-4
（胎儿窘迫）

孕妇 A,单胎,妊娠 34^{+2} 周,因自觉胎动减少半天来院就诊,若你是接诊的助产士,你会对这名孕妇做哪些检查?
参考答案:NST 和超声检查。

二十一、临床思考 7-3-5
（多胎妊娠）

请思考如何根据超声判断双胎的绒毛膜性?
参考答案:孕早期孕囊数、孕 15 周前双胎峰、两个胎儿性别不一致。

二十二、临床思考 7-3-6
（妊娠合并糖尿病）

食物中的碳水化合物是影响餐后血糖的主要因素,因此认为低碳水化合物饮食可达到预防甚至治疗糖尿病的目的。但近年来越来越多的证据显示低碳水化合物高脂肪膳食可促进妊娠期糖尿病和糖尿病的发生。请思考:

1. 为什么适宜碳水化合物的碳水化合物对孕妇尤为重要?

2. 为什么碳水化合物的存在形式(碳水化合物的种类)特别重要?

参考答案:

1. 碳水化合物、蛋白质及脂肪为三大产能营养素,是孕妇每日需要的总能量的来源。孕妇需要每日摄入1800～2200kcal 的热能以维持正常的生命活动。碳水化合物若摄入较少,蛋白质或脂肪摄入量将增加。碳水化合物是最清洁、廉价的能源,分解产物为葡萄糖。而蛋白质和脂肪的代谢要复杂得多,过多的蛋白质和脂肪摄入增加肝肾负担。另外,碳水化合物摄入不足,分解脂肪,其产物酮体不能被胎儿所用,可因酮血症损害胎儿脑和神经系统发育;所导致的酸性环境更是对母儿不利,因此建议 GDM 孕妇每日碳水化合物占 50％～60％。

2. 碳水化合物包括简单碳水化合物和复杂碳水化合物。简单碳水化合物如单糖、双糖促进糖尿病的发生、发展;而复杂碳水化合物特别是来源于全谷物和蔬菜中的碳水化合物,含有大量膳食纤维、维生素和矿物质可降低食物

417

的血糖生成指数,并提供更丰富的微量营养素。

二十三、临床思考 7-4-1
(梅毒)

孕妇 A,27 岁,孕 16 周,检查发现血 RPR(－),血 TP-PA(＋)。请问该检查的临床意义是什么?

参考答案:血 RPR(－),血 TPPA(＋)代表曾感染梅毒,现已治愈;或是潜伏梅毒。

二十四、临床思考 7-4-2
(巨细胞病毒感染)

孕妇 A,20 岁,孕 16 周,目前考虑有孕期 CMV 原发感染,请问该孕妇胎儿出现 CMV 感染症状的风险有多少?

参考答案:
原发感染孕妇发生宫内感染的风险为 30%～40%,宫内感染胎儿出现症状的风险为 10%～15%,因此胎儿出现感染症状的风险为 3%～6%。

二十五、临床思考 7-4-3
(生殖器疱疹)

孕妇 A,23 岁,孕 10 周,检查发现 HSV IgM(＋),请问是否建议孕妇最好终止妊娠?

参考答案:
因为 HSV 造成严重宫内感染的病例罕见,因此不主张首先建议终止妊娠。

二十六、临床思考 9-2-1
(分娩动因及影响因素)

你认为影响分娩的四大因素是单独存在,还是合并存在的? 它们之间会相互影响吗? 如果会,是如何影响的?

参考答案:
分娩的四大因素可能单独存在,亦有可能合并存在。它们之间往往会会相互影响,如骨盆异常可能导致胎儿无法按照正常分娩机制下降,从而造成胎位异常;而胎位异常和骨盆异常又可能使产程延长,造成继发性宫缩乏力;产程进展缓慢时,产妇常常会产生紧张、焦虑的情绪,使得产妇的痛阈降低,甚至不愿意继续试产。

二十七、临床思考 10-0-1
(枕先露的分娩机制)

根据枕左前位的分娩机制,你能说出枕右前位的分娩机制吗?

参考答案:
1. **衔接** 胎头呈半俯屈状,以枕额径衔接。矢状缝坐落在骨盆入口的左斜径上,胎头枕骨在骨盆的右前方。

2. **下降、俯屈** 同枕左前位。

3. **内旋转** 胎头枕部向左前旋转 45°,达耻骨联合后面,使矢状缝与骨盆前后径一致。

4. **仰伸** 仰伸过程同枕左前位,胎头娩出后,胎儿双肩径沿骨盆入口右斜径进入骨盆。

5. **复位及外旋转** 胎头娩出后,为使胎头与位于右斜径上的胎肩恢复正常关系,胎头枕部向右旋转 45°。胎肩在骨盆内继续下降,前肩向前向中线旋转 45°,与骨盆出口前后径方向一致,而胎头枕部在外继续向右旋转 45°,以保持与胎肩的垂直关系。

6. **胎儿娩出** 胎头完成外旋转后,胎儿前肩(左肩)在耻骨弓下先娩出,随即后肩(右肩)从会阴前缘娩出,此后胎体及胎儿下肢,亦随之顺利娩出。

二十八、临床思考 11-0-1
(先兆临产、临产与产程)

产妇 A,G_1P_0,孕 39 周,既往产前检查无特殊。不规律宫缩 8 小时,伴少量阴道见红来院急诊。现宫缩间隔 7～8 分钟,持续 20～30 秒,生命体征平稳,宫口未开,胎先露-3。请思考:
1. 产妇 A 是否已经临产?
2. 若已经临产,她的临产时间是什么时候?
3. 若没有临产,对她的观察和宣教重点是什么?

参考答案:
临产开始的重要标志是有规律且逐渐增强的子宫收缩,持续时间 30 秒及以上,间歇 5~6 分钟,同时伴有进行性宫颈管消失、宫口扩张及胎先露进行性下降。根据这一标准,孕妇 A 宫缩尚不规律,且未伴有宫口扩张,可认为尚未临产。但是,临产上对于临产的判断不可完全按照此标准。孕妇 A 的不规律宫缩已经持续 8 小时,应加强观察和监护,早期识别异常分娩,必要时及时处理,不可因为未达到常规的临产标准,而听之任之。

二十九、临床思考 12-0-1
(产时母儿监护)

1. 在你工作的场所,产妇临产后多采用间歇的胎心听诊,还是连续的胎心监护? 选择的标准是什么?
2. 在你工作的场所,是如何对产时 EFM 进行评价的?
3. EFM 的结果会受到哪些因素的影响? 除了 EFM,还有什么方法可以进行产时胎儿评估?

参考答案:
1. 无
2. 无
3. EFM 的结果,可能受胎动、宫缩探头的位置、固定方法、产妇体位改变和第二产程产妇用力屏气的影响。同时,EFM 的结果还可能受到药物及产妇情绪的影响。产时监测的辅助技术:胎儿血 PH 和乳酸的监测、胎儿头皮刺激、脐血血气分析技术。

三十、临床思考 13-0-1
(分娩镇痛)

1. 产妇 A,25 岁,G_1P_0,孕 39 周,因胎膜早破于 8:00 收治入院,入院查体胎头高浮,未衔接,10 分钟未及宫缩。请思考:此时可不可以鼓励产妇下床活动? 可能会出现什么后果?

2. 产妇 A 于下午 14:00 出现规律宫缩,阴道检查宫口开 2cm,先露-2,胎头紧贴宫颈。要求硬膜外分娩镇痛。请思考:分娩镇痛结束后可以立即下床活动吗? 如果产妇要求下床活动,该如何做?

参考答案:

1. 产妇 A 胎膜早破且胎头未衔接,有发生脐带脱垂的风险。因此,不建议此时下床活动。但仍鼓励产妇 A 在床上进行适当的体位调整,避免长时间保持同一体位。

2. 产妇 A 此时胎头紧贴宫颈,发生脐带脱垂的风险极小,因此可鼓励其下床活动。分娩镇痛并不是下床活动的禁忌证,目前的低浓度硬膜外镇痛对产妇的运动功能无明显影响。但是由于存在个体差异,在鼓励产妇下床活动前,应评估其运动能力,包括双侧直腿举起、屈膝、本体感觉是否有异常,行走时应有人陪伴。

三十一、临床思考 14-1-1
(第一产程管理)

产妇 A,28 岁,G_2P_0,孕 39 周,00:00 开始规律宫缩,12:00 时胎膜未破,FHR:135bpm,宫缩 30s/5～6min,质地较弱,疼痛评分 3 分,查宫口开 1cm,胎先露-3。请思考:

1. 该产妇的产程进展是否顺利? 若顺利,对该产妇进一步的观察和处理要点是什么? 若不顺利,应该采取什么方法处理?

2. 14:00 产妇自觉阴道有大量液体流出,此时应该进行哪些处理?

3. 16:00 查宫口开 4cm,胎先露-1,FHR:143bpm,宫缩 30s/4～5min,质地中弱,胎膜已破。此时该产妇的产程进展是否顺利? 若顺利,对该产妇进一步的观察和处理要点是什么? 若不顺利,应该采取什么方法处理?

参考答案:

1. 产妇 A 规律宫缩 12 小时,宫口开 1cm,胎先露-3,目前产程进展正常,无需特殊处理。针对产妇 A 的产程进展情况,下一步的处理除第一产程常规的产程进展、生命体征、疼痛、排尿、排便等方面的观察、评估与指导外,应特别注意以下几点:

(1)体能管理:产妇 A 已规律宫缩 12 小时,体能消耗较大,应注意能量的补充。尽量选择口服补充,可选择高能量、易消化的饮食,少量多次补充;若口服补充无法满足需

求,可视情况选择静脉补液。

(2)人文关怀:产妇 A 历经 12 小时宫缩后,宫口开 1cm。对不了解产程进展规律的产妇而言,可能会觉得自己宫口扩张速度缓慢,而丧失信心;甚至可能觉得自己无法顺利分娩,而不愿继续阴道试产。因此,助产士要不断鼓励和支持产妇,向其讲解产程进展的相关知识,帮助其重塑分娩信心。

2. 根据题意,首先应判断产妇 A 发生了胎膜破裂。因前一次阴道检查时,产妇 A 的胎头仍处于较高位置,故胎膜破裂后有发生脐带脱垂的可能。此时应让产妇 A 立即平卧,立即听胎心,并观察羊水性状和流出量,记录破膜时间。产妇胎膜突然破裂,可能代表宫缩较之前增强,除了需及时了解宫缩情况外,建议同行行阴道检查:一方面了解产程进展情况,另一方面排除脐带脱垂。破膜后,应定期观察羊水情况,及时更换护理垫,以保证产妇的舒适性;同时定期测量体温,早期发现宫内感染症状。

3. 此时产妇 A 产程进展顺利。此时的观察和处理要点,除了问题 1 中强调的问题外,还应包括以下几点:

(1)分娩镇痛:产妇 A 的宫缩较之前增强,助产士应注意对其疼痛的评估,采取非药物方法帮助产妇缓解疼痛,同时询问其是否需要药物镇痛。若产妇需要药物镇痛,助产士应及时联系产科医师和麻醉医师,做好药物分娩镇痛的准备工作。

(2)活动与休息:此时产妇 A 胎头已衔接,应鼓励其在家属或助产士的陪伴下进行活动,如直立、行走、分娩球等。若有需要,可通过体位的改变来调整胎方位。

三十二、临床思考 14-3-1
(自由体位的应用)

产妇 A,孕 40 周,G_1P_0,于昨夜 22:00 临产,晨 9:00 宫缩 40s/3～4min,查宫口开 6cm,先露+1,胎膜已破,胎方位 LOP,产妇自觉腰背酸痛,宫缩时尤甚。请思考:产妇 A 可以采取哪些自由体位来缓解不适,同时帮助产程进展呢?

参考答案:

1. 有助于调整胎方位的自由体位:同侧侧卧位、对侧侧俯卧位、不对称直立位、前倾体位。

2. 有助于缓解腰背酸痛的自由体位:立位、不对称直立位、前倾体位。

三十三、临床思考 15-1-1
(第二产程管理)

产妇 A,孕 39^{+5} 周,G_1P_0,于宫口开 3cm 时行硬膜外分娩镇痛。现宫口开全 30 分钟,持续镇痛中,产妇自觉疲惫且无自主向下用力感觉,宫缩 40s/3～4min;持续胎心监护,未见明显减速。请思考:

1. 对产妇 A 观察和照护的重点是什么?

2. 针对产妇 A 目前的情况,下一步的处理应该怎

样？是应该继续等待，还是指导产妇向下用力，尽早娩出胎儿？

参考答案：

此时的观察和处理要点为密切关注母胎状况，包括对胎儿的连续监护，对产妇生命体征和宫缩的监测，能量的管理，对产程进展的观察等。现代分娩观点认为，应指导产妇延迟屏气用力，即初产妇宫口开全后5～30分钟内，如未出现自主屏气感，不需鼓励产妇屏气用力，产妇可休息或改变各种体位，最长可等待至1小时后，采取措施指导产妇自主用力。此时可利用改变体位、乳头刺激、穴位按摩等方法来促进产程进展。同时，可根据产妇的宫缩状况、自我感觉以及自主屏气的意愿，来选择是继续等待至1小时后用力，还是立即开始用力。

三十四、临床思考 16-1-1
(第三产程的基本处理)

1. 在你工作的场所，更多的是采取立即钳夹脐带还是延迟钳夹脐带？

2. 是否所有新生儿都适合延迟钳夹脐带？如果不是，那么在何种条件下不建议延迟钳夹脐带呢？对于这些新生儿，有没有延迟断脐的替代方法？

参考答案：

1. 无

2. 延迟脐带钳夹在胎盘早剥、前置胎盘、前置血管破裂、母体严重低血压以及可疑新生儿窒息的情况下并不推荐。对于无法进行延迟脐带结扎的新生儿，脐带挤血成了延迟脐带结扎的替代方法。关于脐带挤血的研究并不如延迟脐带结扎深入，虽然前者看起来安全并可达到与延迟钳夹脐带同样的效果，但需要更多充分的研究来证实这种干预的有效性。此外，对于需要立即复苏的新生儿，可将新生儿置于母亲两腿之间，在未断脐的情况下，给予新生儿窒息复苏操作，但这需要多学科的密切合作。

三十五、临床思考 16-1-2
(第三产程的基本处理)

1. 你见过哪些类型的脐带异常？

2. 脐带异常对母体和胎儿的影响主要体现在哪些方面？

参考答案：

1. 无

2. 脐带过短临产后因先露下降，导致脐带过度牵拉，而造成胎心率异常、胎先露下降受阻，甚至胎盘早剥。脐带过长易造成脐带缠绕、打结、受压以及脐带脱垂。脐带缠绕可能导致脐带受压，使脐血管内血流相对减少，严重者可使胎儿血液循环受阻。若脐带过分扭转，可在近胎儿脐轮处变细呈条索状坏死，引起血管闭塞或伴血栓形成，胎儿可血运中断而死亡。脐带真结若拉紧后可至胎儿血循环受阻导致胎死宫内。

三十六、临床思考 17-0-1
(剖宫产术后分娩方式的选择和管理)

A女士，35岁，5年前社会因素剖宫产。现孕39周，应孕妇要求收入院，准备第二天选择性重复剖宫产。第二天凌晨2点，胎膜自破，转入产房观察。8点出现规律宫缩，阴道检查宫口开4cm。请思考：

1. 该产妇此时是改为阴道试产，还是按原计划剖宫产？

2. 医务人员下一步如何做？

参考答案：

1. 该题干给出的信息不全面，无法确定该产妇的进一步处理方案。首先应该明确该产妇目前有无阴道试产禁忌，再次确认该产妇上次的分娩经历，包括剖宫产切口类型及术中情况、围术期发热等；然后确定该产妇此次妊娠除疤痕子宫外，有无其他合并症及并发症，即有无产科剖宫产指征；同时结合产妇的阴道试产意愿以及分娩医院对紧急分娩的处理能力，在医务人员与产妇及其家属的共同协商下，充分讨论TOLAC和ERCD的利弊，确定此次的分娩方式。

2. 若决定剖宫产，则按急诊剖宫产流程和标准尽快完成术前准备，尽快手术。若决定阴道试产，则应密切观察产程进展和母胎情况，建议在产程中行全程连续胎心监护。注意疼痛的评估，可以使用硬膜外分娩镇痛，同时提供相应的非药物性镇痛措施。及时识别先兆子宫破裂征象，并随时做好急诊剖宫产准备。

三十七、临床思考 21-2-1
(产褥期护理和保健)

妊娠期和哺乳期妇女膳食营养中对钙的需求量增加。很多孕妇非常注意孕期补钙而忽略产后哺乳期补钙，而事实上乳母最容易缺乏的是钙。因此建议乳母每日摄入3种以上富含钙的食材，请思考乳母最推荐的补钙食物有哪些？

参考答案：

奶制品，包括牛奶、酸奶、奶酪；豆制品，包括卤水豆腐或石膏豆腐，各种豆腐干、豆腐丝等；深绿色叶菜，包括小油菜、小白菜、苋菜、芥蓝等；海产品，包括虾仁、海米、连骨食用的小鱼；坚果和种子，包括芝麻、芝麻酱、开心果等。

三十八、临床思考 21-3-1
(产后盆底康复)

A女士，G_1P_1，顺产后第二天，请思考：为帮助A女士更好地恢复盆底功能，助产士应对她做好哪些健康宣教工作，目前该产妇可以做哪些盆底功能康复锻炼？

参考答案：

责任护士应向她宣教盆底功能障碍性疾病防治的相关知识，包括有关生理解剖常识、盆底功能障碍性疾病发病概况、危害、临床表现、防治常识、产后预防的重要价值等,并进行产后生活及饮食上的指导:如避免负重,过早进行高强度体力劳动、久蹲、久坐等增加腹压的活动,清淡饮食。指导其抱、背婴儿及喂奶的正确姿势及持续时间。因该产妇为产后第二天,责任护士可以指导其进行 Kegel 运动,介绍 Kegel 运动的目的、方法、注意事项,同时解答产妇在运动过程中出现的疑问。

三十九、临床思考 21-4-1
(母乳喂养)

A 女士,剖宫产术后,新生儿出生时孕周 40^{+1} 周,出生体重 3450g,一直混合喂养中,现产后第四日,妈妈双侧乳房胀痛,乳汁流出不畅,体温 37.8℃,请思考:A 女士可能发生了什么情况? 预防和处理措施有哪些?

参考答案:

1. 这位母亲可能发生了乳涨。

2. 乳涨的预防措施:

(1) 做好早接触、早吸吮,在宝宝出生后 1 个小时内进行肌肤接触,并吸上妈妈的乳房。

(2) 频繁有效的哺乳,每天哺乳 8～12 次,每侧乳房的哺乳时间至少 10～15 分钟,如果宝宝在两顿奶之间的睡眠时间超过 3 小时,则唤醒哺乳。

(3) 正确有效的哺乳姿势能保证乳汁充分的移除,因此妈妈要学会正确的哺乳姿势和含接。

(4) 不给宝宝添加配方奶。

3. 生理性乳涨的处理措施:

(1) 停用配方奶,让新生儿频繁有效的吸奶。

(2) 在哺乳间隙,用卷心菜、冷毛巾等冷敷乳房。

四十、临床思考 24-3-1
(早产儿和小于胎龄儿)

请思考早产儿喂养不耐受的护理对策。
参考答案:

早产儿喂养不耐受是肠内营养最常见的问题,可采取适当的体位,床头抬高 30°,喂奶后予右侧卧位或俯卧位,减少胃潴留,防止反流引起肺炎的发生;保持大便的通畅,每天至少一次,必要时使用开塞露灌肠结合腹部按摩促进胎便的早期排出,促进肠道对奶液的消化吸收,有利于胃的排空,加强早产儿对奶摄入量和喂养的耐受性;同时给予非营养性吸吮,有助于明显减少喂养不耐受的发生,包括减少胃潴留,腹胀消失,达到全喂养时间缩短;密切观察早产儿反应、体温、尿量、呼吸、腹部等有无变化,评估胃内容物潴留的色、值、量,出现胃潴留、腹胀、呕吐等异常反应及时与

医生沟通,警惕坏死性小肠炎的发生。

四十一、临床思考 24-4-1
(新生儿高胆红素血症)

产妇 A 之女,G_1P_1,胎龄 35^{+2} 周,出生体重 2410g,生后 2 天体重下降至 2190g,TCB 12.5mg/dl,排过一次胎粪样大便,小便 3 次,色略黄;考虑婴儿发生何种情况,如何处理?

参考答案:

考虑为母乳喂养不足性黄疸,该婴儿为晚期早产儿,是母乳喂养不足性高胆红素血症监测的重点人群,结合生理性体重下降超过 7%,小便次数少,色黄,血清胆红素水平超过光疗值,同时需排除 ABO 和 RH 溶血,红细胞增多症,头颅血肿,红细胞酶缺陷和红细胞缺陷,甲状腺功能减退等疾病引起的黄疸。

处理:蓝光治疗,加强喂养,适当补充配方奶,做好母亲母乳喂养的宣教,促进乳汁分泌,监测血清胆红素变化,注意体重、胎便排出和小便排出情况,包括胎便排出延长,量少或次数过少;小便排出的次数、量及颜色。

四十二、临床思考 25-2-1
(新生儿娩出后即时护理)

如何在出生后黄金一小时落实早产儿保暖策略,做好体温管理?

参考答案:

1. 分娩前维持产妇体温正常,胎儿的体温随产妇的体温变化而变化。

2. 维持分娩室温度在 25℃以上,胎龄＜28 周的早产儿分娩室温度需维持在 26～28℃。

3. 情况稳定的条件下尽早进行肌肤接触,又称袋鼠式照护。

4. 出生后置于预热的辐射保暖床保暖,立即擦干身体避免热损失,但对于体重＜1500g、孕周＜32 周的极低出生体重儿出生无需擦干身体,将头部以下躯干和四肢放在灭菌的塑料袋内;头部戴帽子;用已预热的棉质包被包裹;注意监测体温,保持体在 36.5～37.4℃,避免医源性高温发生的呼吸暂停。

5. 早产儿转运期间或紧急分娩可使用加热的凝胶垫,极低出生体重儿建议使用新生儿转运暖箱转运。

6. 胎龄＜28 周的早产儿吸入的气体须加温加湿,湿化气道黏膜,保持纤毛运动,稀释痰液和廓清的物理疗法,有利于保持新生儿正常的体温。

附录1 孕产妇妊娠风险筛查表

项 目	筛查阳性内容
1. 基本情况	1.1 周岁≥35 或≤18 岁 1.2 身高≤145cm，或对生育可能有影响的躯体残疾 1.3 体重指数(BMI)＞25 或＜18.5 1.4 RH 血型阴性
2. 异常妊娠及分娩史	2.1 生育间隔＜18 个月或＞5 年 2.2 剖宫产史 2.3 不孕史 2.4 不良孕产史(各类流产≥3 次、早产史、围产儿死亡史、出生缺陷、异位妊娠史、滋养细胞疾病史、既往妊娠并发症及合并症史) 2.5 本次妊娠异常情况(如多胎妊娠、辅助生殖妊娠等)
3. 妇产科疾病及手术史	3.1 生殖道畸形 3.2 子宫肌瘤或卵巢囊肿≥5cm 3.3 阴道及宫颈锥切手术史 3.4 宫/腹腔镜手术史 3.5 瘢痕子宫(如子宫肌瘤挖除术后、子宫肌腺瘤挖除术后、子宫整形术后、宫角妊娠后、子宫穿孔史等) 3.6 附件恶性肿瘤手术史
4. 家族史	4.1 高血压家族史且孕妇目前血压≥140/90mmHg 4.2 糖尿病(直系亲属) 4.3 凝血因子缺乏 4.4 严重的遗传性疾病(如遗传性高脂血症、血友病、地中海贫血等)
5. 既往疾病及手术史	5.1 各种重要脏器疾病史 5.2 恶性肿瘤病史 5.3 其他特殊、重大手术史、药物过敏史
6. 辅助检查*	6.1 血红蛋白＜110g/L 6.2 血小板计数≤100×10⁹/L 6.3 梅毒筛查阳性 6.4 HIV 筛查阳性 6.5 清洁中段尿常规异常(如蛋白、管型、红细胞、白细胞)持续两次以上 6.6 尿糖阳性且空腹血糖异常(妊娠 24 周前≥7.0mmol/L;妊娠 24 周起≥5.1mmol/L) 6.7 血清铁蛋白＜20µg/L

项　目	筛查阳性内容
7. 需要关注的表现特征及病史	**7.1　提示心血管系统及呼吸系统疾病：** 　7.1.1　心悸、胸闷、胸痛或背部牵涉痛、气促、夜间不能平卧 　7.1.2　哮喘及哮喘史、咳嗽、咯血等 　7.1.3　长期低热、消瘦、盗汗 　7.1.4　心肺听诊异常 　7.1.5　高血压 BP≥140/90mmHg 　7.1.6　心脏病史、心衰史、心脏手术史 　7.1.7　胸廓畸形
	7.2　提示消化系统疾病： 　7.2.1　严重食欲缺乏、乏力、剧吐 　7.2.2　上腹疼痛，肝脾肿大 　7.2.3　皮肤巩膜黄染 　7.2.4　便血
	7.3　提示泌尿系统疾病： 　7.3.1　眼睑浮肿、少尿、蛋白尿、血尿、管型尿 　7.3.2　慢性肾炎、肾病史
	7.4　提示血液系统疾病： 　7.4.1　牙龈出血、鼻衄 　7.4.2　出血不凝、全身多处瘀点瘀斑 　7.4.3　血小板减少、再障等血液病史
	7.5　提示内分泌及免疫系统疾病： 　7.5.1　多饮、多尿、多食 　7.5.2　烦渴、心悸、烦躁、多汗 　7.5.3　明显关节酸痛、脸部蝶形或盘形红斑、不明原因高热 　7.5.4　口干（无唾液）、眼干（眼内有摩擦异物感或无泪）等
	7.6　提示性传播疾病： 　7.6.1　外生殖器溃疡、赘生物或水泡 　7.6.2　阴道或尿道流脓 　7.6.3　性病史
	7.7　提示精神神经系统疾病： 　7.7.1　言语交流困难、智力障碍、精神抑郁、精神躁狂 　7.7.2　反复出现头痛、恶心、呕吐 　7.7.3　癫痫史 　7.7.4　不明原因晕厥史
	7.8　其他 　7.8.1　吸毒史

备注：带 * 的项目为建议项目，由筛查机构根据自身医疗保健服务水平提供。

附录 2 孕产妇妊娠风险评估表

评估分级	孕产妇相关情况
绿色 （低风险）	孕妇基本情况良好，未发现妊娠合并症、并发症

黄色
（一般风险）
	1. 基本情况
	  1.1 年龄≥35 岁或≤18 岁
	  1.2 BMI>25 或<18.5
	  1.3 生殖道畸形
	  1.4 骨盆狭小
	  1.5 不良孕产史（各类流产≥3 次、早产、围产儿死亡、出生缺陷、异位妊娠、滋养细胞疾病等）
	  1.6 瘢痕子宫
	  1.7 子宫肌瘤或卵巢囊肿≥5cm
	  1.8 盆腔手术史
	  1.9 辅助生殖妊娠
	2. 孕产期合并症
	  2.1 心脏病（经心内科诊治无需药物治疗、心功能正常）：
	    2.1.1 先天性心脏病（不伴有肺动脉高压的房缺、室缺、动脉导管未闭；法乐氏四联症修补术后无残余心脏结构异常等）
	    2.1.2 心肌炎后遗症
	    2.1.3 心律失常
	    2.1.4 无合并症的轻度的肺动脉狭窄和二尖瓣脱垂
	  2.2 呼吸系统疾病：经呼吸内科诊治无需药物治疗、肺功能正常
	  2.3 消化系统疾病：肝炎病毒携带（表面抗原阳性、肝功能正常）
	  2.4 泌尿系统疾病：肾脏疾病（目前病情稳定肾功能正常）
	  2.5 内分泌系统疾病：无需药物治疗的糖尿病、甲状腺疾病、垂体泌乳素瘤等
	  2.6 血液系统疾病：
	    2.6.1 妊娠合并血小板减少[PLT$(50\sim100)\times10^9$/L]但无出血倾向
	    2.6.2 妊娠合并贫血（Hb 60～110g/L）
	  2.7 神经系统疾病：癫痫（单纯部分性发作和复杂部分性发作），重症肌无力（眼肌型）等
	  2.8 免疫系统疾病：无需药物治疗（如系统性红斑狼疮、IgA 肾病、类风湿性关节炎、干燥综合征、未分化结缔组织病等）
	  2.9 尖锐湿疣、淋病等性传播疾病
	  2.10 吸毒史
	  2.11 其他
	3. 孕产期并发症
	  3.1 双胎妊娠；
	  3.2 先兆早产；
	  3.3 胎儿宫内生长受限；
	  3.4 巨大儿；

评估分级	孕产妇相关情况
	3.5 妊娠期高血压疾病(除外红、橙色); 3.6 妊娠期肝内胆汁淤积症; 3.7 胎膜早破; 3.8 羊水过少; 3.9 羊水过多; 3.10 ≥36 周胎位不正; 3.11 低置胎盘; 3.12 妊娠剧吐
橙色 (较高风险)	1. 基本情况: 　1.1 年龄≥40 岁 　1.2 BMI≥28 2. 孕产期合并症 　2.1 较严重心血管系统疾病: 　　2.1.1 心功能Ⅱ级,轻度左心功能障碍或者 EF40%～50% 　　2.1.2 需药物治疗的心肌炎后遗症、心律失常等 　　2.1.3 瓣膜性心脏病(轻度二尖瓣狭窄瓣口>1.5cm²,主动脉瓣狭窄跨瓣压差<50mmHg,无合并症的轻度肺动脉狭窄,二尖瓣脱垂,二叶式主动脉瓣疾病,Marfan综合征无主动脉扩张) 　　2.1.4 主动脉疾病(主动脉直径<45mm),主动脉缩窄矫治术后 　　2.1.5 经治疗后稳定的心肌病 　　2.1.6 各种原因的轻度肺动脉高压(<50mmHg) 　　2.1.7 其他 　2.2 呼吸系统疾病: 　　2.2.1 哮喘 　　2.2.2 脊柱侧弯 　　2.2.3 胸廓畸形等伴轻度肺功能不全 　2.3 消化系统疾病: 　　2.3.1 原因不明的肝功能异常 　　2.3.2 仅需要药物治疗的肝硬化、肠梗阻、消化道出血等 　2.4 泌尿系统疾病:慢性肾脏疾病伴肾功能不全代偿期(肌酐超过正常值上限) 　2.5 内分泌系统疾病: 　　2.5.1 需药物治疗的糖尿病、甲状腺疾病、垂体泌乳素瘤 　　2.5.2 肾性尿崩症(尿量超过 4000ml/日)等 　2.6 血液系统疾病: 　　2.6.1 血小板减少(PLT 30～50×10⁹/L) 　　2.6.2 重度贫血(Hb 40～60g/L) 　　2.6.3 凝血功能障碍无出血倾向 　　2.6.4 易栓症(如抗凝血酶缺陷症、蛋白 C 缺陷症、蛋白 S 缺陷症、抗磷脂综合征、肾病综合征等) 　2.7 免疫系统疾病:应用小剂量激素(如泼尼松 5～10mg/天)6 月以上,无临床活动表现(如系统性红斑狼疮、重症 IgA 肾病、类风湿性关节炎、干燥综合征、未分化结缔组织病等) 　2.8 恶性肿瘤治疗后无转移无复发 　2.9 智力障碍 　2.10 精神病缓解期 　2.11 神经系统疾病:癫痫(失神发作)、重症肌无力(病变波及四肢骨骼肌和延脑部肌肉)等 　2.12 其他 3. 孕产期并发症 　3.1 三胎及以上妊娠 　3.2 Rh 血型不合 　3.3 疤痕子宫(距末次子宫手术间隔<18 个月) 　3.4 疤痕子宫伴中央性前置胎盘或伴有可疑胎盘植入 　3.5 各类子宫手术史(如剖宫产、宫角妊娠、子宫肌瘤挖除术等)≥2 次 　3.6 双胎、羊水过多伴发心肺功能减退 　3.7 重度子痫前期、慢性高血压合并子痫前期 　3.8 原因不明的发热 　3.9 产后抑郁症、产褥期中暑、产褥感染等

评估分级	孕产妇相关情况
红色 (高风险)	1. 孕产期合并症 　1.1 严重心血管系统疾病： 　　1.1.1 各种原因引起的肺动脉高压（≥50mmHg），如房缺、室缺、动脉导管未闭等 　　1.1.2 复杂先心（法洛氏四联症、艾森曼格综合征等）和未手术的发绀型心脏病（SpO_2<90%）；Fontan 循环术后 　　1.1.3 心脏瓣膜病：瓣膜置换术后，中重度二尖瓣狭窄（瓣口<$1.5cm^2$），主动脉瓣狭窄（跨瓣压差≥50mmHg）、马方综合征等 　　1.1.4 各类心肌病 　　1.1.5 感染性心内膜炎 　　1.1.6 急性心肌炎 　　1.1.7 风心病风湿活动期 　　1.1.8 妊娠期高血压性心脏病 　　1.1.9 其他 　1.2 呼吸系统疾病：哮喘反复发作、肺纤维化、胸廓或脊柱严重畸形等影响肺功能者 　1.3 消化系统疾病：重型肝炎、肝硬化失代偿、严重消化道出血、急性胰腺炎、肠梗阻等影响孕产妇生命的疾病 　1.4 泌尿系统疾病：急、慢性肾脏疾病伴高血压、肾功能不全（肌酐超过正常值上限的 1.5 倍） 　1.5 内分泌系统疾病： 　　1.5.1 糖尿病并发肾病Ⅴ级、严重心血管病、增生性视网膜病变或玻璃体积血、周围神经病变等 　　1.5.2 甲状腺功能亢进并发心脏病、感染、肝功能异常、精神异常等疾病 　　1.5.3 甲状腺功能减退引起相应系统功能障碍，基础代谢率小于－50% 　　1.5.4 垂体泌乳素瘤出现视力减退、视野缺损、偏盲等压迫症状 　　1.5.5 尿崩症：中枢性尿崩症伴有明显的多饮、烦渴、多尿症状，或合并有其他垂体功能异常 　　1.5.6 嗜铬细胞瘤等 　1.6 血液系统疾病： 　　1.6.1 再生障碍性贫血 　　1.6.2 血小板减少（<$30×10^9$/L）或进行性下降或伴有出血倾向 　　1.6.3 重度贫血（Hb≤40g/L） 　　1.6.4 白血病 　　1.6.5 凝血功能障碍伴有出血倾向（如先天性凝血因子缺乏、低纤维蛋白原血症等） 　　1.6.6 血栓栓塞性疾病（如下肢深静脉血栓、颅内静脉窦血栓等） 　1.7 免疫系统疾病活动期，如系统性红斑狼疮（SLE）、重症 IgA 肾病、类风湿性关节炎、干燥综合征、未分化结缔组织病等 　1.8 精神病急性期 　1.9 恶性肿瘤： 　　1.9.1 妊娠期间发现的恶性肿瘤 　　1.9.2 治疗后复发或发生远处转移 　1.10 神经系统疾病： 　　1.10.1 脑血管畸形及手术史 　　1.10.2 癫痫全身发作 　　1.10.3 重症肌无力（病变发展至延脑肌、肢带肌、躯干肌和呼吸肌） 　1.11 吸毒 　1.12 其他严重内、外科疾病等 2. 孕产期并发症 　2.1 三胎及以上妊娠伴发心肺功能减退 　2.2 凶险性前置胎盘，胎盘早剥 　2.3 红色预警范畴疾病产后尚未稳定
紫色 (孕妇患有传染性疾病)	所有妊娠合并传染性疾病——如病毒性肝炎、梅毒、HIV 感染及艾滋病、结核病、重症感染性肺炎、特殊病毒感染（H1N7、寨卡等）

备注：除紫色标识孕妇可能伴有其他颜色外，如同时存在不同颜色分类，按照较高风险的分级标识。

中英文名词对照索引

中英文名词对照索引

52检